第三届中国肿瘤内科大会

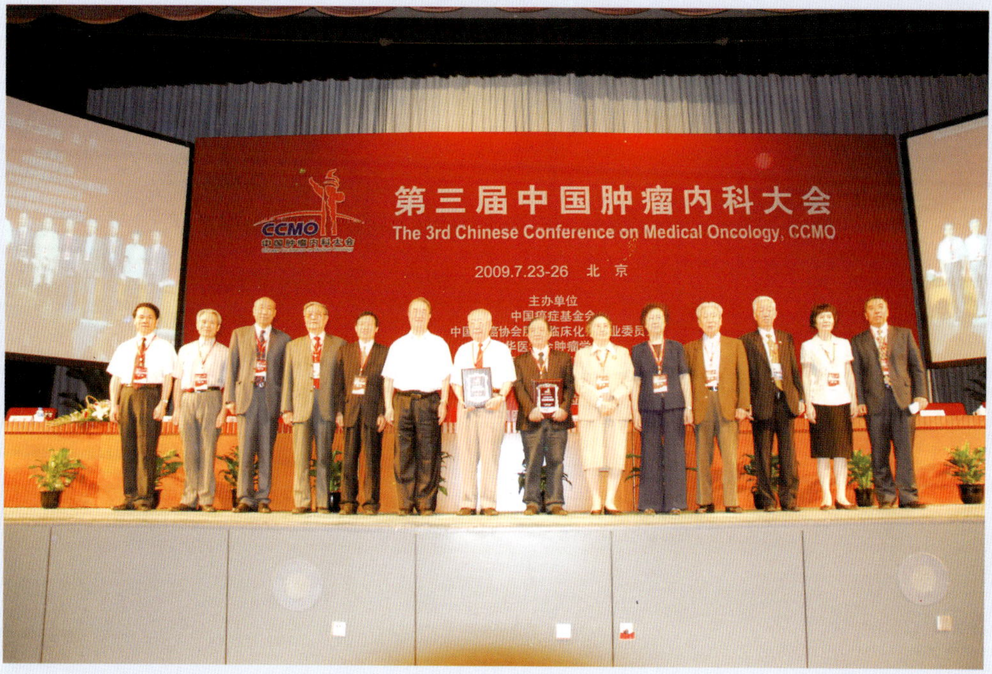

2009 年 7 月 23 ~26 日，由中国癌症基金会主办，在北京举行“第三届中国肿瘤内科大会”

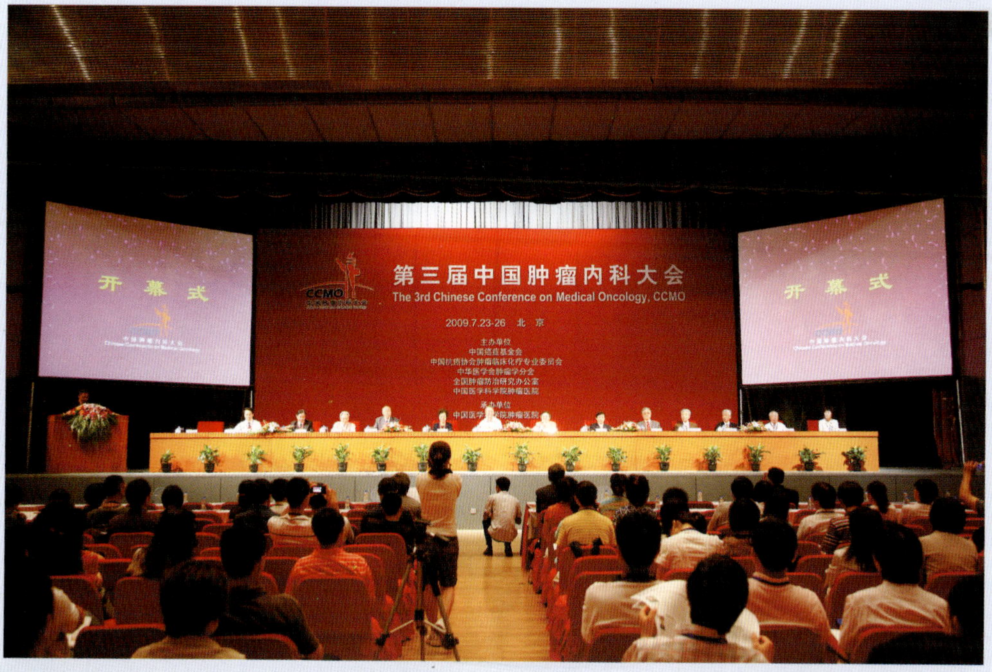

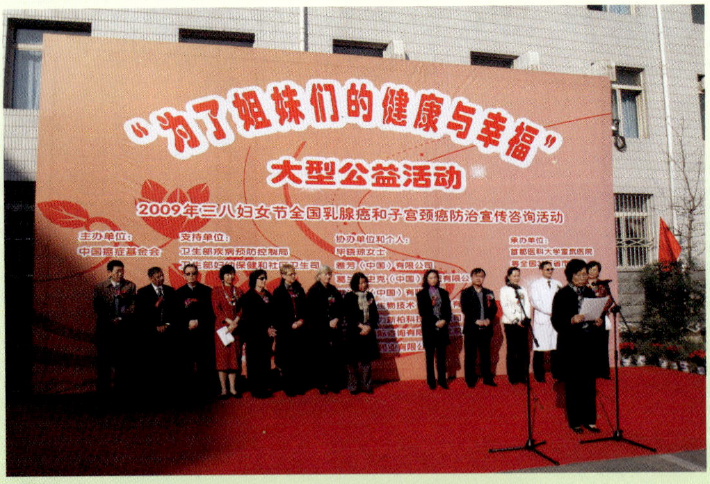

庆祝 2009 年“三八”国际妇女劳动节，第四次在全国 30 个城市的 31 家医院组织开展子宫颈癌和乳腺癌防治科普宣传及义诊

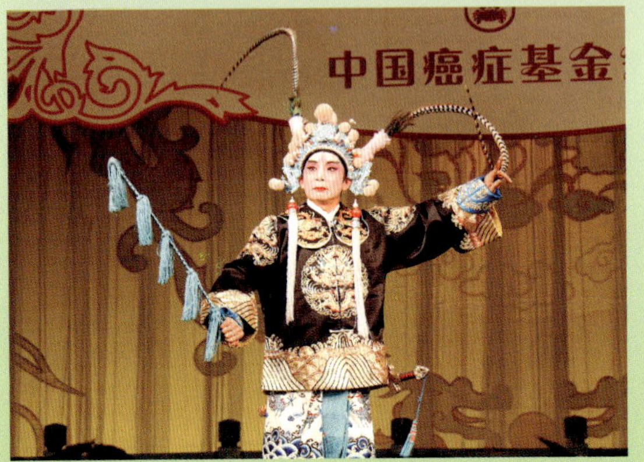

2009 年 4 月 12 日，在长安大戏院举办第四届抗癌票友京剧演唱会

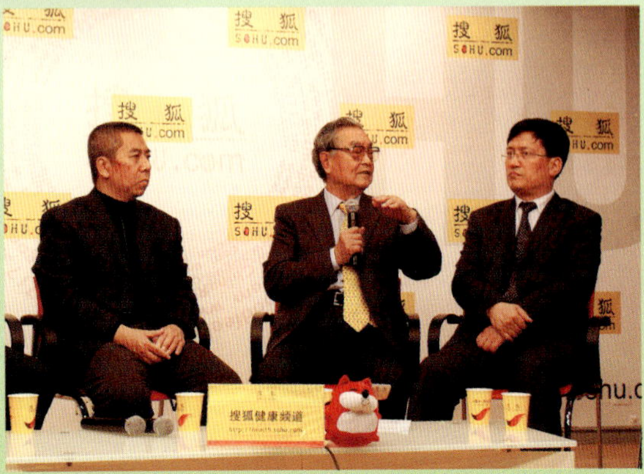

在搜狐健康频道举办“控烟与肺癌防治”专家访谈。中国癌症基金会副主席孙燕院士、石远凯教授、支修益教授等专家参加了访谈活动

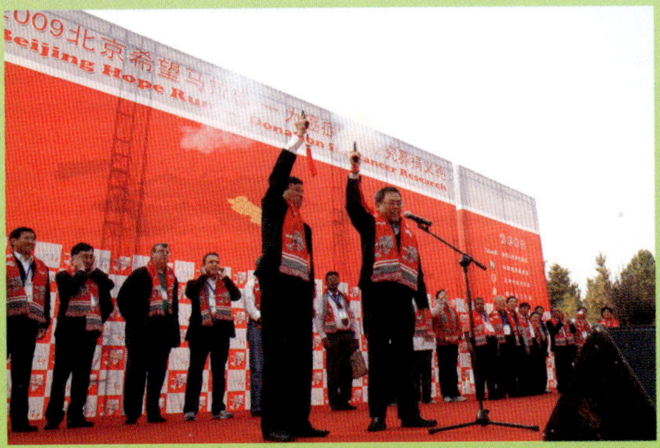

2009 年 10 月 24 日，与中国医学科学院肿瘤医院共同举办的第十一届北京“希望马拉松”为癌症研究募捐义跑活动在北京朝阳公园举行

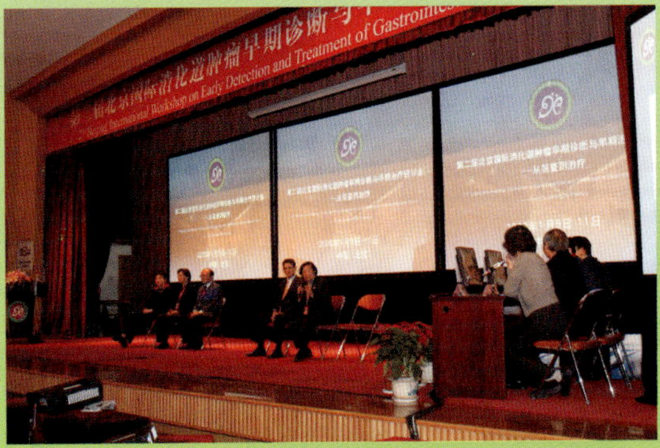

2009 年 1 月 9～11 日，由中国癌症基金会主办，在北京召开“第二届国际消化道肿瘤早期诊断与早期治疗研讨会”和“全国消化道肿瘤防治协作组”成立大会

中国癌症基金会

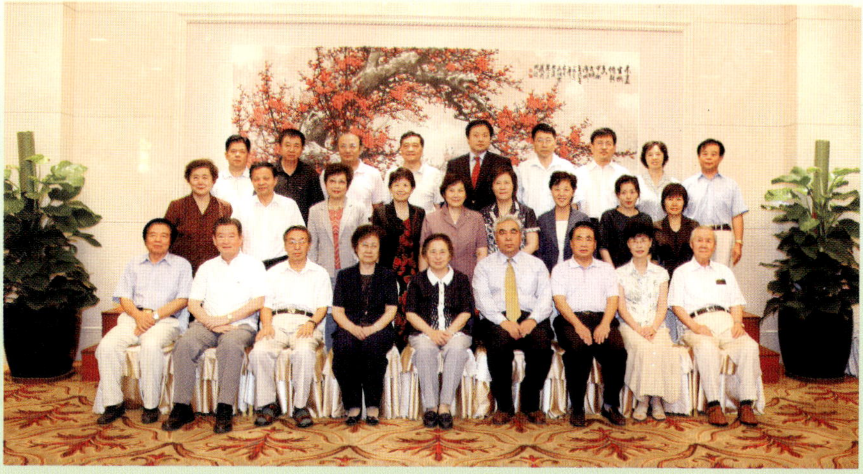

中国癌症基金会第六届理事会全体合影

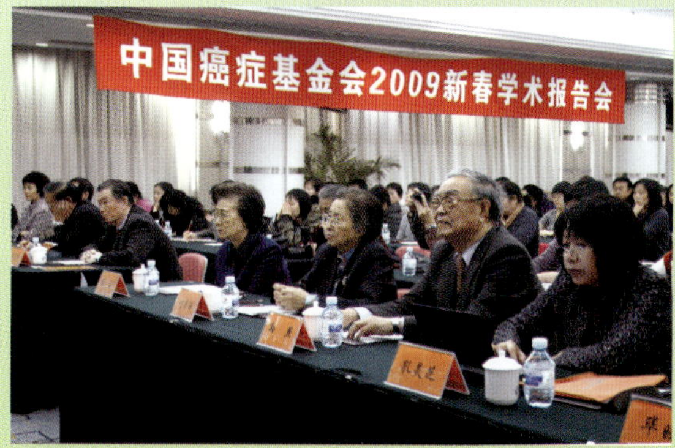

2009 年 1 月 17 日，中国癌症基金会“2009 年新春学术报告会——人乳头瘤病毒与子宫颈癌”暨联谊会在北京召开

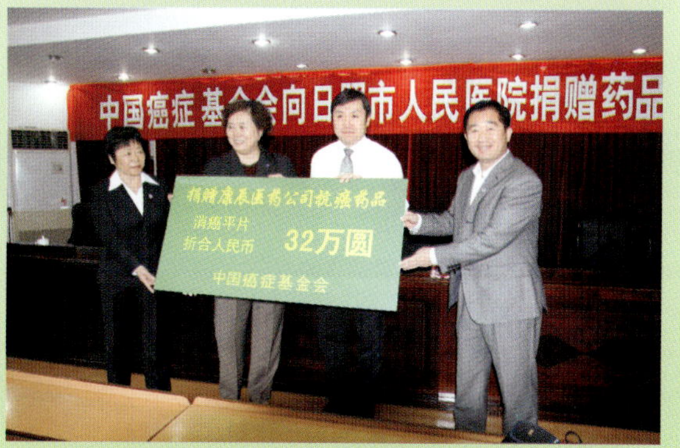

向山东省日照市沂蒙地区的贫困癌症患者无偿捐赠抗癌药物“消癌平”

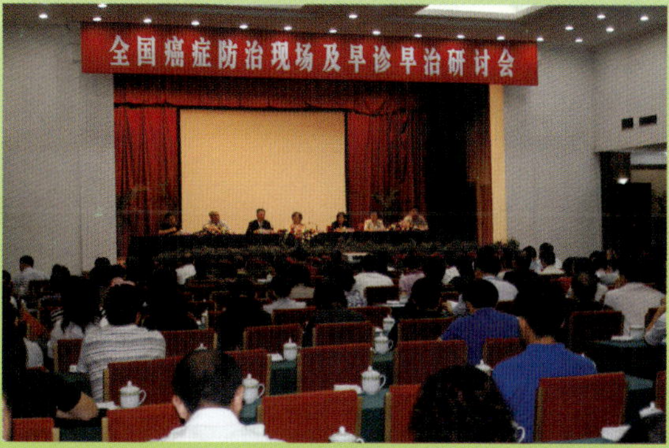

2009 年 9 月 18 ~20 日，由中国癌症基金会和中国医学科学院肿瘤医院主办，卫生部疾病预防控制局和妇幼保健与社区卫生司支持，四川省肿瘤医院协办的全国癌症防治现场及早诊早治研讨会在四川成都召开

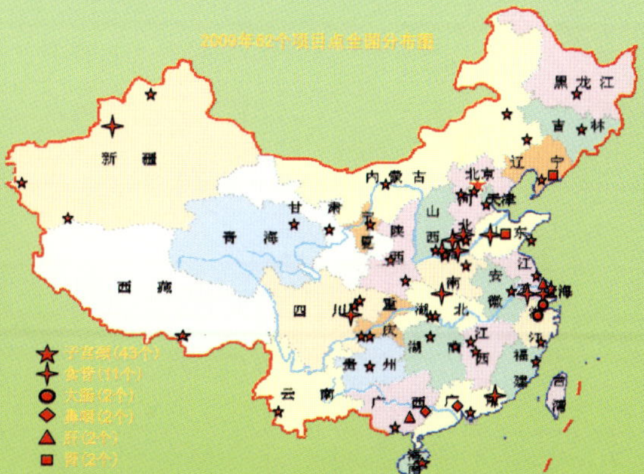

中央补助地方公共卫生专项资金（转移支付）癌症早诊早治项目 2009 年已发展到 62 个项目点，分布在全国 31 个省（自治区、直辖市）（2009 年 62 个项目点全国分布图）

2009 年大事记

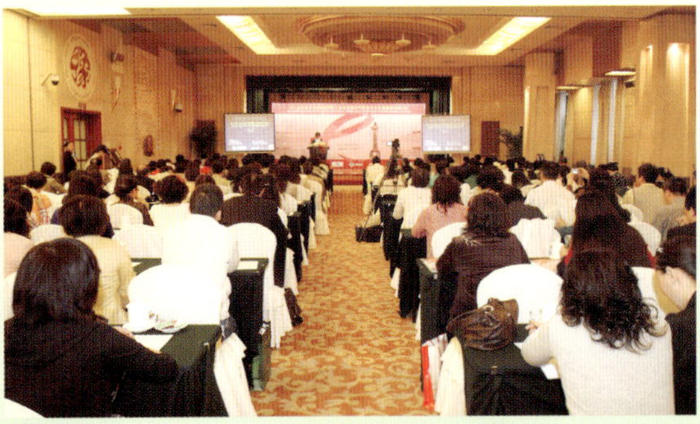

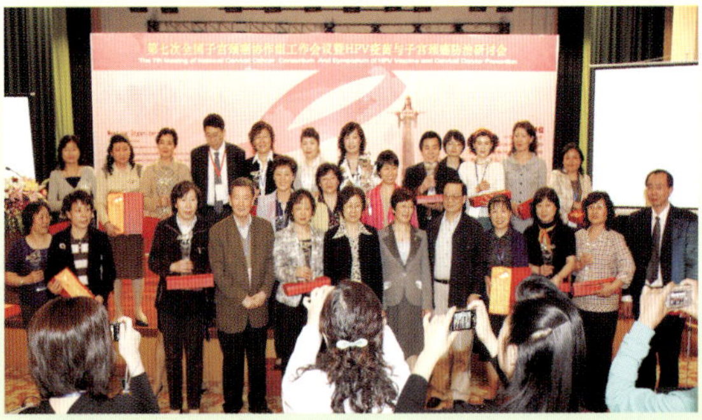

2009 年 4 月 17 ~19 日，在北京组织召开第七次全国子宫颈癌协作组工作会议暨 HPV 疫苗与子宫颈癌防治研讨会

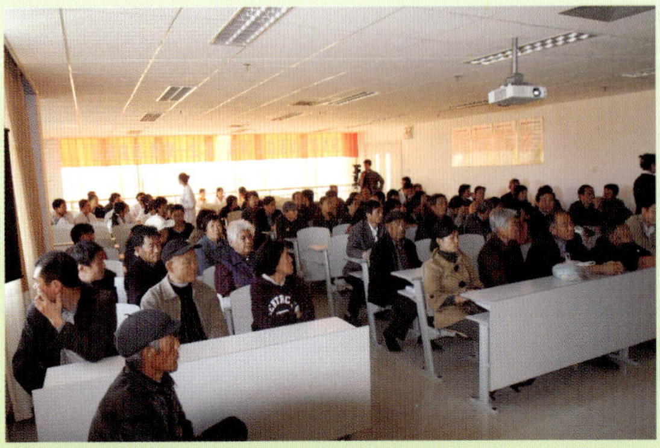

雅芳爱心专项基金：在山东省日照市举办 2009 年“远离乳癌 健康一生 走进日照”科普讲座和免费筛查乳腺癌公益活动

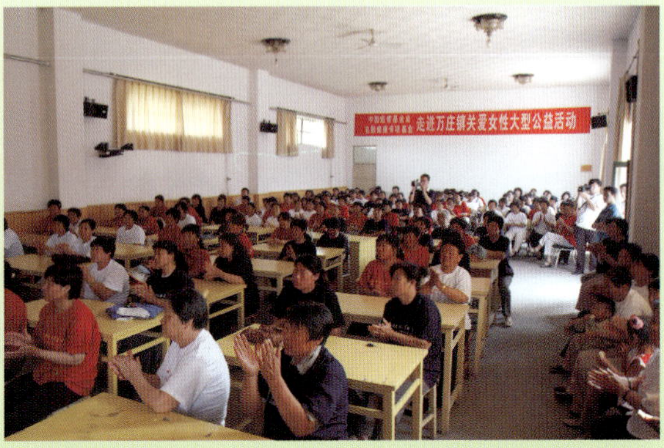

乳腺健康专项基金：在河北省廊坊市万庄镇为 200 余名农民姐妹们免费筛查乳腺癌和科普讲座

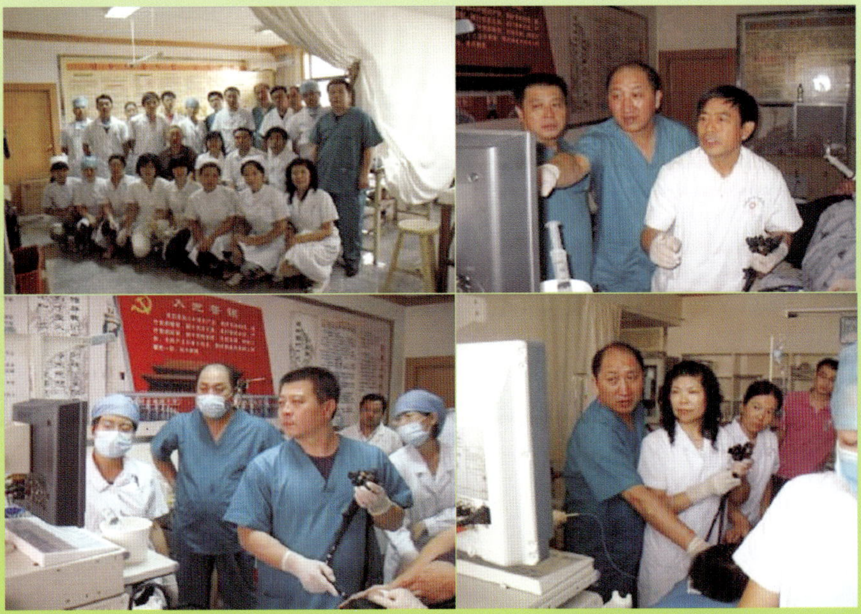

消化道肿瘤防治专项基金：组织举办早诊早治技术培训班和食管癌内镜与病理培训班

中国癌症基金会

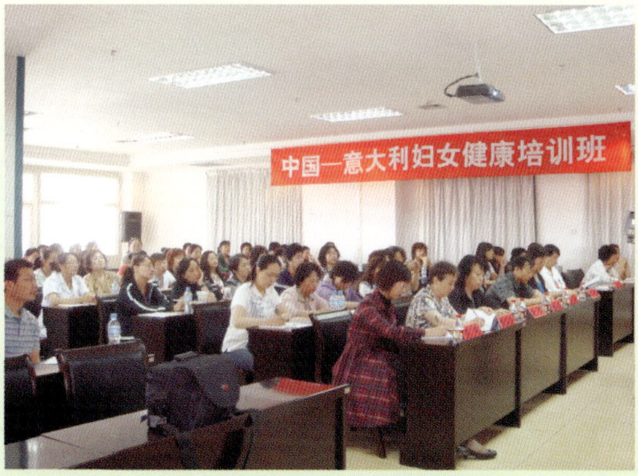

2009 年 7 月 25 –28 日，在新疆举办中 – 意子宫颈癌早期诊断与阴道镜技术培训班。

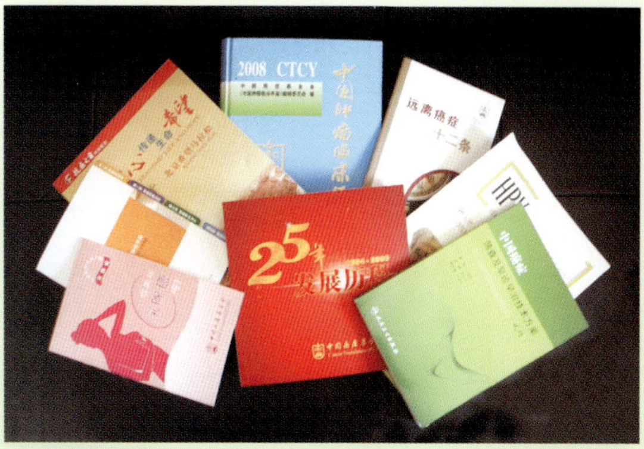

2009 年出版物

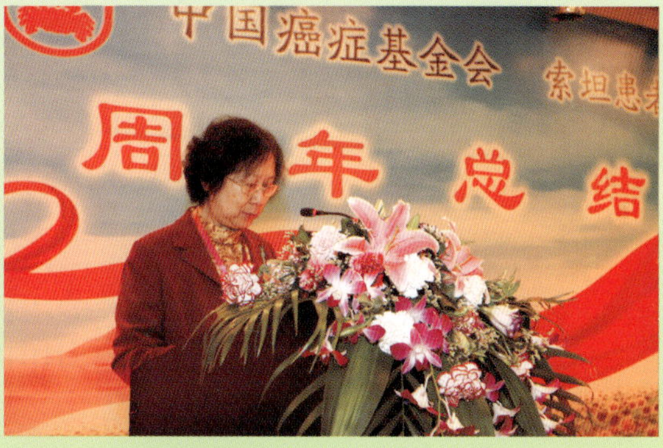

2009 年索坦患者援助项目周年总结会

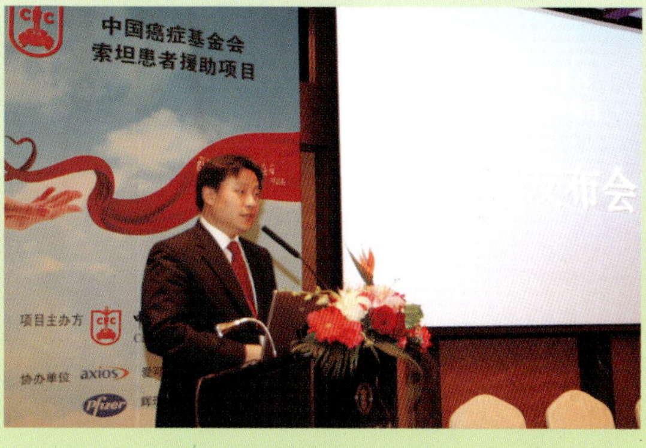

索坦患者援助项目新闻发布会

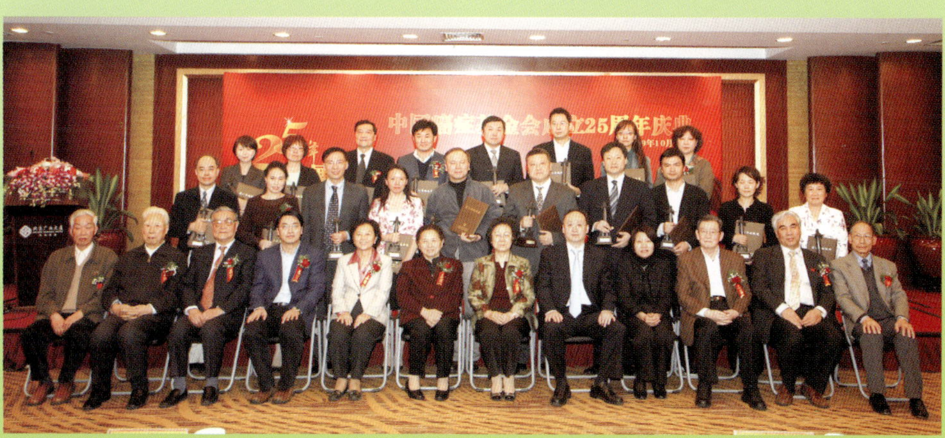

2009 年 10 月 25 日，在北京召开基金会成立 25 周年暨表彰大会，获奖者与领导合影

2009 年大事记

中国医学科学院肿瘤医院

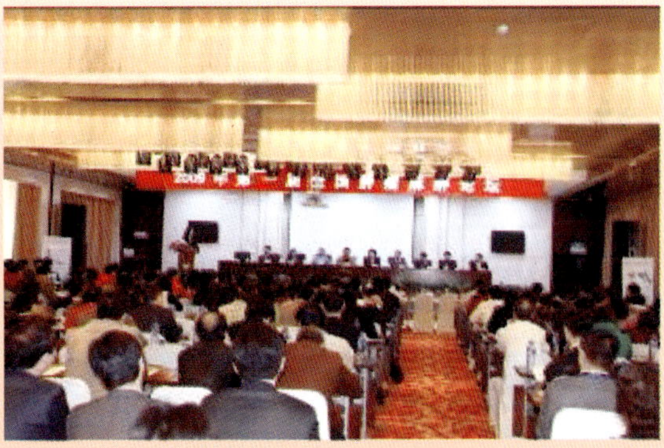

图 1

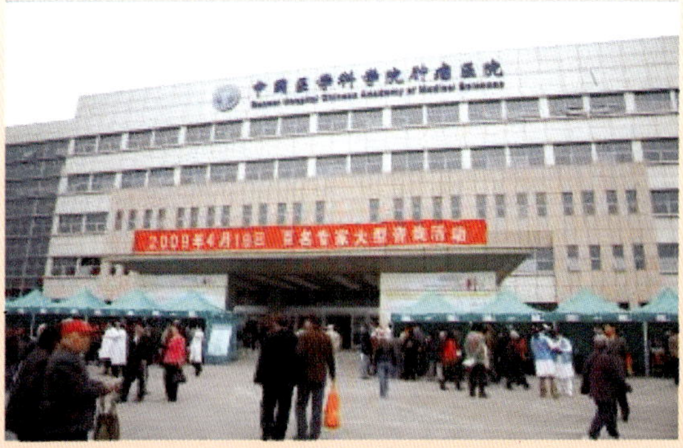

图 2

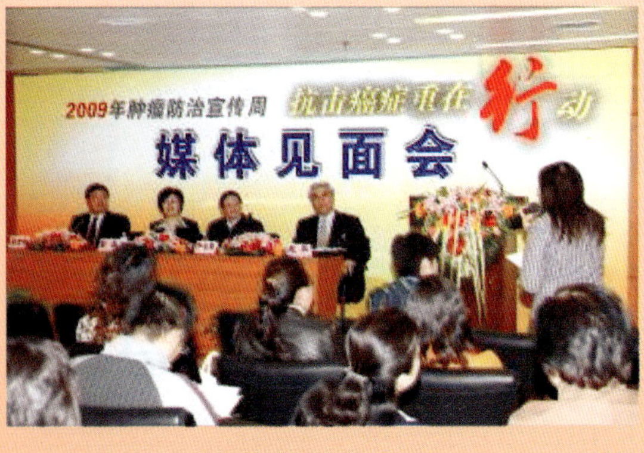

图 3

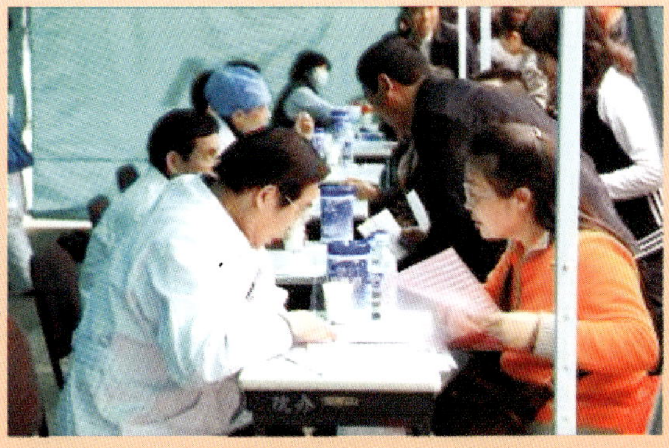

图 4

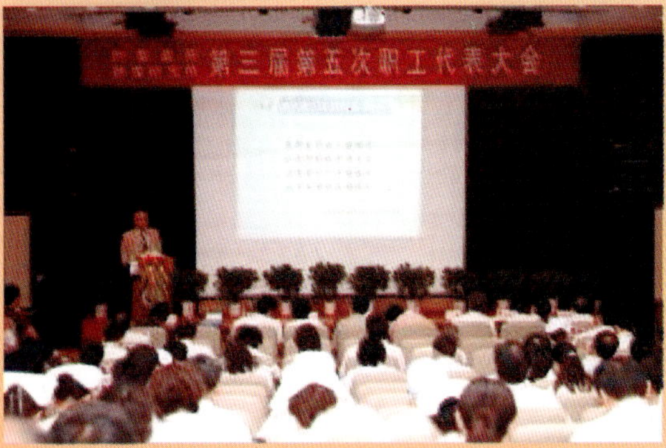

图 5

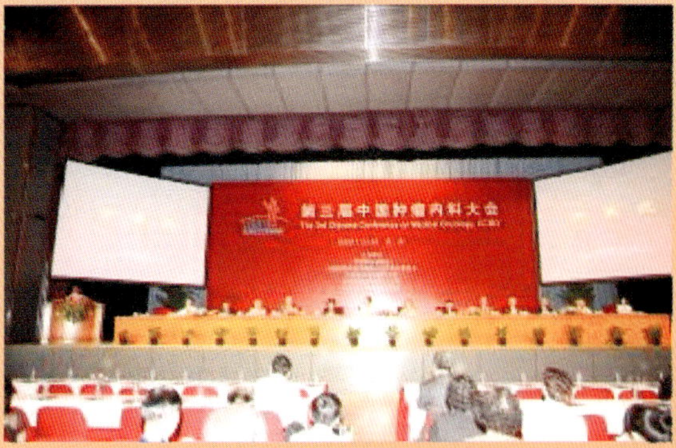

图 6

肿瘤研究所2009年大事记

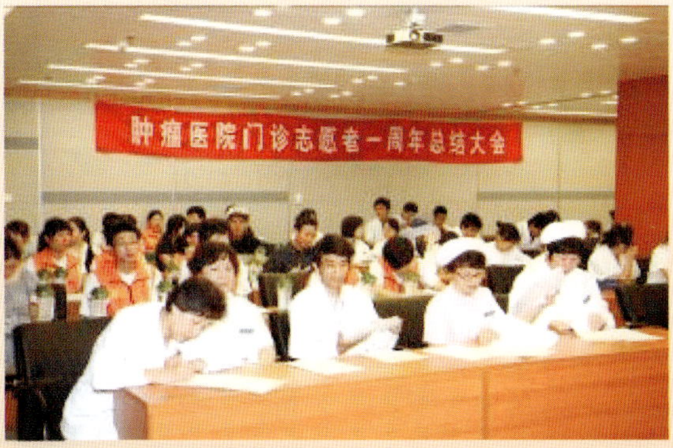

图7

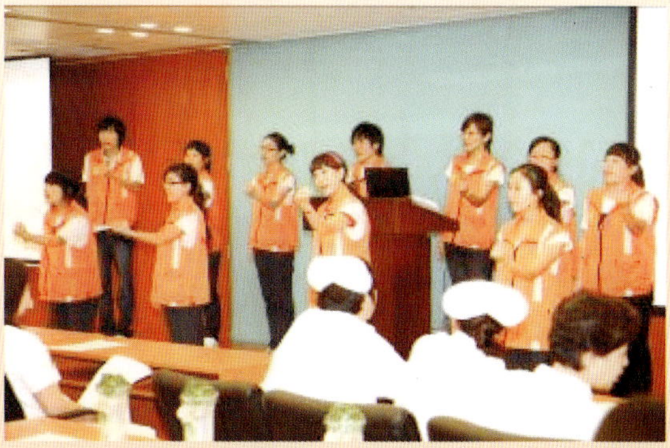

图8

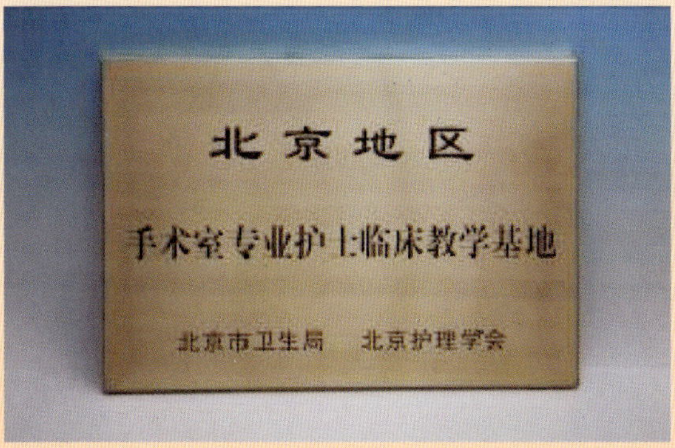

图9

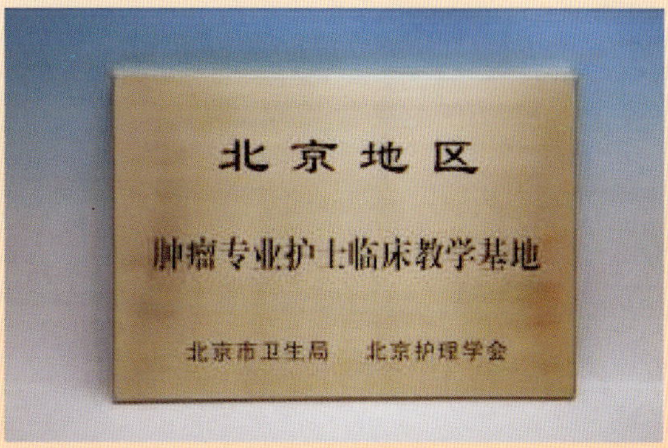

图10

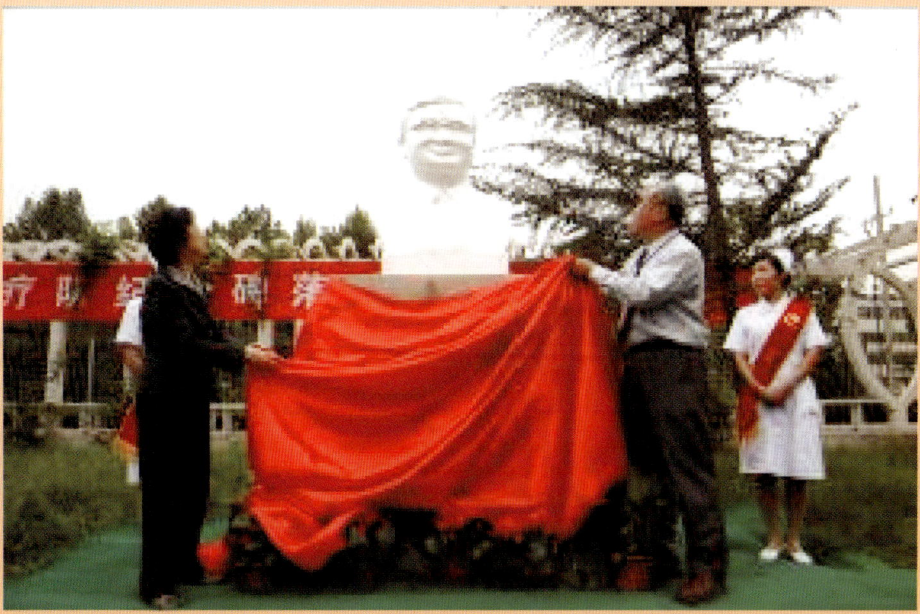

图11

（本版图片文字说明见375页）

中国医学科学院肿瘤医院

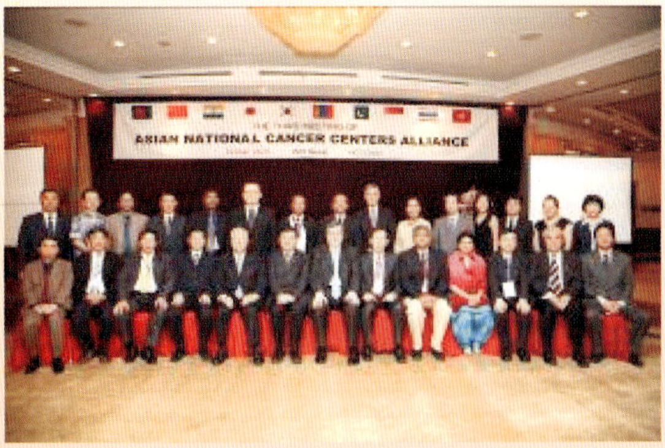

图 12

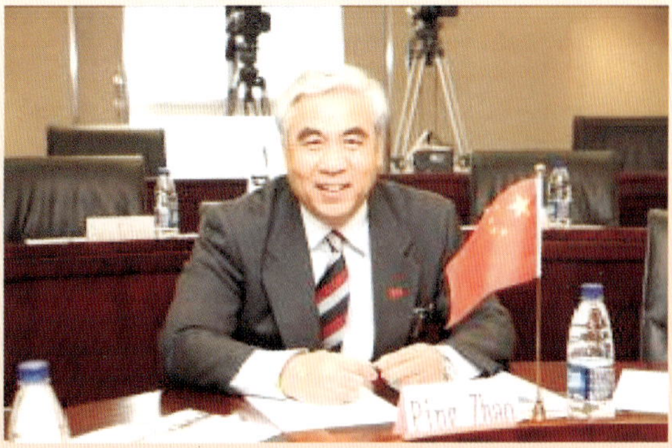

图 13

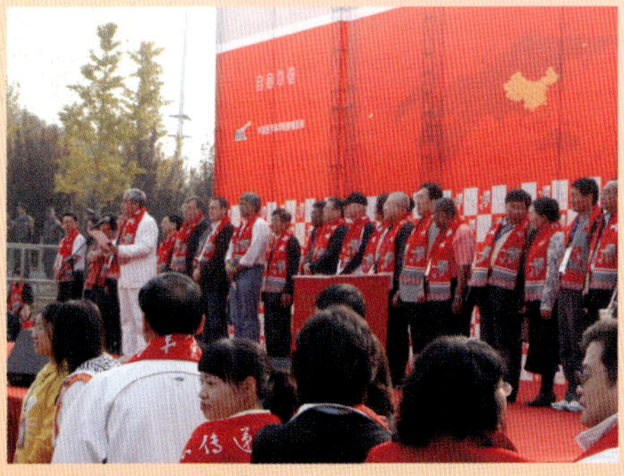

图 14

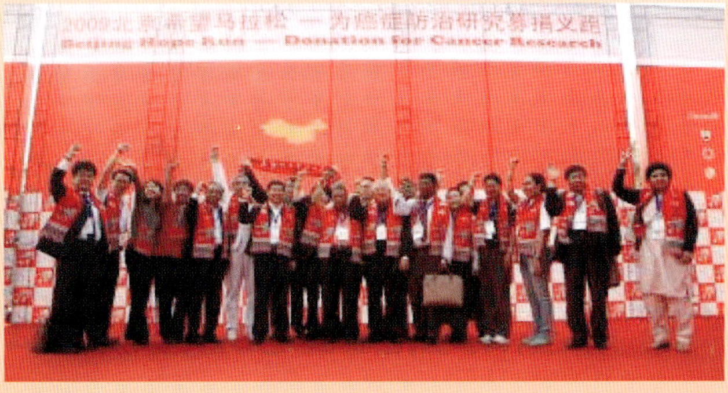

图 15

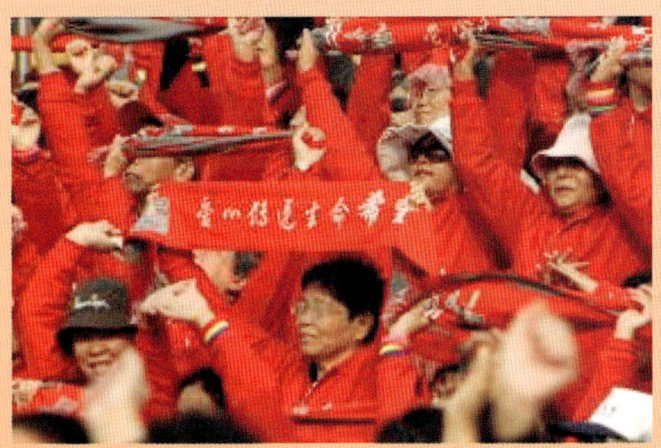

图 16

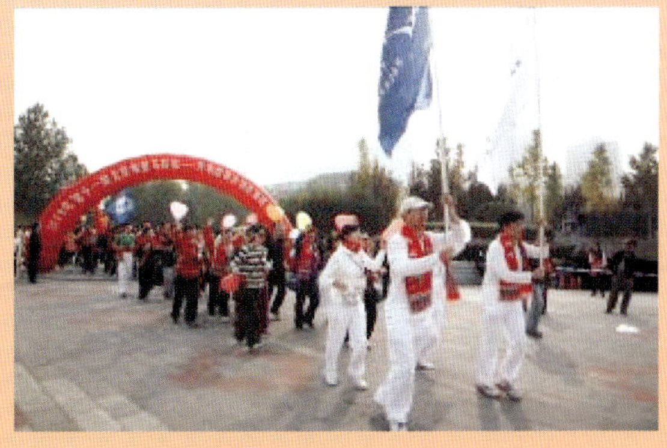

图 17

肿瘤研究所2009年大事记

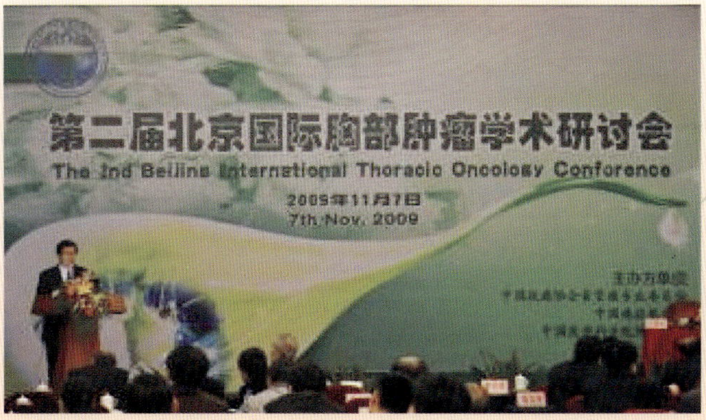

图 18

中国医学科学院肿瘤医院肿瘤研究所
地址：北京市朝阳区潘家园南里17号
邮编：100021
电话：010-67718863
http：//www.cicams.ac.cn

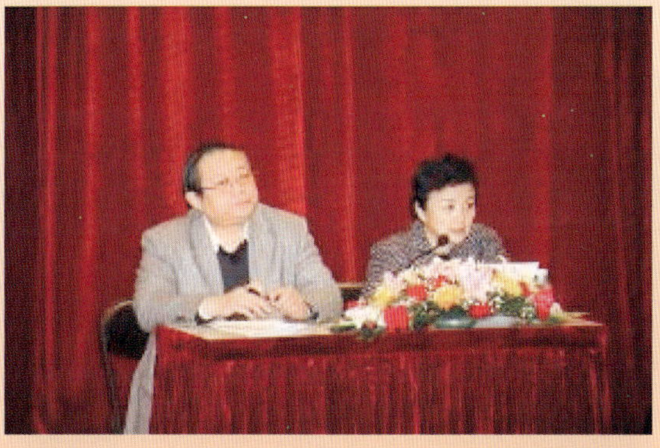

图 19

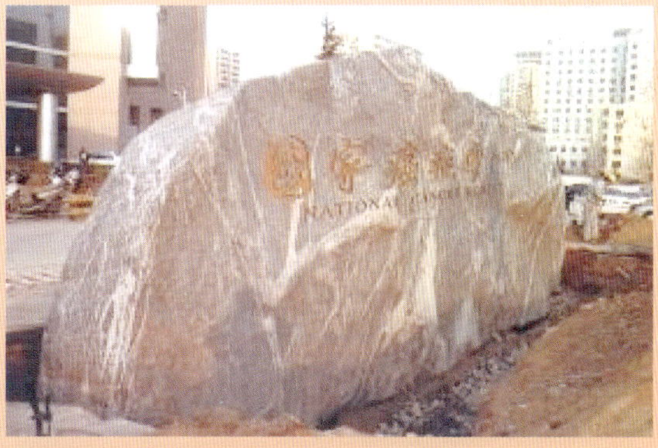

图 20

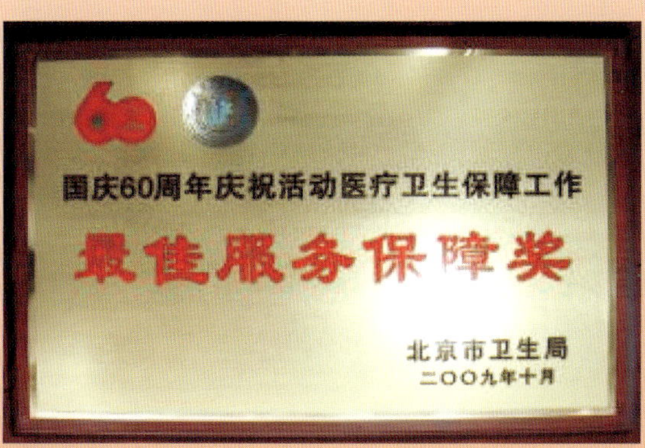

图 21

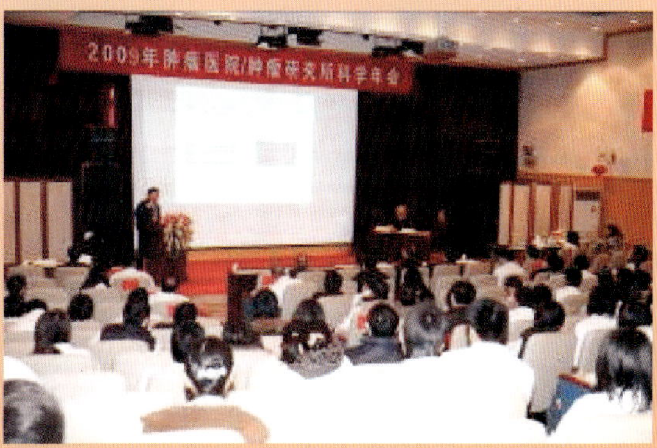

图 22

（本版图片文字说明见 375 ~ 376 页）

中国抗癌协会临床肿瘤学协作专业委员会（CSCO）

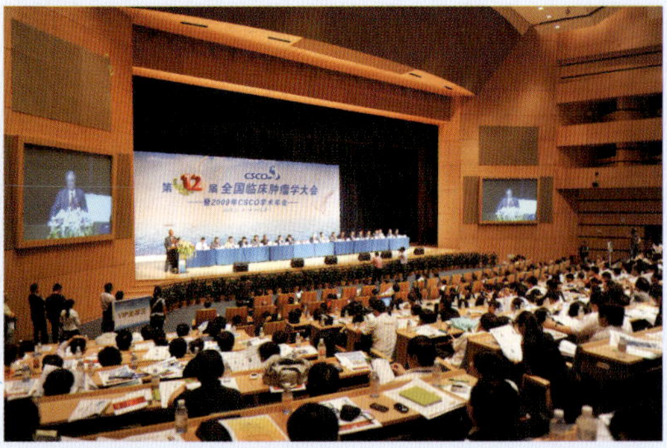

图 1　第十二届 CSCO 学术年会吸引了 30 多位国际顶级专家和 7000 多名肿瘤学医师，交流论文千余篇，内容涉及创新性研究、转化性研究等临床肿瘤学的各个领域

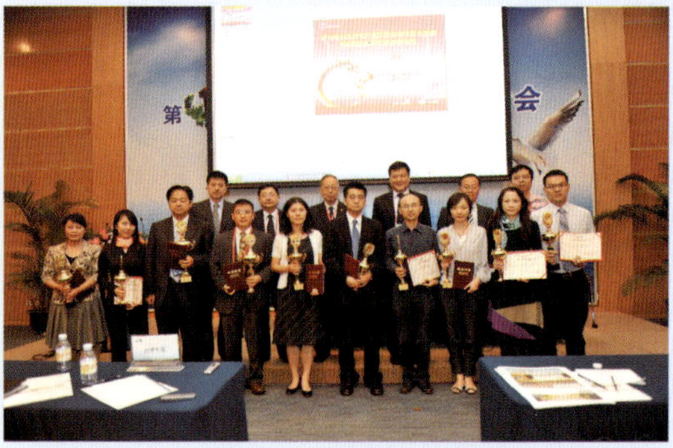

图 2　大会举办了别开生面的演讲比赛，以现场公开评比的方式，涌现出一批优秀的中青年学术骨干

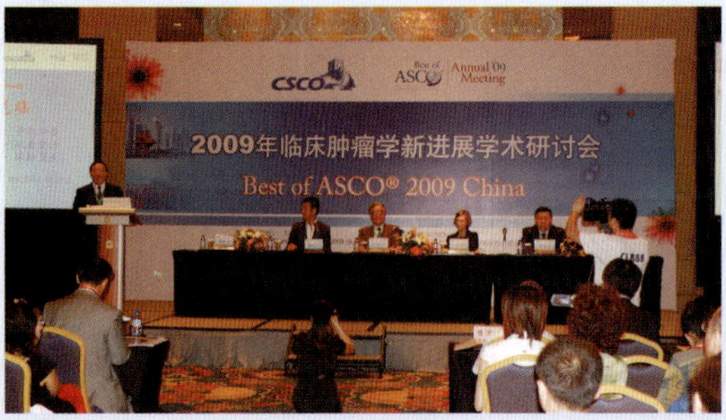

图 3、图 4　由 ASCO 和 CSCO 两大姊妹学会共同主办的 2009 青岛 Best of ASCO 活动为肿瘤医师带来了最新的临床肿瘤学国际学术动态，并结合我国国情进行科学点评，收效甚佳

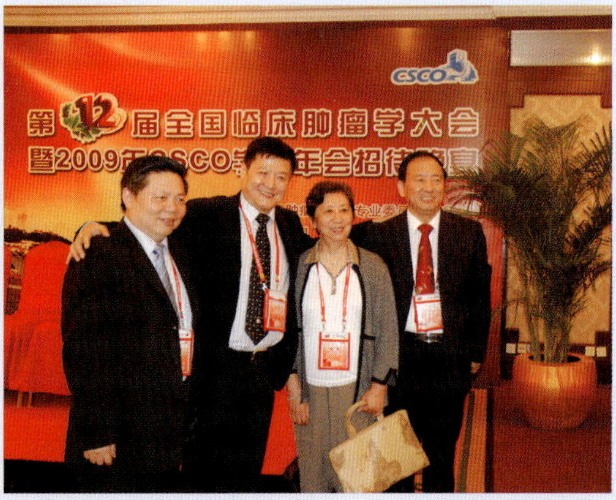

图 5　新当选的 CSCO 第四届委员会核心领导：指导委员会主任廖美琳教授（右二），现任执行委员会主任秦叔逵教授（右一），前任执行委员会主任马军教授（左二），候任执行委员会主任吴一龙教授（左一）

（本版图片的文字报道见 379 页）

2009年世界肿瘤介入学术大会

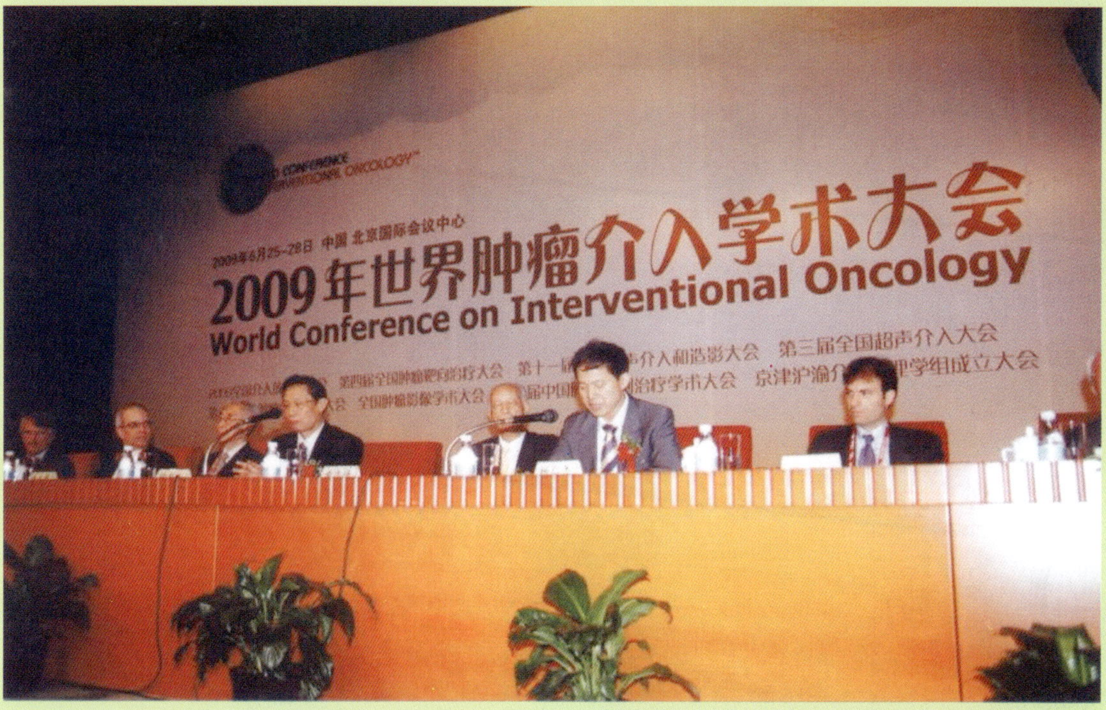

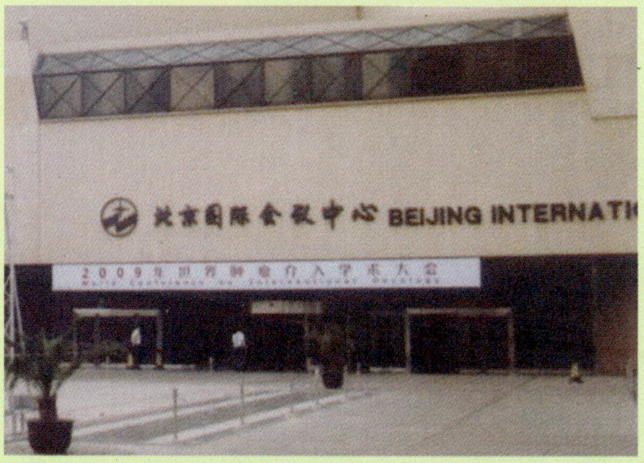

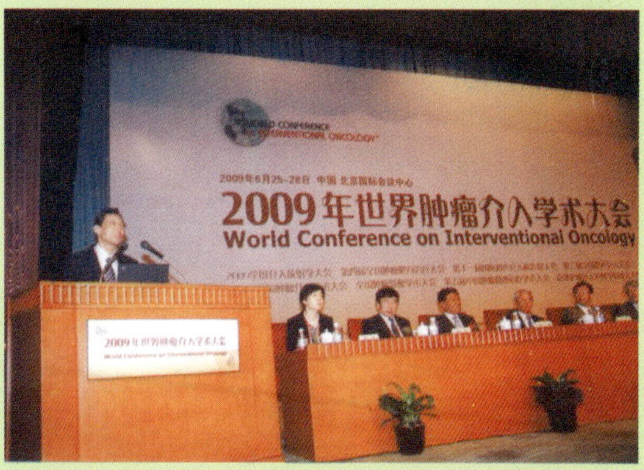

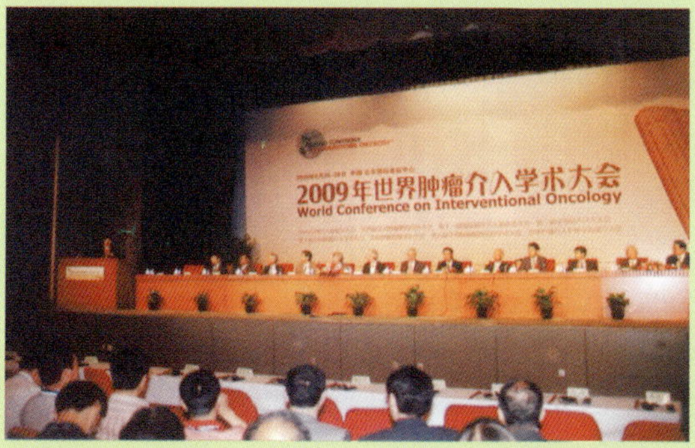

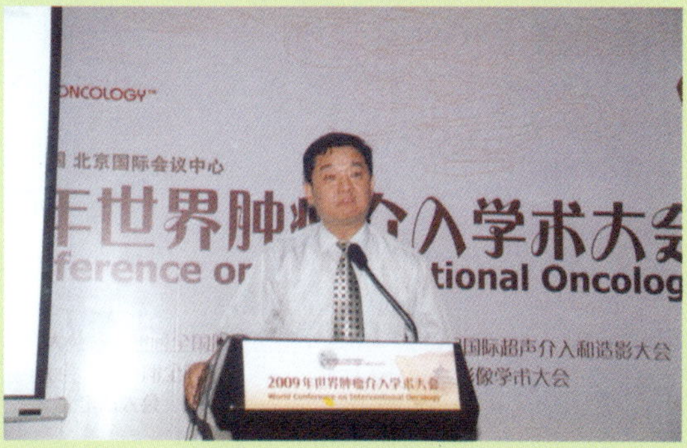

（本版图片的文字报道见389页）（本版图片摄影：张立峰）

2009 CTCY

中　国　癌　症　基　金　会
《中国肿瘤临床年鉴》编辑委员会　编

中国肿瘤临床年鉴

中国协和医科大学出版社

图书在版编目（CIP）数据

中国肿瘤临床年鉴. 2009 / 中国癌症基金会《中国肿瘤临床年鉴》编辑委员会编.
—北京：中国协和医科大学出版社，2010. 6
ISBN 978-7-81136-380-7

Ⅰ. ①中… Ⅱ. ①中… Ⅲ. ①肿瘤-临床医学-中国-2009-年鉴
Ⅳ. ①R73-54

中国版本图书馆 CIP 数据核字（2010）第 106342 号

2009 **中国肿瘤临床年鉴**

编　　者：中国癌症基金会《中国肿瘤临床年鉴》编辑部
责任编辑：张立峰　王云珊

出版发行：中国协和医科大学出版社
（北京东单三条九号　邮编 100730 电话 65260378）
网　　址：www.pumcp.com
经　　销：新华书店总店北京发行所
印　　刷：北京丽源印刷厂

开　　本：787×1092 毫米　1/16 开
印　　张：35.25
彩　　图：8
字　　数：850 千字
版　　次：2010 年 7 月第一版　2010 年 7 月第一次印刷
印　　数：1—2000
定　　价：200.00 元

ISBN 978-7-81136-380-7/R·380

（凡购本书，如有缺页、倒页、脱页及其他质量问题，由本社发行部调换）

本卷《中国肿瘤临床年鉴》作者名录（以文章先后为序）

孙　燕	陈　悦	邓觐云	李小梅	刘端祺	吴航宇
杨　栎	王志成	方　芳	龚守良	郭彩霞	李艳博
孙志伟	赵　刚	狄英波	龚平生	孙秀华	张红梅
徐佳维	刘　芳	邵淑娟	申文江	徐　驰	曾志勇
刘道明	叶仕新	盛继红	庄聪文	程先进	杨胜生
陈东红	支修益	叶玉坤	汪　栋	苏长青	戎铁华
苏晓东	刘彦君	易进华	刘　瑛	吴　宁	常　青
欧阳汉	邹霜梅	黄　遥	李张云	黄传生	周伟华
陈海泉	胡　鸿	陈　颖	平　波	叶　挺	杨　富
孙艺华	罗晓阳	沈　磊	韩宝惠	施春雷	乔　荣
沈　洁	顾爱琴	王慧敏	陈玉蓉	白　浩	宋懿懿
高志强	胡赛男	吴建中	高长明	史美祺	冯继锋
王长利	孙冰生	吕嘉林	仝　丽	郑　华	胡　瑛
张同梅	李雪冰	张红梅	孙怡芬	王静萍	李宝兰
刘宝东	冯威健	王　鑫	杨　跃	阎　石	冯　源
吴　楠	赵　平	王成锋	张健伟	周江鲛	王　乐
贺文兴	孙正魁	王艳华	陈文学	刘弘晟	邱妙珍
徐瑞华	王亚兰	孟令茹	张文慧	于焕欣	袁晓荣
李　杰	张海芹	梁瑞华	杨宇飞	葛建忠	邢建民
郑作深	叶　林	李卓永	马　军	邱　林	何小慧
徐兵河	谢　梅	罗庆丰	高　玟	涂　侃	李萍萍
马建辉	郭　军	李建生	林洪生	张　英	张金兰
乔艳玲	吴彩胜	孟　迁	于德泉	王　薇	李　燕
张　燕	石远凯	杨　晟	张立峰	孙　杰	王珊珊
管九苹					

中国癌症基金会
《中国肿瘤临床年鉴》编辑委员会

《中国肿瘤临床年鉴》
肺癌专题编辑专家委员会

（以姓氏拼音为序）

总召集人： 储大同　王天佑　叶玉坤　支修益

肺癌防治策略： 董志伟　廖美琳　孙　燕

流行病学： 乔友林

控烟预防： 刘伯齐　王　辰　杨功焕

基础研究： 陈　标　魏于全　周清华

肿瘤标志： 陈志南　冯久贤　李春海　曾益新

影像诊断： 肖湘生　张国桢　周纯武

早期诊断： 赫　捷　李龙芸　叶玉坤

外科治疗： 高　文　何建行　戎铁华　孙克林　汪　栋　许绍发　张国庆　张力建　张　逊　甄文俊　周清华

内科治疗： 储大同　廖美琳　刘叙仪　石远凯　张　力　张湘茹　徐克川

放射治疗： 蒋国梁　王绿化　于金明

靶向治疗： 曹雪涛　韩宝惠　周彩存

综合治疗： 傅剑华　李　辉　罗荣城　王长利　吴一龙　支修益

中西医结合： 林洪生　朴炳奎　杨宇飞

前　言

2009年，举国同庆新中国成立60周年华诞。这一年，我们纪念了新中国肿瘤内科创立50周年，回顾了这一不平凡的历程，藉此鼓励中青年肿瘤工作者以老一辈专家为楷模，学习、继承他们的仁爱之心和精湛医术，将他们的精神与事业继续发扬光大。

本卷《中国肿瘤临床年鉴》是创刊以来的第17卷，如何与时俱进，以一个新的面貌呈现给广大读者，是我们反复思考的问题。恶性肿瘤的综合治疗，已经成为业界的共识。在基础研究领域和临床肿瘤学研究领域，每年都有大量新的发现和研究成果问世，许多研究者将这些成果撰文投向《年鉴》。为检阅和交流我国肿瘤学及相关领域的最新研究成果，了解国际上的最新进展，今年的《年鉴》还收录了部分在国内历次肿瘤界学术大会上由专家评选出的优秀论文，它们代表了我国肿瘤学术领域的最新水平，通过《年鉴》的平台，向全国肿瘤界宣传与推广，这将是国内肿瘤界同仁之幸事，亦将是广大肿瘤患者之大幸！

尤其值得一提的是，在优秀论文和积极投稿的作者队伍中，除多年来活跃在肿瘤领域的老专家外，还涌现了一批30岁左右的后起之秀。我们为中国的肿瘤防治事业后继有人而感到欣慰，也希望他们再接再厉、不断进取，勇攀征服癌症的高峰。

在肿瘤界，众所周知，在恶性肿瘤中肺癌的发病和死亡数位居首位，成为目前人类的头号“大敌”。故而对于肺癌诊断、治疗的研究每年都在推陈出新。因此，我们的《年鉴》亦将肺癌研究的新进展作为报道的“重头戏”。本刊编辑部组织了一批高质量的论文。希望能够“抛砖引玉”，促进我国的肺癌研究事业，实现WHO提出的“将肺癌变成慢性病”的目标。

另外，本卷《年鉴》比之以往，突出地加大了信息量，更多地刊登了过去的一年中，我国肿瘤界的各种消息和报道，起到了肿瘤界“史册”的作用。

目前我国每年新发癌症患者逾240万例，死亡175万人，且发病率呈逐年上升趋势。全国已有28个省（自治区、直辖市）设立了专科肿瘤医院，大多数大型医院也都设了肿瘤科。癌症患者的治疗需求，将使肿瘤临床医务人员的数量不断增加，他们亟需提高业务水平、学习新的治疗方法。因此，肿瘤专业的书籍有着较大的需求市场，《中国肿瘤临床年鉴》在其中起到了它应有的作用。故此，本卷《年鉴》恢复了“书讯”栏目，集中搜集并介绍近2年来国内出版的肿瘤专业学术著作和相关参考书，以便读者根据需要选择。同时，我们也看到，肿瘤专业的学术会议、学习班、培训班在各地如雨后春笋般地涌现，仅2010年下半年举办的我们就搜集到了200多次，本《年鉴》亦将这些信息提供给读者。希望通过会议与培训，为提高我国肿瘤界医务工作者的整体水平而努力。

《中国肿瘤临床年鉴》主编 赵平

2010年5月

目 录

❖ 回顾与展望 ❖

五十年来我国临床肿瘤学的发展、现状和策略 ………………………………… 孙燕（ 1 ）
ASCO 甄选 2009 肿瘤学十五大进展——肿瘤防治聚焦个体化和标准化 ……… 孙燕（ 13 ）
细胞色素 P450 1B1 与性激素依赖性肿瘤的研究进展 ………………… 陈悦 邓觐云（ 16 ）

❖ 内科肿瘤学 ❖

从多国指南看阿片类药物在癌痛治疗中的应用 ………………… 李小梅 刘端祺（ 21 ）
盐酸羟考酮控释片单药或联合加巴喷丁治疗癌性神经病理性疼痛的临床
研究 ……………………………………………… 李小梅 刘端祺 吴航宇等（ 25 ）

❖ 临床研究 ❖

肿瘤干细胞的新认识及其靶向治疗 ……………………… 王志成 方芳 龚守良（ 33 ）
Smac/DIABLO 和肿瘤 ……………………………… 郭彩霞 李艳博 龚守良等（ 47 ）
肿瘤基因导向治疗 ………………………………………… 赵刚 狄英波 龚平生（ 54 ）
重组人血管内皮抑素逆转 A549/DDP 细胞对顺铂耐药性的实验
研究 ……………………………………………… 孙秀华 张红梅 徐佳维等（ 65 ）
质子治疗现状 …………………………………………………………… 申文江（ 77 ）
电视胸腔镜下循环热灌注化疗治疗恶性胸腔积液 ……… 徐驰 曾志勇 刘道明等（ 88 ）

❖ 肺 癌 ❖

肺癌新 TNM 分期解析及对外科治疗策略的影响 …………………… 陈东红 支修益（ 91 ）
肺癌液相芯片技术多基因联合检测诊断 ……………… 叶玉坤 汪栋 苏长青等（ 97 ）
功能影像学在肺癌疗效评估的研究进展 ……………………………… 刘瑛 吴宁（105）
3.0T 磁共振肺癌动态增强特征及其与微血管密度的关系 … 常青 吴宁 欧阳汉等（112）
非小细胞肺癌 RRM1 蛋白表达与吉西他滨体外药敏相关性的

研究 …………………………………………………… 李张云 邓觐云 黄传生等（118）
经气管镜超声引导针吸活检在肺癌诊断及分期中的应用 … 陈海泉 胡鸿 陈颖等（122）
2009年肺癌内科治疗进展 …………………………………………………… 韩宝惠（129）
周围型小肺癌临床病理特征及预后分析 ………………………… 施春雷 韩宝惠（137）
ABC转运蛋白基因多态性与肺癌含铂方案化疗的关系 …… 乔荣 沈洁 顾爱琴等（155）
RRM1基因多态性与非小细胞肺癌铂类化疗敏感性的关系
…………………………………………………… 胡赛男 吴建中 高长明等（173）
基因检测指导下的肺癌个体化治疗策略 ………………………… 王长利 孙冰生（180）
70岁以上老年人肺癌确诊途径及临床特征的分析 ………… 吕嘉林 仝丽 郑华等（186）
射频消融治疗肺癌的现状与进展 ………………………………… 刘宝东 支修益（190）
射频消融：非小细胞肺癌治疗的新选择 ……………………………………… 冯威健（199）
非小细胞肺癌靶向治疗新进展 ………………………………………… 王鑫 支修益（207）
肺癌不同外科手术方式的评价 ………………………………… 支修益 陈东红（212）
非小细胞肺癌围手术期辅助化疗的治疗进展 ………………… 杨跃 阎石 冯源等（219）

❖ 消化系统肿瘤 ❖

2009年胰腺胆道肿瘤诊治进展 ……………………… 赵 平 王成锋 张健伟等（227）
胃癌组织TSER多态性与5-FU体外药敏的关系 …… 贺文兴 邓觐云 孙正魁等（239）
设定CEA和CA19-9单次升高幅度值在提高肿瘤标志物预测胃癌患者
复发转移中的意义 …………………………………………… 邱妙珍 徐瑞华（244）
多西他赛、奥沙利铂联合卡培他滨方案和ECF方案治疗晚期胃癌的临床对比
研究 …………………………………………………… 王亚兰 孟令茹 张文慧等（252）
140例老年结直肠癌根治术后复发转移的临床分析……… 杨宇飞 葛建忠 邢建民（257）
肝癌化学消融的现状与进展 ……………………………………………………… 冯威健（263）
聚焦肝癌转移复发的科学难题 ……………………………… 郑作深 叶林 李卓永（271）

❖ 血液肿瘤 ❖

2009年临床血液学和实验血液学进展 …………………………………………… 马军（280）
骨髓增生异常综合征发病机制及临床治疗的研究进展 …………………… 邱林 马军（291）

❖ 头颈部肿瘤 ❖

头颈部鳞癌的内科治疗进展 ……………………………………………………… 何小慧（300）

❖ 乳腺肿瘤 ❖

2009 年《中国版 NCCN 乳腺癌临床实践指南》重点内容解读 ……………… 徐兵河（308）
乳腺癌干细胞研究进展 ………………………………… 李艳博　郭彩霞　孙志伟等（315）
乳腺癌 CYP1B1 基因与 ER、PR 的表达关系及临床意义
…………………………………………………………… 陈悦　邓觐云　李张云等（321）
p120 – catenin 对乳腺小叶癌诊断应用意义 ………………… 谢梅　罗庆丰　高玟等（325）
乳腺癌治疗副作用的中药干预与相关研究 ……………………………………… 李萍萍（327）

❖ 泌尿系统肿瘤 ❖

解读 2009 版 NCCN 肾癌指南 ……………………………………………………… 马建辉（333）
2009 年度 ASCO 肾癌治疗进展 ……………………………………… 郭军　马建辉（337）

❖ 肿瘤中西医结合 ❖

鲜中药治疗肿瘤的免疫机制 …………………………………………………… 李建生（341）
治疗肿瘤中成药研究进展及用药方法 ………………………………… 林洪生　张英（348）
提高金龙胶囊质量控制标准的研究——尿嘧啶和次黄嘌呤含量的分析
　测定 …………………………………………………… 张金兰　乔艳玲　吴彩胜等（353）

❖ 肿瘤流行病学 ❖

100 例老年肿瘤患者综合健康状况及生活质量调查…………… 王薇　李燕　张燕等（362）

❖ 大事记、工作总结 ❖

中国癌症基金会 2009 年大事记 ……………………………………………………………（370）
中国医学科学院肿瘤医院肿瘤研究所 2009 年大事记 …………………………………（375）
肿瘤登记 2009 年工作进展 ………… 全国肿瘤防治研究办公室/全国肿瘤登记中心（376）
中国抗癌协会临床肿瘤学协作专业委员会（CSCO）2009 年工作总结 ………………（379）

❖ 肿瘤会议纪要、信息 ❖

中国癌症基金会六届理事会在京召开 ………………………………………………………（384）

中国癌症基金会六届理事会成员名单 ……………………………………………………（385）
第三届中国肿瘤内科大会在京召开 ……………………………… 石远凯　杨晟（386）
2009 年世界肿瘤介入学术大会召开……………………………………………………（389）
第二届北京国际胸部肿瘤学术研讨会在北京召开 …………………………… 张立峰（393）
第三届中国老年肿瘤大会总结报告…………………………………… CGOS 执行委员会（394）
中国癌症基金会成立 25 周年庆典在京举行 …………………………………………（399）
中国癌症基金会 2009 年新春学术报告会在北京召开 ………………………………（402）
国家泌尿男性生殖系肿瘤研究中心和卫生部泌尿男性生殖系肿瘤医疗中心
举行揭牌仪式 ………………………………………………… 北京大学第一医院（403）
第七次全国子宫颈癌协作组工作会议暨 HPV 疫苗与子宫颈癌防治研讨会在北京
召开 ……………………………………………………………………………………（404）
全国消化道肿瘤防治协作组在京成立 ………………………………………………（404）
《中国癌症筛查与早诊早治技术方案》定稿会在京召开 ……………………………（406）
2009 子宫颈癌和食管癌早诊早治项目数据管理培训班在四川成都举办……………（407）
全国癌症防治现场及早诊早治研讨会在四川成都召开 ………………………………（407）
卫生部首批癌症早诊早治示范基地汇报会在大庆市举行 ……………………………（409）
2009 年卫生部癌症早诊早治项目中期汇报会在大庆市举行…………………………（410）
2009 年卫生部癌症早诊早治项目年终汇报暨专家委员会组长会议在昆明召开………（411）
2009 年卫生部癌症早诊早治项目食管癌内镜与病理诊断培训班在北京举办…………（412）
淮河流域癌症早诊早治项目现场工作总结会召开 ……………………………………（413）
中国肿瘤学术期刊 2009 年学术会议在南昌召开 ……………………………………（414）
第十九届全国肿瘤医院管理学术研讨会隆重召开 ……………………………… 孙杰等（415）
全国肿瘤随访登记项目启动暨技术培训会议总结 ……………………………………（416）
第三届全国肿瘤规范化标准化诊治学术研讨会召开 …………………………………（417）
全国第一届肿瘤麻醉论坛在京召开 ……………………………………………………（417）
第二届全球乳腺癌及淋巴瘤学术研讨会在津隆重召开 ………………………………（418）
第十届全国乳腺癌会议暨第四届上海国际乳腺癌论坛会议纪要 ……………………（419）
第十届全国乳腺癌规范治疗及新进展学习班 …………………………………………（421）
乳腺 X 线摄影系统质量控制高峰论坛在北京举行……………………………………（422）
第 19 届国际外科、消化道和肿瘤科医师协会年会在北京圆满举办 …………………（423）
2009 国际暨第十届全国头颈肿瘤大会在津召开………………………………………（424）
第六届华北地区疼痛论坛成功举办——倡导开展疼痛全面评估及个体化治疗
…………………………………………………………………………………… 张立峰（425）
第十二届全国肝癌学术会议纪要 ………………………………………………………（427）

第四届全国肿瘤诊疗新进展及新技术学术会议暨首届陕西肿瘤学术大会胜利召开 …… (428)
第九届全国食管癌学术会议在蓉召开 …… (429)
北京地区食管癌综合治疗学术研讨会 …… 支修益 (430)
2009 年全国儿童肿瘤研究会在赣州市举行 …… (431)
2009 年北京胸外科学术年会隆重召开 …… 支修益 (432)
第十二届 CSCO 大会肾癌黑色素瘤专题论坛报道 …… (434)
CSCO 肾癌专家委员会成立，郭军、马建辉当选为主任委员 …… (436)
亚太黑色素瘤专家研讨会在北京召开 …… (437)
第三届“CSCO－南方”肿瘤生物治疗与分子靶向治疗论坛在广州召开 …… 广州市抗癌协会 (438)
第八届海峡两岸肿瘤学术会议在台北市召开 …… (439)
携手共议真知，并肩再谱辉煌——第二届 NCCN 亚洲学术会议暨 2009NCCN 指南中国版修订会暨 NCCN 指南亚洲学术共识制订会报道 …… (439)
2009 年度中华医学科技奖颁奖典礼在上海举行共 83 项成果获奖 …… (445)
首届中国抗癌协会科技奖专业组评审会议在津召开 …… 中国抗癌协会 (449)
抗击癌症　重在行动——2009 年肿瘤防治宣传周活动成功举办 …… (454)
爱心传递生命希望——第十一届 2009 年北京希望马拉松成功举办 …… (455)
2009 年“三八”活动总结 …… (456)
索坦患者援助项目新闻发布会在北京召开 …… (457)
中国癌症基金会向日照贫困癌症病人捐赠抗癌药品 …… (458)
“远离乳癌，健康一生”公益活动在日照市人民医院举行 …… (459)
粉红丝带关爱日　美丽与健康同在 …… 王珊珊 (459)
乳腺健康专项基金公益活动走进万庄镇 …… 中国癌症基金会 (460)
关注肺癌患者生活质量主题活动日在宣武医院举行 …… 中国癌症基金会 (461)
“第三只眼睛看肿瘤”系列活动启动 …… 管九苹 (462)
《CELL》发表尚永丰教授实验室揭示乳腺癌转移分子机理的研究成果 …… 北京大学基础医学院 (463)
风雨兼程五十载　热血丹心为人民——林州食管癌防治现场建设 50 周年研讨会召开 …… (464)
庆祝黄国俊教授从医 70 年暨 90 岁寿辰 …… 张立峰 (465)
程书钧院士荣获 2009 年度何梁何利基金“科学与技术进步奖” …… (468)
吴令英教授荣获首届中国女医师协会五洲女子科技奖 …… (469)
书讯（2008－2009 年） …… (470)

CSCO 肿瘤频道及栏目介绍 …………………………………………………………………………（483）

❖ 国际交流 ❖

陈竺部长会见国际抗癌联盟主席 …………………………………………………………………（487）
刘谦副部长出席中美肿瘤研究合作 30 年高层论坛 ……………………………………………（487）
第三届亚洲国家癌症中心联盟会议成功召开 ……………………………………………………（487）
第十三届国际黑色素瘤大会报道 …………………………………………………………………（488）
第四届中日韩肺癌专题研讨会纪要 ………………………………………………………………（489）
首届中德肺癌论坛在上海举行 ……………………………………………………………………（490）
Fogarty 国际中心“肿瘤流行病学和卫生统计学”研究培训项目在中国医学科学院
　　肿瘤医院启动 …………………………………………………………………………………（490）
国际肿瘤登记培训班在北京举办 …………………………………………………………………（491）
国际原子能机构 PET 临床应用质量管理培训班在京成功举办……………………………………（492）
欧洲放射肿瘤学会（ESTRO）期待与中国进行更多的交流
　　——ESTRO 候任主席 Vincenzo Valentini 教授访谈录……………………………………（492）

❖ 2010 年下半年肿瘤会议会讯 ❖

2010 年第四届中国肿瘤内科大会……………………………………………………………………（495）
第十三届全国临床肿瘤学大会暨 2010 年 CSCO 学术年会 …………… 中国抗癌协会（496）
第 21 届世界癌症大会将于 2010 年 8 月 18 日在深圳召开 ………………………………………（497）
第五届中国肺癌南北高峰论坛将于 2010 年 10 月下旬在京举行 …………………………………（498）
第九届全国介入放射学学术大会 …………………………………………………………………（499）
第 20 届全国肿瘤医院管理学术研讨会将于 2010 年 10 月举行 …………………………………（499）
第五届中日韩肺癌研讨会将于 2010 年第三季度在北京举行 ……………………………………（499）
2010 年 8～12 月肿瘤学术会议、培训、学习班信息………………………………………………（500）

附录

作者简介 ……………………………………………………………………………………………（522）
《中国肿瘤临床年鉴》编辑委员会 2010 年卷征稿函………………………………………………（543）

❖ 回顾与展望 ❖

五十年来我国临床肿瘤学的发展、现状和策略

孙 燕

中国医学科学院北京协和医学院肿瘤医院 北京 100021

今年是中华人民共和国建国 60 周年。但在建国之初的 10 年，我国卫生工作的重点放在了控制急性传染病、新生儿死亡、地方病和营养不良等迫切需要解决的问题上。那时，居民死亡原因中癌症不在前十位之内。由于卫生工作的发展，我国政府从上世纪 50 年代后期开始重视癌症问题，也开始了比较全面的规划、建设和研究。

半个世纪以来，由于多种原因肿瘤的发生率越来越高，在多数国家包括我国已位居居民死亡原因的前列，在卫生工作中越来越占有重要的地位。因之，如何控制肿瘤的发生、降低发病率和死亡率，以及各种肿瘤治疗方法成为受到广泛重视的问题。

以下仅就我参与和我院主持的几个领域加以介绍，并谈谈我的体会。

一、全球肿瘤的发生情况和趋向

肿瘤是一类古老的疾病，很可能远在尚无人类的年代，地球上就已有肿瘤存在。在大英博物馆藏的恐龙骨骼化石上可以看到肿瘤的病变。世界各国许多古代文籍和绘画都有关于肿瘤的描述，业已证明埃及木乃伊曾患骨肿瘤和膀胱癌，希波克拉底（Hippocrates，公元前 460—前 370 年）的著作中也有关于癌症的描述和治疗方法。我国早在周代就有关于肿瘤的记载，而且已经有了专门从事这方面诊疗的医生——“疡医”。以后历代均有这方面的记载。至今，日本还把肿瘤称为“肿疡”。

根据 WHO 的报告，2000 年全球癌症死亡人数已经超过 700 万大关，占全部死亡人数的 12%，在发展中国家占 9%，在发达国家占 21%。如果这一趋向得不到改善，预期到 2020 年，每年新发生的患者将达 1500 万，在发展中国家癌症总数将增加 73%，发达国家为 29%。

我国是一个发展中国家，总体来说癌症占居民死亡原因的 19%，已经接近发达国家的水平。而在我国的北京和上海分别为 24% 和 26%（具体各种常见肿瘤的死亡率见表 1）。在发达国家，癌症发病率已经开始下降，例如美国男性 2001 年到 2005 年间平均每年下降 1.8%；而女性从 1998 年到 2005 年间平均每年下降 0.6%。但专家预测，由于我国目前环境污染和吸烟问题仍然严重，在 2025 年前癌症总的发病率不大可能下降，所以是一个我们每人必须面对的多发病、常见病。近 50 年来，我国癌症的发病率一直处于上升趋势，只是癌症的发生谱有所变化。

表1 2004—2005年前十位恶性肿瘤死亡率（1/10万）

顺位	合计		男		女	
	病名	死亡率	病名	死亡率	病名	死亡率
1	肺癌	30.61	肺癌	41.14	肺癌	19.63
2	肝癌	26.06	肝癌	37.36	胃癌	16.43
3	胃癌	24.52	胃癌	32.29	肝癌	14.30
4	食管癌	15.04	食管癌	20.46	食管癌	9.38
5	结直肠癌	7.35	结直肠癌	8.32	结直肠癌	6.34
6	白血病	3.82	白血病	4.24	乳腺癌	5.86
7	脑瘤	3.11	脑瘤	3.50	子宫癌	4.32
8	女性乳腺癌	2.88	胰腺癌	2.91	白血病	3.39
9	胰腺癌	2.59	膀胱癌	2.12	脑瘤	2.72
10	骨癌	1.69	鼻咽癌	2.04	子宫颈癌	2.84
	总计	134.80	总计	169.19	总计	98.97

资料来源：2004—2005年中国恶性肿瘤死亡抽样回顾调查。

我国尚无全国肿瘤登记制度，我们只能从几个大城市和高发区的资料推断全国的发病率。但我国从新中国成立以来就有死亡登记，不同年代肿瘤在居民常见死亡原因顺位中所处的位置见表2。

表2 不同年代肿瘤在我国居民常见死亡原因顺位中的位置

年代	北京市	全国
1950	11	
1964	4	5
1976	2	3
1999	1	2
2005	1	2
2006	1	1

卫生部：2005年我国城乡居民十大死因

目前我国男性最常见的肿瘤是：肺癌、肝癌、胃癌、食管癌、大肠癌、白血病、脑瘤、胰腺癌、膀胱癌、鼻咽癌；女性最常见的则是：肺癌、胃癌、肝癌、食管癌、大肠癌、乳腺癌、子宫癌、白血病、脑瘤、子宫颈癌。

通过多年来的调查，特别是20世纪70年代中期开展的全国肿瘤死亡回顾性调查，在我国常见恶性肿瘤的高发地区，已经开展防治研究的有：食管癌、肝癌、肺癌、子宫颈癌、胃癌、大肠癌和鼻咽癌。我认为我国在肿瘤高发区的研究是我国临床肿瘤学几十年来的亮点之一，在第三部分中将专门介绍这方面的成就。

二、我国肿瘤防治的基本共识

从上世纪50年代末我国政府开始重视肿瘤问题以来，曾经有过两次重要的大讨论。一是50年前中国医学科学院肿瘤医院建院之初，在几位临床肿瘤学元老——吴桓兴教授（时任我院院长）、金显宅教授（时任我院顾问）和李冰教授（时任我院党委书记兼副院长）的领导下对我院的发展方向进行了讨论，决定了以综合治疗为主要途径。1959年底，卫生部钱信忠部长主持在天津召开了第一届全国肿瘤学大会，那时，根据中央的方针对临床肿瘤学的发展得出了四项共识：①预防为主；②中西医结合；③基础研究与临床研究结合；④综合治疗。

第二次是在20世纪70年代，周恩来总理对肿瘤防治工作做出的重要指示：①肿瘤是多发病、常见病，驳斥了“四人帮”说肿瘤是“高精尖”的谬论；②应当深入调查，摸清我国的发病情况，并开展预防措施；③结合我国具体情况和实践经验，编写我国自己的参考书等。经过大家共同学习讨论，在以上四项共识的基础上增加了第5项：大力开展高发区研究。这五项共识应当说是指导我国临床肿瘤学前进的方向，也是我们取得一些成就的重要指导原则。

三、高发区现场研究

从“大跃进”年代开始，特别是后来根据周恩来总理“摸清我国肿瘤发生情况”的指示，我们开展的全国肿瘤发病率和死亡率的调查和在高发区开展的研究工作受到国际上广泛的认可。

（一）河南省林县食管癌现场研究

多年来河南省林县（今林州市）是有名的食管癌高发区。1958年8月，周恩来总理派遣中国医学科学院日坛医院李冰到林县了解情况，和时任县委书记杨贵一同在任村和姚村进行了调查。1959年中国医学科学院阜外医院吴英凯院长筹备成立了四省一市（河北、河南、山东、山西、北京）食管癌防治协作组，到林县调查后于4月在北京召开了四省一市食管癌防治科研协作组成立大会。并在1959～1960年开展了1700万人口的大面积普查，并总结出食物“粗、硬、热、快和酸菜”可能与食管癌发生有关。在1964年协作组会上初步制定了预防方案：①不吃糠饼和酸菜；②多吃蔬菜和附加维生素A、B族、C；③改善口腔卫生，提倡刷牙；④宣传“粗粮细做，细嚼慢咽”，以减轻对食管黏膜的磨损。

在那以后，卫生部和中国医学科学院不断派出专业人员到林县协助工作，日坛医院并支持一台^{60}钴治疗机开展食管癌的放射治疗工作。1966年2月，日坛医院正式派出综合医疗队开展早期诊断、早期治疗、预防和科研工作。但到年底因“文化大革命”爆发而被迫中断。到了1970年，工作才恢复，由多院所联合开展研究、临床和预防工作。并在姚村卫生院扩建了工作点“北京医疗队”队部，有部分人员轮流长期留在现场工作。在林县对食管癌流行病学调查的基础上，卫生部全国肿瘤防治研究办公室组织了全国1973～1975年居民死亡回顾调查，并在此基础上编写了著名的《中华人民共和国恶性肿瘤地图集》，受到全世界同行的重视。美国CNN和英国BBC等都曾多次报道过林县的工作和地图集。

对河南林县食管癌的病因我们做了长期的调查研究。首先是从原粮、食品和酸菜中检出多种亚硝胺，其中阳性率最高的是二甲基亚硝胺（NDMA）。后来通过实验证明食物中污染的真菌可以促进亚硝胺的合成。而亚硝胺的摄入与食管癌的发病率相关。陆士新发现一种新的强致癌物亚硝胺N-3-甲基丁基-N-1-甲基丙酮基亚硝胺（MAMBNA），并且用林县食物中存在的甲基苄基亚硝胺成功地诱发了人胎儿食管上皮癌。夏求洁发现林县食物中镰刀菌毒素可能与食管癌高发相关。罗贤懋则发现林县居民头发、尿和血清中钼等微量元素比低发区显著偏低。根据上述研究，1982～1992年间，我国和美国NCI合作进行了营养干预（化学预防）研究：

1. 食管上皮重度增生患者3318人参加试验，治疗组每日口服多种维生素和多种微量元素胶囊3粒，对照组口服安慰剂，为期6年。结果：服药组总死亡率降低7%，癌死亡降低4%，食管癌死亡降低16%；脑血管病死亡降低近38%，老年核性白内障降低43%，使21%～26%的食管上皮重度增生转为非重度增生，高血压患病率下降了33%。

2. 40～69岁普通居民29 584人随机分成8组，服用不同组合的维生素和微量元素，对照组服用安慰剂。结果：补充β-胡萝卜素、维生素E和硒酵母复方能降低总死亡率9%，总癌死亡13%，胃癌死亡21%，其他癌死亡19%（$P=0.06$）；补充维生素B_2能降低食管癌死亡14%（$P=0.06$）和降低老年核性白内障患病率36%（$P<0.001$）。

林培中等以中药复方增生平核维胺酯等对食管上皮重度增生患者的疗效进行了研究，证明也有阻断作用。

经过几代人半个多世纪的艰苦努力。我们已经能发现直径小于5mm的微小癌，早期切除5年生存率达到90%，对癌前病变进行阻断治疗使癌变率降低50%，有效地防止了食管癌的高发。目前，正在继续进行改水、改土、防霉、改变食物结构和生活习惯等预防食管癌的综合措施。从上世纪70年代林县食管癌发病率150.3/10万，已经降低到目前的40.4/10万，成为肿瘤防治工作的典范。

（二）江苏省启东肝癌现场研究

上世纪70年代初期，上海中山医院、长海医院、杨浦区中心医院等注意到来自江苏启东的肝癌病人很多，并开始了应用甲胎蛋白（AFP）检测肝癌。1974年中国医学科学院肿瘤医院孙宗堂带着他们研制的“火箭电泳”，敏感、可靠、可定量检测AFP的方法与上海汤钊猷等开始在启东开展了大规模肝癌筛查的工作，发现了一些AFP持续升高超过300ng/ml的病人，经过手术治愈率比一般病人高6倍。并提出了“小肝癌”和“亚临床肝癌”等概念，很快得到国际上的关注。美国癌症研究所将1979年度金质奖章授予孙宗堂、汤钊猷和朱源荣三位医师，以表彰他们在肿瘤早期诊断、早期治疗方面做出的巨大贡献。1986年“小肝癌的诊断与治疗”获得国家科技进步一等奖。

经过长期研究证明启东的肝癌主要是在慢性乙型肝炎的基础上发生的。据此在WHO的支持下开展了有对照的新生儿乙肝疫苗预防接种的研究。在上万例的儿童中10年随访率为94%，中期结果显示，不仅乙肝病毒的携带率大幅度下降，对持续性慢性肝癌的发生率也有影响，预示慢性肝炎和肝癌得到有效预防的苗头。

于树玉在启东高发区发现当地粮食中的硒和居民血硒与肝癌呈负相关。首先对鸭子通过在饲料中补硒，证明可以降低肝癌的发生率，进而在高发家族成员3849例中随机补硒进行了为期2年的观察，每日服用含硒200μg的富硒酵母。结果服用富硒酵母组的肝癌积累发病率为219.37/10万，而对照组服用普通酵母的为553.16/10万（$P<0.01$）。并开展了给HBsAg阳性病人补硒预防肝癌的对照试验，观察4年服用富硒酵母的113例中无肝癌发生，而对照组7例发生肝癌。在此基础上，对低硒高发区居民开展了在食盐中补硒的研究。1996年，于树玉因补硒预防肝癌的研究获得国际生物无机化学科学家协会Klaus Schwarz奖。

（三）云南省个旧锡矿肺癌的现场研究

云南个旧是我国的锡都，锡矿开采历史悠久，已有2000余年。过去由于开采条件十分恶劣：坑道狭小、无通风设备，下矿的工人成为后来矿工肺癌的高发人群。

根据1954—1997年的统计，肺癌发病率超过400/10万，引起了政府的关注。1975年2月5日，周恩来总理手术后嘱咐李冰尽快去解决云南锡业公司（简称云锡）肺癌问题。2月下旬李冰和有关人员到个旧调研。以后每年派医疗队去那里工作2～6个月，协助开展筛查和治疗。多次举办诊疗学习班和阻断治疗学习班培训当地医务人员。1986年在昆明和个旧组织了国际会议，邀请了8个国家的有关专家解决了病因问题的争论。确定主要致癌病因是砷、氡和吸烟，并成立了肺癌研究所负责调查、筛查和研究工作。矿工从下井到肺癌发病平均约31年。通过多年的综合预防（加强矿井通风、湿式作业减少粉尘、降低井下氡气体浓度；加强个体防护戴口罩、下井前洗澡，劝阻吸烟；下井一定年限后轮换工种和每年筛查等），肺癌发病率从20世纪50年代下井矿工标化发病率362.29/10万，60年代下井矿工肺癌发病率下降到73.37/10万。1975～1997年手术切除病例211人中，术后5年生存率53.6%，并发现很多X线隐性肺癌（痰细胞学阳性，而普通X线检查不能定位），经过纤维支气管镜检查定位后手术的5年生存率超过90%。1981年，孙燕在美国临床肿瘤学会（ASCO）年会上介绍了云锡肺癌的情况，受到广泛关注。以后美国NCI邀请云锡矿工肺癌研究人员到美国讲学交流，并达成一些合作项目。国家科委、卫生部、劳动部、全国总工会和中国有色金属工业总公司对云锡肺癌工作均曾给予奖励。

（四）子宫颈癌现场研究

山西省襄垣县地处晋东南太行山区，为子宫颈癌高发地区，20世纪70年代子宫颈癌死亡率为54.38/10万。1986年，中国医学科学院肿瘤医院组成多学科现场工作组；1987年，多次举办培训班培养细胞学骨干；1988年，正式在城关镇开始筛查；以后进行了追踪观察，完成了“七五”和“八五”国家攻关课题的现场任务。城关镇25岁以上妇女6710人子宫颈癌患病率为1109.1/10万，HPV总感染率为66.2%，各类宫颈病变中均以HPV16型感染为主。林毓纯等首次在我国子宫颈癌组织中发现经过Zur Hausen教授确认为一新的HPV基因组的HPV58型。此项工作曾获得1995年卫生部科技进步一等奖。从1993年开始在襄垣县5个乡镇开展了宫颈癌癌前病变的综合防治工作。

此外，山东省胶东地区胃癌高发区、河北省磁县和广东省南澳食管癌防治现场，以及广东省鼻咽癌现场和浙江省大肠癌现场也都取得重要成果。对病因的确定和防治做出了关键性贡献。

四、综合治疗成果

前已述及，中国医学科学院肿瘤医院成立时，经过论证制定了肿瘤医院以综合治疗为模式的方向。今天，综合应用现有的可能方法诊断、防治肿瘤已经深入人心，为广大国际国内学术界所接受，但在当时还是难能可贵和具有远见的。吴桓兴是一位放射肿瘤学家，金显宅和李冰则是外科肿瘤学家，但他们共同支持和创建了一个正在发展中的幼稚学科——内科肿瘤学。当时，他们已经清楚地认识到内科治疗将成为肿瘤治疗中不可缺少的重要手段之一。

我十分有幸于1976年总编《实用肿瘤学》时与吴桓兴、金显宅两位前辈讨论肿瘤综合治疗的书写，根据他们的想法写下了以下定义：

“根据病人的机体状况，肿瘤的病理类型、侵犯范围（病期）和发展趋向，有计划地、合理地应用现有的治疗手段，以期较大幅度地提高治愈率。”

这是重视病人机体和疾病两个方面，并且不排斥任何有效方法，而且目的明确即“较大幅度提高治愈率”的全面定义。是对我们的临床实践有重要指导意义的定义。当然，随着时代的发展还需要不断补充，我相信：如果他们两位仍然在世，一定会同意在综合治疗的目的中加入“不但提高治愈率，而且应当改善病人的生活质量”。

迄今，国际肿瘤学界虽然同意综合治疗的结果在多数肿瘤中优于单一治疗。如Abeloff等的专著《临床肿瘤学》中已有综合治疗的一章，在日本将综合治疗称为“多学科治疗”或“集学治疗”，都是指多学科互相学习、补充，共同配合争取把病人治疗得更好的意思。很多研究单位和医院在学科以外还有综合治疗组或研究组。可以不夸张地说，在临床肿瘤学中，多数重大进展都和综合治疗分不开。我国临床专家如何充分发挥中医辨证论治、扶正祛邪的指导思想和我国在这一方面的传统，提高综合治疗的水平将有可能对世界医学做出我们民族的贡献。

我们强调合理的、有计划地，就是强调要事先多商量讨论，充分估计病人最大的危险是局部复发还是远处播散，辨证论治最大限度地做到合理安排给病人带来裨益。

我们比较了常见肿瘤1960年和2009年的常规治疗，从中可以看出，在肿瘤的治疗中综合治疗已经愈来愈占有重要的地位，由于肿瘤学者普遍重视开展综合治疗，使很多肿瘤的治愈率有了相当提高，而且还有很多新的研究课题正在开展。

近十年来分子靶向治疗的发展进一步改善了病人的生存率。我们大家都可以体验常见肿瘤的治愈率已经有相当幅度的提高。并不是像有些学者悲观地认为我们在癌症面前仍然处于“无可作为”的境地。因此，尽管我们对国内肿瘤防治现状的评价还不能令人满意，还有很多需要改善，但我们认为我们的努力是有效和富有成果的。

前几年，美国医学会发表了儿童肿瘤1960～1996年间治疗进展的数据。从中可以看出，常见儿童肿瘤的治愈率在36年间已经有了很大的提高。这无疑会给肿瘤学界带来极大的鼓舞，并促使我们不断积累经验提高治疗效果，使更多肿瘤得到治愈。

从几种综合治疗的模式，我们可以看到临床肿瘤学的进展。

（一）辅助放、化疗

对于比较局限的肿瘤先手术，以后根据手术情况加用放疗和/或化疗以期减少复发、转移的机会，就是辅助治疗的概念。这个概念是在30年前由Fisher B和Bonadonna G在乳腺癌治疗方面建立的。这一概念证明了即使是早期乳腺癌病人也可能存在潜在的瘤细胞，所以术后辅助化疗能提高10%～15%治愈率。就是没有淋巴结转移的T_1、T_2病人，如果有播散趋向（如年轻、Her-2过度表达、发展快，病理检查低分化、淋巴管或血管有瘤栓、癌周细胞反应不佳等），也都应给术后化疗或加靶向治疗以提高治愈率。各期绝经后乳腺癌病人术后进行三苯氧胺或芳香化酶抑制剂治疗，不但可以提高治愈率，而且可以降低对侧发生乳腺癌的机会。保乳手术的病人都应当进行术后辅助放疗。

正是由于有了综合治疗，Ⅱ、Ⅲ期乳腺癌的治愈率不但有了提高，而且术后病人的生活质量也有改善。当前，已经确认术后应当进行辅助治疗的包括非小细胞肺癌、大肠癌、卵巢癌、小细胞肺癌、软组织肉瘤、胃癌和睾丸肿瘤等。多数已经载入诊疗规范。

（二）术前放、化疗

对于局部肿块较大或已有区域性转移的病人可先作内科治疗或放疗，以后再行手术。有些肿瘤局部较晚期，但尚无远处转移的病人，一个较小的手术与放射综合治疗常可取得良好的疗效和较佳生活质量。晚期的乳腺癌病人近年有人尝试先行化疗，局限以后再作手术，术后再根据情况进行放疗和/或化疗。这样在相当程度上可以提高治愈率。这方面的工作虽然很多年来已有人开展，尤其是骨肉瘤、睾丸肿瘤和卵巢癌几乎已经成为常规方法。骨肉瘤尽管可通过截肢局部切除，但多数学者均主张先作术前化疗，以后再手术，可使治愈率明显提高。不能手术，甚至已有转移的睾丸和卵巢肿瘤在化疗和/或放疗后手术，业已证明可以提高治愈率。但是对于非小细胞肺癌、胃癌、大肠癌和胰腺癌等仍然存在争议，正在开展对比研究。

此外，有的肺鳞癌病人可能伴有肺不张及感染，甚或伴有肺门和/或纵隔淋巴结肿大，这样的病人也可先作放射治疗使支气管通畅，引流好转，肺炎消散后再手术。我们的经验是，这类病人纵隔淋巴结肿大并不一定意味着转移，因为炎症同样可以引起淋巴结炎而肿大。少数病人这样治疗，在手术后根据情况进行纵隔淋巴区照射及化疗，同样可得治愈。

（三）通过化疗和/或放疗使不能手术的病人变为可以手术

成功的例子已有很多，前已介绍睾丸和卵巢肿瘤，另一比较突出的例子是小细胞肺癌，国内外众多的经验都说明在化疗后手术能够提高治愈率。这可能是由于：①切除那些耐药的肿瘤细胞，减少复发；②在混合癌切除可能存在的其他成分，降低复发机会；③降低放射治疗后放射性肺纤维变。

我们相信，随着其他治疗手段疗效的提高，肿瘤外科的基本原则（即对于能彻底切除的病人尽量作根治性切除，其他病人不要贸然手术）将会不断被打破。而且会使手术的适应证扩大，手术范围缩小，治愈率提高。

有时，为了解除病人放、化疗后引起的并发症，如放疗后的肠狭窄梗阻、瘢痕挛缩导致的肢体运动障碍，化疗引起的肠麻痹等，在必要时亦可施行手术。

（四）放疗和化疗综合

对于不能手术病人放疗和化疗的安排，多数学者主张最好先作化疗，或化疗与放疗同时进行。同时放化疗是近年来的一种受到广泛重视的研究课题，我国在非小细胞肺癌、食管癌、直肠癌等取得了一定经验。

因放疗后的纤维化引起血管闭塞使化疗药物很难进入。但在有些情况下如上腔静脉压、颅内转移和骨转移等，为了尽快缓解病情也可先作放疗。

（五）靶向药物的应用

靶向是目前一个受到广泛重视的课题。1998 年，美国发表了针对乳腺癌细胞核内 Her-2 基因过度表达而研制的单克隆抗体曲妥珠单抗（赫赛汀）在晚期乳腺癌单用和与常用抗肿瘤药合用的疗效，曲妥珠单抗和紫杉醇合用使有效率和生存时间提高一倍，同年美国 FDA 批准此药上市，以后 Her-2 过度表达病人的辅助治疗并用曲妥珠单抗和紫杉醇成为一个成功的范例。此后陆续作用于细胞表面的表皮生长因子受体的单克隆抗体西妥昔单抗和尼妥珠单抗也都有提高放、化疗疗效的效应，并在非小细胞肺癌、大肠癌、头颈部癌的治疗上提高了疗效。以后还发现作用于细胞表面的抗血管生成的单克隆抗体贝伐单抗和重组人血管内皮抑制素（恩度）也都有提高化疗疗效的效果，也在上述常见肿瘤中取得了成功。而作用于细胞转导过程中的酪氨酸激酶抑制剂则可以用于优势（具有EG-FR基因突变）的病人取得良好疗效，并且可以作为维持治疗延长缓解期。多靶点的酪氨酸激酶抑制剂已经进入临床，在肾癌、肝癌、胃肠间质细胞瘤等取得突出疗效，目前正在研究和其他治疗联合序贯应用的效果。

五、中西医结合

我们对中医中药如何应用于临床肿瘤病人，并做出具有贡献的工作大致可以分为三个阶段：

（一）从50年代开始，我们热衷于从传统中药中寻找抗肿瘤成分，并对很多民间验方进行了临床观察。这方面最主要的成果有：①从青黛提取的有效成分对慢粒白血病有效的滇玉红，以后并且半合成了异滇甲，直到今天仍然在临床上应用。②从三尖杉中提取的三尖杉碱和高三尖杉碱对急性白血病有效，虽然未能超过标准的化疗方案，但可以作为二、三线药物应用。③对实体瘤则有喜树碱和后来半合成的羟喜树碱。羟喜树碱对消化道癌的疗效肯定，但未能超过联合化疗，目前在临床上仍具有一定地位。④从温莪术中提取的榄香烯乳剂，通过“六五”攻关证明对癌性胸水有效。从中提纯的β-榄香烯可以静脉注射，目前正在进行临床试验。

由于方法学不正确，特别是在“十年浩劫”的日子里推出的验方和药物，后来很多都被放弃。但是，从在民间被视为毒药的“砒霜”中，可提取出有效成分三氧化二砷静脉注射，对某些类型的急性白血病有效。

（二）从上世纪70年代开始，我们认识到单纯依靠中药治愈多数肿瘤的想法是不切实际的。根据中药长于调理的优势作为辅助治疗肿瘤才不失为科学的态度。而应用现代科学方法阐明中药的疗效和不良反应就成为一个正确可行的途径。

我们首先开展的是扶正中药促进细胞免疫功能的研究。自20世纪70年代以来，我们将祖国医学中“扶正培本”的治疗法则与现代临床免疫学相结合，并与国内外专家合作开展了扶正中药促免疫作用的临床和实验研究。应用现代科学方法证实了传统中药黄芪、女贞子、芦笋、仙灵脾等可促进病人免疫功能的恢复，祛除T抑制（Ts）细胞的活性，保护肾上腺和骨髓功能。辅助放、化疗应用，能提高病人的远期效果。从女贞子中提取了一种促免疫有效成分——齐墩果酸，通过多中心双盲临床研究证明有良好疗效。我们从事的扶正中药研究被评为卫生部、天津市及中国医学科学院成果，并获得第一届国际自然免疫与生物反应调节剂大会奖。曾应邀在美国、日本、德国、法国、泰国、马来西亚、新加坡和在我国召开的国际会议上报告。在此研究的基础上制成的贞芪扶正冲剂、贞芪扶正胶囊和扶正女贞素自正式投产以来，在国内外畅销。扶正中药促免疫的研究在国内外受到广泛重视，美国全国性报纸《USA Today》、《Oncology Times》、《洛杉矶时报》、《Tempa Tribune》、《Tyler Day by Day》和《美国医学会杂志》（JAMA），我国的《健康报》、《中国医学论坛报》、《Beijing Review》等也都做过报道。1996年，在第63次香山科学会议上被认为是我国肿瘤学领域内应用现代科学从事传统医学研究的代表性工作，说明免疫的提高和中医的“理气”一样。在一定意义上“气”的本质包括了西医的免疫功能。我也应邀在1997年世界中西医结合大会和1998年、2008年国际中西医结合肿瘤防治学术研讨会上做主题报告。

另一课题是中药抑制新生血管的作用，近年来成为我们非常关注的新领域。参一胶囊合并化疗治疗非小细胞肺癌的结果令我们十分鼓舞。我们相信，在现代治疗的基础上，加用中药扶正祛邪，平衡阴阳，提高机体免疫力和抗病能力，从而提高常见肿瘤的治愈率完全是可能的，这也是我们对未来的期盼。

在临床肿瘤学领域内我国学者有可能通过中西医结合做出特殊的贡献。祖国医学在慢性病的调控上具有独特的作用。而靶向治疗本身就是调控，我国学者应当更容易理解，不同于古代调控寒热、虚实和阴阳，我们目前调控的是基因、受体、免疫和激酶而已。除了我们已经讨论过的例子以外，沈自尹院士用中药调控肾上腺皮质功能，吴咸中院士在处理急腹症方面已经取得重要成果。祖国医学的辨证论治、同病异治和异病同治和我们目前的治疗个体化应当是相通的。我寄希望于我们的中青年同道能通过最大限度地应用现代医学方法阐明祖国医学的很多观点和方法，并从而对世界医学做出我们民族的贡献。

六、抗肿瘤新药临床研究

我国抗肿瘤新药的开发始于上世纪50年代末，但由于历史的原因，临床试验方法不规范，所得到的结果也同样存在问题。“十年浩劫”结束以后，邓小平同志明确提出“科学技术是第一生产力”，从而为正确对待临床研究和清除多年以来认为临床研究是“资产阶级学者拿病人作试验，违背医德”的错误看法。

1985年，我国颁布了《中华人民共和国药品法》，并且制定了《新药临床审评规范》，从而对药品的审评走向规范化的道路。近25年来，我国政府已经为各类药物制定了临床研究的规范，并大力推行。进一步理解和贯彻循证医学观点，在考核新药中严格实施GCP准则，已成为当前一件具有现实意义的重要任务。

50年来我国在相当长的年代主要是学习引进国外抗肿瘤药物和方法（参见表3）。如前所述，由于方法学不正确和在特定年月的浮夸风，在新药开发方面造成了很多浪费。但在肿瘤内科治疗领域内，我们仍然有一定开创性的工作。仅以能改善临床实践的研究就有以下几项：

（1）大剂量化疗治疗绒癌；

（2）N-甲酰溶肉瘤素治疗睾丸精原细胞瘤；

（3）ATRA 治疗急性 M3 粒细胞白血病；

（4）As_2O_3 治疗 APL；

（5）AFP 用于和 HBV 相关肝癌的早期发现；

（6）平阳霉素治疗淋巴瘤、头颈部癌和睾丸癌；

（7）扶正中药促进肿瘤病人细胞免疫功能；

（8）榄香烯治疗癌性胸水；

（9）康莱特提高病人生活质量；

（10）参一胶囊抑制肿瘤新生血管；

（11）重组人血管内皮抑制素（恩度）提高非小细胞肺癌化疗效果；

（12）经过我们主持的临床试验，吉非替尼在优势人群可用于非小细胞肺癌一线治疗。

这些研究项目大多曾经获奖，包括国际上的大奖和国家奖，多数已经进入诊疗规范。

表 3　国际上和我国抗肿瘤药物临床试验的几个阶段

20 世纪 40 ~50 年代

国际：大量寻找和研制新药，但无科学方法，错误估价的例子不少。

我国：开始研制抗肿瘤新药如更生霉素（放线菌素 D，当时叫放线菌素 K）；由于方法不正确，出现很多无效的抗肿瘤药，典型代表为神农丸。

20 世纪 60 ~70 年代

国际：开始重视试验方法并大量筛选抗肿瘤新药，合成了氟尿嘧啶和环磷酰胺等有效的新药。

我国：提出以客观改变为依据的科学临床试验方法，并研制 N-甲酰溶肉瘤素、消瘤芥和三尖杉碱等。由于历史原因“新药”大量涌现，典型代表为“文化大革命”的“八匹马”。

20 世纪 80 年代

国际：方法逐渐统一，有效新药迅速增多，GCP 在很多国家成为法规。

我国：大量仿制国际上有效新药。1985 年我国实施《药品法》，制定相应的新药临床试验方法和成立药品审评委员会，开始 GCP 培训、实施和推广。

20 世纪 90 年代

国际：国际一体化（ICH），希望尽量减少重复。

我国：1998 年我国颁布《药品临床试验管理规范》（试行），1999 年修订后正式颁布成为法规。

国际：大规模多中心临床试验。

我国：国家食品药品监督管理局制定和修订《药品临床试验研究规范》，强调与国际接轨，参加国际多中心研究。

21 世纪

国际：《渥太华宣言》临床试验更加规范。

我国：国家食品药品监督管理局进一步修订《药品临床试验管理规范》，鼓励更多参加或主持开展国际多中心研究。

近年来，我国进入临床试验的创新药物明显增多。由于我们已经有了评定新药的 GCP 指导原则，仅 2009 年 CSCO 年会上就有 10 项左右论文报告。所以，我们有理由相信，在未来 10 年内我国内科肿瘤学将有长足的发展，尽快赶上国际先进水平。

近年来，更重视治疗后病人的稳定期和生存时间，包括药物控制肿瘤的时限和病人生存的时间。其中无进展（就是从治疗开始到病人不能控制而进展）的时间（PFS）以及总生存时间（OS）成为药物对病人生存效益的主要指标。2006 年 WHO 将肿瘤定位为可控慢性疾病，所以除了生存效益以外对病人的生活质量（quality of life，QOL）受到更广泛的重视。各国已经有了适当的试点和试行的指标。我国从 1990 年和 WHO 合作推广疼痛三阶梯止痛指导原则以来已经开始了这方面的研究。但目前尚无国际统一的指标。

七、体会和展望

在常见临床肿瘤的预防和综合治疗中，内科治疗一点地位都没有的已经很少了。随着研究的不断进展，新药和新疗法的不断涌现，人们有理由相信临床肿瘤内科治疗的地位会越来越重要。

我们回顾一下近半个世纪肿瘤治疗的历史，我们把常见肿瘤从局部到播散的趋向排成一个谱（表 4），就可以清楚看到一个有趣的现象：最初被治愈的肿瘤是那些相对说来比较局限、分化较好、较少转移的皮肤癌、子宫颈癌、头颈癌和早期乳腺癌。这一类肿瘤的治愈主要应归功于手术和放射治疗。播散、甚至区域性淋巴结转移在那时都被列为比较难治，而多处转移则意味着不治。当时，对那些“恶性程度高”、未分化或低分化的肿瘤如骨肉瘤、绒毛膜上皮癌、小细胞肺癌和一些在明确诊断时就属于全身性的肿瘤如淋巴瘤、多发性骨髓瘤及白血病更一概认为是预后凶险的“不治之症”。而近50年来主要解决的恰恰就是这些肿瘤，因为化学治疗着眼于增殖，把增殖过程中必要的物质特别是DNA作为靶点；生物治疗则着眼于肿瘤发展过程中机体免疫特别是细胞免疫的功能缺失；靶向治疗则是针对各类基因和转导过程的调控；基因治疗也有可喜前景。所以，近50年来后一类肿瘤有很多已得到治愈，这是由于对肿瘤生物学特别是播散规律、微小转移和对调控机制的认识和内科治疗的发展而实现的。

所以，我们相信：这种左右两端的成功，必然会向目前还解决不够理想的“中间地带”延伸，早晚会有一天会合，也就是能够根治大部分肿瘤病人，这就是肿瘤学家的乐观主义。毋庸置疑，由于肿瘤病因、发生、发展以及生物学行为的复杂和不均一性，这一进程可能需要几代人才能完成。但无论如何“不治之症”的论点和无所作为的观点都已经并将继续被证明是错误的。

另一个很有趣的现象是分子靶向治疗和我国传统医学理论的结合。中医有“辨证论治”和“同病异治、异病同治”的理论，根据这个理论就很容易理解靶向治疗。只是我们目前辨的不是“寒热”、“虚实”，而是基因突变、受体和关键的酶。例如我们已经知道吉非替尼（依瑞沙）的疗效除了和临床诸多因素相关，有无EGFR第19外显子的突变和没有K-ras突变则是关键。由我国临床肿瘤学家设计、主持著名的IPASS试验表明：在优势人群吉非替尼的效果已经超过标准化疗。所以在一定程度上实现了NSCLC治疗的个体化，同病而治疗不同。伊马替尼在慢性髓性白血病（CML）和表达CD117的胃肠道间质瘤这两种截然不同的肿瘤中都有突出疗效。还有2009年发布的在具有Her-2基因过度表达的胃癌应用曲妥珠单抗治疗取得优异效果等，都是异病同治的最好例证。毋庸置疑，针对表皮生长因子（EGF）的单克隆抗体西妥昔单抗和泰新生；针对血管生成因子（VEGF）的抑制剂以及很多多靶点药物，例如索拉非尼、舒尼替尼等对其他肿瘤也可能有效，目前正在进行大规模的临床试验，将能够更好地实现异病同治。靶点的诊断必然会成为未来癌症诊断以及个性化治疗方案制定的必要步骤。对患者的靶点检测应该受到重视。而当前最热门的课题则是诊疗个体化。正是由于我国的传统医学理念，在诊疗个体化上我国临床肿瘤学家应当做出更多的贡献。

表4 肿瘤的局限与播散

局限				播散
皮肤癌	食管癌	卵巢癌	恶性淋巴瘤	白血病
子宫颈癌	胃癌	前列腺癌	睾丸肿瘤	多发性骨髓瘤
头颈部癌	大肠癌	非小细胞肺癌	骨肉瘤	绒癌
	肝癌	乳腺癌	小细胞肺癌	

几十年来从医的最大体会是：为了更好地为病人服务，我们需要不断提高诊疗技术，“创新挽救病人”。我体会，在临床肿瘤学中我们还远远没有达到完美地将多数病人治愈，还有很多影响预后的因素需要探索。创新可以挽救生命，而如何实现我们的这一愿望就需要进行严谨科学的临床试验，并将得出的循证医学结果转化成临床实践。但是，无论是个人的还是循证医学的结论都必须经受长期临床实践的检验。因此，我们必须谦虚对待我们的每一个试验结果，不断提高进步才能更好地为病人服务。

参考文献

[1] Calle Jand Rodriguez C, et al. Cancer Facts & Figures 2009. American Cancer Society, Atlanta.

[2] 全国肿瘤防治研究办公室，卫生部卫生统计信息中心. 中国试点市、县恶性肿瘤的发病与死亡. 第二卷（1993 - 1997 年）. 北京：中国医药科技出版社，2002.

[3] 王建章，中国医学科学院肿瘤研究所. 肿瘤医院简史//中国癌症研究基金会，中国肿瘤学史料研究委员会《中国肿瘤史料研究》编委会. 中国肿瘤史料研究（第一辑）. 北京：军事医学科学出版社，2000：181 - 186.

[4] 中国医学科学院中国协和医科大学肿瘤研究所肿瘤医院. 癌症高发现场防治研究画册. 1958 - 1999.

[5] 王建章，食管癌防治研究小分队的发展及其成绩//中国癌症研究基金会，中国肿瘤学史料研究委员会《中国肿瘤史料研究》编委会. 中国肿瘤史料研究（第一辑）. 北京：军事医学科学出版社，2000. 75 - 91.

[6] 汤钊猷. 斗“癌王”//中国工程院医药卫生工程学部. 医药院士世纪谈. 1998. 99 - 116.

[7] Sun Y. Occupational lung cancer in a tin mine in south china. Gann Monograph on Cancer Research, 1987, 33.

[8] 孙建衡. 中国妇癌防治 50 年//中国癌症研究基金会，中国肿瘤学史料研究委员会《中国肿瘤史料研究》编委会. 中国肿瘤史料研究（第二辑）. 北京：军事医学科学出版社，2004. 1 - 15.

[9] 孙燕，谷铣之. 肿瘤综合治疗的原则和实践. 中国肿瘤，1999，8（1）：21 - 23.

[10] 孙燕，张友会，余桂清，等. 中医扶正治则在肿瘤治疗中的作用. 中华医学杂志，1981，61：97.

[11] Sun Y, Hersh EM, Lee SL, et al. Preliminary observations on the effects of the Chinese medicinal herbs Astragalus membranaceus and Ligustrum lucidum on lymphocyte blastogenic responses. Journal of Biological Response Modifiers, 1983, 2：227.

[12] Sun Y. The role of traditional Chinese medicine in supportive care of cancer patients. Recent Results in Cancer Research, 1988, 108：327 - 334.

[13] Sun Y. modulating effects of traditional Chinese medicinal herbs//Chan KL, et al. Trends in Traditional Medicine Research. The School of Pharmaceutical Sciences, University of Science Malaysia, 1995, 651 - 660, Penang.

[14] 孙燕. 50 年来肿瘤内科治疗的进展. 癌症进展杂志，2008，6（增刊）：1 - 7.

[15] 孙燕. 肿瘤综合治疗进展 2005. 临床肿瘤学现状，2006，3（2）：2 - 9.

[16] 孙燕. 针对肿瘤新生血管的靶向治疗. 临床肿瘤学现状，2006，3（2）：19 - 20，癌症进展，2006，4（增刊）：1 - 5.

ASCO 甄选 2009 肿瘤学十五大进展——肿瘤防治聚焦个体化和标准化

孙 燕

中国医学科学院北京协和医学院肿瘤医院 北京 100021

【原编者按】 每当岁末，美国临床肿瘤学会（ASCO）总会对一年来的肿瘤学领域研究进展进行盘点回顾，评选出最能影响临床实践的临床研究。ASCO 近日评选出了本年度 51 项重要研究，并评出其中 15 项认为可能带来临床实践改变的研究。ASCO 希望通过这一评选报告，使肿瘤科医生、肿瘤患者、卫生政策制定者和公众也能把握临床肿瘤学领域的主要进展。由我国肿瘤学家组织完成的 IPASS 研究入选十五大进展研究，正如我国著名肿瘤学泰斗孙燕院士所述，我国临床肿瘤学研究已经进入世界先进同行的领域，肿瘤治疗正阔步走在个体化和标准化的大路上。

人类总是不断进步的。《美国临床肿瘤学杂志》（J Clin Oncol.）11 月 6 日刊登了美国临床肿瘤学会（ASCO）评出的 2009 年 15 项重要进展，令我们鼓舞。因为这标志着肿瘤诊疗朝个体化和标准化又前进了一步。学习这些进展，可以指导我们如何更有效地为患者服务。

一、个体化治疗和靶向治疗

肿瘤治疗“One size fits all”的时代已经过去，随着对肿瘤生物学认识的加深，研究者可以开发出更多基于个体或肿瘤基因构成的靶向治疗药物。个体化治疗和靶向治疗领域过去一年中的主要进展包括：

1. 第一种胃癌靶向治疗药物　广泛用于治疗 Her-2 阳性乳腺癌的曲妥珠单抗，获大样本临床试验证实，联合标准化疗治疗 Her-2 阳性晚期胃癌，可将死亡风险降低 26%。

2. 第一种对神经母细胞瘤有效的免疫治疗　嵌合抗 GD2 抗体 ch. 14. 18 以肿瘤细胞特异性糖脂为靶点，激活机体免疫系统杀伤肿瘤细胞，被证实可降低高危神经母细胞瘤患者的复发风险，将生存率提高 20%。

3. 西妥昔单抗改善晚期头颈部肿瘤患者生存　一项随机临床试验证实，对于转移性头颈部肿瘤患者，在初始化疗的基础上加用西妥昔单抗，可使总生存率提高 20%（10.1 个月 *vs* 7.4 个月），无进展生存增加 46%。这是 30 年来首次在临床试验中成功改善头颈部肿瘤患者生存。

4. 吉非替尼对肺癌患者的获益基于 EGFR 突变状态　大样本临床试验（IPASS 研究）显示，吉非替尼一线治疗可延缓有 EGFR 突变的不吸烟或少量吸烟的亚裔非小细胞肺癌（NSCLC）患者疾病进展，对于无 EGFR 突变患者，吉非替尼治疗不产生类似获益。

5. 靶向药物被批准用于治疗肾癌和胶质母细胞瘤　2009 年，美国 FDA 批准贝伐单抗单药治疗经治的胶质母细胞瘤患者，这是10年来第一种批准用于治疗该病的药物。贝伐单抗还被批准联合干扰素治疗转移性肾细胞癌（RCC），研究显示，该联合治疗可改善患者无进展生存和总生存。FDA还批准依维莫司（Everolimus）治疗其他靶向药物治疗后进展的RCC。

二、大型试验终结结肠癌和乳腺癌领域的争论

两项针对结肠癌和乳腺癌的新治疗药物研究在今年公布：

1. 贝伐单抗辅助治疗不能预防接受手术的结肠癌患者复发　既往多项研究显示，贝伐单抗可改善晚期结肠癌等多种肿瘤患者的预后。但今年一项备受瞩目的试验表明，对于更早期的结肠癌患者，术后标准辅助化疗联合贝伐单抗治疗不能产生预防复发的获益。

2. 对于老年乳腺癌患者，标准三联化疗优于单药治疗　一项大型研究显示，在65岁以上早期乳腺癌患者中，卡培他滨单药辅助化疗效果不如标准三药化疗，且三药方案不良反应较卡培他滨单药少。这一结果出乎研究者们的预期。

三、新治疗标准

今年，几项众所期待的临床研究提供了新的胆管癌、肺癌和前列腺癌治疗标准，或进一步印证了某些方案的优越性。

1. 胆管癌的首个标准治疗　该领域最大规模的试验证实，吉西他滨联合顺铂是晚期胆管癌的最有效治疗方案，与吉西他滨单药治疗相比，可改善生存，降低近1/3的疾病进展风险。

2. 培美曲塞维持治疗可改善晚期肺癌患者生存　一项大型国际研究证实，培美曲塞可作为晚期非鳞型NSCLC标准维持治疗，标准化疗后培美曲塞维持治疗可使总生存增加50%，且不良反应较少。

3. 术后放疗改善早期前列腺癌患者生存　一项中位随访13年的大型临床试验显示，早期前列腺癌切除术后放疗可降低扩散风险，使生存率提高近30%。这一结果确立了早期前列腺癌术后放疗的地位。

四、肿瘤预防与筛查

过去一年中，几项研究结果让我们对常规肿瘤筛查、检测和预防的应用和局限有了新的认识，最显著的包括：

1. PSA对降低前列腺癌特异性死亡率作用甚微　20多年来，研究者一直在争论常规PSA筛查对降低前列腺癌死亡率有无价值。2009年的两项大型临床试验结果显示，常规PSA筛查对降低前列腺癌特异性死亡率作用甚微，导致对低危度前列腺癌的过度诊断和过度治疗，医生与患者对PSA筛查获益与风险的讨论可能受此影响。

2. 基于血CA-125浓度的治疗不改善卵巢癌预后　血CA-125浓度一直被常规用于监测卵巢癌患者初治后的复发情况。一项大型随机临床试验显示，与等待出现复发症状后治疗，该指标一升高即给予治疗并不显著改善生存。这一发现可使患者省去了频繁接受血液检查的费用和自身的焦虑，也可免受过早治疗带来的费用负担和毒性。

3. HPV疫苗对中老年女性有效　HPV疫苗Gardasil已被批准用于9～26岁女性，以降低4种HPV亚型感染风险。最近有研究显示，该疫苗对未感染过HPV的25～45岁女性也有保护作用，可降低HPV感染、宫颈癌及其他HPV相关性疾病风险。该研究提示，疫苗可能的获益人群比我们想象得要大。

五、ASCO主席指出：肿瘤研究领域的投入和付出是值得的

ASCO主席 Douglas W Blayney 指出，

某种意义上讲，多年来肿瘤学界在肿瘤研究领域的投入和付出还是值得的，因为从1990年以来，肿瘤死亡率降低了15%。如今，2/3的肿瘤患者可在诊断后生存至少5年，而在40年前仅有半数患者可以，患者的生活质量也得到显著改善。此外，基于基础研究的进展，我们步入了肿瘤个体化治疗时代，可以针对患者的个体基因组学进行治疗。

然而，肿瘤仍居美国人死因第二位，据预测，2020年美国肿瘤发病率将翻一番。肿瘤是十分复杂的疾病，由成千上万的基因突变、表观遗传学改变、转录后修饰或这些机制共同决定。为了获得新的突破，我们必须付出相当程度的努力。

ASCO作出三点推荐：增加政府对癌症研究领域的投入，完善国家的临床试验保障体系、增加医保投入覆盖参加临床试验患者的治疗费用，保障更多的患者接受高质量的抗肿瘤医疗服务。这些推荐值得我们借鉴。

六、肿瘤诊疗个体化和标准化继续前进

我多次写过，从我国传统医学的角度很容易理解靶向治疗可使癌症的治疗实现“同病异治”和“异病同治”。越来越多的研究成果表明，每种“肿瘤”、每例患者都有共性，也存在差异，我们需要从分子角度辨证认识基因和受体的表达和突变情况，从而实现个别对待，提高疗效；而在另一方面，如果不同肿瘤存在相同的靶点，也可应用同一治疗方法取得疗效。5项关于靶向治疗的成果都正好在说明这一现象：原来治疗乳腺癌的药物对有同样靶点的胃癌也有效；原来治疗大肠癌的药物对有相同靶点的头颈部癌也有效。治疗肾癌的靶向药物越来越多，原因也是相同的。特别值得指出的是，非小细胞肺癌有EGFR基因突变的优势人群，吉非替尼疗效优于传统化疗的研究，是我国肿瘤学家组织亚洲国家完成的，标示着我国临床肿瘤学研究已经进入世界先进同行的领域。

多年来胶质母细胞瘤和胆管癌都是难治的肿瘤，今年这两种肿瘤治疗领域有了令人可喜的研究说明可以提高疗效，我们希望经过进一步临床实践可以成为治疗规范。

今年ASCO同意了应用HPV疫苗对子宫颈癌进行预防，但近来肿瘤学界也对应用PSA筛查前列腺癌的价值提出了疑义。预防无疑是当前应当特别值得重视的领域，预防是我国卫生工作的四大原则之一，在我国更加具有现实意义。

请不要忽视ASCO主席的前言和建议。通过半个多世纪的实践，我国多次强调慢性病的防治，特别是肿瘤，是一项综合工程，绝不是单靠医务工作者所能完成的。改善环境污染、饮食和生活习惯包括戒烟，都必须有政府和公众的参与，诊疗方面也需要大家达成共识共同实施。

正如美国同行所说的：“在肿瘤研究领域的投入和付出是值得的。”1990年以来，美国肿瘤死亡率降低了15%。如今，2/3的肿瘤患者可在诊断后生存至少5年，患者的生活质量也显著改善。我们在期盼美国奥巴马政府承诺为实现“由我们这代人治愈肿瘤”而增加投入的同时，也呼吁我国政府继续重视肿瘤问题并增加专项投入。

目前国务院已经批准成立我国的国家癌症中心（National Cancer Center，NCC）全盘规划统筹我国肿瘤防治工作。我们期待着我国的肿瘤领域的工作能够加速前进，并对全球肿瘤防治工作做出我们民族的贡献。

（原载：2009年12月4日《医师报》）

细胞色素 P450 1B1 与性激素依赖性肿瘤的研究进展

陈 悦[1]（综述） 邓觐云[2]（审校）

1. 南昌大学研究生院医学部 2007 级硕士在读 南昌 330006
2. 江西省肿瘤医院化疗中心 南昌 330006

【关键词】 细胞色素 P450 1B1；性激素依赖性肿瘤；基因多肽性；易感性；多西他赛

性激素依赖性肿瘤（sex hormone dependent carcinoma）的发生、发展过程都受到性激素水平的影响，任何干扰性激素产生或代谢的因素都可能对此类肿瘤（例如：前列腺癌、乳腺癌、子宫内膜癌和卵巢癌）产生影响。细胞色素 P450 1B1（cytochrome P450 1B1，CYP1B1）是已知的细胞色素 P450 超基因家族成员之一，为 CYP1B 亚族的唯一成员[1]，在多种恶性肿瘤中过量表达，特别是在性激素依赖性肿瘤上表达水平尤其高[2~5,7]。CYP1B1 不仅与性激素依赖性肿瘤的病因学相关，还可能影响激素的代谢和毒性代谢产物的形成[8~10]。对 CYP1B1 作用和表达的研究可能为治疗性激素依赖性肿瘤的抗癌药物的研究提供新的靶点。本文现就 CYP1B1 的表达、基因多肽性及对性激素依赖性肿瘤的影响的相关研究进展进行综述。

一、CYP1B1 的结构、表达与基因多肽性

（一）CYP1B1 的结构与表达

人类细胞色素 P450 1B1（CYP1B1）基因位于染色体 2p22-21，DNA 全长约 12kb，由三个外显子和两个内含子组成，其 mRNA 大小为 5.2kb，编码包含了 543 种氨基酸的蛋白。CYP1B1 是已知的人类 P450 基因中 mRNA 大小和氨基酸数量都是最多的一个，但结构却是最简单的，为 CYP1B 亚族的唯一成员[1]。与其他 P450 酶不同，CYP1B1 在人类肝脏中不表达，在正常组织中不出现或表达水平很低，但在多种肿瘤组织中都表达过量，包括乳腺癌、结肠癌、肺癌、子宫内膜癌、皮肤癌、睾丸癌及淋巴瘤等，尤其在性激素依赖性肿瘤（前列腺癌、乳腺癌、子宫内膜癌和卵巢癌）上表达水平尤其高，其中也包括部分良性病变和转移癌[2~4,7]。

关于 CYP1B1 的表达在一些文献中仍存在着互相矛盾的数据。一些研究未能在正常或非肿瘤组织中检测到功能性 CYP1B1 的存在或活动[2]；也有报道 CYP1B1 在正常组织中也可表达，但其水平比在肿瘤组织中低很多[5]。尽管存在分歧，大部分研究还是认为 CYP1B1 蛋白通常在恶性肿瘤上是比正常组织表达过量的。

（二）CYP1B1 的基因多态性

CYP1B1 基因是高多态性的，目前研究发现其具有 6 个多肽位点，其中有 4 个单核苷酸突变导致了氨基酸的改变：

（1）第2外显子第48密码子多肽位点上发生编码精氨酸（Agr）的密码子CGG被甘氨酸（Gly）密码子GGG取代（Agr48Gly）；

（2）第119密码子的多态位点上发生编码丙氨酸（Ala）的密码子GCC被丝氨酸（Ser）密码子TCC取代（Ala119Ser）；

（3）第3外显子432密码子的多态位点上发生编码亮氨酸（Lue）的密码子CTG被缬氨酸（Val）密码子GTG取代（Lue432Val）；

（4）第453密码子的多肽位点上发生编码天冬酰胺（Asn）的密码子ACC被Ser密码子AGC取代（Asn453Ser）。

Aklillu等的研究还发现了CYP1B1的7种单元型：CYP1B1 ＊1、＊2、＊3、＊4、＊5、＊6和＊7，出现的频率分别为8%，37%，39%，2%，0.7%，6%和7%[6]。

CYP1B1基因的多态性牵涉到多种肿瘤的易感性。CYP1B1 ＊3（4326C > G，L432V）等位基因已确定可以通过增加自身表达和CYP1B1的酶动力学来获得更多的底物，且比野生型CYP1B1对雌激素相关肿瘤（如乳腺癌）的易感性更具有决定性的影响[7]。有学者研究了CYP1B1 Lue432Val和Asn453Ser多态性和子宫内膜癌易感性的关系，认为具有Ser等位基因者患子宫内膜癌的危险度较低（OR = 0.62，95% CI：0.42 ~ 0.91），这可能是通过改变儿茶酚雌激素的产生造成的；然而，该实验未发现Lue432Val多态性与子宫内膜癌易感性有关（OR = 1.10，95% CI：0.75 ~ 1.95）[8]。与之同时，Zimarina等学者采用限制性片段长度多态性法（RFLP）研究分析了Agr48Gly、Ala119Ser、Lue432Val三个位点与乳腺癌及子宫内膜癌的关系，发现CYP1B1等位基因C（Arg48）和等位基因G（Ala119）均与乳腺癌及子宫内膜癌的高易感性相关，但携带Val432/Val基因型仅仅增加患子宫内膜癌的危险性，与乳腺癌易感性无关[9]。

二、CYP1B1的代谢、调节机制及作用

CYP1B1是一种血红素-硫醇盐单加氧酶，与多种底物的NADPH依赖I相单加氧酶作用有关，包括脂肪酸类、甾体类和外源性底物。其参与调节数个重要转录因子，目前研究最多的如芳香烃受体（AhR）。CYP1B1在转录水平受多环芳香烃激活，通过芳香烃受体复合物发挥作用，而二噁英是激活CYP1B1基因转录最有效的Ah受体显效剂[10]。

CYP1B1主要催化激活17β-雌二醇（E_2）在C_4位点以及睾酮在$C_{6\beta}$和$C_{12\alpha}$位点的羟化作用[3,16]。其中研究较多的是前者：E_2代谢形成两类代谢产物：①儿茶酚雌激素代谢产物：包括2-羟雌二醇（2-OH-E_2）和4-羟雌二醇（4-OH-E_2）；及②C-16α羟化产物：16α-OH-E_2。其中主要的代谢产物2-OH-E_2和4-OH-E_2经随后的氧化作用分别形成高活性的雌二醇-2,3-醌或是雌二醇-3,4-醌（E_2-3,4-quinone），后者与DNA中的嘌呤反应形成去嘌呤加合物，DNA由此产生的无嘌呤位点发生突变，导致乳腺癌、前列腺癌及其他肿瘤的产生[3,7,11]。

Hanna等研究发现CYP1B1较其他的P450酶而言在乳腺组织中有更强雌激素羟化作用和更高的表达水平，提示CYP1B1在雌激素局部代谢及维持雌激素平衡当中起重要作用；而CYP1B1的遗传变体在2-OH-E_2和16α-OH-E_2羟化作用中又比野生型CYP1B1作用更强[7]，尤其是在对2-OH-E_2和4-OH-E_2的影响上，CYP1B1的Val432变异体比Leu432变异体的作用高出几倍[12]。以上一系列研究都提示：

CYP1B1 可能是雌激素相关肿瘤患病风险与雌激素介导的致癌作用个体化区别的重要影响因素。

三、CYP1B1 与激素依赖性肿瘤的研究现况

（一）易感性研究

临床上，CYP1B1 的表达和基因多态性与肿瘤的进展、代谢及治疗均相关联。前文中已经提到 CYP1B1 与乳腺癌和子宫内膜癌易感性的密切相关[7~9]，但是 CYP1B1 与卵巢癌易感性间的关联还存在着争论。Goodman 等对 129 例上皮性卵巢癌患者和 144 例正常女性进行病例对照分析，在比较分析了数个调节类固醇激素代谢和儿茶酚雌激素形成的基因多肽性后发现：CYP1B1 的高活性等位基因 Val432 与卵巢癌易感性有关（Val/Leu OR = 1.8，95% CI：1.0 ~ 3.3；Val/Val OR = 3.8，95% CI：1.2 ~ 11.4；$P = 0.005$）[13]。之后几年，Cecchin 等对 223 例卵巢癌和 280 位健康女性的 CYP1B1 * 3 的基因多态性进行的研究却得出了相反的结论，认为病例组和对照组并无明显区别[14]。

与上文提到的多数肿瘤不同，前列腺癌属于雄激素敏感性肿瘤，但雌激素的暴露也同样影响到前列腺癌的病因学，虽然并非决定性的因素[15,16]。Beuten 等比较了 CYP1B1 六个单核苷酸多态性（SNPs）的等位基因、基因型和单倍体出现频率，认为在西班牙语系的高加索人群中，携带 GG 基因型与携带 CC 基因型的人相比，患前列腺癌的风险大大降低（OR = 0.31，95% CI = 0.10 ~ 0.96，$P = 0.04$）；而非西班牙语系的高加索人群更易患有侵袭性前列腺癌，其数个 SNPs 间的作用无明显差异，都和疾病情况显著相关。此项发现提示 CYP1B1 的基因多肽性可能改变前列腺癌的易感性，并且支持 CYP1B1 作为前列腺癌的预测基因[17]。

（二）临床药物治疗

CYP1B1 对雌激素代谢的影响加上其可能作为性激素依赖性肿瘤预测基因，让研究者对其运用于指导临床治疗充满希望。近年来，关于 CYP1B1 与化疗药物之间关联的研究逐渐成为热点。McFadyen 等在表达 CYP1B1 的中国仓鼠卵巢细胞株（V79 细胞株）上评估了多种临床常用的抗肿瘤药物（包括多西他赛、紫杉醇、环磷酰胺、多柔比星、5-氟尿嘧啶、顺铂及卡铂）的细胞毒作用水平，首次指出了 CYP1B1 的存在降低了肿瘤细胞对特定抗肿瘤药物细胞毒效果的敏感性，其中细胞对多西他赛敏感性的降低尤为显著（$P = 0.03$）[18]。次年，Bournique 和 Lemarie 在体外试验中发现多西他赛在试管内任何测试条件下都不被人类 CYP1B1 重组体代谢，而被认为是与 CYP1B1 结合并充当它的效应器[19]。近年 Martinez 等的研究进一步证实了以上观点：CYP1B1 mRNA 的表达在多西他赛选择性耐药的乳腺癌 MCF-7 细胞株（MCF-7 Txt）上显著增加，此结果并未在顺铂或多柔比星（阿霉素）耐药的 MCF-7 细胞株，或是多西他赛耐药的结肠、肺和胰腺癌细胞上观察到；同一实验运用小分子干扰 RNA 技术转染 MCF-7 Txt 细胞上的 CYP1B1，显示 CYP1B1 并不明显影响多西他赛介导的毒性作用，只是增加了细胞在药物中的存活数[20]。这一系列研究都认为 CYP1B1 并不直接阻断多西他赛的作用，而是呈现促细胞存活的作用，这解释了其影响耐药的一个方面。

对于前列腺癌，CYP1B1 同样不仅介导雌激素代谢增加癌症进展的风险[11]，而且也干扰进展期前列腺癌的预后情况。Sissung 等检测 52 例接受多西他赛为基础治疗

的前列腺癌患者的 CYP1B1 单核苷酸多态性时发现：携带有 CYP1B1 *3 基因多态变异体双倍复制的患者比携带至少一种拷贝的 CYP1B1 *1 等位基因的患者预后更差（30.6 个月 *vs* 12.8 个月，$P=0.0004$）。多西他赛的系统清除率也与 CYP1B1 基因型情况无关（$P=0.39$），表明 CYP1B1 *3 和临床反应的关联并不是由于多西他赛的代谢。该研究者认为 CYP1B1 所催化的雌激素-3,4-醌和甲氧雌二醇可能是多西他赛疗效下降的原因：CYP1B1 所催化产生的两种雌激素醌抑制多西他赛和紫杉醇介导的微管聚合作用，而醌和甲氧基的派生物少数来自 CYP1B1 的代谢产物（2-OHE_2）的抑制成核和减少微管聚合作用，大多数 CYP1B1 的代谢产物（4-OHE_2）的醌和鬼臼毒素一样完全消除了微管的聚合作用。这可能存在两个并不相互排斥的机制：①干扰药物作用的主要机制——微管稳定；②改变多西他赛的结构[21]。

四、结语

当今肿瘤化学治疗发展的主要趋势为靶向治疗和个体化治疗，CYP1B1 作为新出现的一种重要的肿瘤分子标记物及代谢媒介，被期望是激素相关性肿瘤潜在的诊断和预后因子。随着研究进一步的增加和深入，CYP1B1 的应用前景将十分光明。

参考文献

[1] Lewis DF, Gillam EM, Everett SA, et al. Molecular modeling of human CYP1B1 substrate interactions and investigation of allelic variant effects on metabolism. Chem Biol Interact, 2003, 145 (3): 281-295

[2] Murray GI, Taylor MC, McFadyen MC, et al. Tumor-specific expression of cytochrome P450 CYP1B1. Cancer Res, 1997, 57: 3026-3031

[3] Hayes CL, Spink DC, Spink BC, et al. 17β-Estradiol hydroxylation catalyzed by human cytochrome P450 1B1. Proc Natl Acd Sci USA, 1996, 93: 9776-9781

[4] McFadyen MC, Creuckshank ME, Miller ID, et al. Cytochrome P450 1B1 CYP1B1 is over-expression in primary and metastatic ovarian cancer. Br J Cancer, 2001, 85 (2): 242-246

[5] Gibson P, Gill JH, Khan PA, et al. Cytochrome P450 1B1 (CYP1B1) is overexpressed in human colon adenocarcinomas relative to normal colon: implications for drug development. Mol Cancer Ther, 2003, 2: 527-534

[6] Aklillu E, Oscarson M, Hidestrand M, et al. Function analysis of six different polymorphic CYP1B1 enzyme variants found in an Ethiopian population. Mol Pharmacol, 2002, 61 (3): 568-594

[7] Hanna IH, Dawling S, Roodi R, et al. Cytochrome P450 1B1 (CYP1B1) pharmacogenetic: association of polymorphisms with functional differences in estrogen hydroxylation activity. Cancer Res, 2000, 60: 3440-3444

[8] McGrath M, Hankinson SE, Arbeitman L, et al. Cytochrome P450 1B1 and catechol-O-methyltransferase polymorphisms and endometrial cancer susceptibility. Carcinogenisis, 2004, 25 (4): 559-565

[9] Zimarina TC, Kristensen VN, Imianitov EN, et al. Polymorphism of CYP1B1 and COMT in breast and endometrial cancer. Mol Biol (Mosk), 2004, 38 (3): 386-393

[10] Taylor RT, Wang F, Hsu EL, et al. Roles of Coactivator Proteins in Dioxin Induction of CYP1A1 and CYP1B1 in Human Breast Cancer Cells. Toxicol Science, 2009, 107 (1): 1-8

[11] Cavalieri E, Rogan E. Catechol quinones of estrogens in the initiation of breast, prostate, and other human cancers: keynote lecture. Ann N Y Acad Sci, 2006, 1089: 286-301

[12] Shimada T, Watanabe J, Kawajiri K, et al. Catalytic properties of polymorphic human cytochrome P450 1B1 variants. Carcinogenesis,

1999, 20 (8): 1607 - 1613

[13] Goodman MT, McDuffie K, Kolonel LN, et al. Case-Control study of ovarian cancer and polymorphisms in genes involved in catechol-estrogen formantion and metabolism. Cancer Epidemiology, Biomarkers &Prevention, 2001, 10: 209 - 216

[14] Cecchin E, Russo A, Campaqnutta E, et al. Lack of association of CYP1B1 * 3 polymorphism and ovarian cancer in a Caucasion population. Int Biol Markers, 2004, 19(2): 160 - 163

[15] Bosland MC. The role of steroid hormones in prostate carcinogenesis. J Natl Cancer Inst Monogr, 2000, 27: 39 - 66

[16] Crespi CL, Penman BW, Steimel DT, et al. Development of a human lymphoblastoid cell line constitutively expressing human CYP1B1 cDNA: substrate specificity with model substrates and promutagens. Mutagenesis, 1997, 12 (2): 83 - 89

[17] Beuten J, Gelfond JAL, Byrne JJ, et al. CYP1B1 variant are associated with prostate cancer in non-Hispanic and Hispanic Caucasians. Carcinogenesis, 2008, 29(9): 1751 - 1757

[18] McFadyen MC, McLeod HL, Jackson FC, et al. Cytochirome P450 CYP1B1 protein expression: a novel mechanism of anticancer drug resistance. Biochem Pharmacol, 2001, 62(2): 207 - 212

[19] Bournique B, Lemarie A. Docetaxel (Taxotere) is not metabolized by recombinant human CYP1B1 in vitro, but acts as an effector of this isozyme. Drug Metabolism and Disposition, 2002, 30 (11): 1149 - 1152

[20] Martinez VG, O' Connor R, Liang Y, et al. CYP1B1 expression is induced by docetaxel: effect on cell viability and drug resistance. Br J Cancer, 2008, 98 (3): 564 - 570

[21] Sissung TM, Danesi R, Price DK, et al. Association of the CYP1B1 * 3 allele with survival in patients with prostate cancer receiving docetaxel. Mol Cancer Ther, 2008, 7(1): 19 - 26.

❖ 内科肿瘤学 ❖

从多国指南看阿片类药物在癌痛治疗中的应用

李小梅 刘端祺

北京军区总医院肿瘤科 北京 100700

【摘要】 阿片类药物是癌痛治疗的核心药物，近年新型阿片类药物不断涌现，为镇痛治疗提供了更多选择，《WHO 三阶梯镇痛指南》和各国颁布的镇痛指南为临床医生合理规范使用阿片类药物提供了帮助。笔者回顾 WHO 和各国镇痛指南近年的丰富发展历程，总结癌痛阿片类药物治疗的主要原则，供国内同行参考。目前，WHO 三阶梯指南的“五项原则”仍是癌痛治疗时需要坚持的根本原则。在癌痛治疗前，应全面评估患者的疼痛，因为疼痛程度是选择阿片类药物治疗的主要依据。口服途径是镇痛药物治疗，尤其是阿片类药物治疗的首选给药途径，患者如存在口服吸收障碍或不能口服药物时，可选择其他给药途径，但应先评估患者的获益与风险、效价比，要尊重患者的意愿和国情；阿片类药物的选择既要考虑患者的疼痛程度，还要了解药物的药代动力学特点，并结合患者的自身特点灵活掌握，切不可千篇一律。阿片类药物治疗包括两个阶段，分别采用即释和控、缓释剂型，目的是先在尽可能短的时间内找到患者适合的镇痛剂量，之后折算为控、缓释剂型的剂量维持治疗，既充分镇痛又方便患者；当患者出现不能耐受的副作用或阿片类药物剂量增加，但镇痛效果无改善时，应考虑行阿片类药物间的转换。在应用阿片类药物止痛时，要关注爆发性疼痛和防治副作用。

【关键词】 阿片类药物；镇痛指南

阿片类药物在镇痛治疗中不可或缺，广泛用于中、重度癌性疼痛的治疗。近年来，阿片类新药和新剂型不断涌现，使临床医生在镇痛治疗时有了更多选择，也使更多学者更为关注阿片类药物的规范化使用。临床实践指南是连接研究证据与医疗实践的桥梁，是规范临床实践的有效途径，以其权威性和可操作性得到了临床医生的广泛认可。除业内同行所熟知的 WHO 镇痛指南和美国《NCCN 成人癌痛指南》外，笔者还检索了多个西方国家的成人癌痛指南，现将其中阿片类药物应用的主要原则归纳如下，供同行们参考借鉴。

《WHO 三阶梯镇痛指南》第一版于 1986 年颁布，第二版（修订版）于 1996 出版，其中镇痛治疗的“五项原则”，

通讯作者：李小梅，中国人民解放军北京军区总医院肿瘤科（北京市东城区南门仓 5 号，100700）

电话：010-66721629转8712；Email：xiaomei_ li@ vip. sohu. com

（即：坚持口服原则、按时、按阶梯、个体化治疗及注意具体细节）为各国指南所接纳，并有所丰富和发展。现将各国指南中阿片类药物在癌痛治疗中的使用策略归纳如下：

一、疼痛程度仍是选择阿片类药物治疗的主要依据

疼痛是患者的主观感觉或感受，相信患者的主诉是癌痛评估中最基本的原则。疼痛程度仍是选择阿片类药物治疗的主要依据，轻度癌痛初始治疗时用第一阶梯药物，中至重度癌痛则需阿片类药物治疗。对已经过镇痛治疗的轻度疼痛患者和有第一阶梯药物使用禁忌证的轻度疼痛患者，现在认为可直接使用阿片类药物镇痛。

《WHO 三阶梯镇痛指南》推荐按疼痛程度“爬楼梯”用药，这一阶梯模式在各国指南中开始逐渐模糊或淡化，而不是机械地按阶梯分割，更把疼痛看作一个连续的过程，将阿片类药物的使用扩大到所有癌痛患者，被形容为“乘电梯”直达“阿片类”用药。

二、阿片类药物的给药途径

各国都强调能口服尽量口服的原则。口服片剂是最简单、方便的首选给药途径。绝大多数癌痛患者都能用此法止痛。因患者对不同阿片类药物的反应可能不同，如不能耐受一种口服阿片类药物，不直接选择口服外的给药途径，应选择其他口服阿片类药物。当患者存在吞咽困难或食管狭窄等并发症不能吞咽片剂时，可酌情考虑口服止痛液。

合并口服吸收障碍或完全性肠梗阻等并发症时可考虑其他给药途径。除大家所熟知的透皮贴剂、皮下注射、静脉注射外，近年，随着阿片新剂型的出现，可选的其他给药途径还有：经口腔黏膜吸收的锭剂和泡腾片、经鼻黏膜吸收的喷剂、经直肠吸收的栓剂等。硬膜外或鞘内注射等途径也被更多采用。

选择口服片剂以外的给药途径应先评估患者的获益与风险、效价比，要尊重患者的意愿和国情；要考虑患者同时使用的辅助镇痛药物，最好能采用同一给药途径，以方便患者。

三、阿片类药物的合理选择

（一）弱阿片类药物

近年许多学者对第二阶梯药物提出质疑，甚至提出取消第二阶梯的建议。第二阶梯药物（主要是可待因）的使用有明显的弱化趋势，并体现在多个指南中。其原因在于：

（1）癌痛多为慢性持续性疼痛，有随病情进展加重的趋势，多数第二阶梯药物与 NSAIDs 制成复合剂型，长期服用副作用不易控制，疼痛加重时增加剂量也不方便，患者在从第二阶梯向第三阶梯转换时还要忍受不必要的疼痛。

（2）研究表明，在治疗中度疼痛时，第二阶梯药物的疗效不比足量 NSAIDs 好，也不比低剂量吗啡好，而且吗啡的价格相对便宜。

（3）从药理学角度看，不需要第二阶梯药物。可待因是吗啡的前体药物，主要在肝脏与葡萄糖醛酸结合，约 15% 经脱甲基转化为吗啡来发挥其止痛作用。

笔者认为，从临床实践角度考虑，第二阶梯药物是连接第一、三阶梯的桥梁，有其存在的必要性和适合的人群，目前还不应盲目提倡“取消第二阶梯”。但可试用小剂量吗啡治疗中度慢性疼痛患者。对不宜用第二阶梯复合剂型止痛的患者，可以实现最佳、最快的镇痛效果，减少副作用

并节省治疗费用。

（二）强阿片类药物

WHO 指南推荐的第三阶梯药物为强阿片类，首选药物为吗啡。近年来，吗啡以外的第三阶梯药物不断用于止痛治疗，如羟考酮、芬太尼、氢吗啡酮、美沙酮等，并取得了满意的止痛效果。但因对吗啡的使用经验比较多，而且吗啡价格便宜，在许多国家容易得到，因此一直被广泛应用，目前吗啡仍是众多指南推荐的首选第三阶梯药物。

到目前为止，没有高质量的临床对照实验支持强阿片类药物止痛效果之间存在差异，即：没有哪一种强阿片药物的止痛效果优于另一种，但对副作用的观察结果却存在差异，价格也存在很大差别，后两点是临床医生根据患者情况选择第三阶梯药物的依据。多个指南均不建议芬太尼用于初次接受阿片类药物止痛的患者。

在对第三阶梯药物的选择上，各国指南还提出了如下两项原则：不同时使用两类 NSAID 药物止痛（如有必要，NSAID 可与对乙酰氨基酚合用）；不同时使用两类阿片药物止痛。

四、阿片类药物的治疗步骤

阿片类药物治疗应分两个阶段，分别采用即释和控、缓释剂型。初始镇痛应用即释型，给药间隔短，剂量增减方便快捷，能在较短时间内控制疼痛，确定患者适合的有效剂量，该阶段多被称为阿片类药物的“短效滴定阶段”；一旦疼痛控制满意，每日所需止痛剂量相对稳定时，应及早换用控、缓释剂型，以方便患者，该阶段也称“长效维持阶段”。

癌痛病因复杂，病情不断变化，所以在选择控、缓释剂型时，考虑到方便患者的同时，尽量选择作用时间相对较短的控、缓释剂型药物，以便及时调整止痛药物剂量。

五、阿片类药物间的转换

阿片类药物之间的转换应在患者出现不能耐受的副作用或阿片类药物剂量增加，但不能达到满意镇痛效果时采用。要保证转换的安全性、避免药物过量和剂量不足。

不同阿片类药物转换时都以口服吗啡为参照。先计算出患者每日服用的阿片类药物总剂量（包括按时服用的阿片剂量和治疗爆发痛的剂量），并换算成每日口服吗啡剂量，之后按等效剂量再转换成所要转换的阿片类药物剂量，并根据患者的疼痛控制程度、年龄及脏器功能酌情调整剂量。

六、阿片类药物副作用的防治

各国都强调阿片类药物副作用预见性的预防。在处方阿片类药物时，应同时开具常见副作用的防治药物，主要为止吐、防治便秘的药物。

今年，NCCN 指南采纳最新的循证医学证据，新增甲基纳曲酮用于重度便秘的治疗、谵妄的药物治疗中加入奥氮平和利培酮、新增地塞米松用于持续性恶心的治疗等。这为有效控制镇痛药物的副作用提供了新选择。

七、合并肾脏功能损伤时的镇痛治疗

肾损伤时药物排泄下降，容易导致药物体内蓄积，应谨慎用药。绝大多数阿片的代谢产物经肾脏排泄，没有证据证明在肾损伤时那类阿片药物更安全；可尝试减少镇痛药物剂量、缩短给药间隔；还可考虑停用控、缓释剂型，改用即释片剂。

阿芬太尼、丁丙诺啡的部分原型成分可从粪便排出，芬太尼可经肝脏代谢为无毒产物，约10%原型从肾脏排出，用于慢性肾损伤患者有一定优势。

八、《NCCN成人癌痛指南》2009版解读

《NCCN成人癌痛指南》于2000年初次颁布，自2005年以来每年更新，日臻完善，是近年全球癌痛治疗领域最先进和权威的指南之一。2009版指南与2008版相比较，整体结构一致，癌痛治疗理念和主要原则一致，也与《WHO三阶梯镇痛指南》一致，即：强调全面评估疼痛是合理选择镇痛方案的前提；关注阿片类药物使用的主要原则和细节；关注并积极防治镇痛药物的副作用；重视癌痛患者的随访和疼痛的再评估；关注影响疼痛的社会、心理因素等。

但新版指南在2008版的基础上仍进行了多处细节修改，有关阿片类药物的修改内容主要体现在几个方面：

（1）重视阿片类药物使用的具体细节，尤其是强阿片类药物中临床医生使用经验不多的阿片类药物，如芬太尼、美沙酮等。为规避使用风险，在阿片等效换算表中删除了美沙酮的等效剂量；在注释中特别注明芬太尼只能用于已使用过阿片类药物的患者等。

（2）倡导临床医生关注所有镇痛药物的副作用，而不仅限于阿片类药物，把阿片类药物副作用的防治改为镇痛药物副作用的防治。

（3）新增甲基纳曲酮用于阿片类药物所致的重度便秘的治疗。

九、爆发痛的阿片类药物治疗

爆发痛是指基础疼痛控制条件下出现的短暂的、中至重度疼痛。爆发痛治疗前应明确其产生原因，对预期可能出现的爆发痛给予防治，还要区别患者的疼痛是否为“剂量末期疼痛”，后者多由按时服用的阿片类药物剂量不足所致，一般通过增加剂量即可解决。

癌性爆发痛都需阿片类药物治疗，其单次剂量约为每日阿片药物总量的1/6。应指出，此剂量关系多源自姑息、镇痛专家的建议和共识，并非一成不变。经口腔黏膜吸收的芬太尼棒棒糖和泡腾片治疗爆发痛时的剂量滴定就是例证，此类药物治疗爆发痛时都从低剂量开始，根据止痛效果决定是否增加剂量，而与每日阿片剂量无关。

值得关注的是，癌性爆发痛的治疗在我国还不规范。不重视爆发痛的病因及诱因、使用单一剂量及给药途径治疗爆发痛的现象普遍存在，这是导致爆发痛治疗不满意的主要原因，亟需改进。

十、结语

全面评估癌痛是镇痛治疗的前提，合理选择阿片类药物是镇痛治疗的关键。需要临床医生掌握不同阿片类药物的药效学、药代动力学特点，以及患者的个体情况。

必须指出，临床实践指南只是为医生在较短时间内了解所关注的临床问题提供了一条捷径，它不能代替广大医生群体在临床实践舞台上的丰富实践，我们应理性、科学的看待指南，与我国国情相结合，避免教条、机械的套用。

附　录

主要检索网站：

1. 美国 AHRQ website：www. ahcpr. gov
2. 美国 NGC website：http://www. guideline. gov
3. 英国 NICE website：www. nice. org. tw
4. 加拿大 CCOHTA website：www. ccohta. ca
5. 苏格兰 SIGN website：www. sign. ac. uk
6. 新西兰 NZGG website：www. nzgg. org. nz
7. 欧洲 EAPC website：www. eapcnet

盐酸羟考酮控释片单药或联合加巴喷丁治疗癌性神经病理性疼痛的临床研究

李小梅 刘端祺 吴航宇 杨 栎

中国人民解放军北京军区总医院肿瘤科 北京 100700

【摘要】 **目的：**观察盐酸羟考酮控释片单药或联合加巴喷丁治疗癌性神经病理性疼痛的镇痛效果。**方法：**入组患者第1周先予盐酸羟考酮控释片单药止痛；第8日轻度疼痛以下者入A组，继续单药治疗2周，根据镇痛效果调整剂量；中至重度患者入B组，联合加巴喷丁，该组盐酸羟考酮剂量不变，加巴喷丁逐渐增量；观察所有患者的镇痛药剂量及副作用。**结果：**共入组63人，其中58人（92.06%）完成第1周治疗；第8日有22人（37.93%）入A组，第15日疼痛程度明显减轻（2.00 *vs* 2.62，$P=0.004$），但第22日无显著改善（1.90 *vs* 2.00，$P=0.54$）；36人（62.07%）入B组，第15日疼痛程度显著降低（4.47 *vs* 2.94，$P<0.001$），第22日无显著变化（2.94 *vs* 2.75，$P=0.136$）。第8日，盐酸羟考酮控释片剂量为62.64mg/d，A组第15、22日的剂量均显著增加（71.43mg *vs* 62.64mg，$P=0.021$ 及81.90mg *vs* 71.43mg，$P=0.004$）；B组第22日加巴喷丁剂量与第15日比显著增加（862.50mg *vs* 993.75mg，$P<0.001$）。便秘为最常见副反应，A、B两组的发生率分别为13.64%和14.26%。**结论：**盐酸羟考酮控释片单药对部分神经病理性疼痛有效；单药疗效不满意时，早期联合加巴喷丁可有效；两药的副作用减少、可防治。

【关键词】 盐酸羟考酮控释片；加巴喷丁；癌性神经病理性疼痛；镇痛效果

一、前言

世界卫生组织（WHO）颁布的三阶梯镇痛指南，自1986年公布以来一直被全球各国认可并沿用至今，按该指南的主要原则进行个体化镇痛治疗可使多数癌症患者的疼痛得到满意控制。但是，临床确有一些难治性癌痛难以用常规镇痛药物控制，癌性神经病理性疼痛即是其中常见类型，是医生在镇痛治疗时面临的一大挑战。根据国际疼痛研究委员会（International Association for the Study of Pain，IASP）的定义，神经病理性疼痛是指由神经系统损伤或功能异常所致的疼痛[1]。目前，治疗神经病理性疼痛的有效药物不多，镇痛效果不佳常导致机体功能紊乱、心理异常等，严重影响患者的生活质量甚至生存期，也给患者及家属增加了沉重的经济负担。近年，一些随机试验研究发现：盐酸羟考酮和加巴喷丁可有效控制非癌性神经病理性疼

通讯作者：李小梅，中国人民解放军北京军区总医院肿瘤科（北京市东城区南门仓5号，100700）
电话：010-66721629转8712；Email：xiaomei_ li@ vip. sohu. com

痛[2,3]，但它们在癌性神经病理性疼痛中的疗效观察较少。

在我国，中至重度癌痛，包括癌性神经病理性疼痛，常使用阿片类药物镇痛。2003年9月，盐酸羟考酮控释片（商品名：奥施康定片）获准在我国上市，因其耐受性优于吗啡，现已广泛应用。加巴喷丁治疗神经病理性疼痛有效，但尚未普遍应用于癌性神经病理性疼痛的治疗，也缺乏大样本的相关临床试验研究结果。因此，观察盐酸羟考酮控释片及联合加巴喷丁治疗癌性神经病理性疼痛的镇痛效果，探索潜在有效的治疗药物，并为医生在镇痛治疗时提供参考，是我们开展此项研究的主要目的。

二、资料与方法

本研究为开放性临床观察，研究病例均为北京军区总医院肿瘤科的住院患者。年龄18～80岁。

（一）入组患者情况

1. 入组标准　入组病例均为因肿瘤浸润或压迫神经组织，或者化疗导致神经病变而产生中至重度癌痛的神经病理性疼痛患者，并至少有下列症状中的一项表现：病变部位烧灼痛、枪击样痛、刺痛、电击样痛、刀割样痛、麻木及痛觉异常。除了化疗导致的外周神经病变外，所有患者诊断神经病理性疼痛时需影像学证据支持。对化疗所致外周神经病变应明确、详细记录导致神经毒性的化疗药物。

入组患者还应满足以下条件：24小时疼痛指数≥4（10分制）；符合上述神经病理性疼痛的定义标准；患者预期生存期≥30天；卡氏评分≥40分。

2. 排除标准　不能口服药物；血清肌酐>132.6μmol/L（1.5mg/dl）或内生肌酐清除率<60ml/min；目前正用阿片类、加巴喷丁以及其他辅助药物止痛；入组筛选前7天之内曾行化疗；疼痛部位15天之内曾进行放疗；当患者出现新的疼痛部位或无法耐受的药物副作用时应退出试验研究。

（二）研究设计

1. 疼痛强度评估　详细记录入组患者的病例资料，镇痛治疗开始前采用数字评估法（NRS）详细评估患者的疼痛强度，0分代表无痛，1～3分为轻度疼痛，4～6分为中度疼痛，7～10分为重度疼痛。并在药物治疗的第8、15及22天再重新评估。

2. 镇痛药物治疗　共分为两个阶段。第一阶段：所有入组患者均先口服1周盐酸羟考酮控释片，初始剂量为10mg，每12小时一次（20mg/天），之后根据患者的疼痛指数缓慢滴定剂量。第8天开始第二阶段治疗：先重新评价所有患者的NRS评分，得分<4者进入羟考酮控释片单药组（A组），继续使用羟考酮控释片2周，剂量可根据疼痛变化而增减。NRS评分≥4者入B组，即羟考酮剂量保持不变，但联合加巴喷丁止痛，加巴喷丁的初始剂量为300mg，每日3次（60岁以下者）或100mg，每日3次（60岁以上者），之后逐渐增加剂量，最大可至3200mg/天。同时记录羟考酮控释片及加巴喷丁的副作用。可根据情况每2～4小时使用即释吗啡片控制爆发痛，但吗啡用量不应超过日剂量的50%。所有患者均预防性给予缓泻剂治疗，必要时给予止吐治疗。

（三）数据分析

完成第一阶段治疗的患者方可进行有效性分析，至少使用过一次羟考酮控释片或加巴喷丁的患者才可进行药物安全性分析。所有数据均采用SPSS 17.0软件进行分析，数据以均数±标准差形式表示，用t检验比较不同观察天数时两组患者的疼痛评分及药物剂量，P值<0.05有统计学差异。

三、结果

本试验于2005年6月开始，2008年7月结束。图1显示了所有63例患者的试验流程。在第一阶段，3例患者（4.92%）因为不能耐受羟考酮的副作用而退出，2例患者（3.17%）失访，因此61例患者（96.83%）可进行药物安全性分析，58例患者（92.06%）完成了第一阶段试验。在第二阶段，B组中有3例患者（8.57%）、A组中有1例患者（4.55%）因为不能耐受药物副作用退出；B组中1例患者（2.78%）失访。共有53例患者（84.13%）完成全部试验（A组21例，B组32例），详细数据见表1。

（一）疼痛强度评分

58例可评估患者的基础疼痛评分为7.91±1.29，第一阶段结束后，其数值显著降低，平均为3.74±1.11（$P<0.001$）。22例疼痛评分<4的患者进入A组，其中21例完成第二阶段试验，且第15日的疼痛强度比第8日显著下降（2.00 *vs* 2.62，$P<0.004$）；但第22日与第15日比无显著性差异（1.90 *vs* 2.00，$P=0.54$）。36例患者疼痛评分≥4，进入B组，其中32例完成第二阶段试验，第15日疼痛评分比第8日显著降低（4.47 *vs* 2.94，$P<0.001$）；但第22日与第15日比无显著性差异（2.94 *vs* 2.75，$P=0.14$）。具体数据详见表2。

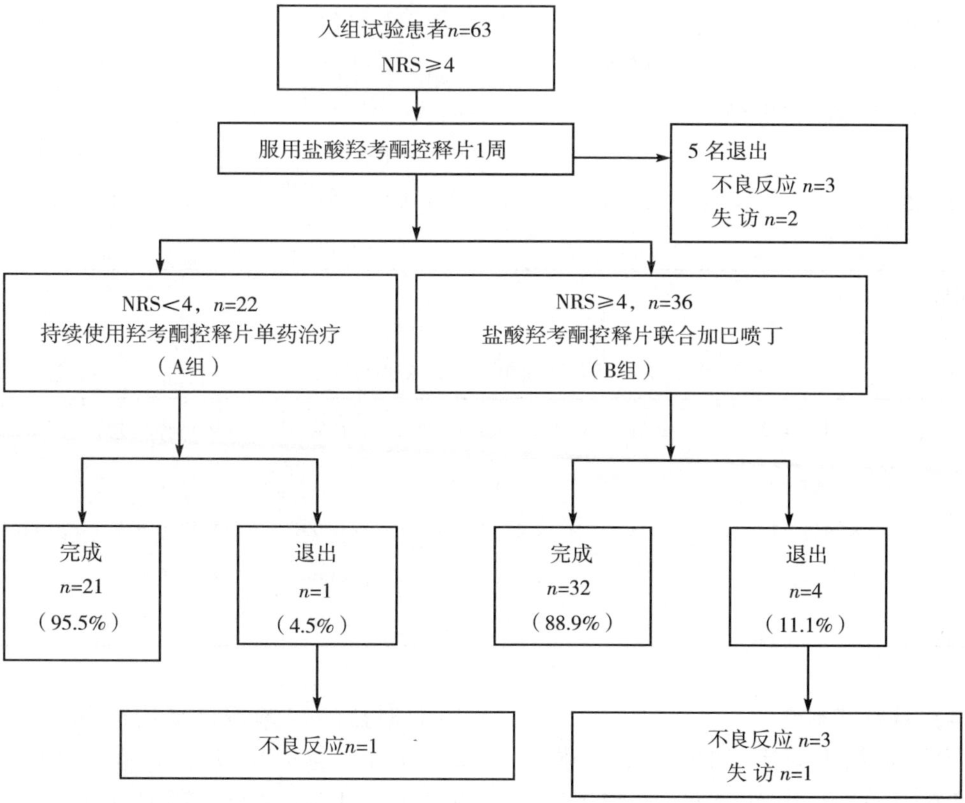

图1　患者入组后的试验流程

表 1　入组患者的基本情况

参数	总体 $n=63$（%）	OG Group $n=32$（%）	OO Group $n=21$（%）
年龄			
均数	57.21	57.31	57.05
标准差	12.75	13.19	12.38
最小	22	22	32
最大	78	78	78
性别（%）			
男性	33（52）	18（56）	9（43）
女性	30（48）	14（44）	12（57）
肿瘤相关的神经病理性疼痛			
颈神经丛病变	3（4.76）^{1b}	1（3.13）	1（4.76）
臂丛病变	4（6.35）	3（9.38）	1（4.76）
胸腰段神经丛	16（25.40）^{2a1b}	8（25.0）	5（23.81）
骶丛病变	12（19.05）^{3a}	8（25.0）	1（4.76）
单神经病变	7（11.11）^{1a}	3（9.38）	3（14.29）
中枢神经受累	3（4.76）	2（6.25）	1（4.76）
肿瘤治疗所导致的神经病理性疼痛			
CIPN	9（14.29）	4（12.5）	5（23.81）
开胸术后疼痛	7（11.11）^{1a}	2（6.25）	4（19.05）
急性带状疱疹	2（3.17）^{1b}	1（3.13）	0

a：退出，b：失访

表 2　试验期间患者的疼痛强度评分

日期	总体 $n=53$	P 值	A 组 $n=21$(SD)	P 值	B 组 $n=32$(SD)	P 值
d0(SD)	7.91(1.29)		7.81(1.25)		7.97(1.33)	
d8(SD)	3.74(1.11)	<0.001	2.62(0.59)	<0.001	4.47(0.67)	<0.001
d15(SD)			2.00(0.71)	0.004	2.94(0.67)	<0.001
d22(SD)			1.91(0.44)	0.54	2.75(0.76)	0.14

（二）镇痛药剂量

58 例完成第 1 周治疗的患者，盐酸羟考酮控释片的日平均剂量为 62.64 ± 32.35mg，B 组与 A 组分别为 66.67 ± 26.08mg 和 60.00 ± 35.56mg。在 A 组，第 15 日时盐酸羟考酮日平均剂量为 71.43 ± 26.51mg，与第 8 日相比显著增加（$P=0.021$）；且第 22 日比第 15 日也显著增加，至 81.90 ± 32.80mg（$P=0.004$）。在 B 组患者中，第 22 日加巴喷丁的日平均剂量为

993.75 ±279.33mg，与第 15 日（862.50 ± 282.56mg）相比显著增加（$P < 0.001$）。不同观察日盐酸羟考酮及加巴喷丁的日平均镇痛剂量数值列于表 3。

（三）安全性分析

在 63 例患者中，第一阶段有 2 例（3.17%）失访，3 例因药物副作用自动退出，因此，61 例患者（96.83%）可进行第一阶段的药物安全性分析。58 例进入第二阶段研究的患者中，有 1 例（2.86%）失访，A 组中 1 例患者、B 组中 3 例患者因不能耐受药物副作用而退出，因此，第二阶段共有 57 例患者（98.28%）可进行药物安全性分析。

在所有可评价患者中，未发现严重不良反应。A 组中最常见的副作用为便秘（13.64%），而 B 组中的主要副作用为便秘和恶心呕吐（发生率分别为 14.26% 和 8.57%）（表 4）。

四、讨论

入组的 63 例患者中，58 例(92.06%)完成了第 1 周盐酸羟考酮单药治疗，其中 22 人（37.93%）疼痛得到了较满意的控制，疼痛程度从中度以上降至轻度以下，继续口服盐酸羟考酮单药治疗，第 2 周结束后患者的平均疼痛强度进一步降低，其中 21 人（95.45%）完成全部 3 周治疗，获得了更好的镇痛效果。此结果提示，盐酸羟考酮单药对某些神经病理性疼痛有效，初始治疗有效后，可通过逐渐增加剂量而获得更好的镇痛效果。不过数据也显示，即使治疗第 22 天患者的平均日羟考酮剂量比第 15 日显著增加，但是患者的疼痛评分并未显著降低，这说明了癌性神经病理性疼痛病因的复杂性，应针对不同患者考虑联合用药，以获得更好地镇痛效果。

表 3　治疗 3 周内的日镇痛药物剂量

日期	盐酸羟考酮控释片的日均剂量			加巴喷丁的日均剂量
	总体 $n=58$	A 组 $n=32$	B 组 $n=21$	B 组 $n=32$
d8				
均值(mg)	62.64	60.00	66.67	
SD	32.35	35.56	27.08	
最小剂量(mg)	20	20	20	
最大剂量(mg)	180	180	120	
d15				
均值(mg)		71.43[a]		862.50
SD		26.51		282.56
最小剂量(mg)		40		600
最大剂量(mg)		120		1800
d22				
均值(mg)		81.90[b]		993.75[c]
SD		32.81		279.33
最小剂量(mg)		40		600
最大剂量(mg)		160		1800

[a] $P=0.021$，[b] $P=0.004$，[c] $P<0.001$

表4　副作用的发生率

副作用	第一周羟考酮单药 $n=61^{a}$（%）	A组 $n=22$（%）	B组 $n=35^{b}$（%）
便秘	6（9.84）	3（13.64）	5（14.26）
恶心	5*（8.20）	2（9.09）	3（8.57）
呕吐	3*（4.92）	1*（4.55）	1*（2.86）
眩晕	1*（1.64）	0	2*（5.71）
镇静	2（3.28）	0	3（8.57）
发汗	1（1.64）	0	1（2.86）
瘙痒	1（1.64）	0	0
口干	1（1.64）	0	2（5.71）
虚弱无力	1（1.64）	1（4.55）	1（2.86）
共济失调	0	0	2*（5.71）

[a]除外2例失访，[b]除外1例失访。

*无法耐受副作用而退出。

神经病理性疼痛多需联合几种镇痛药物止痛，如阿片类与抗惊厥、抗抑郁或糖皮质激素的联合等，本研究中少部分患者通过单药治疗就获得了满意的止痛效果。分析患者资料，我们发现，与联合治疗组（21.88%）相比，单药组中治疗相关性神经病理性疼痛的比例较高（42.86%），但受病例数限制，不能做进一步的统计学分析处理。这提示我们在今后的相关研究中，按神经病理性疼痛的分类开展有针对性的研究，力求发现潜在的作用机制。

58例完成第1周盐酸羟考酮单药治疗的患者中，有36例（63.03%）在第8日的疼痛评分显著低于基线评分，但尚未降至轻度疼痛以下，此时联合其他药物是恰当的，也符合医学伦理学准则。因此，在第二阶段，这部分患者联合加巴喷丁镇痛。试验结果显示，联合用药可进一步控制疼痛，联合治疗后一周，患者的疼痛评分显著降低。试验结果还显示，尽管第22日加巴喷丁的日平均剂量比第15日显著增加，但患者平均疼痛程度并未明显改善。我们分析其原因主要有：剂量滴定可能过于谨慎；加巴喷丁治疗有效的患者，应逐渐增加剂量以获得最佳效果，但是从本研究第15日和第22日的日均剂量看，加巴喷丁的剂量远低于国外文献报道的剂量[4~6]，这或许可以解释第22日患者平均疼痛强度与第15日并无显著差异的原因。作为抗惊厥药物，加巴喷丁在我国用于癌性神经病理性疼痛治疗的时间并不长，临床医生普遍缺乏剂量滴定的经验，对更高剂量加巴喷丁的使用心有顾虑，加之目前国内剂型为小剂量胶囊剂型，不便于大剂量服用，可能会导致治疗不足。当然，在镇痛药物的使用及疗效上还要考虑到个体及人种间的差异性。比如，在我们的试验中，虽然加巴喷丁的剂量远低于国外类似试验，但副作用出现的频率却相差无几[4,7,8]，因此副作用也许是限制本试验加巴喷丁剂量增加的另一因素。此外，早期联用加巴喷丁的时机以及联合用药的适应证尚需要进一步的试验数据来确定，同时也应考虑是否联用其他药物。

在 61 例可评价患者中，58 例患者均完成了第一阶段试验，仅有 3 例因无法耐受副作用而退出，提示盐酸羟考酮控释片具有良好的耐受性。值得注意的是，4 例羟考酮单药治疗的患者（3 例在第一阶段，1 例在第二阶段）因恶心、呕吐及眩晕等副作用而退出试验，说明即便药物副作用的耐受性在持续用药数天后即可出现，症状会随之减轻，但也应及早进行有效预防及干预。对于个别无法耐受羟考酮副作用的患者，阿片类药物间的转换或许能增加治疗的顺应性。

入组患者最主要的副作用为便秘，在第一阶段的发生率为 9.84%，第二阶段单药组的发生率为 13.64%，与国内文献报告的数据近似[9,10]。联合治疗组的主要副作用为便秘及恶心、呕吐，其发生率与单药组无显著差异，且与国外研究所得结论相近[11]。我们还发现，联合治疗组患者的嗜睡及口干发生率较高，但因病例数量不足，不能和单药组进行统计学比较和分析。我们推断嗜睡和口干是由于两种药物的副作用相互交叉重叠所致。总而言之，从本试验研究安全性分析的结果看，两种镇痛药均可安全的使用，绝大部分的药物副作用是可以控制处理的，但需要对发生率较低的副作用进行更大样本的临床研究。

综上所述，羟考酮控释片可有效控制癌性神经病理性疼痛，有些患者使用盐酸羟考酮单药即可获得理想的镇痛效果；而盐酸羟考酮单药治疗效果不理想的患者，早期联用加巴喷丁可能有效。两药的常见副作用为便秘及恶心、呕吐，绝大部分患者可以耐受，并可通过预见性治疗获得有效控制。

（本文荣获中国老年学学会老年肿瘤专业委员会第三届年会优秀论文三等奖）

参 考 文 献

[1] Merskey H. Logic, truth and language in concepts of pain. Qual Life Res, 1994, 3 (Suppl 1): S69 – 76.

[2] Augusto Caraceni, Ernesto Zecca, Cesare Bonezzi, et al. Gabapentin for Neuropathic Cancer Pain: A Randomized Controlled Trial from the Gabapentin Cancer Pain Study Group. Journal of Clinical Oncology, 2004, 22(14): 2909 – 2917.

[3] Cherny NI, Thaler HT, Friedlander-Klar H, et al. Opioid responsiveness of cancer pain syndromes caused by neuropathic or nociceptive mechanisms: A combined analysis of controlled, single-dose studies. Neurology, 1994, 44: 857 – 861.

[4] Gilron I, Bailey JM, Tu D, et al. Morphine, gabapentin, or their combination for neuropathic pain. N Engl J Med, 2005, 31; 352 (13): 1324 – 1334.

[5] Rice AS, Maton S. Postherpetic Neuralgia Study Group. Gabapentin in postherpetic neuralgia: a randomised, double blind, placebo controlled study. Pain, 2001, 94 (2): 215 – 224.

[6] Morello CM, Leckband SG, Stoner CP, et al. Randomized double-blind study comparing the efficacy of gabapentin with amitriptyline on diabetic peripheral neuropathy pain. Arch Intern Med, 1999, 13; 159 (16): 1931 – 1937.

[7] Gordh TE, Stubhaug A, Jensen TS, et al. Gabapentin in traumatic nerve injury pain: a randomized, double-blind, placebo-controlled, cross-over, multi-center study. Pain, 2008, 31; 138 (2): 255 – 266.

[8] Keskinbora K, Pekel AF, Aydinli I. Gabapentin and an opioid combination versus opioid alone for the management of neuropathic cancer pain: a randomized open trial.. J Pain Symptom Manage, 2007, 34 (2): 183 – 189.

[9] Fan BF. Postmarketing surveillance study of OxyContin tablets for relieving moderate to severe postherpetic neuralgia pain. Oncology, 2008, 74 (Suppl) 1: 66 – 71.

[10] Yu SY. Postmarketing surveillance study of OxyContin tablets for relieving moderate to severe cancer pain. Oncology, 2008, 74 (Suppl) 1:46 - 51.

[11] Hanna M, O'Brien C, Wilson MC. Prolonged-release oxycodone enhances the effects of existing gabapentin therapy in painful diabetic neuropathy patients. Eur J Pain, 2008, 12 (6): 804 - 813.

❖ 临床研究 ❖

肿瘤干细胞的新认识及其靶向治疗

王志成　方　芳　龚守良

吉林大学公共卫生学院卫生部放射生物学重点实验室　长春　130021

【摘要】 肿瘤干细胞理论认为，常规的手术、放疗、化疗及其他疗法对肿瘤治疗效果不理想的根本原因是肿瘤内存在一小部分具有干细胞特性的、能无限增殖和分化且具有致瘤性的肿瘤干细胞。肿瘤干细胞理论由最初的假说到被绝大多数的学者认同，经历了150余年，随着人们逐渐对肿瘤干细胞的特性、分类、分离和鉴定技术及调控机制的认识，靶向肿瘤干细胞的治疗方案为肿瘤治疗提供了新的思路，为研究肿瘤发病机制及根治恶性肿瘤提供了一个新的方向，为肿瘤的治愈带来了希望。

【关键词】 肿瘤干细胞；靶向治疗；致瘤性；分化；增殖

肿瘤是由体细胞突变而形成，每个肿瘤细胞都可以无限制地生长[1]。以前，肿瘤细胞曾被认为都具有无限增殖和再次形成肿瘤的能力。但是，越来越多的研究成果表明，肿瘤组织中绝大多数细胞没有或仅有有限的增殖能力，而另外一小部分有致瘤性的肿瘤细胞则具备某些与干细胞相似的特性，如可增殖分化、自我更新和不对称分裂等[2]。肿瘤干细胞理论的提出开启了肿瘤治疗领域的新纪元，是对癌症本质观念的一种突破。这一理论认为，肿瘤组织中存在少量干细胞样的癌细胞亚群，可作为维持肿瘤的源泉，能够分化为组成肿瘤的大部分细胞，并使肿瘤具有异质、增殖和浸润等特性，这一细胞亚群称之为肿瘤干细胞（tumour stem cell，TSC）或癌干细胞（cancer stem cell，CSC）。虽然对于这个理论还不能完全确认，存在一些争议，但大量的实验都证明了肿瘤干细胞理论的存在，并得到众多学者的认同。

一、肿瘤干细胞理论的形成和发展

肿瘤干细胞理论认为，肿瘤组织中存在的极少量瘤细胞具有无限增生的潜能，在启动肿瘤形成和生长中起着决定性的作用；而其余的大多数细胞，则经过短暂的分化，最终死亡。该理论的提出经历了150余年的时间，目前已被越来越多的学者所认同。肿瘤干细胞理论的形成和发展加深了对肿瘤细胞的认识。

1855 年，病理学家 Virchow[3] 提出“残留胚胎组织学说”，认为肿瘤是由于成体组织中残留的休眠胚胎组织被激活所致。

1867 年，Cohnheim[3] 提出成人组织中仍存在胚胎物质，通常处于休眠期，当被激活时就发生癌症，也就是所谓的肿瘤的“胚胎休眠理论”。

1937 年，Jacob[4] 利用未分化白血病细胞诱发小鼠发生白血病，首次证明了肿瘤干细胞的存在，从此对其进入了实质性实验研究。

1958 年，Hewitt 等[5]发现，在白血病细胞同品系的小鼠脾脏内只有 1% ~4% 形成克隆，证明了部分肿瘤细胞，而不是全部肿瘤细胞具有致瘤性。

1961 年，Southam 和 Brunschwig[6]在 35 例晚期癌症患者体内提取了肿瘤细胞，将这些细胞皮下注射到同一患者体内，结果显示这些细胞致瘤的频率很低，只有达到 100 万个细胞才发生肿瘤。

1963 年，Bruce 等[7]从 8 ~ 10 个月大的患有自发性白血病的雌性小鼠胸腺中提取淋巴瘤细胞，将其静脉注射受体小鼠后，可在后者脾脏上观察到明显的黄色细胞集落。由此证明，移植的淋巴瘤细胞中有一小群（1%左右）是具有干细胞性质的、能够在受体小鼠脾脏形成集落的亚细胞群。

1977 年，Hamburger 和 Salmon 等[8]发现，只有 0.02% ~0.1% 的实体瘤细胞能够在特制的培养基上形成集落。这些实验初步证明，肿瘤组织中的大部分细胞可能来自其中一些具有干细胞性质的亚细胞群，即肿瘤干细胞。

1985 年，Czitrom 等[9]在对抗原呈递细胞（antigen presenting cell，APC）的功能和来源进行研究时，构建了重症联合免疫缺陷（severe combined immunodeficient，SCID）小鼠模型。但其小鼠模型不能满足对于肿瘤细胞连续的传代移植和人急性髓性白血病（acute myeloid leukemia，AML）多亚型分析等的研究[10]。

1992 年，Prochazka 等[11]建立了非肥胖型糖尿病/重症联合免疫缺陷（severe combined immunodeficient and non-obese diabetic，NOD/SCID）小鼠模型，为后来肿瘤干细胞研究工作作出了巨大贡献。

1997 年，Bonnet 等[12]经过对 AML 的深入研究，不仅首次确认了 AML 干细胞（leukemic stem cells，LSCs）的存在，并将其成功分离出来。他们通过对不同表面标志的白血病细胞进行原代克隆培养，发现只有细胞表面标志为 $CD34^+$ $CD38^-$ Thy 的白血病细胞能够在体外形成集落，而其他表型形成集落的能力很弱。

2001 年，Reya 等[13]在《Nature》上发表论文，提出当代肿瘤干细胞学说，认为肿瘤组织内存在一小部分具有干细胞性质的肿瘤干细胞，具有无限的自我更新、多向分化潜能及高度增殖能力，为完善肿瘤干细胞理论做出了贡献。从此，对该理论的验证实验进行得如火如荼。

2003 年，Al-Hajj 等[14]首次从实体瘤组织中分离纯化肿瘤干细胞。他们将乳腺癌病理组织标本制成单细胞悬液，筛选出细胞表面标志为 ESA^+ $CD44^+$ $CD24^{-/low}$ 的致瘤性癌细胞，发现这类细胞在 NOD/SCID 小鼠中可持续地形成肿瘤，并有很强的致瘤性。

2006 年，Clarke 等[15]概括，肿瘤干细胞是指在肿瘤组织中能构成自我维持的细胞集合群，并有独特的自我更新能力及产生异质性细胞群体，从而构成肿瘤的细胞。

2007 年，Richard 等[16]把肿瘤干细胞按其功能定义为肿瘤起始细胞（tumor initiating cell）更为合适。

2008 年，Ding 等[17]发表了肿瘤测序计划（tumour sequencing project，TSP）的研究结果，显示 Wnt 作为维持干细胞自我更新的重要通路在肺癌中的突变率达到 15%（188 例肺癌中 29 例存在 Wnt 通路的突变），其中担任重要角色的蛋白 APC、CTNNB1 和 GSK3b 等均发生了明显的突变。

2008 年，Wong 等[18]成功地建立了一种基因模块图谱（gene module map），这种图谱能将胚胎干细胞、成年组织干细胞及人类癌症组织的转录程序系统连接起来。图谱还揭示了两种区分胚胎干细胞和成年组织干细胞的主要基因模块。类胚胎干细胞转录程序在多种人类上皮癌（epithelial cancers）中都得到激活，并且能预测转移和死亡率。从基因模块图谱得到的类胚胎干细胞程序在各种人类癌症中得到激发，并能预测患者死亡率和转移可能。但目前研究人员还无法证明类胚胎干细胞信号能提供独立的诊断价值，并且也不清楚其信号究竟是在少量的肿瘤干细胞或大量人体癌症组织中得到表达。因此，作者认为，还需对其进一步深入研究，以解决这些关键的问题。

在肿瘤干细胞理论形成的150余年里，经历了理论的提出、大量的实验验证及最终理论的形成，使人们对肿瘤的发生、发展有了更新的认识。但是，对于肿瘤干细胞理论也存在着争议，其中主要是“克隆进化理论”，认为肿瘤起源于正常细胞，经突变后产生了异常的子代细胞克隆，后者继续突变，如此经过数代的突变累积，最终产生大量遗传变异的癌细胞，并促成了肿瘤组织的异质性[19]。2007年3月，Shipitsin等[20]在分子水平上对“肿瘤干细胞”理论提出了质疑。研究小组通过基因扫描等技术，对人乳腺癌样本中$CD44^+$与$CD24^+$细胞之间进行分子及表型分析，证明这两种细胞在基因表达水平及表观遗传方面并不相同，这与肿瘤干细胞理论所解释的$CD24^+$细胞是$CD44^+$细胞后代的说法相悖，进而这种异质性与克隆进化模型更为相符，这与肿瘤干细胞理论有较大的争议。为了消除异种异体移植的复杂性，Kelly等[21]进行了同种异体移植（allografting）实验，他们从3种转基因小鼠中分离出淋巴瘤细胞，以$10 \sim 10^5$个细胞数量分别注入组织相容性受体小鼠体内，结果表明10个淋巴瘤细胞即可在受体小鼠内成瘤，只不过比注入10^5个细胞需要的成瘤时间长。这些结果与肿瘤干细胞理论所描述的肿瘤组织中只有一小部分癌干细胞作为肿瘤源泉的说法相悖。虽然存在争论，这并不妨碍肿瘤干细胞理论支持者进行相关研究及针对肿瘤干细胞进行靶向治疗。

二、肿瘤干细胞的特征

肿瘤干细胞理论认为，肿瘤干细胞具有自我更新能力和分化潜能，是肿瘤生长、增殖和转移的根源，同时还具有高致瘤性、辐射抗拒及耐药性。

（一）自我更新

肿瘤干细胞与成体干细胞类似，也具有自我更新的特性[22]。Piscaglia[23]认为，肿瘤干细胞的自我更新特性是造成肿瘤复发、转移及预后不良的主要原因，但与成体干细胞具有如下区别：①正常干细胞的自我更新具有负反馈调节，其增殖与分化处于平衡状态，是有序的；而肿瘤干细胞的负反馈机制被破坏，其增殖分化是无序和失控的；②肿瘤干细胞缺乏分化为成熟细胞的能力，分化程序异常，这与正常干细胞有着本质的不同；③两者的表型和异质性有某些不同之处；④肿瘤干细胞倾向于DNA复制错误的积累，而正常干细胞则可通过DNA损伤或错误的修复机制等多种途径，避免这种情况的发生。

（二）分化潜能

分化潜能也是肿瘤干细胞的重要特征之一。O'brien等[24]分离出表达$CD133^+$的人结肠癌干细胞，通过NOD/SCID小鼠肾被囊接种证实其具有自我更新和分化重建结肠癌异质性细胞群体的能力。肿瘤干细胞在体外及体内具有分化能力，其子代细胞呈现分化特征的表型及其相应标志[25,26]。例如，肝癌干细胞分化成具有甲胎蛋白（AFP）、细胞因子8（CK8）、CK18、CK7和CK19等肝细胞或胆管细胞分化标志物的癌细胞。

（三）高致瘤性

肿瘤干细胞的高致瘤性主要表现在非常少的细胞数即可形成肿瘤，但也因肿瘤种类不同差别较大。一般评价肿瘤干细胞的致瘤性主要通过体外克隆形成能力和在免疫缺陷动物内的成瘤能力[27,28]。Singh 等[29]研究发现，给 NOD/SCID 小鼠接种 100 个 $CD133^+$ 脑瘤干细胞，结果接种后 6 个月内形成肿瘤；而每只小鼠接种 10 万个 $CD133^-$ 非脑瘤干细胞，在相同时间内未形成肿瘤。脑瘤干细胞是目前发现的成瘤性最高的细胞。

（四）辐射抗拒

肿瘤的放疗是目前临床常用的疗法，但由于肿瘤细胞存在辐射抗拒，往往影响疗效。研究发现，给予放疗后，乳腺癌干细胞比例明显增加[30]。Phillips 等[31]将乳腺癌细胞悬浮培养制备乳腺球和贴壁培养，两种培养来源的细胞均制备成单细胞悬液，经 2 Gy X 线照射后，乳腺球来源的细胞具有更强的抗辐射性，二者中位存活率相差近 20%。Woodward 等[32]将 Wnt 转基因小鼠来源的和 β-catenin 转染的两种乳腺细胞经 X 线照射后发现，侧群（side population，SP）细胞和乳腺癌干细胞比例增加，且照射后激活的 β-catenin 在乳腺癌干细胞中选择性高表达，提示 Wnt 和 β-catenin 可能调控乳腺癌干细胞的抗辐射能力。Wang 等[33]发现，脑胶质瘤和乳腺癌是辐射抗拒的肿瘤，Notch 通路是其中重要的信号通路；通过 γ-分泌酶抑制剂（gamma-secretase inhibitors，GSIs）抑制 Notch 通路后，胶质瘤细胞具有很高的辐射敏感性，并且能够增强辐射诱导的胶质瘤干细胞死亡和克隆源活性，而对非胶质瘤细胞则无此特性。另外，GSIs 不能改变胶质瘤辐射后的 DNA 损伤效应。柯金等[34]研究发现，脑胶质瘤细胞系 SHG-44 和利用 CD133 筛选的脑胶质瘤干细胞经过相同剂量的 X 线照射，则表现出不同的细胞杀伤效果，胶质瘤干细胞凋亡明显低于 SHG-44 细胞系。

（五）耐药性

耐药性是肿瘤干细胞的特性之一[35]。正常的干细胞对化疗药物耐受时也能为其高表达膜转运分子、解毒酶和 DNA 修复蛋白。Honoki 等报道[36]，在肿瘤中一些肿瘤干细胞具有成体细胞的特性，而且具有化疗药物的耐药性。大多肿瘤干细胞处于 G_0 期，表达特异性的 ATP 结合盒（ATP binding cassette，ABC），如 ABCB1 和 ABCG2 等介导的膜泵耐药分子，使其对化疗天然耐药[37]。ABCB1 编码 p-糖蛋白（p-glucoprotein，p-gp）和 ABCG2 编码乳腺癌耐药蛋白（breast cancer resistance protein，BCRP）为转运蛋白，通过利用 ATP 分解产生的能量主动将细胞内的药物泵出，从而保护自身免受细胞毒性药物的损伤，对化疗不敏感，这可能是肿瘤耐药、复发转移的重要机制。另外，肿瘤干细胞多不处于分裂期，对通常作用于瘤细胞分裂期的化疗药物不敏感；同时，由于其增殖和分化能力强，对整个细胞群体补充很快，最终会导致整个群体的一个耐药表型。

三、肿瘤干细胞的种类及分离和鉴定

（一）肿瘤干细胞种类

肿瘤干细胞一般分为血液肿瘤干细胞和实体瘤干细胞。前者包括各类白血病；后者包括乳腺癌干细胞、神经胶质瘤干细胞、神经母细胞瘤干细胞、小细胞肺癌干细胞、胃癌干细胞、胰腺癌干细胞、卵巢癌干细胞、前列腺癌干细胞和恶性黑色素瘤干细胞等。

（二）肿瘤干细胞分离

肿瘤干细胞只占肿瘤细胞中的一小部

分比例，研究其特性及功能时需要将其从众多的肿瘤细胞中分离出来。目前，研究较多和常用的方法主要有细胞特异表面标记法、利用生物特性进行功能分选法和 BrdU 法。

1．细胞特异表面标记法　肿瘤干细胞生物学作用的物质基础是表达于肿瘤干细胞膜表面的蛋白分子，即肿瘤干细胞表面标志。这些表面标志犹如肿瘤干细胞的“指纹”，研究者可以通过识别和利用这些表面标志来准确地筛选与分离肿瘤干细胞。用标记的特异性抗体结合干细胞膜上的分子标志，再通过免疫磁珠筛选、流式细胞仪筛选和亲和板结合分离法等分离出来。前两种方法细胞纯度和活力高，后一种方法虽然分离简单，但准确率低于前两种。目前，非常多的肿瘤干细胞表面标记已经被鉴定出来了（见表 1），这将为肿瘤干细胞的研究提供帮助。

表 1　不同种类癌症中肿瘤干细胞的标志物

肿瘤类型	肿瘤干细胞标志物（鉴定年份）
急性髓系白血病	$CD34^+$ $CD38^-$（1997）
脑瘤	$CD133^+$（2003）
乳腺癌	$CD44^+$ $CD24^{-/low}$ $Lineage^-$（2003）
视神经母细胞瘤	ABCG2/ALDH1, Mcm2, SCA, p63（2005）
黑色素瘤	$CD20^+$（2005）
	$ABCB5^+$（2008）
结肠癌	$CD133^+$（2007）
	$EpCAM^{high}$ $CD44^+$ $CD166^+$（2007）
头颈癌	$CD44^+$（2007）
腺癌	$CD44^+$ $CD24^+$ ESA^+（2007）
胃癌	$CD45^+$ GFP^+（2004）
前列腺癌	$CD133^+CD44^+Integrin\alpha_2\beta_1{}^{hi}$（2007）
肝癌	$CD45^-CD90^+$（2008）
卵巢癌	$CD44^+$ $CD117^+$（2008）
肺癌	$CD34^+$ $CD45^-Sca\text{-}1^+$ Pecam（2005）
	$CD133^+$（2007）

2．利用生物特性进行功能分选法　肿瘤干细胞理论中有一种观点认为，在体外培养的 SP 细胞具有在裸鼠中高表达移植瘤，并非形态学概念，属于功能学范畴，所以 SP 细胞是类肿瘤细胞。Kondo 等[38]证明了大多数肿瘤细胞系中存在侧群细胞，诸如 C6 神经胶质瘤细胞株、MCF-7 乳腺癌细胞株和 Hela 细胞株等中成功分离出 SP 细胞，并且证实了 C6 细胞中只有 0.4% 的细胞具有多向分化和少量成瘤的特性。肿瘤干细胞膜高度表达 ABC 膜转运蛋白，对于进入细胞内的化疗药物和染料等具有排泵作用。因此，利用 SP 细胞不能被 Hoechst 33324 和 Rodamine 123 染料染上的特性，利用分子标记 BCRP1/ABCG2 来分离纯化肿瘤干细胞，这一方法有利于分离纯化未知表面标记物的肿瘤干细胞[39]。

3．BrdU 法　溴脱氧尿苷（bromodeoxyuridine，BrdU）是 DNA 前体胸腺苷类似物，能竞争掺入 S 期细胞单链 DNA 核苷酸序列替代胸腺嘧啶。BrdU 竞争参入的强度与细胞增殖有关，所以也被用于肿瘤干细胞鉴定分离。但由于 BrdU 法只能用于活体检测肿瘤干细胞，因而也有其局限性[40]。

（三）肿瘤干细胞的鉴定

肿瘤干细胞和正常干细胞一样，在形态学上无法区分与鉴别，只能靠功能学来检测。常以分选细胞是否具有自我更新能力与不断分化能力来测定其生物学特性。一般通过体外实验和体内实验来鉴定肿瘤干细胞。

1．细胞增殖能力　肿瘤干细胞在特定生长环境下，具有很强的自我更新和增殖能力；而非肿瘤干细胞不具有这种能力，一般经过几次传代即死亡。Singh 等[41]从成神经管细胞瘤、星形细胞瘤、室管膜细胞瘤及神经节胶质瘤等脑肿瘤中分离出 $CD133^+$ 脑肿瘤干细胞，通过有限稀释法和亚克隆培养分析证实：在每孔稀释至 100 个细胞时，髓母细胞瘤平均形成 20.27 个肿瘤球（sphere），纤维型星形细胞瘤平均为 5.85 个肿瘤球，作为对照的正常神经干细胞平均仅 2.88 个肿瘤球。培养 $CD133^+$ 胶质瘤干细胞发现其具有很强的自我更新和增殖能力，而对应 $CD133^-$ 肿瘤细胞则贴壁生长，不分裂、不增殖。即使在含血清培养基中培养胶质母细胞瘤来源的 $CD133^+$ 细胞，也可以长期保持未分化状态。经 MTT 比色法检测，$CD133^+$ 细胞增殖能力明显高于 $CD133^-$ 和未分选细胞。这充分说明了增殖能力是判断肿瘤干细胞的指标。

2. 多向分化能力　肿瘤干细胞的多向分化能力是特异的，利用此功能可以用于鉴定。王彬等[42]研究发现，恶性胶质瘤患者标本及恶性胶质瘤细胞株 U251 中 $CD133^+$ 细胞可分化为神经元和星形胶质细胞。Zhong 等[43]研究发现，人视网膜母细胞瘤组织中存在的非黏附性细胞球样未分化细胞，在体外诱导下可形成不同的视网膜细胞。肿瘤干细胞具有多向分化能力可以用来进行鉴定。

3. 有限稀释和克隆分析法　有限稀释法是测定单个细胞增殖能力的有效方法，如软琼脂克隆形成实验。由于肿瘤干细胞的自我更新能力使其在体外无限增殖形成细胞克隆，能形成完全克隆的细胞则是肿瘤干细胞。Kim 等[44]发现，肺癌干细胞能克隆增殖，有限稀释后克隆形成能力是对照细胞群的 5.5 倍，且 452 个肺细胞中只有 1 个形成克隆；而肺癌干细胞每 81 个中就有 1 个形成克隆。体外克隆形成能力通常与异种移植体内成瘤能力相一致。

4. 悬浮球培养法　肿瘤细胞体外培养可以形成肿瘤球（sphere）的特性被用来研究肿瘤细胞自我更新能力或用其作为鉴定肿瘤干细胞的方法之一。此法基本是沿用干细胞的培养方法，肿瘤细胞在添加了生长因子的无血清培养基中生长，其中的肿瘤干细胞增殖而形成致密球状，保持不分化状态；而非肿瘤干细胞则贴壁生长，且在无血清条件下生长速度缓慢。李茗初等[45]在此条件下培养大鼠 C6 胶质瘤细胞系，培养出悬浮生长的肿瘤球，经验证实其具有脑肿瘤干细胞球的特征。分选后的假定肿瘤干细胞是否具备其特性，经常采用肿瘤球形成法进行观察、鉴定。

5. 裸鼠体内成瘤率　体外实验虽然能够在一定程度上证实分离的肿瘤干细胞，但是都存在一些缺点，动物体内成瘤实验才是最重要的证据。活体实验是利用分离技术获得表型不同的细胞群，将其植入 NOD/SCID 裸鼠体内，若是肿瘤干细胞会有强致瘤性，仅需少量细胞即可致瘤，而且形成的移植瘤与原发肿瘤高度相似。此方法也是肿瘤干细胞鉴定最准确的方法，通常肿瘤干细胞只需较少的细胞数即可在裸鼠内成瘤，而肿瘤细胞则不具有这样的特性。

四、肿瘤干细胞的调控机制

在肿瘤干细胞调节中，调节正常干细胞自我更新的信号转导系统发生异常可导致细胞增殖并形成肿瘤，通常通路包括 Wnt、Notch、Shh 和 BMI-1 通路等。

（一）Wnt 通路

Wnt 通路主要包括 Wnt、ABC 和 β-catenin 3 个基因，Wnt 蛋白是调节多种器官发育的细胞信号分子[46]，与干细胞及肿瘤干细胞的自我更新和分裂增殖有关。当 Wnt 被激活时，抑癌基因 ABC 失活，癌基因 β-catenin 被激活，后者对维持上皮源性干细胞和肿瘤干细胞自我更新功能具有重要作用。Peifer 等[47]发现，在结直肠癌、肝细胞癌和乳腺癌等肿瘤中，当 β-catenin

在细胞内集聚时，细胞异常增生和恶性转化。另外，转基因鼠实验证明[48]，表皮干细胞中 Wnt 通路的激活导致结肠癌和上皮肿瘤的发生。由此可见，Wnt 通路对于干细胞及肿瘤干细胞的调控非常重要。

（二）Notch 通路

Notch 信号途径调控多种细胞的发育、增殖、分化和凋亡，其信号过度表达可诱导恶性淋巴瘤的产生[49]，其通路一般包括 Nortch 1 ~4 及其受体。Dontu 等[50]发现，乳腺干细胞中 4 种 Notch 受体的表达均为分化细胞的 2 ~4 倍，随着细胞的分化而表达下调；Notch 信号的激动剂使原代乳腺干细胞球的体积明显增加，相反，加入 Notch 4 抗体则明显变小，甚至完全阻断了两代细胞的生长[51]。Notch 途径还与乳腺癌的发生密切相关，转导了 Notch 4 胞内段基因的小鼠，不能发育成正常的乳腺分支结构，也不能在孕期产生分泌小叶，7 个月内即进展为低分化腺癌[52]。Harrison 等[53]研究发现，Notch 信号系统在乳腺和乳腺癌形成中具有重要作用，在表性为 $ESA^{+}/CD44^{+}/CD24^{low}$ 的乳腺癌干细胞中 Notch 4 活性较正常分化的乳腺癌细胞高 8 倍，而 Notch 1 仅高 4 倍；并且，抑制 Notch 4 能够降低体外乳腺癌干细胞活性和体内形成肿瘤的特性。这些结果表明，在乳腺癌中靶向抑制 Notch 4 较 Notch 1 效果更明显。Notch 信号转导过程的特点是不需要第二信使和蛋白激酶的参与，可以直接获取邻近细胞的信号并传到细胞核，激活相关转录因子的表达。

（三）Shh（Sonic hedgehog）通路

Shh 通路在保持造血干细胞和神经干细胞自我更新中非常重要，对于神经系统肿瘤的发生也起到重要的调节作用，这些肿瘤中异常表达调节神经干细胞增殖的基因[54]。Liu 等[55]用体外培养和异种鼠模型研究了 hedgehog 和 BMI-1（B-lymphomamouse moloney leukaemia virus insertion region 1）信号通路在调节正常干细胞和乳腺癌干细胞自我更新中的作用，结果显示 hedgehog 信号通路基因 PTCH1、Gli1 和 Gli2 在正常乳腺干细胞高表达，而当诱导分化时则表达下调，并受 BMI-1 调节。同时发现，hedgehog 信号通路在以 $CD44^{+}CD24^{-/low}Lineage^{-}$ 特征的乳腺癌干细胞中被激活。这些研究提示，Shh 信号通路在肿瘤形成和维持其特性中发挥作用。

（四）BMI-1 通路

BMI-1 是转录调节家族的一员，其功能异常和人急性髓性白血病（AML）有关，缺失 BMI-1 会影响正常干细胞和白血病干细胞的增殖潜力，最终使增殖停止并出现分化和凋亡的标志[56,57]。Lessard 等[58]研究表明，将 BMI-1 敲除鼠的造血干细胞移植入骨髓受射线破坏的小鼠体内，后者有血细胞产生，但仅能维持 8 周；将癌基因 HOXA-9/MEIS-1 导入正常小鼠和 BMI-1 敲除鼠胎肝细胞中，再植入骨髓受射线破坏的小鼠体内，两者均形成白血病。再将这些白血病鼠的骨髓移植入第二组小鼠体内，发现 BMI-1 敲除的白血病干细胞增殖能力有限，没能再形成肿瘤。总之，BMI-1 是造血系统自我更新能力所必需的，而且也是干细胞与肿瘤干细胞共有的通路。

此外，调控肿瘤干细胞的重要通路还包括 CDC2（cell division cycle 2）通路和 EGFR（epidermal growth factor receptor）通路，而且还有一些癌基因、抑癌基因及端粒酶等也调控肿瘤干细胞的生长和分化。

五、针对肿瘤干细胞的靶向治疗

肿瘤的治疗一般常用手术、放疗和化疗或综合治疗，但是肿瘤的辐射抗拒和化疗药物耐受是经常遇到的重要难题。近年来，随着对肿瘤干细胞理论的逐渐完善，有学者提出针对肿瘤干细胞的一些特性进行靶向治疗，以期彻底地消灭肿瘤，达到治愈肿瘤的目的。通常采用削弱增殖能力、促进分化、诱导凋亡、破坏微环境和增加放、化疗敏感性等角度进行相关治疗策略和药物开发。综合近年来的研究，针对肿瘤干细胞的靶向治疗主要包括以下几方面。

（一）靶向肿瘤干细胞表面分子的治疗

肿瘤干细胞的特有表面标记可成为靶向药物作用的靶点。利用携带细胞毒药物的抗体靶向相应的肿瘤干细胞特有标记，或找到与其他种类细胞不同的参数，区分肿瘤干细胞，进而特异地消灭这一细胞亚群，是一个非常好的思路。对于白血病，靶向抗原可选择 CD123 分子，其表达于肿瘤干细胞而非正常造血干细胞的特性很适合作为靶向治疗的目标。大多数 AML 母细胞表面表达白细胞介素 -3 受体（IL-3R），Feuring-Buske 等[59]分别用体外培养和移植至 NOD/SCID 小鼠体内证明了白喉毒素-IL-3 融合蛋白对 AML 母细胞和肿瘤干细胞群有毒性作用，而对正常前体细胞无毒性。在化疗前或化疗中同时应用 ABCG2 抑制剂或抗 ABCG2 抗体，可增加 CSC 对化疗药物的敏感性，能有效帮助清除肿瘤干细胞。其中，CF120918（烟色曲霉素中获得的真菌霉素）和 tariquidar（p-gp 抑制剂）的复合物（同时抑制 ABCG2 和 ABCB1）已用于临床研究。由于肿瘤干细胞在肿瘤组织中存在比例很小（小于 5%）以及目前经实验鉴定的肿瘤干细胞表面标记还十分有限，所以利用携带药物的抗体靶向特殊表面标记还只是实验阶段，还有很长的路要走。

（二）靶向肿瘤干细胞通路的治疗

Wnt/β-catenin、Notch 和 Shh 等信号通路是肿瘤干细胞与正常干细胞在自我更新方面具有重要作用，这些信号通路异常表达可导致肿瘤的发生。药物干扰调节肿瘤干细胞自我更新的信号传导通路的靶向治疗是一个很有前景的肿瘤治疗策略。Verma 等[60]利用 RNAi 技术，下调结肠癌 Wnt 通路中关键蛋白 β-catenin 的表达，结果显示被处理的细胞在软琼脂上形成克隆和在裸鼠体内成瘤的能力均明显下降，表明肿瘤干细胞的增殖能力被有效抑制。Sukhdeo 等[61]发现，干扰 β-catenin/TCF 转录通路的小分子阻断剂，降低 Wnt 靶基因表达，可以产生对培养髓细胞瘤的细胞毒性，体内应用可以延长荷瘤模型生存期。这提示，可以通过抑制 β-catenin 通路来杀伤乳腺癌干细胞。Fan 等[62]通过靶向阻断脑瘤细胞中 Notch 通路，发现肿瘤细胞中凋亡及分化数量明显增高，而分化的肿瘤细胞不再具有致瘤特性。随后，他们发现阻断 Notch 通路能够明显减少 $CD133^+$ 脑肿瘤干细胞的数量。虽然针对干细胞通路的药物已在开发，但是必须考虑肿瘤干细胞与正常干细胞的信号转导途径有何差别，怎样才能保证药物能特异性杀死肿瘤干细胞而不影响其他正常干细胞。

（三）诱导肿瘤干细胞的分化

肿瘤分化疗法是采用诱导肿瘤细胞分化的同时阻止肿瘤细胞进一步增殖的治疗方法。全反式维 A 酸（all-trans retinoic，ATRA）最早被用于肿瘤的促分化治疗，在对急性早幼粒细胞性白血病（acute promyelocytic leukemia，APL）的治疗中表现出良好的疗效[63]。Munster 等[64]使用组蛋白去乙酰化酶抑制剂 SAHA 处理乳腺癌细胞 MCF-7，可观察到明显的细胞分化特征。另外，化疗药物大麻素（cannabinoid）也被证实具有诱导胶质瘤干细胞分化及抑制肿瘤发展的作用[65]。肿瘤干细胞往往分化异常或分化受阻，因此，诱导肿瘤干细胞分化可以消耗其分裂潜能，起到抑制肿瘤的作用。目前，更多新的分化诱导药物也正在开发过程中。

（四）利用正常干细胞靶向肿瘤干细胞

神经干细胞（neural stem cell，NSC）具有惊人的迁移和趋向肿瘤的能力。Brown等[66]将NSC经尾静脉注入裸鼠神经或非神经源性肿瘤模型，发现NSC可通过周围脉管系统迁移定位至颅内和颅外非神经肿瘤区域，包括前列腺癌和恶性黑色素瘤。因此，研究者设想将NSC作为一种携带治疗基因的载体，利用其趋向肿瘤的能力而靶向多种类型的肿瘤干细胞，从而发挥抗肿瘤药物，达到有效的靶向治疗作用。

（五）破坏微环境

微环境是肿瘤干细胞赖以生存的基础，对于调节肿瘤干细胞的自我更新、持续存活及维持小部分细胞处于相对静止状态，非常必要。肿瘤干细胞的微环境也称为壁龛（niche），破坏niche会严重影响干细胞的正常功能。Calabrese等[67]证实，脑肿瘤干细胞位于内皮细胞附近的区域，脱离了该区域会影响肿瘤干细胞的增殖能力。此外，在小鼠脑内成瘤实验中，与人内皮细胞共注射的脑肿瘤干细胞增殖能力明显强于单独注射的脑肿瘤干细胞。Jin等[68]用CD44的单克隆抗体H90阻断CD44与其功能受体的结合，以阻碍AML干细胞向niche转移，结果大大抑制其增殖和成瘤的能力。已有研究发现，以脑肿瘤起始细胞的血管微环境为靶点的治疗，可以减少肿瘤起始细胞的数量，终止肿瘤生长。乏氧作为肿瘤治疗的主要问题之一，同样存在于肿瘤干细胞的微环境中，因此，可以利用这点进行治疗。Huang等[69]创建了一种新的基因治疗载体，能在乏氧环境下特异表达，使针对乏氧的特异靶向治疗成为可能。

（六）采用药物靶向制剂治疗

这种方案是将药物用纳米材料包裹，或与具有靶向性的材料以共价键结合，其优势在于能够有效提高治疗靶点的药物浓度，减少非特异性和副作用，同时又可避免药物间的相互作用。多柔比星（阿霉素）和聚羟丙酯甲基丙胺（HPMA）的聚合物能在一些药物外排泵周围聚集，这充分证明了高分子药物结合物潜在优势。Schätzlein等[70]研究发现，CD44是大部分肿瘤干细胞的表面分子，透明质酸是其天然配体，结合了透明质酸的化疗药物对表达CD44受体的肿瘤细胞具有明显的靶向性。但是，这种治疗也存在比较多的问题，主要是肿瘤干细胞并不高表达特异性的受体，机体本身也具有特殊性，靶向性材料在机体的降解问题，这些都限制药物靶向制剂的应用。

（七）肿瘤干细胞耐药性的逆转

肿瘤干细胞的耐药特性导致了化疗疗效欠佳，因此，学者考虑去除其耐药特性，则可以提高疗效。耐药机制主要是细胞中的某些物质，可以将进入胞内的化疗药物选择性地向胞外转运，从而使细胞得以存活。首先，干细胞处于静止状态，且绝大多数停留于G_0期，从而能有效避免细胞毒化疗药物的打击；其次，干细胞特征之一就是多药耐药基因的高水平表达，因此，许多学者认为干细胞参与了临床上肿瘤耐药现象。Nakai等[71]报道，免疫组织化学染色显示，培养的U877胶质瘤干细胞中表达MDR1和CD133蛋白，后者是白血病干细胞和胶质瘤干细胞的表面标志。实时定量PCR结果发现，对比U877胶质瘤细胞中MDR1和CD133分子表达，其干细胞中二者表达分别增加了8.51和47.18倍。而且，U877胶质瘤干细胞对化疗药物阿霉素、依托泊苷、顺铂和双氯乙基亚硝脲等强烈耐受。双免疫荧光染色显示，MDR1和CD133共表达于转入裸鼠脑部的U877

胶质瘤干细胞中，表明肿瘤干细胞可对目前的化疗耐受，而且可能是胶质瘤治疗的一个关键靶。利用化疗药物主要转运子抑制剂，可以逆转耐药性，第一代的逆转剂ABCB1抑制剂主要包括维拉帕米和环孢霉素A，通过与抗肿瘤药物竞争p-gp上的结合位点，从而抑制跨膜泵作用，使药物累积增加，逆转耐药性，但疗效并不理想。环孢素A的衍生物PSC833是第二代p-gp逆转剂，其逆转作用是环孢素A的520倍，而且无免疫抑制和肾毒作用，抑制时间强于维拉帕米。fumitremorgin C（FTC）是ABCG2的天然抑制剂[72]，并与细胞内药物蓄积量呈正相关，对p-gp和ABCB1同样有抑制作用，只是具有神经毒性，不适合临床应用；化学合成的FTC衍生物Ko143可以增加某些药物的肠道吸收，提高小鼠肿瘤细胞对药物的敏感性，且高剂量口服或腹腔注射小鼠无明显毒性作用。GF120918是从烟色曲霉素获得的真菌霉素，Cisternino等[73]发现其可抑制ABCB1，并在体内和体外均可显著抑制ABCG2。另外，针对ABCG2的一些其他疗法，如用锤头核酶、5D3抗ABCG2单克隆抗体或RNA干扰来调节ABCG2的功能，在临床治疗中取得了较好的效果[74]。

（八）miRNA与肿瘤干细胞治疗

微小RNA（micro-RNA，miRNA）是真核生物中一类长度在18～25个核苷酸左右的内源性非编码单链RNA分子，其基因参与细胞增殖和分化、细胞凋亡、胚胎发育、形态构建及疾病发生等一系列重要的生命过程。其本身不具有开放阅读框，不编码任何蛋白质，成熟miRNA的5′端带有磷酸基团，3′端带有羟基。miRNA通过与靶基因3′-UTR区的完全或不完全互补结合，引起miRNA的降解或翻译抑制，发挥负调控作用[75]。大量研究表明，miRNA对于干细胞的自我更新、分化调控和哺乳动物的早期发育具有重要意义，同时对肿瘤干细胞调控也发挥重要作用。廖荣霞等[76]研究发现，以乳腺癌细胞株MCF-7为参照，筛选20个乳腺癌干细胞相关的miRNA，其中低表达的4个，高表达的16个，预测的为9个；初步生物信息学分析表明，在乳腺癌干细胞中检测到的miRNA（如has-miR-301等）与人胚胎干细胞功能相关。Qian等[77]从小鼠肺组织中成功分离出肿瘤干细胞，并发现miR-142-3p、miR-451、miR-106a、miR-142-5p、miR-15b、miR-20a、miR-106b、miR-25和miR-486在该肿瘤干细胞中异常表达，提示miRNA调控肿瘤干细胞具有多种功能。Yu等[30]发现，miRNA分子let-7能调控乳腺癌干细胞的多种功能。在乳腺癌干细胞中let-7的表达水平明显下降，而利用慢病毒载体将let-7导入乳腺癌干细胞后，乳腺癌干细胞多种恶性表型均被抑制；在乳腺癌干细胞中拮抗let-7表达后，细胞的自我更新能力增强。Gal等[78]用miR-451和甲磺酸伊马替尼协同作用于胶质瘤细胞上，同时发现miR-451启动子区域有SMAD靶点，并且证明SMAD3和SMAD4能够激活启动子-荧光素酶的载体。将SMAD转染进胶质瘤细胞中可以抑制其生长，而且可以通过上调miR-451途径促进胶质瘤干细胞分化为$CD133^-$细胞，并抑制其产生肿瘤。miRNA即具有癌基因性质，也具有抑癌基因性质，这提示可以将miRNA作为肿瘤干细胞治疗的靶点。虽然对miRNA功能的理解逐渐深入，可能为肿瘤的分子基础研究提供新的思路，但由于技术上的欠缺，仍有许多miRNAs未被发现，miRNA究竟对肿瘤干细胞有多大的作用仍需要进一步探索。相信不久的将来，miRNA将作为肿瘤干细胞的靶点为肿瘤治疗开辟新的天地。

综上所述，肿瘤干细胞概念的提出，提供了靶向性或选择性杀伤肿瘤干细胞的可能性，从而达到治愈肿瘤、防止肿瘤复发和转移。肿瘤干细胞理论的提出是人类认识肿瘤的一大进步，为研究肿瘤发病机制及根治恶性肿瘤提供了一个新的方向。随着人们对肿瘤干细胞生物学特性的进一步阐明，针对肿瘤干细胞研发的疫苗、抗肿瘤干细胞药物、信号通路阻断剂及其他化学物质等，将会攻克肿瘤干细胞的辐射抗性和耐药性，诱导肿瘤干细胞分化和凋亡及抑制增殖等方面发挥治疗作用，从而为肿瘤的治愈带来新的希望。

参考文献

[1] 杨静爱，苏维祥，麦秋萍，等. 肿瘤干细胞的研究及临床意义. 四川解剖学杂志，2007，15（3）：34－39.

[2] 蒋东海，隋梅花，范伟民. 肿瘤干细胞的起源. 实用肿瘤杂志，2007，22(6)：542－545.

[3] 赵贵成，姚真真，焦炳华. 肿瘤干细胞研究的问题和进展. 生命的化学，2009，9（3）：331－334.

[4] Jones RJ，Matsui W. Cancer stem cells：from bench to bedside. Biol Blood Marrow Transplant，2007，13（4）：47－52.

[5] Hewitt HB. Studies of the dissemination and quantitative transplantation of a lymphocytic leukemia of CBA mice. Br J Cancer，1958，12（3）：378－401.

[6] Southam CM，Brunschwig A. Quantitative studies of autotransplantation of human cancer. Cancer，1961，14（5）：971－978.

[7] Bruce WR，Van Der Gaag H. A quantitative assay for the number of murine lymphoma cells capable of proliferation in vivo. Nature，1963，199：79－80.

[8] Hamburger AW，Salmon SE. Primary bioassay of human tumor stem cells. Science，1977，197（4302）：461－463.

[9] Czitrom AA，Edwards S，Phillips RA，et al. The function of antigen-presenting cells in mice with severe combined immunodeficiency. J Immunol，1985，134（4）：2276－2280.

[10] Huntly BJ，Gilliland DG. Leukaemia stem cells and the evolution of cancer-stem-cell research. Nat Rev Cancer，2005，5（4）：311－321.

[11] Prochazka M，Gaskins HR，Shultz LD，et al. The nonobese diabetic scid mouse：model for spontaneus thymomagenesis associated with immunodeficiency. Proc Natl Acad Sci USA，1992，89（8）：3290－3294.

[12] Bonnet D，Dick JE. Human acute myeloid leukemia is organized as a hierarchy that originates from a primitive hematopoietic cell. Nat Med，1997，3（7）：730.

[13] Reya T，Morrison SJ，Clarke MF，et al. Stem cells，cancer，and cancer stem cells. Nature，2001，414（6859）：105－111.

[14] Al-Hajj M，Wicha MS，Benito-Hernandez A，et al. Prospective identification of tumorigenic breast cancer cells. Proc Natl Acad Sci USA，2003，100（7）：3983－3988.

[15] Clarke MF，Dick JE，Dirks PB，et al. Cancer stem cells-perspectives on current status and future directions：AACR workshop on cancer stem cells. Cancer Res，2006，(66)：9339－9344.

[16] Hill RP，Perris R. "Destemming" cancer stem cells. J Natl Cancer Inst，2007，99（19）：1435－1440.

[17] Ding L，Getz G，Wheeler DA，et al. Somatic mutations affect key pathways in lung adenocarcinoma. Nature，2008，455(7216)：1069－1075.

[18] Wong DJ，Liu H，Ridky TW，et al. Module map of stem cell genes guides creation of epithelial cancer stem cells. Cell Stem Cell，2008，2（4）：333－344.

[19] Campbell LL，Polyak K. Breast tumor heterogeneity：cancer stem cells or clonal evolution? Cell Cycle，2007，6（19）：2332－2338.

[20] Shipitsin M，Campbell LL，Argani P，et al. Molecular definition of breast tumor heterogene-

ity. Cancer Cell, 2007, 11 (3):259 -273.

[21] Kelly PN, Dakic A, Adams JM, et al. Tumor growth need not be driven by rare cancer stem cells. Science, 2007, 317 (5836):337.

[22] Ren X, Hu B, Colletti L. Stem cell factor and its receptor, c-kit, are important for hepatocyte proliferation in wild-type and tumor necrosis factor receptor-1 knockout mice after 70% hepatectomy. Surgery, 2008, 143(6):790 -802.

[23] Piscaglia AC. Stem cells, a two-edged sword: risks and potentials of regenerative medicine. World J Gastroenterol, 2008, 14 (27): 4273- 4279.

[24] O'brien CA, Pollett A, Gallinger S, et al. A human colon cancer cell capable of initiating tumor growth in immunodeficient mice. Nature, 2007, 445 (7123):106 -110.

[25] Huff CA, Matsui W. Multiple myeloma cancer stem cells. J Clin Oncol, 2008, 26 (17): 2895 -2900.

[26] 尤琪，陈晨，张苑珑，等. 肿瘤干细胞研究进展. 国际妇产科学杂志，2009，36 (3): 228 -230，241.

[27] De Toni A, Zbinden M, Epstein JA, et al. Regulation of survival in adult hippocampal and glioblastoma stem cell lineages by the homeodomain-only protein HOP. Neural Dev, 2008, 3:13.

[28] Charafe - Jauffret E, Monville F, Ginestier C, et al. Cancer stem cells in breast: current opinion and future challenges. Pathobiology, 2008, 75 (2):75 -84.

[29] Singh SK, Hawkins C, Clarke ID, et al. Identification of human brain tumour initiating cells. Nature, 2004, 432 (7015):396 -401.

[30] Yu F, Yao H, Zhu P, et al. let-7 regulates self renewal and tumorigenicity of breast cancer cells. Cell, 2007, 131 (6):1109 -1123.

[31] Phillips TM, McBride WH, Pajonk F. The response of $CD24^{-/low}/CD44^{+}$ breast cancer-initiating cells to radiation. J Natl Cancer Inst, 2006, 98 (24):1777 -1785.

[32] Woodward WA, Chen MS, Behbod F, et al. WNT/beta-catenin mediates radiation resistance of mouse mammary progenitor cells. Proc Natl Acad Sci USA, 2007, 104 (2):618 -623.

[33] Wang J, Wakeman TP, Lathia JD, et al. Notch promotes radioresistance of glioma stem cells. Stem Cells, 2010, 28 (1):17 -28.

[34] 柯金，何杰. 脑肿瘤干细胞放射敏感性的实验研究. 现代医学,2009,37(3):192 -195.

[35] Shervington A, Lu C. Expression of multidrug resistance genes in normal and cancer stem cells. Cancer Invest, 2008, 26(5):535 -542.

[36] Honoki K. Do stem-like cells play a role in drug resistance of sarcomas? Expert Rev Anticancer Ther, 2010, 10 (2):261 -270.

[37] Zabierowski SE, Herlyn M. Learning the ABCs of melanoma-initiatingcells. Cancer Cell, 2008, 13 (3):185 -187.

[38] Kondo T, Setoguchi T, Taga T. Persistence of a small subpopulation of cancer stem-like cells in the C6 glioma cell line. Proc Natl Acad Sci USA, 2004, 101 (3):781 -786.

[39] Tokar EJ, Ancrile BB, Cunha GR, et al. Stem/progenitor and intermediate cell types and the origin of human prostate cancer. Differentiation, 2005, 73 (9 -10):463 -473.

[40] Zhang J, Niu C, Ye L, et al. Identification of the haematopoietic stem cell niche and control of the niche size. Nature, 2003, 425 (6960):836 -841.

[41] Singh SK, Clarke ID, Terasaki M, et al. Identification of a cancer stem cell in human brain tumors. Cancer Res, 2003, 63 (18): 5821 -5828.

[42] 王彬，杨辉，尹昌林. 恶性胶质瘤细胞株U251中肿瘤干细胞的分离培养及鉴定. 中国临床神经科学,2007,15(6):638 -642.

[43] Zhong X, Li Y, Peng F, et al. Identification of tumorigenic retinal stem-like cells in human solid retinoblastomas. Int J Cancer, 2007, 121 (10):2125 -131.

[44] Kim CF, Jackson EL, Woolfenden AE, et al.

Identification of bronchioalveolar stem cells in normal lung and lung cancer. Cell, 2005, 121 (6): 823 – 835.

[45] 李茗初，陈风华，邓永文，等. 悬浮法培养C6胶质瘤细胞系和该细胞系中脑肿瘤干细胞的分离. 中国现代医学杂志，2004，14 (24): 57 – 60.

[46] Cadigan KM, Nusse R. Wnt signaling: a common theme in animal development. Genes Dev, 1997, 11 (24): 3286 – 3305.

[47] Peifer M, Polaltis P. Wnt signaling in oncogenesis and embrycgenesis—a look outside the nucleus. Science, 2000, 287(5458): 1606 – 1609.

[48] Polakis P. Wnt signaling and cancer. Genes Dev, 2000, 14 (15): 1837 – 1851.

[49] Jundt F, Anagnostopoulos I, Firster, et al. Activated Notchl signaling promotes tumor cell proliferation and survival in Hodgkin and anaplastic large cell lymphoma. Blood, 2006, 99 (9): 3398 – 3403.

[50] Dontu G, Abdallah WM, Foley JM, et al. In vitro propagation and transcriptional profiling of human mammary stem/progenitor cells. Genes Dev, 2003, 17 (10): 1253 – 1270.

[51] Dontu G, Jackson KW, McNicholas E, et al. Role of Notch signaling in cell-fate determination of human mammary stem/progenitor cells. Breast Cancer Res, 2004, 6(6): R605 – 615.

[52] Soriano JV, Uyttendaele H, Kitajewski J, et al. Expression of an activated Notch4 (int-3) oncoprotein disrupts morphogenesis and induces an invasive phenotype in mammary epithelial cells in vitro. Int J Cancer, 2000, 86 (5): 652 – 659.

[53] Harrison H, Farnie G, Howell SJ, et al. Regulation of breast cancer stem cell activity by signaling through the Notch4 receptor. Cancer Res, 2010, 70 (2): 709 – 718.

[54] Hemmati HD, Nakano I, Lazareff JA, et al. Cancerous stem cells can arise form pediatric brain tumors. Proc Natl Acad Sci USA, 2003, 100 (25): 15178 – 15183.

[55] Liu S, Dontu G, Mantle ID, et al. Hedgehog signaling and Bmi-1 regulate self-renewal of normal and maignant human malnmary stem cell. Cancer Res, 2006, 66(12): 6063 – 6071.

[56] Ruizi Altaba A, Stecca B, Sάnchez P. Hedgehog-Gli signaling in brain tumors: stem cells and paradevelopmental programs in cancer. Cancer Lett, 2004, 204 (2): 145 – 157.

[57] Park IK, Qian D, Kiel M, et al. Bmi-1 is required for maintenance of adult self-renewing haematopoietic stem cells. Nature, 2005, 423 (6937): 302 – 305.

[58] Lessard J, Sauvageau G. Bmi-1 determines the proliferative capacity of normal and leukaemic stem cells. Nature, 2003, 423(6937): 255 – 260.

[59] Feuring-Buske M, Frankel AE, Alexander RL, et al. Adiphtheria toxin-interleukin 3 fusion protein is cytotoxic to Primitive acute myel oid leukemia progenitors but spares normal progenitors. Cancer Res, 2002, 62(6): 1730 – 1736.

[60] Verma UN, Surabhi RM, Schmaltieg A, et al. Small interfering RNAs directed against beta-catenin inhibit the in vitro and in vivo growth of colon cancer cells. Clin Cancer Res, 2003, 9 (4): 1291 – 1300

[61] Sukhdeo K, Mani M, Zhang Y, et al. Targeting the β-catenin/TCF transcriptional complex in the treatment of multiple myeloma. Proc Natl Acad Sci USA, 2007, 104(18): 7516 – 7521.

[62] Fan X, Matsui W, Khaki L, et al. Notch pathway inhibition depletes stem-like cells and blocks engraftment in embryonal brain tumors. Cancer Res, 2006, 66 (15): 7445 – 7452.

[63] Castaigne S, Chomienne C, Daniel MT, et al. All-trans retinoic acid as a differentiation therapy for acute promyelocytic leukemia. I. Clinical results. Blood, 1990, 76(9): 1704 – 1709.

[64] Munster PN, Troso-Sandoval T, Rosen N, et al. The histone deacetylase inhibitor suberoylanilide hydroxamic acid induces differentiation of human breast cancer cells. Cancer Res,

2001, 61 (23): 8492 – 8497.

[65] Aguado T, Carracedo A, Julien B, et al. Cannabinoids induce glioma stem-like cell differentiation and inhibit gliomagenesis. J Biol Chem, 2007, 282 (9): 6854 – 6862.

[66] Brown AB, Yang W, Schmidt NO, et al. Intravascular delivery of neural stem cell lines to target intracranial and extracranial tumors of neural and non-neural origin. Hum Gene Ther, 2003, 14 (18): 1777 – 1785.

[67] Calabrese C, Poppleton H, Kocak M, et al. A perivascular niche for brain tumor stem cells. Cancer Cell, 2007, 11 (1): 69 – 82.

[68] Jin L, Hope KJ, Zhai Q, et al. Targeting of CD44 eradicates human acute myeloid leukemic stem cells. Nat Med, 2006, 12(10): 1167 – 1174.

[69] Huang D, Desbois A, Hou ST. A novel adenoviral vector which mediates hypoxia-inducible gene expression selectively in neurons. Gene Therapy, 2005, 12 (18): 1369 – 1376.

[70] Schätzlein AG. Delivering cancer stem cell therapies-A role for nanomedicines. Euro J Cancer, 2006, 42 (9): 1309 – 1315.

[71] Nakai E, Park K, Yawata T, et al. Enhanced MDR1 expression and chemoresistance of cancer stem cells derived from glioblastoma. Cancer Invest, 2009, 27 (9): 901 – 908.

[72] Rabindran SK, RossDD, Doyle LA, et al. Fumitremorgin C reverses multidrug resistance in cells transfected with the breast cancer resistance protein. Cancer Res, 2000, 60 (1): 47 – 50.

[73] Cisternino S, Mercier C, Bourasset F, et al. Expression, up-regulation, and transport activity of the multidrug-resistance protein Abcg2 at the mouse blood-brain barrier. Cancer Res, 2004, 64 (9): 3296 – 3301.

[74] Dean M, Fojo T, Bates S. Tumor stem cells and drug resistance. Nat Rev Cancer, 2005, 5 (4): 275 – 284.

[75] Zeng Y, Cullen BR. Sequence requirements for micro RNA processing and function in human cells. RNA, 2003, 9 (1): 112 – 123.

[76] 廖荣霞, 孙建国, 陈正堂, 等. 乳腺癌 miRNA 表达谱筛选及初步分析. 第三军医大学学报, 2006, 28 (22): 2209 – 2212.

[77] Qian S, Ding JY, Xie R, et al. MicroRNA expression profile of bronchioalveolar stem cells from mouse lung. Biochem Biophys Res Commun, 2008, 377 (2): 668 – 673.

[78] Gal H, Pandi G, Kanner AA, et al. MIR-451 and Imatinib mesylate inhibit tumor growth of Glioblastoma stem cells. Biochem Biophys Res Commun, 2008, 376 (1): 86 – 89.

Smac/DIABLO 和肿瘤

郭彩霞[1] 李艳博[1] 龚守良[2] 孙志伟[1]

1. 首都医科大学公共卫生与家庭医学学院 北京 100069
2. 吉林大学公共卫生学院卫生部放射生物学重点实验室 长春 130021

【摘要】 Smac/DIABLO 是一种新近发现的线粒体促凋亡蛋白，也是一种 caspase 激活因子。在细胞凋亡过程中，Smac/DIABLO 通过结合凋亡抑制蛋白（IAP），解除 IAPs 对 caspase-3、-7 和 -9 的抑制作用，促进 caspases 激活而发挥其促凋亡作用。Smac 参与肿瘤的发生、发展，可通过促进肿瘤细胞凋亡、增强肿瘤免疫力和影响肿瘤细胞的生长周期，发挥其抗肿瘤作用。而且，Smac/DIABLO 表达可能与肿瘤的恶性程度和临床分期、肿瘤预后和生存期及某些肿瘤的复发有关。大量研究表明，Smac/DIABLO 过表达或应用 Smac 小肽可增强肿瘤细胞的放、化疗敏感性。这些决定了 Smac 在肿瘤治疗中具有良好的应用前景。因此，本文就 Smac 的生物学特征、促凋亡作用以及与肿瘤的关系作一简要综述。

【关键词】 Smac/DIABLO；细胞凋亡；肿瘤

细胞凋亡（apoptosis）是多细胞有机体维持自身细胞发育和组织内环境稳定的重要机制，是由基因控制的细胞自主性死亡过程，属于程序性细胞死亡（programmed cell death，PCD）。众多研究显示，作为细胞能量工厂的线粒体在细胞凋亡中占据着重要的地位。2000 年 7 月，Wang 实验小组首次从 Hela 细胞中分离出一种新型线粒体蛋白质，命名为第 2 个线粒体衍生的半胱天冬蛋白酶激活剂（second mitochondria - derived activator of caspase，Smac）；同时，Verhagan 实验小组也从 293T 细胞中分离出一种蛋白质，命名为低 pI 的 IAP 直接结合蛋白（direct IAP - binding protein with low pI，DIABLO）。经对比分析，Smac 和 DIABLO 完全等同，合并称为 Smac/DIABLO[1,2]，免疫分析定位于线粒体内。当细胞受到凋亡刺激（包括抗癌药物、电离辐射、化学信号和 DNA 损伤）的作用下，Smac 可与细胞色素 C（cytochrome C，Cyt C）一同从线粒体膜间隙释放出来，发挥促凋亡作用。Smac 的发现有助于解释一些以前不能解释的现象。例如，某些经微注射 Cyt C 的细胞必须接受一定的凋亡刺激，才能引起死亡；可以解释为细胞浆内含有高浓度的 IAP（inhibitor of apoptosis protein），只有当 Smac 或其类物质在胞浆中与之结合，细胞才能凋亡。Smac 的发现是对线粒体是调控细胞凋亡中心新理论的完善和补充，为肿瘤的治疗提供了一个新的工具。近年来，国内外许多学者致力于研究 Smac 在肿瘤治疗方面的应用，已取得了一定的成绩。Smac 有望成为未来肿瘤治疗中的一种新手段。本文就 Smac 的生物学特征、促凋亡作用以及与肿瘤的关系作一简要的综述。

一、Smac/DIABLO 的生物学特征

人类 Smac/DIABLO 基因位于 12 号染色体长臂，由 7 个外显子组成。Smac/ DIABLO mRNA 全长约 1.5kb，编码 239 个氨基酸的开放阅读框，最初合成的前体蛋白相对分子量约为 27 kD，等电点 pI 为 6.5。其结构分析发现，Smac/DIABLO N-末端 55 个氨基酸残基为线粒体定位序列（mitochondrial targeting sequence，MTS），由两性肽段构成 α 螺旋结构，一端的氨基酸侧链带阳性电荷（Arg-10、Arg-17、Lys- 31、Lys-32、Arg-33 和 Arg-40）。MTS 能确保在细胞质中合成的 Smac 定位于线粒体，并在其移入线粒体后被剪切掉而获得凋亡活性。因此，Smac 以两种形式存在，即全长型（或野生型）和成熟型。全长的 Smac/DIABLO 没有任何活性，线粒体内信号肽的切除对 Smac 获得凋亡活性是必要的。成熟型 Smac/DIABLO 分子含 184 个氨基酸，相对分子质量为 23 kD，等电点 pI 为 5.3，以二聚体的形式存在于线粒体膜间隙。Chai 等通过分析 Smac/DIABLO 的结构证实，二聚体结构对 Smac/DIABLO 促进 procaspase- 3 激活和 caspase-3 酶活性是必不可少的[3]。

Burri 等的研究表明，Smac/DIABLO 产生于线粒体内膜肽酶蛋白复合物[4]。在凋亡刺激因素作用下，成熟的 Smac/DIABLO 可从线粒体膜间隙释放入细胞质，参与细胞凋亡。内源性的 Smac/DIABLO 在 NT2 细胞未受到 UV 照射时集中存在于线粒体膜上，受到 UV 照射后释放入细胞质，并与 IAPs 作用，表明其促凋亡活性取决于其定位。而且，Smac 在正常细胞不诱发凋亡，只在受损的细胞中发挥作用。Northern 印迹检测显示，Smac/DIABLO 在人类多种组织中普遍存在，且在不同组织中表达各异。在成人睾丸中表达最高，在心脏、肝脏、肾脏、脾脏、前列腺和卵巢中也有较高表达，但在脑、肺、胸腺及外周血粒细胞中则表达低。另外，Smac 在肿瘤细胞中也广泛表达，包括源于单核细胞、T 细胞、B 细胞及上皮细胞的肿瘤细胞系[5]。

二、Smac/DIABLO 的促凋亡作用

（一）Smac/DIABLO 与 IAPs

细胞凋亡中，caspases 家族（半胱天冬酶家族）通过诱导凋亡小体的形成来行使凋亡功能；细胞凋亡抑制蛋白 IAPs 作为细胞内一类重要的凋亡调节因子，则通过其杆状病毒 IAP 重复区（baculoviral IAP repeat，BIR）结合并抑制 caspases 活性，从而发挥其抑凋亡作用，可抑制死亡受体、Cyt C 等引起的凋亡。BIR 是 IAPs 和 caspase 结合的结构基础，同时也是 IAPs 和 Smac/DIABLO 结合的结构基础。

Smac/DIABLO 释放进入细胞质后，通过其 N-末端 4 个疏水氨基酸残基组成的一段保守序列 Ala-Val-Pro-Ile（AVPI）与 IAPs 家族成员的 BIR 结构区特异性结合，解除 IAPs 对 caspase-3、-7 和 -9 的抑制，促进 caspases 激活来发挥其促凋亡作用[6]。研究发现，Smac 可与检测到的多种 IAPs，包括 XIAP、cIAP1、cIAP2、livin、survivin 和 Bruce 相互作用，如 Smac 可破坏 XIAP 的 BIR3 与 caspase- 9、linker-BIR2 与 caspase-3 或-7 间的相互作用；成熟 Smac N-末端四肽 AVPI（Smac-4）可结合于 XIAP BIR3 形成的表面凹槽内，与 caspase-9 相互排斥[7]，Smac-4 与 caspase-9 N-末端四肽有明显的同源性[8]。这样，Smac 解除了 XIAP 对 caspase- 9 的抑制作用，促进 caspase-9 激活，最终引发细胞凋亡。

Smac 还通过其他机制来调节 IAP 的功能。Hu 等[9]研究提示，cIAP1 和 cIAP2 为 Smac 的泛素连接酶，通过其 Ring 结构与

Smac 特异结合介导 Smac 泛素化，促进 Smac 降解，抑制凋亡。XIAP、livin 和 Bruce 也有泛素连接酶活性，可降解 Smac[10-12]。但有研究发现，Smac 可以增强 IAPs 泛素连接酶活性，从而降解 IAPs 蛋白使其含量降低，如 Smac 可选择性地使 cIAP1 和 cIAP2 泛素化而导致两者浓度降低，Smac 的相对浓度增加，从而促进细胞凋亡[13,14]。另外，在其他分子的协助下，Smac 可抑制自身泛素化减少其降解，如一种 NADE 分子（p75NTR-associated cell death executor）可与 Smac 作用而减少 Smac 泛素化，从而有利于 Smac 的功能发挥[15]。

（二）Smac/DIABLO 与 TRAIL

Smac 除与 IAPs 家族成员作用外，还可促进 TRAIL（TNF-related apoptosi-inducing ligand，肿瘤坏死因子相关的凋亡诱导配体）诱导的细胞凋亡。Apo-2L/TRAIL 是死亡受体 DR4 和 DR5 的配体，可通过死亡受体介导的外源性途径引发细胞凋亡。另外，通过 TRAIL 激活 caspase-8-tBid-bax 的级联反应，可促使成熟的 Smac 蛋白迅速释放到胞质中，后者再与 XIAP 结合并消除其对 p24（procaspase-3 的分解产物）的抑制，p24 的裂解产物 p20/p17 与 p12 共同构成活化的 caspase-3，继而激发凋亡的发生、发展[16]。Jurkat 白血病细胞转染 Smac 后，Apo-2L/TRAIL 的促凋亡作用增强。Smac 的高表达可促进 Apo-2L/TRAIL 诱导的 caspase-8 和 Bid 的加工及 Cyt C 的释放，进一步引起 tBid 形成和 caspase-3 激活，从而促进凋亡。同时，伴随 XIAP、cIAP1 及 Survivin 水平的下调。另外，Smac-4 和-7 也具有此功能[7,17]。由此看出，Smac 参与凋亡发生的线粒体和死亡受体途径，可将二者有机地结合起来，这为肿瘤治疗方案的选择提供了新思路。

（三）Smac/DIABLO 与其他凋亡调节因子

Smac 还可与其他凋亡调节因子发生作用，发挥其促凋亡活性，包括 Bcl-2 家族成员和 p53 等。Bcl-2 家族抗凋亡成员（如 bcl-2、bcl-xl）通过维持线粒体完整性阻止 Smac 释放，但并不直接结合 Smac。研究发现，bcl-2 具有很强的阻碍 Smac 释放的功能；高表达 bcl-2 不仅抑制 Cyt C 从线粒体释放，而且抑制 Smac 释放[18,19]。因此，通过编码 Smac 的载体转染细胞，在胞浆中表达的 Smac 能绕开 bcl-2 的抑制作用。而促凋亡成员（如 Bax、Bad）则可通过促进 Smac 从线粒体释放而促进细胞凋亡。Zhao 等[20]发现，用反义 Smac 封闭骨肉瘤细胞中 Smac 的表达，则 p53 诱导的凋亡受损，提示 p53 诱导的凋亡可能需要 Smac 的参与。还有研究表明，E2F1 可能直接通过结合位点 BS2（－542 ~ －535 bp）和 BS3（－200 ~ －193 bp）结合并激活 Smac 启动子；能条件性诱导 E2F1 活性的细胞株 H1299 ER-E2F1，在给予 4-羟泰米芬处理后，显示出 E2F1 在 mRNA 和蛋白质水平上调 Smac 的表达，从而增强线粒体介导的细胞凋亡。相反，通过 RNA 干扰技术降低 Smac 的表达，极大地减少了 E2F1 诱导的凋亡[21]。

三、Smac/DIABLO 与肿瘤的关系

（一）Smac/DIABLO 与肿瘤发生

Smac/DIABLO 在人体组织中广泛表达，并且在不同癌组织中的表达不同，这是由肿瘤的类型所决定的，可能与肿瘤的异质性有关。研究表明，在多种肿瘤中，Smac 表达减少；例如，与正常肝组织相比，肝癌组织中 Smac mRNA 和蛋白表达降低[22]。提示：低表达 Smac/DIABLO 可能抑制凋亡，与肿瘤的发生、发展密切相关[23]。Smac 在一些肿瘤组织中高表达，可

能与 IAPs 高表达有关。Shibata 等[24] 的研究发现，胃腺癌中 Smac 表达明显高于非肿瘤性胃黏膜，但 XIAP/Smac 比值无差别。在肿瘤发生过程中，随着 IAPs 表达的升高，机体通过某种信号转导正反馈引起 Smac mRNA 转录增强，翻译产生更多的 Smac 蛋白来拮抗 IAPs 的抑凋亡作用，从而延缓肿瘤的发生和发展；也可能存在癌组织中检测到的 Smac 为野生的突变体，因突变体失去拮抗 IAPs 的功能，使 IAPs 抑制凋亡的功能增强，促进了肿瘤的发生发展。

Smac 作为 IAPs 的拮抗体促进细胞凋亡，其过表达可抑制或减缓肿瘤的发生发展。如在人类白血病中，Smac 可有效促进细胞凋亡和抑制细胞增殖，从而减缓肿瘤的形成过程[25]。在肾细胞癌（renal cell carcinoma，RCC）形成过程中，XIAP 的表达升高，Smac 表达相对无明显变化，结果造成 XIAP/Smac 比例升高而使 Smac 促进凋亡功能减弱，因此，XIAP 和 Smac 之间的平衡在肿瘤恶化过程中发挥着重要作用[26]。另有较多的研究表明，在肿瘤细胞中还存在 Smac 释放障碍。许多肿瘤细胞中 XIAP 呈过表达，抑制了线粒体释放 Smac。Smac 还可通过影响细胞周期和抑制细胞增殖，参与肿瘤的发生、发展。此外，Smac 的表达还可能与肿瘤的恶性程度和临床分期、肿瘤预后和生存期及肿瘤复发有关[27]。在一些肿瘤中，Smac 表达越低，预示病变恶性程度越高，病情发展越接近晚期，预后越差，生存期越短。施行全肾切除术的 RCC 病人，与 Smac 表达阴性者相比，表达阳性者生存期长[28]；表达低者死亡风险是表达高者的 4 倍[29]。

（二）Smac/DIABLO 与肿瘤治疗

Smac/DIABLO 在细胞凋亡诱导方面的功能使其逐渐成为肿瘤细胞凋亡治疗的重要方面。实验证实，Smac 并不诱导健康细胞凋亡，其功能的发挥有赖于胞内定位的改变（由线粒体释放到细胞质）。研究表明，Smac/DIABLO 可通过促进细胞凋亡、增强肿瘤免疫力和影响肿瘤细胞的生长周期发挥其抗肿瘤作用，如 McNeish 等[30] 的研究显示，构建 Ad. CMV-Smac 载体转染卵巢癌细胞后，其凋亡呈剂量依赖式增长；Li 等[31] 构建了不仅含有 Smac/DIABLO，还含有 CTL 和/或 NK 这 2 种细胞作用位点的 eGFP-Smac/DIABLO 融合蛋白（pro-Smac/DIABLO），将其导入缺乏免疫性的黑色素瘤细胞中，显示被杀伤的肿瘤细胞大大增加，提示 Smac/DIABLO 可提高免疫细胞对肿瘤细胞的杀伤敏感性；JIA 等[32] 的研究表明，Smac 可使肿瘤细胞周期阻滞在 G_0/G_1 期。

IAPs 作为哺乳动物细胞的一类内源性凋亡抑制物，是目前最受重视的细胞凋亡调控因子家族，其家族成员广泛存在于肿瘤细胞，其高表达与某些肿瘤的临床分期和分级呈正相关，是导致恶性肿瘤细胞异常增长的原因之一，也是肿瘤传统治疗中的障碍，恰是 Smac 的特异性作用靶点。因此，有效运用调节胞浆 Smac 含量的手段，如携带其基因的重组质粒转染肿瘤细胞，建立稳定过表达 Smac 基因细胞株及其衍生物［Smac 小肽和 Smac 蛋白类似物（Smac mimetic）等］合成等，干涉 IAPs 分子在肿瘤细胞内的表达或功能，将有益于抗肿瘤治疗的效果。大量研究表明，肿瘤细胞内转染 Smac 使其过表达，可大大增强肿瘤细胞对放、化疗和 TRAIL 等的敏感性，耐药性降低[33,34]。笔者的研究也显示，Smac 基因过表达明显增强顺铂对人肝癌细胞 SMMC-7721 的增殖抑制作用和促凋亡作用[35]。另外，Smac 衍生物也具有重要的抗肿瘤效果，尤其是 Smac mimetic 在肿瘤治疗领域显示了良好的应用前景[36]。研究表明，Smac mimetic 能诱导肿瘤坏死因子-α（tumor necrosis factor-alpha，TNFα）依赖性细胞凋亡，此途径需要受体相互作用蛋白激酶 1（receptor-interacting protein kinase 1，RIPK1）的参与，通过促进 RIPK1-FADD-Caspase-8 复合体的形成导致细胞凋亡[37]；Smac mimetic 可通过下调 c-FLIP 使大多数抵抗性癌细胞对其及 TNFα 敏感[38]，还可有效增加体内外化疗诱导的肿瘤细胞死亡效果，增强 TRAIL 的抗肿瘤活性[39,40]。一些 Smac 生物制品还能提高免疫细胞对肿瘤细胞的敏感性，这些均为 Smac 应用于临床奠定了一定的基础。

四、展望

细胞凋亡在维持机体自身稳定方面具有重要作用，若严重失衡，将对机体具有破坏性影响。针对细胞凋亡及其机制的深入研究，对疾病的发生机制及新的治疗研究有着重要的意义。Smac/DIABLO 作为继 Cyt C 之后发现的又一线粒体促凋亡蛋白，能作用于细胞凋亡的不同阶段，在凋亡信号存在下有效地增强凋亡效应，显示了在诱导肿瘤细胞凋亡中的应用前景。肿瘤细胞中广泛存在的 IAPs 为 Smac/DIABLO 提供了作用靶点，与放、化疗联合应用有望成为临床治疗肿瘤的新方法。但是，尽管对 Smac/DIABLO 已有了较为全面的认识，还有一系列问题尚待解决，如 Bartlin 等[41]发现，Smac 在依托泊苷（VP-16）治疗肺癌的过程中并不发挥促凋亡作用，提示其并不是对于所有的化疗均有辅助作用。目前认为，Smac N-末端对其执行促凋亡功能非常关键，但针对其 C-末端功能区的研究较少，有待于进一步深入探讨。

参 考 文 献

[1] Du C, Fang M, Li Y, et al. Smac, a mitochondrial protein that promotes cytochrome c-dependent caspase activation by eliminating IAP inhibition. Cell, 2000, 102 (1): 33 – 42.

[2] Verhagen AM, Ekert PG, Pakusch M, et al. Identification of DIABLO, a mammalian protein that promotes apoptosis by binding to and antagonizing IAP proteins. Cell, 2000, 102(1): 43 – 53.

[3] Chai J, Du C, Wu J W, et al. Structural and biochemical basis of apoptotic activation by Smac/DIABLO. Nature, 2000, 406 (6798): 855 – 862.

[4] Burri L, Strahm Y, Hawkns CJ, et al. Mature DIABLO/Smac is produced by the MP protease complex on the mitochondrial inner membrane. Mol Biol Cell, 2005, 16 (6): 2926 – 2933.

[5] Srinivasula SM, Hegde R, Saleh A, et al. A conserved XIAP-interaction motif in caspase- 9 and Smac/DIABLO regulates caspase activity and apoptosis. Nature, 2001, 410(6824): 112 – 116.

[6] Cossu F, Milani M, Mastrangelo E, et al. Structural Basis for Bivalent Smac-Mimetics Recognition in the IAP Protein Family. J Mol Biol, 2009, 392 (3): 630 – 644.

[7] Guo F, Nimmanapalli R, Paranawthana S, et al. Ectopic over expression of second mitochondria-derived activator of caspases (Smac/DIABLO) or cotreatment with N2 terminals of Smac/DIABLO peptide potentiates epothilone B derivative2 (BMS 247550) and apo2-L/TRAIL-induced apoptosis. Blood, 2002, 99 (9): 3419.

[8] Srinivasula SM, Hegde R, Saleh A, et al. A conserved XIAP interaction motif in caspase- 9 and Smac/ DIABLO regulates caspase activity and apoptosis. Natrue, 2001, 410(6824): 112.

[9] Hu S, Yang X. Cellular inhibitor of apoptosis1 and 2 are ubiquitin ligases for the apoptosis inducer Smac/DIABLO. J Biol Chem, 2003, 278 (12): 10055 – 10060.

[10] Ma L, Huang Y, Song Z, et al. Livin promotes Smac/DIABLO degradation by ubiquitin-proteasome pathway. Cell Death Differ, 2006, 13 (12): 2079 – 2088.

[11] Morizane Y, Honda R, Fukami K, et al. X-

linked inhibitor of apoptosis functions as ubiquitin ligase toward mature caspase-9 and cytosolic Smac/DIABLO. J Biochem, 2005, 137 (2): 125-132.

[12] Hao Y, Sekine K, Kawabata A, et al. Apollon ubiquitinates SMAC and caspase-9, and has an essential cytoprotection function. Nat Cell Biol, 2004, 6 (9): 849-860.

[13] Creagh EM, Murphy BM, Duriez PJ, et al. Smac/Diablo antagonizes ubiquitin ligase activity of inhibitor of apoptosis proteins. J Biol Chem, 2004, 279 (26): 26906-26914.

[14] Yang QH, Du C. Smac/DIABLO selectively reduces the levels of c-IAP1 and c-IAP2 but not that of XIAP and livin in HeLa cells. J Biol Chem, 2004, 279 (17): 16963-16970.

[15] Yoon K, Jang HD, Lee SY. Direct interaction of Smac with NADE promotes TRAIL-induced apoptosis. Biochem Biophys Res Commun, 2004, 319 (2): 649-654.

[16] Deng Y, Lin Y, Wu X. TRAIL-induced apoptosis requires Bax-dependent mitochondrial release of Smac/DIABLO. Genes Dev, 2002, 16 (1): 33-45.

[17] Zhang XD, Zhang Y, Gray CP, et al. Tumor necrosis factor related apoptosis-inducing ligand-induced apoptosis of human melanoma is regulated by Smac/DIABLO release from mitochondria. Cancer Res, 2001, 61 (19): 7339-7348.

[18] Arain C, Creagh EM, Martin SJ, et al. Apoptosis-associated release of Smac/ DIABLO-from mitochondria requires active caspases and is blocked by Bcl-2. EMBO, 2001, 20(23): 6627-6636.

[19] Tsujimoto Y. Cell death regulation by the Bcl-2 protein family in the mitochondria. J Cell Physiol, 2003, 195 (2): 158.

[20] Zhao J, Jin J, Zhang X, et al. Transfection of Smac sensitizes tumor cells to etoposide-induced apoptosis and eradicates established human hepatoma in vivo. Cancer Gene Ther, 2006, 13 (4): 420-427.

[21] Xie W, Jiang P, Miao L, et al. Novel link between E2F1 and Smac/DIABLO: proapoptotic Smac/DIABLO is transcriptionally upregulated by E2F1. Nucleic Acids Res, 2006, 34 (7): 2046-2055.

[22] Bao ST, Gui SQ, Lin MS. Relationship between expression of Smac and Survivin and apoptosis of primary hepatocellular carcinoma. Hepatobiliary Pancreat Dis Int, 2006, 5 (4): 580-583.

[23] Yoo NJ, Kim HS, Kim SY, et al. Immunohistochemical analysis of Smac/ DIABLO expression in human carcinomas and sarcomas. APMIS, 2003, 111 (3): 382-388.

[24] Shibata T, Mahotka C, Wethkamp N, et al. Disturbed expression of the apoptosis regulators XIAP, XAF1, and Smac/DIABLO in gastric adenocarcinomas. Diagn Mol Pathol, 2007, 16 (1): 1-8.

[25] Martinez-Ruiz G, Maldonado V, Ceballos-Cancino G, et al. Role of Smac/ DIABLO in cancer progression. J Exp Clin Cancer Res, 2008, 27: 48

[26] Yan Y, Mahotka C, Heikaus S, et al. Disturbed balance of expression between XIAP and Smac/DIABLO during tumour progression in renal cell carcinomas. Br J Cancer, 2004, 91 (7): 1349-1357.

[27] Endo K, Kohnoe S, Watanabe A, et al. Clinical significance of Smac/DIABLO expression in colorectal cancer. Oncol Rep, 2009, 21 (2): 351-355.

[28] Mizutani Y, Nakanishi H, Yamamoto K, et al. Downregulation of Smac/ DIABLO expression in renal cell carcinoma and its prognostic significance. J Clin Oncol, 2005, 23 (3): 448-454.

[29] Kempkensteffen C, Hinz S, Christoph F, et al. Expression levels of the mitochondrial IAP antagonists Smac/DIABLO and Omi/HtrA2 in clear-cell renal cell carcinomas and their prognostic value. J Cancer Res Clin Oncol, 2008,

134 (5):543 -550.

[30] McNeish IA, Bell S, McKay T, et al. Expression of Smac/DIABLO in ovarian carcinoma cells induces apoptosis via a caspase-9-mediated pathway. Exp Cell Res, 2003, 286 (2): 186 - 198.

[31] Li R, Rüttinger D, Urba W, et al. Targeting and amplification of immune killing of tumor cells by pro-Smac. Int J Cancer, 2004, 109 (1):85 -94.

[32] Jia L, Patwaar IY, Kelsey SM, et al. Role of Smac in human leukaemic cell apoptosis and proliferation. Oncogene, 2003, 22 (11): 1589 - 1599.

[33] Fandy TE, Shankar S, Srivastava RK. Smac/DIABLO enhances the therapeutic potential of chemotherapeutic drugs and irradiation, and sensitizes TRAIL-resistant breast cancer cells. Mol Cancer, 2008, 7:60.

[34] Mao HL, Liu PS, Zheng JF, et al. Transfection of Smac/DIABLO sensitizes drug-resistant tumor cells to TRAIL or paclitaxel-induced apoptosis in vitro. Pharmacol Res, 2007, 56 (6):483 -492.

[35] 郭彩霞，李艳博，杜海英，等. Smac 基因过表达联合顺铂对 SMMC-7721 细胞增殖和凋亡的影响. 中华肝脏病杂志，2008，16 (9):674 -677.

[36] Petersen SL, Wang L, Yalcin-Chin A, et al. Autocrine TNFalpha signaling renders human cancer cells susceptible to Smac-mimetic-induced apoptosis. Cancer Cell, 2007, 12(5): 445 -456.

[37] Chen DJ, Huerta S. Smac mimetics as new cancer therapeutics. Anticancer Drugs, 2009, 20 (8):646 -658.

[38] Cheung HH, Mahoney DJ, Lacasse EC, et al. Down-regulation of c-FLIP Enhances death of cancer cells by smac mimetic compound. Cancer Res, 2009, 69 (19):7729 -7738.

[39] Bank A, Wang P, Du C, et al. SMAC mimetics sensitize nonsteroidal anti-inflammatory drug-induced apoptosis by promoting caspase-3-mediated cytochrome C release. Cancer Res, 2008, 68 (1):276 -284.

[40] Dai Y, Liu M, Tang W, et al. A Smac-mimetic sensitizes prostate cancer cells to TRAIL-induced apoptosis via modulating both IAPs and NF-kappaB. BMC Cancer, 2009, 9:392.

[41] Bartling B, Lewensohn R, Zhivotovsky B. Endogenously released Smac is insufficient to mediate cell death of human lung carcinoma in response to etoposide. Exp Cell Res, 2004, 298 (1):83 -95.

肿瘤基因导向治疗

赵　刚[1]　狄英波[2]　龚平生[3]

1. 吉林大学公共卫生学院卫生部放射生物学重点实验室 长春 130021
2. 吉林省妇幼保健院 长春 130061
3. 吉林大学分子酶学工程教育部重点实验室 长春 130021

【摘要】 肿瘤基因导向治疗涵盖多种方法，本文主要介绍了其中的免疫毒素治疗原理和研究进展。以重组免疫毒素促黄体激素释放激素-铜绿假单胞菌（绿脓杆菌）外毒素 A 为例，对免疫毒素的构成、原理及临床应用等方面进行了详细的介绍，并阐述了免疫毒素治疗面临的问题和应用前景。

【关键词】 免疫毒素；导向治疗；促黄体激素释放激素-铜绿假单胞菌外毒素 A

一、导向治疗

导向治疗（targeted therapy）是借助高度特异的亲肿瘤物质作为载体，以有细胞毒作用的物质（如放射性核素、化疗药物和毒素等）作为弹头，依靠载体的特异性和对肿瘤的亲和力将弹头物质尽量集中于肿瘤细胞而发挥稳定的杀伤作用，而对宿主无毒害的治疗方法[1]。1906 年，德国药物学家 Ehrlich 提出这一构想，因其原理颇似军事上自动制导的导弹，故又称“魔弹”或“生物导弹”[2]。导向治疗药物的载体，根据临床的实际应用和亲肿瘤原理的不同，可分为抗体类和非抗体类，人们习惯于把抗体类导向治疗药物称为免疫毒素（immunotoxin）。免疫毒素的导向部分，也就是载体，一般为抗体、细胞因子、细胞表面分子、生长因子或激素，尽管细胞因子、细胞表面分子、生长因子和激素不属于抗体，但当代科学界已经普遍接受将其作为一种新型的免疫毒素[3]。免疫毒素的毒素部分，也就是弹头，一般使用植物、细菌或真菌来源的毒素。

免疫毒素可分为化学交联毒素（chemical crosslinking toxin，或称第一代免疫毒素）和重组免疫毒素（recombinant immunotoxin，或称第二代免疫毒素）两类[4]。第一代免疫毒素产生于 20 世纪 70 年代初，由肿瘤特异性的单克隆抗体通过化学交联的方法与天然的细菌或植物毒素相连。80 年代末，DNA 重组技术、抗体工程的发展及人们对于毒素功能结构特点的认识，成为构建第二代重组免疫毒素的重要突破口。这种分子由肿瘤特异性的抗体或通过噬菌体库展示得到的重组抗体片段与结构缺失的毒素组成，可在细菌中大量制备，并用

通讯作者：龚平生，吉林大学分子酶学工程教育部重点实验室 130021
E-mail:gongsl@163.com

于基础与临床研究，显示了较好的临床特性。第一代免疫毒素将完整的抗体分子利用化学交联剂与毒素相连，证实了这种理念的可行性。这些毒素在保持对正常细胞低毒性的情况下可以杀伤体外培养的肿瘤细胞。应用这些毒素进行临床试验已经获得了一些成功；然而，也揭示了不少的问题，如对正常细胞的非特异性毒性及生产制备上的难题等；尤其在实体瘤的治疗过程中，其大分子量特性使其不易渗入到瘤体内部。

第二代重组免疫毒素已经克服了第一代免疫毒素所遇到的许多问题，将有关毒素结构和功能等方面的进展与蛋白质工程技术结合起来，有助于设计和构建对肿瘤细胞具有高特异性而对正常细胞低毒性的重组分子。同时，DNA 重组技术和抗体工程的发展使得较小的抗体片段得以制备出来。因此，大幅度地降低免疫毒素的分子量，改善其在体内肿瘤组织的渗透潜能也成为可能。随着重组蛋白在制备方法上的不断改进与发展，人们已经可以大规模地生产高质量、高纯度的重组免疫毒素，以保证大量的临床试验对其数量上的要求。

临床上，以治疗血液肿瘤的免疫毒素最为有效，目前只有一种以人 IL-2 为载体，以白喉毒素（DT）为弹头的免疫毒素制剂（商品名 Ontak）被批准用于皮肤 T 细胞淋巴瘤（CTCL）的治疗[8]，另外一种包含抗 CD22 的 Fv 抗体和铜绿假单胞菌（Pseudomonas aeruginosa，绿脓杆菌）外毒素（PE）的免疫毒素对毛细胞性白血病（hairy cell leukemia，HCL）具有显著疗效[9]。表 1 总结了利用重组免疫毒素治疗血液肿瘤的一些最新进展。

二、免疫毒素治疗肿瘤的载体种类和选择

免疫毒素治疗肿瘤的基本原理是其载体（carrier）部分必须与肿瘤细胞表面受体或与细胞表面的靶抗原相结合后内化，继而其携带的弹头部分在胞内抑制细胞蛋白质合成，导致肿瘤细胞死亡。

根据肿瘤细胞表面所表达产物的类型及多寡，免疫毒素载体部分的选择显得十分重要。常用的载体部分包括一些肿瘤表面抗原特异性抗体、基因工程抗体、细胞因子、细胞表面分子、生长因子及短肽激素等。

表 1　利用重组免疫毒素治疗血液肿瘤的示例

名　称	载体	弹头(基本类型)	血液肿瘤类型	临床试验阶段	参考文献
Ontak	IL-2	DT	CTCL	已上市	10
Ontak	IL-2	DT	CLL,NHL	临床Ⅱ期	11,12
Gemtuzumab ozogamicin	CD33	calicheamicin	AML	临床Ⅲ期	13
BL22	CD22	PE	HCL,CLL,NHL	临床Ⅱ期	9
LMB-2	CD25	PE	NHL,leukemias	临床Ⅱ期	14～15
DT388-GM-CSF	GM-CSF	DT	AML	临床Ⅰ期	16
DT388-IL3	IL-3	DT	AML,MDS	临床Ⅰ期	17

AML，急性髓系白血病；calicheamicin，卡奇霉素（烯二炔类高效抗肿瘤抗生素）；CLL，慢性淋巴细胞白血病；CTCL，皮肤 T 淋巴细胞瘤；DT，白喉毒素；GM，巨噬细胞；HCL，毛细胞性白血病；IL-2，白细胞介素-2；IL-3，白细胞介素-3；MDS，骨髓增生异常综合征；NHL，非霍奇金淋巴瘤；PE，铜绿假单胞菌外毒素。

（一）肿瘤表面抗原特异性抗体

1．单克隆抗体（monoclonal antibody，McAb，单抗） 单克隆抗体作为免疫毒素的载体部分，由于其具有一些传统制备的多抗无法比拟的优点，如生物活性高、成分均一及特异性强等特点，所以颇受免疫毒素研究者的青睐。

2．抗体功能片段 Fab 或 F（ab′）$_2$ 用木瓜蛋白酶可将 IgG 裂解成 3 个单独的片段，其中两个片段完全相同，由轻链和重链 VH-CH_1 组成，两者通过一个链间二硫键连接，这些片段还能结合抗原，具有 V_L 和 V_H 的功能，因此称为 IgG（抗原结合片段）；第三个片段有自我连接形成晶格的能力，称为 Fc（结晶片段）。

（二）基因工程抗体

1．嵌合抗体（chimeric antibody） 这种抗体是用基因工程的技术使同一抗体分子中含有不同种属来源抗体片段的抗体，目前主要为“鼠-人”类型，即由鼠抗体的 Fab 或 F（ab′）$_2$ 与人 Ig 的 Fc 段重组构成。嵌合抗体的优点在于：①比单抗降低了免疫原性，延长了在体内的作用时间；②合理设计还可以发挥免疫调节作用。

2．重构抗体（reshaped antibody） 又称改型抗体，是用基因工程的技术将人抗体可变区中的互补决定簇（CDR 区）序列改换成鼠源单抗 CDR 序列。与嵌合抗体相比，重构抗体的免疫原性显著减少。但是，众多研究表明，仅保留鼠源单抗的 CDR 是远远不够的，常会导致人源化重构抗体亲和力的急剧下降。其原因可能是没有合适地选择人抗体重链和轻链作为鼠 CDR 的移植框架。解决此问题，需要在最大限度保持与亲本抗体同源性的前提下，将可变区内骨架区的可影响抗原结合部位的氨基酸改为亲本鼠单抗的残基。因此，降低免疫原性和高亲和力均是导向药物载体部分的重要指标。

3．基因工程单链抗体（single-chain antibody，ScFv） 是由免疫球蛋白的重链可变区（V_H）和轻链可变区（V_L）通过一段连接肽连接而成的重组蛋白，是具有完全抗原结合位点的最小抗体片段，大小为完整抗体的 1/6，分子量约为 27kD。单链抗体中的连接肽（linker）是人工合成的寡核苷酸，在单链抗体的构建中十分重要，必须能使重、轻链可变区自由折叠，使抗原结合位点处于适当的构型，保持其亲和力。目前，使用最多的连接肽是 Huston 根据 X 线晶体衍射分析抗体可变区结构的 15 肽序列（Gly_4Ser_3）。作为免疫毒素的导向部分，单链抗体有很多优点：①分子量小，免疫原性低，用于人体不易产生抗异种蛋白反应；②穿透力强，容易进入实体瘤周围的微循环；③半衰期短，肾脏蓄积少，对身体损害小；④易于基因操作和基因工程大量生产。

近些年，以单链抗体为导向的免疫毒素已经显示了巨大的潜力，国外一些产品已进入临床试验阶段。

4．dsFv 是由一对二硫键连接 V_H 和 V_L 而形成异源二聚体。与 ScFv 相比，dsFv 已显示出一些优势，除了在稳定性方面有所提高外，其产量通常也高于 ScFv；有时，其亲和力也显著高于 ScFv。

5．双价抗体和双特异性双价抗体 上述的小分子抗体都是单价的，将其通过体外基因重组构，构建成双价的抗体分子，其敏感性和亲和力均会提高。如将特异性不同的两个小分子单价抗体连接在一起，则可得到双特异性双价抗体。双价抗体作为靶向治疗的载体，使免疫毒素的应用范围大大拓宽，近些年成为国内外研究的热门课题之一。Tapan 等将 SS（dsFv）2 基因（两个抗间皮素的单价 dsFv 基因片段用长

15个氨基酸的连接肽基因连接在一起)，与铜绿假单胞菌外毒素PE38基因在大肠杆菌中进行了融合表达，并纯化了重组蛋白(纯度为95%)。通过3株高表达间皮素抗原细胞系的细胞毒性实验，结果显示(dsFv)2为导向的重组毒素细胞毒性是单价为导向的重组毒素4~10倍，瘤鼠模型的抑瘤实验结果表明双价的重组毒素与单价的重组毒素抑瘤效果差异不显著。

(三)激素和细胞因子

大量的研究发现，某些激素和细胞因子的受体在肿瘤细胞上有异常高的表达，如表皮生长因子受体(epidermal growth factor receptor，EGFR)和促黄体(生成)激素释放激素受体(luteinizing hormone-releasing hormone，LHRHR)等。而且，激素和细胞因子的分子量相对较小，结构简单，基因操作方便。因此，作为免疫毒素的载体有很大的可行性。目前，有很多的细胞因子和激素被作为免疫毒素的载体，如IL-13、IL-4、EGF和LHRH等[18~21]。

(四)其他

除上述配体可作为免疫毒素的载体外，某些受体分子也可作为载体，如CD4分子是HIV感染的受体；反之，CD4分子也可识别被HIV感染后的细胞所表达的表面糖蛋白。因此，以CD4分子作为重组免疫毒素能特异地杀伤HIV感染的细胞。从制备角度考虑，有学者提倡用抗抗体和毒性成分耦联制备二级免疫毒素，一次制备可用于多种用途。但实际上，在体内应用的困难更大。邱惠珍等用羊抗鼠Ig(SAMIg)与天花粉蛋白(TCS)制备SAMIg-TCS，通过抗人黑色素瘤Ng37的介导，能有效抑制体外培养的黑色素瘤细胞M21，与对非靶Hela细胞的作用相比，毒性强500倍。总之，免疫毒素的载体的选择应本着特异性强、分子量小、结构简单和制备容易等原则，才能有更实用的价值和更广阔的前景。

三、免疫毒素治疗肿瘤的弹头选择

第一代免疫毒素一般采用放、化疗药物作为弹头，而第二代重组免疫毒素一般使用植物、细菌或真菌来源的毒素。

(一)放、化疗药物

第一代免疫毒素的弹头都选自放、化疗药物，而且发挥过重要的作用，至今有许多学者仍在研究这一类免疫毒素，并取得了一定的成果。放射性同位素与抗体耦联后，借助抗体的亲和性，可以破坏与抗体结合的靶细胞。因此，被人们形象的称为“生物核弹”。目前，已经用碘、钇和砹等元素和不同的单抗结合制备免疫毒素，体内外细胞毒实验呈现出良好的特异性杀伤作用。

作为弹头物质，放射性同位素还有许多问题：①放射性同位素发出的射线没有方向性，对其射程范围内的正常细胞有破坏性；②在体内存留的时间长，代谢慢，产生的衰变产物对机体可能有害；③能量相对较低，疗效并不令人满意。

化疗药物与单抗等载体耦联，其安全性要优于放射性同位素。但单抗等载体大都是针对细胞表面的，如何使细胞内化耦联物，并在细胞内将耦联物分离，让毒素单独发挥作用，是构建此类免疫毒素不得不考虑的问题。

(二)蛋白毒素

蛋白毒素根据作用机理可分为细胞溶解毒素、抑制蛋白质合成的毒素、作用于细胞骨架的毒素、作用于离子通道的毒素、作用于突触的毒素和凝血或抗凝血的毒素。目前，用于免疫毒素的主要是细胞溶解毒素和抑制蛋白质合成的毒素。

1. 细胞溶解毒素　如磷脂酶C和葡萄球菌α溶血素等可直接作用于细胞膜，有的还具有酶的功能，可使细胞膜表面形成小孔，导致细胞内容物泄露，最终致细胞死亡。由于其无需“内化”就可以发挥细胞毒作用，因此，对实体瘤的治疗可能更有效，是一种新型的弹头毒素。但目前有关的报道尚不多[22]。

2. 抑制蛋白质合成的毒素　这类毒素需要借助细胞的“胞吞”作用进入胞浆内而发挥作用。根据其来源可分为以下两类。

（1）细菌毒素：以铜绿假单胞菌外毒素（PEA）和白喉毒素（DT）为代表的细菌外毒素是目前最多用于免疫毒素弹头部分的蛋白毒素。对这些毒素分子的蛋白质结构与功能和分子生物学的研究已非常深入，具备作为弹头的理想结构，本身有一个转膜区，内化作用强，毒性区是催化能力很强的酶，且分子量小，易在基因水平进行操作。有关这种类型免疫毒素的研究报道很多，在体内外实验中显示出了令人惊喜的效果，有些已进入临床试验阶段。

（2）植物毒素：植物毒素按结构分两种：一种由细胞结合区和酶活性区两部分组成，如蓖麻毒素（ricin，WA）和相思子毒素（abrin）；另一种只有酶活性区，如皂角毒素。前者单独可以杀伤完整细胞，与抗体或细胞因子结合后，可大大增加其特异性杀伤完整细胞的活性，而且毒素内化比较容易，但对临近的非抗原相关性靶细胞也有一定作用，特异性较差。后者单独不能杀伤完整的靶细胞，与抗体或细胞因子结合后可杀伤靶细胞，特异性也较强，但是这种耦联物不易内化。目前，以植物毒素为弹头的化学耦联免疫毒素很多，有的已进入临床试验。此外，动物毒素的研究虽然近些年取得了许多明显的进展，但是同植物毒素一样，由于分子量相对较大，分子生物学研究基础薄弱，只局限于化学耦联免疫毒素的应用，而在基因重组毒素中应用很少。

四、基因重组免疫毒素 LHRH-PE40 的靶向治疗

促黄体激素释放激素-铜绿假单胞菌外毒素 A（luteinizing hormone releasing hormone-pseudomonas aeruginosa exotoxin 40，LHRH-PE40）是一种导向治疗癌症的药物，用基因工程的方法将 LHRH 基因和一部分铜绿假单胞菌外毒素基因重组后在大肠杆菌中表达出的一种融合蛋白，作者对基因重组毒素 LHRH-PE40 的靶向特异性进行了较系统的研究[23]。LHRH-PE40 的作用原理是通过重组毒素中的载体 LHRH 部分与癌细胞表面 LHRH 受体结合，然后再通过内吞作用由弹头部分的铜绿假单胞菌外毒素 A 蛋白[24]跨膜转运至细胞内特异性杀死癌细胞。激素受体在体内各组织中的分布相当特异，在某些恶变细胞表面性激素受体的表达量异常增高，这是选用激素作为导向载体的主要原因。LHRH-PE40 在选择性地杀伤相应的表达有 LHRHR 肿瘤细胞的同时，对正常细胞影响较少或无影响[25]。由于铜绿假单胞菌外毒素 A 是在细胞内发挥作用，所以 LHRH-PE40 对 LHRHR 阴性表达的细胞较少或无影响。现将载体部分 LHRH 和弹头部分 PE-40 分别介绍如下。

（一）载体部分 LHRH

1. LHRH 的结构、构效关系及其分子生物学特性

LHRH 是一个不含游离氨基酸与羧基的 10 肽，其分子结构为 P-Glu-His-Trp-Ser-Tyr-Gly-Leu-Arg-Pro-Gly-NH_2，其中第 4 ~ 6 位氨基酸可形成 β 转折，呈发夹形，适合与受体结合；第 2 和 3 位对生物活性很重要；第 6 位对维持发夹构象起重要作用；第 1 位与第 4 ~ 10 位均参与受体结合，若置换以上氨基酸残基可导致其活力丧失或

呈几何级增强。

2. LHRHR 分布

(1) 人类正常的性腺（子宫内膜、子宫肌层、卵巢和睾丸）、胎盘和大脑组织的细胞膜上有 LHRHR 的分布。

(2) 不排除其他正常组织细胞膜上有亲和力极低的 LHRHR 存在的可能，如肝脏。

(3) LHRHR 主要分布在肝癌、胃癌、胰腺癌、结肠癌、卵巢癌、子宫内膜癌、子宫肌瘤、乳腺癌和前列腺癌细胞膜上[26]。

（二）弹头部分 PE-40

铜绿假单胞菌（绿脓杆菌，Pseudomonas aeruginosa，PA）是一种革兰阴性杆菌，广泛存在于土壤、水和各种动物体内，为一种条件致病菌。PA 感染是一种最为常见的严重并发症，尤其在烧伤、烫伤患者中更为多见。1966 年 Liu[27] 等证实，由 PA 产生的外毒素 A（Pseudomonas aeruginosa exotoxin A，PEA）是其主要致病因子。后来研究发现，PEA 类毒素可使机体产生高水平的抗 PEA 抗体，证明 PEA 类毒素疫苗有可能作为 PA 感染的预防制剂。研究同时发现，PEA 具有结构独特、毒性强、易内化和特异性强等优点，是良好的生物导弹弹头材料。

1. 铜绿假单胞菌外毒素 A 的结构与功能　Allured 等人对 PEA 晶体的 X 线衍射分析[28]表明，PEA 是由 613 个氨基酸组成的单链毒素蛋白，分子量 66kD，其前体为 638 个氨基酸，在分泌过程中切去了由 25 个氨基酸组成的高度疏水的引导肽。从 PEA 的晶体结构中得知其在空间上分为 3 个结构域（domain，D）区，即Ⅰ区、Ⅱ区和Ⅲ区。

2. PEA 的作用机制　近年来的研究表明，细胞毒作用有相当复杂的功能。PEA 的毒性本质是催化真核细胞的延伸因子-2（elongation factor-2，EF-2）的 ADP-核糖基化，阻止肽链延长，中断细胞蛋白质合成，而行使细胞毒作用。

3. PEA 在重组毒素上的应用　PEA 单一肽链具有细胞结合、转位和酶活性 3 种功能的结构特点，并具有量少、高效和特异等优势，因而在免疫毒素的研究中倍受青睐。目前，用于构建 PE 重组免疫毒素均是去除了细胞结合部位的 PE 衍生物，丧失了非特异细胞结合能力，但保留了转位能力和细胞活性，也降低了免疫原性。现主要有以下几种 PE 重组免疫毒素：

(1) PE^{4E} 是将 PE 分子的第 57、246、247 和 249 位的氨基酸残基诱变为 Glu 而丧失与细胞结合的能力。

(2) PE40 是将 PE 分子的非特异结构域 DⅠa（第 1 ~ 252 位）氨基酸残基去除。

(3) PE40KDEL 是将 PE40 分子的羧基端 REDLK 置换成 KDEL，其活性可提高 6 ~ 10 倍。

(4) PE38 是在 PE40 的基础上进一步除去非特异结构域（第 365 ~ 380 位）氨基酸残基，减少了 PE 分子上的一个二硫键。

(5) PE38KDEL 是将 PE38 分子的羧基端 REDLK 置换成 KDEL，其活性可提高 6 ~ 10 倍。

(6) PE35 是在 PE38 的基础上，进一步除去跨膜转运结构域部分氨基酸残基（第 253 ~ 279 位），使得分子中的二硫键均被删除，而活性不受影响[29]。

以 Pastan 为首的美国国立卫生研究院（NIH）癌症研究所分子生物学实验室，近年在这方面从不同角度开展了工作，取得了优异的成果，有的重组毒素已进入临床试验。表 2 概括了目前已进入临床Ⅰ期的以 PEA 为弹头的重组免疫毒素。从现有的临床试验数据可以预测，重组免疫毒素在癌症和艾滋病等人类目前尚无有效治疗手段的疾病上显示出广阔的应用前景。

表 2　已进入临床Ⅰ期的以 PEA 为弹头的重组免疫毒素

免疫毒素名称	载 体	临床治疗肿瘤的类型	参考文献
BL22	CD22	毛细胞性白血病	9
BL22	CD22	淋巴瘤	30
LMB-2	CD25	淋巴瘤	15
OVB3-PE	Ovary	卵巢瘤	31
LMB-1	Le^Y	腺 癌	32
SGN-10	Le^Y	腺 癌	33
IL-4（38-37）-PE38KDEL	IL4-R	神经胶质瘤	34
NBI-3001	IL4-R	神经胶质瘤	35
NBI-3001	IL4-R	实体瘤	36
8H9scFv-PE38	B7H3	神经胶质瘤	37
scFv（FRP5）-AIF	erbB2	乳房癌，结肠癌，黑色素瘤	38
scFv（FRP5）-ETA	erbB2	实体瘤	39
VEGF165-PE38	EGFR	恶性胶质瘤	40
TP40	EGFR	膀胱癌	41
SS1P	Mesothelin	间皮瘤，卵巢癌，胰腺癌	42

EGFR，表皮生长因子受体；erbB2，表皮生长因子受体 2；IL4-R，白细胞介素-4 受体；Le^Y，Lewis 相关抗原。

（三）LHRH-PE40 与癌细胞表面 LHRH 受体结合特性

作者进行了 LHRH-PE40 与癌细胞表面 LHRH 受体结合特性的研究，实验证实 LHRH-PE40 与人子宫颈癌（Hela）、喉癌（Hep）[43] 和肝癌（HEPG）[44,45] 细胞株膜表面 LHRHR 结合的亲和常数（Kd）分别是 0.36、0.33 和 0.43nmol/L，而 LHRH 与上述 3 种细胞结合的 Kd 分别是 4.86、4.68 和 4.86nmol/L，LHRH-PE40 的 Kd 比 LHRH 小 1 个数量级。因此，可以推断，LHRH-PE40 不仅保持了 LHRH 与其受体结合的特性，而且其结合力超过了 LHRH 本身。这种结合力的增加也可能是由于 LHRH-PE40 比 LHRH 分子量更大，在体外实验更稳定，不易分解所致。由此证实，LHRH-PE40 能与肿瘤细胞表面 LHRHR 特异结合，而促甲状腺激素释放激素（thyrotropin-releasing hormone，TRH）则不能。提示，LHRH-PE40 能够发挥其导向作用，这为其用于治疗 LHRHR 过度表达的肿瘤提供了实验依据。

（四）国产重组免疫毒素 LHRH-PE40 的研究进展

由军事医学科学院 11 所科研人员研制的具有独立知识产权的“冻干人重组促黄体激素分泌激素-绿脓杆菌外毒素 A 融合蛋白（LHRH-PE40）”（商品名：比欧米塞），2005 年获得由国家食品药品监督管理局颁发的一类创新性生物制品类新药临床研究批件，并已于 2007 年顺利通过临床Ⅰ期观察，现已进入临床Ⅱ期研究阶段。通过基因工程方法构建了适合于大规模生产 LHRH-PE40 重组毒素工程菌（表达量占菌体总蛋白的 30%），经体内外实验表明对肿瘤细胞有明显的靶向杀伤作用，而对正常体细胞毒副作用小。该蛋白质稳定性好，肿瘤细胞杀伤彻底，适用于临床胃癌、肝癌、结肠癌和黑素瘤等癌症的特异性治疗，尤其对一些放疗不敏感的腺癌更有其独到之处。

五、肿瘤免疫毒素治疗的问题与展望

重组免疫毒素发展至今，较成功地解决了第一代免疫毒素分子量大、穿透力弱、均一性差及难以进行大规模制备等问题，在导向治疗，特别是针对肿瘤的导向治疗方面已显示出其巨大的应用潜力。但目前重组毒素仍存在许多有待解决的问题：

（1）免疫源性：临床试验表明，在应用重组免疫毒素10天后，人体内即可产生相应的抗体，使治疗难以继续[46]。

（2）由于弹头毒素本身对正常组织细胞的非特异性杀伤及载体与正常组织细胞的非特异性结合所致的细胞毒作用，许多免疫毒素在体内均会引起不同程度的血管渗出综合征（VLS）及肝、肾功能损伤等副作用[22,46,47]。

（3）肿瘤相关抗原在肿瘤组织及细胞中表达的异质性，影响了以其为靶点的毒素的效果[22]。

（4）对于实体瘤来说，重组免疫毒素的穿透力仍然太弱，何况目前所使用的主要毒素蛋白（如PE、DT等）均需经过内源化进入胞浆才能发挥细胞毒作用，内化效率低是影响其疗效的一个重要因素[22]。

结合目前重组免疫毒素的研究现状，今后的研究方向应当是：

（1）加强基础研究，寻找新的在正常组织中不表达的肿瘤相关抗原；应用噬菌体抗体库技术，筛选出针对肿瘤相关抗原的高特异性、高亲和力的抗体，提高免疫毒素的靶向性和亲和力。

（2）开发应用人源化的载体及弹头，以降低免疫源性。

（3）研究应用新型的无需经过“内化”即可发挥细胞毒效应的高杀伤性的弹头毒素。

（4）通过基因工程技术，改造现有的重组免疫毒素，使其具备小分子、易扩散及免疫原性低的特点。

（5）如果能研制出一种类似于前药酶的具有“旁观者效应”的免疫毒素弹头，则可解决由于靶向肿瘤相关抗原表达的异质性所带来的疗效差的问题[22]。

参考文献

[1] 曹世龙主编. 肿瘤学新理论与新技术. 上海：科技教育出版社，1997：616－617.

[2] Ehrlich P. The relationship existing between chemical constitution, distribution, and pharmacological action. In: The Collected Papers of Paul Ehrlich, Vol. 1, Himmelweite F, et al. Eds. Elmsford, New York: Pergamon, 1956: 596－618.

[3] Kreitman RJ. Immunotoxins for targeted cancer therapy. AAPS J, 2006, 8 (3): E532－551.

[4] 朱立平，张伟译. 癌症免疫治疗. 北京：化学工业出版社，2004：324－325.

[5] Reiter Y, Brinkmann U, Jung SH, et al. Improved binding and antitumor activity of a recombinant anti-erbB2 immunotoxin by disulfide stabilization of the Fv fragment. J Biol Chem, 1994, 269: 18327－18331.

[6] Jinno Y, Chaudhary VK, Kondo T, et al. Mutational analysis of domain Ⅰ of pseudomonas exotoxin. Mutations in domain Ⅰ of Pseudomonas exotoxin which reduce cell binding and animal toxicity. J Biol Chem, 1988, 263: 13203－13207.

[7] Reiter Y, Brinkmann U, Lee B, et al. Engineering antibody Fv fragments for cancer detection and therapy: disulfide-stabilized Fv fragments. Nat Biotechnol, 1996, 14: 1239－1245.

[8] Duvic M, Kuzel TM, Olsen EA, et al. Quali-

ty-of-life improvements in cutaneous T-Cell lymphoma patients treated with denileukin diftitox (ONTAK (R)). Clin Lymphoma, 2002, 2 (4): 222 - 228.

[9] Wayne AS, Kreitman RJ, Findley HW, et al. Anti-CD22 immunotoxin RFB4 (dsFv) -PE38 (BL22) for CD22-positive hematologic malignancies of childhood: preclinical studies and phase I clinical trial. Clin Cancer Res, 2010, 16 (6): 1894 - 1903.

[10] Foss FM, Bacha P, Osann KE, et al. Biological correlates of acute hypersensitivity events with DAB (389) IL-2 (denileukin diftitox, ONTAK) in cutaneous T-cell lymphoma: decreased frequency and severity with steroid premedication. Clin Lymphoma, 2001, 1: 298 - 302.

[11] Manoukian G, Hagemeister F. Denileukin diftitox: a novel immunotoxin. Expert Opin Biol Ther, 2009, 9 (11): 1445 - 1451.

[12] Dang NH, Hagemeister FB, Pro B, et al. Phase Ⅱ study of denileukin diftitox for relapsed/refractory B-cell non-Hodgkin's lymphoma. J Clin Oncol, 2004, 22: 4095 - 4102.

[13] Löwenberg B, Beck J, Graux C, et al. Gemtuzumab ozogamicin as postremission treatment in AML at 60 years of age or more: results of a multicenter phase 3 study. Blood, 2010, 115 (13): 2586 - 2591.

[14] Powell DJ Jr, Felipe-Silva A, Merino MJ, et al. Administration of a CD25-directed immunotoxin, LMB-2, to patients with metastatic melanoma induces a selective partial reduction in regulatory T cells in vivo. J Immunol, 2007, 179 (7): 4919 - 4928.

[15] Kreitman RJ, Fitzgerald DJ, Pastan I. Approach to the patient after relapse of hairy cell leukemia. Leuk Lymphoma, 2009, 50 Suppl 1: 32 - 37.

[16] Frankel AE, Powell BL, Hall PD, et al. Phase I trial of a novel diphtheria toxin/granulocyte macrophage colony-stimulating factor fusion protein (DT388GMCSF) for refractory or relapsed acute myeloid leukemia. Clin Cancer Res, 2002, 8: 1004 - 1013.

[17] Frankel A, Liu JS, Rizzieri D, et al. Phase I clinical study of diphtheria toxin-interleukin 3 fusion protein in patients with acute myeloid leukemia and myelodysplasia. Leuk Lymphoma, 2008, 49: 543 - 553.

[18] Kioi M, Seetharam S, Puri RK. Targeting IL-13Ralpha2-positive cancer with a novel recombinant immunotoxin composed of a single-chain antibody and mutated Pseudomonas exotoxin. Mol Cancer Ther, 2008, 7 (6): 1579 - 1587.

[19] Liu TF, Hall PD, Cohen KA, et al. Interstitial diphtheria toxin-epidermal growth factor fusion protein therapy produces regressions of subcutaneous human glioblastoma multiforme tumors in athymic nude mice. Clin Cancer Res, 2005, 11 (1): 329 - 334.

[20] Frankel AE, Kreitman RJ. CLL immunotoxins. Leuk Res. 2005, 29 (9): 985 - 986.

[21] Deng X, Klussmann S, Wu GM, et al. Effect of LHRH-PE40 on target cells via LHRH receptors. J Drug Target. 2008, 16 (5): 379 - 388.

[22] Kuo SR, Alfano RW, Frankel AE, et al. Antibody internalization after cell surface antigen binding is critical for immunotoxin development. Bioconjug Chem, 2009, 20(10): 1975 - 1982.

[23] 赵刚，龚守良. 基因重组毒素 LHRH-PE40 的靶向特异性研究. 长春：吉林大学博士学位论文，2003.

[24] Meng RQ, Zhu P, Yao Xy. Construction and high level expression of recombinant toxin LRH-PE40 and it's specific cytotoxic activity. Ann Anthol Univ Agri Anim Aci PLA, 1995, 11 - 17.

[25] Li J, Zhang J. Immunological hormone atrophy by gonadotropin-based drug. Int J Exp Pathol, 2006, 87 (6): 495 - 499.

[26] 赵刚，龚守良，岳瑛，等. 人类促性腺激素释放激素受体在垂体外正常组织和癌组织的

分布. 吉林大学学报（医学版），2002，28（4）:445 – 447.

[27] Liu PV. The roles of various fractiona of Pseudomonas aeruginosa in its pathogenesis 3 Identity of the lethal toxins produced in vitro and in vivo. J Infect Dis, 1966, 116 (4):481 – 489.

[28] Allured VS, Collier RJ, Carroll SF, et al. Structure of extoxin A of Pseudomonas aeruginosa at 3. 0-Angstrom resolution. Proc Natl Acad Sci USA, 1986, 83 (5):1320 – 1324.

[29] Pastan I, Chaudhary V, Fitz Gerald DJ. Characterizasion of RFB4-Pseudomonas exotoxinA immunotoxins targeted to CD22 on B-cell malignancies. Bioconjug Chem, 1996,7(5) :557 – 563.

[30] Kreitman RJ, Squires DR, Stetler-Stevenson M, et al. Phase I trial of recombinant immunotoxin RFB4 (dsFv) -PE38 (BL22) in patients with B-cell malignancies. J Clin Oncol, 2005, 23 :6719 – 6729.

[31] Pai LH, Gallo MG, FitzGerald DJ, et al. Antitumor activity of a transforming growth factor alpha-Pseudomonas exotoxin fusion protein (TGF-alpha-PE40). Cancer Res, 1991, 51 : 2808 – 2812.

[32] Pai LH, Wittes R, Setser A, et al. Treatment of advanced solid tumors with immunotoxin LMB-1: an antibody linked to Pseudomonas exotoxin. Nat Med, 1996, 2 :350 – 353.

[33] Posey JA, Khazaeli MB, Bookman MA, et al. A phase I trial of the single-chain immunotoxin SGN-10 (BR96sFv-PE40) in patients with advanced solid tumors. Clin Cancer Res, 2002, 8 :3092 – 3099.

[34] Rand RW, Kreitman RJ, Patronas N, et al. Intratumoral administration of recombinant circularly permuted interleukin- 4 Pseudomonas exotoxin in patients with high-grade glioma. Clin Cancer Res, 2000, 6 :2157 – 2165.

[35] Weber F, Asher A, Bucholz R, et al. Safety, tolerability, and tumor response of IL4-Pseudomonas exotoxin (NBI- 3001) in patients with recurrent malignant glioma. J Neurooncol, 2003, 64 :125 – 137.

[36] Garland L, Gitlitz B, Ebbinghaus S, et al. Phase I trial of intravenous IL- 4 pseudomonas exotoxin protein (NBI- 3001) in patients with advanced solid tumors that express the IL- 4 receptor. J Immunother, 2005, 28 :376 – 381.

[37] Luther N, Cheung NK, Souliopoulos EP, et al. Interstitial infusion of glioma-targeted recombinant immunotoxin 8H9scFv-PE38. Mol Cancer Ther, 2010, 9 (4):1039 – 1046.

[38] Mahmud H, D? lken B, Wels WS. Induction of programmed cell death in ErbB2/ HER2-expressing cancer cells by targeted delivery of apoptosis-inducing factor. Mol Cancer Ther, 2009, 8 (6):1526 – 1535.

[39] von Minckwitz G, Harder S, Hovelmann S, et al. Phase Ⅰ clinical study of the recombinant antibody toxin scFv (FRP5) -ETA speci? c for the ErbB2/HER2 receptor in patients with advanced solid malignomas. Breast Cancer Res, 2005, 7 : R617 – R626.

[40] Hu CC, Ji HM, Chen SL, et al. Investigation of a plasmid containing a novel immunotoxin VEGF165-PE38 gene for antiangiogenic therapy in a malignant glioma model. Int J Cancer, 2010, Epub ahead of print.

[41] Goldberg MR, Heimbrook DC, Russo P, et al. Phase I clinical study of the recombinant oncotoxin TP40 in super? cial bladder cancer. Clin Cancer Res, 1995, 1 :57 – 61.

[42] Hassan R, Bullock S, Premkumar A, et al. Phase Ⅰ study of SS1P, recombinant anti-mesothelin immunotoxin given as a bolus i. v. infusion to patients with mesothelin-expressing mesothelioma, ovarian, and pancreaticcancers. Clin Cancer Res, 2007, 13 :5144 – 5149.

[43] 赵刚，龚守良，朱平. 融合蛋白 LHRH-PE40 与细胞表面 LHRH 受体结合的特性. 吉林大学学报(医学版),2003,29(1):5 – 8.

[44] Gong SL, Zhao G, Zhao HG, et al. Ability of luteinizing hormone releasing hormone-pseudo-

monas aeruginosa exotoxin 40 binding to LHRH receptor on human liver cancer cells. World J Gastroenterol, 2004, 10 (19): 2870 - 2873.

[45] 赵刚，龚守良，朱平. LHRH-PE40 与正常肝组织和肝癌细胞表面 LHRH 受体结合特异的比较研究. 西安交通大学学报（医学版），2003，24 (3): 193 - 195.

[46] De Lorenzo C, D'Alessio G. From immunotoxins to immunoRNases. Curr Pharm Biotechnol, 2008, 9 (3): 210 - 214.

[47] Avarbock AB, Loren AW, Park JY, et al. Lethal vascular leak syndrome after denileukin diftitox administration to a patient with cutaneous gamma/delta T-cell lymphoma and occult cirrhosis. Am J Hematol, 2008, 83(7): 593 - 595.

重组人血管内皮抑素逆转 A549/DDP 细胞对顺铂耐药性的实验研究

孙秀华[1] 张红梅[2] 徐佳维[2] 刘 芳[1] 邵淑娟[2]

1. 大连医科大学附属第二医院 大连 116027
2. 大连医科大学 大连 116027

【摘要】 目的：探讨重组人血管内皮抑素（恩度，Endostar）逆转 A549/DDP 细胞耐药的发生及逆转机制。方法：采用人肺腺癌细胞株 A549 及耐药细胞株 A549/DDP 作为研究对象，以 DDP 与 Endostar 两者联合及单独给药的方式分别作用于人肺腺癌细胞株 A549 及耐药细胞株 A549/DDP，观察不同给药方式在同株细胞之间的不同及不同株细胞间差别。检测 Endostar 对 A549/DDP 细胞耐药性的逆转作用；测定 A549/DDP 组、DDP 组、Endostar 联合 DDP 组分别作用于 A549/DDP 细胞后的相对荧光强度；检测 DDP 组、Endostar 联合 DDP 组、Endostar 组、分别作用于 A549/DDP 细胞后的耐药基因的 mRNA 表达情况，并设立 A549 细胞、A549/DDP 细胞对照组，同时也检测对照组的耐药基因的 mRNA 表达情况，检测的耐药基因包括：谷胱甘肽-S-转移酶（GST）、拓扑异构酶Ⅱ（TOPO-Ⅱ）及肺耐药蛋白（LRP）。结果：1. DDP 对 A549 细胞半数抑制浓度（IC50）为（0.72 ±0.05）μg/ml，对 A549/DDP 半数抑制浓度（IC50）为（11.54 ±0.64）μg/ml。A549/DDP 对 DDP 的耐药指数为 16。Endostar 联合 DDP 对 A549/DDP 半数抑制浓度（IC50）为（2.0 ±0.1）μg/ml。逆转倍数（RF）为 5.77，相对逆转率（RRR%）为 88.2%，提示 Endostar 具有逆转 A549/DDP 细胞耐药的作用。Endostar 联合 DDP 对 A549 细胞半数抑制浓度（IC50）约为（0.25 ±0.06）μg/ml，提示 Endostar 与 DDP 在体外有明显的协同作用。2. 单药 DDP 组、A549/DDP 对照组、Endostar 联合 DDP 组的相对荧光强度分别是：1618 ±82.31、974 ±13.45、2958 ±63.96，$P<0.05$，提示 Endostar 可以增加细胞内的铂含量，增加治疗疗效。3. A549/DDP 细胞内的 GST、TOPO-Ⅱ基因的 mRNA 表达均较 A549 细胞高，DDP 联合 Endostar 组处理后的 A549/DDP 细胞内 GST、TOPO-Ⅱ基因的 mRNA 表达均有明显下降，各组比较均 $P<0.05$。各组细胞中均有 LRP 的表达，A549/DDP 细胞中 LRP 表达较 A549 细胞高，经 Endosta 联合 DDP 处理后，A549/DDP 细胞中的 LRP 的表达略下降，各组比较均 $P>0.05$。结论：Endostar 能逆转 A549/DDP 对 DDP 的耐药性，Endostar 逆转 DDP 耐药性的机制是减少 A549/DDP 细胞内 GSH 和 TOPO-Ⅱ基因的 mRNA 表达，增加了 A549/DDP 细胞内的含铂量。

【关键词】 重组人血管内皮抑素；A549/DDP 细胞；谷胱甘肽-S-转移酶；拓扑异构酶Ⅱ；肺耐药蛋白

重组人血管内皮抑素（Endostar）与化疗药物联合可改善和稳定多种晚期恶性肿瘤患者的生活质量，与部分化疗药物具有协同作用，其毒副作用少，安全性好[1]。Endostar 化疗增效的机制目前尚不清楚，单纯应用 Endostar 抑制肿瘤血管形成的理论很难解释化疗增效的机制。本研究对 Endostar 能否逆转 DDP 耐药性及机制进行初步探讨。

一、材料

（一）细胞系

①人肺腺癌细胞系 A-549；②人肺腺癌耐药细胞株 A549/DDP。

（二）主要试剂

1. 细胞培养试剂

①PRMI1640 培养基；②新生牛血清；③胰蛋白酶；④四甲基偶氮唑蓝（MTT）；⑤二甲基亚砜（DMSO）。

2. 药品

①DDP；②重组人血管内皮抑素（恩度）。

（三）主要试剂的配制

1. 细胞培养液的配制　取 PRMI 1640 培养基粉 10.6g 加入 1000ml 双蒸水中，并用双蒸水冲洗包装袋 2～3 次（冲洗液一并加入培养基中），向培养基中加 2.0g $NaHCO_3$，磁棒搅拌，至粉剂全部溶解。加青霉素、链霉素液各 10 万单位。后用 1mol/ml NaOH 调 pH 到 7.4，摇匀培养液。双层 0.22μm 微孔滤膜正压过滤除菌，200ml/瓶分装，4℃保存。用前加入 10% 的胎牛血清（每瓶加 20ml 血清），即为含 10% 血清的完全 PRMI 1640 培养液。

2. 细胞消化分散液的配制　用 PBS 液配制含 0.25% 胰蛋白酶、0.02% EDTA 的细胞分散液。搅拌混匀，4℃冰箱过夜，双层 0.22μm 微孔滤膜正压抽滤除菌。后分装成小瓶于 -20℃保存备用。

3. PBS 缓冲液（含 0.85% NaCl，pH 7.2）的配制　取 NaCl 8.5g，KCl 0.2g，$Na_2HPO_4 \cdot 12H_2O$ 2.85g，KH_2PO_4 0.27g 溶于 100ml 双蒸水中，充分混匀，即为 10× PBS 贮存液，室温保存备用；取贮存液 50ml 加入 450ml 双蒸水，经 101.3Kpa 高压灭菌 15min，4℃保存备用。

4. 细胞冻存液　PRIM 1640 完全培养液，加入 10% 新生牛血清，10% 二甲基亚砜（DMSO）。

5. MTT 的配制　100mgMTT 溶于 0.01M，pH7.4 的 PBS 液 20ml，0.22μm 微孔滤膜过滤，4℃避光保存，两周内用完。

二、方法

1. 细胞株培养　细胞在 37℃，5% 饱和湿度的 CO_2 培养箱中培养。

2. 细胞的复苏　从液氮罐中取出冻存管，迅速放入 37℃水浴中，令其迅速融化，2000rpm 离心 3min 后用无菌吸管吸出所有上清，沉淀物用含血清培养液混悬，吸出细胞悬液，用适量培养液稀释后，转入无菌培养瓶培养，次日更换培养液，继续培养。

3. 细胞的换液与传代　用 PRMI 1640 完全培养液培养细胞，每 2～3 天换液一次。待细胞铺满 80% 培养瓶底时，0.25% 胰酶消化至细胞变圆，互相之间出现空隙，加入完全培养基终止反应，用滴管仔细吹打其成为单个细胞，1∶3 分瓶传代。

4. 细胞的收集与冻存　选择对数生长期细胞收集，在收集前 24 小时换液一次，用胰酶消化制成细胞悬液，离心，弃上清，加入冻存液，以 1×10^6/ml 密度混悬细胞。将细胞悬液转至冻存管，标记好后置于 -4℃冰箱 60min，转至 -20℃冰箱 120min，然后放入 -80℃低温冰箱中暂存，最后置于液氮罐中长期保存。

5. MTT法检测Endostar对细胞增殖的抑制作用

(1) 分组：①细胞对照组：1640培养液100μl + 细胞悬液100μl。②空白组：1640培养液200μl。③药物组：DDP组；(DDP + Endostar) 组；Endostar组。

各孔总体积为：200μl。

(2) 方法：MTT法测定药物抑制A549/DDP耐药细胞株的药效方法，取对数生长期A549/DDP耐药细胞株稀释至 (1.5~2) $\times 10^5$/ml，于96孔细胞培养板中培养1天，除对照组外，各自加入适量药物至设计要求的终浓度，继续培养3天，终止前4h，每孔加0.5mg/ml MTT 20μl培养液，培养4h，弃去培养液，每孔加二甲基亚砜100μl，待溶解后于Model 550型酶标仪570nm处测吸光度。其原理是：细胞内线粒体脱氢酶能将MTT转化为蓝紫色衍生物甲月替，产物甲月替颜色深浅（可以用吸光度A值表示）与活细胞数成正比。因此，利用此原理测定抗肿瘤药物作用后肿瘤细胞A值变化，并计算肿瘤存活率，从而预测抗肿瘤药物对某种肿瘤细胞的抑制作用。

肿瘤细胞抑制率（%）= [1 - 实验孔吸光度（A）/对照孔吸光度（A）] ×100%

① MTT法测定Endostar对A549/DDP的抑制作用：处理组中加入不同浓度的Endostar，对照组除不含Endostar外，其余条件相同。（细胞毒性实验：选择细胞抑制率 <5%的药物浓度为MDR抑制剂的浓度）。

② 用MTT法测定DDP抗肿瘤药物对A549/DDP及A549的抑制作用：处理组中加入不同浓度的抗癌药物，对照组除不含抗肿瘤药外其他条件完全一致。

③ Endostar对A549/DDP耐药细胞株的逆转作用：选择对细胞无直接损害作用的Endostar浓度，与不同浓度的抗肿瘤药物（DDP）联合使用，观察其对A549/DDP耐药细胞株的逆转作用。对照组除未加Endostar及抗肿瘤药物外，其余条件完全一致。[计算耐药指数（RI）、逆转倍数（RF）和相对逆转率（RRR%）]

6. 流式细胞仪测定细胞内铂含量

(1) 分组：A549/DDP细胞 Endostar

A549/DDP细胞 DDP

A549/DDP细胞 Endostar联合DDP

(2) 方法：6孔细胞培养板药物处理后72h后，胰酶消化，PBS液漂洗，离心，调整细胞浓度 1×10^6/ml，75%冰乙醇固定。实验时取固定好的细胞悬液100μl，流式细胞仪检测细胞内铂浓度。

7. RT-PCR法检测耐药相关蛋白（GST-∏、TOPOⅡ、LRP）的mRNA表达

(1) 分组：A549细胞　空白组

A549/DDP细胞　空白组

A549/DDP细胞　Endostar

A549/DDP细胞　DDP

A549/DDP细胞　Endostar联合DDP

(2) 方法：将两种细胞常规消化后制成 1.5×10^5 细胞悬液，设两组为空白组，将细胞悬液加入6孔板的2孔内，使其体积为4ml。余三孔分组方法如下：①组加入DDP，使其终浓度为12μg/ml；②组加入DDP及Endostar，使其终浓度分别为1μg/ml及400μg/ml；③组加入Endostar，使其终浓度为400μg/ml，培养72h后，收集5组细胞，进行提取RNA。

RNA提取：先打开离心机预冷；制冰。将各孔内加入1ml Trizol，吹打，使之无细胞团→转移至1.5ml EP管中，颠倒混匀10次，室温静置5 min→各管内加入200μl氯仿（总体积的1/5）颠倒混匀15秒，待乳化后静置5 min→4℃12000rpm离心15 min

表1　多药耐药基因序列

MDR	引物序列		引物长度（bp）
GST-Π	上游	5′-CAGGAGGGCTCACTCAAAG-3	368
	下游	5′-GATCAGCAGCAAGTCCAGCAG-3′	
TOPO-Ⅱ	上游	5′-AAGACGCTTCGTTATGGGAAGAT-3′	231
	下游	5′-TGCTGGTGCCCAAACCTTT-3′	
LRP	上游	5′-ACTTCTCTCCCTTGACCA-3′	285
	下游	5′-TTCTGGATTTGGTGGACG-3′	
βactin	上游	5′-GGCATGGGTCAGAAGGATTCC-3′	500
	下游	5′-ATGTCACGCACGATTTCCCGC-3′	

（等待中配75%冰乙醇置冰上：7.5ml 无水乙醇 +2.5ml DEPC 水）→吸取上层水相至新的1.5ml EP管中（约400～500μl，勿吸中间层）→加等体积的异丙醇（约400～500μl）颠倒充分混匀后室温静置10 min→4℃12000rpm 离心15 min→弃上清，加预冷的75%乙醇1ml→4℃7500rpm 离心10 min→倒置EP管于滤纸上，尽量除尽上清，室温超净台内干燥5 min（勿完全干燥）→加入适量的（约20μl）DEPC水，指弹助溶，取2μl放入小的EP管进行检测浓度及纯度，余－20℃或－70℃保存。

稀释引物：先将引物稀释成20pmol工作液浓度，将各管引物离心，离心后加入DEPC水，即400pmol存储液，可于－20℃保存。

从各存储液中取出1μl，再加入19μl DEPC水，即为20pmol工作液浓度，混匀后再次离心，于－20℃保存。待进行RT-PCR时取出工作液即可。

根据二步法RT-PCR试剂盒说明书步骤进行反转录和PCR操作。引物序列（TaKara合成）如下：

PCR反应条件为：94℃预变性2min，94℃变性30sec，58℃（GST-Π、TOPO-Ⅱ、LRP）退火1min，72℃延伸1min，扩增30个循环。72℃10min终延伸。反应结束后，PCR产物在2%琼脂糖凝胶中进行电泳后，经UVP凝胶成像系统照相记录，以β-actin为内参照分析GST-Π、TOPO-Ⅱ、LRP各条带相对密度值。

2%琼脂糖凝胶配制：取琼脂糖0.8g +40ml 1×TBE +1% EB，混匀加热后倒入灌胶槽内。待胶凝固后进行电泳。

上样：6×LoadingBuffer 1μl与样品混匀后取5μl进行加样，取5μl Marker加样后进行电泳。

8. 统计学处理

采用SPSS 16.0软件包。数据以均数±标准差（$\bar{x} \pm s$）表示，不同处理组间比较采用方差分析，显著性水平 $\alpha = 0.05$。

三、结果

（一）MTT法

MTT法检测不同浓度DDP作用人肺腺癌细胞株，对细胞增殖的抑制作用如表3及图2、图3所示。结果表明：DDP对肺腺癌细胞株A549及A549/DDP的增殖有明显的抑制作用。抑制率随着药物浓度的增加而增加，有剂量依赖关系。

抑制率计算公式：

肿瘤细胞存活率 = 加药孔细胞OD值

÷对照孔细胞 OD 值 ×100%

肿瘤细胞抑制率 = 1 − 肿瘤细胞存活率。

恩度（Endostar）属于生物制剂，抑制血管内皮细胞迁移来达到抑制肿瘤新生血管的生成。但最近研究表明[14]内皮抑素可直接抑制肿瘤细胞的增殖与迁移。在实验中，我们发现，400μg/ml 的 Endostar 对细胞几乎没有影响。因此，本研究采用的 Endostar 浓度均为 400μg/ml（见表 2、图 1）。

当 Endostar 为 400μg/ml 时，细胞抑制率 <5%，对 A549/DDP 无细胞毒性，故本研究选择此浓度作为 MDR 逆转的浓度。

表 2 不同浓度 Endostar 处理 72h 对 A549/DDP 细胞的抑制作用

浓度（μg/ml）	72h 抑制率（%）
200	0.022 ±0.003
400	0.040 ±0.004
800	0.208 ±0.054
1200	0.273 ±0.012
1600	0.310 ±0.040
2000	0.450 ±0.089
2400	0.657 ±0.014

注：1200μg/ml 与 1600μg/ml 及 800μg/ml 之间应用 SPSS 16.0 软件采用单因素方差分析，统计分析 $P>0.05$。400μg/ml 与 200μg/ml 两组分析 $P>0.05$。其余各组均 $P<0.05$。

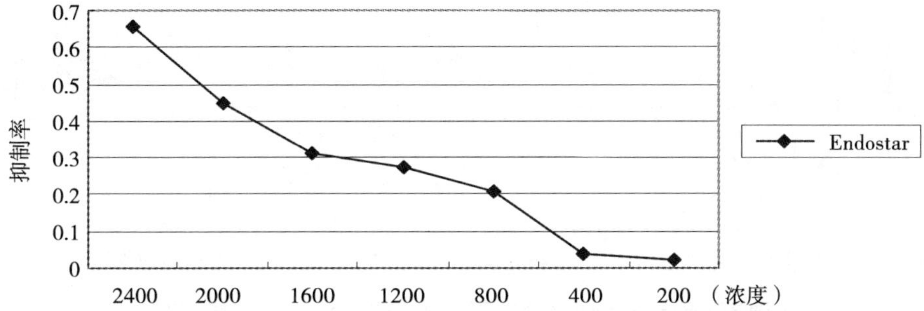

图 1 不同浓度 Endostar 处理 72h 对 A549/DDP 细胞的抑制率

表 3 不同浓度 DDP 处理 72h 对 A549 细胞及 A549/DDP 细胞的抑制作用

A549cells		A549/DDPcells	
浓度（μg/ml）	72h 抑制率（%）	浓度（μg/ml）	72h 抑制率（%）
0.19	23.3 ±0.1	1.5	1.5 ±0.3
0.38	35.3 ±0.5	3.0	15.2 ±0.2
0.75	48.3 ±0.5	6.0	33.8 ±1.3
1.50	69.0 ±1.0	12.0	55.6 ±1.8
3.00	72.3 ±0.5	24.0	67.4 ±4.3
6.00	79.4 ±0.1	30.0	79.4 ±0.1
12.00	89.0 ±1.0	60.0	83.8 ±4.9
24.00	94.0 ±1.0	120.0	89.3 ±0.2

注：①A549：各组应用 SPSS 16.0 软件采用单因素方差分析，$P<0.05$。②A549/DDP：60μg/ml 与 120μg/ml 两组统计分析，$P>0.05$。其余各组应用 SPSS 16.0 软件统计分析，$P<0.05$。

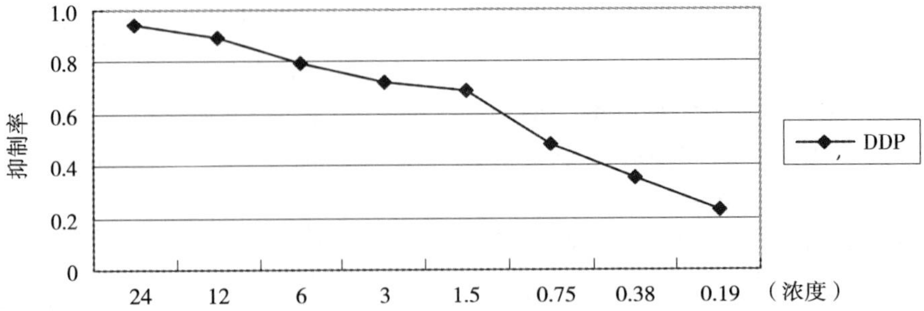

图 2　不同浓度 DDP 处理 72h 对 A549 细胞的抑制率曲线
DDP 对 A549 细胞的 IC50 为（0.72 ±0.05）μg/ml

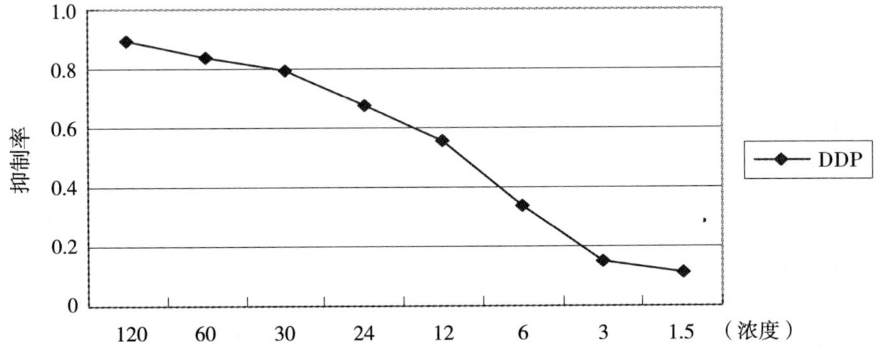

图 3　不同浓度 DDP 处理 72h 对 A549/DDP 的抑制率曲线
DDP 对 A549/DDP 细胞的 IC50 为（11.54 ±0.64）μg/ml

表 4　Endostar 联合 DDP 处理 72h 对 A549/DDP 及 A549 细胞的抑制作用

浓度（μg/ml）	72h 抑制率（%）	
	A549cells	A549/DDPcells
0.19	49.0 ±1.0	11.1 ±0.1
0.38	53.7 ±1.5	27.0 ±2.6
0.75	57.0 ±2.6	37.0 ±1.0
1.50	74.3 ±0.7	48.1 ±1.0
3.00	87.9 ±1.2	53.5 ±0.5
6.00	94.9 ±0.3	63.0 ±1.0
12.00	96.0 ±1.0	88.3 ±0.6
24.00	98.3 ±0.5	88.3 ±0.7

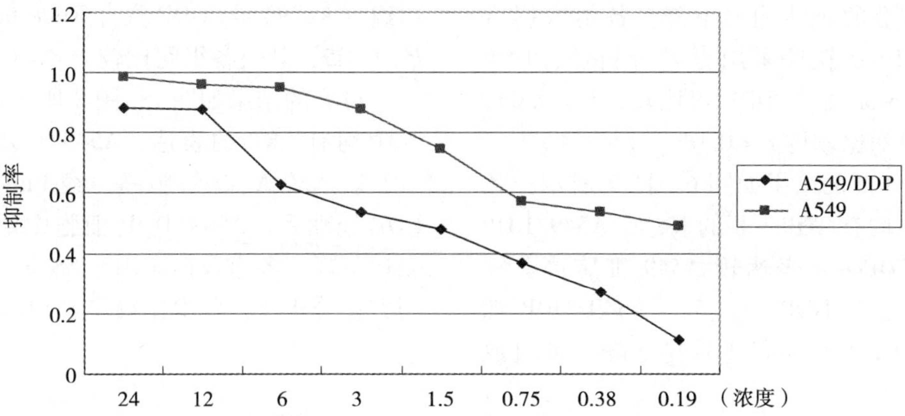

图4 Endostar联合DDP组对A549及A549/DDP的抑制率

综合图2、图3得：耐药指数（RI）$=IC50_{A549/DDP+DDP}/IC50_{A549+DDP}=16$

A549cells组：0.38μg/ml与0.75μg/ml两组统计分析$P>0.05$。其余各组间统计分析$P<0.05$。

A549/DDPcells组：0.19μg/ml与0.38μg/ml两组统计分析$P>0.05$。其余各组间统计分析$P<0.05$。

DDP联合Endostar组对A549的IC50为（0.25±0.06）μg/ml。

DDP联合Endostar组对A549/DDP的IC50为（2.0±0.1）μg/ml。

$$逆转倍数(RF)=IC50_{A549/DDP+DDP}/IC50_{A549/DDP+DDP+Endostar}=11.54/2=5.77$$

$$相对逆转率(RRR\%)=IC50_{A549/DDP+DDP}-IC50_{A549/DDP+DDP+Endostar}/IC50_{A549/DDP+DDP}-IC50_{A549+DDP}=88.2\%$$

若RF>1，表示逆转剂具有增强化疗药的作用

RF=1和RF<1，分别表示对化疗药无作用和拮抗化疗药的作用

RRR%≥100%，表示该逆转剂具有完全逆转MDR的作用

RRR%<100%，则表示具有部分MDR逆转作用

（二）流式细胞仪检测Endostar对A549/DDP细胞内DDP蓄积的影响

分为3组：第一组为细胞对照组—A549/DDP组；第二组为单用DDP组；第三组为Endostar联合DDP组。DDP的终浓度为1μg/ml，Endostar的终浓度为400μg/ml。

表5 不同组别细胞内DDP荧光强度

分组	荧光强度
A549/DDP	974±13.45
DDP	1618±82.31
Endostar联合DDP	2958±63.96

各组应用SPSS 16.0软件采用单因素方差分析，$P<0.05$。

（三）RT-PCR法检测耐药相关蛋白（GST、TOPO-Ⅱ、LRP）的mRNA表达

GST的表达结果如图5、图6所示，各组细胞中均有GST的表达，A549/DDP细胞中TOPO-Ⅱ表达较A549细胞高。经Endostar 联合 DDP 处理后，A549/DDP 细胞中的 TOPO-Ⅱ的表达明显下降。各组数据应用 SPSS 16.0 软件采用方差分析法，DDP 联合 Endostar 组与 DDP 组比较，$P>0.05$，其余各组间比较均 $P<0.05$。

TOPO-Ⅱ的结果如图 6、图 7 所示：各组细胞中均有 TOPO-Ⅱ的表达，A549/DDP 细胞中 TOPO-Ⅱ表达较 A549 细胞高。经 Endostar 联合 DDP 处理后，A549/DDP 细胞中的 TOPO-Ⅱ的表达明显下降。各组数据应用 SPSS 16.0 软件采用方差分析法，空白组（A549）与 DDP 联合 Endostar 组比较 $P>0.05$，其余各组间比较 $P<0.05$。

LRP 的结果如图 7、图 8 所示：各组细胞中均有 LRP 的表达，A549/DDP 细胞中 LRP 表达较 A549 细胞高，经 Endosta 联合 DDP 处理后，A549/DDP 细胞中的 LRP 的表达下降。各组数据应用 SPSS 16.0 软件采用方差分析法，各组比较均 $P>0.05$。

表 6　耐药相关蛋白（GST、TOPO-Ⅱ、LRP）的 mRNA 表达量

分组			GST	TOPO-Ⅱ	LRP
1	Endostar	A549/DDP	0.999 ±0.013	2.26 ±0.093	0.48 ±0.002
2	DDP 联合 Endostar	A549/DDP	0.566 ±0.006	0.32 ±0.002	0.43 ±0.028
3	DDP	A549/DDP	0.592 ±0.008	1.29 ±0.007	0.52 ±0.004
4	空白组	A549	0.157 ±0.003	0.24 ±0.003	0.41 ±0.014
5	空白组	A549/DDP	1.233 ±0.078	12.70 ±0.746	0.73 ±0.014

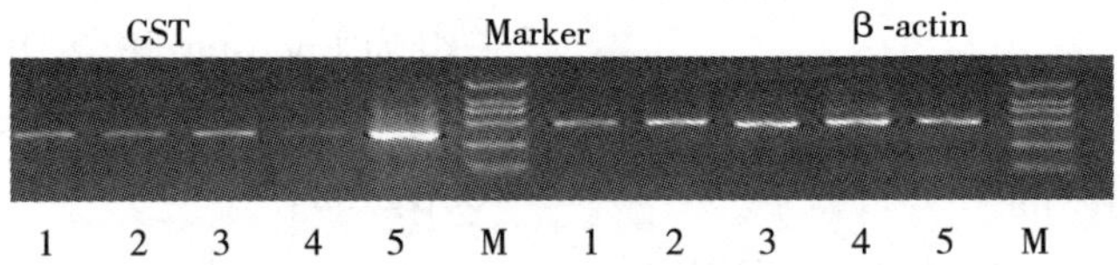

图 5　GST 经不同组别处理后的 mRNA 表达

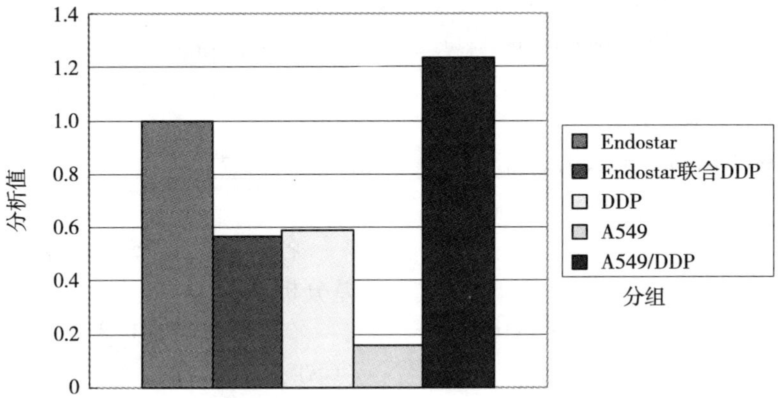

图 6　GST 经不同组别处理后的 mRNA 表达

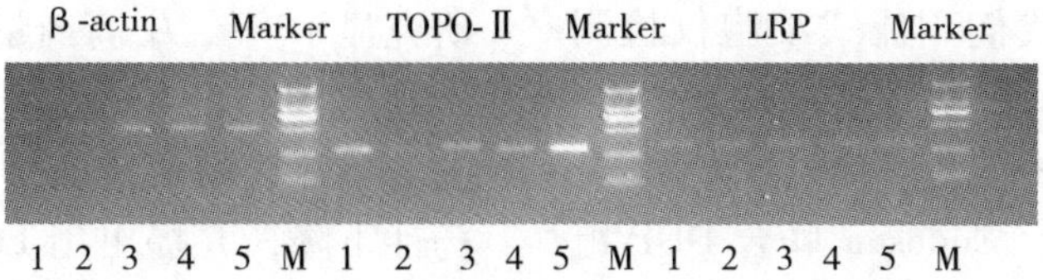

图7 TOPO-Ⅱ、LRP 经不同组别处理后的 mRNA 表达

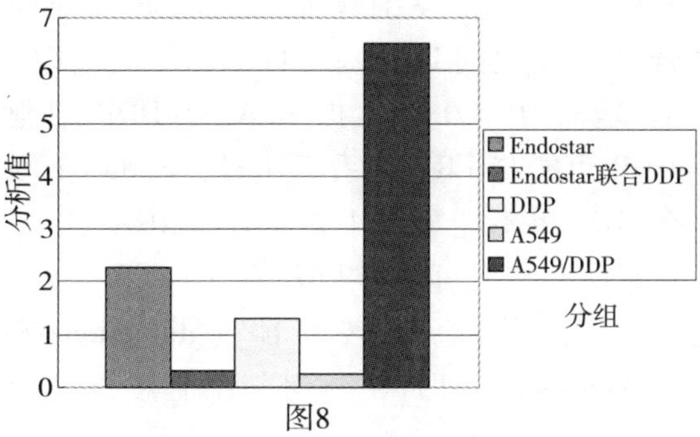

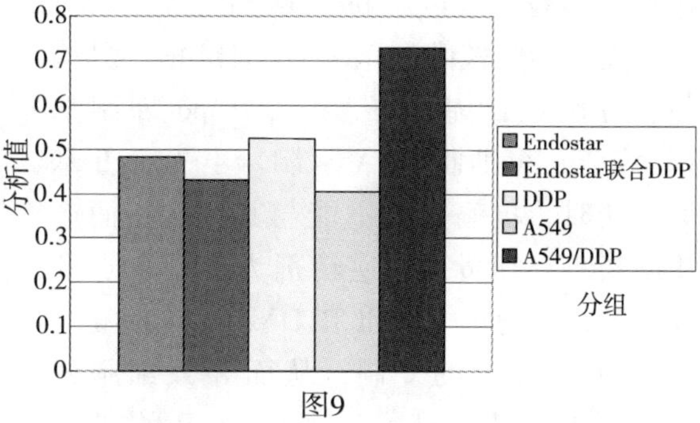

图8、图9 TOPO-Ⅱ、LRP 经不同组别处理后的 mRNA 表达

四、讨论

肿瘤细胞多药耐药性（multidrug resistance，MDR）的产生是导致肿瘤化疗失败的主要原因之一。MDR 是指肿瘤细胞对一种抗肿瘤药物产生耐药性的同时，对结构和作用机制完全不同的其他抗肿瘤药物产生交叉耐药性的现象[2]。DDP 是目前治疗肺癌、卵巢癌、头颈部肿瘤的主要化疗药物之一，但在临床应用中，多数患者经化疗后，肿瘤细胞对 DDP 产生了耐药，使得化疗疗效明显降低。研究表明[3]，某些染色体局部区域的功能异常可能与肿瘤对 DDP 耐药有关。文献报道，对 DDP 耐药的肺腺癌细胞株 A549/DDP 对 DDP 的耐药倍数是敏感株的 20 倍左右[4]。我们的结果显示 A549/DDP 对 DDP 的耐药倍数是 16 倍，与文献报道的结果接近。

为逆转 DDP 的耐药性，人们也进行过广泛的探讨。目前有研究证明[5]，H101 可明显逆转 A549/DDP 细胞对 DDP 的耐药性，耐药指数为 14.3，逆转倍数为 6。本研究目的是探讨 Endostar 是否可以逆转 A549/DDP 细胞对 DDP 的耐药性，初步结果显示，DDP 对 A549 细胞半数抑制率（IC50）为（0.72 ± 0.05）μg/ml，DDP 对 A549/ DDP 半数抑制率（IC50）为（11.54 ± 0.64）μg/ml，可见，A549/DDP 对 DDP 的耐药指数为 16，符合本试验的要求。Endostar 联合 DDP 对 A549/DDP 半数抑制率（IC 50）为（2.0 ± 0.1）μg/ml，逆转倍数（RF）为 5.77，表示逆转剂—Endostar 具有增强化疗疗效的作用。Endostar 相对逆转率（RRR%）为 88.2%，表示具有部分 MDR 逆转作用。Endostar 联合 DDP 对 A549 细胞半数抑制率（IC50）为（0.25 ± 0.06）μg/ml，提示 Endostar 与 DDP 在体外有明显的协同作用。

对 DDP 耐药的细胞主要表现为细胞内 DDP 累积减少[6]。我们用流式细胞仪检测细胞内铂含量，结果发现 Endostar 联合 DDP 组的荧光值较空白 A549/DDP 组及 DDP 对照组高，提示 Endostar 联合 DDP 组能提高细胞内铂含量，增强耐药细胞对化疗的敏感性。

细胞对 DDP 产生耐药机制比较复杂。拓扑异构酶Ⅱ（topoisomerase Ⅱ，TopoⅡ）是存在于细胞核内催化 DNA 双链拓扑异构体相互转换的基本核酶[7]，Topo 抑制剂（抗癌药）可抑制 DNA 复制。当 TopoⅡ基因突变时，抗癌药物不能与其结合，而产生耐药[8]。TopoⅡ的逆转剂为作用靶点的逆转剂，能稳定 TopoⅡ和 DNA 形成的复合物，抑制 DNA 的复制，从而导致细胞死亡。本研究结果显示：A549/DDP 的 TopoⅡ的 mRNA 表达明显高于非耐药细胞株 A549 的 mRNA 表达水平，$P<0.05$，这说明 A549/DDP 的耐药可能与 TopoⅡ有关，经 Endostar 联合 DDP 处理的 A549/ DDP 细胞内 TopoⅡ的 mRNA 表达明显降低。有文献报道[4]，A549/DDP 细胞中 TopoⅡ的 mRNA 表达高于 A549 细胞，经 H101 处理后，TopoⅡ的 mRNA 表达降低，本研究结果与上述文献相似。

肺耐药相关蛋白（LRP）为非经典型多药耐药，其基因靠近 MRP 基因，编码一个分子约为 110ku 的非糖蛋白。95% 的 LRP 位于细胞质中，5% 与核膜相连位于核孔附近[9]。LRP 也依赖 ATP 能量使药物外排，可能通过囊泡转运和胞吐机制将胞质内药物排出细胞外，降低药物的核质分布比率，降低药物的绝对浓度，减少药物细胞毒作用。但 LRP 不属于 ABC 超家族成员，而属于穹隆体主蛋白（major vault protein，MVP）的一种，其功能可能与胞核与胞质之间的物质转运有关。许多人肿瘤细胞株和实体瘤中均有 LRP 蛋白表达[10]，有研究显示[11]，中高剂量的化疗药物可克服常规剂量治疗时 LRP 所介导的耐药，提示随着化疗药物剂量的增加 LRP 所介导的耐药性下降，并提出用 LRP 基因敲除或反义核酸技术来抑制 LRP 的表达，用 LRP 的锤头核酶来破坏 LRP 的完整结构，以达到逆转作用。本研究结果显示：A549/DDP 细胞对照组与 A549 细胞对照组及 Endostar 联合 DDP 组之间 LRP 基因的 mRNA 表达无明显差异，$P>0.05$，提示 A549/DDP 细胞 MDR 可能与 LRP 关系不明显；Endostar 联合 DDP 组不能显著下调 LRP mRNA 表达，逆转耐药作用可能与 LRP 关系不明显。

谷胱甘肽-S-转移酶（glutathione-S-transferase，GST）是一组与细胞解毒功能有关的酶，分为 α、μ 和 π 等多种同工酶，各由 GST 超基因家族的相应基因编码。GST 通过催化谷胱甘肽（glutathione，GSH）与药物结合，使两者形成复合物而解毒，导致肿瘤细胞产生耐药性。GST 本身也可与亲脂性药物结合增加其水溶性，促进外排而降低化疗药物的细胞毒作用，同样也引起肿瘤细胞对化疗药物产生耐药性[12]。抑制谷胱甘肽合成酶通过谷胱甘肽合成酶抑制剂（BSO）减少细胞内的 GSH，能完全逆转有 MRPcDNA 转染的肺癌细胞对多柔比星、柔红霉素、长春新碱的耐药。本次研究结果显示：A549/DDP 的 GST 基因的 mRNA 表达明显高于非耐药细胞株 A549 的 mRNA 表达水平，$P<0.05$，这说明 A549/DDP 的 MDR 可能与 GST 有关，经 Endostar 联合 DDP 处理的 A549/DDP 细胞内 GSTmRNA 表达明显降低，提示 Endostar 化疗增效作用与下调耐药细胞 GST 有关。

上述结果提示 Endostar 对 DDP 耐药性的逆转机理可能与下调 TOPO-Ⅱ、GST 基因的 mRNA 表达有关，该结果与有关研究结果类似[13-14]，还与增加耐药细胞内 DDP 的累积量有关，其确切机制有待更进一步的研究。

Endostar 作为一种生物制品类抗肿瘤新药，大宗临床试验证明，Endostar 联合化疗具有协同作用，有提高化疗疗效及改善患者的生活质量的作用，它是多靶点药物，现在研究热点为 Endostar 的信号传导。人们发现它能抑制 VEGF 诱导的 NO 合成和内皮细胞迁移[15]、阻断 VEGF 受体 KDR/FIK-1 的酪氨酸磷酸化、进而抑制内皮细胞增殖、也可下调 Bcl-2、Bcl-XL 的表达、诱导内皮细胞凋亡，并与化疗药物互相增效[16]。它还与 MMP-2 前体蛋白（Pro-MMP2）结合、抑制 MMP-2 和 MT1-MMP 的催化活性[17]。但至今 Endostar 对细胞信号传导的影响仍不完全清楚。对于 Endostar 与机体及细胞的相互作用尚有许多方面有待研究，作为耐药逆转剂的应用性研究只是初步结果，就其机理及实际应用等很多方面有待进一步深入研究。

五、结论

1. Endostar 能逆转 A549/DDP 对 DDP 的耐药性。

2. Endostar 逆转 DDP 耐药性的机制可能是减少 A549/DDP 细胞内 GSH 和 TOPO-Ⅱ基因的 mRNA 表达，增加了 A549/DDP 细胞内的含铂量。

（本文获得第三届中国肿瘤内科大会优秀论文三等奖）

参 考 文 献

[1] Kim YM, Jang JW, Lee OH, et al. Endostatin inhibits endothelia and tumor cellular invasion by blocking the activation and catalytic activity of matrix metalloproteinase-2. Cancer Res, 2000, 60 (19): 5410 – 5413.

[2] Krishna R, Mayer LD. Multidrug resistance (MDR) in cancer. Mechanisms, reversal using modulators of MDR and the role of MDR modulators in influencing the Pharmacokinetics of anticancer drug. Eur J Pharm Sci. 2000, 11 (4): 265 – 283.

[3] Takano M, Kudo K, Goto T, et al. Analysis by comparative genomic hybridization of genes relating with cisplatin resistance in ovarian cancer. Hum Cell, 2001, 14 (4): 267 – 271.

[4] 蔡鹏，刘叙仪，韩复生，等. 耐顺铂肺癌细胞系 A549/DDP 的建立及耐药机制. 中国肿瘤临床，1995，22 (8): 582 – 587.

[5] Xu Ruihua, Yuan Zhongyu, Guan Zhongzhen, Li Su, et al. Reverse Effect of Genetically Modified Adenovirus H101 on Drug-resistance of A549/DDP Cells to Cisplatin. Chinese Journal of Cancer, 2005, 24 (8): 975 – 979.

[6] Ferguson PJ. Mechanisms of resistance of human tumours to anticancer drugs of the platinum family: a review. J Otolaryngol, 1995, 24 (4): 242 – 252.

[7] Zimi N, Martelli AM, Subatelli P, et al. The 180kD isoform oftopoiso-merase Ⅱ is localized in the mucleolus and belongs to the structural element s of t he nucleolar remnant. Exp Cell Res, 1992, 200 (2): 460 – 466.

[8] De Jong S, Kooistra AJ, De Vries E, et al. Topoisomerase Ⅱ as a target of VM-26 and 4′-(9-Acridinylamino) methanesulfonm-aniside in atypical umltidrug resistant human small cell lung carcinoma cells. Cancer Res, 1993, 53 (5): 1064 – 1071.

[9] Slovak ML, Ho JP, Cole SP, et al. The LRP gene encoding a major vault protein associated with drug resistance maps proximal to MRP on chromosome 16 evidence that chromosome breakage plays a key role in MRP or LRP gene amplification. Cancer Res, 1995, 55(19): 4214 – 4219.

[10] Scheper RJ, Broxteman HJ, Scheffer GL, et al. Overexpression of a M(r)110 000 vesicular protein in non-P-glycoprotein-mediated multidrug resistance. Cancer Res, 1993, 53: 1475.

[11] Slovak ML, Ho JP, Cole S, et al. The LRP gene encoding a major vault protein as 2 sociated with drug resistance maps proximal to MRP on chromosome 16: evidence that chro 2 mosome breakage plays a key role in MRP or LRP gene amplification. Cancer Res, 199, 55 (19):4214 -4219.

[12] Burg D, Filippov DV, Hermanns R, et al. Peptidomimetic glutathione analogues as novel gamma GT stable GST inhibitors. Bioorg Med Chem, 2002, 10 (1):195 -205.

[13] 梁莉，刘叙仪，王洁，等. 马蔺子素对耐顺铂人肺腺癌细胞 A549/DDP 耐药逆转及可能的机制. 中华医学杂志，2001，81 (22): 1392 -1393.

[14] Kuo MT, Bao J, Furuichi M, et al. Frequent coexpression of MRP1/GS-X pump and gamma-glutamylcysteine synthetase mRNA in drug-resistant cells, untreated tumor cells, and normal mouse tissues. Biochem Pharmacol, 1998, 55 (5):605 -615.

[15] Urbich C, Reissner A, Chavakis E, et al. Dephosphorylation of endothelial nitricoxide synthase contributes to the anti-angiogenic effects of endostatin. FASEB, 2002, 16(7): 706 -708.

[16] 程鑫，李凯. 血管内皮抑制素与顺铂对 Calu-6 肺癌细胞联合作用的观察. 天津医药，2008，36 (5):371 -374.

[17] Lee SJ, Jang JW, Kim YM, et al. Endostatin binds to the catalytic domain of matrix metalloproternase- 2. FEBS LEBS Lett, 2002, 519 (13):147 -152.

质子治疗现状

申文江

北京大学第一医院　北京　100034

一、前言

截至2008年12月4日，PubMed检索有关“质子”的文献172 110篇，“质子治疗”的文献2118篇，有关质子的综述318篇。著名的质子治疗中心分布在美国、瑞士、日本、英国等国家。1945年第一个质子设备出现在Berkley之后，60多年来全世界质子治疗设备大约有24个。1990年世界上第一台医用质子加速器在美国加州Lomalinda大学医学中心（LLUMC）安装使用。开创了医用设备的先例。过去5年内，全世界有8个设备在运作，未来5年内，将有13个新设备安装使用。

质子射线治疗患者累计已达5.5万例左右，其中，Lomalinda大学医学中心的Opticus质子治疗设备收治了1.3万例（32.5万人次）患者，占世界质子治疗患者总数1/4以上。LLUMC已经在质子治疗方面取得了丰富的经验和满意的成果。先后发表论文53篇。LLUMC治疗的病种约240个部位、210种组织病理。设备开机率98%。每天平均治疗173例（192人次），是目前国际上唯一一台治疗病例数最多的质子治疗设备。

质子治疗已经成为放射治疗中重要的方法与手段之一，据加拿大肿瘤专家估计，该国每年有14.9万例新发肿瘤患者，其中70%需作放射治疗；澳大利亚报告，14%的患者会从质子治疗中获益，保守估计7.5%的患者需要治疗2个部位。

二、质子治疗的优越性

质子与光子比较，因为质子具有Bragg峰，且可根据临床需要，调节Bragg峰位置，因此具有明显的射线剂量集中、剂量分布均匀，可适当调整高剂量区与靶区一致，精确度高等特点。因此，质子射线具有如下优越性：

1. 高度精确性治疗，剂量与靶区高度适形。

2. 精确治疗的目的之一是使肿瘤靶区达到高剂量。可根据临床需要予以低分割放疗（hypotherapy）；也可进行超分割放疗（hypertherapy），充分发挥放射生物效应，达到最佳疗效。

3. 尽量减少周围正常组织受量，减少正常组织急性和晚期损伤。

质子射线治疗的临床优越性，已经在既往临床应用中显示出来，某些早期肿瘤，因为医学原因不能手术的患者，用质子治疗的疗效可能优于手术治疗。

LLUMC研制的先进TPS（odyssey）软件，使质子的剂量准确集中在不同形状的肿瘤中，最大程度降低肿瘤周围正常组织和器官受到的剂量，使临床疗效明显提高，并发症减少。

三、质子治疗临床适应证

质子治疗是放射治疗专业中的技术上的突破（Black 等，IJROBP，2008，72：1307），可用于身体各个部位的肿瘤，并且结论非常相似。

Olsen 等于 2007 年综述（Radiotherapy and oncology，2007，83：123）质子治疗的文献中报告：可供参考的质子治疗文献 1894 篇，排除摘要、评价性文章及非相关刊物发表的 1782 篇之后，收集到论著全文 166 篇。再排除非相关文献 61 篇，收集病例 <50 例的 47 篇，余下 62 篇文献，均为质子治疗 50 例以上的论著，包括内容如下：儿童中枢神经系统肿瘤 6 篇、成人中枢神经系统肿瘤 10 篇、眶内肿瘤 32 篇、前列腺肿瘤 11 篇、肺癌 2 篇、肝癌 1 篇。

文献报告，质子治疗（PT）与 3D-CRT 和 IMRT 治疗不同分期肺癌患者时，在相同处方剂量下，肺 V5、V10、V20 的区别，从实例结果可以看出，PT 治疗对肺的正常组织损伤明显减少（表 1）。

质子物理特性在临床治疗的优越性，在治疗肺癌的应用中特别明显。Lee 等比较光子 3D-CRT 与质子治疗达到的最大处方剂量，质子治疗 13 例中有 5 例剂量可提高到 90Gy，但 13 例中有 4 例无论是质子还是光子都不能超过 60Gy。Chang 等比较 25 例光子 3D-CRT 或 IMRT 和质子的剂量分布，I期处方剂量 66Gy（CGE）时，质子与 3D-CRT 相比，肺 V5、V10、V15 平均体积减少 19%、13% 和 6%。剂量增加到 87.5Gy（CGE）时，质子相应体积减少 21%、16% 和 8%。Ⅲ期肿瘤处方剂量 63Gy，质子在 V5、V10、V20 的平均体积减少 15%、11% 和 5%，处方剂量 74Gy，质子体积减少为 18%、14% 和 8%。选择 5 例作 IMRT，处方剂量 60～63Gy（CGE），质子比 IMRT 肺 V5、V10、V20 平均体积减少 15%、8% 和 4%。处方剂量 74Gy（CGE），同样减少 17%、10% 和 4%（见表 1）。

表 1　PT vs 3D-CRT and IMRT

	Prescription	V5 ± SE	V10 ± SE	V20 ± SE
Stage Ⅰ（10pts.）				
3D-CRT	66Gy	31.8% ±4.0	24.6% ±3.5	15.8% ±2.1
PT	66CGE	13.0% ±1.5	11.7% ±1.4	9.8% ±1.3
3D-CRT	87.5Gy	34.5% ±4.3	27.8% ±3.7	19.3% ±2.5
PT	87.5CGE	13.4% ±1.5	12.3% ±1.4	10.9% ±1.4
Stage Ⅲ（10pts.）				
3D-CRT	63Gy	54.1% ±3.3	46.9% ±2.6	34.8% ±1.5
PT	63CGE	39.1% ±1.4	35.6% ±1.2	30.0% ±1.3
3D-CRT	74Gy	58.1% ±5.0	50.9% ±4.3	39.9% ±1.9
PT	74CGE	39.7% ±1.4	36.6% ±1.2	31.6% ±1.2
Stage Ⅲ（10pts.）				
IMRT	60-63Gy	58.5% ±2.9	45.3% ±2.1	34.5% ±2.2
PT	60-63CGE	43.1% ±4.0	37.0% ±1.8	30.8% ±1.5
IMRT	74Gy	61.5% ±3.4	49.0% ±2.3	37.1% ±2.3
PT	74CGE	44.0% ±4.1	39.3% ±2.5	33.3% ±1.5

Abbreviations：3D-CRT，three-dimensional conformal radiation therapy；IMRT，intensity-modulated radiotherapy；PT，proton therapy；CGE，cobalt Gray equivatent；SE，standard error；pts.，patients.

质子治疗实际在临床应用广泛，几乎可治疗全部实体肿瘤或转移瘤，但因治疗病种分散，难以总结较为成熟的经验，无法作出详尽报道及总结、评估。

四、质子治疗临床疗效

（一）前列腺癌

质子治疗的前列腺癌有2000余例，文献报告多为病例组。前列腺癌常规放疗的概念是在能接受的副作用情况下，尽可能提高放疗剂量，达到满意的局部控制率。相比之下，质子可达到较好的剂量提升及治疗效果。迄今前列腺癌质子治疗的研究包括2个随机分组试验和8个比较研究的病例组（见表2）。

Lomalinda治疗前列腺癌有丰富的经验。质子治疗早期前列腺癌，可使病灶局部达到高剂量，明显提高疗效；保护直肠与膀胱，减低放射并发症。治疗晚期前列腺癌，可用光子治疗盆腔淋巴结区，再用质子对肿瘤靶区加量，提高生化缓解率（bPSA）10%，副作用降低10%以上。T2期病例，5年bPSA无复发，生存率82%，2级直肠毒性3.5%，2级膀胱毒性5.4%，无3级以上毒性。

文献报告，一组随机对照研究（RCT）393例早期（T1B、T2B）病例，光子照射50.4Gy后，质子补量19.8CGE或28.8CGE，5年生存率96% *vs* 97%，无区别，但5年bPSA控制率分别为61.4% *vs* 80.4%（$P < 0.001$）。说明局部失败减少49%。2组不同质子剂量的急性与晚期GI和GU毒性反应仅急性2级GI毒性有轻度差异，低、高剂量组分别为41% *vs* 57%，晚期2级GI毒性为8% *vs* 17%。另一组RCT 202例局部进展期前列腺癌（T3或T4），常规光子放疗50.4Gy后，质子补量25.2CGE或光子补量16.8Gy。结果OS无差异。但低分化肿瘤患者局部控制率改进。8年局部控制率质子 *vs* 光子为85% *vs* 19%。直肠出血分别为32% *vs* 12%。总的结论，很少在进展期前列腺癌中比较质子与常规放疗的疗效及毒性。

（二）非小细胞肺癌

质子治疗非小细胞肺癌（NSCLC）的文献检索，Widesott报告截止到2007年，有113篇文献，有2篇文献综述总结质子治疗NSCLC；3个质子中心报告9个非对照单项研究，包括214个病例。这些报告涉及Ⅰ、Ⅱ期肿瘤，质子治疗的结果可与手术治疗相比较，且无明显毒性。有2篇论文比较质子与光子的剂量分布，显示质子有可能提升剂量及保护危及器官。有6篇文献分析质子剂量及技术要点，从物理上阐述质子治疗NSCLC的优势，但因临床资料有限，难以得出明确结论。质子治疗NSCLC的文献主要来自3个单位：Lomalinda大学医学中心（LLUMC）、质子医学试验中心（PMRC，日本）和国家癌中心东部医院（NCCHE，日本）。

早期病例181例，病灶局限，因医学原因不适合手术或拒绝手术。Bush等用低分割方案治疗61例（T1 29例、T2 39例），剂量51CGE/10次，或60CGE/10次，均2周。3年局部控制率74%，疾病专项生存率72%。局部控制率T1为87%，T2为49%。急性毒性仅有轻度疲劳及放射性皮炎（轻~中度红斑，不需治疗）。无放射性肺炎。Hata等报告21例（ⅠA11例，ⅠB10例），质子总剂量50~60Gy，每次5~6Gy，10次，中位时间15天。2年局部控制率和专项生存率为95%和86%。无3、4级毒性。Nihei等报告37例（ⅠA17例，ⅠB20例），剂量提升试验，总剂量值提升至70~90CGE，每次4~4.9CGE，局部控制率80%，3例出现晚期肺毒性。

表 2 **Studies on proton irradration of prostate cancer**

Centre	Treatment	Penod	Results	Quality score
MGH G Loma Linda	XRT 50. 4Gy + proton 19. 8GyE (n = 197) vs XRT 50. 4Gy + proton 28. 8GyE(n = 196)	1996-1999	5 year survival Low dose: 95% High dose: 97% 5 year local failure Low dose: 61% (95% CI: 54% ~68%) High dose: 80% (95% CI: 75% ~86%) Morbidities (low vs high dose) Acute GI grade Ⅱ: 41% vs 57%, P = 0. 004 Late GI grade Ⅱ: 8% vs 17%, P = 0. 005 Acute GU grade Ⅱ: 42% vs 49%, P = ns Late GU grade Ⅱ: 18% vs 20%, P = ns No difference in grade Ⅲ or Ⅳ toxicities	LoE: 1 Quality: ++
MGH	XRT 50. 5 Gy(n = 103) vs XRT + proton 50. 4 Gy + 25. 2Gy(n = 99)	1982-1992	No difference in overall or diseasefree survival Rectal bteeding grade Ⅰ or Ⅱ XRT + proton: 32%, P = 0. 002 XRT: 12% Urethral stricture XRT + proton: 19%, P = 0. 007 XRT: 8%	LoE: 1 Quality: +
MGH	XRT 60-68Gy(n = 116) vs XRT + Proton 70-76. 5Gy(n = 64)	1973-1979	No difference in overall or disease free survival Rectal symptoms(proton boost vs XRT) 20% vs 16% Urinary symptoms 33% vs 34%	LoE: 2 Quality: +
MGH	Proton + XRT 50. 4Gy + 27GyE (n = 39 of 167 patients)	1976-1992	Grade Ⅱ or higher GU morbidity 15 yr: 59% Grade Ⅱ or higher GI morbidity 15 yr: 13%	LoE: 3 Quality: +
Loma Linda	Proton. proton + XRT 74-75 CGE (n = 909)	1991-1995	Diseasefree survival Biochemical: 75% ~89% Clinical: 89% ~95% Morbidity 3 yr Rectal bleeding: 21% Grade Ⅱ GI: 3. 5% Grade Ⅱ GU: 5. 4%	LoE: 3 Quality: +

MGH, Massachusetts General Hospital; LoE, level of evidence.

早期病例手术或肺叶、全肺切除术，Ⅰ期5年生存率60%。光子放疗总剂量55～80Gy，中位生存期30个月，5年OS 30%，局部失败大约40%（6.4%～70%），原因是靶区不充分和剂量不足。采用SRS提高生物学剂量，2年局部控制率67%～95%，3级毒性5%。日本及LLUMC报告早期病例质子治疗，2年局部控制率80%～95%，2年OS 74%～84%，很少急性和晚期毒性，只有1个研究报告有3级毒性。ⅠA期2年局部控制率100%。有可能进一步增加剂量BED95～138Gy（$\alpha/\beta=10$）。

进展期NSCLC，手术作用有限，能手术的患者5年生存率ⅢA期19%。Ⅲ期全切除病例，5年生存率7%～24%，不能全切除者3%～13%。单放疗作用同样有限，常用3D-CRT与化疗综合治疗。进展期病例不能用立体定向放疗（SBRT），因为毒性太大。质子治疗能解决SBRT的技术困难，使肿瘤得到高剂量，而周围正常组织很少受到照射。晚期NSCLC质子放疗仅33例。

进展期的治疗经验非常有限。Nhioyama等治疗14例（Ⅲ、Ⅳ期9例及复发5例）病例，Ⅲ、Ⅳ期9例的2年OS及专项生存率62%及70%，5年则为0；复发病例2年OS及专项生存率80%及100%，5年为40%和50%。Bush等报告8例ⅢA期，2年OS 13%，DFS 19%，仅1例照射野内复发。

质子治疗NSCLC的总结见表3.1、表3.2。

（三）肝癌

质子治疗肝癌搜索到4个随机试验，不足700例患者，占质子治疗全部患者的1%～2%。目前尚缺乏循证数据，哪怕是低水平的。有一篇文献总结126例肝癌（主要是Ⅱ、Ⅲ期）病例，质子中位剂量72CGE（50～88Gy）。5年OS 24%，局部控制率87%。急性毒性为胆红素升高及罕见贫血。晚期毒性作用为胆管狭窄和消化道出血，但不常见。LLUMC报道34例T_{1-4}病例，肿瘤平均直径5.7cm。照射靶区包括影像学显示的肿瘤边缘1～2cm，剂量63CGE/15次/3周。2年局部控制率75%，生存率55%。AFP升高的患者6个月有85%下降，从平均1405u下降至75u。

（四）眶内肿瘤

质子治疗眶内肿瘤为摘除术和近距离治疗作了有价值的补充和选择。已发表的LLUMC等5个单位质子治疗结果32篇报告，但其中只有1份是随机分组对比（见表4）。

随机分组报告186例脉络膜和睫状体黑色素瘤，研究目的是剂量从70CGE减少至50CGE，实际剂量45CGE。5年复发率及视敏度、阅读字母、黄斑病变、视神经乳头放射改变方面，不同剂量组之间无差异。试验本身仍然无法说明是否低剂量组也有较好的局部控制率。一份研究2篇论文报告葡萄膜黑色素瘤质子与摘除术比较，5年OS 81% *vs* 68%，似无区别，但用COX调整回归分析，RR 1.2（95% CI：0.9～1.2）；DFS RR 1.0（95% CI：0.7～1.4）。综合文献报告，质子治疗眶内肿瘤5年生存率70%～95%，DFS 85%～96%，10年76%～95%，15年73%。

（五）脊索瘤与软骨肉瘤

头颈区域的脊索瘤和软骨肉瘤，一般治疗是手术和放疗，常规放疗剂量50～55Gy，不能得到满意的肿瘤局部控制；但较高剂量又会损伤周围正常组织。包括LLUNC的10篇文献总结质子治疗脊索瘤与软骨肉瘤的结果（见表5）。

表 3.1 studies and patient charactenstics

Reference	Country and period	Type of study	Selectron criteria	No. of patients	Gender, median age (rarige)	P. S.	Stage	Histology	Median follow-up (range)
Shioyama et al.	Japan 1983-2000	Single institution	Medically inoper able or refusing surgery	51	M43, F 8 74 years(25-87)	Swtss 0: 13, 1:30, 2-3:8	Ⅰ:28, Ⅱ:9, Ⅲ: 8, Ⅳ: 1. recurrent disease:5	SCC: 33, adenoca. :17, large cell:1	30(18-153) months
Hata et al.	Japan 2002-2005 ·	Single Institution Phase Ⅱ study	Medically inoperable or refusing surgery	21	M 16, F 5 74 years(51-85)	ECOG 0-2	ⅠA:11, ⅠB:10	SCC:6, adenoca: 14, large cell:1	25(10-54) months
Bush et al.	USA 1994-1998	Single Institution phase Ⅱ study	Not candidate for surgical resection or patient refusal	37	M 15, F 22 72 years(54-87)	Kamofsky: 50-70:17 80-100:20	Ⅰ:27, Ⅱ:2, Ⅲa: 8	NSCLC	14(3-45) months
Bush et al.	USA nr	Single institution phase Ⅱ study	Medically inoperable or refusing surgery	68	M 30, F 38 72 years(52-87)	Kamofsky: mean 65 (50-90)	T1 29, T2 39	NSCLC	30 months
Nihei et al.	Japan 1999-2003	Single institution phase Ⅰ dose escalation study·phase Ⅱ	Medically inoperable or refusing surgery. Tumor size ≤ 5cm: $pO_2 \geqslant 60$ torr	37	M 30, F 7 75 years(63-87)	Zubrod:0-2	ⅠA 17, ⅠB 20	SCC:15, adenoca:15, others:7	24(3-62) months

Abbreviations: SCC, squamous cell carcinoma; adenoca, adenocarcinoma; NSCLC, non small cell lung cancer; M, male; F, female; P. S., performance status; OS, overall survival; LC, local control; nt, not reported.

表 3.2 **Treatment details**

Reference	Treatment regimens	Proton beam delivery	Technical notes	Treatment effects/outcome	Toxicity	Remarks
Shioyama et al.	TD:49-93Gy(median 76) dpf:2.0-6.0Gy(median 3.0) Overall treatment time 10-76 days(median 43) 33 pts. PT only, 18 pts. XRT + PT	Passive scattering Energy:250MeV	CT slices every 5 mm CTV:GTV +5-10mm PTV: CTV + 5mm + some mm caudally; resp. gating after 1992	5-year OS:29%, 70% (st. IA), 16% (st IB); 5-year CSS:47% 5-year LC:89% (st. IA), 39% (st IB); in-field recurrence:1/9 (st IA), 6/19 (st. IB)	Acute lung tox. 92% Gr.1, 6% Gr.2, 2% Gr.3	Very few acute and late tox. Results in st. IA comparable to surgery
Hata et al.	TD:50Gy(3 pts.)dpf:5 Gy TD:60 Gy(18 pts.)dpf:6 Gy Overall treatment time 13-19 days(median 15)	Passive scattering Energy:155-200 MeV	Body cast, resp. synchronized CT slices every 5 mm, CTV:GTV +5mm, PTV:CTV +5mm +5mm caudally for resp. movement, resp. gating	CR:66% (14/21 pts.) 2-year OS:74%, 2-year CSS:86%. 2-year LC:95%, 2-year DFS:79%, In-field recurrence:1(st. IB)	Acute tox. skin Gr.1:4, lung Gr.2:1, hematologic. Gr.1-2:3 Late tox. Soft tissue Gr.2:2	100% OS in st. IA. All tumors located in peripheral regions
Bush et al.	First arm: TD:51 CGE in 10 fr. over 2 weeks:(19 pts.); second arm:73.8 CGE with 45 Gy in 25 fr. (XRT) +23.8 CGE in 16 fr. (PT) over 3 weeks-concomitant boost:(22 pts.)	Passive scattering 250 MeV	Target: XRT:mediastinum, PT:GTV + margin for tumor motion evaluated during normal respiration with fluoroscopy, tipically 3 beams with PT	35 pts evaluable, 3-year LC:74%, 2-year DFS:63% 86% (st. Ⅰ), 19% (st. Ⅲ) 2-year LC 87% 2-year OS:44% 39% (st. Ⅰ), 13% (st. Ⅲ)	2 pneumonitis (photons + protons) Several mild esophagitis (photons + protons)	3 local(in field) recurrence. Low OS rate but without evidence of recurrent cancer
Bush et al.	TD:51 CGE in 10 fr. over 2 weeks:(22 pts.); 60 CGE, in 10 fr. over 2 weeks:(46 pts.) No nodal irradiation	Passive scattering 250 MeV	Full body immobilization devicem, Fluoroscopy to evaluate target motion, Target: CTV (CT) + margin, 3-4 beams	68 pts evaluable, 3-year LC: 74%, T1:87%, T2:49% DSS:72%, 3-year OS:44%	Mild fatigue, mild to moderate erythema. No pneumonitis, esophageal or cardiac tox.	Part of pts. enclosed in previous study. LC improved compared to historical results; significant improvement in OS with higher TD (60 CGE): 55% vs 27%
Nihei et al.	TD 70-94CGE, phase 1 dose levels: 70/80/88/94, dpf:4-4.9 CGE	Passive scattering Energy:150-190MeV	CT images exhalation free. CTV. GTV +8mm, PTV: CTV + 10mm, resp. gating, 2-4 portals	2-year LC:80% 2-year OS:84% 2-year LRRFS 79% (st. IA), 60% (st. IB)	Late Gr.2 and 3 pulmonary tox. in 3 pts each.	Substantial late pulmonary tox. in larger target volumes(st. IB)

Abbreviotions: TD, total dose; dpf, dose per fraction; fr., fraction; PT, proton therapy; XRT, X-ray radiation therapy; Gy, Gray; tox., toxicity; CGE, cobalt Gray equivalent; MeV, mega electron volt; CT, computerized tomography; CTV, clinical tumor volume; GTV, gross tumor volume; PTV, planning tumor volume; resp., respiratory; DSS, isease-specific survival; st., stage; LRRFS, locoregional relapse-free survival; DFS, disease-free survival; gr., grade; OS, overall survival; CSS, cause specific survival; pts., patients; LC, local ontrol; CR, complete response.

表 4 **studies on proton irradiaation of ocular tumours**

Centre	Treatment	Period	n	Results	Quality score
MGH	Proton 70 (n = 94) vs 45 CGE(n = 94)	1989-1994	188	5 year outcomes: no difference in tumour regrowth. visual acuitity, letters read or maculapathy	LoE: 1 Quality: +
MGH	Proton(n = 556) vs surgery(n = 257)	1975-1984	813	No difference in mortality(over all or cancer related) in adjusted Cox model	LoE: 2 Quality: +
St Bart.	PROTON 60 CGE (n = 267) vs ^{125}I 100 CGE(n = 190) vs ^{105}Ru 100 CGE (n = 140)	1988-1998	597	Local recurrence Proton: 5.2%, Ru: 10.7%, 1: 4.2% RR 2.9 (95% CI: 1.3-7.0) for proton vs Ru, but improper adjustment for confounders Complkations: higher rates of later enucleation and vascular glaucoma for patients treated with protontherapy	LoE: 2 Quality:
MGH	Proton 70 CGE	1975-1998	1922	Survival Overall: 5 yr 78% ~ 95%, 10 yr 63% Diseasetree: 5 yr 80% ~ 95% 10yr 76% ~ 79% 15 yr 73% Enucleation rates: 2 yr 5%, 5 yr 10% Visual acuity: 67% visual loss < 20/100 5 yr radiation maculopathy: 64%	LoE: 3 Quality: +
Loma Linda	Proton 70 CGE	1990-1998	78	5 yr overall survival: 70 ± 7.8% 5 yr local control: 91 ± 3.7% 5 yr eye retention: 75 ± 6.3%	LoE: 3 Quality: +
Lousanne	Proton 54.5 CGy (range 40-64 Gy)	1984-1998	2432	5 yr survival: 83 ± 1% Local control: 5 yr 96% 10 yr 95% Visual acuity: improved in 22 of 31 patients Radiation induced complications reported in patients treated with highest doses	LoE: 3 Quality: +
CPO	Prcton 60 CGE	1989-1998	1272	5 yr overall survival: 78% 6 yr diseasefree survival: 77% Visual acuity: 67% reported reduction in visual acuity Eye retention: 88% ~ 96% Maculopathy: 35% Cataract: 23%	LoE: 3 Quality: +

MGH, Massachusetts General Hospital: CPO, Centre de Protonterapie d'Orsay; St. Bart., St Bartholomeus Hospital, London; LoE, level of evidence.

表 5　Studies on proton irradiation of chordomas and chondrosarcomas

Centre	Treatment	Period	n	Results	Quality score
MGH	Proton 67 vs 72 CGE	1984-1993	96	Temporal lobe damage; 2 year 7.6% 5 year 13.2%	LoE:1 Quality:
MGH	Proton. proton + XRT	1974-1995	367	Overall survival: All patients:5 yr 94%,10 yr 86% Chordoma:5 yr 80% Chondrosarcoma:skull base 91%, cervical spine:48% Disease free survival: All patients:5 yr 69% ~73% Chondrosarcoma:skull base 98%. cervical spine 54%	LoE:3 Quality: +
Loma	Proton,proton + XRT	1992-1998	60	Overall survival: Chordoma:5 yr 79% Chondrosarcoma:100% Local control: Chordoma:5 yr 59% Chondrosar coma:75% Grade 3 or 4 toxicities:7%	LoE:3 Quality: +
CPO	Proton + XRT 60-70 CGE	1995-2000	67	Overall survrval: Chordoma:3 yr 88% Chondrosar coma:94% Local control: Chordoma:3 yr 71% Chondrosar coma:85% Grade 3 or 4 toxicities:7.7%	LoE:3 Quality: +

MGH, Massachusetts General Hospital; CPO, Centre de Protonter apie d'Orsay; LoE, level of evidence.

随机研究 96 例颅底脊索瘤与软骨肉瘤，质子与光子联合治疗 66.6CGE 和 72CGE，2 组临床疗效无差别，但全部颞叶损伤 2 年 7.6%，5 年 13.2%。目前常用的治疗方式为光子治疗后质子补量，或单用质子治疗，共约 500 例。一组 9 例治疗的 5、10 年生存率分别为 94% 和 86%。2 个研究报告比较脊索瘤与软骨肉瘤的质子治疗疗效，3 年 OS 分别为 87% ~88% 与 94% ~100%。治疗相关并发症，3、4 级毒性 5% ~7%、7%，听力丧失 3.4% ~18%。多变量分析脑干毒性的危险，随脑干接受 60CGE 的体积增加而增加，RR 11.5（P = 0.001）。

（六）儿童颅内肿瘤

质子治疗儿童颅内肿瘤有 6 个病例组报告（见表 6）。5 个报告为恶性肿瘤，1 个报告包括恶性及良性两种肿瘤。其他各文献报告病例数有限，且病例均衡性差，诊断、分期不一致。

关于质子治疗的病例报告，均有较高的局部控制率，但也有放射损伤，如神经精神损伤、垂体功能低下及白内障发病。质子治疗诱发癌症可能减少，但目前观察时间太短。质子代替光子 IMRT 治疗会明显减少毒性作用，已经在理论研究中得到证实。

表 6 **Studies on proton irradiation of paediatric cranial tumours**

Centre	Diagnosis	Treatment	Period	Results	Quality assessment
MGH	Chordomas	Proton + XRT (n = 18)69 CGE	Na	5yr overall survival 68% 5 yr disease-free survival 63% 5 yr local recurrence-free survival 78%	LoE:3 Quality: +
MGH & Loma Linda	Skull base tumours (malignant n = 20, benign n = 9)	Proton(n = 13) Proton + XRT(n = 16) Total dose 71 CGE for malignant, 60 CGE for benign tumours	1992-1999	Overall survival: Malignant cases: 65% Benign cases: 100% Local control: Malignant cases: 75% Benign cases: 89% Complications: Pituitary: 27% Late severe effects: 7%	LoE:3 Quality: +
Loma Linda	Astro-cytomas	Proton(n = 26) 50.4-63 CGE Proton + XRT(n = 1)	1991-1997	Overall survival: 82% Local control: 85%	LoE:3 Quality: +
Loma LINDA	skull base tumours	Proton(n = 20) 40-70.2 CGE Proton + XRT(n = 8) 12.6-31.6 CGE + 18 − 45Gy	1991-1994	4 of 28 patients had treatment related morbidity. No evidence of tumour progression inr 9 out of 28 children	LoE:3 Quality: +
CPO	CNS tumours	Proton + XRT(n = 17) 9-31CGE + 24-54Gy	1994-2000	1 yr survival 93 ± 6% 3 yr survival 83 ± 11% Local control 92 ± 8% Neuropsyconlgical impairment: 3 of 17 children	LoE:3 Quality: +

XRT, onventional radiation ther apy; MGH, Massachusetts General Hospital; CPO, Centre de Protonterapie d'Orsay; LoE, level of evidence;

LLUMC 还用质子治疗了儿童髓母细胞瘤，全颅和全脊髓 36CGE。质子治疗可减少耳、椎体、腹、胸、盆腔正常组织的剂量，减少全身毒副作用。用质子治疗颅咽管瘤 16 例，总剂量 50.4 ~ 59.4CGE，单次剂量 1.8CGE，随诊 15 例中，14 例得到局部控制，12 例长期生存。晚期并发症垂体功能低下，脑出血及照射野脑膜瘤各 1 例。

（七）其他

质子治疗早期乳腺癌和放疗后复发的鼻咽癌、脑膜瘤、听神经瘤等，均有较好的疗效及较低的毒副作用。

五、质子治疗的毒副作用

质子治疗与光子治疗之间唯一的差别是物理剂量分布。若使用质子治疗，比光子可能达到更精确的放疗，因此有可能减少急性和晚期放射损伤（见表1）。

质子治疗的放射生物学研究，质子射线的 RBE 在离体试验为 1.2，在体则为 1.1。因此质子比光子同样剂量可能有稍高的 RBE 值。但当单次较低剂量时，RBE 值可能增加，这对相邻的正常组织受量尤为重要。质子射线继发癌的问题，与质子射线远端的剂量梯度密切相关，需要特别关注的是低能质子 RBE 值稍有增加。大多数文献认为，RBE 值以 1.1 计算是合理的。

在放射治疗领域中出现的质子治疗技术，像所有医疗技术一样，依赖于临床试验、Meta 分析和系统综述。通过临床研究的进展，可使质子治疗在临床上更加灵活的运用。

电视胸腔镜下循环热灌注化疗治疗恶性胸腔积液

徐 驰 曾志勇 刘道明 叶仕新 盛继红 庄聪文 程先进 杨胜生

南京军区福州总医院心胸外科 福州 350025

【摘要】 恶性胸腔积液是晚期恶性肿瘤的常见并发症，严重影响患者的生活质量和生存时间，本文介绍了一种有效控制恶性胸腔积液的方法，该方法创伤小、有效率高，对提高患者的生活质量和改善预后有一定意义。

【关键词】 电视胸腔镜；恶性胸腔积液；循环热灌注化疗

恶性胸腔积液是晚期恶性肿瘤常见并发症，因其具有生长迅速、反复发作等特点，严重影响患者生存质量及生存时间。近年来，我们采用胸腔镜下胸腔热灌注化疗治疗恶性胸腔积液，取得了较为满意的疗效。现报告如下：

一、材料与方法

（一）临床资料

2003 年 1 月 ~ 2010 年 1 月，在我院行胸腔镜下循环胸腔热灌注化疗治疗的恶性胸腔积液患者共 87 例，其中男 53 例，女 34 例，年龄 33 ~ 71 岁，平均 50.1 岁。所有患者均经术前或术中病理组织学或细胞学证据以确诊，并经胸部 CT 和 B 超证实有大量胸水。按原发肿瘤分类为肺癌 81 例、乳腺癌 5 例、肝癌 1 例。87 例患者临床表现均有不同程度的胸闷、气促等症状，其中 21 例伴胸痛。KPS 评分均 60 分以上，手术前查血常规、肝肾功能及心电图等均正常或大致正常。

（二）治疗方法

87 例患者均采取气管双腔插管，静脉复合麻醉，于腋中后线间第 7 或第 8 肋间做长约 2cm 入镜孔，置入 Trocar 及胸腔镜，探查胸腔情况，于第 4 或第 5 肋间腋前线行长 2 ~ 3cm 切口进胸，作为主操作孔。如因病情需要可于肩胛下角线第 8 肋间加做一长 2cm 辅助操作孔，而后根据胸腔情况游离胸腔粘连带、活检或局部切除原发肿瘤灶，术中送快速冰冻病理检查。胸腔内操作完成后，如有肩胛下角切口予以缝合。分别于入镜孔及主操作孔各放置 1 根 32 号硅胶引流管，主操作孔位置的硅胶管末端置于胸腔顶，温度探头也于该孔置入监测胸腔内水温，两管分别与体外循环管道（内径 8mm）连接成环路，鼻咽部置温度探头监测鼻咽温。逐层关胸。用 43℃ 热蒸馏水并药物（顺铂 + 利多卡因）预充胸腔及管道，在体外循环泵的驱动下，将胸腔内灌注液引入体外恒温水浴箱进行热交换，再将加温过的灌注液泵入胸腔，如此循环胸腔热灌注，每隔 10min 改变转流方向一次。根据胸内温度调节体外循环泵流量，保持胸内水温 43 ± 0.5℃，灌注时间为 90 ~ 120min。前 60min 内行单肺或小潮气量通气，其后恢复双肺通气并逐步恢复常规潮气量。热疗结束排净胸腔积液，拔除上胸管及温度探头，留置下胸管连接胸腔闭式引流瓶。术后患者住 ICU 常规监测生命体征 1～4 天；次日及术后 3 天查血、尿常规及肝、肾功能；术后予充分营养支持并应用广谱抗生素 3～7 天。胸腔闭式引流管拔除指征：胸腔引流液 <100ml/d，经 X 线胸透检查证实肺复张良好。80 例术后行全身联合化疗 1～5 个周期，其余患者未行放、化疗。

（三）临床综合疗效评估

按 WHO 标准评价胸水疗效：完全缓解（CR）为胸水完全消失并持续 4 周以上；部分缓解（PR）为胸水显著减少 >1/2 并持续 4 周以上；无效（NC）为未达上述标准者。PR + CR 为有效。

（四）结果

本组治疗后副作用表现为轻度胃肠道反应、发热及胸痛等。无严重并发症，无围手术期死亡。所有病例分别于术后 2 周及 4 周经 X 线或 CT 复查，胸水控制率达 100%，其中 CR 为 97.7%（85/87），PR2.2%（2/87）。术后平均住院时间 9.3 天。术后 80 例患者接受 1～5 次化疗，20 例患者行局部放射治疗，6 例患者因经济等原因放弃进一步治疗。术后患者生活质量明显提高，Karnofsky 评分均为 80～90 分。全组病例中位生存时间为 16.8 个月，1 年生存率为 80.4%，2 年生存率 48.2%，死亡患者中无一例因恶性胸腔积液复发直接导致死亡。

二、讨论

恶性胸腔积液是肿瘤晚期的征象，如未经治疗多在胸水出现后半年之内死亡[1]。因此积极治疗胸腔积液可以改善患者的预后，提高生活质量。目前常用的治疗方法有全身化疗、胸腔注入化疗药物或免疫调节剂等，但胸水吸收多不理想，疗效欠佳。而近年来热疗联合化学药物治疗在肿瘤治疗中的作用越来越受到重视[2]。国内外学者在胸腔热灌注化疗方面进行了较多临床研究，并取得较好疗效，周建平等[3]应用加热的生理盐水灌洗胸腔结合热灌注奥沙利铂胸腔化疗治疗 23 例肺癌合并胸水患者，胸水控制有效率达 87.0%。卢彦达等[4]通过热疗联合胸腔灌注顺铂治疗 39 例恶性胸腔积液，其有效率为 82.1%。康明强、曾志勇等[5,6]用循环胸腔热灌注方法治疗肺癌合并胸水患者，胸水控制率达 100%，并明显改善了患者的生存质量。

大量国内外文献一致认为，高温可使化疗药物敏感性增强，加温和化疗药物协同的作用机理为：加热破坏了细胞膜的稳定性，使膜的通透性增加，有利于化疗药物的渗透和吸收，提高了化疗药物对肿瘤细胞的敏感性[7]。另外，加热可使肿瘤内部的血管扩张，促进血液循环，某种程度上增加肿瘤组织内部化疗药的浓度，并抑制化疗药物引起 DNA 损伤的修复[8]。并且，高温可直接作用于免疫系统或通过改变靶细胞形状，促进淋巴细胞增生和细胞介导的免疫反应[9]。此外，热灌注后可致脏壁层胸膜刺激产生物理性炎性粘连，闭锁胸腔亦限制了胸腔积液的再发。由于这 4 种独特机制，实现了热灌注治疗的高效性和疗效持久性。

目前国内热疗主要采用胸腔置管注入化疗药物后，体外胸腔局部射频热疗，或者全身聚焦微波热疗等，但恶性胸腔积液患者热疗前常有胸腔粘连，形成包裹性积液。因此我们结合电视胸腔镜技术在热疗前游离胸腔粘连，清除积液。并通过体外循环技术，不断循环灌注胸腔，可以使胸腔热疗均匀、彻底。再者，在胸腔镜下，尽量切除胸腔内可切除的原发肿瘤灶，或者通过切除或烧灼等手段破坏胸壁、膈肌以及心包表面的小结节转移灶，既达到消灭肉眼可视的肿瘤灶的目的，又能够有效地控制胸膜微小病灶，进一步提升恶性胸腔积液的治疗有效率。而以上手术操作，是在全胸腔镜下进行，手术创伤小，患者容易接受。

总之，胸腔镜下胸腔热灌注化疗治疗癌性胸腔积液，综合利用了微创手术、机械循环、热疗和区域化疗，除了能切除大的原发肿瘤灶，并能杀灭胸腔内游离的癌细胞、心包转移、肺表面转移的小结节及亚临床病灶，以达到控制恶性胸腔积液的目的，其疗效确切，并发症少，值得推广、应用。

参 考 文 献

[1] 陈旭烽，王永辉，楼建. 局部热疗联合胸腔灌注顺铂治疗恶性胸腔积液. 浙江中西医结合杂志，2008，18 (1)：536 – 537.

[2] 万幼峰，吴晓安，等. 经皮胸腔内置管灌注顺铂及白介素联合热疗治疗恶性胸腔积液. 四川肿瘤防治，2006，19 (1)：34 – 36.

[3] 周建平，李伟阳，黎松波. 低渗热灌注奥沙利铂胸腔化疗治疗肺癌并胸腔积液的临床价值. 中国医师杂志，2007，9 (2)：274 – 275.

[4] 卢彦达，陆超，等. 区域热疗联合胸腔灌注顺铂治疗恶性胸腔积液近期疗效分析. 四川肿瘤防治，2007，20 (2)：134 – 135.

[5] 康明强，周仑，林培裘，等. 循环胸腔热灌注治疗肺癌胸水及其机制探讨. 中华医学杂志，2001，81 (19)：1176 – 1179.

[6] 曾志勇，杨胜生，程先进，等. 肿瘤局部切除联合胸腔热灌注治疗周围型肺癌伴恶性胸腔积液. 现代肿瘤医学，2010， (2)：299 – 301.

[7] 段凤英，齐协飞，万钧. 热灌注化疗治疗恶性胸腔积液的临床观察. 实用癌症杂志，2003，18 (6)：635 – 637.

[8] Hildebrandt B, Wust P, Ahlers O, et al. The cellular and molecular basis of hyperthermia. CritRev Oncol Hematol, 2002, 43(1): 33 – 56.

[9] Morita M, Kuwano H, Araki K, et al. Prognostic significance of lymphocyte infiltration following preoperative chemoradio-therapy and hyperthermia for esophageal cancer. Int J Radiat Oncol Biol Phys, 2001, 49 (5): 1259 – 1266.

❖ 肺　　癌 ❖

肺癌新 TNM 分期解析及对外科治疗策略的影响

陈东红 支修益

首都医科大学肺癌诊疗中心 首都医科大学宣武医院胸外科　北京　100053

2009 年 7 月，在美国旧金山举行的第 13 届世界肺癌大会上，国际肺癌研究协会（the International Association for the Study of Lung Cancer，IASLC）公布了新修订的国际肺癌 TNM 分期系统。该系统是 IASLC 在完成了全球范围内大量肺癌病例的数据回顾、验证及统计学分析后，向国际抗癌联盟（UICC）和美国癌症联合委员会（AJCC）提出修改建议并被采纳的[1]。

自 1968 年 UICC 颁布第一版肺癌 TNM 分期以来[2]，肺癌 TNM 分期系统共进行了 5 次修订。目前临床上广泛应用的是 C. F. Mountain 制定的第 6 版肺癌 TNM 分期系统[3,4]。由于 UICC 和 AJCC 第 6 版肺癌 TNM 分期系统所依据的病例资料均来自于北美，大多数来源于 M. D. Anderson 癌症中心一家医疗中心（M. D. Anderson 癌症中心 4351 例，美国国立癌症研究所肺癌研究组 968 例，共 5319 例），其中多为外科治疗病例，时间跨度较长（1975—1988 年）[5]，而且未提供高等级的循证医学证据，因此不能全面反映全球肺癌真实情况。

1998 年，IASLC 分期委员会在 Peter Goldstraw 领导下开始着手进行肺癌新分期系统的修订工作，在全世界范围内（北美、欧洲、亚洲、大洋洲共 19 个国家）收集了 1990—2000 年间 100 869 例肺癌患者资料，其中有明确病理类型、分期、治疗及随访资料完整的新发病例 81 015 例。其中 NSCLC 67 725 例，小细胞肺癌（SCLC）13 290 例。经过充分的统计分析后提出了新的肺癌分期系统[1]。

一、肺癌新 TNM 分期系统

（一）原发肿瘤 T 定义的修订

通过对资料完整的 67 725 例 NSCLC 原发肿瘤直径对长期生存率影响的分析，发现原发肿瘤最大径为 2cm、3cm、5cm、7cm 和 >7cm 者，5 年生存率分别为 77%、71%、58%、49% 和 35%，差异具有统计学意义，因此建议将 T1 分为 T1a（≤2cm）、T1b（>2cm，≤3cm）；将 T2 分为 T2a（>3cm，≤5cm）、T2b（>5cm，≤7cm）；将 >7cm 者定义为 T3。

另外，原发肿瘤所在肺叶内出现非连续肿瘤病灶预后与其他 T3 相同，5 年生存率分别为 28% 和 31%；同侧非原发肿瘤所在肺叶内出现非连续肿瘤病灶预后与其他 T4 相同，均为 22%，好于其他部位远处转移。因此，建议将原发肿瘤所在肺叶内出现非连续肿瘤病灶定义为 T3；同侧非原发肿瘤所在肺叶内出现非连续肿瘤病灶定义为 T4。

具体定义如下：

T0：无原发肿瘤的证据

Tx：原发肿瘤不能被评价，痰或支气管灌洗液中找到恶性细胞，但影像学和支气管镜未发现肿瘤

Tis：原位癌

T1：肿瘤最大径≤3cm，被肺或脏层胸膜包绕，未侵及叶支气管近端

T1a：肿瘤最大径≤2cm

T1b：肿瘤最大径>2cm，但≤3cm

T2：肿瘤最大径>3cm，但≤7cm，或具有以下任一特征：

- 侵犯主支气管，距离隆突≥2cm
- 侵犯脏层胸膜
- 肺不张或阻塞性肺炎波及至肺门区域，但未累及一侧全肺

T2a：肿瘤最大径>3cm，但≤5cm

T2b：肿瘤最大径>5cm，但≤7cm

T3：肿瘤最大径>7cm

或直接侵及胸壁（含肺上沟瘤）、膈肌、膈神经、纵隔胸膜、壁层心包

或肿瘤位于主支气管内距隆突<2cm，但未侵及隆突

或相关肺不张或阻塞性肺炎波及至一侧全肺

或分开的肿瘤病灶位于同一肺叶

T4：任何大小的肿瘤侵犯下列结构：纵隔、心脏、大血管、气管、喉返神经、食管、椎体、隆突

或分开的肿瘤病灶位于原发肿瘤同侧的不同肺叶

（二）区域淋巴结N定义的修订

IASLC分期委员会认为，目前数据库的资料不支持将原有肺癌区域淋巴结分组方法进行进一步修订。鉴于目前东西方肺癌学者对肺癌区域淋巴结分组的具体定义并未完全统一，影响到肺癌治疗效果的评价，IASLC对肺癌每一组淋巴结具体解剖位置进行了明确规定。在第6版UICC肺癌分期系统中，锁骨上淋巴结归类为N3，但区域淋巴结定义中并没有锁骨上淋巴结的定义。此次修订明确了锁骨上淋巴结为肺癌区域淋巴结第一组，归类为N3。

Nx：区域淋巴结不能被评价

N0：无区域淋巴结转移

N1：同侧支气管周围和/或肺门及肺内淋巴结转移，包括直接侵犯

N2：同侧纵隔和/或隆突下淋巴结转移

N3：对侧纵隔、对侧肺门、同侧或对侧斜角肌或锁骨上淋巴结转移

明确区域淋巴结状态是肺癌分期和治疗至关重要的组成部分。40年来，世界各地的肺癌研究者根据胸内淋巴结的解剖部位将肺癌区域淋巴结进行定位，并用不同数字进行表示，从而绘制出肺癌区域淋巴结分布图来表示临床及病理淋巴结转移情况。通过精确、统一的区域淋巴结命名法，是制定肺癌TNM分期、评价治疗结果、在不同医学中心之间比较临床结果、设计和分析临床研究及对不同患者选择治疗方案的关键因素。

历史上第一张肺癌区域淋巴结分布图是Naruke于1967年制定的[6]，最初被应用于北美、欧洲和日本。随后美国胸科学会（ATS）将Naruke的图谱进行了修改，并对区域淋巴结解剖部位做了更为精确的描述，形成了ATS淋巴结分布图，并被广泛应用于北美地区[7]。1996年，Mountain和Dresler将Naruke图谱和ATS图谱进行整合，制定了一个新型的肺癌区域淋巴结分布图（MD-ATS分布图），并被AJCC和UICC所采用，之后被北美和欧洲地区广泛采用[8]。由于日本肺癌协会的大力提倡，日本全国范围内至今仍在广泛使用Naruke淋巴结分布图。

1998年开始，IASLC分期委员会着手建立国际肺癌数据库，到2006年在世界范

围内收集了有效肺癌病例100 869例。基于国际肺癌数据库分析结果，IASLC制定了第7版肺癌TNM分期系统。通过对IASLC国际肺癌数据库淋巴结分期资料的分析，发现Naruke分布图和MD-ATS分布图对肺癌区域淋巴结分类的定义存在较大差异。比较重要的差异包括Naruke分布图的第1组对应MD-ATS分布图的第1组和第2组；Naruke分布图的第2、3、4R和4L组对应MD-ATS分布图的4R和4L组；具有重要意义的是MD-ATS分布图第7组（隆突下淋巴结）对应Naruke分布图的第7组和10组，导致部分肺癌按MD-ATS分布图分期为N2，ⅢA期，而按Naruke分布图分期则为N1，Ⅱ期。对区域淋巴结命名的差异导致数据分析时出现矛盾。因此，IASLC分期委员会制定了一个修正的肺癌区域淋巴结图谱，将MD-ATS分布图和Naruke分布图进行整合，并且为每一组淋巴结规定了精确的解剖学定义[9]。从2009年开始，IASLC分期委员会按此标准在全世界范围内进行肺癌数据收集，其中包括中国5个肺癌中心的肺癌数据，用于7年后第8版肺癌TNM分期标准的制定。

相对于MD-ATS分布图和Naruke分布图，IASLC图谱有一些显著的改变。对于所有的区域淋巴结，IASLC图谱规定了明确的解剖学界限，尤其对于第1组至第10组淋巴结，均明确规定了每一组淋巴结的上下边界，以避免重叠。现在第4组和第10组淋巴结不再以胸膜返折作为分界，而是规定了明确的解剖标志，能更可靠地在影像学、内镜检查以及手术中被确定。锁骨上和胸骨上窝淋巴结之前未被明确分组以区分胸内淋巴结，IASLC图谱将其规定为第1组。通过更明确的规定统一了MD-ATS分布图和Naruke分布图之间对第2组和第4组命名的差别。考虑到上纵隔淋巴引流更多出现在气管右侧区域，并且经常跨越气管中线，IASLC图谱规定，右侧第2、4组与左侧第2、4组的分界线为气管左侧壁，不在沿用MD-ATS分布图将气管中线作为分界标志。取消Naruke分布图中第3组（覆盖在气管正中表面）淋巴结的定义，因为此部位的淋巴结不容易被准确地除外为第2组或第4组淋巴结，并且常常在系统性淋巴结清扫手术中与第4组淋巴结一起被整块切除。保留并进一步明确了血管前（即前纵隔）3a和气管后淋巴结3p。将隆突下淋巴结群（MD-ATS分布图定义为第7组，Naruke分布图分为第7组和第10组）定义为第7组并且规定了明确的解剖边界。同样，对于以往容易混淆的右侧第4组和第10组、左侧第5组和第10组以及双侧第10组和第11组淋巴结，规定了明确的解剖学分界。具体如下：

IASLC淋巴结图谱的解剖学定义

第1组：上界为环状软骨下缘；下界为双侧锁骨，正中为胸骨切迹上缘，气管中线将此区域淋巴结分为1R和1L。

第2组：2R上界为右肺尖和胸膜顶，中间为胸骨切迹上缘，下界为无名静脉与气管交叉处下缘，内界为气管左侧缘；2L上界为左肺尖和胸膜顶，中间为胸骨切迹上缘，下界为主动脉弓上缘。

第3组：右侧上界为胸膜顶，下界为隆突水平，前界为胸骨后，后界为上腔静脉前缘；左侧上界为胸膜顶，下界为隆突水平，前界为胸骨后，后界为左颈总动脉；3p上界为胸膜顶，下界为隆突水平。

第4组：4R包括右侧气管旁和气管前淋巴结，上界为无名静脉与气管交叉处下缘，下界为奇静脉下缘；4L在气管左侧缘和动脉韧带之间，上界为主动脉弓上缘，下界为左肺动脉干上缘。

第5组：动脉韧带外侧淋巴结，上界

为主动脉弓下缘，下界为左肺动脉干上缘。

第 6 组：升主动脉和主动脉弓前外侧淋巴结，上界为主动脉弓上缘切线，下界为主动脉弓下缘。

第 7 组：上界为气管隆突，左侧下界为下叶支气管上缘，右侧下界为中间干支气管下缘。

第 8 组：位于食管表面，除外隆突下淋巴结，上界左侧为下叶支气管上缘、右侧为中间干支气管下缘，下界为膈肌。

第 9 组：肺韧带内淋巴结，上界为下肺静脉，下界为膈肌。

第 10 组：紧邻主支气管和肺门血管（包括肺静脉和肺动脉干远端），上界右侧为奇静脉下缘、左侧为肺动脉上缘，下界为双侧叶间区域。

第 11 组：叶支气管开口之间，11s 位于右侧上叶和中间干支气管之间，11i 位于右侧中叶和下叶支气管之间。

第 12 组：紧邻叶支气管淋巴结。

第 13 组：段支气管周围淋巴结。

第 14 组：紧邻亚段支气管淋巴结。

既往的文献中对不同区域淋巴结转移与总体生存率之间关系的分析引发了将特定几组淋巴结合并成为“淋巴结区”的概念。值得注意的是，淋巴结区的概念不适用于现在的标准命名法，主要是为了将来进行病例统计分析，并且可能对肿瘤内科和放疗科医生对于增大或融合的跨组转移淋巴结进行分析时提供帮助。

（三）远处转移 M 定义

统计发现，771 例恶性胸腔积液患者和 369 例原发肿瘤对侧肺内发现肿瘤病灶患者中位生存期相同，均为 10 个月，而 4350 例其他部位远处转移患者的中位生存期为 6 个月，差异非常明显。故新的分期系统将恶性胸腔积液和原发肿瘤对侧肺内转移结节定义为 M1a，其他部位肺外远处转移定义为 M1b。

M0：无远处转移

M1：远处转移

M1a：分开的肿瘤病灶位于对侧肺叶内伴有胸膜结节或出现恶性胸膜或心包积液

M1b：其他远处转移

（四）第 7 版肺癌 TNM 分期组合[1]

Stage grouping			
Occult carcinoma	TX	N0	M0
Stage 0	Tis	N0	M0
Stage ⅠA	T1a,b	N0	M0
Stage ⅠB	T2a	N0	M0
Stage ⅡA	T2b	N0	M0
	T1a,b	N1	M0
	T2a	N1	M0
Stage ⅡB	T2b	N1	M0
	T3	N0	M0
Stage ⅢA	T1a,b,T2a,b	N2	M0
	T3	N1,N2	M0
	T4	N0,N1	M0
Stage ⅢB	T4	N2	M0
	Any T	N3	M0
Stage Ⅳ	Any T	Any N	M1

新的肺癌分期系统凝聚了全球一大批肺癌工作者的努力，使肺癌临床分期方法更加符合临床实际。可以使我们更准确地判断肺癌患者的预后，并能更好地使我们与国际同行进行多中心临床研究和疗效比较，共享科研及临床成果。

不过，该系统仍然是基于肺癌的解剖学特征以及患者生存观察，未能将肺癌的分子生物学特征纳入新分期系统；有些条目的规定仍欠详细，如将肺原发肿瘤侵犯大血管规定为 T4，但未明确规定哪些血管属于大血管；分开的肿瘤病灶位于同一肺叶定义为 T3，位于同侧不同肺叶定义为

T4，但未规定病灶的数量。因此，IASLC在刚刚公布第7版肺癌TNM分期系统后即开始着手建立前瞻性肺癌数据库，同时着眼于肺癌的分子生物学行为，找到判断预后和疗效的新方法，使肺癌临床分期系统更加具有可操作性，指导临床实践和临床研究。预计新的肺癌数据库将包括更多的细节，将给出更多的数据来回答诸如此类的问题。

二、新分期对肺癌外科治疗策略的影响

（一）T1aN0M0病变的外科治疗策略

回顾性统计发现，原发肺癌直径<2cm的NSCLC，手术切除后5年生存率高达80%以上，且治疗失败的模式多数为局部复发。尽管北美肺癌研究组的前瞻性随机对照研究表明，与肺叶切除相比，局限性切除后局部复发率明显增高，肺癌特异性生存率降低，但此研究入组了较多的原发肿瘤直径>5cm的肺癌患者，此结论对于原发肺癌直径<2cm的NSCLC是否适用尚不得而知。目前正在日本进行的JCOG 0802研究和正在美国进行的CALGB 140503研究均是比较肺叶切除和局限性切除对于T1aN0M0非小细胞肺癌的外科治疗结果。

（二）原发肿瘤所在肺叶及同侧非原发肿瘤所在肺叶内出现非连续肿瘤病灶的外科治疗策略

因为未能获得足够的数据进行分析，新分期系统并未对肺内病灶数量对分期的影响做出具体规定。对于同侧肺内多个病灶且没有淋巴结转移的肺癌（T3～4N0M0），新分期系统引发了最佳手术方式的问题。

对于原发肿瘤所在肺叶内多个病灶（T3）且无淋巴结转移的NSCLC，分期由第6版的T4N0M0 ⅢB调整为第7版的T3N0M0 ⅡB，由不适合手术治疗变为了手术适应证。

对于原发肿瘤同侧不同肺叶内多个病灶（T4）且无淋巴结转移的肺癌，分期由Ⅳ期调整为ⅢA，同样由不能手术变为可以手术治疗。问题是分开的两个病灶可能为多原发癌，亦可能为转移病灶，那么最佳手术方式是多处楔形切除还是肺叶切除加楔形切除抑或是双叶切除？全肺切除是否是一个合理的选择？如果全肺切除对于原发肿瘤同侧不同肺叶内多个病灶（T4）且无淋巴结转移的肺癌是一个合适的选择，那么对于双侧肺内多发病灶均局限在一个肺叶内（M1a）且没有局部淋巴结和远处转移的双侧肺癌，是否应该考虑手术治疗呢？

目前尚没有充分的临床数据回答此类问题。因此，IASLC在刚刚公布第7版肺癌TNM分期系统后即开始着手前瞻性肺癌数据库的建立，预计新的肺癌数据库将包括更多的细节，将给出更多的数据来回答诸如此类的问题。

（三）早期肺癌完全切除后辅助化疗

目前已有充分的循证医学数据证实Ⅱ～ⅢA期NSCLC患者手术切除后能从以顺铂为基础的辅助化疗中获益，ⅠA期NSCLC患者不能从辅助治疗中获益。但对于ⅠB期NSCLC，辅助治疗的疗效还存在较大争议。CALGB 9633研究显示对于ⅠB期NSCLC，手术完全切除后加用辅助化疗与单纯手术相比，5年生存率未能明显提高。但对于原发肿瘤直径>4cm的患者，辅助化疗带来了生存率的改善。在第6版分期中，原发肿瘤直径>3cm且没有淋巴结转移者均属ⅠB期，是否接受辅助化疗仍无定论。按新的第7版分期，原发肿瘤直径>5cm且没有淋巴结转移者归为T2bN0M0 ⅡA期，原发肿瘤直径>7cm且

没有淋巴结转移者归为 T3N0M0 ⅡB 期，手术切除后均应接受辅助化疗。

总之，新的分期系统倾向于更积极地治疗策略，将使更多的患者接受手术治疗，也将使更多的患者接受术后辅助化疗。

参 考 文 献

[1] International Association for the Study of Lung Cancer. Staging Manual in Thoracic Oncology, 2009.

[2] UICC. TNM Classification of Malignant Tumours. 1st. 1968. Geneva, UICC.

[3] American Joint Committee on Cancer. AJCC Cancer Staging Handbook. New York: Springer-Verlag, 2002.

[4] UICC International Union Against Cancer. TNM Classification of Malignant Tumours. 6th ed. New York: Wiley-Liss, 2002.

[5] Mountain CF. Revisions in the International System for Staging Lung Cancer. Chest, 1997, 111:1710-1717.

[6] Naruke T, Suemasu K, Ishikawa S. Lymph node mapping and curability at various levels of metastasis in resected lung cancer. J Thorac Cardiovasc Surg, 1978, 76:833-839.

[7] Tisi GM, Friedman PJ, Peters RM, et al. Clinical staging of primary lung cancer. Am Rev Respir Dis, 1983, 127:659-664.

[8] Mountain CF, Dresler CM. Regional lymph node classification for lung cancer staging. Chest, 1997, 111:1718-1723.

[9] Rusch VW, Asamura H, Watanabe H, et al. A Proposal for a New International Lymph Node Map in the Forthcoming Seventh Edition of the TNM Classification for Lung Cancer. J Thorac Oncol, 2009, 4:568-577.

肺癌液相芯片技术多基因联合检测诊断

叶玉坤[1]　汪 栋[1]　苏长青[1]　戎铁华[2]　苏晓东[2]　刘彦君[3]　易进华[3]

1. 南京军区八一医院全军肿瘤研究中心胸心外科　南京　210002
2. 广州中山大学肿瘤研究中心　广州　510060
3. 上海复旦大学生命科学院复旦张江生物医学有限公司　上海　201203

肺癌的发病率和死亡率逐年快速上升，肺癌已成为我国的第一大癌症[1]。近20年来，肿瘤分子诊断聚焦于癌基因和抑癌基因的检测，而基于微球（bead）的液相芯片技术作为一个新的高通量检测平台，用于癌基因和抑癌基因的检测，为肺癌的诊断提供了分子水平的线索[2]，液相芯片最突出的优势在于能在一个反应中利用多重探针准确地检测样本中的多个指标，即能定性诊断又能定量诊断[3-4]。本研究的目的是建立一个肺癌分子诊断的快速可靠的检测方法，联合检测肺癌相关重要基因p53、p16、Rb和EGFR的热点突变，研究其敏感性及其在肺癌分子诊断中的意义。

一、材料和方法

（一）病例资料

全组122例肺癌标本和30例癌旁正常组织标本，均随机取自解放军八一医院全军肿瘤研究中心和中山大学肺癌研究中心1999—2007年手术病例，其中8例为经皮肺穿刺活检诊断标本。全组男性90例，女性32例；年龄14～74岁（平均57岁）；其中非小细胞肺癌（NSCLC）88例（腺癌38例、鳞癌36例、腺鳞癌14例）、小细胞肺癌（SCLC）34例。根据UICC肺癌分期标准，ⅠA期13例、ⅠB期32例、ⅡA期19例、ⅡB期22例、ⅢA期41例。

（二）方法

1. 提取DNA和多重PCR

用DNeasy Blood & Tissue Kit（Qiagen）提取组织标本中的基因组DNA。针对含有热点突变位点的目的基因设计特异性的PCR引物进行扩增，并设计一对5’端标记了生物素的通用引物，含有与特异性引物5’端互补的序列（见表1）。分别用于进行单重PCR和多重PCR反应。以基因组DNA为模板，PCR扩增相应基因片段。单重PCR反应的50μl体系中含有1×Optimized Dynazyme缓冲液（含1.5mM $MgCl_2$），0.2mM dNTP，10 pmol of 特异性引物对，2U Dynazyme EXT DNA polymerase（New England Biolabs），1ng基因组DNA和nuclease-free水。单重PCR反应在PTC-100 thermocycler（MJ Research，USA）中按以下程序进行PCR扩增：94℃ 5min；94℃ 1min，60℃ 1min，72℃ 1min，共30个循环；72℃ 8min。多重PCR反应的50μl体系中含有1×Optimized Dynazyme缓冲液（含1.5 mM $MgCl_2$），0.2 mM dNTP，2 pmol各特异性引物对，20 pmol通用引物对，3U Dynazyme EXT DNA polymerase，50ng基因组DNA和nuclease-free水。多重PCR反应在PTC-100 thermocycler中按以下

程序进行 PCR 扩增：94℃ 10min；94 ℃ 1min，65℃ 1min，72℃ 1min，共 10 个循环；94℃ 1min，55℃ 1min，72℃ 1min，共 30 个循环；72℃ 8min。

2. 探针与微球的偶联

本研究共设计 5 条阳性对照探针（Pc）、1 条阴性对照探针（Nc）和 10 条针对目的基因的正常（No）和突变（Mu）位点的捕获探针（见表2）。所检测的突变热点分别为 p53 基因第 7 外显子中的 248 位密码子[5]和第 8 外显子中的 273 位密码子[6]；p16 基因第 2 外显子中的 75 位密码子[7]；Rb 基因第 20 外显子中 675 位密码子[8]；EGFR 第 21 外显子中 858 位密码子[9]。探针的 Tm 值高于 55℃，GC 含量为 50% 左右。探针的 5' 端连接了一个 C-12 接头（Integrated DNA Technologies），用于减少微球间的空间位阻。探针通过 carbodiimide 偶联法被共价结合到 Luminex 微球上。结合后的微球溶液震荡混匀后超声波洗涤 20s，将 200μl 溶液（5×10^6 个微球）转移到 1.5ml 离心管中，8000g 离心 3min，弃上清。微球重悬于 25μl 0.1M MES 溶液（2［N-Morpholino］ethanesulfonic acid，pH 4.5）中，混匀并超声波洗涤 20s。加入 0.2 nmol 探针混匀后再加入 2.5μl 新鲜配制的 1 μg/μl EDC 溶液（1-ethyl-3-［3-dimethylaminopropyl］carbodiimide hydrochloride，Pierce）混匀，在暗室中反应 30min。然后重复加入一次 EDC 溶液并进行相同的反应。收集微球，先用 0.5ml 0.02% 吐温洗涤，再用 0.5ml 0.1% SDS 洗涤，重悬于 100μl TE 缓冲液（10mM Tris-HCl，0.1mM EDTA，pH 8.0），保存于 4℃ 备用。

3. PCR 产物和探针的杂交

用 1.5 × TMAC（1.5M tetramethyl ammonium chloride，75mM Tris，6mM EDTA，0.15% sarkosyl，pH8.0）杂交缓冲液稀释微球溶液至终浓度为每微升 150 个微球。在 96 孔板中每孔加入 33 μl 微球溶液和 17 μl 生物素标记的 PCR 产物，混匀后在 PCR 仪中反应：94℃ 5min，52℃ 30min。

表 1　用于扩增目的基因的 PCR 引物序列

引物名称	引物描述	引物序列 5'→3'
Genernal F	通用正向引物	Biotin-CGCGCGACTAGGGAAGACTTC
Genernal R	通用反向引物	Biotin-AGGAAGACTTCCGAGCGGTC
p53-F7	p53 exon 7 正向引物	CGCGCGACTAGGGAAGACTTCgttggctctgactgtacca
p53-R7	p53 exon 7 反向引物	AGGAAGACTTCCGAGCGGTCctggagtcttccagtgtga
p53-F8	p53 exon 8 正向引物	CGCGCGACTAGGGAAGACTTCtggtaatctactgggacgg
p53-R8	p53 exon 8 反向引物	AGGAAGACTTCCGAGCGGTCctcgcttagtgctccctgg
p16-F2	p16 exon 2 正向引物	CGCGCGACTAGGGAAGACTTCgtcatgatgatgggcagcgc
p16-R2	p16 exon 2 反向引物	AGGAAGACTTCCGAGCGGTCctgagggaccttccgcggc
Rb-F20	Rb exon 20 正向引物	CGCGCGACTAGGGAAGACTTCtgtatcggctagcctatctc
Rb-R20	Rb exon 20 反向引物	AGGAAGACTTCCGAGCGGTCttggtccaaatgcctgtctc
EGFR-F21	EGFR exon 21 正向引物	CGCGCGACTAGGGAAGACTTCggcatgaactacttggagg
EGFR-R21	EGFR exon 2 反向引物	AGGAAGACTTCCGAGCGGTCtttgcctccttctgcatgg

表2　识别目的突变的探针序列

探针名称	探针描述	探针序列 5'→3'	识别位点	参考文献
p53-7Pc	p53 阳性对照探针	tacaactacatgtgtaacagttcctgc	231～240	
p53-7-248R	p53 248 正常型探针	ggcatgaaccggaggcccatcctcacc	245～253	[5]
p53-7-248L	P53 248 突变型探针	ggcatgaaccTgaggcccatcctcacc	245～253	
p53-8Pc	p53 阳性对照探针	cgcacagaggaagagaatctccgcaag	283～291	
p53-8-273R	p53 273 正常型探针	agctttgaggtgcgtgtttgtgcctgt	269～277	[6]
p53-8-273H	P53 273 突变型探针	agctttgaggtgcAtgtttgtgcctgt	245～277	
p16-2Pc	p16 阳性对照探针 e	gctgggccatcgcgatgtcgcacggta	119～127	
p16-2-75H	p16 75 正常型探针	cgccgaccccgccactctcacccg	71～78	[7]
p16-2-75N	p16 75 突变型探针	cgccgaccccgcAactctcacccg	71～78	
Rb-20Pc	Rb 阳性对照探针	ccgcagaatgagtatgaactcatgaga	688～696	
Rb-20-675E	Rb 675 正常型探针	ctgagcacccagaattagaacatatc	670～680	[8]
Rb-20-675STOP	Rb 675 突变型探针	ctgagcacccaTaattagaacatatc	670～680	
EGFR-21Pc	EGFR 阳性对照探针	ttggaggaccgtcgcttggtgcaccgc	827～835	
EGFR-21-858L	EGFR 858 正常型探针	acagattttgggctggccaaactg	854～861	[9]
EGFR-21-858R	EGFR 858 突变型探针	acagattttgggcGggccaaactg	854～861	
EGFR-21Nc	阴性对照探针	ttggCggaccgtcgcttggtgcaccgc	827～835	

* 大写字母的是突变的碱基。

4. 荧光标记和检测

杂交后的微球溶液 2000 g 离心 3min，重悬于 75μl 荧光标记缓冲液中（含 4μg/ml phycoerythrin-conjugated streptavidin，Molecular Probes），在 PCR 仪中 52℃ 反应 10min 后用 Luminex®100™ 系统（Luminex，Inc.，USA）进行检测分析。用 TE 缓冲液作为空白对照（F0），所有输出的平均荧光强度值（median fluorescence intensity，MFI）已减去空白对照值（F-F0）。Luminex 阳性反应定义为待测样品的信号强度为空白对照的 2 倍以上[10]。判定发生突变的定义为 No/Mu 比值（正常探针和突变探针测到的 MFI 值之比）低于 1.5。此外，只有当 Nc/Pc 比值（阴性探针和阳性探针测到的 MFI 值之比）低于 5% 时认为反应得到的数据有效。

5. PCR 产物的测序验证

对本研究中的所有样本进行 DNA 测序分析。对每个样本进行单重 PCR 扩增，PCR 产物用常规方法纯化后直接由 ABI-Prism 377 测序仪测序确定。

二、结果

（一）探针的特异性和液态芯片系统的敏感性

针对 p53 基因的 2 个突变热点和 p16、Rb、EGFR 各 1 个突变热点分别设计了 5 对 PCR 引物 5 组正常型（No）和突变型（Mu）探针。为了鉴定探针的特异性和液相芯片系统的敏感性，对 5 个已知基因序列的基因组 DNA 样本进行检测（结果见图 1）。根据材

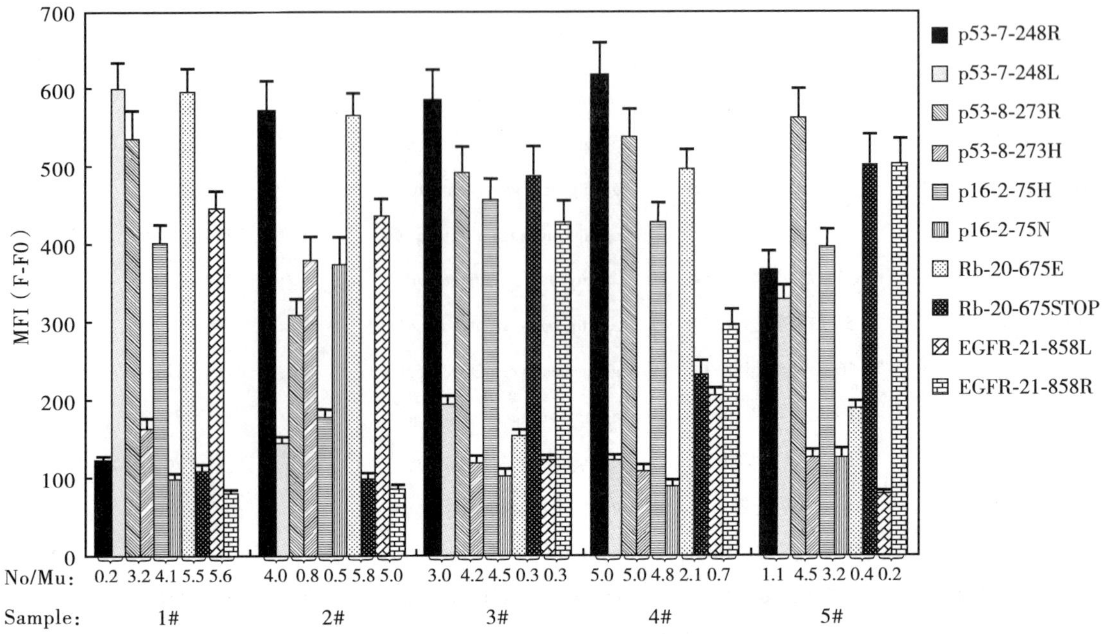

图1　Luminex 系统检测 5 个肿瘤标本的基因组 DNA

料方法中的判断突变的 cut-off 值进行判定，样本 1 的 p53 和样本 4 的 EGFR 发生了单基因突变，样本 2 和样本 3 分别有两个基因发生了突变（样本 2 为 p53 和 p16；样本 3 为 Rb 和 EGFR），样本 5 有三个基因同时突变（p53，Rb 和 EGFR）。以 No/Mu 比值为判断依据的液相芯片的检测结果与基因测序结果吻合。因此，我们认为以 No/Mu <1.5 判断突变是有效的。

以基因组 DNA 为模版扩增得到的经生物素化的 PCR 产物与 10 种偶联了不同捕获探针（正常型 No 和突变型 Mu）的微球进行杂交，随后用 streptavidin-phycoerythrin 进行荧光标记和 Luminex[100] 系统检测分析。计算待测样本的平均荧光强度（MFI）时扣去以 TE 为模版扩增的 PCR 产物作为空白对照的荧光值（F0），图中显示了 3 次重复实验的平均值和误差，No/Mu 比值低于 1.5 的数据以粗体显示，被判定为发生突变。

（二）在肺癌标本中同时检测 p53，p16，Rb 和 EGFR 突变

由于在预实验中 Luminex 分析系统能有效区分目的突变，因此我们进一步对 122 例肺癌和 30 例癌旁正常组织标本进行了检测。大多数样本的 Luminex 反应值都很高，并且在检测这些样本时所设计的特异性探针的敏感性都大致在同一水平。当分别单独检测 p53，p16，Rb 或 EGFR 的突变时，发现这些肺癌标本中的单基因突变率并不高（14.8% ~45.9%）。而将这 4 个基因整合为 1 个检测组合后，以至少检出 1 个突变为判断肿瘤发生，使检出敏感性极大的提高。其中检测 p53 + EGFR 突变的敏感性为 70.5%，是 2 个基因同时判断时敏感性最高的组合；p53 + p16 + EGFR 突变的敏感性为 77.0%，是最有效的三基因组合；而同时检测这 4 个基因的突变则敏感性达到了 82.8%（见表 3）。在正常组织标本中，仅 3 例被检出有单点突变（分别为 p53、

表3　单独或联合检测 p53、p16、Rb 和 EGFR 的分析结果

目的基因	突变例数	敏感性*	特异性‡	准确性△
p53	57	45.9%（56/122）	96.7%（29/30）	55.9%（85/152）
p16	25	19.7%（24/122）	96.7%（29/30）	34.9%（53/152）
Rb	18	14.8%（18/122）	100%（30/30）	31.6%（48/152）
EGFR	34	27.0%（33/122）	96.7%（29/30）	40.8%（62/152）
p53 + p16	78	62.3%（76/122）	93.3%（28/30）	68.4%（104/152）
p53 + Rb	69	55.7%（68/122）	96.7%（29/30）	63.8%（97/152）
p53 + EGFR	88	70.5%（86/122）	93.3%（28/30）	75.7%（115/152）
p16 + Rb	43	34.4%（42/122）	96.7%（29/30）	46.7%（71/152）
p16 + EGFR	53	41.8%（51/122）	93.3%（28/30）	52.0%（79/152）
Rb + EGFR	47	37.7%（46/122）	96.7%（29/30）	49.3%（75/152）
p53 + p16 + Rb	90	72.1%（88/122）	93.3%（28/30）	76.3%（116/152）
p53 + p16 + EGFR	97	77.0%（94/122）	90.0%（27/30）	79.6%（121/152）
p53 + Rb + EGFR	91	73.0%（89/122）	93.3%（28/30）	77.0%（117/152）
p16 + Rb + EGFR	66	52.5%（64/122）	93.3%（28/30）	60.5%（92/152）
p53 + p16 + Rb + EGFR	104	82.8%（101/122）	90.0%（27/30）	84.2%（128/152）

* 敏感性为肺癌标本中的阳性结果（真阳性）。

‡特异性为正常标本中的阴性结果（真阴性）。

△准确性为所有标本中的真阳性和真阳性结果之和。

p16 和 EGFR）。因此，这 4 个基因突变组合检测的特异性和准确性分别达到了 90.0% 和 84.2%。在不同的肿瘤阶段，即Ⅰ期、Ⅱ期和Ⅲ期中 4 个基因组合的突变检出率分别为 80.0%（36/45），82.9%（34/41）和 86.1%（31/36），各基因突变最终均经测序分析得到验证。在 88 例 NSCLC 样本中，p16 和 Rb 的突变率分别为 23.9%（21 例）和 3.4%（3 例）；在 34 例 SCLC 样本中 p16 和 Rb 的突变率分别为 8.8%（31 例）和 44.1%（15 例）。而 p53 和 EGFR 的突变分布在不同的肺癌亚型中没有显著差异。

（三）PCR 产物测序验证 Luminex 结果

为了验证 Luminex 的判断结果，我们用相应的特异性引物对所有样本的单重 PCR 产物进行测序分析。测序结果显示 Luminex 反应值可以特异地识别目的基因的突变。

三、讨论

越来越多的研究表明，p53、Rb、p16 和 EGFR 基因的异常是肺癌中的常发性分子事件，也是肺癌分子研究及临床相关研究的热点，其中 p53、p16 和 Rb 都是最受关注的抑癌基因[5-6,11-14]。我们前期对 p16、Rb 进行了系统研究，并提出基于 p16、Rb 肺癌分子分型诊断新设想[15-16]。p53 基因的第 5 ~ 8 外显子中多发生热点突变，如第 7 外显子中的 248 位密码子和第 8 外显子中的 273 位密码子突变，对肺癌的诊断具有一定参考价值[5-6]。Rb-p16 细胞周期通路

在肺癌发生中也发挥着重要作用。多数肺癌患者中 Rb-p16 通路都受到破坏，其中 Rb 和 p16 基因的失活和缺失是这条通路改变的主要原因[11]。表皮生长因子受体 EGFR 作为一个细胞膜受体在非小细胞肺癌的发生发展中扮演了重要的角色，近来研究报道 EGFR 发生突变的肺腺癌患者对 EFGR 酶抑制剂 Gefitinib 高度敏感，且 EGFR 突变率在亚洲人中高于高加索人，这种差异与 Gefitinib 的临床效果密切相关[17]，EGFR 突变频率最高的位点是第 21 外显子中 L858R 的突变，即 2573 位核苷酸发生了 T→G 的取代。然而，几乎所有对这些基因的临床关联度和预后评价的研究都是单独或两两组合进行的，例如 Rb 和 p16 的联合研究[18]，Rb 和 p53 的联合研究[19]。目前对这些基因的临床关联度和预后评价的研究都尚未形成有价值的组合[20]。我们首次将 p53、Rb、p16 和 EGFR 整合为一个多肿瘤标志物组合用于肺癌的分子诊断。

肺癌的治疗效果取决于能否早期发现、早期诊断，然而多因标本量小常常限制了对多种肿瘤标志物同时进行检测诊断。应用固态芯片时常受到探针用量小和仅能进行二维杂交等条件限制，导致读数困难、溶液接触不充分以及芯片表面溶液浓度不均一，且固态芯片每片芯片仅能测一个样本，因此费用高效率低。与固相芯片相比，液相的悬浮微球 Luminex® 100TM MASATM 芯片系统有以下突出优势：能在一个反应中利用多重探针准确地检测样本中的多个指标；微球的三维表面将提供更高浓度的探针用于杂交反应；其次，几百个偶联了不同探针的微球通过两束激光而被同时扫描，一束判定微球的颜色而决定被测物的特异性（定性分析），另一束测定微球的荧光标记强度（MFI）而决定被测物的量（定量分析）；系统设计简单、操作方便、成本较低。Wilson 等[21]最近的研究报道在 Luminex 液相芯片系统中同时应用 4～15 条探针不会对检测的敏感性和特异性产生影响。本研究我们建立的方法用 Luminex 系统能同时在 4 个基因中识别 5 个点突变，所需样本量小，能在 PCR 反应后 1 个小时内完成检测，并在 30 秒内给出每个样本的统计数据，通过 Luminex 系统软件自动转换成 MFI 值。

应用液相芯片 Luminex 系统对 p53、Rb、p16 和 EGFR 进行单基因突变的检出率分别为 45.9%、19.7%、14.8% 和 27.0%，结果与已有报道的结果一致，提示这些癌基因和抑癌基因在肺癌发生发展中起有重要作用。大多数肺癌标本在检测这 4 个基因时都发现至少 1 个基因发生突变，其中 p53 的基因突变率为 20%～40%，高于 p16、Rb 和 EGFR 的突变率，说明这些基因中 p53 的突变与肺癌的关联度最高。本 Luminex 系统同时检测 2 个、3 个和 4 个肿瘤标志物的突变检出率分别达到 70.5%、77.0% 和 82.8%，4 个基因联合检测比单独检测 1 个基因突变的敏感性提高了 30%～70%，特异性和准确性分别达到 90.0% 和 84.2%，大大提高了肺癌分子诊断的效率。由此提示，应用液相芯片技术进行多个肿瘤标志物的联合基因检测与单基因检测相比能为肺癌分子诊断提供一个更为可靠、能获得更多信息、诊断效率更高的手段。此外，在早期病例的肺癌标本中多基因组合的突变率也较高，80% 的 Ⅰ 期病例和 82.9% 的 Ⅱ 期病例都有突变发生，提示对 p53、Rb、p16 和 EGFR 基因突变进行联合检测也有助于肺癌的早期诊断。p16 和 Rb 的突变分布在不同的肺癌亚型中各有偏重，p16 的突变主要出现在 NSCLC 样本中（NSCLC 中突变率为 23.9%，SCLC 中突变率为 8.8%）；相反，Rb 的突变主要分布于

SCLC 样本中（SCLC 中突变率为 44.1%，NSCLC 中突变率为 3.4%），提示 p16 和 Rb 的突变检测还有助于区分 NSCLC 和 SCLC 两种亚型。而对 EGFR 的突变检测有可能指导肺癌个体化的临床分子靶向治疗，本方法对 EGFR 其他外显子突变及其下游基因突变的检测也提供了一种有效手段及新的思路。

本研究建立了一个具有高敏感性和高特异性的微球探针液态芯片系统，应用该技术对 p53、Rb、p16 和 EGFR 进行多基因联合检测有助于提高肺癌分子诊断的敏感性和特异性，也有助于指导肺癌个体化治疗，并有可能应用于肺癌早期诊断。

参 考 文 献

[1] 董志伟，乔友林，李连弟，等. 我国癌症控制策略研究报告. 中国肿瘤，2002，11（5）：250－260.

[2] Zochbauer-Muller S, Gazdar AF, Minna JD. Molecular pathogenesis of lung cancer. Annu Rev Physiol, 2002, 64：681－708.

[3] Dunbar SA, Jacobson JW. Rapid screening for 31 mutations and polymorphisms in the cystic fibrosis transmembrane conductance regulator gene by Luminex xMAP suspension array. Methods Mol Med, 2005, 114：147－171.

[4] Dehqanzada ZA, Storrer CE, Hueman MT, et al. Assessing serum cytokine profiles in breast cancer patients receiving a HER2/neu vaccine using Luminex technology. Oncol Rep, 2007, 17：687－694.

[5] Wakamatsu K, Nakanishi Y, Takayama K, et al. Frequent expression of p53 protein without mutation in the atypical epithelium of human bronchus. Am J Respir Cell Mol Biol, 1999, 21：209－215.

[6] Behn M, Schuermann M. Sensitive detection of p53 gene mutations by a ‘mutant enriched’ PCR-SSCP technique. Nucleic Acids Res, 1998, 26：1356－1358.

[7] Xiao S, Li D, Corson JM, et al. Codeletion of p15 and p16 genes in primary non-small cell lung carcinoma. Cancer Res, 1995, 55：2968－2971.

[8] Onadim Z, Hogg A, Baird PN, et al. Oncogenic point mutations in exon 20 of the RB1 gene in families showing incomplete penetrance and mild expression of the retinoblastoma phenotype. Proc Natl Acad Sci USA, 1992, 89：6177－6181.

[9] Liu F, Jiang B, Gong SJ, et al. Mutational analysis of EGFR and K-RAS in Chinese patients with non-small cell lung cancer. Zhonghua Yi Xue Yi Chuan Xue Za Zhi, 2007, 24：31－34. PMID：17285540.

[10] Diaz MR, Fell JW. Use of a suspension array for rapid identification of the varieties and genotypes of the Cryptococcus neoformans species complex. J Clin Microbiol, 2005, 43：3662－3672.

[11] Wikman H, Kettunen E. Regulation of the G1/S phase of the cell cycle and alterations in the RB pathway in human lung cancer. Expert Rev Anticancer Ther, 2006, 6：515－530.

[12] Cormio L, Tolve I, Annese P, et al. Altered p53 and pRb expression is predictive of response to BCG treatment in T1G3 bladder cancer. Anticancer Res, 2009, 29：4201－4204. PMID：19846973.

[13] Angiero F, Farronato G, Dessy E, et al. Evaluation of the cytotoxic and genotoxic effects of orthodontic bonding adhesives upon human gingival papillae through immunohistochemical expression of p53, p63 and p16. Anticancer Res, 2009, 29：3983－3987. PMID：19846940.

[14] Shamma A, Takegami Y, Miki T, et al. Rb Regulates DNA damage response and cellular senescence through E2F-dependent suppression of N-ras isoprenylation. Cancer Cell, 2009, 15：255－269. PMID：19345325.

[15] 苏长青，叶玉坤，汪栋，等. CDKN2/p16 基因 5’-CpG 岛 SmaI 位点甲基化与肺癌的关系. 中华肿瘤杂志，2000，22：471－473.

[16] 叶玉坤，苏长青，汪栋，等. 抑癌基因 p16

和 Rb 与肺癌早期诊断的临床实验研究. 中华外科杂志，2000，38：537－541.

[17] Lynch TJ，Bell DW，Sordella R，et al. Activating mutations in the epidermal growth factor receptor underlying responsiveness of non-small-cell lung cancer to gefitinib. N Engl J Med，2004，350：2129－2139.

[18] Kratzke RA，Greatens TM，Rubins JB，et al. Rb and p16INK4a expression in resected non-small cell lung tumors. Cancer Res，1996，56：3415－3420.

[19] Dosaka-Akita H，Hu SX，Fujino M，et al. Altered retinoblastoma protein expression in nonsmall cell lung cancer：its synergistic effects with altered ras and p53 protein status on prognosis. Cancer，1997，79：1329－37.

[20] Kishimoto I，Mitomi H，Ohkura Y，et al. Abnormal expression of p16（INK4a），cyclin D1，cyclin-dependent kinase 4 and retinoblastoma protein in gastric carcinomas. J Surg Oncol，2008，98：60－66. PMID：18484097.

[21] Wilson WJ，Erler AM，Nasarabadi SL，et al. A multiplexed PCR-coupled liquid bead array for the simultaneous detection of four biothreat agents. Mol Cell Probes，2005，19：137－144.

功能影像学在肺癌疗效评估的研究进展

刘　瑛[1]　吴　宁[1,2]

中国医学科学院北京协和医学院肿瘤医院　北京　100021

1. PET-CT 中心，2. 影像诊断科

【摘要】 影像学检查在肺癌患者治疗后的疗效评估中具有重要价值，早期、正确地评估肺癌患者的治疗效果，可以及时调整治疗方案，使患者获益。随着靶向药物在肺癌患者治疗中的广泛使用，应用功能影像学方法对肺癌进行疗效评估，成为了当前医学研究的热点。本文重点介绍了功能影像学常用成像技术在肺癌疗效评估方面的研究进展。

【关键词】 肺肿瘤；功能影像学；体层摄影术；发射型计算机；磁共振成像；体层摄影术；X 线计算机；CT 灌注成像

近 20 年肺癌的发病率及死亡率显著上升，影像学检查对于肺癌非手术治疗的疗效评估具有重要价值。评估肿瘤疗效的主要目的在于评价患者是否从治疗中获益，以确定治疗是否继续进行，早期、正确地评估肺癌患者的疗效，可以及时调整治疗方案，使患者获益。

目前临床采用实体瘤治疗疗效评估标准（response evaluation criteria in solid tumors，RECIST）来评价非小细胞肺癌（non-small-cell lung cancer，NSCLC）的疗效。2000 年发布的 RECIST1.0 版本[1]通过测量肿瘤最大径的变化来监测肿瘤对治疗的反应，2009 年发布的 RECIST1.1 版本[2]在 1.0 版本上有了改进，针对靶病灶的数目、疗效确认的必要性和淋巴结的测量等方面作了更新，但仍是基于肿瘤负荷的解剖成像技术进行疗效评估，因此在评估肺癌疗效时仍然存在以下问题：

（1）肿瘤的形态学改变是一个比较缓慢的过程，其体积的缩小需要数周或数月；对治疗没有反应的肿瘤也需要继续治疗数周或数月后才能发现治疗无效。

（2）肿瘤体积虽然没有缩小，病理上可能已无存活的肿瘤细胞。

（3）传统化疗药物的作用机制是直接杀死肿瘤细胞，造成肿瘤坏死、萎缩，而靶向药物是通过抑制血管生成，间接抑制肿瘤的生长。

（4）靶向药物多限于晚期肺癌患者的治疗，其治疗的主要目的是延缓疾病进展、改善患者的生活质量，因此疗效评估的重点应该是能否延长患者的生存时间和生活质量，而不是肿瘤是否缩小。

（5）肿瘤体积的缩小与患者的预后无相关性。因此，常规影像学检查方法并不

通讯作者：吴宁，北京市朝阳区潘家园南里 17 号，100021，联系电话：010-87787385，E-mail：cjr.wuning@vip.163.com

适合评估所有肺癌患者的疗效，尤其不适合评估靶向药物的早期疗效。

功能影像学（functional imaging）是在活体上从分子水平研究细胞功能代谢，以达到对疾病特异性诊断、疗效观察或新药研制筛选的全新领域，可显示肿瘤内具有不同生物学活性的肿瘤细胞亚群（如乏氧、血供、增殖及凋亡等亚区域）[3]，除了能够观察到肿瘤大小的变化外，还能够在治疗后肿瘤形态学改变以前，通过观察肿瘤的代谢或血流灌注变化值等功能变化，早期评估疗效和预测预后。随着靶向药物在肺癌患者中的广泛使用，应用功能影像学对肺癌疗效进行评估正成为当前医学研究的热点。RECIST1.1 版本虽然指出，疗效评估时若要在肿瘤解剖体积测量的基础上增加功能评估，尚待积累大量数据，但亦认为 FDG PET 可补充用于新病灶评价，随着今后肿瘤功能评估数据的不断积累，将来有可能会改变以肿瘤解剖体积测量为基础的评估标准[2]。本文介绍了功能影像学常用成像技术在肺癌疗效评估方面的研究进展。

一、PET 和 PET-CT 成像

正电子发射计算机断层显像（positron emission tomography，PET）和正电子发射计算机断层显像 - 计算机断层成像（positron emission tomography-computed tomography，PET-CT）是目前临床应用最成熟、最广泛的功能影像学检查方法。PET 能够观察病变的功能代谢情况，而 PET-CT 则能够同时从功能代谢和解剖形态上对病变进行观察，弥补了 PET 和 CT 的不足。^{18}F-FDG PET-CT 在肺癌疗效评估和预后评价方面应用比较成熟，除了能够观察肿瘤大小的变化外，还能定量观察肿瘤葡萄糖的代谢情况，区分肿瘤内的高代谢活性区域和低代谢活性区域，从而早期观察治疗效果，判断有无缓解，避免继续使用无效的治疗，是更好的患者生存预测指标[4]。

多项研究表明肺癌治疗有代谢反应与病理缓解有很好的相关性，SUV 能够预测肺癌原发灶和纵隔淋巴结转移对治疗是否有反应，对预后具有较好的预测价值[5-8]。Pöttgen 等[5]对 50 例局部晚期接受诱导治疗的ⅢA/ⅢB 期 NSCLC 患者，在诱导化疗前（t_0）、诱导化疗结束后（t_1）和随后的放、化疗治疗后（t_2）行^{18}F-FDG PET-CT 检查，其中 37 例患者诱导治疗后切除肿瘤，以肿瘤坏死 >90% 定义为治疗有效。结果显示治疗前后（t_0 和 t_1、t_0 和 t_2）的^{18}F-FDG 摄取值的下降与肿瘤治疗有效具有很高的相关性（P 均 <0.01），治疗后肿瘤^{18}F-FDG 摄取值下降 45% ~62%，预测肿瘤治疗有效的敏感性为 94% ~70%，特异性为 86% ~71%。Weber 等[6]对 57 例化疗（以铂类药物为基础）的ⅢB 和Ⅳ期 NSCLC 患者进行研究，化疗前和化疗一周期后行^{18}F-FDG PET-CT 检查，以标准摄取值（standard uptake value，SUV）下降≤20% 定义为有代谢反应，每化疗 2 周期后采用 RECIST 进行疗效评估，完全缓解（complete remission，CR）和部分缓解（partial remission，PR）定义为有代谢反应，稳定（stable disease，SD）和进展（progressive disease，PD）定义为无代谢反应。2 例患者在疗效评估前死亡，余 55 例患者的结果表明有代谢反应与按 RECIST 标准评估的最终疗效有极好的相关性，有代谢反应预测最终缓解的敏感性、特异性、阳性预测值、阴性预测值和准确性分别为 95%（20/21）、76%（26/34）、71%（20/28）、96%（26/27）和 84%（46/55）。有代谢反应预测肺癌原发灶缓解的敏感性、特异性分别为 84%（26/31）、96%（25/26）。化疗后肿瘤有代谢反应和无代谢反应

的 1 年生存率分别为 44%、10%。

治疗后病理学上肺癌原发灶肿瘤完全反应和 N_2N_3 转移淋巴结向下分级为 ypN_0，对于姑息性放化疗、化疗患者的长期生存率具有很强的预测价值。Nahmias 等[9]对用多西他赛（多西紫杉醇）和卡铂化疗 2 周期的 15 名 NSCLC 患者行^{18}F-FDG PET-CT 检查，研究早期疗效不同时间过程的代谢变化。研究将肿瘤 SUV 与相应时间过程的回归斜率是阴性、且和化疗前差异有统计学意义的病例定义为有代谢反应，将 7 例生存期 <6 个月的患者定义为治疗无效，其余 8 例生存期 >6 个月的患者定义为治疗有效。结果显示：肿瘤有代谢反应的患者生存期更长。8 例没有代谢反应的患者在随诊的 35 周内全部死亡，中位生存时间为 20 周；7 例有代谢反应的患者中仅有 2 例分别在随诊的第 25、76 周死亡，2 组差异有统计学意义（$P<0.01$）。以肿瘤 SUV 在化疗开始后第 3 周较第 1 周下降 0.5 为阈值，能够预测患者的生存期 >6 个月且治疗有效，该阈值预测治疗无效的敏感性、阳性预测值分别为 86%、100%。de Geus-Oei 等[7]对 51 例 NSCLC 患者在化疗前后分别行^{18}F-FDG PET 检查，肿瘤 SUV 下降 <35% 与 >35% 两组的总生存率之间和无疾病进展生存率之间均有显著差异（P 分别 <0.05、0.01），结果表明化疗前后 SUV 的变化能够预测预后。Cerfolio 等[10]对 92 例ⅢA N_2 期 NSCLC 患者行^{18}F-FDG PET-CT 检查，研究发现放化疗诱导治疗后，如果治疗后原发灶的最大 SUV（maximum SUV，SUVmax）下降≥75%，最可能达到完全缓解，如果下降≥50%，最可能达到部分缓解；对于纵隔淋巴结，如果治疗后 SUVmax 下降≥50%，最有可能该淋巴结已经转为良性。但有研究发现^{18}F-FDG PET-CT 对肺腺癌疗效的预测价值不如鳞癌，对放、化疗的预测价值不如单纯化疗[11]。^{18}F-FDG PET-CT 对诱导治疗后纵隔残存转移淋巴结和肺癌无法完全切除等的阳性预测值高[12]，其诊断诱导治疗后纵隔残存转移淋巴结的敏感性、特异性和准确性分别为 77%、92% 和 83%，而纵隔镜分别为 29%、100% 和 60%。

PET-CT 在小细胞肺癌（small cell lung cancer，SCLC）疗效评估应用较少。Fischer 等[13]对 20 例 SCLC 患者的研究表明，^{18}F-FDG PET 可以用于 SCLC 化疗的疗效评估，肿瘤的代谢变化与 CT 疗效评估有很好的相关性，但不能确定^{18}F-FDG PET 是否比 CT 的信息增加。Pandit 等[14]认为最大 SUV 是 SCLC 的独立预后因素，SUV 越高，预后越差。PET-CT 在小细胞肺癌疗效评估应用较少。

RECIST1.1 版本认为：在新病灶出现时，^{18}F-FDG PET 检查可补充 CT 扫描用于评价 PD。基线^{18}F-FDG PET 为阴性、随访为阳性是出现新病变的信号。如无基线^{18}F-FDG PET，而随访中出现^{18}F-FDG PET 阳性但未被 CT 证实，则应增加随访 CT 扫描，如此部位确实出现新病变，PD 日期应为首次出现^{18}F-FDG PET 阳性的日期。若随访^{18}F-FDG PET 阳性病灶与此前的 CT 扫描所示病灶部位一致，而且解剖成像显示其为非进展，则不能评价为 PD[2]。

虽然^{18}F-FDG PET-CT 检查在肺癌疗效评估上有诸多优点，但价格昂贵使得它的临床使用受到一定限制。此外，由于肺癌的病理亚型和分化程度不同，目前尚没有统一、规范的 SUV 下降标准为肺癌疗效评估提供参考，文献报道的 SUV 下降值均是各家 PET-CT 中心根据自己的经验积累得出的。

二、磁共振（MR）成像

随着高场强 MR 的出现、呼吸和心电

门控的应用、新扫描序列的开发，肺部 MR 的成像速度和图像信噪比明显提高，MR 成像在肺癌的诊断及鉴别诊断、分期、疗效和预后评估等方面显示出更多的应用潜力和价值。

国内外有较多报道应用动态增强 MR 成像（dynamic contrast-enhanced magnetic resonance imaging，DCE-MRI）研究肺癌血流动力学特点，间接评价肺癌血管生成情况[15-19]。研究表明 DCE-MRI 强化参数与微血管密度（microvessel density，MVD）及血管内皮细胞生长因子（vascular endothelial growth factor，VEGF）的表达呈正相关，肺恶性肿瘤的 MVD 明显高于良性肿瘤，并且肿瘤周边与中央的强化参数不同，肿瘤周边具有更高的 MVD，其强化斜率更高[20]。常青等[15]采用 3.0T 超导型磁共振仪的多期动态增强序列（liver acquisiion with volume acceleration，LAVA）对 37 例经病理证实为肺癌的患者行 DCE-MRI 检查。结果显示：肿瘤最大径≤5cm 和最大径 > 5cm 者间早期强化峰值（early peak enhancement，$SI_{EP}\%$）、最大强化峰值（maximum enhancement，$SI_{peak}\%$）和最大强化峰值时间（peak time，T_{peak}）的差异有统计学意义，肿瘤最大径≤5cm 者的 $SI_{EP}\%$、$SI_{peak}\%$ 均高于肿瘤最大径 > 5cm 者（P 均 <0.05），$SI_{EP}\%$、$SI_{peak}\%$ 与 MVD 呈正相关。邢伟等[16]研究 NSCLC 的 DCE-MRI 表现，发现增强的最大强化斜率与肺癌 MVD 和 VEGF 呈正相关，强化达峰时间与 MVD 和 VEGF 呈负相关，通过 DCE-MRI 及其强化参数可以反映肺癌的血管生成状况。邹煜等[17]对 48 例肺癌患者行 DCE-MRI，发现强化峰值反映肿瘤内微循环容积和血管外组织间隙的共同容积，最大增强线性强化斜率（SS）反映微血管容量和渗透性的变化，均与 MVD 呈正相关，功能性 DCE-MRI 有助于判断肺癌的预后。

由于 DCE-MRI 的强化参数与肺癌 MVD 有很好的相关性，监测肿瘤强化参数在治疗过程中的动态变化，能够反映肿瘤治疗过程中的功能变化，可以对肺癌的疗效进行评估，并推测预后情况。Fujimoto 等[18]对 94 例直径≤3cm 周围型肺癌行 DCE-MRI，结果显示动态增强最大强化比、平均强化速度与肿瘤 MVD 成正相关，强化峰值时间与 MVD 成负相关，而造影剂廓清比仅与肿瘤弹性和胶原纤维含量呈负相关、与 MVD 无相关性，VEGF 阳性较 VEGF 阴性肿瘤的最大强化比、平均强化速度明显增高，而两者的廓清比没有明显差异。该研究认为 DCE-MRI 信号强度-时间曲线上升支指标反映肿瘤血管生成情况，而下降支反映肿瘤间质成分情况，弹力纤维和胶原纤维越少流出越明显。VEGF 阳性患者 5 年生存率较阴性者低，DCE-MRI 造影剂流入指标可以应用于肺癌预后的评价，而廓清指标与预后无关。Ohno 等[21]对 114 例ⅢA/ⅢB 期 NSCLC 患者按照放化疗后肿瘤局部情况分为局部控制组和局部失败组，行动态 DCE-MRI，绘制信号强度-时间曲线。结果表明局部控制组最大相对强化比和增强斜率（steepest slope，SS）低于局部失败组，当应用增强斜率 0.08/s 作为阈值时，鉴别两组的敏感性和特异性分别为 90.9%、91.3%，认为动态增强斜率可以作为估计预后的指标，增强斜率≤0.08/s 者预后较好。

传统的形态学指标不适用于观察肿瘤血管生成抑制剂等靶向药物的早期疗效，而 DCE-MRI 能够反映治疗前后肿瘤微血管密度的变化，对疗效的观察较传统的形态学指标更敏感。有研究者采用 VEGF 受体-2 抗体（DC101）对种植皮肤鳞癌细胞的裸鼠进行抗血管生成治疗，应用 DCE-MRI 观察肿瘤血管生成情况，治疗2天后肿瘤微血管密度（CD31）减低；治疗4天后DEC-MRI开始观察到肿瘤相对强化比降低，较治疗前减低61%（$P=0.02$），DCE-MRI肿瘤强化幅度与肿瘤微血管密度的变化有相关性，而肿瘤体积直到治疗后7天才有明显缩小[22]。

虽然呼吸和心电门控技术的应用能够降低心脏搏动和呼吸运动伪影的影响，高场强MR提高了图像的信噪比，DEC-MRI的图像质量仍无法与CT媲美；此外，虽然新的快速扫描序列使得MR成像速度较以往明显提高，但检查时间相对CT仍较长。以上缺点使得DEC-MRI的临床应用受到限制，但DEC-MRI检查没有放射性，相对PET-CT价格便宜。

三、CT灌注成像

CT灌注成像（perfusion CT）是在CT快速扫描和后处理基础上发展起来的一种功能成像技术，可以从形态和血流灌注方面对肿瘤进行定性和定量分析。CT灌注成像根据对比剂扩散而建立的一些数学模型可以定量观测组织的血流量（blood flow，BF）、血容量（blood volume，BV）、平均通过时间（mean transit time，MTT）和表面通透性（permeability surface area product，PS），能够反映肿瘤内部的血流特点、血管特性和MVD，鉴别肿瘤的良恶性、评价肿瘤疗效，预测肿瘤的恶性程度以及转归等，为下一步治疗方案的调整提供早期信息[23,24]。

有关肺癌化疗后CT灌注参数变化的研究很少。由于化疗药物主要作用于癌细胞本身，并不直接影响肿瘤血管及其通透性，故CT灌注参数有可能会升高或降低。Kiessling等[25]曾对1例进展期NSCLC化疗后行CT灌注的患者进行随诊，结果显示，化疗1个周期后，肿瘤略缩小，灌注值增加；化疗2个周期后，肿瘤进一步缩小，灌注值降低。而王健卫等[26]研究13例肺癌化疗前后的CT灌注参数特点，发现化疗后BF值升高8例（其中缓解为5例），BF值下降5例（其中缓解为2例）。该研究认为化疗后灌注参数的改变与早期疗效无明显关系；但对化疗后灌注值明显升高的患者，应考虑提早联合放疗或靶向治疗。

放疗作用的机理主要是针对肿瘤内的血管内皮细胞，肿瘤缓解后，肿瘤内的血流量会下降，则BF值下降，BF = BV/MTT，BF值的下降必然同时有MTT值的升高。因此，CT灌注成像可定量评价肺癌放疗前后肿瘤血流灌注的改变，通过观察放疗前后血流灌注变化值，可早期预测肿瘤的放射性治疗效果。耿军祖等[27]对18例肺癌放射治疗前后行CT灌注成像，并分别在放疗后第3个月和第6个月做常规CT检查，观察肿瘤形态学变化。13例肺癌放疗后，肿瘤BF显著降低、MTT显著升高，随访观察瘤体组织显著缩小或消失。5例放疗前后BF和MTT均无显著变化。结果显示CT灌注成像可定量评价肺癌放疗前后肿瘤血流灌注的改变，并可早期预测肿瘤的放射性治疗效果。而王健卫等[26]的研究认为放疗后CT灌注值的变化与早期疗效有关，灌注值的变化程度可以作为疗效评价的参考。

初步研究证实，CT灌注参数能够作为肺癌的预后指标。Wang等[28]对35例NSCLC患者在放化疗前后行CT灌注扫描，比较治疗前后灌注参数的变化及其与无进展生存时间和总生存时间的关系。结果显示：肿瘤在血流高灌注状态下比低灌注状态下对放、化疗更为敏感；放、化疗后，PS值升高组和降低组的中位无进展生存期（progression-free survival，PFS）分别为4.7

个月和 19.0 个月（$P<0.01$），中位总生存期（overall survival，OS）分别为 10.6 个月和 19.3 个月（$P<0.01$），CT 灌注扫描参数可以作为早期疗效和总生存率的预后指标。PS 值的升高表明肿瘤的血管通透性增加，血管内皮更加不完整，为肿瘤的侵袭和转移提供了条件，因此 PS 值升高者预后差。

由于 CT 灌注成像反映的是单位时间内每像素或体素内对比剂浓度的变化，灌注参数和图像质量受扫描条件、对比剂量、注射速度、原始图像重建条件、计算法则、运动伪影、部分容积效应、患者心输出量等多种因素影响[29]。因此，不同的技术条件和操作方法、患者对较长时间的屏气耐受情况不同等均有可能造成结果的差异。检查范围局限是 CT 灌注成像技术的另一缺点，无法用于全身范围的肿瘤评估。此外，CT 灌注成像无法用于碘过敏及肾功能障碍患者，而且同层多期的扫描大大增加了患者的放射线受量。上述缺点都使 CT 灌注成像的临床应用受到限制。

四、小结与展望

如上所述，功能影像学在肺癌的疗效评估上显示了很好的应用前景，使人们 能够早期发现肿瘤在代谢、血流等功能上的异常及病理改变，从而早期评估疗效和预测预后，为个体化治疗提供依据。临床用于评估肺癌疗效的功能影像学成像技术各有利弊，临床医师应了解各种功能影像学成像技术的优缺点，针对不同肺癌患者选择最佳的检查方法。

参 考 文 献

[1] Therasse P, Arbuck SG, Eisenhauer EA, et al. New guidelines to evaluate the response to treatment in solid tumors. European Organization for Research and Treatment of Cancer, National Cancer Institute of the United States, National Cancer Institute of Canada. J Natl Cancer Inst, 2000, 92:205-216.

[2] Eisenhauer EA, Therasse P, Bogaerts J, et al. New response evaluation criteria in solid tumours: revised RECIST guideline (version 1.1). Eur J Cancer, 2009, 45:228-247.

[3] 于金明，刘宁波．功能影像用于肿瘤放疗的应用研究．2008 中国肿瘤临床年鉴．北京：中国协和医科大学出版社，2009:45-50.

[4] Mac Manus MP, Hicks RJ, Matthews JP, et al. Positron emission tomography is superior to computed tomography scanning for response-assessment after radical radiotherapy or chemoradiotherapy in patients with non-small cell lung cancer. J Clin Oncol, 2003, 21:1285-1292.

[5] Pöttgen C, Levegrun S, Theegarten D, et al. Value of ^{18}F-fluoro-2-deoxy-D-glucose-positron emission tomography/computed tomography in non-small-cell lung cancer for prediction of pathologic response and times to relapse after neoadjuvant chemoradiotherapy. Clin Cancer Res, 2006, 12:97-106.

[6] Weber WA, Petersen V, Schmidt B, et al. Positron emission tomography in non-small cell lung cancer: prediction of response to chemotherapy by quantitantive assessment of glucose use. J Clin Oncol, 2003, 21:2651-2657.

[7] de Geus-Oei LF, van der Heijden HF, Visser EP, et al. Chemotherapy response evaluation with ^{18}F-FDG PET in patients with non-small cell lung cancr. J Nucl Med, 2007, 48:1592-1598.

[8] Eschmann SM, Friedel G, Paulsen F, et al. Repeat ^{18}F-FDG PET for monitoring neoadjuvant chemotherapy in patients with stage Ⅲ non-small cell lung cancer. Lung Cancer, 2007, 55:165-171.

[9] Nahmias C, Hanna WT, Wahl LM, et al. Time course of early response to chemotherapy in non-small cell lung cancer patients with ^{18}F-FDG PET/CT. J Nucl Med, 2007, 48:744-751.

[10] Cerfolio RJ, Bryant AS, Ojha B. Restaging patients with N_2 (stage Ⅲa) non-small-cell cancer after neoadjuvant chemoradiotherapy: a prospecttive study. J Thora Cardiovas Surg,

2006, 131:1229 - 1235.

[11] De Leyn P, Stoobants S, De Wever W, et al. Prospective comparative study of integrated positron emission tomography-computed tomotraphy scan residual mediastinal lymph node disease after induction non-small-cell cancer: A leuven lung cancer. J Clin Oncol, 2006, 24:3333 - 3339.

[12] Israel O, Kuten Abraham. Early detection of cancer recurrence: ^{18}F-FDG PET/ CT can make a difference in diagnosis and patients care. J Nucl Med, 2007, 48:28 - 35.

[13] Fischer BM, Mortensen J, Langer SW, et al. PET/CT imaging in response evaluation of patients with small cell lung cancer. Lung Cancer, 2006, 54:41 - 49.

[14] Pandit N, Gonen M, Krug L, et al. Prognostic value of [18F] FDG-PET imaging in small cell lung cancer. Eur J Nucl Med Mol Imaging, 2003, 30:78 - 84.

[15] 常青，吴宁，欧阳汉，等. 3.0T 磁共振肺癌动态增强特征及其与微血管密度的关系. 中国医学科学院学报, 2009, 31: 242 - 247.

[16] 邢伟，胡春洪，张晓膺，等. 非小细胞肺癌 MR 动态增强表现与肿瘤血管生成的相关性. 临床放射学杂志, 2003, 22: 1017 - 1021.

[17] 邹煜，张敏鸣，王丽君，等. 肺癌 MRI 动态增强模式与肿瘤血管生成的相关性研究. 中华放射学杂志, 2003, 37:1150 - 1155.

[18] Fujimoto K, Abe T, Müller NL, et al. Small peripheral pulmonary carcinomas evaluated with dynamic MR imaging: correlation with tumor vascularity and prognosis. Radiology, 2003, 227:786 - 793.

[19] Schaefer JF, Schneider V, Vollmar J, et al. Solitary pulmonary nodules: association between signal characteristics in dynamic contrast enhanced MRI and tumor angiogenesis. Lung Cancer, 2006, 53:39 - 49.

[20] Buadu LD, Murakami J, Murayama S, et al. Breast lesions: correlation of contrast medium enhancement patterns on MR images with histopathologic findings and tumor angiogenesis. Radiology, 1996, 200:639 - 649.

[21] Ohno Y, Nogami M, Higashino T, et al. Prognostic value of dynamic MR Imaging for non-small-cell lung cancer patients after chemoradiotherapy. Journal of magnetic resonance imaging, 2005, 21:775 - 783.

[22] Kiessling F, Farhan N, Lichy MP, et al. Dynamic contrast-enhanced magnetic resonance imaging rapidly indicates vessel regression in human squamous cell carcinomas grown in nude mice caused by VEGF receptor 2 blockade with DC101. Neoplasia, 2004, 6:213 - 223.

[23] Yi CA, Lee KS, Kim EA, et al. Solitary pulmonary nodules: dynamic enhanced multi-detector row CT study and comparison with vascular endothelial growth factor and microvessel density. Radiology, 2004, 233:191 - 199.

[24] Ma SH, Le HB, Jia BH, et al. Peripheral pulmonary nodules: relationship between multislice spiral CT perfusion imaging and tumor angiogenesis and VEGF expression. BMC Cancer, 2008, 8:186.

[25] Kiessling F, Boese J, Corvinns C, et al. Perfnsion CT in patients with advanced bronchial carcinomas: a novel chance for characterization and treatment monitoring?. Eur J Radiol, 2004, 14:1226 - 1233.

[26] 王健卫，吴宁，宋颖. 肺癌治疗前后 CT 灌注参数变化在早期疗效和预后评价中的应用. 中华肿瘤杂志, 2009, 3:54 - 57.

[27] 耿军祖，王福江，陈玉康，等. 16 层螺旋 CT 灌注成像对肺癌血供放疗前后的定量对比研究. 医学影像学杂志, 2006, 16:920 - 923.

[28] Wang JW, Wu N, Cham M, et al. Tumor response in patients with advanced non-small cell lung cancer: perfusion CT evaluation of chemotherapy and radiation therapy. AJR, 2009, 193:1090 - 1096.

[29] Miles KA, Griffiths MR, Fuentes MA. Standardized perfusion value: universal CT contrast enhancement scale that correlates with FDG PET in lung nodules. Radiology, 2001, 220: 548 - 553.

3.0T 磁共振肺癌动态增强特征及其与微血管密度的关系

常　青[1]　吴　宁[1]　欧阳汉[1]　邹霜梅[2]　黄　遥[1]

中国医学科学院北京协和医学院肿瘤医院 北京 100021

1. 影像诊断科，2. 病理科

【摘要】 目的：探讨肺癌在3.0T磁共振（MR）动态增强的特点及其与组织病理学和微血管密度的相关性。**方法**：应用3.0T MR对37例肺癌患者进行胸部动态增强扫描，采用肝脏加速容积采集（LAVA）序列间断扫描至注射造影剂后4min，计算增强扫描各期肿瘤相对强化度（SI%），绘制T-SI%曲线，将曲线形态分为A型（速升-下降型）、B型（速升-平台型）；计算强化参数：早期强化峰值（$SI_{EP}\%$）、早期峰值强化时间（T_{EP}）、最大强化峰值（$SI_{peak}\%$）、最大强化峰值时间（T_{peak}）。比较不同大小（≤5cm和>5cm）、部位（中央型和周围型）、组织学类型（鳞癌和腺癌）、分化程度（高、中、低分化）肿瘤间T-SI%曲线形态及强化参数。对10例行手术治疗者切除的组织进行CD31和CD34染色，分析肿瘤强化参数与微血管密度（MVD）的相关性。**结果**：肿瘤最大径≤5cm和最大径>5cm者间$SI_{EP}\%$、$SI_{peak}\%$、T_{peak}的差异具有显著性，肿瘤最大径≤5cm者的$SI_{EP}\%$、$SI_{peak}\%$均高于肿瘤最大径>5cm者（$P=0.014$，$P=0.024$）。不同部位、病理类型及分化程度肿瘤间$SI_{EP}\%$、$SI_{peak}\%$的差异均无显著性（$P>0.05$）。$SI_{EP}\%$、$SI_{peak}\%$与MVD呈正相关。**结论**：$SI_{EP}\%$、$SI_{peak}\%$与肿瘤大小有关。$SI_{EP}\%$、$SI_{peak}\%$可以反映肿瘤MVD状况。

【关键词】 肺部肿瘤；磁共振成像

对脑、乳腺、子宫、前列腺及直肠肿瘤的研究表明，磁共振（magnetic resonance，MR）动态增强扫描可以反映肿瘤微血管密度（microvessel density，MVD），继而评价预后，但由于受MR在肺部成像质量和速度的限制，以往这方面有关肺癌的研究较少。3.0T MR具有更快的扫描速度和更高的信噪比，肝脏加速容积采集（liver acquisition with volume acceleration，LAVA）序列是梯度回波容积扫描序列，采用并行采集技术，扫描速度快，进行肺部扫描可获得较高的图像质量，可用于动态增强扫描。本研究采用LAVA序列对肺癌患者进行动态增强扫描，探讨肺癌的动态增强特征，分析强化参数与MVD的关系。

一、对象和方法

（一）对象

选取中国医学科学院肿瘤医院2007年4月~2008年4月拟诊断肺癌的患者37

通信作者：吴宁，电话：010-87787523，E-mail：cjr.wuning@vip.163.com

欧阳汉，电话：010-87787528，E-mail：hbybj@sohu.com

例，其中男性31例、女性6例；年龄32～78岁，平均（56±11）岁。所有患者均行胸部MR平扫及动态增强扫描，并通过外科手术切除、支气管镜活检、肺内病变穿刺活检或淋巴结活检获得病理证据。病理诊断为鳞癌20例、腺癌13例、肉瘤样癌1例、小细胞癌3例。肿瘤部位为中央型24例、周围型13例；肿瘤大小≤5cm者20例、>5cm者17例；非小细胞肺癌（non-small cell lung cancer，NSCLC）分化程度为低分化13例、中分化17例、高分化3例（肉瘤样癌未进行分化程度评价）。

（二）扫描方法

采用SIGNA EXCITE HD3.0T超导型磁共振仪，8通道体部包裹线圈，扫描前训练患者呼气末屏气。平扫采用快速自旋回波（fast spin echo，FSE）T1序列［重复时间（repetition time，TR）600～900ms，回波时间（echo time，TE）5.8 ms，扫描矩阵288×192］、FSE T2序列（TR 6000～8000ms，TE 85ms，扫描矩阵288×224）、FSE T2脂肪抑制序列（TR 6000～8000ms，TE 85ms，化学饱和法抑制脂肪信号，扫描矩阵288×192）。各序列扫描层厚7～8mm，层间隔0.7～0.8mm，视野36～38cm，其中FSE T1采用外周脉搏门控，FSE T2及FSE T2脂肪抑制序列采用呼吸门控。动态增强扫描采用横轴位LAVA序列，参数为：TR 2.9 ms，TE 1.3ms，反转时间（inversion time，TI）5.0ms，层厚4mm，层间隔0，视野40～42cm，扫描矩阵288×192，反转角15°，相位加速因子为2.0Ph。将钆喷替酸葡甲胺（gadolinium diethylenetriamine pentaacetic acid，Gd-DTPA）20ml经手背静脉用压力注射器以3ml/s流速注射，随之以0.9%生理盐水20ml冲入。以病变最大层面为中心，共扫描22层，扫描时间5s（即1个时相）。记录注射造影剂前平扫图像，注射造影剂后5s开始采集增强扫描图像，屏气15s连续扫描3个时相，间隔15s，重复以上扫描，共扫描24个时相，至注射造影剂后4min。延迟期采用LAVA序列屏气扫描全肺横轴位及冠状位图像。

（三）图像分析

将平扫及动态增强扫描LAVA图像传输至GE ADW 4.2工作站，由两位医师共同对动态增强图像进行评价，并经讨论取得一致意见，观察平扫及动态增强各期图像，选择肿瘤最大层面，手动勾画感兴趣区（region of interest，ROI），最大程度包括肿瘤范围，并避开肉眼可见的血管、坏死区域、阻塞性肺不张及阻塞性肺炎区域，分别测量并记录平扫及增强扫描各期的信号强度（signal intensity，SI）。计算增强扫描各期肿瘤相对强化度（relative enhancing percentage，SI%）：

$$SI_t\% = (SI_t - SI_0) / SI_0 \times 100\%$$

其中SI_0为平扫肿瘤信号强度，SI_t为增强扫描时间t时肿瘤信号强度。

绘制时间-相对强化度（T-SI%）曲线，参考文献报道的方法[1-2]，结合本组病例强化特征，观察并记录以下强化参数：

（1）早期强化峰值（early peak enhancement，$SI_{EP}\%$）：注射造影剂后1min内的最大相对强化度；

（2）早期峰值强化时间（early peak time，T_{EP}）：达到早期强化峰值的时间点；

（3）最大强化峰值（maximum enhancement，$SI_{peak}\%$）：动态增强扫描整个过程中的最大相对强化度；

（4）最大峰值强化时间（peak time，T_{peak}）：达到最大强化峰值的时间点。

观察T-SI%曲线走势，参考文献报道的方法[1-3]，结合本组病例强化曲线特征拟定标准，归纳为以下类型：

A型（速升-下降型），增强扫描早期

快速上升，达到峰值后逐渐下降；

B 型（速升-平台型），增强扫描早期快速上升，达到峰值后曲线持续较高水平。

（四）MVD 测量

对 10 例行手术切除的病理标本由病理科分别进行 HE、CD31、CD34 染色，由一名高年资病理科医师采用 Weidner 改进方法[2,4]进行 MVD 测量，即先在低倍镜（×100）下扫视整张玻片，找出 2 处 MVD 最大的"热点"，变换高倍镜（×400）分别观察并计数视野内被染色的血管，取平均值作为该病例的 MVD。

（五）统计学处理

采用 SPSS 13.0 统计软件进行资料录入及统计分析。不同大小、病理类型肿瘤的强化参数满足方差齐性，采用 t 检验分析；不同部位肿瘤的强化参数不满足方差齐性，采用 Mann-Whitney 检验分析。不同分化程度肿瘤强化参数的比较为 3 组间比较，因不能满足方差齐性，故采用 Kruskal-Wallis 检验。对不同大小、部位、病理类型的肿瘤 T-SI% 曲线类型的比较采用 Fisher 精确检验。肿瘤强化参数与 MVD 的相关性采用 Spearman 相关性分析。$P < 0.05$ 表示差异具有显著性。

二、结果

（一）肿瘤强化参数特征

37 例患者动态增强扫描的 $SI_{EP}\%$ 为 $(222.0 \pm 100.9)\%$，$SI_{peak}\%$ 为 $(246.2 \pm 94.4)\%$。对不同大小、部位、病理类型及分化程度肿瘤的强化参数进行比较显示，仅肿瘤最大径≤5cm 与 >5cm 组间 $SI_{EP}\%$、$SI_{peak}\%$、T_{peak} 的差异具有显著性。最大径≤5cm 者的 $SI_{EP}\%$、$SI_{peak}\%$ 均显著高于肿瘤最大径 >5cm 者（$P = 0.014$，$P = 0.024$），T_{peak} 短于肿瘤最大径 >5cm 者（$P = 0.010$）。不同部位、病理类型及分化程度肿瘤的各强化参数的差异无显著性（$P > 0.05$）（见表 1）。

（二）肿瘤强化曲线特征

37 例动态增强曲线表现为 A 型 14 例、B 型 23 例。对不同大小、部位、组织学类型、分化程度肿瘤强化曲线形态进行比较显示，仅中央型和周围型肺癌动态增强曲

表 1　不同大小、部位、病理类型、分化程度肿瘤的强化参数

项目		n	$SI_{EP}\%$（%）	T_{EP}（s）	$SI_{peak}\%$（%）	T_{peak}（s）
大小	≤5cm	20	257.4 ±120.8	39.8 ±7.3	278.1 ±112.5	98.3 ±46.1
	>5cm	17	180.2 ±46.5*	41.2 ±3.8	208.8 ±47.4*	137.1 ±39.5*
部位	中央型	24	203.8 ±62.9	40.6 ±4.0	229.6 ±56.7	120.4 ±35.8
	周围型	13	255.6 ±145.1	40.0 ±8.7	276.9 ±137.8	108.1 ±63.6
病理类型	鳞癌	20	223.1 ±89.9	41.5 ±4.0	250.6 ±83.0	123.8 ±37.2
	腺癌	13	224.2 ±137.1	38.8 ±8.6	247.3 ±129.5	116.3 ±63.1
分化程度	低分化	13	236.8 ±101.5	41.2 ±4.2	259.0 ±98.7	125.8 ±43.0
	中分化	17	193.3 ±54.9	40.9 ±4.4	222.0 ±49.4	120.6 ±46.9
	高分化	3	335.4 ±258.2	33.3 ±16.0	358.4 ±234.5	93.3 ±75.2

$SI_{EP}\%$：早期强化峰值；T_{EP}：早期峰值强化时间；$SI_{peak}\%$：最大强化峰值；

T_{peak}：最大峰值强化时间；与肿瘤最大径≤5cm 组比较，$*P < 0.05$

线形态有统计学差异（$P=0.039$），中央型肺癌动态增强曲线更多表现为B型（18/24例），周围型肺癌动态增强曲线更多表现为A型（8/13例）（见表2）。

表2 不同大小、部位、病理类型、分化程度肿瘤时间-相对强化度曲线形态比较

项目		n	曲线类型		P
			A型	B型	
大小	≤5cm	20	10	10	0.173
	>5cm	17	4	13	
部位	中央型	24	6	18	0.039
	周围型	13	8	5	
病理类型	鳞癌	20	6	14	0.714
	腺癌	13	5	8	
分化程度	低分化	13	5	8	0.863
	中分化	17	5	12	
	高分化	3	1	2	

A型：速升-下降型；B型：速升-平台型

（三）肿瘤强化参数与MVD的相关性

10例患者的肿瘤强化参数与MVD的相关性分析结果显示，$SI_{EP}\%$及$SI_{peak}\%$与CD31和CD34染色的MVD间均存在正相关关系（见表3，图1～4见547～548页彩图）。

表3 肿瘤强化参数与MVD的相关性

强化参数	CD31		CD34	
	r	P	r	P
$SI_{EP}\%$	0.705	0.023	0.888	0.001
T_{EP}	-0.369	0.294	-0.095	0.795
$SI_{peak}\%$	0.681	0.030	0.827	0.003
T_{peak}	-0.341	0.335	-0.473	0.167

三、讨论

研究表明，CT动态增强扫描及灌注扫描可以反映肿瘤MVD，以间接推断肿瘤乏氧状态，有利于预后评价[5-6]，但是该方法不能用于碘过敏及肾功能障碍患者，检查时放射线受量增加也会对患者造成损害。MRI具有多层面、多序列成像等优势，3.0T MR具有更高的信噪比和更快的成像速度。本研究采用LAVA序列进行动态增强扫描，5s为1个时相，一次屏息15s可以完成3个时相扫描，较中低场强MR能更准确地反映肿瘤动态增强的峰值及达峰时间；LAVA序列为容积扫描序列，每个时相均能尽可能的包括整个肿瘤，虽然其时间分辨率不及CT，但克服了因每次屏气水平不一致造成的错层，可以更可靠的反映肿瘤动态增强特点。

钆类顺磁性造影剂可以缩短组织T1时间，提高图像信号强度，被广泛应用于MR增强扫描。组织信号的强化程度与场强、线圈、所选用的扫描序列、扫描参数及造影剂的剂量均有关系。本研究肺癌动态增强扫描的$SI_{EP}\%$为$(222.0\pm100.9)\%$、$SI_{peak}\%$为$(246.2\pm94.4)\%$，高于以往采用中、高场强MR研究的$SI_{EP}\%$和$SI_{peak}\%$值[1,7-8]，可能与本研究采用3.0T超高场强MR进行扫描，并且采用的LAVA序列为梯度回波序列扫描有关。

本研究对动态增强曲线形态的分析显示，未经放、化疗治疗的肺癌动态增强曲线呈A型（速升-下降型）或B型（速升-平台型），与文献报道相似[1,7,9]。对大小、部位、病理类型、分化程度肿瘤强化曲线形态比较，仅中央型和周围型肺癌动态增强曲线形态的差异有统计学意义（$P=0.039$），中央型肺癌动态增强曲线更多表现为B型（18/24），而周围型肺癌动态增强曲线更多表现为A型（8/13）。有研究认为动态增强曲线的下降支斜率与肿瘤弹性和胶原纤维含量呈负相关[10]，但中央型

肺癌和周围型肺癌动态曲线形态的差异是否与肿瘤纤维成分含量不同有关，还待进一步研究。

邢伟等[11]报道腺癌最大相对强化比高于鳞癌，而峰值时间短于鳞癌，但该研究未对肿瘤部位、大小及分化程度作进一步说明。静脉注射造影剂后，肿瘤的强化与肿瘤血流量、血管通透性、血管外间隙及造影剂的浓度和量均有关系，不同病理类型肺癌的不同进展阶段，肿瘤内血管含量和通透性呈动态变化的过程。本研究对最大径≤5cm 与 >5cm 的肺癌强化参数进行比较，最大径≤5cm 者的 $SI_{EP}\%$、$SI_{peak}\%$ 分别为（257.4 ± 120.8）% 和（180.2 ± 46.5）%，均显著高于肿瘤最大径 >5cm 者，T_{peak}为(98.3 ±46.1) s，短于最大径 > 5cm 者（$P<0.05$）。可能与较大的肿瘤内部出现低灌注和乏氧的病理生理学基础有关。有研究者认为在肿瘤较小（最大横截面面积 <4.5cm²）时，肿瘤灌注与糖代谢有相关性，在肿瘤直径大时，肿瘤灌注与糖代谢失衡无相关性，肿瘤依赖乏氧诱导因子实现无氧糖酵解以适应乏氧，即肿瘤增大但 MVD 减低，血供减少[12]。本研究对不同组织学类型（鳞癌和腺癌）、分化程度（高分化、中分化、低分化）、及不同部位（中央型和周围型）肺癌强化参数进行比较，差异均无统计学意义（$P>0.05$）。

大量的研究发现，血管生成在肺癌的生长与转移过程中起着重要的作用，肺癌 MVD 与肺癌患者的生存率有着密切的关系[10,13-14]。直接针对血管内皮或阻遏血管生成过程的治疗已成为新的肿瘤治疗策略。因此准确评估肺癌的血管生成状况，对肺癌患者治疗手段的选择和预后的评估均具有重要意义。国内外众多研究表明，肺部恶性肿瘤动态增强 MR 强化参数与良性肿瘤存在差异，有部分研究提出肿瘤动态增强 MR 强化参数与肿瘤 MVD 及血管内皮生长因子的表达呈正相关[9-10,15]，并可能反映肿瘤周边及中央部 MVD 差异[3]。本组病例中共 10 例行手术切除，对病理标本切片行 CD31、CD34 免疫组织化学染色，进行 MVD 计数，对动态增强参数与 MVD 相关性分析显示，$SI_{EP}\%$ 及 $SI_{peak}\%$ 与 MVD 均呈正相关，其中 $SI_{EP}\%$ 与 CD34 的相关性更好（$r=0.888$，$P=0.001$），提示肺癌动态增强参数可以反映肺癌的 MVD 情况，无需有创性检查取得标本，并可能应用于动态评价治疗过程中肿瘤血管生成情况。

综上，本组采用 3.0T MR 对肺癌患者行动态增强扫描，结果显示增强扫描强化参数 $SI_{EP}\%$、$SI_{peak}\%$ 与肿瘤大小有关，$SI_{EP}\%$、$SI_{peak}\%$ 与 MVD 呈正相关，提示 MR 动态增强扫描有可能反映肺癌 MVD 情况。

参 考 文 献

[1] Schaefer JF, Vollmar J, Schick F, et al. Solitary pulmonary nodules: dynamic contrast-enhanced MR imaging-perfusion differences in malignant and benign lesions. Radiology, 2004, 232 (2):544 –553.

[2] Buadu LD, Murakami J, Murayama S, et al. Breast lesions: correlation of contrast medium enhancement patterns on MR images with histopathologic findings and tumor angiogenesis. Radiology, 1996, 200 (3):639 –649.

[3] Kuhl CK, Mielcareck P, Klaschik S, et al. Dynamic breast MR imaging: are signal intensity time course data useful for differential diagnosis of enhancing lesions. Radiology, 1999, 211 (1):101 –110.

[4] Weidner N, Semple JP, Welch WR, et al. Tumor angiogenesis and metastasis: correlation in invasive breast carcinoma. N Engl J Med, 1991, 324 (1):1 –8.

[5] Yi CA, Lee KS, Kim EA, et al. Solitary pul-

monary nodules: dynamic enhanced multi-detector row CT study and comparison with vascular endothelial growth factor and microvessel density. Radiology, 2004, 233 (1): 191－199.

[6] Ma SH, Le HB, Jia BH, et al. Peripheral pulmonary nodules: relationship between multi-slice spiral CT perfusion imaging and tumor angiogenesis and VEGF expression. BMC Cancer, 2008, 8: 186.

[7] 张敏鸣，邹煜，商德胜，等．孤立性肺结节动态增强 MRI 的定量研究．中华放射学杂志，2002，36 (7): 592－597.

[8] Gückel C, Schnabel K, Deimling M, et al. Solitary pulmonary nodules: MR evaluation of enhancement patterns with contrast-enhanced dynamic snapshot gradient-echo imaging. Radiology, 1996, 200 (3): 681－686.

[9] Schaefer JF, Schneider V, Vollmar J, et al. Solitary pulmonary nodules: association between signal characteristics in dynamic contrast enhanced MRI and tumor angiogenesis. Lung Cancer, 2006, 53 (1): 39－49.

[10] Fujimoto K, Abe T, Müller NL, et al. Small peripheral pulmonary carcinomas evaluated with dynamic MR imaging: correlation with tumor vascularity and prognosis. Radiology, 2003, 227 (3): 786－793.

[11] 邢伟，胡春洪，张晓膺，等．非小细胞肺癌肿瘤血管生成与动态增强 MRI 表现的相关性．实用放射学杂志，2003，19(12): 1084－1087.

[12] Miles KA, Griffiths MR, Keith CJ. Blood flow-metabolic relationships are dependent on tumour size in non-small cell lung cancer: a study using quantitative contrast-enhanced computer tomography and positron emission tomography. Eur J Nucl Med Mol Imaging, 2006, 33 (1): 22－28.

[13] Weidner N. Intratumor microvessel density as a prognostic factor in cancer. Am J Pathol, 1995, 147 (1): 9－19.

[14] Mineo TC, Ambrogi V, Baldi A, et al. Prognostic impact of VEGF, CD31, CD34, and CD105 expression and tumour vessel invasion after radical surgery for IB-IIA non-small cell lung cancer. J Clin Pathol, 2004, 57 (6): 591－597.

[15] 邹煜，张敏鸣，王丽君，等．肺癌 MRI 动态增强模式与肿瘤血管生成的相关性研究．中华放射学杂志，2003，37 (12): 1150－1155.

非小细胞肺癌 RRM1 蛋白表达与吉西他滨体外药敏相关性的研究

李张云[1]　邓觐云[2]　黄传生[2]　陈　悦[1]　周伟华[1]

1 南昌大学研究生院医学部 2007 级 南昌 330006
2 江西省肿瘤医院 南昌 330029

【摘要】 目的：探讨非小细胞肺癌组织核苷酸还原酶 M1 亚基（RRM1）蛋白表达水平与吉西他滨体外药敏的关系。方法：用 ATP 生物荧光法（ATP-TCA）对 44 例非小细胞肺癌患者手术切除的新鲜标本进行吉西他滨体外药敏检测，并用免疫组织化学检测其 RRM1 蛋白表达水平，比较分析 RRM1 表达与吉西他滨耐药的相关性。结果：RRM1 高表达 20 例（45.5%），低表达 24 例（54.5%）；结合吉西他滨体外药敏结果得出，RRM1 蛋白低表达组吉西他滨有效为 17 例（70.8%）；RRM1 蛋白高表达组有效 6 例（30.0%），即 RRM1 蛋白低表达组对吉西他滨的体外疗效明显优于高表达组（$P<0.05$）。结论：本研究表明，RRM1 蛋白表达水平与吉西他滨体外药敏相关性显著，提示在临床上可作为非小细胞肺癌患者的疗效预测指标，进一步开展深入研究。

【关键词】 非小细胞肺癌；RRM1；吉西他滨；ATP-TCA；免疫组织化学；耐药

据国家卫生部统计，恶性肿瘤已经成为十大疾病死亡之首。在我国发达城市地区，肺癌已成为癌症死亡的首要原因，其中非小细胞肺癌（NSCLC）约占 80%。吉西他滨（健择，GEM）是上世纪 90 年代问世的新的高效抗肿瘤药，在治疗无法手术和/或晚期非小细胞肺癌中显示了强大的抗肿瘤活性，因其高效低毒的特性脱颖而出，使肿瘤的化学治疗有了长足进步。GEM 与顺铂（DDP）联合方案因具有较高的有效率、较小的毒性反应及在生存期上的优势而被推荐为非小细胞肺癌一线治疗方案。

我们应用 ATP-TCA 法对 44 例非小细胞肺癌患者新鲜标本进行吉西他滨体外药敏检测，并用免疫组织化学检测其 RRM1 蛋白表达，探讨 RRM1 蛋白与吉西他滨体外药敏的相关性。

一、材料与研究方法

（一）标本来源

收集 2009 年 5 月 ~9 月期间江西省肿瘤医院胸外科手术切除的非小细胞肺癌患者的新鲜组织标本 44 例，患者年龄 39 ~68 岁，中位年龄 55 岁；男 32 例，女 12 例，均为中国汉族人。所有入选病例均为Ⅰ~ⅢA 期可手术切除的患者，且在术前均未接受过放、化疗。其中ⅠA ~B 期 15 例，ⅡA ~B 期 22 例，ⅢA 期 7 例。所有患者均在术后病理证实为非小细胞肺癌；其中高分化 22 例，中低分化 22 例；淋巴结转移 23 例，无转移 21 例。术中所取的每份新鲜肺组织标本均分为 2 份，1 份装入含有

100U/ml 青霉素、100μg/ml 链霉素的 RPMI1640 离心管中，立即送去用 ATP-TCA 法检测其对体外药物吉西他滨的敏感性；另 1 份标本用石蜡包埋备用，用 SP 免疫组化法测其 RRM1 蛋白表达水平。

（二）材料

1. ATP-TCA 试剂盒　包括完全分析培养基（CAM）、肿瘤组织消化酶（胶原酶、透明质酸酶、DNA 酶）、最大抑制剂、肿瘤细胞提取液、荧光-荧光素酶，无菌圆底微孔细胞培养板等，均为德国 DCS 公司产品。

2. 微板荧光分析仪　为 Benllofd 公司产品。

3. 吉西他滨（GEM）　为江苏恒瑞公司提供。配制 8000% 血浆峰浓度（peak plasma concentration，PPC）的化疗药物，100% PPC GEM：25μl/ml。

4. 免疫组化试剂盒　购自福州迈新生物技术开发有限公司。

5. 一抗 RRM1 兔抗人多克隆抗体　购于武汉三鹰生物技术有限公司。

（三）方法与结果判定

1. ATP-TCA 法体外药敏操作步骤

（1）取新鲜肿瘤组织用生理盐水冲洗，在无菌条件下将肿瘤组织剪成 0.5 ~ 1mm^3 小碎块。加入消化酶，在 37℃ 培养箱中消化 3 ~ 4h。每间隔 15min 混匀一次。

（2）用 300 目筛网过滤，1500r/min 离心 5min，弃上清。取细胞悬液台盼蓝染色，活细胞计数并调整细胞浓度为 2.5×10^5 个/ml。

（3）将化疗药物配制成 8000% PPC 浓度备用。取化疗药物和 CAM 于 96 孔细胞培养板内。依次倍比稀释至 6 个梯度 PPC（200%、100%、50%、25%、12.5%、6.25% PPC），每个浓度 3 个平行孔，并设最大抑制（MI）和无药物（MO）对照孔。置于 5% CO_2、37℃、95% 湿度下孵育 6 天。

（4）培养结束后，在 96 微孔板内加入肿瘤细胞 ATP 提取液 50μl。混匀后室温下放置 30min。取 50μl 细胞提取液于检测板中，加入荧光-荧光素酶 50μl 混匀，然后将检测板置于微板荧光分析仪检测。DCS 软件系统进行数据分析，自动算出各测试浓度抑制率及各药物 IC50 和 IC90。

2. ATP-TCA 结果判断标准

参考 Kurbacher 等人标准[1]，将药物对肿瘤的作用分为四个等级，分别为：强敏感（SS）、中度敏感（IS）、轻度敏感（MS）和耐药（R）。

（1）强敏感（SS）：IC50 ≤ 25% PPC 及 IC90 < 100% PPC；

（2）中度敏感（IS）：IC50 ≤ 25% PPC 及 IC90 ≥ 100% PPC；

（3）轻度敏感（MS）：IC50 > 25% PPC 及 IC90 < 100% PPC；

（4）耐药（R）：IC50 > 25% PPC 及 IC90 > 100% PPC。

体外有效 = 强敏感（SS）+ 中度敏感（IS）；

体外无效 = 轻度敏感（MS）+ 耐药（R）。

3. 免疫组织化学法（SP 法）

肺癌组织标本用 10% 甲醛固定，石蜡包埋。采用链霉素抗生物素蛋白-过氧化物酶连接法（SP 法）对肺癌组织进行免疫组化检测其 RRM1 蛋白（PBS 代替一抗作为阴性对照，乳腺癌组织标本作为阳性对照）。具体实验步骤：

（1）石蜡切片，二甲苯脱蜡，梯度乙醇水化，PBS 冲洗 3min × 3 次。

（2）抗原修复：将 RRM1 切片置入 pH8.0 EDTA 液高压修复 2.5min，高压加热 2.5min，冷却至室温。取出切片用 PBS 溶液洗 2 min × 3 次。

（3）将切片置入 3% 过氧化氢溶液中，

室温孵育 10 min，消除内源性过氧化物酶活性，取出用蒸馏水洗 3 min×3 次，PBS 溶液洗 2 min×2 次。

（4）将切片用正常山羊血清封闭，室温孵育 15 min。

（5）甩去血清，向切片滴加一抗，4℃冰箱过夜。

（6）PBS 洗 5 min×3 次，向切片滴加生物素标记二抗工作液，室温孵育 15 min，PBS 洗 3 min×3 次。

（7）向切片滴加辣根酶标记链霉卵白素工作液，室温下孵育 15 min，PBS 洗 5 min×3 次。

（8）向切片滴加新鲜配制的 DAB 显色液（配制方法见试剂盒说明），显微镜下控制显色时间，自来水水洗中止显色，苏木精复染 5 min，自来水冲洗，盐酸乙醇分化，自来水水洗返蓝 15 min。

（9）梯度乙醇脱水，二甲苯透明，中性树胶封片。

4. RRM1 判定标准

采用双盲法阅片，Olympus 光学高倍镜下 5 个随机视野阳性细胞所占比例，阳性细胞的百分率数值进行分级：<25% 为（－），25%～49% 为（＋），50%～75% 为（++），>75% 为（+++）。（++）以下为低表达，（++）及以上为高表达。

（四）统计学分析

用 SPSS 12.0 统计软件进行统计学分析，非小细胞肺癌癌组织 RRM1 蛋白表达与其吉西他滨体外药敏关系用 χ^2 检验分析。$P<0.05$ 为有统计学意义。

二、结果

RRM1 阳性表达主要定位于细胞质，为棕黄色颗粒状（图 1A、B 见 549 页彩图），而阴性表达的细胞中细胞核被苏木素蓝染，棕黄色颗粒少见（图 2C、D 见 549 页彩图）。44 例标本中，RRM1 高表达共 20 例（45.5%），低表达 24 例（54.5%）。

结合吉西他滨体外药敏结果得出：RRM1 高表达组吉西他滨有效为 6 例（30.0%），低表达组有效 17 例（70.8%），即 RRM1 低表达组的吉西他滨有效率高于高表达组（$P<0.05$）（见表 1）。而 RRM1 蛋白表达与性别、年龄、临床分期、淋巴结转移、分化等均无相关性（$P>0.05$）[2]。

三、讨论

（一）RRM1 与吉西他滨耐药

吉西他滨是新的核苷类抗癌药，作为 NSCLC 化学治疗的主要药物之一，其抗癌活性是通过脱氧胞嘧啶核苷磷酸化酶作用下，使吉西他滨 5’位结合磷酸基团，形成吉西他滨单磷酸（dFdCMP）、吉西他滨二磷酸（dFdCDP）和吉西他滨三磷酸（dFdCTP）；核糖核苷酸还原酶（ribonucleotide reductase，RR）是 DNA 合成的关键酶，dFdCDP 可抑制 RR，导致 DNA 修复、合成所需的脱氧三磷酸胞核（dCTP）的浓度降低；dFdCTP 可与 dCTP 竞争性结合 DNA，从而阻止 DNA 的进一步合成[3]。

表 1　NSCLC RRM1 蛋白表达与吉西他滨体外药敏的相关性

RRM1 表达水平	吉西他滨		合计	有效率（%）	P
	敏感组	耐药组			
高表达	6	14	20	30.0	
低表达	17	7	24	70.8	0.014
合计	23	21	44	52.3	

目前对吉西他滨抗肿瘤机制的研究认为，发生耐药的原因是多方面的，如 RR 活性增加、DCK 缺乏、脱氧胞苷单磷酸脱氨酶（DCTD）升高等。由于 dFdCDP 对 RR 活性的抑制，使 DNA 的合成受阻，因此我们推测 RRM1 表达水平可能与吉西他滨耐药有关。正由于 RRM1 在吉西他滨耐药机制中发挥重要作用，从而拉开了 RRM1 和吉西他滨耐药研究的序幕。

Goan 等[4]在对吉西他滨耐药的人口咽癌 KB 细胞克隆系中研究发现，RR 的过表达对耐药起重要作用，而不是以前认为的 DCK 缺乏。在对吉西他滨耐药的白血病细胞系 K562 中 RR 活性增加[5]。

Davidson 等[6]发现在两株对利用吉西他滨筛选的 NSCLC 细胞系 H358-G200 和 H460-G400 中，RRM1 蛋白表达增高，但是 RR 的活性没有相应增加。当细胞培养基中含有浓度较高的吉西他滨时，RRM1 蛋白水平增高，而改用不含吉西他滨的培养基时，RRM1 蛋白水平迅速下降至接近正常水平，说明这一效应可能是吉西他滨浓度改变引起的。

（二）RRM1 与吉西他滨相关性研究的临床意义

吉西他滨为 NSCLC 化疗的一线药物，并已在临床上取得了可喜的治疗成果，但化疗耐药的发生及不可预见性大大减弱了吉西他滨在肿瘤治疗中的疗效。本实验研究表明 RRM1 表达水平与吉西他滨耐药情况呈负相关，我们推测 RRM1 可能成为预测吉西他滨疗效的重要标志物。因此，我们认为在对 NSCLC 患者给予吉西他滨治疗前，可先对患者 RRM1 蛋白表达进行检测，高表达者不建议使用吉西他滨治疗，以避免耐药的发生。另一方面，对于肺癌无论是辅助化疗还是姑息化疗，可选择的药物有很多种，因此单一生物学标志物的预测能力是不足的，需要进行联合检测。然而，在临床研究中，即使经过标志物筛选的个体对化疗的反应仍然存在差异，需要更精细的分子技术筛选出有可能更好地预测化疗疗效的分子标志物。从而实现真正意义上的个体化治疗。

参 考 文 献

[1] Kurbacher CM, Cree IA, Bruckner HW, et al. Use of an ex vivo ATP luminescence assay to direct chemotherapy for recurrent ovarian cancer. Anticancer Drugs, 1998, 9 (1):51

[2] 廖日强，林嘉颖，乔贵宾，等. 非小细胞肺癌组织芯片中 RRM1 表达和预后因子分析. 中国肺癌杂志，2006，9 (5):423－427.

[3] Goan YG, Zhou B, Hu E, et al. Overexpression of ribonucleotide reductase as a mechanism of resistance to 2, 2-difluorodeoxy-cytidine in the human KB cancer cell line. Cancer Res, 1999, 59:4204－4207.

[4] Goan YG, Zhou B, Hu E, et al. Overexpression of ribonucleotide red uctase a sa mechanism of resistance to 2, 2-difluorodeoxycytidine in t he human KB cancer cell line. Cancer Res, 1999, 59 (17):4204－4207.

[5] Dumontet C, Fabianowska-Majewsda K, Mantincic D, et al. Common res istance mechanisms to deoxynucleoside analogues in variants of the hum an erythroleukaemic line K562. Br J Haematol, 1999, 106 (1):78－85.

[6] Davidson JD, Ma L, Flagela M, et al. An increase in the expression of ribonucleotide reductase large subunit1 is associated with gemcitabine resistance in non-small cell lung cancer cell lines. Cancer Res, 2004, 64 (11): 3761－3766.

经气管镜超声引导针吸活检在肺癌诊断及分期中的应用

陈海泉[1]　胡　鸿[1]　陈　颖[2]　平　波[2]　叶　挺[1]
杨　富[1]　孙艺华[1]　罗晓阳[1]　沈　磊[2]

复旦大学附属肿瘤医院，复旦大学上海医学院肿瘤学系　上海　200032
1. 胸外科，2. 病理科

【摘要】 **目的：**经气管镜超声引导针吸活检术（EBUS-TBNA）是近年来新的纵隔淋巴结定性诊断方法。本研究旨在探讨其应用于肺癌的诊断及分期的价值。**方法：**2009 年 4 月～2010 年 4 月期间，在本院行 EBUS-TBNA 检查的 152 例患者，其中 103 例初诊发现肺内占位伴纵隔淋巴结肿大，怀疑原发性肺癌。上述 103 例患者，以最终病理诊断为金标准，判断 EBUS-TBNA 诊断肺癌纵隔淋巴结转移的准确性、灵敏度、特异度、阳性及阴性预测值。并判断其用于非小细胞肺癌 N 分期的准确率。**结果：**103 例患者共计穿刺 241 组病灶区域，平均穿刺 2.3 组/例。组织病理标本送检 51 例，送检率 49.51%；组织标本确诊 34 例，确诊率 33.01%。103 例患者 EBUS-TBNA 诊断准确率 99.03%，灵敏度 98.86%，特异度 100%，阳性预测值 100%，阴性预测值 93.75%。94 例行 N 分期患者中，20 例（21.28%）患者 EBUS-TBNA 检查后出现分期改变。**结论：**EBUS-TBNA 准确率较高，创伤小，是用于肺癌诊断及分期的较好方法。

【关键词】 经气管镜超声引导针吸活检术；肺癌；诊断；分期

肺癌是目前世界上癌症引起死亡的最主要死因。根据世界卫生组织国际癌症研究中心的估计，肺癌发病数、死亡数高居全球癌症新发病例数、死亡数首位。

准确的诊断及治疗前分期是制定综合治疗方案及推测预后的关键。近年来经气管镜超声引导针吸活检术（endobronchialultrasound-guided transbronchial needle aspiration，EBUS-TBNA），以其操作简单、微创、涉及纵隔淋巴结区域广、可重复强的优势，在肺癌分期中逐渐得到广泛应用，已经在一定程度上有取代纵隔镜检查这一传统“金标准”分期方法的趋势[1,2]。本院曾经报道一组 20 例患者 EBUS-TBNA 检查结果，纵隔淋巴结定性诊断总体准确率 90.00%（其中上皮性癌诊断准确率 100%），灵敏度 84.62%，特异度 100%，阳性预测值 100%，阴性预测值 77.78%[3]。本文拟对 EBUS-TBNA 应用于肺癌的诊断及分期做进一步探讨，以期对临床有所帮助。

通讯作者：陈海泉，复旦大学附属肿瘤医院胸外科，复旦大学上海医学院肿瘤学系，上海 200032，E-mail：hqchen1@yahoo.com

一、材料及方法

（一）患者资料

2009 年 4 月 ~ 2010 年 4 月，152 例患者于本院接受 EBUS-TBNA 检查，其中 103 例胸部增强 CT 提示肺内占位伴多发纵隔淋巴结肿大，初诊肺癌不能除外。其中男性 71 例，女性 32 例；年龄 24 ~ 84 岁，中位年龄 59 岁。上述患者均无重要脏器功能障碍等手术禁忌证，均无术前病理诊断。

103 例患者中，可疑原发病灶位于左肺 40 例，右肺 48 例，3 例患者为双肺弥漫病灶，6 例为肺门或纵隔占位。实际接受 EBUS-TBNA 进行分期患者共计 94 例，其中临床诊断 N1 为 16 例，N2 为 51 例，N3 为 27 例。

（二）检查设备及穿刺方法

检查使用 Olympus 公司产品。超声内窥镜型号 BF-UC206F-OL8，超声图像处理设备型号 EU-C2000，穿刺针型号 NA-201SX-4022。

患者平卧位，静脉麻醉，经口插入气管镜，采用水囊法[3]穿刺。

（三）病理检查

穿刺标本常规送细胞学病理检查，部分送组织病理学检查。均采用常规 HE 染色方法进行检测。

部分送检标本采用免疫组化进行协助诊断及病理分型。

部分腺癌患者标本送 EGFR 检测。

（四）观察指标

临床诊断淋巴结转移依照胸部增强 CT，如纵隔淋巴结呈类圆形，且直径 ≥ 10mm 记为转移（即阳性），反之为阴性。

EBUS-TBNA 穿刺标本中，如病理证实取得病灶内组织为穿刺成功，以最终确诊结果为金标准。

如 EBUS-TBNA 细胞病理学取得恶性证据，则以该结果为确诊依据；如 EBUS-TBNA 细胞病理学结果未见恶性证据，则同期给予纵隔镜检查，并以纵隔镜检查结果为最终确诊依据。

恶性诊断记为阳性结果，良性诊断记为阴性结果。

与金标准对比，检验 EBUS-TBNA 诊断肺癌纵隔淋巴结转移的准确性、灵敏度、特异度、阳性及阴性预测值。并判断其用于非小细胞肺癌 N 分期的准确率。

二、结果

（一）穿刺结果

103 例患者共计穿刺 241 组病灶区域（见表 1）。平均穿刺 2.3 组/例。

表 1　103 例患者淋巴结穿刺情况

	Group	
	Group	Patients
103 cases	1 组	21
	2 组	51
	3 组	19
	4 组	9
	5 组	5
	Station	
	Station	Samples
103 cases	2L	1
	2R	32
	4	19
	4L	28
	4R	60
	7	65
	8R	2
	10L	6
	10R	11
	11L	1
	11R	4
	Tumor	12
	Total	241

全部 241 组穿刺区域，穿刺成功率 100%。中位穿刺时间 3（3～55）min，中位穿刺深度 25（15～40）mm。无操作相关并发症。

送检细胞病理学 103 例，组织病理学 51 例，组织病理标本送检率 49.51%。

95 例原发肺癌患者中，免疫组化送检 21 例，送检率 22.11%；EGFR 检测 19 例，检测率 20.00%。

（二）观察指标

1. 病理诊断

全部患者中，最终诊断阴性 8 例（结核 3 例，结节病 2 例），阳性 95 例。后者中 7 例肺内病灶为恶性病例，但 6 例淋巴结术后病理证实为反应性增生，1 例淋巴结术后病理证实为囊肿。故实际穿刺纵隔病变阳性 88 例，阴性 15 例。

以最终确诊为“金标准”计算，EBUS-TBNA 病理诊断准确率 99.03%，灵敏度 98.86%，特异度 100%，阳性预测值 100%，阴性预测值 93.75%。由于上述患者均 CT 诊断阳性，故对于 CT 病理诊断结果，未再进行上述统计（见表 2）。

表 2　103 例患者 EBUS-TBNA 病理确诊结果

		最终诊断		总计
		+	−	
EBUS-TBNA	+	87	0	103
	−	1	15	0
总　计		88	15	103

免疫组化送检 21 例，20 例明确诊断，占全部送检病例 95.24%。1 例因送检组织量过少无法诊断。

EGFR 检测 19 例中，突变 6 例，突变率 31.58%。

2. N 分期

全部患者中，94 例进行 EBUS-TBNA 分期。CT 给予临床诊断 N1 为 16 例，N2 为 51 例，N3 为 27 例。经 EBUS-TBNA 检查后，20 例（21.28%）出现分期改变，其中分期提高 4 例（4.26%），分期降低 16 例（17.02%）（见表 3）。

表 3　94 例患者 CT 及 EBUS-TBNA 检查 N 分期比较

N 分期	CT	N 分期	EBUS-TBNA
N1	16	N0 *	2
		N1	11
		N2	2
		N3	1
N2	51	N0 *	2
		N0	2
		N1	1
		N2	45
		N3	1
N3	27	N0 *	5
		N1	1
		N2	3
		N3	18
总计	94	−	94

* 包括良性及穿刺部位非肿瘤转移患者。

三、讨论

近年来，肺癌发病及死亡率在我国不断上升。随着各项诊疗技术的不断涌现，准确的诊断及治疗前分期已经被公认是制定综合治疗方案及推测预后的关键。在传统的纵隔淋巴结定性检查方法中，纵隔镜[1,2,4]是公认的“金标准”。但其诊断费用及创伤较大，涉及淋巴结区域多局限于 N2/N3 各组，且重复检查极为困难。因此，这一技术目前在国内尚未得到大规模的开展和应用。经气管镜穿刺技术（transbronchial needle aspiration，TBNA，即无超声引导下的盲穿）在国内开展相对较多，但由于缺乏有效的实时监测，穿刺中对于周围组织尤其是血管的损伤一直令人担忧[5]。2004年，日本学者Yasufuku[6,7]在世界范围内首次报道了经气管镜超声引导针吸活检术（EBUS-TBNA）。作为一种用于诊断纵隔内气管周围病变的最新微创检查方法，该技术已经逐渐应用于临床，并得到较多的认可。由于在传统气管镜检查的基础上整合了超声检查的内容，EBUS-TBNA不仅能够完成常规气管镜对于气管内部的检查操作，更能够通过超声对气管壁以及周围的结构做出准确的探查。在此基础上进行的超声引导下的精确定位穿刺，有效减少了对于周围正常组织尤其是血管的损伤，提高了穿刺的准确率及安全性。同时，由于EBUS-TBNA可以几乎“无限制”的重复进行，使临床医生可以及时了解患者的病情变化，从而能够更加有效地制定或改进治疗方案，达到治疗效果的最大化。

（一）EBUS-TBNA检查的安全性

作为一种新的临床病理检查技术，操作的安全性是影响其推广及应用的最重要、且最基础的因素。针对纵隔病变进行定性诊断的各种传统的侵入性检查方法，或多或少都存在这方面的限制。TBNA检查对于周围组织的判断完全依靠操作者的临床经验，保障系数较低。纵隔镜虽然属于一种直视下的操作，但是仍存在一定的并发症。Leschber等[8]报道的数据显示，纵隔镜检查中喉返神经损伤发生率约为2.1%，术后出血发生率约为0.9%。尽管这一数据尚在临床可接受的范围之内，但是，如果仅仅作为一种检查手段来加以评价，纵隔镜检查的并发症仍较高。EBUS-TBNA自从应用于临床以来，其安全性一直令人满意。L. Varela-Lema等[9]总结了2007—2008年间20项有关EBUS-TBNA的报道显示，全部报道中未见严重穿刺并发症出现，仅有少数文献报道了存在穿刺点出血，咳嗽及精神焦虑等并发症的出现，但无论是并发症的类型或概率都远远少于纵隔镜检查。Haas[10]2009年的研究结果显示，在穿刺针全长（40mm）刺入人体的情况下，未见任何严重并发症出现。我们曾经的报道[3]和本次研究数据均显示，EBUS-TBNA属于一项安全的微创检查项目。并且随操作熟练度的增加，操作时间将明显减少[3]。

（二）EBUS-TBNA应用于肺癌诊断及分期的准确率及应用价值

目前存在的主要争议是，究竟EBUS-TBNA能否真正代替纵隔镜成为纵隔淋巴结定性检查的首选。尽管受到伦理学的限制，EBUS-TBNA与“金标准”纵隔镜检查的严格前瞻性随机对照研究尚未能够得到大规模的正式开展。但就已有文献报道而言，EBUS-TBNA判断恶性肿瘤纵隔淋巴结转移具有较高的灵敏度和特异度，与纵隔镜检查相当。Ernst[2]等2008年报道一组66例病例研究结果提示，分组研究中，EBUS-TBNA检查较纵隔镜检查具有更高的诊断水平（91% *vs* 78%，$P=0.007$），进一步研究显示，这一差异主要来自于隆突下淋巴结（差异24%，$P=0.011$）。如果排除该淋巴结后，其他各组间未能显示进一步的统计学差异。同时，就患者而言，EBUS-TBNA与纵隔镜检查相比未能显示出明显的N分期差异性（93% *vs* 82%，$P=0.083$）。Yasufuku等[11]最早的关于EBUS-TBNA的报道中，检查准确率即已经达到96.3%。近期，Yasufuku等[12]在一项前瞻性研究的阶段性结果中指出，45例病例研究结果显示，就单组淋巴结而言，EBUS-TBNA与纵隔镜诊断准确率分别为95.6%和96.6%，

EBUS-TBNA与纵隔镜进行正确纵隔淋巴结分期的灵敏度、特异度及准确率分别为76.9%、100%、90.9%和84.6%、100%、93.9%，两者间未见明显统计学差异。本组病例研究结果与上述报道相近。可见，EBUS-TBNA作为一种新技术，已经可以满足临床对于纵隔病变定性诊断的需求。同时，由于EBUS-TBNA的可重复性强，对于部分特殊病例，如纵隔手术后或化疗后[13]或肿瘤复发[14]的病例而言，治疗后的再分期变得相对容易进行[15]。因此，有理由相信，EBUS-TBNA作为纵隔镜的替代，用于上皮性癌的定性及分期诊断应该是行的。实际上，在2007年，EBUS-TBNA即已被美国国家综合癌症网络（NCCN）和美国胸科医师学会推荐为肺癌术前淋巴结分期的重要手段[2,16]。但是，由于EBUS-TBNA检查仍旧存在局限，尤其是对于5、6、8、9组淋巴结穿刺困难较大，因此单纯的EBUS-TBNA检查似乎仍无法进行全面而系统的淋巴结转移评价。Wallace[17]等指出，EBUS-TBNA联合EUS-FNA将能够较为全面的进行纵隔淋巴结评价，但由于目前对于EUS-FNA的报道尚不多见，进一步的深入研究希望在未来得以进行。

本组病例中，51例（49.51%）患者在穿刺中取得病理学标本。但是进一步的分析显示，EBUS-TBNA病理学确诊恶性31例（31/103，30.01%），5例细胞较少无法诊断，15例组织病理学未见恶性证据（包括4例良性病例）。EBUS-TBNA实际组织学确诊34例，确诊率（34/103，33.01%）。究竟是何种原因导致组织病理学检查的困难，有待进一步研究证实。我们分析原因可能存在以下几点：

（1）穿刺技术欠缺，使得穿刺取样标本量不足以进行诊断。

（2）穿刺器械的原因，如穿刺针过细，同样造成标本量的不足。

（3）穿刺取得组织破碎，病理涂片或切片中细胞形态的差异导致诊断困难。

本组病例中，假阴性概率约占1%，如何进一步减少穿刺的假阴性率是EBUS-TBNA检查将来的重点之一。Lee[18]等曾报道一组30例41组淋巴结穿刺结果显示，穿刺次数增加的同时，阳性预测值也随之增加，每组淋巴结穿刺3次时，阳性预测值达97.6%。因此增加穿刺次数将是进一步提高准确率的可能方法之一，究竟是否可行尚待证实。同时，提高穿刺针的直径将在理论上增加样本组织量，有助于提高准确率，但由于设备开发的原因，其安全性及最终结果目前尚未见报道。

（三）EBUS-TBNA标本用于免疫组化及分子病理学检测

随着规范化及个体化治疗模式在临床治疗中地位的不断提高，所需要的病理学讯息不断增加，一项检查所取得的标本仅用于HE染色，得出常规病理学上的分型，已经不能满足需求。目前，不断有资料表明EBUS-TBNA穿刺所取得的组织标本已经可以用于除常规病理外的免疫组织化学及分子病理学检测。Mohamed等[19]在2008年报道，将EBUS-TBNA所取得的非小细胞肺癌N2淋巴结用于pRb、cyclin D1、p16（INK4A）、p53、p21（Waf1）及Ki-67等免疫组化检测，并通过检测p53过表达，预测疾病对化疗的反应，从而提供预后的相关信息。Nakajima等[20]2007年曾报道，将EBUS-TBNA所取得的淋巴结组织用于检测EGFR基因突变的研究。结果显示，43例患者中，EGFR基因突变发现11处，突变率25.6%。其中，1处出现于19号染色体（46-A750del），9处出现于21号染色体（L858R），另1例患者出现双位点的基因突变（L858R + L861V）。在本组数据中，组织标本 EGFR 检测 13 例，突变率 30.77%。组织标本免疫组化检测 10 例，成功检查率 90.00%。由于 EBUS-TBNA 穿刺标本中并非全部是肿瘤组织，正常组织的干扰将可能带来检验阳性率的下降。这将是今后 EBUS-TBNA 检查用于该技术时，需要解决的重点问题之一。

在本组病例中，我们已经开始进行相关研究，就目前结果而言，在组织量足够的情况下，免疫组化及 EGFR 检测可以顺利进行，结果令人满意。但是在无法取得足够的组织病理学的情况下，如何采取有效的手段进行检测，将是重要的挑战。我们已经尝试采取细胞块病理进行上述检测，初步的结果尚令人满意，但仍有待进一步大样本的数据支持。

EBUS-TBNA 检查，技术操作简单、微创，涉及纵隔淋巴结区域广，可重复性强，其优势越来越多的得到临床的认可。我们有理由相信，在未来，该检查将对肺癌诊治工作产生积极的影响。

参考文献

[1] Carlos Agustí. Mediastinoscopy: an endangered species? Arch Bronconeumol, 2007, 43 (9): 475 – 476.

[2] Ernst A, Anantham D, Eberhardt R, et al. Diagnosis of mediastinal adenopathy-Real-time endobronchial ultrasound guided needle aspiration versus mediastinoscopy. J Thorac Oncol, 2008, 3 (6): 577 – 582.

[3] 胡鸿，周贤，陈海泉，等. 经气管镜超声引导针吸活检术（EBUS-TBNA）诊断纵膈淋巴结的初步应用. 中国癌症杂志，2009，19 (7): 523 – 527.

[4] Rusch VW. An Endangered Species? J Clin Oncol, 2005, 23 (33): 8283 – 8285.

[5] Goldberg R, Colt HG, Davoudi M, et al. Realistic and affordable lo-fidelity model for learning bronchoscopic transbronchial needle aspiration. Surg Endosc, 2009, (23) 9: 2047 – 2052.

[6] Yasufuku K, Chhajed PN, Sekine Y, et al. Endobronchial ultrasound using a new convex probe: a preliminary study on surgically resected specimens. Oncol Rep, 2004, 11: 293 – 296.

[7] Yasufuku K, Chiyo M, Sekine Y, et al. Real-time endobronchial ultrasound-guided transbronchial needle aspiration of mediastinal and hilar lymph nodes. Chest, 2004, 126: 122 – 128.

[8] Leschber G, Sperling D, Klemm W, et al. Does video-mediastinoscopy improve the results of conventional mediastinoscopy? Eur J Cardiothorac Surg, 2008, 33: 289 – 293.

[9] L. Varela-Lema, A. Ferna'ndez-Villar, A. Ruano-Ravina. Effectiveness and safety of endobronchial ultrasound-transbronchial needle aspiration: a systematic review. Eur Respir J, 2009, 33: 1156 – 1164.

[10] Haas AR. Infectious complications from full extension endobronchial ultrasound transbronchial needle aspiration. Eur Respir J, 2009, 33: 935 – 938.

[11] Yasufuku K, Chiyo M, Koh E, et al. Endobronchial ultrasound guided transbronchial needle aspiration for staging of lung cancer. Lung Cancer, 2005, 50: 347 – 354.

[12] Yasufuku K, Quadri M, dePerrot M, et al. A prospective controlled trial of endobronchial ultrasound guided transbronchial needle aspiration compared to mediastinoscopy for mediastinal lymph node staging of lung cancer. Presented at the Western Thoracic Surgical Association 33rd annual meeting, 2007, (abstract).

[13] Herth FJ, Annema JT, Eberhardt R, et al. Endobronchial ultrasound with transbronchial needle aspiration for restaging the mediastinum in lung cancer. J Clin Oncol, 2008, 26(20): 3346 – 3350.

[14] Kennedy MP, Jimenez CA, Mhatre AD, et al. Clinical implications of granulomatous inflammation detected by endobronchial ultrasound transbronchial needle aspiration in patients with sus-

pected cancer recurrence in the mediastinum. J Cardiothorac Surg, 2008, 3 : 8.

[15] Andrew RL, Medford, Jonathan A, et al. Free and Sanjay Agrawal. Mediastinal staging procedures in lung cancer: EBUS, TBNA and mediastinoscopy. Current Opinion in Pulmonary Medicine, 2009, 15 : 334 - 342.

[16] Bauwens O, Dusart M, Pierard P, et al. Endobronchial ultrasound and value of PET for prediction of pathological results of mediastinal hot spots in lung cancer patients. Lung Cancer, 2008, 61 (3): 356 - 361.

[17] Wallace MB, Pascual JMS, Raimondo M, et al. Minimally invasive endoscopic staging of suspected lung cancer. JAMA, 2008, 299 (5): 540 - 546.

[18] Lee HS, Lee GK, Lee HS, et al. Real-time Endobronchial ultrasound-guided transbronchial needle aspiration in mediastinal staging of non-small cell lung cancer: How many aspirations per target lymph node station? Chest, 2008, 134 (2): 368 - 374.

[19] Mohamed S, Yasufuku K, Nakajima T, et al. Analysis of cell cycle-related proteins in mediastinal lymph nodes of patients with N2-NSCLC obtained by EBUS-TBNA: relevance to chemotherapy response. Thorax, 2008, 63 (7): 642 - 647.

[20] Nakajima T, Yasufuku K, Suzuki M, et al. Assessment of epidermal growth factor receptor mutation by endobronchial ultrasound-guided transbronchial needle aspiration. Chest, 2007, 132 (2): 597 - 602.

2009 年肺癌内科治疗进展

韩宝惠

上海市胸科医院 上海 200030

【摘要】 晚期肺癌内科治疗是延长肺癌患者生存时间、改善生活质量的最主要手段，在过去的2009年，肺癌内科治疗领域取得了长足的进展，这些进展包括一线靶向治疗最新的循证医学证据；根据肺癌肿瘤组织学类型选择化疗方案以及根据个体化临床因素选择肺癌治疗的最新进展；维持治疗包括化疗维持治疗、靶向维持治疗、抗肿瘤新生血管维持治疗；二线治疗领域的进展等。

【关键词】 肺癌；靶向治疗；维持治疗；EGFR

2009年，肺癌临床研究领域取得了长足的进步，以肿瘤组织学类型选择化疗方案及分子靶向治疗成为2009年肺癌治疗最新亮点。与传统的细胞毒药物治疗理念所不同的是，今后的肺癌化疗将更加注重组织学类型和患者的个体化差异，主题仍为近些年倡导的“肿瘤个体化治疗”，但其涵盖的内容较以往更为深入和具体，让癌症患者生存得更长、生活得更好已成为当今肿瘤治疗的新理念和潮流。而分子靶向治疗则在个体化方面又取得了新的循证医学证据，这些都将为肺癌内科治疗进入一个新阶段具有里程碑式的意义。本文对2009年有关晚期肺癌内科治疗的最新研究作一综述，希望对肺癌临床研究工作者有所帮助。

一、进展期 NSCLC：一线治疗方法更为多样

（一）一线化疗：注重组织学类型

针对NSCLC的传统治疗策略在各病理类型间（包括腺癌、鳞癌或大细胞癌）并无区别，但近年来此类观点不断受到挑战。不同的细胞亚型可有不同的生发中心（中央型或周围型），可能影响药物的转运、结合、生物活性及代谢。流行病学资料表明，NSCLC病理组织学亚型的发生率出现明显变化，肺腺癌发病率上升速度明显快于肺鳞癌，这也会影响治疗方案的选择。因此有必要根据不同病理类型来选择治疗方案。

Georgoulias 等在一项大型研究中发现病理类型对顺铂联合多西他赛（泰索帝）及吉西他滨（健择）联合多西他赛疗效有预测作用，吉西他滨联合多西他赛方案对腺癌患者疗效较好，而非腺癌患者顺铂联合多西他赛方案治疗 ORR 明显增高，但两组 PFS 与 OS 无显著差异。Scagliotti 等报道在一项比较三种铂类联合两药化疗方案的Ⅲ期临床试验中，病理类型亚组配对比较显示，鳞癌患者较腺癌患者具有显著生存

单位地址：上海市淮海西路241号，邮编编码：200030
联系电话：021-62821990-61201，13817833343

优势（$P = 0.002$）。ECOG 4599 研究首次显示病理亚型对靶向联合化疗治疗选择的重要性，贝伐单抗联合化疗被推荐用于晚期非鳞型 NSCLC，而 EGFI-TKI 对存在 EGFR 突变的腺癌患者特别有效。Scagliotti 等报告了一项Ⅲ期临床研究（JMDB 研究），共 1725 例初治的ⅢB 或Ⅳ期 NSCLC 患者入组，随机分组后分别接受顺铂 + 吉西他滨（863 例）或顺铂 + 培美曲塞（862 例）治疗。研究结果表明，顺铂 + 培美曲塞组 OS 不劣于顺铂 + 吉西他滨组（10.3 个月 *vs* 10.3 个月，HR = 0.94）。但病理亚组分析表明，在腺癌患者（847 例）中，顺铂 + 培美曲塞组患者生存期优于顺铂 + 吉西他滨组患者（12.6 个月 *vs* 10.9 个月），在大细胞癌患者（153 例）中也得出相似结果（10.4 个月 *vs* 6.7 个月）。在鳞癌患者（473 例）中，情况恰恰相反，顺铂 + 吉西他滨组患者生存期优于顺铂 + 培美曲塞组（10.8 个月 *vs* 9.4 个月）。该研究显示不同病理亚型 NSCLC 患者生存差异的前瞻性Ⅲ期临床研究。

临床绝大部分患者均能获得病理学检测结果，病理组织类型是一项理想的 NSCLC 疗效预测指标。但应该认识到 NSCLC 的发生、发展不仅在病理，而且在遗传及基因表型等方面也具有异质性，病理类型可能仅是影响治疗选择的一项潜在的因素，病理类型结合分子生物学标记等预测指标，可更好地指导临床个体化治疗。

（二）一线化疗 + 靶向：选择治疗患者

ECOG-E4599 研究是 Avastin（重组人抗血管内皮生长因子单克隆抗体）与化疗联合的随机临床试验，该研究自 2004 年 7 月开始，共 878 名初治晚期 NSCLC 患者入选临床试验。由 Vanderbilt 大学医学中心 Sandler 教授负责，研究比较了 NSCLC 标准化疗方案紫杉醇（泰素） + 卡铂联合或不联合 Avastin 对ⅢB 或Ⅳ期 NSCLC 一线治疗疗效的影响。中位随访 9.4 个月，结果显示化疗加 Avastin 组（434 例）与标准联合化疗组（444 例），中位生存期分别为 12.5 个月、10.2 个月，临床缓解率分别为 27%、10%，肿瘤无进展生存时间分别为 6.4 个月、4.5 个月，Avastin 的加入显著提高了患者的临床缓解率，延长了患者的生存期。临床研究中，最常见的严重不良反应是肺出血，其中 6 例患者发生咯血，4 例死亡，这 6 例肿瘤均位于大血管旁，5 例肿瘤内有空腔形成或发生坏死，其中 4 例为鳞癌。总体说来，Avastin 会使化疗毒性增加。该研究首次证实 Avastin 联合化疗（紫杉醇 + 卡铂）能够显著提高复发或远道转移的 NSCLC 无疾病进展时间（TTP）、延长生存时间，显示了 Avastin 在肺癌治疗中的重要地位。2007 年 ASCO 年会上，来自德国的 Magengade 教授报告了由 120 个多中心，随机双盲对照，1050 例的大样本Ⅲ期吉西他滨 + 顺铂联合 Avastin 治疗晚期 NSCLC 临床研究[7]；单纯化疗 RR 率为 20%、TTP 4.7 个月，Avastin（7.5mg/kg）联合化疗 RR 率为 34%、TTP 6.1 个月。从欧洲多中心研究结果提示，对于抗肿瘤新生血管与化疗联合的一线治疗可能对多种化疗方案均有效，而且对于低剂量与“标准”剂量均能提高疗效，这两项研究的结果对今后肺癌一线治疗将具有重要意义。

FLEX 研究：西妥昔单抗联合化疗一线治疗晚期 NSCLC 的Ⅲ期随机对照研究在 2009 年的 ASCO 会议中报告了亚层分析的结果：该研究采用 NP 方案（顺铂80mg/m^2，d1，长春瑞滨 25mg/m^2，d1、8，每 3 周为 1 周期，最多 6 周期）中加入西妥昔单抗（首剂量 400mg/m^2，继以每周 250mg/m^2），FLEX 研究共纳入 1125 例初治ⅢB/Ⅳ期 NSCLC 患者，所有患者均无脑转移、未接受过抗 EGFR 药物治疗、经免疫组化（IHC）证实肿瘤组织均表达 EGFR。所有患者随机分组，分别接受 NP 方案化疗，或 NP 方案 + 西妥昔单抗治疗，序贯西妥昔单抗维持治疗。两组患者的人口学特征（年龄、性别、种族）和疾病特征［病理类型、体能状态（PS）评分、吸烟状态、分期］均具有可比性。结果显示，联合西妥昔单抗组的 OS 为 11.3 个月，1 年生存率为 47%，与化疗对照组的 10.1 个月和 42% 相比，差异具有显著性（$P = 0.044$），风险比（HR）为 0.87，提示联合治疗降低了 13% 的死亡风险，并可从联合治疗中获得较大的生存益处，中位生存期长达 15.0 个月。在绝大多数患者为Ⅳ期的临床研究中，获得如此长的中位生存期少有先例。常见的不良反应是有 56% 接受治疗的患者出现早发皮疹。在目前靶向药物一线治疗晚期肺癌的临床研究中，FLEX 研究是唯一一项在含有各病理类型的患者中产生显著 OS 益处的研究。但由于这是一项基于白种人的研究结果，故对亚裔包括中国患者还应进一步研究。

FLEX 研究中，联合西妥昔单抗组的发热性中性粒细胞减少、痤疮样皮疹、腹泻和输液相关不良反应的发生有所增加，但发热并未增加菌血症的发生，也未影响给药，患者总体耐受良好。皮疹亚组分析结果：以往多项研究显示，NSCLC 患者接受抗 EGFR 靶向治疗后出现的皮疹，与可获得更大的生存益处相关。

FLEX 研究对化疗联合西妥昔单抗组中，按有无早发皮疹进行了亚组分析。56% 的患者在最初 3 周内出现痤疮样皮疹，中位 OS 长达 15.0 个月，与无早发皮疹者的 8.8 个月相比，差异具有高度显著性（$P < 0.001$，HR = 0.631）。进一步的分析显示，是否出现皮疹与性别、PS 评分、吸烟状态、病理类型和分期无关，提示早发皮疹可能是西妥昔单抗治疗相关生存益处的独立预测因子。

重组人血管内皮抑制素（endostar，恩度）Ⅰ期临床提示有效率为 3%，安全性及耐受性良好。国内由孙燕院士负责的化疗联合抗血管生成药物（恩度）Ⅲ期临床研究［长春瑞滨（诺维本）+ 顺铂与长春瑞滨 + 顺铂 + 恩度］共有 493 例非小细胞肺癌患者入组，治疗组缓解率 35.4%，对照组 RR 为 19.5%，$P < 0.001$；TTP 治疗组为 6.3 个月，对照组为 3.6 个月；1 年生存率治疗组 62.7%，对照组为 31.5%，$P < 0.001$。

在 2009 年召开的第 13 届世界肺癌大会（WCLC）上，上海市胸科医院韩宝惠教授报告了恩度联合紫杉醇/卡铂（TC）方案的多中心、随机、双盲、安慰剂对照临床研究的初步结果。该结果显示，与 TC 单纯化疗相比，恩度联合 TC 方案治疗晚期初治 NSCLC，可显著降低 24 周内疾病进展风险（HR = 0.416，$P = 0.012$）；显著提高患者 16 周和 24 周的疾病无进展率，中位 TTP 提高 0.8 个月（7.1 个月 *vs* 6.3 个月）；临床受益率显著提高（90.2% *vs* 67.2%，$P = 0.004$）；肿瘤缓解率亦明显呈现高于对照组的趋势；同时恩度联合 TC 方案的安全性较好，未观察到增加的毒副反应。与会的国际专家一致认为，该项报告展示了恩度在抗血管生成治疗领域的良好表现与前景。恩度作为中国自主研发的血管靶向抗肿瘤药物，此次在全球顶尖专业会议上的报告，充分展示出了中国创造的潜力和希望。

（三）一线靶向治疗：个体化为趋势

IPASS 研究：中国香港中文大学莫树锦教授作为 PI 的 IPASS 研究在 2009 年 ASCO 会议中仍然受到高度重视，日本学者

Masahiro Fukuoka 博士及中国吴一龙教授（壁报）在年会上公布了 IPASS 临床研究的详细结果：1217 例非吸烟或轻度吸烟的亚裔晚期肺腺癌患者，分别接受吉非替尼单药一线治疗和紫杉醇/卡铂一线化疗，结果吉非替尼单药治疗与紫杉醇/卡铂化疗相比有更优越的无进展生存率（PFS）、客观有效率（ORR）和生活质量，两组总生存期相似。对这一总体结果详细剖析发现，两组 PFS 的优势是随着时间而变化的。在治疗初期，化疗组 PFS 优于吉非替尼组，而后期吉非替尼组显示出 PFS 优势。IPASS 研究显示，在高度选择（不吸烟的亚裔腺癌）患者使用吉非替尼进行一线治疗，可较 PC 化疗降低疾病进展风险；分层分析显示，EGFR 突变患者接受吉非替尼治疗的 PFS 显著优于化疗，而野生型 EGFR 患者使用吉非替尼则疾病进展风险反而增加。EGFR 突变检测阳性的患者吉非替尼治疗的有效率达 71.2%，EGFR 野生型患者吉非替尼治疗有效率却低至 1.1%；EGFR 突变阳性患者紫杉醇/卡铂化疗有效率为 47.3%，野生型患者则为 23.5%。由此看来，一线靶向药物选择的关键是如何更准确、方便、有效的筛选出 EGFR 突变，这是一线 EGFR-TKI 治疗临床获益的基本保证。对 EGFR 突变状态不明的患者盲目使用靶向药物，会增加 EGFR 野生型患者的疾病进展风险。然而临床上标本获取率和 EGFR 突变检测率仍然较低，制约了 EGFR-TKI 一线治疗的应用。西班牙学者罗塞尔（Rosell Abstract No：48）也同样证实了 EGFR 基因检测的重要性。该研究检测了 2312 例晚期 NSCLC 患者肿瘤组织的 EGFR 状态，发现 307 例患者有 EGFR 第 19 外显子缺失或第 21 外显子点突变。基于 193 例患者的资料分析显示：治疗总有效率为 71%，其中 24 例患者达到完全缓解（CR）；中位总生存期为 22 个月，其中女性为 28 个月、男性为 17 个月；中位疾病进展时间（TTP）为 12 个月，女性亦较男性长。这些结果远远超过目前常规一线化疗取得的 20% ~30% 的有效率、5 个月的 TTP 和 11 个月的中位生存期。研究者还对患者外周血与组织 EGFR 突变进行研究发现：二者突变均一致的占 57%（120/211），有组织学和组织学及外周血均有突变者厄罗替尼治疗的缓解率为 67%。

IPASS 和西班牙的研究同时强调了检测 EGFR 基因突变对于实现个体化治疗的重要性，基因检测已经从实验室走进了临床实践，基于生物标志物检测结果合理选择治疗方案成为目前一线个体化治疗的新思路，也将是今后肺癌临床治疗的新模式。

二、晚期 NSCLC 的维持治疗

肺癌的维持治疗是指 NSCLC 患者在完成标准周期化疗、且疾病治疗获得客观缓解或稳定后再接受的治疗。2009 年 ASCO 年会报告了多个维持治疗临床研究结果。

（一）化疗作为维持治疗的研究

Belani 等报道了培美曲塞在标准治疗后维持治疗中的疗效（CRA8000），该研究首次证实了作为维持治疗，培美曲塞能显著改善 OS[8]。在这项随机、双盲、Ⅲ期临床试验中，患者接受培美曲塞（441 例）或安慰剂（222 例）联合最佳支持治疗的方案。所有患者均为接受 4 周期含铂方案化疗后无进展的晚期 NSCLC 患者（包括鳞癌及非鳞癌亚型）。培美曲塞治疗组总生存期为 13.4 个月，而安慰剂组总生存期为 10.6 个月（$P=0.012$）。在非鳞癌亚组中（481 例），接受培美曲塞治疗的患者总生存期为 15.5 个月，而接受安慰剂组的患者总生存期为 10.3 个月（$P=0.002$）。鳞癌患者似乎并不能从培美曲塞的治疗中获益，此结果已在先前的研究中被证实。严重不良反应的发生率较低，但在培美曲塞组中更多见，尤其是乏力（5% *vs* 1%）及白细胞降低（3% *vs* 0）。在那些接受较长时间培美曲塞治疗的患者中，不良反应的发生率并无增加，也没有药物相关死亡的报道。Dr. Belani 认为："非鳞癌组织类型可预测培美曲塞改善晚期 NSCLC 的疗效，5 个月生存时间的提高对于总生存期而言是十分显著的。"

（二）靶向药物作为维持治疗的研究

Federico Cappuzzo 报道了一线化疗后予厄洛替尼（特罗凯）维持治疗与安慰剂比较的随机双盲临床试验（SATURN）[9]：共有 1949 例晚期 NSCLC 患者接受了含铂的两联化疗方案；889 例患者在一线治疗后达到稳定以上疗效进入该研究，患者随机分配至安慰剂组（451 例）或厄洛替尼组（438 例），直至疾病进展。同时采集这些患者的肿瘤组织标本，并根据表皮生长因子受体免疫组织化学、分期（ⅢB 期 *vs* Ⅳ期）、PS 评分、化疗方案及吸烟史进行分层分析。对于所有接受厄洛替尼治疗的患者，包括 EGFR 免疫组化阳性的患者，其 PFS 均得到显著改善（$P<0.001$）。厄洛替尼治疗组的疾病控制率（完全缓解加上部分缓解及稳定状态至少 >12 周）为 40.8%，而安慰剂组仅为 27.4%（$P<0.001$）。厄洛替尼治疗的临床受益在绝大部分亚组的患者中都能被观察到，而这些受益与组织类型、人种或吸烟状态无关。这也是靶向治疗作为维持治疗的第一项阳性研究结果。

（三）双靶向药物联合作为维持治疗的临床研究

ATLAS 是一项随机、双盲、安慰剂对照、一线含铂方案化疗联合贝伐单抗治疗后贝伐单抗联合或不联合厄罗替尼维持治疗比较的Ⅲ期临床试验[10]：共有 1160 例晚期 NSCLC 患者接受了化疗联合贝伐单抗方案治疗；768 例患者在治疗后达稳定以上疗效进入研究，随机分配至两组进行治疗：对照组以贝伐单抗维持治疗，治疗组贝伐单抗加厄洛替尼维持治疗，直至疾病进展。中位 PFS 贝伐单抗 + 厄罗替尼组 4.76 月，6 个月无疾病进展率为 40.3%；贝伐单抗组为 3.75 个月（$P=0.0012$），6 个月无疾病进展率 23.4%，中位随访 8 个月，结果已在进行分析及进一步的生存随访。

从以上临床研究中可以看出，维持治疗所采用的药物均是目前二线治疗药物或血管靶向治疗药物，这种治疗上的提早（即所谓的早二线治疗）是否会有利于生存和生活质量的改善仍需更多的临床实践。但不可否认维持治疗作为提高肺癌长期生存的一个新的重要手段已经引起了临床工作者的极大重视。无论是化疗作为维持治疗的培美曲塞，还是以靶向治疗厄罗替尼作为维持的 SATRUN 研究，以及以化疗 + 靶向作为一线治疗应用后贝伐单抗 + 厄罗替尼或单纯贝伐单抗维持治疗，均体现出晚期肺癌治疗手段在不断地丰富和多样化，3 项临床研究也反映出晚期肺癌治疗变化的趋势，不论采取何种治疗方法，治疗的目的应当是让患者生存的更长、生活质量更好，要达到这一目标主要的手段是个体化治疗。

三、靶向药物二线治疗 NSCLC 的进展

CRA 8003 研究是采用凡德替尼——口服多靶点（血管内皮生长因子受体、EGFR 和 RET 信号通路）抑制剂，联合多西他赛治疗，在以往的研究中接受过治疗的晚期 NSCLC 患者中，可显著提高其无进展生存期。Roy S. Herbst（Anderson Cancer Center）指出：Zactima 联合多西他赛治疗 NSCLC 的临床试验（ZODIAC）结果显示凡德替尼是第一个在Ⅲ期临床试验中被证实与标准化疗方案联合能达到显著临床受益的口服靶向药物。这些研究结果已经在多个凡德替尼联合多西他赛的Ⅱ期临床试验中被证实。在这项研究中，1391 例先前接受过化疗治疗的患者被随机分成两组，接受多西他赛联合凡德替尼治疗组（凡德替尼 100mg/d ＋多西他赛 75mg/m^2 每 21 天，最多 6 周期），或多西他赛加安慰剂治疗组。凡德替尼治疗组中位无进展生存期是 4 个月，而对照组为 3.2 月（$P<0.001$）；凡德替尼组总缓解率为 17%，安慰剂组为 10%（$P<0.001$）。根据 FACT-L 肺癌量尺，症状恶化时间在凡德替尼组中也明显改善（$P<0.001$）。在腺癌和鳞癌亚型中无进展生存期也得到相似的改善。此项临床试验显示凡德替尼可改善缓解率、无进展生存期和生活质量，但是其并没有研究总生存期上的差异，具体何种特定人群可能从这项治疗中获得最大的受益仍需进一步研究。来自马里兰大学 Greenebaum 癌症中心的 Martin J. Edelman 博士在对这一临床研究述评中指出：无进展生存期（PFS）在某些重要临床研究中作为一个决定性临床试验的终点指标可能并不恰当。而总生存期是一个能够准确测量、明确的终点指标。它的缺点可能是结果会被后续治疗“污染”。然而，无进展生存期定义多变，是一个主观的终点指标，它唯一的优点是它是药物有效性的“纯测量指标”。Dr. Edelman 指出：“在非选择人群中进行Ⅲ期临床试验可能会得到试验药物无效的错误结论，即使在某些获得阳性临床研究结果的研究，也不能排除那些认为可能受益的人群，也将会接受无效的治疗！”对于研发者和内科医生而言，ZODIAC 试验和其他靶向药物临床试验的结果提示，可能仅有一部分患者会因这些药物受益，虽然有一部分患者也会因接受相应治疗受损。

四、肺癌内科治疗的展望

肺癌的内科治疗已经进入一个新的阶段，即靶向治疗已经全面融入内科各个治疗阶段的时代，许多新的治疗方法已经成为肺癌标准治疗的一部分。展望未来靶向与传统化疗的组合和相互结合仍有非常多的问题需要在转化性研究和临床实践中逐一研究并加以解决。

展望今后的靶向治疗将会有以下的趋势：

根据每位患者的分子生物学改变（EGFR 突变、DNA 复制数量、体内酶代谢水平、肿瘤标志物改变）选择个体化的化疗方案，这将是今后一段时间的重点研究方向，也是提高肺癌治疗水平、延长患者生存期的关键措施。正如本届 ASCO 大会主席 Schilsky 博士在其就职仪式上对肿瘤个体化治疗的现状和前景发表的演讲所言：个体化治疗不仅是体现在不同的肿瘤，而且对同样肿瘤即使是同样组织学类型的肿瘤都需要个体化的治疗。个体化治疗的最大意义在于可显著提高缓解率和控制疾病，减少不必要的过度治疗和有害治疗。那就是在我们所常规应用的临床病理分期外，还应该建立肺癌的分子分期、靶点分型系统，循此思路研究者应该设计出针对每一位患者特点的个体化治疗方案，而不是简单的以铂类为基础的化疗。就目前肺癌治疗而言，非小细胞肺癌铂类化疗的作用仍具有主导地位，而从分子耐药机理和分子蛋白、基因水平检测铂类耐药的所谓分子“分期”已见端倪，而对 EGFR 基因突变的检测使我们对选择表皮生长因子受体（EGFR）酪氨酸激酶抑制剂，如吉非替尼有了更准确方法。对靶向治疗研究的深入，相信会发现更多的分子靶向指标指导我们进行个体化的治疗。

随着肺癌治疗手段的更加丰富有效，肺癌患者的生存时间也有了较明显的提高，把肺癌变成“慢性病”这一短期目标已经逐渐成为现实。巩固及后续治疗将成为今后研究的另一个重点领域。当然如何有效地使用后续和巩固治疗仍存在许多亟待解决的问题，包括巩固及后续治疗最佳获益人群、巩固及后续治疗的时间、顺序问题等诸多临床现实问题仍有待进一步研究。

参考文献

[1] Mok T, et al. Phase III, randomised, open-label, first-line study of gefitinib (G) vs carboplatin/ paclitaxel (C/P) in clinically selected patients (pts) with advanced non-small-cell lung cancer (NSCLC) (IPASS). Proc ESMO, 2008, Abstract LBA2.

[2] Wu Y, Mok T, Chu D, et al. Evaluation of clinically selected patients (pts) with advanced non-small cell lung cancer (NSCLC) recruited in China in a phase III, randomized, open-label, first-line study in Asia of gefitinib (G) versus carboplatin/paclitaxel (C/P)(IPASS). 2009 American Society of Clinical Oncology (ASCO) Annual Meeting. J Clin Oncol, 2009, 27:15s, (suppl; abstr 8041).

[3] Sandler AB, Gray R, Brahmer J, et al. Randomized phase II/III trail of paclitaxel (P) plus carboplatin (C) with or without bevacizumab (NSC 704865) in patients with advanced non-squamous non-small cell lung cancer (NSCLC: an Eastern Cooperative Oncology Group (ECOG) trial-E4599 [abstract LBA4]. J Clin Oncol, 2005, 23:2S.

[4] Manegold C, Von Pawel J, Zatiouka P et al. B017704 (AVAIL): A phase III randomised study of first-line bevacizumab combined with cisplatin/gemcitabine (CG) in patients (PTS) with advanced or recurrent non-squamous, non-small cell lung cancer (NSCLC). Ann. Oncol, 2008, 19 (Suppl. 8): viii 1.

[5] Fukuoka M, Wu Y, Thongprasert S, et al. Biomarker analyses from a phase III, randomized, open-label, first-line study of gefitinib (G) versus carboplatin/ paclitaxel (C/P) in clinically selected patients (pts) with advanced non-small cell lung cancer (NSCLC) in Asia (IPASS). 2009 American Society of Clinical Oncology (ASCO) Annual Meeting. J Clin Oncol, 2009, 27:15s, (suppl; abstr 8006).

[6] Pirker R, Szczesna A, Pawel J, et al. FLEX: A randomized, multicenter, phase III study of cetuximab in combination with cisplatin/vinorelbine (CV) versus CV alone in the first-line treatment of patients with advanced non-small cell lung cancer (NSCLC). 2009 American Society of Clinical Oncology (ASCO) Annual Meeting. J Clin Oncol, 2008, 26: (May 20 suppl; abstr 3).

[7] 王金万，孙燕，刘永煜，等. 重组人血管内皮抑素联合 NP 方案治疗晚期 NSCLC 随机、双盲、对照、多中心Ⅲ期临床研究. 中国肺癌杂志，2005，8 (4):283－290.

[8] Cappuzzo F, Ciuleanu T, Stelmakh L, et al. SATURN: A double-blind, randomized, phase III study of maintenance erlotinib versus placebo following nonprogression with first-line platinum-based chemotherapy in patients with advanced NSCLC. 2009 American Society of Clinical Oncology (ASCO) Annual Meeting. J Clin Oncol, 2009, 27:15s, (suppl; abstr 8001).

[9] Belani CP, Brodowicz T, et al. Maintenance pemetrexed (Pem) plus best supportive care (BSC) versus placebo (Plac) plus BSC: A randomized phase III study in advanced non-small cell lung cancer (NSCLC). 2009 American Society of Clinical Oncology (ASCO) Annual Meeting. J Clin Oncol, 2009, 27:18s, (suppl; abstr CRA8000).

[10] Miller VA, O'Connor P, Soh C, et al. A ran-

domized, double-blind, placebo-controlled, phase IIIb trial (ATLAS) comparing bevacizumab (B) therapy with or without erlotinib (E) after completion of chemotherapy with B for first-line treatment of locally advanced, recurrent, or metastatic non-small cell lung cancer (NSCLC). 2009 American Society of Clinical Oncology (ASCO) Annual Meeting. J Clin Oncol, 2009, 27: 18s, (suppl; abstr LBA8002).

[11] Herbst RS, Sun Y, Korfee S, et al. Vandetanib plus docetaxel versus docetaxel as second-line treatment for patients with advanced non-small cell lung cancer (NSCLC): A randomized, double-blind phase III trial (ZODIAC). 2009 American Society of Clinical Oncology (ASCO) Annual Meeting. J Clin Oncol, 2009, 27: 18s, (suppl; abstr CRA8003).

[12] Scagliotti GV, Parikh P, von Pawel J, et al. Phase III study comparing cisplatin plus gemcitabine with cisplatin plus pemetrexed in chemotherapy-naive patients with advanced-stage non-small-cell lung cancer. J Clin Oncol, 2008, 20; 26 (21): 3543 - 3551. Epub 2008 May 27.

[13] Natale RB, Thongprasert S, Greco FA, et al. Vandetanib versus erlotinib in patients with advanced non-small cell lung cancer (NSCLC) after failure of at least one prior cytotoxic chemotherapy: A randomized, double-blind phase III trial (ZEST). 2009 American Society of Clinical Oncology (ASCO) Annual Meeting. J Clin Oncol, 2009, 27: 15s, (suppl; abstr 8009).

[14] Scagliotti GV, De Marins F, Rinaldi M, et al. Phase III radomized trial comparing three platinum-based doublets in advanced non-small-cell lung cancer. J Clin Oncol, 2002, 20 (21): 4285 - 4291.

[15] Jackman DM, Sequist LV, Cioffredi L, et al. Impact of EGFR and KRAS genotype on outcomes in a clinical trial registry of NSCLC patients initially treated with erlotinib or gefitinib. 2009 American Society of Clinical Oncology (ASCO) Annual Meeting. J Clin Oncol, 2008, 26: (May 20 suppl; abstr 8035).

[16] Rosell R, Queralt C, Sanchez J, et al. EGFR mutations (muts) in tissue and in serum DNA from stage IV non-small-cell lung cancer (NSCLC) patients (p) prospectively treated with erlotinib. Meeting: 2008 Molecular Markers, Abstract No: 48.

[17] Georgoulias V, Papadakis E, Alexopoulos A, et al. Platinum-based and non-platinum-based chemotherapy in advanced non-small-cell lung cancer: A randomized multicenter trial. The Lancet, 2001, 357 (9267): 1478 - 1484.

周围型小肺癌临床病理特征及预后分析

施春雷　韩宝惠

上海交通大学附属上海市胸科医院肺内科　上海　200030

【摘要】 **目的：**本研究通过对周围型小肺癌的临床病理特征以及生存期的分析，并检测小病灶中 p53、Her-2/neu 和 VEGF 蛋白表达水平。试图探讨周围型小肺癌的预后相关因素以及最佳的治疗方式。**方法：**回顾性分析手术切除的直径≤2cm 的周围型小肺癌 185 例。对手术切除方式、淋巴结转移情况、胸部 CT 影像学表现以及生存期进行比较分析。采用 Kaplan-Meier 曲线和 Log-rank 时序检验生存率差异，通过比例风险模型（Cox 模型）进行多因素分析。采用免疫组织化学法（二步法）检测 50 例肺癌手术标本中 p53、Her-2/neu 和 VEGF 蛋白表达水平。**结果：**≤2cm 的周围型肺癌患者中伴淋巴结转移的占 14.05%，病灶 1.6～2.0cm 的淋巴结转移占 17.82%，病灶在 1.0～1.5cm 淋巴结转移占 11.94%，无显著性差异。而病灶≤1.0cm 则未见淋巴结转移。无淋巴结转移和伴有淋巴结转移的患者 5 年生存率分别为 89.94% 和 46.15%，$P<0.0001$。全部患者 5 年生存率为 83.78%。病灶 1.6～2.0cm、1.0～1.5cm 和≤1.0cm 的患者 5 年生存率分别为 80.20%、85.07% 和 100%，$P=0.035$。Ⅰ期、Ⅱ期和Ⅲ期的 5 年生存率分别为 90.32%、76.47% 和 15.38%，$P<0.0001$。多因素分析结果显示：TNM 分期是预后独立相关因素（$P<0.0001$）。病灶在高分辨 CT 上显示磨玻璃影（GGO）改变的患者，术后未见复发转移，5 年生存率为 94.74%。p53、Her-2/neu 和 VEGF 蛋白在≤2.0cm 的周围型肺癌中的阳性表达分别为 14%、24% 和 20%。分别比较 3 组蛋白阳性和阴性表达的 5 年生存率，均未见统计学差异。**结论：**即使是≤2cm 的病灶仍可伴有纵隔和肺门淋巴结的转移。周围型小肺癌标准的手术切除方法为肺叶切除加淋巴结清扫。但对于≤1.0cm 的病灶，尤其在高分辨 CT 上显示有明显 GGO 改变的病灶，可考虑行局部切除，而无需行淋巴结清扫。p53、Her-2/neu 和 VEGF 蛋白阳性表达与周围型小肺癌的预后未见相关性。

【关键词】 肺肿瘤；淋巴结转移；预后；免疫组化；p53；Her-2/neu；VEGF

绪　论

肺癌是我国和世界病死率位居第一的恶性肿瘤，肺癌对人类的威胁日益增加。

近年来，尽管肺癌综合治疗技术有了很大的进步，但肺癌总体 5 年生存率仅 10%～15%，早期诊断与肺癌的预后密切相关，诊断越早，预后越好。无局部、远道转移者，手术切除的治愈率超过 70%[1]。早期（T1～2 N0～1）肺癌病变切除后 5 年生存率可达 50% 以上，T1N0 和 T2N0 的 5 年生存率分别为 82% 和 68%[2]。然而目前临床诊断的早期肺癌仅占肺癌患者的不足 20%，85% 的肺癌病例发现时已属晚期，因而失去了手术的机会。而在就诊的肺癌患者中，早期肺癌仅占7%左右，其原因往往是早期无症状或症状不典型。只有在早期无症状时得到发现，通过提高早期肺癌的发现率，才有可能实现早诊断、早治疗，从而提高长期生存率和降低死亡率。

然而，目前肺癌的诊断模式仍以症状诊断为主，研究结果显示，86%的患者因出现症状后就诊而被诊断，而由临床症状确诊的患者中，80%为Ⅱ～Ⅳ期。原位癌、Ⅰa、Ⅰb期多数没有临床症状，在确诊时有临床症状者分别为12%、20%和35%[3]。目前可用于肺癌筛查和早期诊断的方法首推影像学技术，研究结果显示，CT检查可以提高早期肺癌的检出率。由于缺乏高度敏感性和特异性的分子生物学诊断手段，目前肺癌的诊断方法仍以影像学为基础、以组织细胞病理学为金标准[4]。

现有资料统计显示，通过规范化治疗，早期肺癌的5年生存率可达到75%，明显高于中、晚期的5年生存率40%和10%[5]。因此，提高肺癌初诊时早期肺癌的比例，对提高肺癌总体生存率有至关重要的作用。

周围型小肺癌是指瘤体直径≤2cm，原发于肺段以下的肺癌，由于患者多数无临床症状，往往是通过筛查被发现。其发生率约占同期肺癌的10%左右，<1cm的约占5%左右[6]。多为腺癌，约占80%～90%[7]。经手术治疗，小肺癌5年生存率可达87.9%，10年生存率为41.6%[8]。Konaka报道[9]，肿瘤<1cm且N0的患者5年生存率为100%，肿瘤1.5～2cm和1～1.5cm的患者5年生存率分别为73%和85%。但即使是<2cm的病灶仍可伴有淋巴结转移、胸膜侵犯甚至肺内的转移。肿瘤<2cm的患者中经手术证实T4（肺内转移）有5.1%，肿瘤1～2cm的患者中19%伴有淋巴结转移的5年生存率为63.3%。Watanabe等[10]报道225例<2cm的周围型肺癌中，<1cm的20例患者中有2例（10%）伴淋巴结转移，肿瘤1.1～2cm的患者中有24%伴淋巴结转移。可见即使是周围型的小肺癌并非都是早期。

近年来，随着CT扫描技术应用逐渐普及，对于周围型小肺癌（直径≤2cm）的检出率也逐渐提高。CT对肺内小结节的检出率是普通X线的10倍，尤其是直径≤2cm的肿瘤和磨玻璃影[11]。磨玻璃影改变（ground glass opacity，GGO）是指CT影像上密度轻度增加，且病变区域内可见血管和支气管的非特异性的影像学改变。病灶内GGO表现50%以上为高分化的腺癌，CT值常<－100HU，平片上多漏诊[12]。Kim提出[13]磨玻璃影的范围在细支气管肺泡癌（BAC）中比其他腺癌中要大，BAC发展演变为侵袭性肺腺癌，首先是病灶中央区域纤维组织形成，肺泡间隔弹力纤维支架破坏，继而血管、淋巴管和基底膜受累，肺泡逐渐塌陷，肺泡腔不复存在，最终呈浸润性生长。磨玻璃影的范围越大，其预后越好。有报道根据结节中GGO所占比例<30%、30%～50%、50%的恶性比例分别为58.6%、100%、100%[14]。相关研究结果显示[15～17]，伴有GGO表现的小病灶，可考虑行病灶局部切除，而无需行纵隔淋巴结清扫，其5年生存率达90%以上。

肿瘤的生物学特性阐明，肿瘤的发生、发展是一个多基因参与、多步骤渐进的过程，癌细胞的侵袭和转移是一个很复杂的过程，与多种癌基因和抑癌基因的参与调控有关，甚至在肺癌早期和癌前病变阶段即已发生了多种基因异常[18]。p53基因蛋白产物在控制细胞增殖及正常细胞的平衡中起重要作用，血管内皮生长因子（vascular endothelial growth factor，VEGF）是促进血管生成的主要调节因子，可作为恶性病变的生物标志物，C-erbB2蛋白又称Her-2或neu，为腺癌的前抗癌基因，均可用免疫组化方法测得[19]。上述三种基因与癌细胞的生长、浸润和转移密切有关，在肺癌的发生、发展、转移和预后中起着重要的作用，国内外对此进行了许多研究，但其确切机制仍未完全了解，尤其是在小肺癌中表达的研究报道较少。目前研究尚缺乏特异性的生物标记物，本文就p53、VEGF和Her-2基因在小肺癌组织中的蛋白表达与预后的关系做初步的探讨，以利于今后进一步开展肺癌术后的生物靶向治疗或基因治疗。

周围型小肺癌经手术完全切除后5年生存率达80%以上[20]，但即使是≤2cm的病灶仍可伴有淋巴结转移、胸膜侵犯甚至肺内的转移。手术切除自然成为无可非议的首选治疗方法。肺癌的标准手术方式为肺叶切除加淋巴结的清扫。本文所要探讨的问题是如何采用创伤较小的治疗手段而获得同样的生存益处。

本研究回顾性分析了≤2cm周围型肺癌手术后组织学类型、淋巴结转移情况、术前CT影像学表现、肿块大小与生存期的关系，并了解周围型小肺癌组织中p53、Her-2/neu和VEGF的蛋白表达情况，为临床诊断治疗的决策提供依据，以探讨对于小病灶的诊断方法和最佳手术方式，改善患者的生活质量并延长患者的生存时间。

周围型的小肺癌因为其临床症状的隐匿性，发现较为困难。随着CT等影像学技术的发展，小肺癌的检出率越来越高。本研究对手术证实的≤2cm周围型肺癌进行临床病理特征的分析，了解其在临床表现和影像学上的特有表现，并对小肺癌组织中p53、Her-2/neu和VEGF的蛋白表达进行检测，探讨其手术方式、术后病理、术后分期、淋巴结转移情况、蛋白表达和预后的相关性。

一、材料和方法

（一）研究对象

入组患者共185例，为1998年1月～2001年7月上海市胸科医院住院手术患者，经手术病理证实为非小细胞肺癌，病灶均为≤2cm的周围型肺癌。其中男性127例，女性58例，年龄39～76岁，中位年龄54.0±9.2岁。其中腺癌102例、鳞癌62例、鳞腺混合型21例。

（二）诊断与治疗方法

术前进行常规体检，胸部、脑、腹部CT，骨扫描，纤维支气管镜检查，术前胸部纵隔淋巴结采用胸部增强CT评价。磨玻璃影（ground-glass opacity，GGO）定义为在薄层CT扫描中可见云絮状阴影至少占据病灶2/3以上（见图1），其余定义为实质性病变（见图2），并有放射科医师协助诊断。根据术后对原发病灶的测量，病灶直径1.6～2.0cm的101例，直径1.0～1.5cm有67例，直径≤1.0cm共17例。手术方式包括肺叶切除、局部切除（包括段切和楔切）和全肺切除，并行肺门和纵隔淋巴结清扫。接受肺叶切除的共149人，接受全肺切除4人，接受局部切除32人（主要是由于心肺功能、年龄和合并症的原因）。切除标本的组织学分型是根据WHO的分型标准[21]，术后分期采用1997年UICC的TNM分期方法[22]。

（三）蛋白检测方法

用免疫组化方法对其中50例肺癌手术标本进行p53、Her-2/neu和VEGF基因蛋白表达水平的检测。癌基因检测标本为术后肺癌组织，经10%甲醛固定，石蜡包埋连续切片，免疫组化染色。采用二步法免疫组化技术，一抗p53、VEGF为鼠抗人单克隆抗体，Her-2/neu为兔抗人单克隆抗体

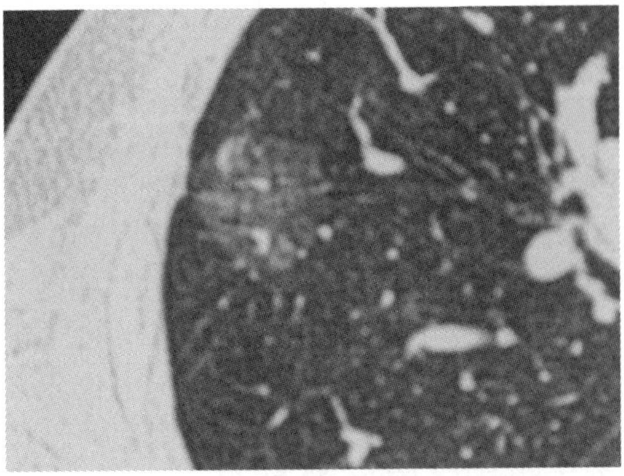

图1　GGO 表现 CT 扫描中可见云絮状阴影至少占据病灶 2/3 以上

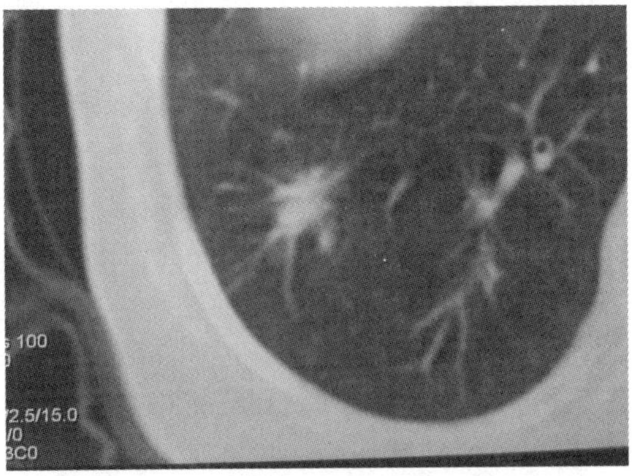

图2　CT 下可见病灶为实质性改变的结节

(浓缩型 1∶50 稀释)，二抗为 EnVision™广谱检测系统（均购自上海长岛生物科技公司)。以数次试验中一贯阳性切片作为阳性切片，用三羟甲基胺基甲烷缓冲液（TBS）代替一抗作阴性对照。分别描绘 p53、Her-2/neu 和 VEGF 蛋白阳性表达及阴性表达。

结果判定：p53 染色颗粒位于细胞核内，Her-2/neu 染色颗粒位于细胞膜上，VEGF 染色颗粒位于细胞质内，阳性为棕黄色颗粒，阴性为蓝色颗粒，根据显色强弱分为（-）和（+)，（-）示无显色或显色细胞 <15%，（+）示显色细胞≥15%（图3、图4、图5 见 550 页彩图)。

（四）方法和统计处理

本文分析的各项与生存期的预后因素，包括年龄、性别、病理类型、手术分期、手术方式、淋巴结转移、蛋白表达。均运用 SPSS 软件包，统计分析采用 χ^2 检验，生存分析采用 Kaplan-Meier 法并描绘生存曲线，生存率比较采用 Log rank 进行分析，通过 Cox 比例风险模型进行多因素分析，P 值小于 0.05 认为有统计学意义。

二、结果

（一）患者基本情况

本组研究回顾了 185 例经手术病理组织证实为病灶从 <1cm ~2cm 的周围型非小细胞肺癌患者（临床资料见表 1）。男性 127 例，女性 58 例，年龄 39 ~75 岁，中位年龄 54.0 ±9.2 岁。随访时间手术后 61 个月 ~96 个月，平均 68.5 个月。根据病灶直径大小分为三组：<1cm、1 ~1.5cm 和 1.6 ~2.0cm，分别为 17 例、67 例和 101 例。从病灶部位看，右上叶 61 例、右中叶 20 例、右下叶 42 例、左上叶 39 例、左下叶 23 例。

185 例患者中，因症状而就诊为 122 例，占 65.95%；无症状者 63 例，占 34.05%；其中体检发现 54 例，占 29.19%，因病就诊偶尔发现者 9 例，占 4.86%。出现的症状包括咳嗽、发热、痰血、胸痛、胸闷。

手术切除方式显示，接受局部切除（包括段切和楔切）32 例，占 17.30%；接受肺叶切除 149 例，占 80.54%；全肺切除 4 例，占 2.16%；所有患者均行系统性淋巴结清扫。

术后分期显示，ⅠA 期 60 例（32.43%），ⅠB 期 95 例（51.35%），ⅡA 期 4 例（2.16%），ⅡB 期 13 例（7.03%），ⅢA 期 6 例（3.24%），ⅢB 期

表1　185例NSCLC患者临床资料

因　素	例数
性别（男/女）	127/58
年龄（岁）	
范围	39～76
中位年龄	54.0±9.2
组织类型	
腺癌（其中BAC）	102（12）
鳞癌	62
鳞腺混合型	21
肿瘤大小（cm）	
1.6～2.0	101
1.1～1.5	67
≤1.0	17
CT表现	
实质性改变	137
GGO	19
NA	29
肿瘤部位	
右上叶	61
右中叶	20
右下叶	42
左上叶	39
左下叶	23
手术方式	
叶切	149
局切（段切或楔切）	32
全肺切除	4
术后分期	
T1	61
T2	114
T3	3
T4	7
N0	159
N1	17
N2	9
ⅠA	60
ⅠB	95
ⅡA	4
ⅡB	13
ⅢA	6
ⅢB	7

7例（3.78%）。从组织学类型来看，腺癌102例，其中细支气管肺泡癌（BAC）12例，鳞癌62例，鳞腺混合型21例。102例腺癌中，Ⅰ期共88例（86.27%），62例鳞癌中，Ⅰ期共52例（83.87%）。

（二）影像学表现

185例患者中有156例术前胸部CT经放射科医生协助读片，29例患者的胸部CT片缺失或仅有X线平片。156例患者中有19例胸部CT可见到GGO改变超过病灶的2/3（见图1、图15）。伴明显GGO表现的病灶中，<1cm有6例，1～1.5cm有8例，1.6～2.0cm有5例。

（三）病灶大小、病灶部位、病理类型与淋巴结转移的关系

185例患者中发生淋巴结转移的共26例（14.05%），这26例患者中，9例为纵隔淋巴结转移（N2），17例为肺门或肺内淋巴结转移（N1）。从表2可见，病灶1.6～2.0cm的患者淋巴结转移为18/101（17.82%），病灶1.0～1.5cm的淋巴结转移为8/67（11.94%），两组比较无差异。而病灶≤1.0cm则未见有淋巴结转移。但在病灶1.6～2.0cm的18例淋巴结转移中7例为纵隔淋巴结转移，而病灶1.0～1.5cm的8例淋巴结转移中只有2例是纵隔淋巴结转移。由病灶部位所见，N2最多见于右上叶病灶，其次是右下叶和左上叶，而右中叶和左下叶均未见有N2淋巴结转移。

从组织学类型分析，102例腺癌患者中伴淋巴结转移的有15例（14.71%），62例鳞癌中伴淋巴结转移的有7例（11.29%），21例鳞腺混合型伴淋巴结转移的有4例（19.05%），无统计学差异。

（四）病灶大小、淋巴结转移、影像学改变、手术方式与生存期的关系

生存期统计分析显示，185例患者全部5年生存率为83.78%。根据病灶大小，

表2　185 例患者淋巴结转移和 5 年生存率情况

因　素	淋巴结侵犯情况	5 年生存率（%）
全部患者	26/185（14.05%）	83.78
肿瘤大小（cm）		
1.6～2.0	18/101（17.82%）	80.20
1.0～1.5	8/67（11.94%）	85.07
≤1.0	0/17（0%）	100
CT 表现		
实质性改变	26/156（16.67%）	81.41
GGO	0/19（0%）	94.74
病理类型		
腺癌	15/102（14.71%）	84.31
BAC	0/12（0%）	100
鳞癌	7/62（11.29%）	85.48
鳞腺混合型	4/21（19.05%）	76.19
期别		
Ⅰ	0/155（0%）	90.32
Ⅱ	14/17（82.35%）	76.47
Ⅲ	12/13（92.31%）	15.38
手术方式		
叶切	20/149（13.42%）	88.59
局切（段切或楔切）	5/32（15.63%）	65.62
全切	1/4（25.00%）	50.00

1.6～2.0cm、1.0～1.5cm 和≤1.0cm 5 年生存率分别为 80.20%、85.07% 和 100%。淋巴结转移和生存率的关系见表 2。无淋巴结转移和伴有淋巴结转移的 5 年生存率分别为 89.94% 和 46.15%（$P<0.0001$）。影像学分析结果显示，19 例 CT 显像显示为 GGO 表现的患者，6 例为≤1.0cm 的病灶，19 例均未见淋巴结的转移。伴有 GGO 的患者 5 年生存率为 94.74%，GGO 表现的患者术后未见有任何复发转移的迹象，1 例患者死于心脏疾病。接受局部切除的患者共 32 例，5 年生存率为 65.62%。

（五）单因素分析

单因素分析对患者的年龄、性别、肿瘤大小、淋巴结转移情况、病理分型和术后 TNM 分期分别作生存期相关统计分析，各组生存曲线见图 6～图 11。

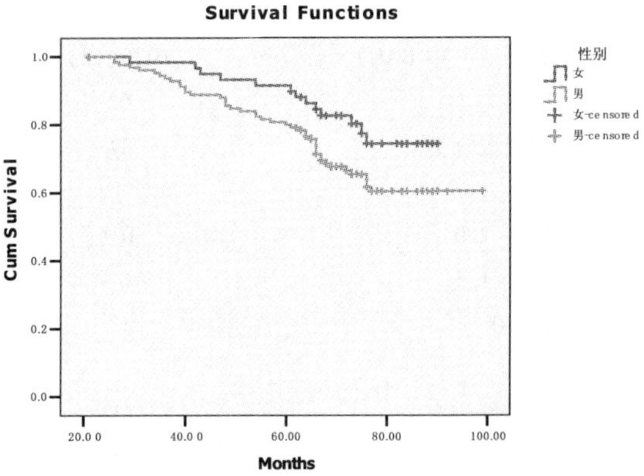

图6　男女性别的生存率比较
（$P=0.056$，无统计学差异）

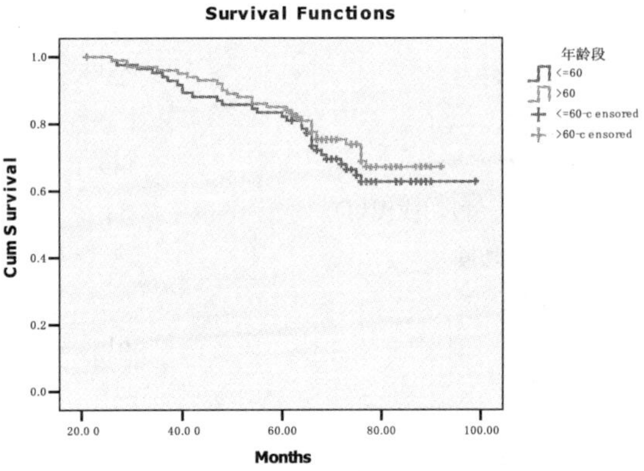

图7　不同年龄的生存率比较
（$P=0.444$，无统计学差异）

（六）多因素分析

多因素分析结果见表 3，将年龄、性别、肿瘤大小、病理类型、淋巴结转移和 TNM 分期 6 项指标进入 Cox 模型进行分析。按 $\alpha=0.05$ 标准，运用 Cox 模型逐步法（Enter 法）对上述 6 个单因素变量进行多

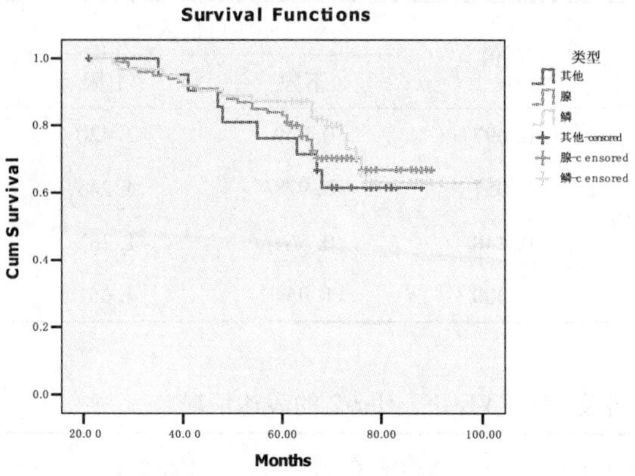

图8 病理类型的生存率比较
（$P=0.787$，无统计学差异）

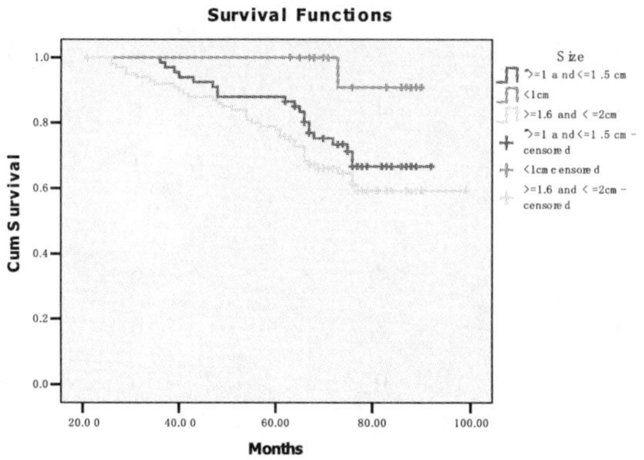

图9 肿瘤大小的生存率比较
（$P=0.035$，有统计学差异）

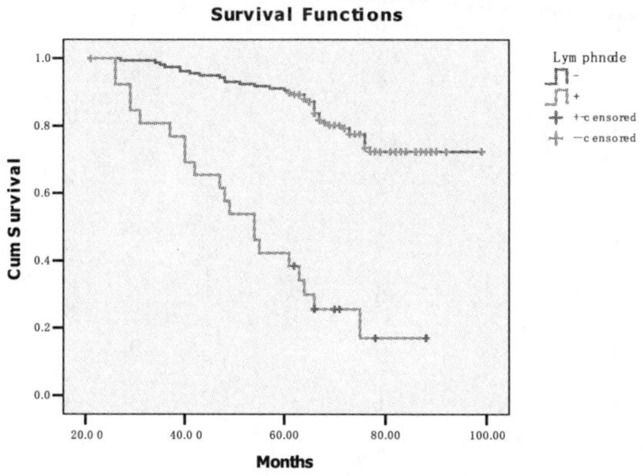

图10 淋巴结转移的生存率比较
（$P<0.0001$，有统计学差异）

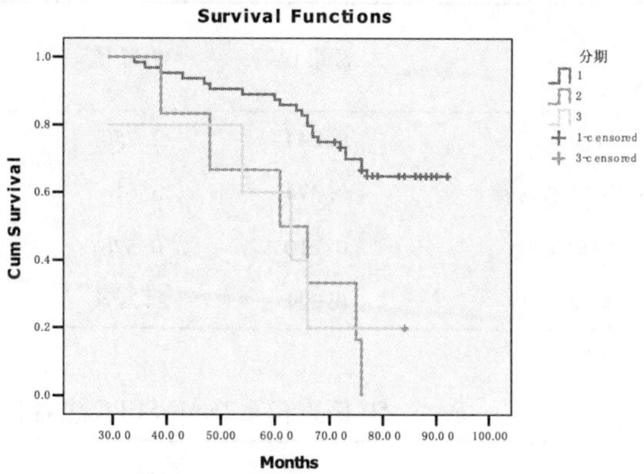

图11 不同期别的生存率比较
（$P<0.0001$，有统计学差异）

因素分析，结果显示TNM分期为周围型小肺癌的独立预后因素（$P<0.0001$），淋巴结和预后关系密切，但未见统计学差异（$P=0.057$），肿瘤大小、病理类型、年龄及性别和预后未见相关性。

（七）p53、VEGF和Her-2/neu表达结果

接受p53、VEGF、Her-2/neu蛋白检测的患者共50例，男性37例，女性13例；年龄37～73岁，中位年龄56.3±6.5岁。其中腺癌22例、鳞癌20例、鳞腺混合型8例。根据病灶大小分<1cm、1～1.5cm和1.6～2.0cm三组，分别为3例、17例和30例。术后分期显示，ⅠA期14例、ⅠB期29例、ⅡB期3例、ⅢA期2例、ⅢB期2例。临床病理特征和蛋白表达结果见表4。

p53、Her-2/neu和VEGF的阳性表达分别为14%、24%和20%。三组表达全部阳性者共2例，均为Ⅰ期患者。p53和VEGF均阳性而Her-2阴性者1例，VEGF和Her-2均阳性而p53阴性者2例。三组蛋白阳性表达和年龄、性别、分期、病灶大小均未见相关性。单因素分析三组基因表达阳性和阴性生存期曲线见图12～图14。

表3　≤2cm 周围型小肺癌的预后多因素分析结果

	标准误	Wald 值	df	*P* 值	95%可信区间	
					下限	上限
肿瘤大小	0.244	2.750	1	0.097	0.929	2.420
淋巴结转移	0.374	3.614	1	0.057	0.978	4.245
病理类型	0.210	0.576	1	0.448	0.564	1.287
TNM 分期	0.221	24.858	1	0.000	1.954	4.651

表4　50 例直径≤2cm NSCLC 患者临床资料及 p53、VEGF、Her-2 的表达情况

因　素	例数	p53（+）	VEGF（+）	Her-2（+）
蛋白表达		7/50	11/50	12/50
性别（男/女）	37/13	6/1	9/2	7/5
组织类型				
腺癌	22	2	4	6
鳞癌	20	3	4	5
鳞腺混合型	8	2	3	1
肿瘤大小（cm）				
1.6~2	30	4	8	6
1.1~1.5	17	3	3	6
≤1.0	3	0	0	0
术后分期				
T1	14	2	2	2
T2	34	4	9	10
T3	0	0	0	0
T4	2	1	0	0
N0	43	5	8	8
N1	4	0	1	3
N2	3	2	2	1
ⅠA	14	2	2	2
ⅠB	29	3	6	6
ⅡA	0	0	0	0
ⅡB	3	0	1	3
ⅢA	2	1	2	1
ⅢB	2	1	0	0

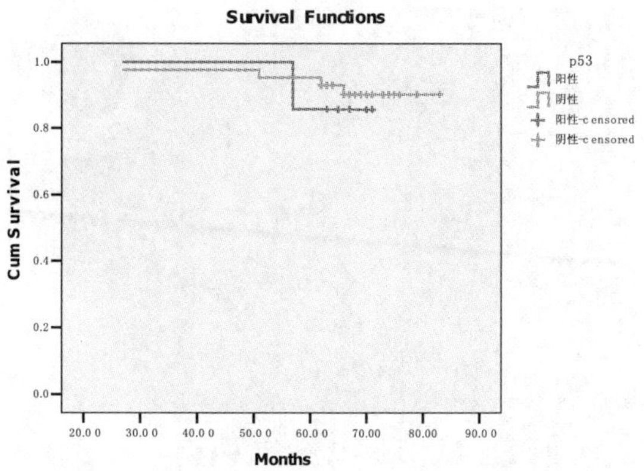

图 12　p53 表达（+）和（-）的生存率比较（$P=0.658$，无统计学差异）

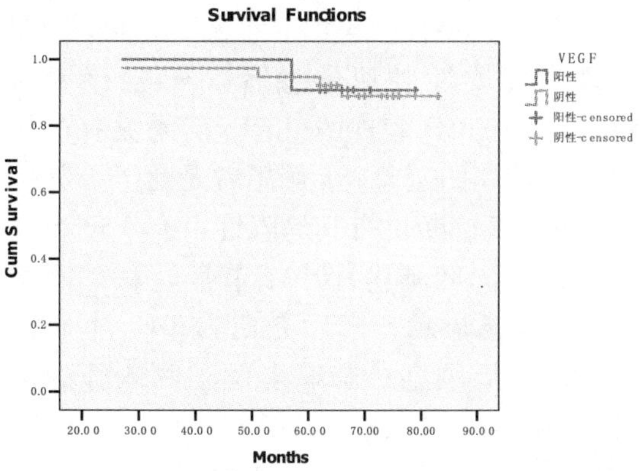

图 13　VEGF 表达（+）和（-）的生存率比较（$P=0.912$，无统计学差异）

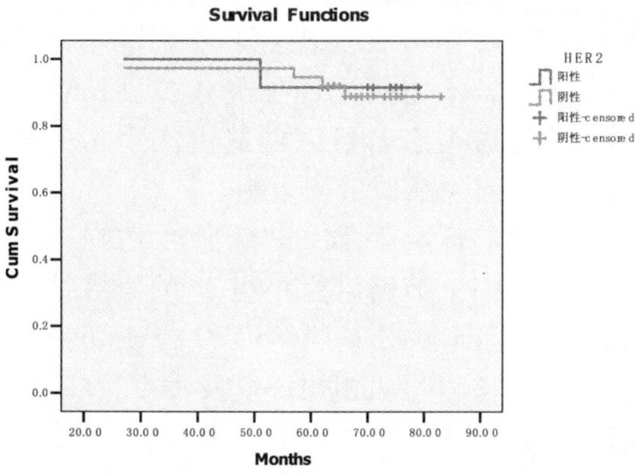

图 14　Her-2 表达（+）和（-）的生存率比较（$P=0.862$，无统计学差异）

生存统计结果显示，50 例患者总体 5 年生存率 90.0%。p53 表达阳性和阴性的患者 5 年生存率分别为 85.72% 和 90.71%，两组比较未见统计学差异（$P=0.658$）。VEGF 表达阳性和阴性的患者 5 年生存率分别为 90.93% 和 89.74%，两组比较未见统计学差异（$P=0.912$）。Her-2/neu 表达阳性和阴性的患者 5 年生存率分别为 91.73% 和 89.52%，两组比较未见统计学差异（$P=0.862$）。

三、讨论

（一）周围型小肺癌临床病理特征、手术方式和预后

随着 CT、PET 技术的广泛应用，能发现常规 X 线无法检出的小病灶，使早期小肺癌的发现率得到提高[23]，本研究显示超过 1/3 的患者是通过体检或因病就诊发现肺部小结节的（34.05%）。手术切除自然成为无可非议的首选治疗方法[24,25]。本文试图通过对手术后诊断分期的小肺癌的临床特征、影像学表现、术后分期、手术方式、淋巴结转移的分析，探讨小肺癌诊断的特殊性以及最佳的治疗方式。

术后病理显示，腺癌 102 例，其中细支气管肺泡癌（BAC）12 例、鳞癌 62 例、鳞腺混合型 21 例。102 例腺癌中，Ⅰ期共 88 例（86.27%），62 例鳞癌中，Ⅰ期共 52 例（83.87%）。可见周围型小肺癌腺癌的发生率明显高于鳞癌，但早期（Ⅰ期）患者组织学类型未见相关性。

影像学检查胸部 CT 扫描是诊断肺部小病灶的主要手段[26]。本研究部分患者的病灶在高分辨 CT（HRCT）上显示磨玻璃影（GGO）改变。有种周围型肺癌的生长方式为肿瘤细胞沿肺泡壁生长，取代正常的肺泡上皮细胞[27]。肿瘤细胞虽然沿肺泡壁覆壁生长，但不伴有肺泡结构的破坏，肺泡

充分含气，肿瘤在 HRCT 上表现为均匀的磨玻璃样改变，密度较低，边缘较模糊。随着肿瘤细胞逐渐生长，中心肺泡结构萎陷，并伴有纤维细胞的增生，致使病灶呈现不均匀的磨玻璃样阴影。这类肺癌生长缓慢，在腺癌中预后最好。病灶内 GGO 表现 50% 以上为高分化的腺癌[28]，CT 值常 < -100HU，X 线平片上多漏诊。磨玻璃影的范围越大，其预后越好[29,30]。磨玻璃影的范围在细支气管肺泡癌（BAC）中比其他腺癌中要大，BAC 发展演变为侵袭性肺腺癌，首先是病灶中央区域纤维组织形成，肺泡间隔弹力纤维支架破坏，继而血管、淋巴管和基底膜受累，肺泡逐渐塌陷，肺泡腔不复存在，最终呈浸润性生长[31]。图 1、图 15 显示的患者表现为纯磨玻璃影，术后病理证实为 BAC。图 16 显示病灶 GGO 伴小结节，术后病理为腺癌伴 BAC。相关研究结果显示[15,16,32]，伴有 GGO 表现的小病灶，可考虑行病灶局部切除，而无需行纵隔淋巴结清扫，其 5 年生存率达 90% 以上。

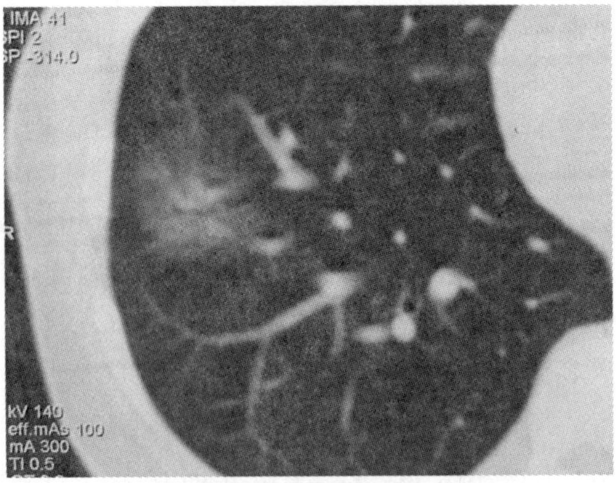

图 15　CT 显示为 GGO 表现，术后病理为 BAC

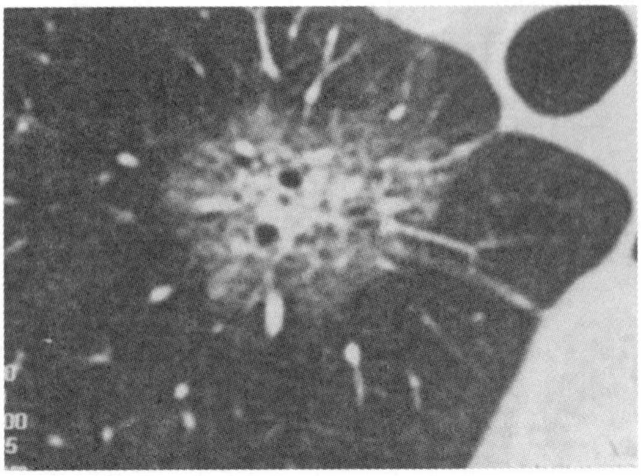

图 16　CT 显示病灶表现为 GGO 伴小结节，术后病理为腺癌伴 BAC

本组患者中有 19 例在 CT 上表现为 GGO 改变，≤1.0cm 的病灶中有 6 例表现为 GGO 改变，19 例均未见淋巴结转移。伴有 GGO 的患者 5 年生存率为 94.74%，而表现为实质性肿块的患者 5 年生存率为 81.41%。GGO 表现的患者术后未见有任何复发、转移的迹象，1 例患者是死于心脏疾病。但 CT 诊断也有其局限性，有 5 例患者术后证实同叶肺内伴小结节灶转移，而术前 CT 均未显示，术后分期为 T4。本研究还发现，周围型小肺癌多位于两侧肺的上叶，淋巴结转移最多见于右上叶，上纵隔淋巴结转移最多见于右上叶病灶。

本组患者术后病理证实有 12 例 BAC 患者，5 年生存率 100%，其中有 1 例患者在 1997 年接受左上叶切除，术后病理证实为 BAC，2001 年再次发现右下叶病灶，行右下叶切除，术后病理还是 BAC。创伤较小的手术为这类患者可以创造再次手术的机会，减小对生活质量的影响。

肺癌的标准手术方式为肺叶切除加淋巴结的清扫。肺癌研究小组[33]的研究结果表明，≤3cm 的 Ⅰa 期 NSCLC 行段切或楔形切除后，和叶切相比，复发率要高 5～6 倍，预后要差。Miller 等[34]报道，即使是 ≤1cm 的病灶，叶切的预后和复发情况也均优于局部切除。本文研究结果局部切除病例的 5 年生存率仅 65.62%，远低于接受叶切的患者（88.59%），但本组患者接受局切者均因为心肺功能、年龄和合并症的原因，而且接受局切病例数较少，仅32例（17.30%）。

有研究报道显示，对于小病灶局部切除可能更为合适。局部切除可以提高患者的术后生活质量，降低手术相关并发症的发生率和死亡率。Yoshikawa 报道[35]，对于≤2cm 的病灶，局部切除和叶切的预后是相似的。Yamato 报道[36]对于 Noguchi A 型、B 型的≤2cm 的腺癌，可行局部切除，其预后与叶切并无差异。另有报道[37,38]，局部切除可采用 VATS 手术替代，创伤更小，对预后并无影响。

期别是无可置疑的预后因素，本研究结果显示，≤2.0cm 的周围型 NSCLC Ⅰ期、Ⅱ期和Ⅲ期的5年生存率分别为90.32%、76.47%和15.38%，具有显著性差异（$P<0.0001$）。而病灶大小和淋巴结转移与否是两个重要的预后因素[39,40]。相对而言，淋巴结转移要比肿瘤大小对预后的影响更大[41,42]。有临床研究显示[9,43,44]，病灶≤2cm、临床分期为 T1N0M0 的病例中，经手术分期发现有10%～30%的淋巴结转移，≤1cm 的腺癌也有5%的 N1 或 N2 的淋巴结转移。Takizawa[45]报道的157例1～2cm 的周围型小肺癌中伴淋巴结转移的占17%。Watanabe[10]回顾了225例≤2cm 小肺癌术后分期，即使是<1cm 的病灶仍有10%淋巴结转移，1～2cm 中淋巴结转移为24%。由此可见，即使是≤2cm 的病灶伴淋巴结包括纵隔淋巴结转移的并不少见。本文研究结果显示，≤2cm 的病灶中经手术证实伴淋巴结转移有14.05%（26/185）。其中纵隔淋巴结转移（N2）为4.86%（9/185），肺门或肺内淋巴结转移（N1）为9.19%（17/185）。从肿瘤大小来看，病灶在1.6～2.0cm 淋巴结转移为17.82%，病灶在1.0～1.5cm 淋巴结转移为11.94%，两组比较无显著性差异。而病灶≤1cm 则未见有淋巴结转移。所以，病灶直径在1～2cm 之间，其大小和淋巴结转移并未见相关性。从病理类型来看，102例腺癌中伴淋巴结转移有15例（14.71%），62例鳞癌中伴淋巴结转移有7例（11.29%），21例鳞腺混合型伴淋巴结转移有4例（19.05%），统计学比较无差异。可见病理类型和淋巴结的转移并无相关性。

Konaka[9]报道了19例<1cm 病灶均为 N0，5年生存率100%，1～2cm 病灶中有淋巴结转移占19%，5年总生存率79%。Kondo 也报道[46]57例≤1cm 的病灶均未见淋巴结转移。本文研究结果显示，≤1cm 的病灶均未见淋巴结转移，5年生存率100%。无淋巴结转移和伴有淋巴结转移患者的5年生存率分别为89.94%和46.15%，具有显著性差异（$P<0.0001$）。淋巴结清扫仍应作为肺癌切除的常规。

病灶大小也是一个重要的预后因素。本研究185例患者总体5年生存率为83.78%。根据病灶大小，1.6～2.0cm、1.0～1.5cm 和≤1.0cm 三组患者的5年生存率分别为80.20%、85.07%和100%，具有显著性差异（$P=0.035$）。病灶1.6～2.0cm 的淋巴结转移为18/101（17.82%），病灶1.0～1.5cm 的淋巴结转移为8/67（11.94%），两组比较无差异。在病灶为1.6～2.0cm 的18例淋巴结转移中，7例为纵隔淋巴结转移；而病灶1.0～1.5cm 的8例淋巴结转移中只有2例是纵隔淋巴结转移。所有≤1cm 的病灶均未见淋巴结转移，5年生存率100%。可能是由于病灶小，尚未建立血管和淋巴通路。这些病灶的生物学行为与其他病灶有所不同，较为局限，癌细胞尚未扩散至毛细血管，所以这些病灶能否考虑行局部切除，至少不需要行淋巴结的清扫[47]。

从组织学类型看，腺癌和鳞癌的5年生存率分别为84.31%和85.48%，无统计学差异（$P=0.787$）。患者年龄≤60岁和>60岁组的5年生存率分别为82.72%和80.72%，无统计学意义（$P=0.444$）。男性和女性5年生存率分别为81.76%和82.47%，未见统计学差异（$P=0.056$）。在本研究中年龄、性别和病理类型与生存期无相关性。

进一步多因素分析结果显示，TNM分期是预后独立相关因素（$P<0.0001$），即使是≤2cm的周围型小肺癌，和预后最相关的仍然是分期。从数据显示结果还可见，淋巴结和肿瘤的大小也和预后相关，虽然未达到统计学差异，但P值较为接近0.05，而年龄、性别、病理类型和单因素分析结果相仿，和预后无相关性。可见对于周围型小病灶，最佳的预后指标为TNM分期。

由此可见，对于≤2cm的周围型肺癌，标准的手术切除方法为肺叶切除加淋巴结清扫。但对于≤1cm的病灶，尤其在高分辨CT上显示有明显的GGO改变的病灶，可考虑行局部切除，而无需行淋巴结清扫。进一步的研究需扩大样本量进行多中心的临床研究，并作长期随访以得出更为可靠的结论。

（二）周围型小肺癌和基因

p53是肿瘤中最常见的突变基因之一。野生型p53为抑癌基因，对细胞的生长起负性调节作用，突变型p53则具有致癌活性，是肿瘤形成的主要原因[48]。突变型p53基因不仅能促进癌细胞生长，而且能明显增强肿瘤细胞的侵袭能力、促进肿瘤的转移。野生型p53基因蛋白半衰期短、在细胞中含量低，用免疫组化方法不能检测出来，而突变型p53基因蛋白半衰期延长约20倍，稳定性强并聚集于细胞核内，可以用免疫组化方法检测[49,50]。

p53基因突变在NSCLC的发生率高达30%～60%，而在SCLC中表达可达40%～90%[51,52]。野生型p53具有介导细胞凋亡的作用，因此可以很容易推测该基因突变可能伴随对治疗反应差和预后差[53]。p53在NSCLC中表达的多项研究显示与预后相关，但结果不尽相同[54,55]。有报道[53,56]p53基因突变使肿瘤细胞具有更强的侵袭性，患者易发生转移，预后较差，p53基因突变或蛋白高表达是肺癌不良的预后因子。有报道[57]在Ⅰ期NSCLC中p53蛋白高表达者预后差，而Ⅱ、Ⅲ期中p53蛋白的表达和预后不相关。还有报道p53蛋白表达与患者的生存期无关，两者之间没有必然的联系，肺癌组织中p53基因突变缺乏预后价值[58,59]。研究结果的差异来自多种因素，如研究入组人群、检测方法、组织类型和随访时间的不同等都有可能成为影响结果的因素。

本研究结果显示周围型小肺癌组织中p53蛋白阳性表达率为14%，阳性和阴性表达5年生存率分别为85.72%和90.71%，虽然p53蛋白阳性表达者预后略差于阴性表达者，但未见有统计学差异（$P=0.658$），因此p53蛋白的表达能否作为小肺癌术后的预后指标，目前尚不能得出肯定的结论。

Her-2或neu又称为C-erbB2蛋白，是一种原癌基因，具有典型的细胞内酪氨酸激酶特性，以P185neu表示。该基因的变异方式主要是基因扩增和RNA及蛋白质的过度表达[60,61]。研究发现[62]，虽然Her-2/neu基因的表达在乳腺癌中较肺癌中常见，但是仍有1/3以上的非小细胞肺癌存在Her-2/neu的高表达。由于Her-2/neu基因扩增及蛋白的过度表达与一些肿瘤的生物学特性有关，采用抗Her-2/neu的抗体就可以改变这些依赖于 Her-2/neu 过度表达的肿瘤细胞的恶性生长。一些包括肺癌和乳腺癌在内的临床研究也已表明[63,64]，Her-2/neu 高表达的患者对化疗的疗效差而且预后不良。

研究显示 Her-2 在 NSCLC 中的表达往往和组织类型相关，据报道[65,66]，腺癌的表达为 13% ~18%，鳞癌为 2% ~45%，大细胞癌为 0 ~20%，报道的结果差异较大。Pfeiffer 报道[67] 其表达在 NSCLC 中与生存无关。另有报道[68] 在 Ⅰ 期腺癌中的 Her-2 表达为38%，而且 Her-2 表达阳性的患者预后较差，显示 Her-2 在 Ⅰ 期腺癌中的表达预示肿瘤的侵袭性。目前的研究成果已经表明，Her-2/neu 基因可在肿瘤治疗中可作为重要的靶分子。Herceptin 作为抗 Her-2 的单克隆抗体已广泛用于治疗乳腺癌 Her-2 表达阳性的患者，其治疗疗效已得到临床肯定，其在 NSCLC 中的治疗仍待进一步临床试验的验证[69]。

本研究结果显示周围型小肺癌组织中 Her-2/neu 蛋白阳性表达率为 24%，阳性和阴性表达 5 年生存率分别为 91.73% 和 89.52%，未见有统计学差异（$P=0.912$），因此 Her-2/neu 蛋白的表达与周围型小肺癌预后的关系，目前尚不能得出肯定的结论。

大量的证据表明，血管形成与肺癌的侵袭和转移密切相关。原发肿瘤及其转移病灶需要新的血管形成来维持生长和生存[70]。因此，在肿瘤发展的各个阶段都伴随着血管形成。目前已经了解的新生血管形成的机制，无疑为抗肿瘤侵袭和转移药物的发现提供了又一有效的靶点。血管上皮生长因子（VEGF）可刺激血管上皮细胞的生长。肿瘤血管形成是一个复杂过程，与基因改变、多种细胞因子的调控及细胞外基质和微循环环境的改变等有关[71]。VEGF 能特异性地作用于血管内皮细胞，引起内皮细胞分裂增殖并在体内诱导血管形成，在肿瘤的生长和转移过程中起重要的作用[72]。多项研究显示 NSCLC 的临床转归与 VEGF 表达相关。VEGF 的表达在腺癌中显示预后不良[73,74]。

本研究结果显示周围型小肺癌组织中 VEGF 蛋白阳性表达率为 20%，阳性和阴性表达 5 年生存率分别为 90.93% 和 89.74%，未见有统计学差异（$P=0.862$）。因此 VEGF 蛋白的表达能否作为小肺癌术后预后指标，目前尚不能得出肯定的结论，其在早期肺癌中表达的意义尚待研究。

p53、Her-2/neu 和 VEGF 基因可能通过 DNA 的修复、细胞周期的调节、细胞凋亡、新生血管等方面的作用，促进肿瘤细胞的增殖和生存，在肺癌的发生、发展、转移和预后中具有重要的作用，但其确切机制仍有待深入研究。本资料显示三组蛋白阳性表达和阴性表达患者的生存期比较均无统计学差异，由于本组病例均为≤2cm 的小病灶，而且例数较少，未能得到阳性结果。有关小病灶基因表达和预后的关系，有待进一步研究探讨得出结果。术后进行靶向治疗的可行性及有效性则需进一步的临床研究。

有关肺癌发生、发展分子机制的研究表明，在肺癌细胞中不但存在包括癌基因在内的多种基因的改变，而且癌细胞内的各种基本过程都存在有控制失调，这些过程包括信号传导、细胞周期、细胞凋亡、血管形成、端粒酶的稳定性以及细胞外基质的相互作用等。抗肿瘤药物的研究在经过几十年的发展后，已由过去的单纯研制杀伤型细胞毒药物过渡到今天针对新的作用机制和新的分子靶点的方法和药物的开发上来。但现有的方法和技术到目前为止尚未取得突破性的进展。任重道远，相信随着对肺癌分子生物学基础知识的进一步了解和新的技术手段的不断出现，肺癌的分子靶点治疗研究将会更加深入，期望在不久的将来通过对手术标本的生物标志物的检测来指导术后辅助治疗。

四、结论

1. ≤2cm 的周围型肺癌患者中，超过1/3 是通过体检或因病就诊而发现肺部小结节的（34.05%）。以腺癌为主。

2. CT 影像学是诊断小病灶的主要手段。病灶在高分辨 CT 上显示纯磨玻璃影（GGO）改变的患者，术后未见复发转移，5 年生存率为 94.74%。1 例患者死于心脏疾病。

3. ≤2cm 的周围型肺癌患者中经手术证实伴淋巴结转移有 14.05%，而病灶≤1.0cm 的则未见有淋巴结转移。无淋巴结转移和伴有淋巴结转移的 5 年生存率分别为 89.94% 和 46.15%，统计学有显著性差异（$P<0.0001$）。

4. 全部患者 5 年生存率为 83.78%。根据病灶大小，1.6～2.0cm、1.0～1.5cm 和≤1.0cm 的 5 年生存率分别为 80.20%、85.07% 和 100%，统计学有显著性差异（$P=0.035$）。

5. ≤2cm 的周围型 NSCLC Ⅰ期、Ⅱ期和Ⅲ期的 5 年生存率分别为 90.32%、76.47% 和 15.38%，显示统计学有显著性差异（$P<0.0001$）。多因素分析结果显示，TNM 分期是预后独立相关因素（$P<0.0001$）。

6. 对于≤2cm 的周围型肺癌，标准的手术切除方法为肺叶切除加淋巴结清扫。但对于≤1cm 的病灶，尤其在高分辨 CT 上显示有明显的 GGO 改变的病灶，可考虑行局部切除，而无需行淋巴结清扫。进一步的研究需扩大样本量进行多中心的临床研究，并作长期随访以得出更可靠的结论。

7. p53、Her-2/neu 和 VEGF 蛋白在≤2cm 的周围型肺癌患者中的阳性表达分别为 14%、24% 和 20%。p53 阳性和阴性表达的患者 5 年生存率分别为 85.72% 和 90.71%，Her-2/neu 阳性和阴性表达的患者 5 年生存率分别为 91.73% 和 89.52%，VEGF 阳性和阴性表达的患者 5 年生存率分别为 90.93% 和 89.74%，均未见统计学差异。

（本文获得第三届中国肿瘤内科大会优秀论文三等奖）

参考文献

[1] Arifa P, Pieter EP, Thomas GS. What is early lung cancer? A review of the literature. Lung cancer, 2004, 45:267-277.

[2] Ginsberg RJ. Role of surgery in the treatment of stage Ⅰ and Ⅱ lung cancer. American Society of Clinical Oncology, 2002. Educational book. Thirty-Eight Annual Meeting. May 18～21, 2002, Orlando FL, 460-464.

[3] Birring SS, Peake MD. Symptoms and the early diagnosis of lung cancer. Thorax, 2005, 60:268-269.

[4] Henschke CI, Yankelevitz DF. CT screening for lung cancer: update 2007. Oncologist, 2008, 13:65-78.

[5] Cassidy A, Duffy SW, Myles JP, et al. Lung cancer risk prediction: a tool for early detection. Int J Cancer, 2007, 120:1-6.

[6] Patz EF, Rossi S, Harpole DH, et al. Correlation of tumor size and survival in patients with stage ⅠA non-small cell lung cancer. Chest, 2000, 117:1568-1571.

[7] Detterbeck FC, Rivera MP, Socinski MA, et al. Diagnosis and treatment of lung cancer: An evidence-based guide for the practicing clinician. W. B. Saunders Co, 2001, 25:177-190.

[8] Watanabe T, Okada A, Imakiire T. Intentional limited resection for small peripheral lung cancer

based on intraoperative pathologic exploration. Jpn J Thorac Cardiovasc Surg, 2005, 53 (1): 29 – 35.

[9] Konaka C, Ikeda N, Hiyoshi T, et al. Peripheral non-small cell lung cancers 2. 0cm or less in diameter: proposed criteria for limited pulmonary resection based upon clinicopathological presentation. Lung Cancer, 1998, 21 : 185 – 191.

[10] Watanabe S, Oda M, Go T, et al. Should mediastinal nodal dissection be routinely undertaken in patients with peripheral small-sized (2cm or less) lung cancer? Retrospective analysis of 225 patients. Eur J Cardiothorac Surg, 2001, 20 : 1007 – 1011.

[11] Rusch VW. High-resolution computed tomography in clinical T1 N0 M0 adenocarcinoma of the lung. J Thorac Cardiovasc Surg, 2002, 124 (2): 221 – 222.

[12] Ohtsuka T, Watanabe K, Kaji M, et al. A clinicopathological study of resected pulmonary nodules with focal pure ground-glass opacity. Eur J Cardio-thoracic, 2006, 30 (1): 160 – 163.

[13] Kim BT, Kim Y, Lee KS, et al. Localized form of bronchioloalveolar carcinoma. AJR, 1998, 170 (4): 935 – 939.

[14] Aoki T, Nakata H, Watanabe H, et al. Evolution of peripheral lung adenocarcinomas: CT findings correlated with histology and tumor doubling time. AJR, 2000, 174(3): 763 – 768.

[15] Matsuguma H, Yokoi K, Anraku M, et al. Proportion of ground-glass opacity on high-resolution computed tomography in clinical T1 N0 M0 adenocarcinoma of the lung a predictor of lymph node metastasis. J Thorac Cardiovasc Surg, 2002, 124 : 278 – 284.

[16] Nakata M, Sawada S, Saeki H, et al. Prospective study of thoracoscopic limited resection for ground-glass opacity selected by computed tomography. Ann Thorac Surg, 2003, 75 : 1601 – 1605.

[17] Gingsberg RJ, Rubinstein LV, Lung Study Group. Randomized trial of lobectomy versus limited resection for T1N0 non-small cell lung cancer. Ann Thorac Surg, 1995, 60 : 615 – 623.

[18] OByrne KJ, Cox G, Swinson D, et a1. Towards a biologicalstaging model for operable non-small cell lung cancer. Lung Cancer, 2001, 34 : 83 – 88.

[19] Pastorino U, Andreola S, Tagliabue E, et al. Immunocytochemical markers in stage Ⅰ lung cancer: relevance to prognosis. J Clin Oncol, 1997, 15 : 2858 – 2865.

[20] Ginsberg RJ. Role of surgery in the treatment of stage Ⅰ and Ⅱ lung cancer. American Society of Clinical Oncology, 2002. Educational book. Thirty-Eight Annual Meeting. May 18 ~ 21, 2002, Orlando FL, 460 – 464.

[21] World Health Organization: Histological Typing of Lung Tumors (2th ed.). Neoplasma. 1982, 29 (1): 111 – 23.

[22] Mountain CF. Revisions in the international system for staging lung cancer. Chest, 1997, 111 : 1710 – 1717.

[23] Gomez M, Silvestri GA. Lung cancer screening. Am J Med Sci, 2008, 335 : 46 – 50.

[24] Koike T, Yamato Y, Yoshiya K, et al. Criteria for intentional limited pulmonary resection in cT1N0M0 peripheral lung cancer. Jpn J Thorac Cardiovasc Surg, 2003, 51 (10): 515 – 519.

[25] Nakamura H, Saji H, Ogata A, et al. Lung cancer patients showing pure ground-glass opacity on computed tomography are good candidates for wedge resection. Lung Cancer, 2004, 44 (1): 61 – 68.

[26] Sobue T, Moriyama N, Kaneko M, et al. Screening for lung cancer with low-dose helical computed tomography: anti-lung cancer association project. J Clin Oncol, 2002, 20 : 911 – 920.

[27] Okada M, Nishio W, Sakamoto T, et al. Correlation between computed tomographic findings, bronchioloalveolar carcinoma component, and biologic behavior of small-sized lung adeno-

carcinomas. J Thorac Cardiovasc Surg. 2004, 127 (3): 857 - 861.

[28] Suzuki K, Asamura H, Kusumoto M, et al. "Early" peripheral lung cancer: Prognostic significance of ground glass opacity on thin-section computer tomographic scan. Ann Thorac Surg, 2002, 74: 1635 - 1639.

[29] Aoki T, Tomoda Y, Watanabe H, et al. Peripheral lung adenocarcinoma correlation of the thin-section CT findings with histologic prognostic factors and survival. Radiology, 2001, 220: 803 - 809.

[30] Matsuguma H, Yokoi K, Anraku M, et al. Proportion of ground glass opacity on high-resolution computed tomography in clinical T1N0M0 adenocarcinoma of the lung: A predictor of lymph node metastasis. J Thorac Cardiovasc Surg, 2002, 124: 278 - 284.

[31] Takashima S, Li F, Maruyama Y, et al. Discrimination of subtypes of small adenocarcinoma in lung with thin-section CT. Lung Cancer, 2002, 36: 175 - 182.

[32] Inoue M, Minami M, Shiono H, et al. Clinicopathologic study of resected, peripheral, small-sized, non-small cell lung cancer tumors of 2 cm or less in diameter: pleural invasion and increase of serum carcinoembryonic antigen level as predictors of nodal involvement. J Thorac Cardiovasc Surg, 2006, 131 (5): 988 - 993.

[33] Gingsberg RJ, Rubinstein LV, Lung Study Group. Randomized trial of lobectomy versus limited resection for T1N0 non-small cell lung cancer. Ann Thorac Surg, 1995, 60: 615 - 623.

[34] Miller DL, Rowland CR, Deschamps C, et al. Surgical treatment of non-small cell lung cancer 1cm or less in diameter. Ann Thorac Surg. 2002, 73: 1545 - 1551.

[35] Yashikawa K, Tsubota N, Kodama K, et al. Prospective studies of extended segmentectomy for small lung tumors: the final report. Ann Thorac Surg, 2002, 73: 1055 - 1059.

[36] Yamato Y, Tsuchida M, Watanabe T, et al. Early resection for brochioloalveolar adenocarcinoma of the lung. Ann Thorac Surg, 2001, 71: 971 - 974.

[37] McKenna Jr R. VATS lobectomy with mediastinal lymph node sampling or dissection. Chest Surg Clin N Am, 1995, 5: 223 - 234.

[38] Kishi K, Homma S, Kurosaki A, et al. Small lung tumors with the size of 1 cm or less in diameter: clinical, radiological, and histopathological characteristics. Lung Cancer, 2004, 44: 43 - 51.

[39] Tateishi M, Fukuyama Y, Hamatake M, et al. Characteristics of non-small cell lung cancer 3 cm or less in diameter. J Surg Oncol, 1995, 59 (4): 251 - 254.

[40] Hung JJ, Wang CY, Huang MH, et al. Prognostic factors in resected stage I non-small cell lung cancer with a diameter of 3 cm or less: visceral pleural invasion did not influence overall and disease-free survival. J Thorac Cardiovasc Surg, 2007, 134 (3): 638 - 643.

[41] Pasic A, Postmus PE, Sutedja TG. What is early lung cancer? A review of the literature. Lung Cancer, 2004, 45 (3): 267 - 277.

[42] Fukui T, Mori S, Yokoi K, et al. T Significance of the number of positive lymph nodes in resected non-small cell lung cancer. J Thorac Oncol, 2006, 1 (2): 120 - 125.

[43] Ohta Y, Oda M, Wu J, et al. Can tumor size be a guide for limited surgical intervention in patients with peripheral non-small cell lung cancer? Assessment from the point of view of nodal micrometastasis. J Thorac Cardiovasc Surg, 2001, 122 (5): 900 - 906.

[44] Suzuki K, Nagai K, Yoshida J, et al. Predictors of lymph node and intrapulmonary netastasis in clinical stage I A non-small cell lung carcinoma. Ann Thorac Surg, 2001, 72: 352 - 356.

[45] Takizawa T, Terashima M, Koike T, et al. Lymph node metastasis in small peripheral ade-

nocarcinoma of the lung. J Thorac Cardiovasc Surg, 1998, 116 (2): 276 - 280.

[46] Kondo D, Yamada K, Kitayama Y, et al. Peripheral lung adenocarcinomas. 10mm or less in diameter. Ann Thorac Surg, 2003, 76: 350 - 355.

[47] Mirtcheva RM, Vazquez M, Yankelevitz DF, et al. Bronchioloalveolar carcinoma and adenocarcinoma with bronchioloalveolar features presenting as ground-glass opacities on CT. Clin Imaging, 2002, 26 (2): 95 - 100.

[48] Levine AJ. The p53, the cellular gatekeeper for growthand division. Cell, 1997, 88: 323 - 331.

[49] Uramoto H, Sugio K, Oyama T. Expression of the p53 family in lung cancer. Anticancer Res, 2006, 26 (3A): 1785 - 1790.

[50] Paik KH, Park YH, Ryoo BY, et al. Prognostic value of immunohistochemical staining of p53, bcl-2, and Ki-67 in small cell lung cancer. J Korean Med Sci, 2006, 21 (1): 35 - 39.

[51] Berghmans T, Mascaux C, Martin B, et al. Prognostic role of p53 in stage III non-small cell lung cancer. Anticancer Res, 2005, 25 (3c): 2385 - 2389.

[52] Han H, Landreneau RJ, Santucci TS, et al. Prognosticvalue of immunohistochemical expression of p53, HER-2/neu, and bcl-2 in stage I non-small cell lung cancer. Hum Pathol, 2002, 33: 105 - 110.

[53] Ebina M, Steinberg SM, Mulshine JL, et al. Relationship of p53 overexpression and upregulation of proliferating cell nuclear antigen with the clinical course of non-small cell lung cancer. Cancer Res, 1994, 54: 2496 - 2503.

[54] Lee JS, Yoon A, Kalapurakal SK, et al. Expression of p53 oncoprotein in non-small cell lung cancer: a favorable prognostic factor. J Clin Oncol, 1995, 13: 1893 - 1903.

[55] O'Byrne KJ, Cox G, Swinson D, et al. Towards a biological staging model for operable non-small cell lung cancer. Lung Cancer, 2001, 34: 883 - 889.

[56] Mitsudomi T, Hamajima N, Ogawa M, et al. Prognostic significance of p53 alternations in patients with non-small cell lung cancer: a meta-analysis. Clin Cancer Res, 2000, 6 (10): 4055 - 4063.

[57] Maddau C, Confortini M, Bisanzi S, et al. Prognostic significance of p53 and Ki-67 antigen expression in surgically treated non-small cell lung cancer: immunocytochemical detection with imprint cytology. Am J Clin Pathol, 2006, 125 (3): 425 - 431.

[58] Geradts J, Fong KM, Zimmerman PV, et al. Correlation of abnormal RB, p16ink4a and p53 expression with 3p loss of heterozygosity, other genetic abnormalities, and clinical features in 103 primary non-small cell lung cancers. Clin Cancer Res, 1999, 5: 791 - 800.

[59] Piyathilake CJ, Frost AR, Manne U, et al. Nuclear accumulation of p53 is a potential marker for the development of squamous cell lung cancer in smokers. Chest, 2003, 123: 181 - 186.

[60] Nesbitt JC, Putnam Jr JB, Walch GL, et al. Survival in early stage non-small cell lung cancer. Ann Thorac Surg, 1995, 60: 466 - 472.

[61] Hynes NE, Stern DF. The biology of erbB-2/neu/HER-2 and its role in cancer. Biochim Biophys Acta, 1994, 1198: 165 - 184.

[62] Meert AP, Martin B, Paesmans M, et al. The role of HER-2/neu expression on the survival of patients with lung cancer: a systemic review of the literature. Br J Cancer, 2003, 89: 959 - 965.

[63] Gusterson BA, Gelber RD, Goldhirsch A, et al. Prognostic importance of c-erbB-2 expression in breast cancer: International (Ludwig) Breast Cancer Study Group. J Clin Oncol, 1992, 10: 1049 - 1056.

[64] Weiner DB, Nordberg J, Robinson R, et al. Expression of the new gene-encoded protein (p185neu) in human non-small cell carcino-

mas of the lung. Cancer Res, 1990, 50 : 421 -425.

[65] Kern JA, Schwartz DA, Nordberg JE, et al. p185neu expression in human lung adenocarcinomas predicts shortened survival. Cancer Res, 1990, 50 : 5184 -5187.

[66] Yu D, Wang SS, Dulski KM, et al. C-erbB-2/neu overexpression enhances metastatic potential of human lung cancer cells by induction of metastasis-associated properties. Cancer Res, 1994, 54 : 3260 -3266.

[67] Pfeiffer P, Clausen PP, Andersen K, et al. Lack of prognostic significance of epidermal growth factor receptor and the oncoprotein p185HER-2 in patients with systemically untreated non-small cell lung cancer: an immunohistochemical study on cryosections. Br J Cancer, 1996, 74 : 86 -91.

[68] Brabender J, Danenberg KD, Metzger R, et al. Epidermal growth factor receptor and HER2-neu mRNA expression in non-small cell lung cancer is correlated with survival. Clin Cancer Res, 2001, 7 : 1850 - 1855.

[69] Scheurle D, Jahanzeb M, Aronsohn RS, et al. HER- 2/neu expression in archival non-small cell lung carcinomas using FDA-approved Hercept test. Anticancer Res, 2000, 20 : 2091 -2096.

[70] Ferrara N. The role of vascular endothelial growth factor in pathological angiogenesis. Breast Cancer Res Treat, 1995, 36 : 127 - 137.

[71] Ohta Y, Tomita Y, Oda M, et al. Tumor angiogenesis and recurrence in stage I non-small cell lung cancer. Ann Thorac Surg, 1999, 68 : 1034 - 1038.

[72] Ito H, Oshita F, Kameda Y, et a1. Expression of vascular endothelial growth factor and basic fibroblast growth factor in small adenocarcinomas. Oncol Rep, 2002, 9 (1) : 119 - 123.

[73] Seto T, Higashiyama M, Funai H, et al. Prognostic value of expression of vascular endothelial growth factor and its flt-1 and KDR receptors in stage I non-small cell lung cancer. Lung Cancer, 2006, 53 (1): 91 -96.

[74] Bremnes RM, Camps C, Sirera R. Angiogenesis in non-small cell lung cancer: the prognostic impact of neoangiogenesis and the cytokines VEGF and bFGF in tumors and blood. Lung Cancer, 2006, 51 (2): 143 - 158.

ABC 转运蛋白基因多态性与肺癌含铂方案化疗的关系

乔　荣　沈　洁　顾爱琴　王慧敏　陈玉蓉
白　浩　宋懿懿　高志强　韩宝惠

上海交通大学附属上海市胸科医院肺内科 上海 200030

【摘要】 **目的**：研究 ABC 转运蛋白基因多态性与含铂方案化疗的Ⅲ/Ⅳ期非小细胞肺癌（NSCLC）患者化疗敏感性和耐受性的关系。**方法**：经病理学确诊的晚期 NSCLC 患者 240 例，采用顺铂或卡铂为主的方案进行化疗，2 个周期后进行临床疗效和毒副反应评价。用 MASS-ARRAY 的方法进行 MDR1 C3435T、MDR1 C1236T、BCRP C421A、MRP2 I1324I 和 MRP2-24C>T 多态性的分型。用 SPSS 软件分析不同基因型与化疗敏感性和毒副反应的相关性。比值比（odds ratio，OR）及 95% CI 以 logistic 回归模型计算。**结果**：MRP2-24C>T C/T 型客观缓解率（objective response rate，ORR）显著降低（$P=0.026$，OR=3.036，95% CI：1.143~8.061）；MRP2 I1324I A/G 型更容易出现 PLT 减少（$P=0.028$，OR=6.829，95% CI：1.232~37.869）；MRP2-24C>T C/T 型更容易出现 PLT 减少（$P=0.029$，OR=6.592，95% CI：1.217~35.695）；对非吸烟者亚组分析显示 MDR1 C3435T T/T 型 ORR 显著增加（$P=0.014$，OR=0.069，95% CI：0.008~0.580）；含紫杉醇方案化疗的患者 BCRP C421A A/A 型 ORR 显著增加（$P=0.034$，OR=0.078，95% CI：0.007~0.821）。**结论**：MRP2 I1324I、MRP2-24C>T 多态性可以预测 NSCLC 患者对含铂方案化疗的缓解率和骨髓抑制情况，BCRP C421A 多态性对含紫杉醇方案化疗的患者的缓解率有预测作用，MDR1 C3435T 多态性可以影响非吸烟患者的缓解率。

【关键词】 单核苷酸多态性；ABC 转运蛋白基因；非小细胞肺癌；化学疗法；药物敏感性；药物耐受性

肺癌是当今世界最常见的恶性肿瘤之一，成为全世界发病率和死亡率最高的肿瘤，发病率位列男性肿瘤的第一位和女性肿瘤的第四位，死亡率位列男性肿瘤的第一位和女性肿瘤的第二位[1]。

一、肺癌的危险因素——基因多态性

个体之间存在许多差异，相同条件下接触环境有害因素的人群有不同程度的损伤，目前肺癌易感性的研究主要集中在药物代谢酶基因多态性和 DNA 损伤修复基因多态性上。

（一）CYP（cytochrome P450s，细胞色素酶 P450s）基因多态性

CYP 编码细胞色素酶 P450 参与前致癌物的激活。荟萃分析研究发现 CYP1A1 基因第 7 外显子的突变型（Ile/Val 和 Val/Val）使肺癌风险显著增加[2,3]。

（二）GST（glutathione S-transferases，谷胱甘肽 S-转移酶）基因多态性

GST 编码的谷胱甘肽 S-转移酶可以通过酶促和非酶促反应，解除化学诱变剂和促癌剂的毒性，保证正常细胞免受致癌因素的影响，在抗诱变和抗肿瘤中起重要作用。荟萃分析的结果显示：GSTM1 野生型（OR = 1.31，P = 0.1）和 GSTT1 野生型（OR = 1.49，P = 0.001）都能很大程度上增加亚洲人肺癌的风险[4]，而与欧洲人的肺癌风险仅轻度相关[5]。

（三）DNA 损伤修复基因多态性

机体每天都会产生大量的 DNA 损伤，DNA 损伤会影响 DNA 复制和细胞增殖，最终导致细胞死亡或基因突变、产生肿瘤细胞。DNA 损伤修复基因的多态性使不同个体 DNA 损伤修复能力不同，对致癌物的易感性不同，当 DNA 损伤修复能力降低时，即使暴露于低水平的致癌物也容易导致肺癌发生。研究发现 XRCC1 Arg399Gln 多态性[6,7]、XPD Arg156Arg[8]、XPD Lys751Gln 和 XPD Asp312Asn[9] 等与肺癌的遗传易感性有关。

二、药物转运蛋白与药物耐受性

在肺癌患者的化疗中，耐药常常发生。肿瘤的耐药是指肿瘤细胞对化疗药物不敏感，分为原发性耐药和获得性耐药，前者表现为肿瘤细胞对化疗药物的天然不敏感，后者表现为肿瘤细胞因抗癌药物诱导或其他因素的激活而产生耐药性。多药耐药（multidrug resistance，MDR）是指由一种药物诱发，同时对其他多种结构和作用机制完全不同的抗癌药物产生交叉耐药的一种现象。正是这些耐药的癌细胞使得化疗失败，并且出现复发和转移。

药物耐受性作为一种临床表现，可能的机制包括：

（1）药物转运蛋白的活化，将细胞内药物排出胞外。

（2）降低药物活化或是增强细胞内药物解毒作用。

（3）药物靶点的改变和损伤靶点的修复增强。

（4）细胞凋亡抑制和细胞周期停滞[10]。其中，ABC 转运蛋白超家族介导的药物外排在 MDR 中起了主要的作用，也是国内外研究的热点。

ABC 转运蛋白基因超家族，以 ATP 结合盒（ATP-binding cassette，ABC）为特征，编码产物是一组跨膜蛋白，即 ABC 转运蛋白。ABC 转运蛋白可看作是具有 ATP 结合区域的单向底物外排泵，以主动转运方式完成多种分子的跨膜转运。转运通过的膜结构可以是细胞膜、内质网、微粒体过氧化物酶体和线粒体膜。其转运的底物包括：糖、氨基酸、金属离子、多肽、蛋白、大量的疏水化合物以及细胞代谢产物和药物等。ABC 转运蛋白超家族在人类基因组有 48 个成员，并且还在继续发现新成员。超家族又分为 7 个亚家族（ABCA、ABCB、ABCC、ABCD、ABCE、ABCF、ABCG）[11]。ABC 转运蛋白对多种药物的转运作用是肿瘤化疗的重要障碍，该家族参与肿瘤多药耐药的主要成员为 ABCB、ABCG、ABCC 等亚家族。

（一）ABCB1/MDR1（multidrug resistance protein 1，多药耐药蛋白 1）

ABCB1/MDR1 位于人染色体 7q21，正常表达于造血干细胞、肝脏胆小管、胰腺小管、肾脏近端小管[12]、肾上腺和脑部毛细血管的内皮细胞以及胎盘等组织中。编码 P 糖蛋白（P-glycop rotein，P-gp），相对分子质量为170kD，由 1280 个氨基酸组成，主要位于细胞膜上。P-gp 一旦与药物结合，通过 ATP 提供能量，将药物从胞内泵出，

P-gp 活性增加使细胞内药物浓度降低，抗癌作用减弱或消失，出现耐药现象，同时减轻细胞的毒副反应。

P-gp 在小细胞肺癌（SCLC）的表达水平较低，且主要表现为获得性，应用化疗药后，可诱导原不表达或少表达 P-gp 的 SCLC 表达或增高 P-gp 的表达水平；而在非小细胞肺癌（NSCLC）中则为内源性表达，其表达程度由高到低依次为腺癌、鳞癌、大细胞癌。在肺腺癌中 P-gp 表达的阳性率与组织分化程度有关，腺癌中 P-gp 的阳性表达主要在高分化类、部分在中分化类，低分化腺癌 P-gp 阳性率较低[13]。P-gp 药物转运底物包括抗肿瘤药物如多柔比星（阿霉素）、长春新碱、紫杉醇等，与肿瘤耐药有关。

（二）ABCG2/BCRP（breast cancer resistance protein，*乳腺癌耐药蛋白*）

ABCG2/BCRP 位于人染色体 4q22，编码 BCRP 蛋白，由 655 个氨基酸组成，其相对分子质量为 70 000。是药物转运蛋白中唯一的半转运蛋白，它只有 1 个 ATP 结合区和 1 个疏水性的跨膜结构域，可能通过二硫单键与其自身或其他半转运蛋白形成一个二聚体或多聚体，即主动转运复合体来发挥功能，具有药物外排功能。BCRP 在正常组织中高表达于胎盘合体滋养层、小肠和结肠上皮组织、肝细胞膜胆小管面、乳腺导管和小叶以及脑和前列腺，在肺中低水平特异性表达，特别是在上皮层、浆液腺及毛细血管上皮。研究发现 BCRP 与米托蒽醌、柔红霉素、多柔比星、拓扑替康、长春新碱、紫杉醇和顺铂的耐药有关[14]。

（三）ABCC2/MRP2（multidrug resistance associated protein 2，*多药耐药相关蛋白 2*）

ABCC2/MRP2 位于人染色体 10q24，编码 1531 个氨基酸。MRP2 在正常组织中普遍呈现低水平表达，主要分布于内质网、高尔基体和胞质运输囊泡等内膜系统上，少数位于细胞膜。在肿瘤组织中主要定位于细胞膜。除使药物泵出细胞外，还可以使药物活性成分脱离其作用部位[15]，使细胞产生耐药性。研究发现 MRP2 与铂类、长春新碱、依托泊苷（足叶乙苷）、多柔比星、表柔比星（表阿霉素）等的耐药有关[16,17]

三、ABC 转运蛋白基因多态性

在个体化治疗的时代，根据患者的病理类型、分期、肿瘤位置、PS 评分等选择化疗方案显得非常粗糙，很多研究者都在寻找影响预后和毒副反应的预测因子。人类基因组计划（human genome project，HGP）研究结果表明，不同个体的基因 99.9% 都是相同的，但在序列上有极少（0.1%）的遗传差异即遗传多态性（genetic polymorphsm），其中最主要的是单核苷酸多态性（single nucleotide polymorphism，SNP），估计人类基因组中至少有 300 万个 SNPs[18]。SNP 分布广泛、数量多，且相对稳定的存在于染色体上，对于了解基因的功能有重要意义。SNP 主要是指在基因组水平上由单个核苷酸的变异所引起的 DNA 序列多态性，包括单个碱基的转换、置换以及单个碱基的插入和缺失。有四种不同类型，包括一种转换 C→T（G→A）和三种置换 C→A（G→T）、C→G（G→C）、T→A（A→T）。SNP 所表现的多态性只涉及单个碱基的变异，不同于基因突变，但可以影响基因的功能。通常所说的 SNP 是一种二等位标记，由于 SNP 的二态性，非此即彼，在基因组筛选中往往只需 +/-的分析，而不用分析片段的长度，适合快速、规模化筛查。

药物转运蛋白在药物的吸收、分布和

消除中起着重要的作用。临床上利用转运蛋白的作用性质可提高药物疗效，避免药物的不良反应。SNP 与机体药代动力学、药物副反应及药物间相互作用的个体差异有关，耐药基因 SNP 可能会影响化疗药物的敏感性和耐受性。因此，通过对肿瘤患者药物转运蛋白基因的测序分析可以预测不同患者个体对一种或一组药物的敏感性或抵抗性，指导临床医生选择不同的个体化化疗药物和药物使用剂量，达到提高疗效并降低不良反应的目标。

（一）MDR1/ABCB1 多态性

已经发现超过 25 个 MDR1 基因的 SNPs，20 个编码区域突变。但大部分 SNPs 出现频率低，且存在种族差异。目前关于 MDR1 基因多态性的研究主要有 C1236T、G2677A/T 和 C3435T 等基因型，Pan 等[19,20]研究了 54 例 DP 方案化疗的 NSCLC 患者发现，MDR1 2677 GG 型较 GT/TT 型对化疗更加有效（$P=0.035$），MDR1 3435 CC 型较 CT/TT 型对化疗更加有效（$P=0.123$），且二者有协同作用，MDR1 2677G-3435C 型对化疗显著有效（$P=0.015$）；而对于 69 例 NP 方案化疗的 NSCLC 患者同样发现 MDR1 2677 GG 型、3435 CC 型对化疗更加有效。Han 等[25]研究了 107 例 IP 方案化疗的 NSCLC 患者发现，ABCB1 2677 GG 型第一周期化疗粒细胞显著降低（$P=0.012$），在整个化疗周期中降低也比较明显（$P=0.042$）；ABCB1 3435 TT 型Ⅲ度腹泻显著增加（$P=0.047$）。Sohn 等[22]对 54 例 EP 方案化疗的 SCLC 患者研究发现 MDR1 2677 GG 型较 GT/TT 型对化疗更加有效（无显著性差异）；MDR1 3435 CC 型较 CT/TT 型对化疗更加有效（$P=0.025$）；MDR1 2677G-3435C 型对化疗显著有效（$P=0.015$）。Schaich 等[23]对 112 例脑胶质瘤使用替莫唑胺治疗的患者研究发现，MDR1 1236 C/C 2 年生存率为 37%，显著高于 C/T 型（8%）和 TT 型（10%）（$P=0.02$）。可见，MDR1 2677 GG 型、3435 CC 型可能与肿瘤细胞、正常细胞对化疗药物的反应有关，不仅使缓解率增加，还可增加骨髓抑制和胃肠反应。

（二）BCRP/ABCG2 多态性

目前，关于 BCRP 基因多态性的生物学意义的研究较少。Kim 等[24]和 Hu 等[25]对弥漫期大 B 细胞淋巴瘤的研究发现，BCRP 141 QQ 型显著增加化疗后Ⅰ～Ⅳ度腹泻（$P=0.003$），BCRP 34 AA 型生存期显著降低（$P=0.001$），BCRP 421 CC 型使年轻患者生存期显著降低（$P=0.015$）。反映出 BCRP 基因多态性与化疗的疗效和毒副反应有关。

（三）MRP2/ABCC2 多态性

虽然关于 MRP2 基因多态性的研究很少，但仍有有价值的结果，Han 等[21]对 107 例 IP 方案化疗的 NSCLC 患者研究发现：MRP2-24 TT 型和 3972 TT 型缓解率（$P=0.031$，$P=0.046$）和无进展生存期（$P=0.035$，$P=0.038$）显著提高。提示了 MRP2-24C＞T、3972C＞T 多态性与化疗反应的相关性。

本研究选择了涉及药物转运的 3 个关键基因——MDR1、BCRP 和 BCRP 作为候选基因，通过查阅文献，参考既往研究，挑选出 MDR1 C3435T、MDR1 C1236T、BCRP C421A、MRP2 I1324I 和 MRP2-24C＞T 作为候选功能位点，在我院收集了 240 例ⅢB/Ⅳ期原发性 NSCLC 样本，采用 MASS-ARRAY 方法对这些位点进行分型，并进行与患者疗效和毒副反应的关联分析研究。

四、材料和方法

（一）研究对象

1．患者情况

收集上海市胸科医院肺内科 2008 年 5 月～10 月临床和病理资料完整的原发性 NSCLC 患者，均为中国汉族人，经过细胞学或组织学明确、ⅢB～Ⅳ期无法手术、有可测量病灶的初治患者。

2. 化疗方案

所有患者均在我院接受以顺铂（DDP）或卡铂（CBP）为基础的一线化疗，其中采用 NP/NC 方案（NVB 25mg/m^2，第 1、8 天联合 DDP 75mg/m^2，第 1 天或 CBP AUC 5）化疗 111 例；GP/GC 方案（GEM 1000mg/m^2，第 1、8 天联合 DDP 75mg/m^2，第 1 天或 CBP AUC 5 第 1 天）化疗 43 例；TP/TC 方案（TAX 175mg/m^2，第 1 天联合 DDP75 mg/m^2，第 1 天或 CBP AUC 5 第 1 天）化疗 64 例；DP/DC 方案（TXT 60mg/m^2，第 1 天联合联合 DDP 75mg/m^2，第 1 天或 CBP AUC 5 第 1 天）9 例。其他包括力比泰 + DDP3 例、VM26 + DDP/CBP4 例、MVP2 例、GNP1 例。

（二）试验方法

1. 所有患者化疗前抽取静脉血 2ml，分离淋巴细胞基因组以 MASS-ARRAY 的质谱分析 MDR1/ABCB1、BCRP/ABCG2、MRP2/ABCC2 的基因型。SNPs 的质谱分析操作流程共包括 7 个步骤：

（1）人类基因组 DNA 的制备；

（2）PCR；

（3）PCR 产物的纯化；

（4）等位基因特异性引物延伸反应；

（5）等位基因特异性引物延伸反应产物的纯化；

（6）MS 样品的制备；

（7）自动检测、数据采集及等位基因分析。

2. 收集临床资料　收集所需的临床资料：姓名、性别、年龄、病理类型、分期、PS 评分、吸烟状态、化疗方案、化疗 2 周期的缓解率、骨髓抑制情况和胃肠道反应情况。

3. 疗效评定　按照 RECIST 标准进行疗效评价：

（1）完全缓解（complete response，CR）：所有目标病灶消失，无新病灶出现，肿瘤标记物下降至正常，并维持 4 周。

（2）部分缓解（partial response，PR）：所有（一个或多个）基线目标病灶最长径总和减少≥30%，并维持 4 周。

（3）疾病稳定（stable disease，SD）：所有基线目标病灶最长径总和缩小，但未达 PR，或增大但未达 PD。

（4）疾病进展（progression disease，PD）：较已记录到的最小目标病灶最长径总和增大≥20%，或出现一个或多个新病灶。

（5）客观缓解率（objective response rate，ORR）：包括 CR 和 PR。

（6）疾病控制率（disease control rate，DCR）：包括 CR、PR 和 SD。

4. 毒性反应评定　按照 NCI 一般毒性反应标准，评价前 2 周期化疗的血液毒性和胃肠道毒性。

5. 非吸烟者定义　终生不吸烟或吸烟总量 <100 支。

（三）数据分析

应用 SPSS 软件分析，以比值比（OR）及其 95% 可信区间（CI）表示各种基因型对化疗的疗效和毒副反应的影响，OR 值及其 95% CI 以非条件 Logistic 回归模型计算，并对患者年龄、性别、PS 评分、临床病理、分期、化疗方案和吸烟状态进行校正，$P < 0.05$ 为差异有统计学意义。对非吸烟者作亚组分析，并对患者年龄、性别、PS 评分、临床病理、分期、化疗方案进行校正。

五、结果

（一）患者特征

经病理确诊的ⅢB/Ⅳ期 NSCLC 患者

240 例，其中男性 163 例，女性 77 例；年龄 33 ~ 77 岁，中位年龄 57 岁；腺癌 149 例，鳞癌 53 例，腺鳞癌 6 例，其他未分类 32 例；ⅢA 期 22 例，ⅢB 期 74 例，Ⅳ期 144 例；PS 0 ~ 1 分 228 例，PS 2 分 12 例；吸烟者 124 例，非吸烟者 116 例。

（二）基因分型

携带 MDR1 3435C/C、C/T 和 T/T 基因型各有 93 例（39.6%）、107 例（45.5%）和 35 例（14.6%）。携带 MDR1 1236T/T、C/T 和 C/C 基因型各有 95 例（39.7%）、114 例（47.7%）和 30 例（12.6%）。携带 BCRP 421C/C、A/C 和 A/A 基因型各有 116 例（48.5%）、97 例（40.6%）和 26 例（10.9%）。携带 MRP2 I1324I G/G、A/G 和 A/A 基因型各有 137 例（57.8%）、84 例（35.4%）和 16 例（6.8%）。携带 MRP2-24C > T C/C 型、C/T 型和 T/T 基因型各有 138 例（58.0%）、89 例（37.4%）和 11 例（4.6%）。

（三）疗效和毒副反应结果

客观缓解率（CR + PR）为 13.3%，疾病控制率（CR + PR + SD）为 90.0%。

240 例患者中，236 例评价了血液学毒性，其中 3 ~ 4 度血液学毒性 61 例（26.5%）；225 例评价了胃肠道毒性，其中 3 ~ 4 度胃肠道反应 12 例（5.3%）；236 例评价了白细胞毒性，其中 3 ~ 4 度白细胞减少症 43 例（18.2%）；232 例评价了中性粒细胞毒性，其中 3 ~ 4 度中性粒细胞减少症 32 例（13.8%）；224 例评价了血红蛋白毒性，其中 3 ~ 4 度贫血 12 例（5.4%）；227 例评价了血小板毒性，其中 3 ~ 4 度血小板减少症 10 例（4.4%）。

（四）MDR1、BCRP、MRP2 基因多态性与疗效的相关性

MRP2-24 C > T C/T 型的客观缓解率为 6.7%，较 C/C 型（17.4%）显著降低（$P = 0.026$，OR = 3.036，95% CI：1.143 ~ 8.061）；MDR1 3435 C/C 型、C/T 型和 T/T 型的客观缓解率分别为 10.8%、13.1% 和 14.3%（$P > 0.05$）；MDR1 1236 T/T 型、C/T 型和 C/C 型的客观缓解率分别为 14.7%、14.0% 和 6.7%（$P > 0.05$）；BCRP C421A C/C 型、A/C 型和 A/A 型的客观缓解率分别为 12.9%、11.3% 和 23.1%（$P > 0.05$）；MRP2 I1324I G/G 型、A/G 型和 A/A 型的客观缓解率分别为 14.6%、9.5% 和 18.8%（$P > 0.05$）。

MDR1 3435 C/C 型、C/T 型和 T/T 型的疾病控制率分别为 91.4%、87.9% 和 94.3%（$P > 0.05$）；MDR1 1236 T/T 型、C/T 型和 C/C 型的疾病控制率分别为 89.5%、91.2% 和 90.0%（$P > 0.05$）；BCRP C421A C/C 型、A/C 型和 A/A 型的疾病控制率分别为 90.5%、89.7% 和 88.5%（$P > 0.05$）；MRP2 I1324I G/G 型、A/G 型和 A/A 型的疾病控制率分别为 91.2%、86.9% 和 93.8%，（$P > 0.05$）；MRP2-24C > T C/C 型、C/T 型和 T/T 型的疾病控制率分别 91.3%、87.6% 和 90.9%（$P > 0.05$）。

（五）MDR1、BCRP、MRP2 基因多态性与毒副反应的相关性

1. MDR1、BCRP、MRP2 基因多态性与白细胞减少症的相关性

MDR1 3435 C/C 型、C/T 型和 T/T 型的 3 ~ 4 度白细胞减少症的发生率分别为 16.5%、19.8% 和 17.6%（$P > 0.05$）；MDR1 1236 T/T 型、C/T 型和 C/C 型的 3 ~ 4 度白细胞减少症的发生率分别为 21.3%、18.0% 和 10.0%（$P > 0.05$）；BCRP C421A C/C 型、A/C 型和 A/A 型的 3 ~ 4 度白细胞减少症的发生率分别为 19.5%、19.6% 和 8.0%（$P > 0.05$）；MRP2 I1324I G/G 型、A/G 型和 A/A 型的

3～4 度白细胞减少症的发生率分别为 19.4%、19.4% 和 6.3%（$P > 0.05$）；MRP2-24C＞T C/C 型、C/T 型和 T/T 型的 3～4 度白细胞减少症的发生率分别 20.0%、18.0% 和 0（$P > 0.05$）。

2. MDR1、BCRP、MRP2 基因多态性与中性粒细胞减少症的相关性

MDR1 3435 C/C 型、C/T 型和 T/T 型的 3～4 度中性粒细胞减少症的发生率分别为 16.5%、13.6% 和 6.1%（$P > 0.05$）；MDR1 1236 T/T 型、C/T 型和 C/C 型的 3～4 度中性粒细胞减少症的发生率分别为 14.0%、13.9% 和 13.3%（$P > 0.05$）；BCRP C421A C/C 型、A/C 型和 A/A 型的 3～4 度中性粒细胞减少症的发生率分别为 14.4%、14.7% 和 8.0%（$P > 0.05$）；MRP2 I1324I G/G 型、A/G 型和 A/A 型的 3～4 度中性粒细胞减少症的发生率分别为 13.7%、17.1% 和 0%（$P > 0.05$）；MRP2-24C＞T C/C 型、C/T 型和 T/T 型的 3～4 度中性粒细胞减少症的发生率分别 14.4%、14.9% 和 0（$P > 0.05$）。

3. MDR1、BCRP、MRP2 基因多态性与贫血的相关性

MDR1 3435 C/C 型、C/T 型和 T/T 型的 3～4 度贫血的发生率分别为 4.7%、7.0% 和 0（$P > 0.05$）；MDR1 1236 T/T 型、C/T 型和 C/C 型的 3～4 度贫血的发生率分别为 4.5%、6.5% 和 3.7%（$P > 0.05$）；BCRP C421A C/C 型、A/C 型和 A/A 型的 3～4 度贫血的发生率分别为 5.6%、5.6% 和 4.2%（$P > 0.05$）；MRP2 I1324I G/G 型、A/G 型和 A/A 型的 3～4 度贫血的发生率分别为 4.8%、7.5% 和 6.3%（$P > 0.05$）；MRP2-24C＞T C/C 型、C/T 型和 T/T 型的 3～4 度贫血的发生率分别 4.6%、7.1% 和 0（$P > 0.05$）。

4. MDR1、BCRP、MRP2 基因多态性与血小板减少症的相关性

MRP2 I1324I A/G 型的 3～4 度血小板减少症发生率为 7.4%，较 G/G 型（2.3%）显著增加（$P = 0.028$，OR = 6.829，95% CI：1.232～37.869）；MRP2-24C＞T C/T 型的 3～4 度血小板减少症发生率为 7.0%，较 C/C 型显著增加（$P = 0.029$，OR = 6.592，95% CI：1.217～35.695）；MDR1 3435 C/C 型、C/T 型和 T/T 型的 3～4 度血小板减少症的发生率分别为 8.0%、3.0% 和 0%（$P > 0.05$）；MDR1 1236 T/T 型、C/T 型和 C/C 型的 3～4 度血小板减少症的发生率分别为 2.2%、4.7% 和 10.7%（$P > 0.05$）；BCRP C421A C/C 型、C/A 型和 A/A 型的 3～4 度血小板减少症的发生率分别为 6.5%、2.1% 和 4.2%（$P > 0.05$）。

5. MDR1、BCRP、MRP2 基因多态性与血液学毒性的相关性

MDR1 3435 C/C 型、C/T 型和 T/T 型的 3～4 度血液学毒性的发生率分别为 30.3%、27.5% 和 14.7%（$P > 0.05$）；MDR1 1236 T/T 型、C/T 型和 C/C 型的 3～4 度血液学毒性的发生率分别为 24.7%、27.5% 和 29.6%（$P > 0.05$）；BCRP C421A C/C 型、A/C 型和 A/A 型的 3～4 度血液学毒性的发生率分别为 28.2%、25.8% 和 23.1%（$P > 0.05$）；MRP2 I1324I G/G 型、A/G 型和 A/A 型的 3～4 度血液学毒性的发生率分别为 26.9%、29.3% 和 13.3%（$P > 0.05$）；MRP2-24C＞T C/C 型、C/T 型和 T/T 型 3～4 度血液学毒性的发生率分别为 28.2%、26.4% 和 10.0%（$P > 0.05$）。

6. MDR1、BCRP、MRP2 基因多态性与胃肠道反应的相关性

MDR1 3435 C/C 型、C/T 型和 T/T 型的 3～4 度胃肠道反应的发生率分别为

4.6%、6.0%和3.0%（$P>0.05$）；MDR1 1236 T/T型、C/T型和C/C型的3～4度胃肠道反应的发生率分别为4.5%、5.6%和7.4%（$P>0.05$）；BCRP C421A C/C型、A/C型和A/A型的3～4度胃肠道反应的发生率分别为4.6%、7.8%和0（$P>0.05$）；MRP2 I1324I G/G型、A/G型和A/A型的3～4度胃肠道反应的发生率分别为4.6%、6.4%和7.1%（$P>0.05$）；MRP2-24C>T C/C型、C/T型和T/T型的3～4度胃肠道反应的发生率分别4.6%、6.0%和11.1%，（$P>0.05$）。

（六）对非吸烟患者进行亚组分析的结果

240例患者含非吸烟者113例，其中男性39例，女性74例；年龄33～77岁，中位年龄57岁；腺癌94例，鳞癌10例，其他未分类9例；ⅢA期7例，ⅢB期27例，Ⅳ期79例；PS 0～1分107例，PS 2分6例。分别评价非吸烟者MDR1、BCRP、MRP2基因多态性与客观缓解率、疾病控制率、白细胞减少症、中性粒细胞减少症、贫血、血小板减少症、血液学毒性和胃肠道反应的相关性。

1. 非吸烟者MDR1、BCRP、MRP2基因多态性与疗效的相关性

MDR1 3435 T/T型的客观缓解率为26.7%，较C/C型（4.4%）显著增加（$P=0.014$，$OR=0.069$，95% CI：0.008～0.580）；MDR1 1236 T/T型、C/T型和C/C型的客观缓解率分别为11.1%、12.0%和0（$P>0.05$）；BCRP C421A C/C型、A/C型和A/A型的客观缓解率分别为10.2%、9.4%和10%（$P>0.05$）；MRP2 I1324I G/G型、A/G型和A/A型的客观缓解率分别为9.2%、9.5%和16.7%（$P>0.05$）；MRP2-24C>T C/C型、C/T型和T/T型的客观缓解率分别为11.1%、6.8%和20%（$P>0.05$）。

MDR1 3435 C/C型、C/T型和T/T型的疾病控制率分别为91.1%、86.8%和100%（$P>0.05$）；MDR1 1236 T/T型、C/T型和C/C型的疾病控制率分别为91.1%、90.0%和88.9%（$P>0.05$）；BCRP C421A C/C型、A/C型和A/A型的疾病控制率分别为93.9%、86.8%和90.0%（$P>0.05$）；MRP2 I1324I G/G型、A/G型和A/A型的疾病控制率分别为90.8%、88.1%和100%（$P>0.05$）；MRP2-24C>T C/C型、C/T型和T/T型的疾病控制率分别为92.1%、86.4%和100%（$P>0.05$）。

2. 非吸烟者MDR1、BCRP、MRP2基因多态性与白细胞减少症的相关性

MDR1 3435 C/C型、C/T型和T/T型的3～4度白细胞减少症的发生率分别为20.5%、13.5%和26.7%（$P>0.05$）；MDR1 1236 T/T型、C/T型和C/C型的3～4度白细胞减少症的发生率分别为26.7%、12.5%和11.1%（$P>0.05$），但C/T型有增加3～4度白细胞减少症发生的趋势（$P=0.064$，$OR=0.338$，95% CI：0.107～1.064）；BCRP C421A C/C型、A/C型和A/A型的3～4度白细胞减少症的发生率分别为18.8%、20.8%和0（$P>0.05$）；MRP2 I1324I G/G型、A/G型和A/A型的3～4度白细胞减少症的发生率分别为17.2%、22.0%和0（$P>0.05$）；MRP2-24C>T C/C型、C/T型和T/T型的3～4度白细胞减少症的发生率分别为19.4%、18.6%和0（$P>0.05$）。

3. 非吸烟者MDR1、BCRP、MRP2基因多态性与中性粒细胞减少症的相关性

MDR1 3435 C/C型、C/T型和T/T型的3～4度中性粒细胞减少症的发生率分别为18.2%、7.8%和14.3%（$P>0.05$）；

MDR1 1236 T/T 型、C/T 型和 C/C 型的 3～4 度中性粒细胞减少症的发生率分别为 15.9%、8.5% 和 16.7%（$P>0.05$）；BCRP C421A C/C 型、A/C 型和 A/A 型的 3～4 度中性粒细胞减少症的发生率分别为 12.8%、13.5% 和 11.1%（$P>0.05$）；MRP2 I1324I G/G 型、A/G 型和 A/A 型的 3～4 度中性粒细胞减少症的发生率分别为 11.1%、17.5% 和 0（$P>0.05$）；MRP2-24C>T C/C 型、C/T 型和 T/T 型的 3～4 度中性粒细胞减少症的发生率分别 11.5%、16.7% 和 0（$P>0.05$）。

4. 非吸烟者 MDR1、BCRP、MRP2 基因多态性与贫血的相关性

MDR1 3435 C/C 型、C/T 型和 T/T 型的 3～4 度贫血的发生率分别为 4.9%、8.2% 和 0（$P>0.05$）；MDR1 1236 T/T 型、C/T 型和 C/C 型的 3～4 度贫血的发生率分别为 7.0%、6.5% 和 0（$P>0.05$）；BCRP C421A C/C 型、A/C 型和 A/A 型的 3～4 度贫血的发生率分别为 4.4%、6.1% 和 11.1%（$P>0.05$）；MRP2 I1324I G/G 型、A/G 型和 A/A 型的 3～4 度贫血的发生率分别为 4.9%、7.9% 和 0（$P>0.05$）；MRP2-24C>T C/C 型、C/T 型和 T/T 型的 3～4 度贫血的发生率分别为 5.1%、7.5% 和 0（$P>0.05$）。

5. 非吸烟者 MDR1、BCRP、MRP2 基因多态性与血小板减少症的相关性

MDR1 3435 C/C 型、C/T 型和 T/T 型的 3～4 度血小板减少症的发生率分别为 9.5%、4.1% 和 0（$P>0.05$）；MDR1 1236 T/T 型、C/T 型和 C/C 型的 3～4 度血小板减少症的发生率分别为 4.5%、4.3% 和 12.5%（$P>0.05$）；BCRP C421A C/C 型、C/A 型和 A/A 型的 3～4 度血小板减少症的发生率分别为 8.9%、3.9% 和 0（$P>0.05$）；MRP2 I1324I G/G 型、A/G 型和 A/A 型的 3～4 度血小板减少症的发生率分别为 3.2%、7.7% 和 20.0%（$P>0.05$），但 A/A 型有增加发生 3～4 度血小板减少症的趋势（$P=0.063$）；MRP2-24C>T C/C 型、C/T 型和 T/T 型 3～4 度血小板减少症的发生率分别为 3.3%、7.3% 和 25.0%（$P>0.05$），但 T/T 型有增加 3～4 度血小板减少症的趋势（$P=0.061$）。

6. 非吸烟者 MDR1、BCRP、MRP2 基因多态性与血液学毒性的相关性

MDR1 3435 C/C 型、C/T 型和 T/T 型的 3～4 度血液学毒性的发生率分别为 38.1%、22.0% 和 33.3%（$P>0.05$）；MDR1 1236 T/T 型、C/T 型和 C/C 型的 3～4 度血液学毒性的发生率分别为 34.1%、22.9% 和 40.0%（$P>0.05$）；BCRP C421A C/C 型、A/C 型和 A/A 型的 3～4 度血液学毒性的发生率分别为 32.6%、28.0% 和 30.0%（$P>0.05$）；MRP2 I1324I G/G 型、A/G 型和 A/A 型的 3～4 度血液学毒性的发生率分别为 27.4%、35.0% 和 20.0%（$P>0.05$）；MRP2-24C>T C/C 型、C/T 型和 T/T 型的 3～4 度血液学毒性的发生率分别为 30.0%、31.0% 和 25.0%（$P>0.05$）。

7. 非吸烟者 MDR1、BCRP、MRP2 基因多态性与胃肠道反应的相关性

MDR1 3435 C/C 型、C/T 型和 T/T 型的 3～4 度胃肠道反应的发生率分别为 4.8%、10.0% 和 6.7%（$P>0.05$）；MDR1 1236 T/T 型、C/T 型和 C/C 型的 3～4 度胃肠道反应的发生率分别为 9.1%、8.5% 和 0（$P>0.05$）；BCRP C421A C/C 型、A/C 型和 A/A 型的 3～4 度胃肠道反应的发生率分别为 6.7%、9.8% 和 0（$P>0.05$）；MRP2 I1324I G/G 型、A/G 型和 A/A 型的 3～4 度胃肠道反应的发生率分别为 6.5%、10.0% 和 0（$P>0.05$）；MRP2-

24C > T C/C 型、C/T 型和 T/T 型的 3 ~ 4 度胃肠道反应的发生率分别为 6.7%、9.5% 和 0（$P>0.05$）。

（七）对吸烟患者进行亚组分析的结果

240 例患者含吸烟者 127 例，其中男性 124 例，女性 3 例；年龄 34 ~ 75 岁，中位年龄 57 岁；腺癌 55 例，鳞癌 43 例，腺鳞癌 6 例，其他未分类 23 例；ⅢA 期 15 例，ⅢB 期 47 例，Ⅳ期 65 例；PS 0 ~ 1 分 121 例，PS 2 分 2 例。分别评价吸烟者 MDR1、BCRP、MRP2 基因多态性与客观缓解率、疾病控制率、白细胞减少症、中性粒细胞减少症、贫血、血小板减少症、血液学毒性和胃肠道反应的相关性。

1. 吸烟者 MDR1、BCRP、MRP2 基因多态性与疗效的相关性

MRP2-24C > T C/T 型的客观缓解率为 22.7%，较 C/C 型（6.7%）显著增加（$P=0.031$，$OR=4.528$，95% CI：1.145 ~ 17.899）。MDR1 C3435T C/C 型、C/T 型和 T/T 型的客观缓解率分别为 16.7%、16.7% 和 5.0%（$P>0.05$）；MDR1 C1236T T/T 型、C/T 型和 C/C 型的客观缓解率分别为 18.0%、15.6% 和 16.7%（$P>0.05$）；BCRP C421A C/C 型、A/C 型和 A/A 型的客观缓解率分别为 14.9%、13.6% 和 31.3%（$P>0.05$）；MRP2 I1324I G/G 型、A/G 型和 A/A 型的客观缓解率分别为 19.4%、9.5% 和 20.0%（$P>0.05$）。

MDR1 3435 C/C 型、C/T 型和 T/T 型的疾病控制率分别为 91.7%、88.9% 和 90.0%（$P>0.05$）；MDR1 1236 T/T 型、C/T 型和 C/C 型的疾病控制率分别为 88.0%、92.2% 和 91.7%（$P>0.05$）；BCRP C421A C/C 型、A/C 型和 A/A 型的疾病控制率分别为 88.1%、93.2% 和 87.5%（$P>0.05$）；MRP2 I1324I G/G 型、A/G 型和 A/A 型的疾病控制率分别为 91.7%、85.7% 和 90.0%（$P>0.05$）；MRP2-24C > T C/C 型、C/T 型和 T/T 型的疾病控制率分别为 90.7%、88.9% 和 83.3%（$P>0.05$）。

2. 吸烟者 MDR1、BCRP、MRP2 基因多态性与白细胞减少症的相关性

MDR1 3435 C/C 型、C/T 型和 T/T 型的 3 ~ 4 度白细胞减少症的发生率分别为 12.8%、25.9% 和 10.5%（$P>0.05$）；MDR1 1236 T/T 型、C/T 型和 C/C 型的 3 ~ 4 度白细胞减少症的发生率分别为 16.3%、22.2% 和 8.3%（$P>0.05$）；BCRP C421A C/C 型、A/C 型和 A/A 型的 3 ~ 4 度白细胞减少症的发生率分别为 20.0%、18.2% 和 12.5%（$P>0.05$）；MRP2 I1324I G/G 型、A/G 型和 A/A 型的 3 ~ 4 度白细胞减少症的发生率分别为 21.4%、16.7% 和 10.0%（$P>0.05$）；MRP2-24C > T C/C 型、C/T 型和 T/T 型的 3 ~ 4 度白细胞减少症的发生率分别为 20.5%、17.8% 和 0（$P>0.05$）。

3. 吸烟者 MDR1、BCRP、MRP2 基因多态性与中性粒细胞减少症的相关性

MDR1 3435 C/C 型、C/T 型和 T/T 型的 3 ~ 4 度中性粒细胞减少症的发生率分别为 14.9%、19.2% 和 0（$P>0.05$）；MDR1 1236 T/T 型、C/T 型和 C/C 型的 3 ~ 4 度中性粒细胞减少症的发生率分别为 12.2%、18.0% 和 8.3%（$P>0.05$）；BCRP C421A C/C 型、A/C 型和 A/A 型的 3 ~ 4 度中性粒细胞减少症的发生率分别为 15.6%、16.3% 和 6.3%（$P>0.05$）；MRP2 I1324I G/G 型、A/G 型和 A/A 型的 3 ~ 4 度中性粒细胞减少症的发生率分别为 16.2%、16.7% 和 0（$P>0.05$）；MRP2-24C > T C/C 型、C/T 型和 T/T 型的 3 ~ 4 度中性粒细胞减少症的发生率分别为 16.9%、13.3%

和0（$P>0.05$）。

4. 吸烟者MDR1、BCRP、MRP2基因多态性与贫血的相关性

MDR1 3435 C/C型、C/T型和T/T型的3～4度贫血的发生率分别为4.4%、5.9%和0（$P>0.05$）；MDR1 1236 T/T型、C/T型和C/C型的3～4度贫血的发生率分别为2.2%、6.6%和8.3%（$P>0.05$）；BCRP C421A C/C型、A/C型和A/A型的3～4度贫血的发生率分别为6.3%、4.8%和0（$P>0.05$）；MRP2 I1324I G/G型、A/G型和A/A型的3～4度贫血的发生率分别为4.6%、7.1%和0（$P>0.05$）；MRP2-24C＞T C/C型、C/T型和T/T型的3～4度贫血的发生率分别为4.4%、6.7%和0（$P>0.05$）。

5. 吸烟者MDR1、BCRP、MRP2基因多态性与血小板减少症的相关性

MDR1 3435 C/C型、C/T型和T/T型的3～4度血小板减少症的发生率分别为6.5%、2.0%和0（$P>0.05$）；MDR1 1236 T/T型、C/T型和C/C型的3～4度血小板减少症的发生率分别为0、4.9%和8.3%（$P>0.05$）；BCRP C421A C/C型、C/A型和A/A型的3～4度血小板减少症的发生率分别为4.8%、0和6.7%（$P>0.05$）；MRP2 I1324I G/G型、A/G型和A/A型的3～4度血小板减少症的发生率分别为1.5%、7.1%和0（$P>0.05$）；MRP2-24C＞T C/C型、C/T型和T/T型的3～4度血小板减少症的发生率分别为1.4%、6.7%和0（$P>0.05$）。

6. 吸烟者MDR1、BCRP、MRP2基因多态性与血液学毒性的相关性

MDR1 3435 C/C型、C/T型和T/T型的3～4度血液学毒性的发生率分别为23.4%、32.7%和0（$P>0.05$）；MDR1 1236 T/T型、C/T型和C/C型的3～4度血液学毒性的发生率分别为16.3%、31.1%和16.7%（$P>0.05$）；BCRP C421A C/C型、A/C型和A/A型的3～4度血液学毒性的发生率分别为25.0%、23.3%和18.8%（$P>0.05$）；MRP2 I1324I G/G型、A/G型和A/A型的3～4度血液学毒性的发生率分别为26.5%、23.8%和10.0%（$P>0.05$）；MRP2-24C＞T C/C型、C/T型和T/T型的3～4度血液学毒性的发生率分别为26.8%、22.2%和0（$P>0.05$）。

7. 吸烟者MDR1、BCRP、MRP2基因多态性与胃肠道反应的相关性

MDR1 3435 C/C型、C/T型和T/T型的3～4度胃肠道反应的发生率分别为4.4%、2.0%和0（$P>0.05$）；MDR1 1236 T/T型、C/T型和C/C型的3～4度胃肠道反应的发生率分别为0、3.3%和18.2%（$P>0.05$）；BCRP C421A C/C型、A/C型和A/A型的3～4度胃肠道反应的发生率分别为3.1%、5.1%和0（$P>0.05$）；MRP2 I1324I G/G型、A/G型和A/A型的3～4度胃肠道反应的发生率分别为2.9%、2.6%和11.1%（$P>0.05$）；MRP2-24C＞T C/C型、C/T型和T/T型的3～4度胃肠道反应的发生率分别为2.8%、2.4%和20.0%（$P>0.05$）。

（八）对NP/NC方案化疗的患者进行亚组分析的结果

对使用长春瑞滨（诺维本）联合顺铂或卡铂化疗的患者，分别分析MDR1、BCRP、MRP2基因多态性与ORR、DCR、白细胞减少症、中性粒细胞减少症、贫血、血小板减少症、血液学毒性和胃肠道反应的相关性。其中血小板减少症的样本太小，无法评价。没有发现MDR1、BCRP、MRP2基因多态性与ORR、DCR、白细胞减少症、中性粒细胞减少症、贫血、血液学毒性和胃肠道反应之间存在有统计学差异的相

关性。

（九）对 TP/TC 方案化疗的患者进行亚组分析的结果

对使用紫杉醇联合顺铂或卡铂化疗的患者，分别分析 MDR1、BCRP、MRP2 基因多态性与 ORR、DCR、白细胞减少症、中性粒细胞减少症、贫血、血小板减少症、血液学毒性和胃肠道反应的相关性。其中贫血、血小板减少症、胃肠道反应的样本太小，无法评价。结果显示 BCRP 421 A/A 型 ORR 为 62.5%，较 C/C（8.8%）显著增加（$P = 0.034$，OR = 0.078，95% CI：0.007 ~ 0.821），但未发现 BCRP C421A 与 DCR、白细胞减少症、中性粒细胞减少症和血液学毒性之间存在有统计学意义的相关性。没有发现 MDR1、MRP2 基因多态性与 ORR、DCR、白细胞减少症、中性粒细胞减少症和血液学毒性之间存在有统计学差异的相关性。

六、讨论

化疗是无法手术的Ⅲ/Ⅳ期 NSCLC 患者的重要治疗手段，目前，铂类为基础联合三代细胞毒药物一直作为 NSCLC 的一线化疗方案而被用于临床，并被美国临床肿瘤学会（ASCO）所推荐。然而，不同患者对化疗的敏感性和耐受性存在显著差异，这种差异使传统依靠经验进行化疗的科学性面临极大的挑战。肿瘤细胞对铂类药物的耐药常导致化疗失败、病情进展，而化疗的毒副作用对患者生活质量的影响也是无法忽视的，因此需要一种影响化疗疗效和毒副反应的预测因子，为个体化治疗提供依据。

同一药物在不同个体之间的疗效和毒副作用的差异是由多方面的因素造成的，人类基因组计划研究成果表明，不同个体的基因 99.9% 是一样的，但在序列上有极小的差异，即存在单核苷酸多态性（single nucleotide polymorphism，SNP）。SNP 主要是指在基因组水平上由单个核苷酸的变异所引起的 DNA 序列多态性。若基因调节序列发生 SNP 可影响基因的转录，从而影响基因产物的表达量；若基因表达序列发生 SNP 可导致表达产物中一个氨基酸发生改变而使蛋白质构象发生改变，影响蛋白质的功能和稳定性。SNP 与个体间的药代动力学、药物毒性反应及药物疗效等个体差异有关，可影响化疗的疗效和毒副反应。

肿瘤细胞多药耐药（MDR）与肿瘤的发生、发展具有密切的联系，是导致肿瘤化疗失败的重要原因之一，如何克服 MDR，提高化疗疗效已成为国内外研究的热点。肿瘤细胞的 MDR 是由多种机制共同作用的结果，其中 ABC 转运蛋白超家族成员介导的药物外排在 MDR 中起重要作用，受到越来越多的关注。ABC 转运蛋白可看作是具有 ATP 结合区域的单向底物外排泵，以主动转运方式完成多种分子的跨膜转运。转运通过的膜结构可以是细胞膜、内质网、微粒体过氧化物酶体和线粒体膜。其转运的底物包括糖、氨基酸、金属离子、多肽、蛋白、大量的疏水化合物以及细胞代谢产物和药物等。肿瘤细胞膜 ABC 转运蛋白过量表达，即便药物顺利进入细胞也会很快被泵出，减少抗肿瘤药在细胞内的蓄积，形成多样抗药性；正常细胞膜 ABC 转运蛋白过量表达，降低细胞内的抗肿瘤药物浓度，使毒性反应降低。ABC 转运蛋白对多种药物的转运作用是肿瘤化疗的重要障碍，该家族参与肿瘤多药耐药的主要成员为 ABCB、ABCG、ABCC 等亚家族。

由于 SNP 的存在，不同个体 ABC 转运蛋白的活性不同，对相同药物的外排作用不同，从而引起疗效和毒副反应的差异。ABC 转运蛋白基因多态性作为一种分子水平的标记物已经取得一定的研究进展，但在NSCLC中的研究相对较少，本研究在评价ABC转运蛋白基因多态性与化疗敏感性、耐受性的关系时，已将可能影响化疗效果的其他混杂因素，如患者的年龄、性别、临床分期、病理类型、吸烟状态、化疗方案等进行了校正，最大程度地避免了混杂因素对结果的影响。

（一）MDR1基因编码P糖蛋白(P-gp)

P-gp一旦与药物结合，通过ATP提供能量，将药物从胞内泵出，P-gp活性增加使肿瘤细胞内药物浓度降低，抗癌作用减弱或消失，出现耐药现象，同时减轻正常细胞的毒副反应。MDR1基因单核苷酸多态性可能影响P-gp的功能，从而与化疗的疗效和毒副反应有关。

1. MDR1 C3435T多态性

本研究显示：MDR1 C3435T多态性与整个人群ORR、DCR、骨髓抑制、胃肠道反应没有相关性（$P>0.05$）。对非吸烟者亚组分析显示：MDR1 3435 T/T型的客观缓解率为26.7%，较C/C型（4.4%）显著增加（$P=0.014$，OR＝0.069，95% CI：0.008～0.580）。提示MDR1 C3435T多态性对非吸烟者的ORR有预测作用，可能非吸烟者中MDR1 C3435T多态性影响P-gp的表达和功能，从而影响肿瘤细胞化疗药物的外排。而在吸烟者中没有发现MDR1 C3435T多态性与ORR有相关性，可能MDR1 C3435T多态性与P-gp功能关系受吸烟状态的影响，本研究非吸烟样本量仅113例，仍然需要大样本的研究进一步验证。

Ashariati[26]对19例乳腺癌患者研究发现MDR1 C3435T多态性与化疗抵抗有关，其中T/T型有效。Huang等[27]对192例乳腺癌患者研究发现MDR1 C3435T多态性与术后复发显著相关（$P=0.013$）。Hur等[28]对200例急性髓细胞白血病患者研究发现MDR1 C3435T多态性与完全缓解率、总生存率、无复发生存率无显著相关性，与实体瘤中的研究结论不符。

在肺癌的研究中，Pan等[19,20]通过小样本的研究发现使用多西他赛/顺铂化疗的NSCLC患者中MDR1 3435 CC型较CT/TT型对化疗更加有效（$P=0.123$），使用长春瑞滨/顺铂的患者同样是MDR1 3435 CC型较CT/TT型对化疗更加有效（$P=0.025$），与乳腺癌、急性髓细胞白血病的研究结果不同。Erdilyi等[29]对291例儿童急性淋巴细胞白血病患者研究发现，MDR1 3435TT型较CC/CT型抗癌治疗后更易出现脑毒性（$P=0.03$）。Han等[21]研究107例使用伊立替康/顺铂化疗的NSCLC患者，发现MDR1 3435 TT型3度腹泻显著增加（$P=0.047$）。而本研究分别对NP/NC和TC/TP治疗的患者进行亚组分析，没有发现MDR1 C3435T多态性与短期疗效和毒性反应之间存在有统计学意义的相关性。可能MDR1 C3435T多态性不影响P-gp介导的对长春瑞滨、紫杉醇的转运，与Pan等人的研究结果不符，有待于大样本的试验进一步研究。

2. MDR1 C1236T多态性

本研究显示MDR1 C1236T多态性与ORR、DCR、骨髓抑制、胃肠道反应没有相关性（$P>0.05$）。对非吸烟者亚组分析发现，MDR1 1236 T/T型、C/T型和C/C型的3～4度白细胞减少症的发生率分别为26.7%、12.5%和11.1%（$P>0.05$），但C/T型倾向于更容易发生3～4度白细胞减少症（$P=0.064$，OR＝0.338，95% CI：0.107～1.064）。

（二）BCRP基因编码BCRP蛋白

主要分布于具有分布、排泄功能的组织，也是通过主动外排药物及降低药物核质分布比例而介导MDR（多药耐药）。研究发现 BCRP 与米托蒽醌、柔红霉素、多柔比星（阿霉素）、拓扑替康、长春新碱、紫杉醇和顺铂的耐药有关。

Hu 等[25]对 156 例弥漫期大 B 细胞淋巴瘤患者研究发现 BCRP 421 CC 型使年轻患者生存期显著降低（$P=0.015$）。Erdilyi 等[29]对 291 例儿童急性淋巴细胞白血病患者研究发现，BCRP 421 AA 型较 AA/AC 化疗后更倾向出现脑部并发症（$P=0.25$）。Müller 等[30]对 161 例 SCLC、187 例含铂方案化疗的 NSCLC 患者研究发现，BCRP 421 AA 型 OS 显著降低（HR：1.60，95% CI：1.04～2.47）。

本研究对 TP/TC 方案化疗的患者亚组分析显示：BCRP 421 A/A 型 ORR 为 62.5%，较 C/C 型（8.8%）显著增加（$P=0.034$，OR = 0.078，95% CI：0.007～0.821）。提示 BCRP C421A 多态性对 TP/TC 方案化疗的患者的短期疗效有预测作用，BCRP C421A 多态性可能参与 BCRP 蛋白对紫杉醇的转运，缓解率高可能与肿瘤细胞紫杉醇外排减少有关，也可能由于机体对紫杉醇的排泄作用降低，使紫杉醇的血浆浓度增加，作用加强。

（三）MRP2 基因编码 MRP2 蛋白

在正常组织中普遍呈现低水平表达，在肿瘤组织中主要定位于细胞膜。除使药物泵出细胞外，还可以使药物活性成分脱离其作用部位，使细胞产生耐药性。

1. MRP2 I1324I 多态性

目前关于 MRP2 I1324I 多态性与肿瘤化疗的疗效或毒副反应相关性的研究较少，而本研究发现 MRP2 I1324I A/G 型的 3～4 度血小板减少症的发生率为 7.4%，较 G/G 型（2.3%）显著增加（$P=0.028$，OR = 6.829，95% CI：1.232～37.869），提示 MRP2 I1324I 多态性对 3～4 度血小板减少症有预测作用。

对非吸烟者亚组分析显示，MRP2 I1324I G/G 型、A/G 型和 A/A 型的 3～4 度血小板减少症的发生率分别为 3.2%、7.7% 和 20.0%（$P>0.05$），但 A/A 型倾向于更容易发生 3～4 度血小板减少症（$P=0.063$），可能与非吸烟者样本量较少有关。

2. MRP2-24C > T 多态性

Han 等[21]对 107 例伊立替康/顺铂方案化疗的 NSCLC 患者研究发现 MRP2-24 TT 型缓解率（$P=0.031$）和无进展生存期（$P=0.035$）显著提高。

本研究发现 MRP2-24C > T C/T 型的客观有效率为 6.7%，较 C/C 型（17.4%）显著降低（$P=0.026$，OR = 3.036，95% CI：1.143～8.061）；MRP2-24C > T C/T 型 3～4 度血小板减少症发生率为 7.0%，较 C/C 型显著增加（$P=0.029$，OR = 6.592，95% CI：1.217～35.695）。提示 MRP2-24C > T 多态性是化疗 ORR 和血小板减少的预测因子，MRP2-24C > T 多态性影响 MRP2 蛋白对化疗药物的外排作用，使肿瘤细胞药物外排作用降低，使肿瘤细胞化疗药物浓度增加，从而提高缓解率；另外，正常细胞对化疗药物的外排作用或机体对化疗药物的代谢作用减弱，细胞内或血浆化疗药物浓度增加，从而使血小板下降明显。对吸烟患者亚组分析发现，MRP2-24C > T C/T 型的客观缓解率为 22.7%，较 C/C 型（6.7%）显著增加（$P=0.031$，OR = 4.528，95% CI：1.145～17.899）。对非吸烟患者亚组分析发现，MRP2-24C > T C/C 型、C/T 型和 T/T 型的 3～4 度血小板减少症的发生率分别 3.3%、7.3% 和 25.0%（$P>0.05$），但 T/T 型倾向于更容易发生 3～4 度血小板减少症（$P=0.061$）。可能与非吸烟者样本量较少有关。

吸烟已经公认为肺癌最主要的危险因

素，然而亚洲30% ~40%的肺癌患者是非吸烟者，西方10% ~15%的肺癌患者是非吸烟者[31]。非吸烟者NSCLC的发生是遗传和环境多因素共同作用的结果，其病因是多方面的，包括遗传易感性、基因改变、染色体失常、环境因素、内分泌因素、HPV感染、继往肺部疾病史等，以及其他未知因素。非吸烟NSCLC患者EGFR突变率高，对EGFR-TKIs的有效率高，使非吸烟NSCLC患者在治疗及预后方面与吸烟者存在一定的差别。Scagliotti等[31]报道了培美曲塞（利比泰）/顺铂和吉西他滨（健择）/顺铂一线治疗进展期NSCLC患者的Ⅲ期临床研究结果，对吸烟状态进行亚组分析发现，无论培美曲塞/顺铂组还是吉西他滨/顺铂组非吸烟者较吸烟者MST均延长，分别是15.9个月 *vs* 10个月、15.3个月 *vs* 10.3个月，可见非吸烟者同样是化疗的优势人群。2008年ASCO会议上，Douillard等[32]报道的INTEREST试验中，虽然吉非替尼（Gefitinib，易瑞沙）用于二线治疗与多西他赛相比并没有延长生存期，但发现吉非替尼组和多西他赛组非吸烟者的生存期和缓解率均高于整个人群，提示无论是化疗还是靶向治疗非吸烟者都是优势人群，使其成为独立的病种受到越来越多的重视。因此本研究以吸烟状态对NSCLC患者进行分层，分别分析在吸烟者和非吸烟者中MDR1 C3435T、MDR1 C1236T、BCRP C421A、MRP2 I1324I和MRP2-24C >T多态性与化疗敏感性、耐受性的关系，同时对年龄、性别、临床分期、病理类型、化疗方案等进行了校正，探讨吸烟状态的影响。

本研究对非吸烟患者亚组分析显示：非吸烟患者以女性、腺癌、Ⅳ期居多，PS评分主要是0 ~1分。其中MDR1 C3435T T/T型的客观缓解率为26.7%，较C/C型（4.4%）显著增加（$P = 0.014$），提示MDR1 C3435T多态性对非吸烟者的客观缓解率有预测作用，可能非吸烟者中MDR1 C3435T多态性影响P-gp的表达和功能，从而影响肿瘤细胞化疗药物的外排。而在吸烟者中没有发现MDR1 C3435T多态性与客观缓解率有相关性，可能MDR1 C3435T多态性对P-gp功能的影响与吸烟状态有关，仅影响非吸烟患者P-gp的功能，从而影响非吸烟患者肿瘤细胞内化疗药物的浓度。另外结果显示：MRP2-24C >T C/C型、C/T型和T/T型的3 ~4度血小板减少症的发生率分别为3.3%、7.3%和25.0%，虽然$P > 0.05$，但T/T型倾向于更容易发生3 ~4度血小板减少症（$P = 0.061$），可能MRP2-24C >T多态性可影响骨髓造血细胞对化疗药物的外排，影响骨髓造血细胞的化疗药物浓度，从而影响血小板的减少，可能与非吸烟者样本量较少有关。

对吸烟患者亚组分析显示MRP2-24C >T C/T型的客观缓解率为22.7%，较C/C型（6.7%）显著增加（$P = 0.031$，$OR = 4.528$，95% CI：1.145 ~ 17.899），提示MRP2-24C >T多态性对吸烟患者的客观缓解率有预测作用，可能非吸烟者中MRP2-24C >T多态性影响MRP2的表达和功能，从而影响肿瘤细胞对化疗药物的外排作用。而在非吸烟患者中没有发现MRP2-24C >T多态性与客观缓解率有相关性，可能MRP2-24C >T多态性对MRP2蛋白功能的影响与吸烟状态有关，仅影响吸烟患者的MRP2蛋白功能，影响肿瘤细胞的化疗药物浓度，从而影响肿瘤的缓解率。

综述所述，肿瘤化疗的耐药和毒副反应是多基因、多因素共同作用的复杂过程，本研究对耐药基因型的检测有重要意义，一方面可以预测化疗的效果和毒副反应，另一方面可以指导临床医师选择适当及适量的化疗药物，制定个性化的治疗方案，在提高患者生存期同时，改善患者的生活质量。

七、结论

1. MRP2-24C > T C/T 型 ORR 显著降低（P = 0.026，HR = 3.036，95% CI：1.143 ~ 8.061）；

2. MRP2 I1324I A/G 型更容易出现 PLT 减少（P = 0.028，OR = 6.829，95% CI：1.232 ~ 37.869）；

3. MRP2-24C > T C/T 型更容易出现 PLT 减少（P = 0.029，OR = 6.592，95% CI：1.217 ~ 35.695）；

4. 吸烟者中 MRP2-24C > T C/T 型 ORR 显著降低（P = 0.031，HR = 4.528，95% CI：1.145 ~ 17.899）；

5. 非吸烟者中 MDR1 3435 T/T 型 ORR 显著增加（P = 0.014，HR = 0.069，95% CI：0.008 ~ 0.580）；

6. TP/TC 方案化疗的患者 BCRP 421 A/A 型 ORR 显著增加（P = 0.034，OR = 0.078，95% CI：0.007 ~ 0.821）。

（本文荣获第三届中国肿瘤内科大会优秀论文二等奖）

参 考 文 献

[1] Parkin DM, Bray F, Ferlay J, et al. Global Cancer Statistics, 2002. CA Cancer J Clin, 2005, 55 : 74 – 108.

[2] Shi X, Zhou S, Wang ZX, et al. CYP1A1 and GSTM1 polymorphisms and lung cancer risk in Chinese populations: A meta-analysis. Lung Cancer, 2008, 59 : 155 – 163.

[3] Le Marchand LC, Guo C, Benhamou S, et al. Pooled analysis of the CYP1A1 exon 7 polymorphism and lung cancer (United States). Cancer Causes Control, 2003, 14 : 339 – 346.

[4] Hosgood Ⅲ HD, Berndt SI, Lan Q. GST genotypes and lung cancer susceptibility in Asian populations with indoor air pollution exposures: A meta-analysis. Mutation Research, 2007, 636 : 134 – 143.

[5] Ye Z, Song H, Higgins JP, et al. Five Glutathione S-Transferase Gene Variants in 23, 452 Cases of Lung Cancer and 30, 397 Controls: Meta-Analysis of 130 studies. PLoS Medicine, 2006, 3 (4): 524 – 534.

[6] Ryka C, Kumara R, Thirumaranb RK, et al. Polymorphisms in the DNA repair genes XRCC1, APEX1, XRCC3 and NBS1, and the risk for lung cancer in never-and ever-smokers. Lung Cancer, 2006, 54 : 285 – 292.

[7] Li M, Yina ZH, Guan P, et al. XRCC1 polymorphisms, cooking oil fume and lung cancer in Chinese women nonsmokers. Lung Cancer, 2008, Apr 11. [Epub ahead of print].

[8] Yin J, Lia J, Ma Y, et al. The DNA repair gene ERCC2/XPD polymorphism Arg 156Arg (A22541C) and risk of lung cancer in a Chinese population. Cancer Letters, 2005, 223 : 219 – 226.

[9] Hu Z, Wei Q, Wang X, et al. DNA repair gene XPD polymorphism and lung cancer risk: a meta-analysis. Lung Cancer, 2004, 46 : 1 – 10.

[10] Bush JA, Li. G1 Cancer chemoresistance: the relationship between P53 and Multidrug resistance. Int J Cancer, 2002, 98 (3): 3232 – 3301.

[11] Dean M, Hamon Y, Chimini G. The human ATP-binding cassette (ABC) transporter superfamily. J Lipid Res, 2001, 42 (7): 1007 – 1017.

[12] Goldstein LJ. MDR1 gene exp ression in solid tumors. Eur J Cancer, 1996, 32A (6): 1039 – 1050.

[13] Berger W, Setinek U, Hollaus P, et al. Multidrug resistance markers P-glycop rotein, multidrug resistance protein 1, and lung resistance protein in non-small cell lung cancer: prognostic implications. J Cancer Res Clin Oncol, 2005, 131 : 355 – 363.

[14] Kawabata S, Oka M, Soda H, et al. Expres-

sion and functional analyses of breast cancer resistance protein in lung cancer. Clin Cancer Res, 2003, 9 : 3052 – 3057.

[15] Gorelic LS, lamm DL, Ramzy I, et al. Andrgen receptors in biopsy specimens of prostate adenocarcinoma. Heterogeneity of distribution and relation to prognostic significance receptor. Eur J Cancer Clin Oncol, 1984, 20 (3): 375 – 382.

[16] Koike K, Kawabe T, Tanaka T, et al. Canalicularmultispechle orgarac anion Tlanspoaer (clVlOAT) anlisense eDNA ellhanee 8 drug sensitivity in human hepatic cancer cells. Cancer Res, 1997, 57 (24): 5475 – 5479.

[17] Cui Y, Konig J, Buehholz JK, et al. Drug resistance and ATP-dependent conjugate transport mediated by theapical multidrug resistance protein, MRP2, permanently expressed in human and canine cells. Mol Phannacol, 1999, 55 (5): 929 – 937.

[18] International Human Genome Sequencing Consortium. Finishing the rnchromatic sequence of the human genome. Nature, 2004, 431 (7011): 931 – 945.

[19] Pan JH, Han JX, Wu JM, et al. MDR1 Single Nucleotide Polymorphism G2677T/A and Haplotype Are Correlated with Response to Docetaxel-Cisplatin Chemotherapy in Patients with Non-Small-Cell Lung Cancer. Respiration, 2008, Sep 24. [Epub ahead of print].

[20] Pan JH, Han JX, Wu JM, et al. MDR1 single nucleotide polymorphisms predict response to vinorelbine-based chemotherapy in patients with non-small cell lung cancer. Respiration, 2008, 75 (4): 380 – 385.

[21] Han JY, Lim HS, Yoo YK, et al. Associations of ABCB1, ABCC2, and ABCG2 polymorphisms with irinotecan-pharmacokinetics and clinical outcome in patients with advanced non-small cell lung cancer. Cancer, 2007, 110 (1): 138 – 147.

[22] Sohn JW, Lee SY, Lee SJ, et al. MDR1 polymorphisms predict the response to etoposide-cisplatin combination chemotherapy in small cell lung cancer. Jpn J Clin Oncol, 2006, 36(3): 137 – 141.

[23] Schaich M, Kestel L, Pfirrmann M, et al. A MDR1 (ABCB1) gene single nucleotide polymorphism predicts outcome of temozolomide treatment in glioblastoma patients. Ann Oncol, 2009, 20 (1): 175 – 181.

[24] Kim IS, Kim HG, Kim DC, et al. ABCG2 Q141K polymorphism is associated with chemotherapy-induced diarrhea in patients with diffuse large B-cell lymphoma who received frontline rituximab plus cyclophosphamide/doxorubicin/vincristine/ prednisone chemotherapy. Cancer Sci, 2008, 99 (12): 2496 – 2501.

[25] Hu LL, Wang XX, Chen X, et al. BCRP gene polymorphisms are associated with susceptibility and survival of diffuse large B-cell lymphoma. Carcinogenesis, 2007, 28 (8): 1740 – 1744.

[26] Ashariati A. Polymorphism C3435T of The MDR-1 Gene Predict Response to Preoperative Chemotherapy in Locally Advanced Breast Cancer with Her2/neu Expression. Acta Med Indones, 2008, 40 (4): 187 – 191.

[27] Huang MY, Wang YH, Chen FM, et al. Multiple Genetic Polymorphisms of GSTP1 313AG, MDR1 3435CC, and MTHFR 677CC highly correlated with early relapse of breast cancer patients in Taiwan. Ann Surg Oncol, 2008, 15 (3): 872 – 880.

[28] Hur EH, Lee JH, Lee MJ, et al. C3435T polymorphism of the MDR1 gene is not associated with P-glycoprotein function of leukemic blasts and clinical outcome in patients with acute myeloid leukemia. Leuk Res, 2008, 32 (10): 1601 – 1604.

[29] Erdilyi DJ, Kámory E, Csókay B, et al. Synergistic interaction of ABCB1 and ABCG2 polymorphisms predicts the prevalence of toxic encephalopathy during anticancer chemotherapy. Pharmacogenomics J, 2008, 8 (5) :

321 – 327.

[30] Müller PJ, Dally H, Klappenecker CN, et al. Polymorphisms in ABCG2, ABCC3 and CNT1 genes and their possible impact on chemotherapy outcome of lung cancer patients. Int J Cancer, 2009, 124 (7): 1669 – 1674.

[31] Scagliotti GV, Parikh P, Joachim von Pawel Jv, et al. Phase III study comparing cisplatin plus gemcitabine with cisplatin plus pemetrexed in chemotherapy-naive patients with advanced-stage non-small-cell lung cancer. J Clin Oncol, 2008, 26 (21): 1 – 10.

[32] Douillard J, Hirsh V, Mok TS, et al. Molecular and clinical subgroup analyses from a phase Ⅲ trial comparing gefitinib with docetaxel in previously treated non-small cell lung cancer (INTEREST). J Clin Oncol, (Meeting Abstracts) 2008, 26: 8001.

RRM1 基因多态性与非小细胞肺癌铂类化疗敏感性的关系

胡赛男[1]　吴建中[2]　高长明[2]　史美祺[1]　冯继锋[1]

1. 江苏省肿瘤防治研究所内科 南京 210009
2. 江苏南京流行病研究室　南京　210009

【摘要】 **目的：** RRM1 基因编码合成核糖核苷酸还原酶（RR）的 M1 亚基（RRM1），RR 是 DNA 合成的限速酶，在 DNA 的合成、修复中起到了关键性作用，其中 RRM1 是 RR 功能不可或缺的部分，主要起调控酶的活性和确定底物特异性的作用。本研究旨在观察核糖核苷酸还原酶 M1 亚基基因多态性对预测非小细胞肺癌（NSCLC）患者对铂类为基础的化疗方案敏感性和化疗毒性的临床价值。**方法：** 收集经病理学确诊的晚期 NSCLC 病例 214 例。用 PCR-RFLP 技术检测患者 RRM1 启动子基因型。所有患者均经以铂类为基础的化疗方案治疗。**结果：**（1）214 例 NSCLC 病例中，RR37 C/C、C/A 和 A/A 基因型频度分别为 54.46%、40.85% 和 4.69%，RR524 C/C、C/T 和 T/T 基因型频度分别为 11.68%、41.59% 和 46.73%。化疗后总有效率（完全缓解 + 部分缓解）为 44.4%。（2）分别分析 RR37AC 多态性和 RR524CT 多态性与化疗疗效的关系时，RR37 C/C、C/A 和 A/A 基因型的化疗有效率分别为 44.83%、45.98% 和 30.00%，各组间的差异无显著性（$\chi^2=0.928$，df = 2，$P=0.629$）。RR524 C/C、C/T 和 T/T 基因型的化疗有效率分别为 24.00%、51.69% 和 43.00%，各组间的差异有显著性（$\chi^2=6.179$，df = 2，$P=0.046$），进一步分析发现 C/T + T/T 基因组的有效率显著高于 C/C 基因组的有效率（$\chi^2=7.12$，df = 1，$P=0.0076$）。（3）在化疗毒性方面，RR37A/A 基因型患者化疗相关的血清转氨酶升高显著高于 C/C、C/A 基因型（$\chi^2=8.787$，$P=0.012$），其余毒性方面均无明显差异。**结论：** RRM1 基因 RR524CT 基因型多态性可影响以铂类为基础的化疗方案治疗肺癌的敏感性，RRM1 基因检测对指导 NSCLC 的化疗、预测疗效具有较高的临床价值。

【关键词】 非小细胞肺癌；核糖核苷酸还原酶 M1；基因多态性；化学治疗

非小细胞肺癌（NSCLC）为临床常见的肿瘤，其发病率及死亡率均在逐年提高，是当今肿瘤死亡的主要原因之一。约 75% 的非小细胞肺癌患者在确诊时已到晚期，失去了手术机会，化疗就成为治疗的主要手段。铂类是非小细胞肺癌化疗的基本药物，不同个体对含铂类方案化疗的疗效和毒副反应差别很大。铂类抗癌作用的主要

通讯作者：冯继锋，南京市百子亭 42 号，江苏省肿瘤医院/肿瘤防治研究所，邮编 210009，E-mail：fjif@ vip. sina. com

靶点为DNA，阻止其复制及转录，造成细胞死亡。铂类耐药是由多种因素引起，其中核苷酸切除修复（nucleotide excision repair，NER）是DNA修复的主要途径；是清除铂类化合物所致DNA螺旋扭曲的惟一机制。核糖核苷酸还原酶亚单位1（RRM1）是NER系统中的重要成员。研究发现RRM1基因的启动子区域存在单核苷酸多态性（single nucleotide polymorphism，SNPs）[1]，而个体的单核苷酸多态性对药物的疗效和不良反应起着至关重要的作用[2]，因此本文旨在对RRM1基因启动子区域的两个多态性位点进行初步分析，探讨它们对预测非小细胞肺癌患者以铂类药物为基础的化疗方案的敏感性和化疗毒性的价值。现将结果报道如下：

一、材料与方法

（一）研究对象

2003年6月~2007年1月间，收集江苏省肿瘤防治研究所经病理学检查确诊的晚期非小细胞肺癌214例，其中男性158例，女性56例，年龄范围21~75岁，中位年龄59岁。病例的一般资料及化疗方案见表1。所有病例均经CT证实有可测量的肿瘤病灶。化疗前患者血常规、肝肾功能均正常，心电图无明显异常，功能状况Karnofsky评分均大于60分。

表1 肺癌患者的基本情况、化疗方案及疗效

	病例数（%）	有效（%）	无效（%）
性别			
男性	158（73.83）	66（41.77）	92（58.23）
女性	56（26.17）	29（51.79）	27（48.21）
年龄（范围21~75岁）			
≤59岁	104（48.60）	36（34.62）	68（65.38）
>59岁	110（51.40）	59（53.64）	51（43.36）
分期			
Ⅱ	4（1.87）	2（50.00）	2（50.00）
Ⅲ	93（43.46）	46（49.46）	47（50.54）
Ⅳ	117（54.67）	47（40.17）	70（59.83）
病理			
腺癌	134（62.62）	51（38.06）	83（61.94）
鳞癌	49（22.90）	25（51.02）	24（49.98）
腺鳞癌	6（2.80）	1（16.67）	5（83.33）
其他	25（11.68）	18（72.00）	7（28.00）
方案			
NVB + DDP	50（23.36）	20（40.00）	30（60.00）
TAX + DDP	28（13.08）	16（57.14）	12（42.86）
GEM + DDP	117（54.67）	42（35.90）	75（64.10）
TAX + NVB + DDP	3（1.40）	3（100）	
VP-16 + DDP/IFO + VP-16 + DDP	14（6.54）	13（92.86）	1（7.14）
其他	2（0.93）	1（50.00）	1（50.00）

（二）样本收集

所有病例化疗前抽静脉血2ml，置乙二胺四乙酸钠抗凝管，分离白细胞层。用QIAamp DNA提取试剂盒提取白细胞DNA，置于－30℃低温冰箱保存，备用。

（三）基因型分析

参照文献［1］方法，用多聚酶链反应－限制性片段长度多态性（PCR-RFLP）技术检测研究对象RR37AC和RR524CT的基因型。RR37AC检测所用引物为F-5'-CT-GCT CAGGG GAAAG AACTG-3'和R-5'-GGTCT TGCCC AGACT CAACA-3'。PCR反应总体积25μl，含引物（10 pmol/μl）各1μl、4×dNTP（各2.5mmol/L）2.5μl、Taq酶1IU、基因组DNA溶液0.5μl、10×Buffer 2.5μl，$MgCl_2$ 2.5μl。反应条件为95℃预变性5分钟；95℃ 30秒、60℃ 30秒、72℃ 30秒，共35个循环；72℃延伸7分钟。PCR产物用Bbsl（纽英伦生物技术有限公司）内切酶在37℃消化5小时，用3%琼脂糖凝胶电池、溴化乙啶染色确定RR37AC的基因型。基因型分为RR37 C C（217bp）、RR37AC（217bp/156bp）、RR37AA（156bp）三种类型。RR524CT基因型检测所用引物为F-5' CTTTT AGATC GGCCA GAGGA-3'和R-5' ATACC CTGTC TCTGC CACCA-3'。PCR反应总体积25μl，含引物（10 pmol/μl）各1μl、4×dNTP（各2.5mmol/L）2.5μl、Taq酶1IU、基因组DNA溶液0.5μl、10×Buffer 2.5μl，$MgCl_2$ 1.5μl。反应条件为95℃预变性5分钟；95℃30秒、54℃30秒、72℃30秒，共35个循环；72℃延伸7分钟。PCR产物用ApoI内切酶在37℃消化3小时，用3%琼脂糖凝胶电池、溴化乙啶染色确定RR524CT的基因型。基因型分为RR524C/C（176bp）、RR524 C/T（176bp/102bp）、RR524TT（102bp）三种类型。

（四）治疗方案

所有患者均接受顺铂为基础的联合方案化疗。化疗方案包括铂类加去甲长春花碱（NVB）、铂类加紫杉类药物（TAX和TXT）、铂类加吉西他滨（GEM）、铂类加依托泊苷（VP-16）或铂类加依托泊苷加异环磷酰胺（IFO）及其他含铂类方案。铂类药物：DDP 25mg/m^2第1～3天，或CBP AUC 5第1天，或L-OHP 60mg/m^2第1、8天，以上药物均为静脉滴注。铂类＋NVB：NVB 25 mg/m^2第1、8天静脉推注；铂类＋紫杉类：TAX 90 mg/m^2第1、8天，或TXT 35 mg/m^2第1、8天，均为静脉滴注；铂类＋GEM 1000 mg/m^2第1、8天静脉滴注；铂类＋VP-16：VP-16 60 mg/m^2第1～5天静脉滴注；铂类＋VP-16＋IFO：VP-16 60 mg/m^2第1～3天静脉滴注、IFO 1.5g/m^2第1～3天静脉滴注。以上方案均每3周为1周期，所有病例均在化疗2周期后评定疗效。

（五）疗效评定标准

参照WHO实体瘤近期客观疗效评定标准分为完全缓解（CR）、部分缓解（PR）、稳定（SD）和进展（PD），以CR＋PR为有效。

（六）统计学分析

采用SAS 6112统计软件进行统计分析。以χ^2检验不同RRM1基因型之间的化疗疗效和毒副反应的差异。

二、结果

（一）基因型分布及化疗总有效率

214例晚期非小细胞肺癌患者中，RR37AC基因型中有1例患者PCR扩增无结果，该型实际统计例数为213例。在所有晚期非小细胞肺癌患者中，116例（54.46%）为RR37C/C基因型，87例（40.85%）为RR37C/A基因型，10例

(4.69%)为 RR37A/A 基因型；25 例(11.68%)为 RR524C/C 基因型，89 例(41.59%)为 RR524C/T 基因型，100 例(46.73%)为 RR524T/T 基因型。所有病例的化疗总有效率为 44.4%。

（二）RR37AC、RR524CT 基因型与化疗疗效的关系

RR37AC、RR524CT 基因型与化疗疗效的关系见表 2。RR37C/C 基因型患者的有效率为 44.83%，RR37C/A 基因型患者的有效率为 45.98%，RR37A/A 基因型患者的有效率为 30.00%，通过比较这三种基因型化疗有效率的差异没有显著性（χ^2 = 0.928，df = 2，P = 0.629）。在 RR524CT 基因型中，RR524C/C 基因型患者的有效率为 24.00%，RR524C/T 基因型患者的有效率为 51.69%，RR524T/T 基因型患者的有效率为 43.00%，这三者的有效率之间差异有显著性（χ^2 = 6.179，df = 2，P = 0.046)，再将 RR524C/T 和 RR524T/T 这两种基因型合并与 RR524C/C 基因型的有效率相比，它们之间的差异有统计学意义（χ^2 = 7.12，df = 1，P = 0.0076)，携带 RR524C/T 或 RR524T/T 基因型者的化疗有效率显著高于携带 RR524C/C 的患者。

（三）RR37AC、RR524CT 基因型与化疗毒副反应的关系

RR37AC、RR524CT 基因型与化疗毒副反应的关系见表 3。214 例患者的毒副反应主要表现为Ⅱ度以上的白细胞、血红蛋白及血小板下降，以及Ⅱ度以上的恶心、呕吐、脱发及肝损害。从表 3 中可以看出，在 RR37ACT 基因型患者中，A/A 基因型患者的肝损害要显著高于 C/A、C/C 基因型。而 RR524CT 基因型患者中，三种基因型患者的毒副反应无明显差别。

三、讨论

铂类是非小细胞肺癌化疗的基本药物，但相同剂量的顺铂给予不同的患者，其疗效和毒副反应却有差异，因此如何选择个体化的化疗方案是肿瘤学研究和临床肿瘤化疗的趋势。

铂类的主要靶点是增殖细胞的 DNA，可以和细胞内的碱基结合，使 DNA 分子链内和链间交叉键联，因而失去功能不能复制。引起铂类耐药的机制很多，包括药物积聚减少；药物解毒增加（如谷胱甘肽和

表 2　RR37AC、RR524CT 基因型与化疗疗效的关系

基因型	n（%）	CR + PR（%）	SD = PD（%）	χ^2	df	P 值
RR37AC						
C/C	116（54.64）	52（44.83）	64（55.17）	0.928	2	0.629
C/A	87（40.85）	40（45.98）	47（54.02）			
A/A	10（4.69）	3（30.00）	7（70.00）			
RR524CT						
C/C	25（11.68）	6（24.00）	19（76.00）	6.179	2	0.046
C/T	89（41.59）	46（51.69）	43（48.31）			
T/T	100（46.73）	43（43.00）	57（57.00）			
C/T + T/T	189（88.32）	89（41.59）	100（46.73）	7.12	1	0.0076

表3　RR37AC、RR524CT 基因型与化疗毒副反应的关系

基因型	n	白细胞下降（%）≥Ⅱ	血红蛋白下降（%）≥Ⅱ	血小板下降（%）≥Ⅱ	恶心呕吐（%）≥Ⅱ	脱发（%）≥Ⅱ	谷丙转氨酶升高（%）≥Ⅱ
37AC							
C/C	116	78(62.74)	26(22.41)	31(26.72)	72(62.07)	19(16.38)	11(9.48)
C/A	87	55(63.22)	11(12.64)	16(18.39)	55(63.22)	13(14.94)	4(4.60)
A/A	10	8(80.00)	3(30.0)	5(50.0)	7(70.00)	2(20.00)	3(30.00)
χ^2		1.247	3.959	5.567	0.253	0.203	7.795
P 值		0.536	0.138	0.062	0.881	0.903	0.02
524CT							
C/C	25	17(68.00)	5(20.00)	8(32.00)	12(48.00)	2(8.00)	5(20.00)
C/T	89	60(67.42)	10(11.24)	19(21.35)	59(66.29)	15(16.85)	6(6.74)
T/T	100	65(65.00)	25(25.00)	25(25.00)	64(64.00)	17(17.00)	7(7.00)
χ^2		0.157	5.874	1.248	2.858	1.312	4.916
P 值		0.925	0.053	0.536	0.239	0.519	0.086

金属硫蛋白）；DNA 损伤修复能力（DNA repair capacity，DRC）增强及铂类-DNA 加合物增加等。DRC 改变是铂类耐药的重要分子基础[3]。而 DNA 损伤修复的主要途径是核苷酸切除修复（nucleotide excision repair，NER），它是清除大规模铂类化合物所致 DNA 螺旋扭曲的惟一机制[4]。如果肿瘤细胞的 DNA 修复能力强，对铂类治疗的效果就差，反之效果则好。核苷酸切除修复途径有很多基因参加，RRM1 基因是该途径中的重要成员[5]。

RRM1 即核糖核苷酸还原酶亚基 1，RRM1 基因编码合成核糖核苷酸还原酶（RR）的 M1 亚基（RRM1），RR（ribonucleotide reductase）即核苷酸还原酶，是催化脱氧核糖核酸合成的限速酶[6]，在人类细胞中它在 DNA 合成和修复中起到了关键性的作用，它可以使核苷酸 5’-二磷酸转化为脱氧核糖核酸 5’-二磷酸，脱氧核糖核酸 5’-二磷酸是 DNA 合成和修复所必需的。其中 RRM1 是 RR 功能不可或缺的部分，主要起调控酶的活性和确定底物特异性的作用。RR 在 DNA 的修复中很关键，它不仅可以使受损 DNA 链被切除的核苷酸得到修复，而且还可以通过 RRM1/p53R2 DNA 损伤修复复合体提高 DNA 修复的能力。RRM1 基因位于染色体 11p15.5 区域[7]，这个区域称为 LOH（杂合子丢失区域），这个区域的杂合子丢失与术后肺癌患者的不良预后因素有关，约 75% 的肺癌患者有这样的杂合子丢失[8]。RRM1 也可以表现为肿瘤抑制基因，它可以减少细胞的迁移和侵袭，进而减少自发性转移灶的形成，遗传互补实验已经证明染色体中含有 LOH 区域的小鼠可以明显抑制肺癌皮下移植物的形成。

目前对 RRM1 的研究多集中在 RRM1 的表达上，在组织培养和实验动物中都发现 RRM1 的高表达会减少细胞的运动、转移和迁徙的能力，RRM1 可以促使磷酸酶-

张力蛋白基因（phosphatase and tension homology deleted on chromosome ten，PTEN）表达，PTEN 可减少黏着斑激酶（focal adhesion kinase，FAK）的磷酸化，FAK 在调控细胞迁移和黏附作用过程中发挥重要作用，其高表达时肿瘤细胞侵袭转移的能力增强，PTEN 可减少 FAK 的磷酸化，从而抑制肿瘤细胞的转移[9]。在一项对 77 例 NCSLC 术后患者的研究中发现，与 RRM1 低表达的人相比，RRM1 高表达的单纯手术后患者的生存时间和疾病复发时间将更长[10]。与此相反的是，RRM1 的高表达对于吉西他滨（健择）与顺铂联合化疗的患者却预示着更短的生存期。在吉西他滨 + 顺铂治疗组中，低 RRM1 mRNA 表达水平的患者相比较高 RRM1 mRNA 表达水平的患者生存时间有明显的提高（分别为 15.5 个月、6.8 个月，$P = 0.0028$），疾病进展时间分别为 7.6 个月及 4.3 个月（$P = 0.05$）[11]。在另一项西班牙进行的大规模的随机临床试验中，对 100 例 NCSLC 患者石蜡包埋标本的 RRM1 mRNA 和 ERCC1 的表达水平进行了检测和分析：在吉西他滨 + 顺铂治疗组中，RRM1 mRNA 低表达患者的中位生存期明显高于 RRM1 mRNA 高表达患者（13.7 *vs* 3.6 个月，$P = 0.009$）[12]，这些结论与 RRM1 是吉西他滨作用的分子目标有关，而 RRM1 的表达增加在获得性吉西他滨耐药中起到了关键性作用[13]。由此可以推论 RRM1 mRNA 的表达水平是预测术后 NCSLC 患者生存的重要分子标志物。

我们的这项研究是对 RRM1 启动子区域的两个单核苷酸多态性（single nucle-otide polymorphism，SNPs）位点进行研究，探讨 RRM1 基因多态性对预测 NSCLC 患者对以顺铂为基础的化疗方案敏感性和化疗毒性的临床价值。启动子（promoter）是位于结构基因 5’端上游的一段 DNA 序列，能够指导全酶（holoenzyme）同模板正确结合，活化 RNA 聚合酶，启动基因转录。人类基因组计划研究结果已表明，不同个体的 DNA 的差异大部分是由单核苷酸多态性（SNP）引起的。药理遗传学研究已证明，多态性基因组序列上的微小差异显著影响不同个体对药物治疗的敏感性[14]。启动子的 SNP 则可能影响基因的转录过程，进而影响蛋白质的表达。DNA 修复基因的单核苷酸多态性可能改变 DNA 修复酶的活性，进而可能引起不同个体 DNA 损伤修复能力的差异[15]。Bepler G 等对 RRM1 基因启动子的两个多态性位点进行了分析，在 RRM1 转录起始区域的上游——37 位的两个等位基因（A 和 C），即胞嘧啶可能被腺嘌呤取代引起了该位点的多态性 RR——37A/C；另一个多态性位点在 RRM1 转录起始区域的上游——524 位，胸腺嘧啶可能被胞嘧啶取代引起了该位点的多态性 RR——524C/T。基因型为 RR37A—RR524T 和 RR37C—RR524T 的启动子转录活性最高，基因型为 RR37A—RR524C 的启动子的转录活性最低[1]。本研究的结果表明启动子基因型为 RR524C/C 的患者化疗有效率显著高于基因型为 RR524C/T 和 RR524T/T 的患者，RR37AC 三种基因型的化疗有效率之间没有显著差异，这与 Isla[16] 等报道的结论一致。由此推断 RR524CC 可能降低了 RRM1 基因的转录水平，影响了 RRM1 的表达，降低了 DNA 损伤修复的能力，使基因型为 RR524C/C 的患者化疗有效率较高。此外，我们的研究发现在化疗毒副反应方面，214 例患者的毒副反应主要表现为Ⅱ度以上的白细胞、血红蛋白及血小板下降，以及Ⅱ度以上的恶心、呕吐、脱发及肝损害。RR37 A/A 基因型患者的肝损害要显著高于 C/A、C/C 基因型，而 RR524CT 基因型患者中，三种基因型患者的毒副反应无明显差别。

本研究结果表明，检测非小细胞肺癌患者外周血白细胞 DNA 中 RRM1 基因启动子区域多态性对于预测以顺铂为基础的化疗疗效、指导临床个体化化疗有较高的应用价值。同时，我们也需要研究不同基因型与不同化疗方案疗效之间的关系，进一步提高临床治疗的针对性和预见性，这方面的研究正在进行中。

（本文获得第三届中国肿瘤内科大会优秀论文二等奖）

参考文献

[1] Beplera G, Zhenga Z, Gautama A. Ribonucleotide reductase M1 gene promoter activity, polymorphisms, population frequencies, and clinical relevance Lung Cancer, 2005, 47 : 183 - 192.

[2] Evans WE, Relling MV. Pharmacogenomics: translating functional genomics into rational t-herapeutics. Science, 1999, 286 (5439): 487 - 491.

[3] Rosell R. Predictive molecular markers in non-small cell lung cancer. Curr Opin Oncol, 2001, 13 : 101 - 109.

[4] Rosell R, Lord RV, Taron M, et al. DNA repair and cisplatin resistance in non-small cell lung cancer. Lung Cancer, 2002, 38(3): 217 - 227.

[5] García-Campelo R, Alonso-Curbera G, Antón Aparicio LM, Rosell R. Pharmacogenomics in lung cancer: an analysis of DNA repair gene expression in patients treated with platinum-based chemotherapy. Expert Opin Pharmacother, 2005, 6 (12): 2015 - 2026.

[6] Elledge SJ, Zhou Z, Allen JB. Ribonucleotide reductase: regulation, Trends Biochem Sci, 1992, 17 : 119 - 123.

[7] Pitterle DM, Kim YC, Jolicoeur EMC, et al. Lung cancer and the human gene for ribonucleotide reductase subunit M1 (RRM1). Mamm Genome, 1999, 10 : 916 - 922.

[8] Bepler G, Gautam A, Lauren M, et al. Prognostic significance of molecular genetic aberrations on chromosome segment 11p15. 5 in non-small cell lung cancer. J Clin Oncol, 2002, 20 (5): 1353 - 1360.

[9] Gautam A, Li ZR, Bepler G. RRM1-induced metastasis suppression through PTE-reg-ulated pathways. Oncogene, 2003, 22 : 2135 - 2142.

[10] Bepler G, Sharma S, Canetor A, et al. RRM1 and PTEN as prognostic paramenters for overall survival and diseasefree survival in patients with non-small cell lung cancer. J Clin. Oncol.

[11] Rosell R, Scagliotti G, Danenber KD, et al. Transcripts in pretreatment biopsies from a three-arm randomized trial in metastatic non-small-cell lung cancer Oncogene, 2003, 22 : 3548 - 3553.

[12] Rosell R, Danenberg KD, Alberola V, et al. RNA expression and survival in gemcitabin/cisplatin treated advanced non-small cell lung cancer patients. Clin Cancer Res, 2004, 10 : 1318 - 1325.

[13] Bergman AM, Eijk PP, Ruiz van Haperen VWT, et al. In vivo induction of resistance to gemcitabine results in increased expression of ribonucleotide reductase subunit M1 as the major determinant. Cancer Res, 2005, 65 : 9510 - 9516.

[14] Ronen A, Glickman BW. Human DNA repair genes. Environ Mo lM ut, 2001, 37 (3): 241 - 283.

[15] Butkiewicz D, RusinM, Enewold L, et al. Genetic polymorphisms in DNA repair genes and risk of lung cancer. Car-cinogenesis, 2001, 22 : 593 - 597.

[16] Isla D, Sarries C, Rosell R. Single nucleotide polymorphisms and outcome in docetaxel-cisplatin-treated advanced non small cell lung cancer. Annals of Oncology, 2004, 15 : 1194 - 1203.

基因检测指导下的肺癌个体化治疗策略

王长利　孙冰生

天津医科大学附属肿瘤医院肺癌中心 天津 300060

【摘要】 目前肺癌的个体化治疗理念主要表现在分子靶向治疗和术后辅助化疗，基因检测对于指导个体化治疗具有重要意义，大量研究显示 EGFR 突变的肺癌患者更能从 EGFR-TKIs 药物获益，EGFR 突变已经成为肺癌患者重要的预测预后指标。最近随着化疗相关生物标记物与化疗疗效相关研究的进展，铂类为基础的两药化疗方案在肺癌治疗中的地位开始动摇，有研究表明 ERCC1 阳性患者并不能从铂类药物中获益，其他相关分子标记物也提示不同化疗药物相关特异的获益人群。因此，肺癌的治疗需要兼顾不同患者“个性”和“共性”的特点，而基因检测指导下的个体化治疗正符合未来肺癌治疗的大趋势，必将成为未来肺癌治疗的标准方案。

【关键词】 非小细胞肺癌；EGFR 突变；基因检测；分子靶向治疗；辅助化疗；生物标记物

20 世纪 90 年代前，肿瘤的治疗主要靠经验医学，患者治疗方案的制定主要依据临床查体和影像学检查，治疗模式基本一样。至于选择的治疗方案对患者是否有效，以及同一治疗方案在不同患者所表现的疗效和预后差异，也无法作出合理的解释，最后只是简单的归结为不同患者肿瘤生物学行为的差异，然而这种差异究竟发生在哪里并不清楚。与此同时，现代分子生物学技术飞速发展，在医学基础研究中得到广泛应用，人类对肿瘤从基因水平、蛋白水平到体内、外试验进行了系统的研究，对肿瘤的发生、演进机制有了更深层次的了解，肿瘤基因水平的表达差异与药物疗效及预后之间的关系成为研究的热点。进入 21 世纪，特别是 2006 年 ASCO 会议首次报道“早期肺癌预后的分子预测模型（the lung metagene model）”、“ERCC1 对铂类化疗疗效的预测作用”、“前瞻性研究确定酪氨酸激酶抑制剂（tyrosine kinase inhibitor，TKI）对表皮生长因子受体（epidermal growth factor receptor，EGFR）突变的患者特别有效”，这些研究呈现出一个鲜明的特点，那就是利用现代的分子生物学方法，发现有预测预后价值的生物学标记物，然后根据这些分子标记物选择合适的治疗手段，完成基础研究向临床应用的转化过程。病理分期不再是肺癌唯一具有预后价值的指标、传统化疗药物无效的肺癌患者不再是“无药可救了”、铂类为主的两药化疗方案不再适合所有的肺癌患者了，因此，2006 年 ASCO 会议宣告肺癌的治疗步入了“个体化治疗”的新时代。

所谓个体化治疗是指通过检测患者体内的有关药物作用靶位、路径、代谢等靶点，评估药物对患者可能的作用，提高治疗的针对性和有效性，避免不良反应，不但降低治疗费用和风险，还为患者争取宝贵的治疗时间。简而言之，个体化治疗就是：在合适的时间、对合适的人，使用合适的药物，给予合适的剂量。因此，面对一位肺癌患者，每一位肿瘤科医生在治疗过程中都应贯彻个体化治疗的理念。众所周知，肺癌的治疗手段主要包括手术、化疗、放疗和分子靶向治疗，然而目前基因水平的个体化治疗在手术和放疗领域尚无突破性进展，至少目前并没有高水平证据表明术前检测哪一种或一组基因能预测患者能否从手术治疗中获益，也许未来可能出现评估预后更为准确的“分子分期”来指导外科医生是否应该给患者进行手术治疗或直接化疗、靶向治疗。目前个体化疗治疗理念更多体现在靶向治疗和化疗的过程中，现就两者目前的研究进展作一简单介绍。

一、靶向治疗——EGFR突变的检测

目前肺癌相关靶向治疗药物中，需要依赖基因检测指导治疗的主要是针对EGFR的靶向药物，包括两大类：小分子酪氨酸激酶抑制剂（TKI）和单克隆抗体。EGFR-TKIs目前常用的有：Gefitinib（ZD-1839，吉非替尼，Iressa，易瑞沙）和Erlototinib（厄洛替尼，Tarceva，特罗凯）；单抗类分子靶向药物常用的有：Herceptin（Trastuzumab，贺赛汀）和MC-C225（Cetuximab，Erbitux）。与单抗类药物比较，TKI的应用对患者EGFR基因检测的依赖较大，更能体现个体化治疗的理念。在此，笔者仅以EGFR抑制剂作为典型药物加以说明。

（一）EGFR受体

EGFR是一种蛋白酪氨酸激酶受体，EGFR的活化可以通过配体诱导的受体二聚化作用实现。异常的EGFR活化机制包括受体本身的扩增、受体配体的过表达、活化突变以及负性调节途径的缺乏，因此EGFR诱导癌症至少通过3种机制：EGFR配体的过表达、EGFR的扩增或EGFR的突变活化。在这3种机制中，EGFR的突变活化是导致肿瘤细胞异常生物学行为的最主要因素。EGFR在大多数非小细胞肺癌（non-small cell lung cancer，NSCLC）中高表达，如在鳞癌中EGFR表达率为85%，腺癌和大细胞癌为65%，并对细胞增殖、存活、迁移和血管生成具有较强的促进作用。但是EGFR阳性的NSCLC患者中，野生型EGFR的患者占多数，突变型只有一小部分[1,2]。

（二）EGFR突变与TKI的治疗效果

日本、欧美等国参与完成的评价吉非替尼疗效的IDEAL-1研究发现，吉非替尼的平均有效率为18%。吉非替尼在日本人群中的有效率为27%，而在欧洲人群中的有效率仅为11%，两组差异非常悬殊。进一步研究发现该药对亚裔、女性、非吸烟的腺癌患者有效率高，基因测序发现该类患者多存在EGFR突变[3~5]。随后的6项Ⅱ期前瞻性研究的结果发现，吉非替尼治疗EGFR突变阳性患者的有效率超过87%，EGFR突变与TKI的疗效密切相关，是预测TKI疗效的较有价值的生物指标。研究显示EGFR突变的患者对TKIs的反应速度更快，副性作用更小，体外和体内实验均证实EGFR突变和患者对TKIs的敏感性高度相关。IPASS临床试验显示，EGFR突变的患者接受吉非替尼治疗后PFS显著优于化疗，而野生型EGFR患者使用吉非替尼后疾病进展风险反而增加。EGFR突变是吉非替尼一线治疗晚期NSCLC获益的强有力预测标志。只有选择EGFR基因突变的患者，行一线吉非替尼靶向治疗，才可能实现真正的个体化治疗[6~11]。

（三）EGFR 突变的检测

EGFR 基因突变的检测对于指导肺癌的个体化治疗具有重要的意义。目前 EGFR 基因突变检测的方法有很多种，但是任何一种检测方法都存在优缺点。

1. DNA 测序法

DNA 测序法是目前检测 EGFR 基因突变应用最为广泛的方法，DNA 测序法虽然可以直观、准确的明确突变范围及其类型，但是费用较贵，且结果判读耗时费力，在敏感性和简便性方面并不是理想的选择。

2. 荧光实时聚合酶链式反应（polymerase chain reaction，PCR）

应用荧光实时 PCR 检测 EGFR 基因突变，并不需要检测突变的基因组 DNA 的具体含量，仅需要检测样本 Ct 值和扩增曲线即可，这就使得整个检测过程更加简单，且费用更低，而且 PCR 反应具有核酸扩增的高效性，即便只有微量的肺癌组织发生了基因突变亦能被检测出来，从而使它具有很高的灵敏度。荧光定量 PCR 法由于探针设计的局限性，目前只能发现 EGFR19 和 21 外显子已知的突变，而直接测序能发现各种不同类型的突变。但是就通量和速度而言，荧光定量 PCR 可以对几十个样本同时进行检测，2 小时内完成。而 DNA 测序法不适合大规模筛查[12]。

3. 变性高效液相色谱法（Denaturing high performance liquid chromatography，DHPLC）

高效液相色谱的基本原理是利用不同物质在流动相和固定相中分配系数差异而得到分离。DHPLC 技术也有一些不足之处，不能直接检测出纯合突变，只能提供个体样本有无突变的信息，但无法得出具体的突变类型；当有多个片段需要检测时，由于有多个解链温度，需要多步检测，增加了工作量等[13]。

4. 其他

包括毛细管电泳（capillary electrophoresis，CE）聚合酶链式反应-单链构象多态性分析等。

目前检测 EGFR 突变的方法很多，DNA 测序仍然是目前应用最为广泛的检测方法，其他方法尽管灵敏度和/或特异度有所提高，但只能针对一些常见突变位点进行检测，无法检测罕见或未知的突变。同时，大多数方法仍对组织的取材要求较高，需要较多的肿瘤组织和有较高的肿瘤细胞含量。

总之，肺癌的分子靶向治疗为肺癌的治疗提供一种全新的思路，但是目前还存在以下问题，需进一步研究：

（1）目前全世界公认的 EGFR 突变检测方法是直接测序法，但其检测的准确性与肿瘤组织的质量控制有关，因此，临床上亟待一种简便、快速、准确和经济的肺癌 EGFR 基因突变检测方法，尤其是降低对肺癌的取材要求。

（2）虽然 EGFR 突变的患者使用 TKI 后，症状得到改善和整体生存率有所提高，但是有的患者用药一段时间后，产生新的突变而导致对 TKI 药物耐药，因此，有待研究和开发更有效的多靶点药物。

二、术后辅助化疗——生物标记物的检测

2003 年以后，几个大型随机临床对照试验相继确立术后辅助化疗的地位，IALT 试验首先报道完全切除的 Ⅰ ~ Ⅲa 期 NSCLC 术后辅助化疗可明显提高 5 年生存率。CALGB9633 实验亚组分析发现ⅠB 期肿瘤直径 >4cm 的患者仍可以获益（HR 0.66，90% CI：0.45 ~ 0.97，$P = 0.04$）。ANITA 和 JBR10 亚组分析并不支持ⅠB 期患者术后化疗。

2008 年 Pignon 的 Lung Adjuvant Cisplatin Evaluation（LACE）荟萃分析包括 ANITA、IALT、ALPI、BLT、JRB10 五个随机临床实验，共 4584 例患者，结果显示化疗组的 5 年绝对受益率为 5.4%，Ⅱ～Ⅲ期患者远期生存明显获益（HR 0.83，95% CI：0.73～0.95，$P=0.046$），ⅠA 和ⅠB 期患者无明显获益。

2008 年，Christopher 等综合 LACE 荟萃分析中不同病理分期化疗的 HR 值和 ANITA试验的 5 年生存率，发现ⅠB 期患者仅有 3% 可从化疗中获益，而Ⅱ期为 10%、Ⅲ期为 13%，因此只有少数患者可从术后辅助化疗中获益，病理分期是唯一经前瞻性随机试验证实有效的预后和预测因子。EGFR-TKIs 的成功启示我们化疗药物是否也存在类似的与疗效相关的生物标记物，如何根据标记物将上述 3%、10% 和 13% 的人群挑选出来，是未来术后辅助化疗研究的方向。

2006 年美国临床肿瘤学会（ASCO）年会上，IALT 试验筛选出 ERCC1（核苷酸切除修复交叉互补集团 1）阴性 NSCLC 患者可从含顺铂的辅助化疗中获益。

2008 年 ASCO 年会上，JBR.10 试验筛选出可对单纯手术 NSCLC 患者进行死亡危险分层的 15 个基因；具有高危因素的ⅠB 和Ⅱ期患者手术后接受化疗均有生存获益，但低风险患者不能从辅助化疗中获益。

2009 年 ASCO 年会上，有研究证实，MSH2 与 ERCC1 阴性 NSCLC 患者可从辅助化疗中明显获益。

2009 年世界肺癌大会（WCLC）上，有研究表明以体外组织培养药物敏感试验（HDRA）为基础术后辅助化疗能提高远期生存。

（一）ERCC1

2006 年 ASCO 年会上，Olaussen 回顾分析（IALT）761 例标本，免疫组化检测其表达，阳性率为 44%，ERCC1 阴性可从顺铂的辅助化疗中获益（5 年生存率：治疗组 47% *vs* 观察组 39%，HR 0.65，95% CI：0.50～0.86）；ERCC1 阳性患者化疗组和观察组生存期无显著差异（40% *vs* 46%，HR 1.14，95% CI：0.84～1.55）。对于观察组 ERCC1 阳性患者较阴性患者预后好（HR 0.66，95% CI：0.49～0.90）。该研究结果提示对于完全性切除术后的患者，ERCC1 阴性可从顺铂为基础的化疗中获益[14]。

（二）β-tubulin Ⅲ

JBR.10 试验回顾性分析显示，免疫组化检测 256 例标本 β-tubulin Ⅲ的表达，结果显示高 β-tubulin 表达患者容易复发，预后较差：RFS（HR 1.52，95% CI：1.05～2.22，$P=0.03$），OS（HR 1.39，95% CI：0.96～2.01，$P=0.08$）；高 β-tubulin 表达患者可从辅助化疗获益（长春瑞滨＋顺铂）：RFS（HR 0.45，95% CI：0.27～0.75，$P=0.002$），OS（HR 0.64，95% CI：0.39～1.04，$P=0.007$）。

然而，Reiman 分析（IALT）研究多变量分析：β-tubulin 与腺癌、淋巴管及血管侵犯密切相关，阳性患者的 OS 和 PFS 较差。β-tubulin 表达与化疗疗效并无相关性（OS：HR 1.01，$P=0.98$；DFS：HR 1.92，$P=0.71$）；同样，在 IFCT-0002 研究，早期手术切除的 β-tubulin 表达阳性患者 PFS 较短（单变量分析 $P=0.014$，多变量分析 $P=0.020$），不能从术后化疗中受益，且对化疗无反应。

上述研究与 β-tubulin Ⅲ在 JBR.10 研究矛盾，因此 β-tubulin Ⅲ能否作为化疗预测标记物有待于进一步探讨。晚期 NSCLC β-tubulin 低表达从化疗（抗微管药物）获益 β-tubulin 在早期和晚期肺癌预测化疗疗效的结果截然相反，原因尚不清楚[15]。

（三）BRCA1

Taron 用 RT-PCR 方法检测 55 例完全性切除术后 NSCLC 的标本的 BRCA1 mRNA 的表达，根据表达量分为四部分，表达值 <0.61 的患者预后好，而 >2.45 的患者预后差。12 例高表达患者中位生存时间 12.7 个月，28 名中表达患者为 37.8 个月，而高表达患者目前的生存数据尚未统计结束[16]。Rosell 等[17]用 RT-PCR 方法检测 126 例完全性切除术后 NSCLC 组织标本 ERCC1、MZF1、Twist1、TRX1、RRM1、TDP1 和 BRCA1 等表达，结果显示 BRCA1 <5 的预后好，目前低表达的中位生存时间尚未公布，而高表达患者中位生存时间是 29 个月。Quinn 的研究也显示高 BRCA1 表达的患者可从紫杉烷类药物获益。Spanish Lung Cancer Group（SCAT 研究）（84 例）术后Ⅱ～Ⅲ期患者，根据 BRCA1 mRNA 水平分组 BRCA1 高表达早期 NSCLC 预后不良的指标，BRCA1 也是预测因子；高表达：紫杉类单药疗效并不差于含铂两药方案的其他组别，低表达：顺铂非铂方案包括抗微管药物可能是这些复发高危人群的最佳选择。目前已经启动了相关的Ⅲ期临床研究[18]。

（四）p27

检测 IALT 实验的组织标本，结果显示 p27 具有预测价值：p27 阴性组可从顺铂为基础的化疗获益（HR 0.66，95% CI：0.50～0.88，P=0.006）；p27 阳性组化疗和对照组无显著差异（HR 1.09，95% CI：0.82～1.45，P=0.54）；p27 和 ERCC1 联合更有预测价值 p27（－）和 ERCC1（－）化疗获益明显（HR 0.52，95% CI：0.36～0.74）。p27（＋）和 ERCC1（＋）化疗反而有害（HR 1.27，95% CI：0.87～1.84）。但 42% 患者 p27 和 ERCC1 的表达无相关性，两者更常表现为一个阳性一个阴性[19]。

（五）p53 和 KRAS

回顾分析 JBR.10 研究野生型 p53，化疗可以获益（HR 0.67，95% CI：0.46～0.98，P=0.04）；而突变组无显著生存获益（HR 0.78，95% CI：0.46～1.32，P=0.35）；RAS 检测结果同 p53，野生型可以获益，突变型无明显获益[20]。

总之，目前研究多为回顾性分析，证据级别Ⅱ，不能作为辅助化疗临床实践指南；单个分子标志物进行预测或预后能力差，多分子标志物的联合预测能力强；多基因分子标签、microRNA 或基因甲基化谱标签可能是未来研究方向。确立各种生物标记物的标准检测及定量方法开展前瞻性、随机对照临床实验。

参考文献

[1] Schlessinger J. Cell signaling by receptor tyrosine kinases. Cell, 2000, 103 (2): 211－225.

[2] Ciardiello F, Tortora G. EGFR antagonists in cancer treatment. New Engl J Med, 2008, 358 (11): 1160－1174.

[3] Kris MG, Natale RB, Herbst RS, et al. Efficacy of gefitinib, an inhibitor of the epidermal growth factor recep tor tyrosine kinase, in symp tomatic patients with non-small cell lung cancer: a randomized trial. AMA, 2003, 290: 2149－2158.

[4] FukuokaM, Yano S, Giaccone G, et al. Multi-institutional randomized phase II trial of gefitinib for p reviously treated patients with advanced non-small-cell lung cancer (The IDEAL 1 Trial). J Clin Oncol, 2003, 21 (12): 2237－2246.

[5] Thatcher N, Chang A, Parikh P, et al. Gefitinib plus best supportive care in previously treated patients with refractory advanced non-

small-cell lung cancer: results from a randomised, placebo-controlled, multicentre study (Iressa Survival Evaluation in Lung Cancer). Lancet, 2005, 366 (9496): 1527 - 1537.

[6] Sunaga N, Tomizawa Y, Yanagitani N, et al. Phase II p respective study of the efficacy of gefitinib for the treatment of stage III/IV non-small cell lung cancer with EGFR mutations, irrespective of previous chemotherapy. Lung Cancer, 2007, 56 (3): 383 - 389.

[7] Asahina H, Yamazaki K, Kinoshita I, et al. A phase II trial of gefitinib as first-line therapy for advanced non-small cell lung cancer with epidermal growth factor recep tor mutations. Br J Cancer, 2006, 95 (8): 998 - 1004.

[8] Inoue A, Suzuki T, Fukuhara T, et al. Prospective phase II study of gefitinib for chemotherapy-naive patients with advanced non-small-cell lung cancer with epidermal growth factor recep torgene mutations. J Clin Oncol, 2006, 24 (21): 3340 - 3346.

[9] Yoshida K, Yatabe Y, Park JY, et al. Prospective validation for prediction of gefitinib sensitivity by ep idermal growth factor receptor gene mutation in patients with non-small cell lung cancer. Thorac Oncol, 2007, 2 (1): 22 - 28.

[10] Van Zandwijk N, Mathy A, Boerrigter L, et al. EGFR and KRAS mutations as criteria for treatment with tyrosine kinase inhibitors: retro- and prospective observations in non-small-cell lung cancer. Ann Oncol, 2007, 18 (1): 99 - 103.

[11] Sequist LV, Martins RG, Spigel D, et al. First-Line Gefitinib in patients with advanced non-small-cell lung cancer harboring somatic EGFR mutations. J Clin Oncol, 2008, 26 (15): 2442 - 2449.

[12] Endo K, Konishi A, Sasaki H, et al. Epidermal growth factor receptor gene mutation in non-small cell lung cancer using highly sensitive and fast TaqMan PCR assay. Lung Cancer, 2005, 50 (3): 375 - 384.

[13] Jänne PA, Borras AM, Kuang Y, et al. A rapid and sensitive enzymatic method for epidermal growth factor receptor mutation screening. Clin Cancer Res, 2006, 12 (3): 751 - 758.

[14] Olaussen KA, Duant A, et al. DNA repair by ERCC1 in non-small-cell lung cancer and cisplatin-based adjuvant chemotherapy. N Eng J Med, 2006, 355: 983 - 991.

[15] Seve P, Lai R, et al. Class III β-Tubulin expression and benefit from adjuvant cisplatin/Vinorelbine chemotherapy in operable non-small cell lung cancer: analysis of NCIC JBR. 10. Clin Cancer Res, 2007, 13: 949.

[16] Custodio AB, Gonza'lez - Larrib JL, Bobokova A, et al. Prognostic and Predictive Markers of Benefit from Adjuvant Chemotherapy in Early-Stage Non-small Cell Lung Cancer, 2009, 4: 891 - 910.

[17] Rosell R, Jassem E, Skrzypski M, et al. Increased BRCA1 mRNA: an independent prognostic variable in completely resected chemo-naïve non-small cell lung cancer (NSCLC) patienst (p). J Clin Oncol, 2007, 25 (supp): abstract 7551.

[18] Cobo M, Massuti T, Mora'n T, et al. Spanish customized adjuvant trial (SCAT) based on BRCA1 mRNA levels. J Clin Oncol, 2008, 26 (supp): abstract 7533.

[19] Filipits M, Pirker R, Dunant A, et al. Cell cycle regulators and outcome of adjuvant cisplatin-based chemotherapy in completely resected non-small-cell lung cancer: the International Adjuvant Lung Cancer Trial Biologic Program. J Clin Oncol, 2007, 25: 2735 - 2740.

[20] Christopher G, Azzoli, Bernard J, et al. Molecularly tailored adjuvant chemotherapy for resected non-small cell lung cancer. J Thorac Oncol, 2008, 3: 84 - 93.

70岁以上老年人肺癌确诊途径及临床特征的分析

吕嘉林　仝　丽　郑　华　胡　瑛　张同梅
李雪冰　张红梅　孙怡芬　王静萍　李宝兰

北京胸科医院　北京　101149

【摘要】 目的：提高临床工作者对老年人肺癌的诊断水平。方法：将70岁以上的有明确病理学诊断的肺癌患者按首先得到病理学诊断的不同途径分组，探讨其确诊时的临床特征及意义。结果：①经痰脱落细胞学检查首先确诊者304例，占全组病例的51.7%，明显高于经纤维支气管镜检查组及肺手术后标本确诊组，$P<0.01$。团块影为其影像特点。临床分期以Ⅳ期明显高于其他各期；②经纤维支气管镜检查首先确诊组比例较低，占全组病例的16.3%；影像上88.5%表现为中心型团块影，鳞癌占59.6%，在临床各期间无明显差异；③经肺手术后标本确诊的128例中，影像上96.1%表现为周围型团块影，早期肺癌占83.6%，其中，Ⅰ期肺癌占57.0%，Ⅱ期肺癌占26.6%；④经胸腔积液细胞学检查和活检首先确诊组的比例分别只占5.9%和4.9%。临床均为Ⅲb期及Ⅳ期，组织类型以腺癌为主。结论：①经痰液脱落细胞学检查仍然是老年人肺癌首先获取病理学诊断的最重要手段；②对影像上表现为周围型团块影不除外肺癌的老年患者积极手术探查可提高早期肺癌的诊断率。

【关键词】 老年人；肺癌；病理诊断

目前就临床而言，肺癌的诊断和治疗有赖于细胞学或病理组织学的确诊，而肺癌的预后又与其分期、组织类型相关，所以，尽早获取病理学诊断对肺癌患者的益处显而易见。在临床实际工作中获取病理学诊断的常用手段有经痰液脱落细胞学检查、纤维支气管镜刷检或活检、胸腔或心包腔积液的细胞学检查、病灶活检和肺手术后标本的病理组织学检查。以上手段的采用受医生及患者等方面的影响，尤其对于老年人，因年龄和伴随疾病的原因难于采取或接受有创检查从而导致诊断延误。本文对经本院住院诊治的70岁以上的老年肺癌患者进行总结分析，探讨该患病人群首先获取细胞学或病理组织学诊断时的途径及临床特征.

一、资料与方法

（一）临床资料

所有患者均为我院住院诊治的肺癌患

通讯作者：李宝兰，北京胸科医院，地址：北京市通州区北马厂97号，邮编：101149
电话：13801126259

者。对有明确细胞学或病理组织学诊断，且资料完整的年龄在70岁以上的592例患者纳入分析对象。

1. 性别与年龄

592例患者占同期有明确病理学诊断病例的48.2%。男性474例（89.6%），女性118例（19.9%）；男女比例4∶1。

2. 临床症状

以咳嗽、咳痰、咯血、刺激性干咳等呼吸道症状表现为主者占84.0%；以其他系统疾病就诊及体检发现肺内肿物者占11.6%；以声音嘶哑及乏力、盗汗就诊者占2.6%。

3. 细胞类型

鳞癌217例（36.7%），腺癌237例（40.0%），小细胞癌86例（14.5%），鳞腺癌41例（6.9%），其他（包括大细胞癌及分化不良细胞类型）11例（1.9%）。

4. 临床分期

按1997年UICC（国际抗癌联盟）肺癌分期标准：Ⅰ期肺癌160例（27.0%），Ⅱ期94例（15.9%），Ⅲa期56例（9.5%），Ⅲb期136例（30.0%），Ⅳ期146例（24.7%）。经肺手术的患者按术后病理分期。

5. 临床影像分型

中心型352例（59.5%），周围型240例（40.5%）。

（二）方法

592例患者按临床常规检查程序留取痰液送检细胞学，据临床诊断和治疗需要行纤维支气管镜活检或刷检，对有胸腔积液者抽取胸液送检细胞学，对肺内可疑病灶或肺外转移灶分别行活检或开胸探查。将患者按首先得到细胞学或病理组织学诊断依据的不同途径分为：①痰液细胞学检查组（痰检组）；②纤维支气管镜活检或刷检组（纤支镜组）；③肺手术后标本病理组织学检查组（手术组）；④胸腔积液细胞学检查组（胸液组）；⑤浅表淋巴结、胸膜、纵隔、肺内病灶、胸壁及皮下转移等病灶的针吸细胞学或病理组织学检查组（活检组）。

二、结果

全组592例患者按首先获得病理学诊断依据的途径及所占比例分别为：

（1）痰检组304例，占全组病例的51.7%，明显高于其余各组，差异有显著性，$P<0.01$；

（2）纤支镜组96例，占16.2%；

（3）手术组128例，占21.6%；

（4）胸液组35例，占5.9%；

（5）活检组29例，占4.9%。

以上几种首先获取病理学诊断的不同途径与临床特征之间的关系显示：不管经何种途径首先确诊，影像上团块状阴影明显高于其他类型的表现（60%～96.1%）。而中心型团块影在痰检组、纤支镜组和活检组分别占66.8%、88.5%和72.4%，明显高于手术组和胸液组，$P<0.01$，差异有显著性；周围型团块影手术组为75.0%，胸液组为68.6%，明显高于其余各组。此外，组织类型显示：鳞癌经痰检组及纤支镜组首先确诊率明显高于其他各组，而腺癌在手术组、胸液组和活检组显著高于其余两组，P分别<0.05和<0.01。从确诊时肺癌的分期可以看出：痰检组和纤支镜组在临床分期各期之间无明显差异，而手术组首先确诊在Ⅰ、Ⅱ期肺癌分别为57.0%和26.6%，占早期肺癌的83.6%。晚期肺癌的确诊途径以胸液组和活检组明显高于其余各组（见表1）。

表 1　首先获取病理学诊断的不同途径与临床特征之间的关系

	痰检组 例数(%)	纤支镜组 例数(%)	手术组 例数(%)	胸液组 例数(%)	活检组 例数(%)
影像表现					
团块	261(89.5)	90(93.8)	123(96.1)	21(60.0)	23(79.3)
空洞	3(1.0)	0	0	0	1(3.4)
肺不张	25(8.)	4(4.2)	4(3.1)	3(8.6)	3(10.3)
弥漫改变	8(2.6)	1(1.0)	0	1(2.0)	1(3.4)
其他	7(2.3)	1(1.0)	1(0.8)	24(28.6)	1(3.4)
影像分型					
中心型	203(66.8)	85(88.5)	32(25.0)	11(31.4)	21(72.4)
周围型	101(33.2)	11(11.5)	96(75.0)	24(68.6)	8(27.6)
组织类型					
鳞癌	121(39.8)	57(59.4)	31(24.2)	1(2.0)	7(24.1)
腺癌	103(33.8)	18(18.8)	69(53.9)	31(88.6)	16(55.2)
鳞腺癌	27(8.9)	1(1.0)	11(8.6)	1(2.0)	1(3.4)
小细胞癌	48(15.8)	19(19.8)	13(10.2)	2(5.7)	4(13.8)
其他	5(1.6)	1(1.0)	4(3.1)	0	1(3.4)
临床分期					
Ⅰ期	69(22.7)	18(18.8)	73(57.0)	0	0
Ⅱ期	36(11.8)	24(25.0)	34(26.6)	0	0
Ⅲa期	25(8.2)	20(20.8)	11(8.6)	0	0
Ⅲb期	71(23.4)	15(5.2)	8(6.3)	24(68.6)	18(62.1)
Ⅳ期	103(33.9)	19(19.8)	2(1.6)	11(31.4)	11(37.9)
合　计	304(51.7)	96(16.2)	128(21.6)	35(5.9)	29(4.9)

三、讨论

众所周知，肺癌患病率的增加，人口的老龄化，均促使人们对老年人肺癌这一特殊群体倍加关注。本组结果显示：70岁以上老年人肺癌男性多于女性，男女之比为4∶1。作者曾统计过1229例肺癌患者男女患病比例为2.9∶1，可见若考虑到年龄因素，老年人男性肺癌比例增加，这与文献报道相符。

本组经痰检首先确诊者304例，占51.7%。明显高于其余四种途径，进一步证实了痰细胞学检查在肺癌诊断中的作用，尤其在老年这一特殊的人群中，其临床实用性尤显突出。从表1中可见，以痰检确诊者89.5%表现为团块影，中心型明显高于周围型，临床分期以Ⅳ期明显高于其余各期。提示老年人由于并存疾病或并发疾病的增加，采用有创检查或肺手术等确诊手段而发现早期肺癌的机会降低。因此，当临床上不除外肺部肿瘤时，若患者一般情况尚可，应采取积极手段，以早期诊断。

在以纤维支气管镜首先确诊的96例患者中，88.5%表现为中心型团块影，鳞癌占59.4%，其次为小细胞癌及腺癌。临床分期无明显差异。说明在临床上采取该项检查手段相当保守或老年患者对该项检查依从性较差，以至于在X线检查时若无明显病变，则不采取此项检查。

经肺手术而确诊的128例患者中，96.1%表现为团块影，周围型明显高于中心型，腺癌占53.9%。值得提出的是，以手术探查确诊者83.6%为早期肺癌，其中，57.0%为Ⅰ期肺癌，Ⅱ期肺癌占26.6%。此结果一方面说明手术探查对老年人肺癌的早期诊断具有积极作用；另一方面，也提示临床上对不能除外肺癌的老年患者进行有创检查的适应证上不能过于保守；否则，仅仅依靠被动查痰，会丧失获得早期诊断的机会。本组以痰检阳性结果作为有明确病理学依据时，疾病往往已属晚期，从而失去手术治疗机会。以胸腔积液细胞学检查和不同病灶部位活检作为明确诊断的病理依据，从本组结果不能发现疾病，也以晚期多见。传统认识此种类型的肺癌多以腺癌为主，本组资料亦符合上述观点。提示在老年患者，当高度怀疑恶性胸腔积液和转移病灶而原发灶位于肺内时，应考虑到肺腺癌的可能。

（本文荣获中国老年学学会老年肿瘤专业委员会第三届年会优秀论文二等奖）

参考文献

[1] Hurria A, Kris MG. Management of Lung Cancer in Older Adults. CA Cancer J Clin, 2003, 53:325-341.

[2] Johnson BE, Lucca J, Rabin MS, et al. Preliminary results from a phase II study of the epidermal growth factor receptor tyrosine kinase inhibitor erlotinib in patients _ 70 years of age with previously untreated advanced non-small cell lung carcinoma [abstract]. Proc Am Soc Clin Oncol, 2004, 23:633.

[3] Wedding U, Honecker F, Bokemeyer C, et al. Tolerance to Chemotherapy in Elderly Patients With Cancer. Cancer Control, 2007, 14 (1): 44-56.

[4] Hurria A, Kris MG. Management of Lung Cancer in Older Adults. CA Cancer J Clin, 2003, 53:325-341.

射频消融治疗肺癌的现状与进展

刘宝东　支修益

首都医科大学肺癌诊疗中心 首都医科大学宣武医院胸外科　北京 100053

【摘要】 CT 引导下射频消融具有局部微创、安全、可靠等优点，有望成为不能接受手术治疗的早期周围型肺癌的首选治疗方法，而对于局部中晚期肺癌，与放、化疗或靶向治疗联合应用可以提高生活质量，延长生存期。

【关键词】 肺癌；导管消融术；体层摄影术，X 线计算机

肺癌多发于中老年人，老年肺癌患者往往因同时存在一些合并疾病，不能耐受常规开胸手术。近年来，一些新的治疗方法如胸腔镜微创外科、CT 引导下射频消融和立体定向适形调强放射治疗等应运而生，为许多高龄早期肺癌患者提供了临床治愈的可能。从目前研究结果看，肺叶切除和淋巴结清扫仍然是早期肺癌的标准术式，部分高龄早期的妥协性病人（compromised patients）行电视胸腔镜局限性肺切除术（包括肺段切除和楔形切除）可以获得等同标准开胸手术的治疗效果。对高风险不能耐受全麻微创手术的高龄早期肺癌患者，CT 引导下射频消融和立体定向放射治疗是很好的选择，二者究竟孰优孰劣，尚需要进行前瞻性随机临床对照研究[1]。一篇关于高剂量普通放疗治疗Ⅰ或Ⅱ期 NSCLC 的 26 个非随机研究的 Meta 分析中，3 年和 5 年特异性生存率分别为 22% ~ 56% 和 13% ~ 39%，完全反应率 33% ~ 61%，局部完全反应率 33% ~ 61%[2]。1995 年，Blomgren[3] 等介绍了立体定向放射治疗在体部肿瘤的应用。立体定向放射治疗非妥协性Ⅰ期 NSCLC 的研究初步显示，生物效应剂量（BED）在≥100Gy 时，随访 19 ~ 60 个月，肿瘤局部复发率 6.5%，3 年生存率约 90%[4,5]。立体定向放疗需要多次治疗，存在放射性肺炎和食管炎等严重并发症。近年来 CT 引导下射频消融（radiofrequency ablation，RFA）作为一种局部微创治疗手段，已显示出良好的近期临床疗效和安全性[6]。美国外科医师学院肿瘤组发起了一个针对ⅠA 期 NSCLC 的射频消融临床多中心Ⅰ期临床研究（ASOSOG-Z4033）：确定其长期生存、局部复发、PET 判断疗效、对肺功能影响等。

一、射频消融的原理

射频消融是对靶肿瘤施以频率 460 ~ 500KHz 的射频电流，使肿瘤组织内的极性分子处于一种激励状态，发生高速震荡摩擦产热，局部温度可达 60 ~ 120℃。肿瘤组织对热的耐受能力较正常组织差，当组织温度 > 50℃ 时，即出现凝固性坏死，温度 > 60℃ 时，组织细胞内线粒体、溶酶体、蛋白质和 DNA 出现不可逆的变性，最终凝固和坏死，同时使肿瘤周围的血管组织凝固形成一个反应带，使之不能继续向肿瘤

供血和有利于防止肿瘤转移。另外，射频的热效应可增强机体的免疫力，从而抑制肿瘤生长。

由于肺部正常组织可通过肺部大血管的血液循环和呼气散热，并且起着绝缘的效果，使能量可以充分集中在病变部位，加之肺部肿瘤组织的血流量低，散热困难，热量积聚，温度升高快，成为一个巨大的储热库，因此肺肿瘤非常适合 RFA 治疗，为心肺功能差，不能耐受开胸手术的高龄早期肺癌患者提供了一种新的局部治疗方法。

二、射频消融治疗肺癌的适应证及禁忌证

1. 适应证　①不能手术切除的早期周围型非小细胞肺癌。②因心肺功能差不能耐受手术或高龄不愿手术的早期周围型肺癌患者。③中晚期肺癌或剖胸探查时发现丧失手术切除机会，进行减瘤治疗。④肿瘤距离大血管或较大支气管在 1.0cm 以上。⑤不能手术的小细胞肺癌患者经过放、化疗以后肿瘤进展或复发。⑥肺部多发转移瘤或直径总和 <10cm。

2. 禁忌证　①有广泛肺外转移的晚期肺癌患者。②中心型肺癌临近大血管、大气道者。③有严重合并症者、感染期、免疫功能低下者。④心脏起搏器植入者、金属物植入者。⑤ KPS 评分 >2（ECOG）。⑥凝血机制差、血小板减少、口服血小板抑制剂者。

三、射频消融治疗肺癌的操作平台

目前 RFA 有几种引导途径，包括开胸直视下、电视胸腔镜下和 CT 引导下 RFA。

开胸直视下 RFA 一般用于[7,8]：①病变邻近致命的结构，如大血管、肺门或心脏；②一般是在开胸时发现肿物不能够完全切除的情况下采用。

电视胸腔镜一般用于肺癌合并胸腔积液的患者，同期进行肺肿瘤 RFA 和胸膜粘连固定。需要明确有无胸膜转移或已知胸膜转移，取活检病理证实，免疫组化染色等。

一般认为 CT 是肺肿瘤 RFA 治疗唯一定位准确的引导方法，具有及时发现并发症、微创和直接观察 RFA 治疗效果等优点。

四、射频消融治疗肺癌的基础研究

1979 年，Sugaar[9] 对肺部恶性肿瘤进行 RFA 治疗，发现加热不仅使肿瘤细胞发生变性坏死，还可使肿瘤的血管通透性增强、血细胞渗出，进一步导致血管壁坏死、管腔闭塞；坏死的肿瘤细胞刺激淋巴细胞聚集，增强机体免疫系统活性，进一步杀伤机体残存瘤细胞。Goldberg 等[10,11] 于 1995、1996 年在兔肺上进行了 RFA 的实验研究，结果发现 RFA 治疗后发生热凝固性坏死，周围组织逐渐出现炎症反应、水肿、出血；7 天后坏死灶出现纤维组织增生；1 个月支气管上皮和肺泡上皮增生，肺泡开始重建；2～3 个月增生纤维组织逐渐被吸收，恢复正常组织结构。Miao 等[12] 对兔的 VX2 肺癌模型进行 RFA 治疗，结果显示：对照组 3 个月后所有动物均死亡；RFA 治疗组 4 只无瘤生存超过 3 个月，5 只活杀时检查发现无活力的癌组织，1 只 RFA 治疗不完全，另 2 只出现局部复发和/或肺转移，两组比较 3 个月生存率有非常显著意义。MRI 表现为急性 RFA 损伤，微血管造影显示癌与邻近肺组织完全或大部分血供中断；并通过组织学观察将其损伤分为 5 个典型的等中心区（见图 1）。

在 RFA 治疗过程中，肿瘤体内出现气泡影，有作者认为是 RFA 加热温度超过

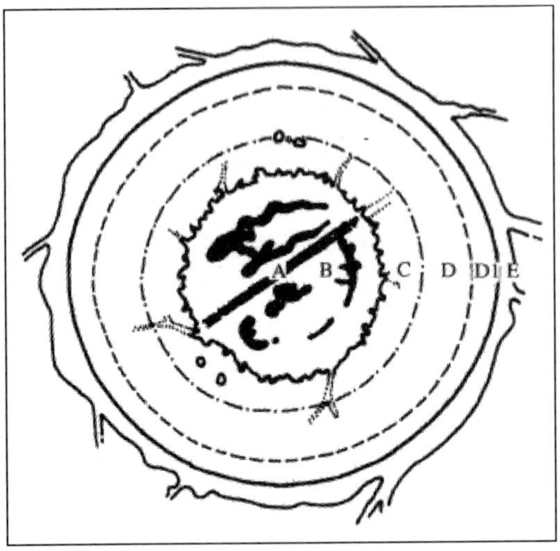

图 1　射频消融后肺肿瘤变化模式图

A 区：针道区，B 区：肿瘤凝固坏死区，C 区：肺实质凝固区，D 区：外周出血区，E 区：炎性层区

105℃时引起细胞的煮沸气化和碳化的结果[13]。

五、射频消融治疗肺癌的临床研究

2000 年，Dupuy 等[14]报道 3 例经皮 RFA 治疗肺部恶性肿瘤病例，揭开了 RFA 应用于人体治疗肺癌的序幕。同年第四军医大学唐都医院程庆书等[15]于国内首次报道了 CT 引导下锚状电极高温射频消融治疗肺部肿瘤 42 例患者。

（一）近期疗效

RFA 对肺癌包括转移性肺癌（直径 0.3 ~ 8cm，平均 < 5cm）的一次完全损毁率在 38% ~ 69.57%，二次完全损毁率在 18.75% ~ 25%，总损毁率多数超过 70%；肿瘤缩小率因随访的时间不同难以统一，多数报道 RFA 治疗 3 个月后肿瘤不断缩小直至消失；3 ~ 12 个月随访患者的肿瘤总缓解率即完全缓解率（CR）与部分缓解率（PR）之和在 65.5% ~ 82.2%，约 90% 患者无局部复发；1 年随访死亡率 < 10%，死因多为肺外或全身播散性疾病，绝大多数与操作技术无关；转移性肺癌患者的死亡率明显高于原发性肺癌患者[16]。

Steinke 等[17]以 E-mail 问卷方式通过 14 个国家地区的研究中心回顾性调查全球范围内 500 例近期采用经皮肺部 RFA 治疗肺癌的情况，共回收问卷 493 份，报道 2 例死亡。因 RFA 治疗肺癌开展时间较短，能否提高患者 5 年生存率，有待今后更长时间的随访和观察。

（二）远期疗效

Hiraki 研究显示[18]，Ⅰ期 NSCLC 射频消融治疗后 1、2、3 年的肿瘤局部控制率分别为 72%、63% 和 63%；平均生存时间 42 个月；1、2、3 年的总生存率和癌特异性生存率分别为 90% 和 100%、84% 和 93%、74% 和 83%。

31 例不能手术的早期 NSCLC 患者经过 38 例次 RFA 治疗，经过 4.5 年的随访，局部肿瘤进展率 31.5%，中位生存时间 30 个月，2、4 年生存率分别为 78% 和 47%[19]。

Simon 的研究显示[20]，Ⅰ期 NSCLC 射频消融治疗后 1、2、3、4、5 年的生存率分别为 78%、57%、36%、27% 和 27%；平均生存时间 42 个月；1、2、3 年的总生存率和癌特异性生存率分别为 90% 和 100%、84% 和 93%、74% 和 83%。结肠癌肺转移 RFA 治疗后 1、2、3、4、5 年的生存率分别为 87%、78%、57%、57% 和 57%。≤3cm 和 >3cm 病灶的 1、2、3、4、5 年肿瘤局部无进展率分别为 83%、64%、57%、47%、47% 和 45%、25%、25%、25%、25%，并且两组间的生存曲线差异显著。

一项系统性回顾研究指出[21]，治疗Ⅰ期 NSCLC 的局部复发率为 3% ~ 38.1%（平均 11.2%），平均疾病无进展时间为 15 ~ 26.7 个月（平均 21 个月），1、2、3 年生存率分别为 63% ~ 85%、55% ~ 65%

和 15% ~46%。

Lencioni 第一个发表了关于经皮肺穿刺 RFA 治疗肺癌的前瞻性预期性多中心临床研究 RAPTURE 结果[22]：在 2001 年 7 月至 2005 年 12 月期间，来自欧洲、美国和澳大利亚的 7 个临床试验中心对 106 例肺癌患者共 183 个肿瘤进行前瞻性多中心临床试验，其中 33 例为 NSCLC，53 例为直肠癌肺转移，20 例为其他部位转移恶性肺癌，所有患者均不适合外科手术切除和放、化疗治疗，故均接受了 CT 引导下经皮 RFA 治疗，99% 的患者均能顺利完成操作，无治疗相关死亡事故，88% 的患者出现完全缓解。NSCLC 射频消融治疗后 1 年和 2 年生存率分别为 92% 和 73%，其中 I 期 NSCLC 2 年生存率高达 92%，另外，对于肺转移癌，RFA 也取得了非常好的疗效：结直肠癌肺转移 1、2 年生存率分别为 91% 和 68%；其他恶性肿瘤肺转移 1、2 年生存率分别为 93% 和 67%。

基于以上结果，美国匹兹堡大学医学中心外科 Cackler 和 Abbas 教授撰写了题为"射频消融是一种可代替肺叶切除术的有效方法"的论文，发表在《JAAPA》杂志 2009 年第一期上，提出了射频消融对于早期不能手术的周围型肺癌，尤其是 < 5cm 的肿瘤是一种有效的局部物理靶向治疗方法[23]。

六、射频消融治疗肺癌的评价

（一）CT

1. CT 即时改变　RFA 治疗后即时改变表现为 CT 值减低，病灶增大，原因在于癌肿组织在加热过程中产生的微小气泡使原来较均匀的高密度病灶出现蜂窝状低密度影，周边还同时出现磨砂玻璃样反应带，是治疗成功的表现。

2. CT 的近期改变　RFA 后 1 ~3 个月内胸部 CT 提示病灶略增大，3 个月后病灶开始逐渐缩小，呈低密度改变。如治疗后肺部病灶没有明显缩小，增强 CT 扫描后 CT 值没有变化或降低也提示治疗有效。如果增强 CT 扫描 CT 值增强 15 HU，说明局部有残留，需要进行二次 RFA。RFA 后约 24% ~31% 的病例可出现空洞样改变[19]。建议 CT 评估疗效以 RFA 治疗后 1 个月的肿瘤大小为基线进行评估。

（二）FDG-PET 和 PET-CT

RFA 治疗后肿瘤的形态学变化往往迟于代谢变化，因此 FDG-PET 比增强 CT 扫描判定疗效更为准确[24]。通过比较 RFA 治疗前后肿瘤组织代谢情况的变化，可以准确判断 RFA 近期治疗效果，为进一步的外放疗或再次 RFA 治疗提供更加精确的治疗靶区。

推荐使用改良的实体瘤疗效评价标准（Response Evaluation Criteria in Solid Tumors，RECIST）评价疗效（见表 1）[25]：在 3 个月后的疗效评价中以 CT 最方便实用；1 个月内 CT 评价存在缺陷，因该时期内坏死灶周围反应性充血、纤维组织增生一般还未消失，CT 依据病灶的大小及密度的变化难以与残留或复发肿瘤作鉴别，此时期宜采用 PET-CT 或 PET 进行评价[26-30]。

（三）肿瘤标志物

CYFRA21-1、CEA、NSE 是肺癌最有诊断价值的肿瘤标志物，其表达水平对肺癌的诊断、监测、治疗均有重要参考价值。对于局部晚期肺癌，RFA 治疗后肿瘤标记物水平多有明显下降，如随访过程中肿瘤标记物再次升高，应高度警惕肿瘤复发或转移的可能，如确定为肿瘤局部复发，可再次行 RFA 治疗。

（四）免疫功能

通过检测 T/B 淋巴细胞亚群和 NK 细胞指标，监测患者在 RFA 前后免疫功能的变化。

表 1　改良的实体瘤疗效评价标准

Response	CT mass size (RECIST)	CT mass quality	PET
Complete(any 2)	Lesion desappearance or scar <25% original size	Cyst or cavity formation	SUV <2.5
Partial(any 1)	Decrease of >30% in LD of target lesion	Low density of entire lesion Central necrosis or central cavitation with liquid density	Decreased SUV or area of FDG uptake
Stable lesion(any 1)	Decrease of <30% in LD of target lesion	Mass solid appearance, no central necrosis or cavity	Unchanged SUV or area of FDG uptake
Progression(any 2)	Increase of >20% in LD of target lesion	Solid mass, invasion adjacent structures	Higher SUV

Target lesions represent tumors treated with RFA. *SUV*, Standard uptake value of fluorodeoxyglucose F18 in PET scan; *LD*, largest diameter of target lesions; *FDG*, fluorodeoxyglucose F18.

（五）病理

一般很少通过病理学研究判定疗效，但是有些研究对 RFA 治疗后的病灶穿刺活检取得病理学结果判定肿瘤是否存在[28,30,31]，也有通过肿瘤组织的凋亡和坏死等病理学改变，可得到判断疗效的直接证据[14,32,33]。采用的方法包括还原型烟酰胺腺嘌呤二核苷酸（nicotinamide adenine dinucleotide-reduced，NADH）离体活体染色，DNA 末端标记法（TUNEL）、多克隆兔抗单链 DNA、抗线粒体抗体 113-1 等。

（六）生活质量

RFA 治疗后，大部分肺癌患者的相关临床症状如刺激性咳嗽、胸部疼痛、气促、疲劳等症状减轻，PS 评分提高，患者生存质量明显改善。

七、影响射频消融治疗肺癌的因素

RFA 治疗肺癌的疗效与组织学类型无关，而与病灶的大小及位置关系等关系密切[13]。

（一）大小

直径 <5cm、尤其是 <3cm 的周围型肺癌，一次 RFA 治疗可使癌组织完全毁损，效果最佳[25,27,31,34,35]，<3cm 和 >3cm 的病灶的完全消融率是有差异的。有学者报道应用 CT 引导做肺部大病灶的 RFA[36,37]，对于直径 >5cm 的病灶，需采用多针穿刺多层面消融治疗（适形射频消融），使凝固坏死区域相互叠加，才有可能使整个病灶得到较为彻底的治疗。

（二）位置

中心型肺癌（距离肺门 >2cm）疗效比周围型肺癌差，主要原因是中心型肺癌肿块贴近肺血管、主动脉、奇静脉等大血管，产生 heat sink 效应，带走大量热量，也是造成肿瘤内热量不易蓄积，难以形成凝固性坏死；其次是中心型肺癌肿块较大，RFA 时难以一次全面彻底毁损；再次是部位较深的肿瘤，考虑到操作安全的原因，射频针刺入深度不够而导致消融不彻底[38,39]。一般认为≤3cm 的周围型肺癌更适合于单纯 RFA 治疗，而中心型肺癌适合于放疗。有作者认为部分中心型肺癌也可以先进行 RFA 治疗，然后再进行放疗[18]。在一项对比单纯放疗与放疗联合 RFA 治疗 24 例不能手术的 I 期 NSCLC 的研究中[40]：2 年和 5 年的累积生存率为 50% 和 39%。研究者认为，当肿瘤放疗时，氧在放射线破坏 DNA 并杀死肿瘤细胞方面是不可或缺的，因此放疗对肿瘤边缘的富氧细胞非常有效，但是放疗对肿瘤中心区的乏氧细胞效果较差，这部分肿瘤细胞通过局部加热（RFA）可以杀死，因此二者具有互补作用，RFA 联合放疗可以增加治疗效果。

（三）肺转移瘤

肺转移瘤多为病灶大小不一的多个瘤体，只能选择其中较适合的周围病灶进行 RFA 治疗。RFA 治疗仅能作为一种减瘤手术，还需要配合全身治疗。一般来说，一侧肺病灶总数少于 3 个，并且总直径 < 10cm 效果较好[13]，结肠直肠癌的肺转移瘤治疗效果更好。

（四）RFA 治疗范围

在猪和兔的动物模型中，RFA 后的肿瘤存在 3 个同心圆结构（中心、中间、周围），前两者存在无活性细胞，后者在消融的边缘（2.6 ~4.1mm）包含坏死和有活性的细胞[41]（见图 2），提示 RFA 治疗范围最好超过肿瘤边缘 0.5 ~ 1cm，以杀死肿瘤生长最活跃的周边部分（根治性 RFA），使正常肺组织与肿瘤间形成一凝固带，确保无瘤生长区，防止肿瘤复发[14]。建议消融面积要 4 倍于肿瘤面积，即消融的直径要 2 倍于肿瘤直径才能够保证消融成功。

（五）射频电极

以前使用的是单电极射频针，组织坏死区直径仅为 1.6cm 左右，主要用于神经系统疾病和心脏传导通路异常的治疗。由于电极针小，远远不能满足肿瘤的 RFA。目前应用最多的是锚状电极和水冷却电极，能产生大约 5cm 的凝固性坏死灶，大大提高了射频释放的能量。目前应用较多的是锚状电极，是由弹性良好的多个细针状电极置于 14 ~ 19 号穿刺针鞘内制成的同轴电极，导入肿瘤组织后，通过针柄上的推进装置，将电极推出针壳，展开排成锚状阵列，从而扩大了消融范围；锚状电极针完全释放直径达 3.5cm，使热凝固坏死的范围明显扩大，能产生 3 ~ 5cm 的坏死区和 5 ~ 6cm 的损伤区（见图 3）。

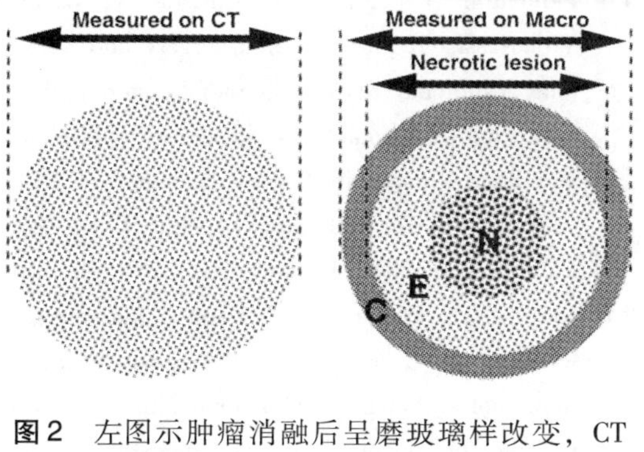

图 2　左图示肿瘤消融后呈磨玻璃样改变，CT 测量为最大径；右图为肿瘤消融后的病理学改变，分为三层结构。

使用传统电极周围组织易发生炭化，导致阻抗增加，减少了能量向周围的传导。然而冷循环电极采用 14 ~ 18 号电极，中空双腔设计，采用内冷却，通过电动压力泵循环冷却水至针尖，降低针尖温度，防止针尖附近组织干燥和炭化，从而降低阻抗，这样可产生更大、更有效的凝固坏死灶。考虑到患者存在自主呼吸，肺活动度较大，建议选择锚状射频针，以便出针后固定肿瘤，减少射频针对肺的副损伤和操作者的辐射。

（六）综合治疗

不能手术切除的局部晚期 NSCLC 的标准治疗是同步化放疗。由于存在放射不敏感或放射抗拒的肿瘤细胞，放疗往往不能完全杀灭局部肿瘤细胞，而 RFA 治疗是利用高温毁损局部乏氧肿瘤细胞，因此 RFA 和放疗联合可明显提高局部控制率。对存在纵隔和远处转移的患者需要全身治疗，包括化疗和靶向治疗。近年来，在 CT 引导下 RFA 治疗之前，首先行肺穿刺活检，明确肺癌组织病理类型，同时检测 ERCC1、RRM1 和 EGFR 等基因，用以指导 RFA 治疗后的辅助化疗或靶向药物治疗。

八、射频消融治疗肺癌的并发症

RFA 治疗肺癌的并发症分三类：①主要并发症是指需要治疗或有不良后果者，

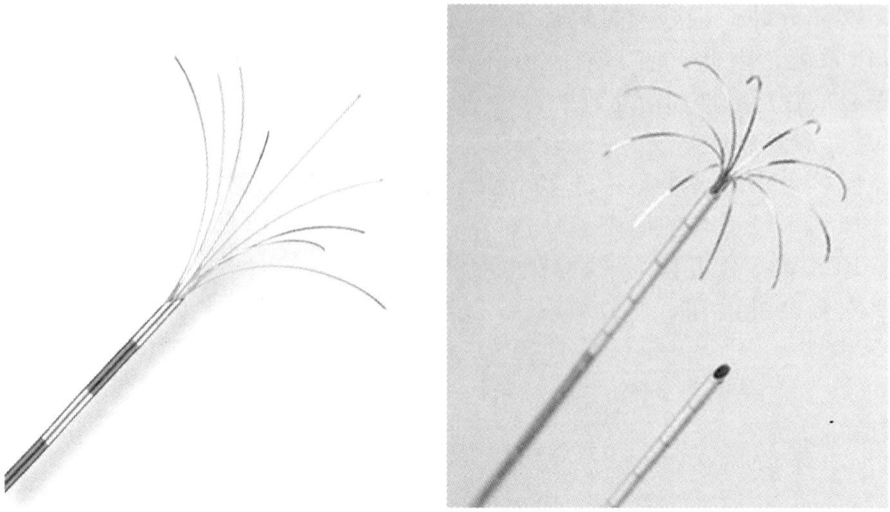

图3　锚状射频针，左图为 StarBurst XL（RITA 公司）产品，右图为 LeVeen 射频针（Boston Scientific 公司产品）

如需要胸腔闭式引流的并发症。②次要并发症是指无需治疗或无不良后果。③副反应一般指伴随治疗出现的结果，一般经常发生，但很少造成实际的损害，主要是局部疼痛。

RFA 治疗肺癌的术中并发症主要包括气胸、胸腔积液、发热、胸痛、咳嗽、咯血等，绝大多数较轻，仅个别需特殊处理。在一项系统性回顾研究中[20]，与操作有关的并发症发生率为 15.2% ~55.6%，死亡率为 0 ~5.6%。最常见的并发症是气胸，发生率为 4.5% ~61.1%，大部分可以自愈，只有 3.3% ~38.9%（平均 11%）需要放置胸腔闭式引流。胸膜炎或少量的胸腔积液 <10% 的患者需要胸腔闭式引流。

术后常见的并发症主要是发热和血痰。消融治疗术后 70% 的患者发热，大多为低热，与肿瘤病灶发生凝固坏死，机体吸收有关。肿瘤病灶较大者，发热较高，但一般不超过 39℃，应用抗生素后 1 周左右可降至正常。血痰与穿刺损伤或治疗后组织炎性反应有关，可给予止血对症治疗。

综上所述，对于高龄早期 NSCLC 患者，RFA 作为一种局部物理靶向治疗手段，能够获得满意的局部控制率和长期生存；而对于中晚期肺癌，RFA 能够减轻肿瘤细胞负荷，作为综合治疗的手段之一，为后续的放、化疗和靶向治疗创造有利的条件[42]。RFA 治疗肺癌具有局部微创、安全、可靠、可以重复进行等优点，有望成为不能接受手术治疗的早期周围型肺癌的首选治疗方法[21]，对于中晚期肺癌，与放、化疗或靶向治疗联合应用可以提高生活质量，延长生存期。

参考文献

[1] Pennathur A, Abbas G, Christie N, et al. Video-assisted thoracoscopic surgery and lobectomy, sublobar resection, radiofrequency ablation, and stereotactic radiosurgery: advances and controversies in the management of early stage non-small cell lung cancer. Curr Opin Pulm Med, 2007, 13 (4):267 -270.

[2] Rowell NP, Williams CJ. Radical radiotherapy for stage Ⅰ/Ⅱ non-small cell lung cancer in patients not sufficiently fit for or declining surgery (medically inoperable): a systematic review. Thorax, 2001, 56:628 -638.

[3] Blomgren H, Lax I, Naslund I, et al. Ster-

eotactic high dose fraction radiation therapy of extracranial tumors using an accelerator. Clinical experience of the first thirtyone patients. Acta Oncol, 1995, 34:861 - 870.

[4] Onishi H, Araki T, Shirato H, et al. Stereotactic hypofractionated high-dose irradiation for stage I nonsmall cell lung carcinoma: clinical outcomes in 245 subjects in a Japanese multiinstitutional study. Cancer, 2004, 101 : 1623 - 1631.

[5] Timmerman R, McGarry R, Yiannoutsos C, et al. Excessive toxicity when treating central tumors in a phase II study of stereotactic body radiation therapy for medically inoperable early-stage lung cancer. J Clin Onco, 2006, 24 : 4833 - 4839.

[6] Pennathur A, Luketich JD, Abbas G, et al. Radiofrequency ablation for the treatment of stage I non-small cell lung cancer in high-risk patients. J Thorac Cardiovasc Surg, 2007, 134:857 - 864.

[7] Linden PA, Wee JO, Jaklitsch MT, et al. Extending indications for radiofrequency ablation of lung tumors through an intraoperative approach. Ann Thorac Surg, 2008, 85:420 - 423.

[8] Schneider T, Warth A, Herpel E, et al. Intraoperative radiofrequency ablation of lung metastases and histologic evaluation. Ann Thorac Surg, 2009, 87:379 - 384.

[9] Sugaar S, Le Veen HH. A histopathologic study on the effects of radiofrequency thermotherapy on malignant tumers of the lung. Cancer, 1979, 43:767 - 783.

[10] Goldberg SN, Gazelle GS, Compton CC, et al. Radiofrequency tissue ablation in the rabbit lung: efficacy and complications. Acad Radiol, 1995, 2:776 - 784.

[11] Goldberg SN, Gazelle GS, Compton CC, et al. Radiofrequency tissue ablation of VX2 tumer nodules in the rabbit lung. Acad Radiol, 1996, 3:929 - 935.

[12] Miao Y, Ni Y, Bosmans H, et al. Radiofrequency ablation for eradication of pulmonary tumor in rabbits. J Surg Res, 2001, 99 : 265 - 271.

[13] Solbiati L. Percuaneous US-guided radiofrequency tissue ablation of liver metastases, treatment and following in 16 patients. Radiology, 1997, 202:195 - 203.

[14] Dupuy DE, Zagoria RJ, Akerley W, et al. Percutaneous radio frequency ablation of malignancies in the lung. AJR, 2000, 174 : 57 - 59.

[15] 程庆书，赵正源，刘锟，等. CT 引导经皮肺穿刺锚状电极高温射频消融治疗肺部肿瘤 105 例. 第四军医大学学报，2000，21：1399 - 1401.

[16] 周伟生，陈慕豪. 肺癌射频消融治疗. 医学影像学杂志，2006，16（2）：199 - 201.

[17] Steinke K, Sewell PE, Dupuy DE, et al. Pulmonary radiofrequency ablation an international study survey. Anticancer Res, 2004, 24:339 - 343.

[18] Hiraki T, Gobara H, Iishi T, et al. Percutaneous radiofrequency ablation for clinical stage I non-small cell lung cancer: results in 20 nonsurgical candidates. J Thorac Cardiovasc Surg, 2007, 134:1306 - 1312.

[19] Lanuti M, Sharma A, Digumarthy SR, et al. Radiofrequency ablation for treatment of medically inoperable stage I non-small cell lung cancer. J Thorac Cardiovasc Surg, 2008, 137 (1): 160 - 166.

[20] Simon CJ, Dupuy DE, DiPetrillo TA, et al. Pulmonary radiofrequency ablation: long-term safety and efficacy in 153 patients. Radiology, 2007, 243:268 - 275.

[21] Zhu JC, Yan TD, Morris DL, et al. A systematic review of radiofrequency ablation for lung tumors. Ann Surg Oncol, 2008,15 (6): 1765 - 1774.

[22] Lencioni R, Crocetti L, Cioni R, et al. Response to radiofrequency ablation of pulmonary tumours: a prospective, intention-to-treat, multicentre clinical trial (the RAPTURE study). Lancet Oncol, 2008, 9:621 - 628.

[23] Cackler S, Abbas G. RFA is an effective alternative to lobectomy for lung cancer. JAAPA, 2009, 22 (1): 25 - 28.

[24] Higaki F, Okumura Y, Sato S, et al. Prelim-

inary retrospective investigation of FDG-PET/CT timing in follow up of ablated lung tumor. Ann Nucl Med, 2008, 22:157-163.

[25] Fernando HC, Hoyos AD, Landreneau RJ, et al. Radiofrequency ablation for the treatment of non-small cell lung cancer in marginal surgical candidates. J Thorac Cardiovasc Surg, 2005, 129:639-644.

[26] Steinke K, Glenn D, King J, et al. Percutaneous imaging-guided radiofrequency ablation in patients with colorectal pulmonary metastases: 12year follow-up. Ann Surg Oncol, 2004, 11: 207-212.

[27] Lee JM, Jin GY, Goldberg SN, et al. Percutaneous radiofrequency ablation for inoperable non-small cell lung cancer and metastases: preliminary report. Radiology, 2004, 230: 125-134.

[28] Belfiore G, Moggio G, Tedeschi E, et al. CT-guided radiofrequency ablation: a potential complementary therapy for patients with unresectable primary lung cancera: preliminary report of 33 patients. AJR, 2004, 183: 1003-1011.

[29] Jin GY, Lee JM, Lee YC, et al. Primary and secondary lung malignancies treated with percutaneous radiofrequency ablation: evaluation with follow-up helical CT. AJR, 2004, 183: 1013-1020.

[30] Yasui K, Kanazawa S, Sano Y, et al. Thoracic tumors treated with CT-guided radiofrequency ablation: initial experience. Radiology, 2004, 231:850-857.

[31] Akeboshi M, Yamakado K, Nakatsuka A, et al. Percutaneous radiofrequency ablation of lung neoplasms: initial therapeutic response. J Vasc Interv Radiol, 2004, 15:463-470.

[32] Ambrogi MC, Fontanini G, Cioni R, et al. Biologic effects of radiofrequency thermal ablation on non-small cell lung cancer: results of a pilot study. J Thorac Cardiovasc Surg, 2006, 131:1002-1006.

[33] Nguyen CL, Scott WJ, Young NA, et al. Radiofrequency ablation of primary lung cancer: results from an ablate and resect pilot study. Chest, 2005, 128:3507-3511.

[34] Herrera LJ, Fernando HC, Perry Y, et al. Radiofrequency ablation of pulmonary malignant tumors in non surgical candidates. J Thorac Cardiovasc Surg, 2003, 125 (4):929-937.

[35] Ambrogi MC, Lucchi M, Dini P. Percutaneous radiofrequency ablation of lung tumours: results in the mid-term. Eur J Cardiothoracic Surg, 2006, 30:177-183.

[36] Steinke K, Glenn D, King J, et al. Percutaneous pulmonary radiofrequency ablation: difficulty achieving complete ablations in big lung lesions. Br J Radiol, 2003, 76:742-745.

[37] Mukai T, Mimura H, Gobara, et al. Radiofrequency ablation followed by radiation for primary large tumors. Acta med Okayama, 2007, 61 (3):177-180.

[38] Thanos L, Mylona S, Giannoulakos N, et al. Percutaneous radiofrequency ablation of lung tumors in contact with the aorta: dangerous and difficult but efficient: a report of two cases. Cardiovasc Intervent Radiol, 2008, 31: 1205-1209.

[39] Iguchi T, Hiraki T, Gobara H, et al. Percutaneous radiofrequency ablation of lung tumors close to the heart or aorta: evaluation of safety and effectiveness. J Vasc Interv Radiol, 2007, 18 (6):733-740.

[40] Dupuy DE, DiPetrillo T, Gandhi S, et al. Radiofrequency ablation followed by conventional radiotherapy for medically inoperable stage I non-small cell lung cancer. Chest, 2006, 129 (3):738-745.

[41] Yamamoto A, Nakamura K, Matsuoka T, et al. Radiofrequency ablation in a porcine lung model: correlation between CT and histopathologic findings. AJR, 2005, 185:1299-1306.

[42] 刘宝东，支修益，刘磊，等. CT引导下射频消融治疗中晚期非小细胞肺癌的近期疗效观察. 中国肺癌杂志，2009，12（7）：775-779.

射频消融：非小细胞肺癌治疗的新选择

冯威健

首都医科大学附属复兴医院肿瘤科/首都医科大学肿瘤学系/
首都医科大学肺癌诊疗中心　北京　100038

【摘要】 肺癌的发病和死亡率居恶性肿瘤之首，对不能手术切除或放疗的患者，有必要选择替代疗法以最大限度地破坏肿瘤组织。射频消融通过插入到肿瘤内部的电极输出的射频交变电流，激发肿瘤组织中的离子高速旋转，摩擦产热。实验表明，正常肺组织的“保温效应”，有利于射频消融在肺肿瘤发挥作用。随着肺癌射频消融临床实践不断增加，对于早期非小细胞肺癌而不能耐受手术者，射频消融可成为新的选择。射频消融治疗原发性和转移性肺癌，最适合肿瘤直径≤3cm，随着治疗技术的改进和经验的积累，对孤立性周围型肺癌的治疗范围可以考虑增加到5cm。射频消融主要在CT的引导下局麻下中度镇静止痛实施。消融后2个月肿瘤代谢消失，坏死，炎性细胞浸润。经射频消融的肿瘤完全坏死率可达90%，局部复发率11.2%，中位无进展时间21个月，中位生存时间23个月，1、2及3年生存率分别为63%～85%，55%～65%和15%～46%。射频消融的最常见的并发症是气胸，发生率15%～45%，需要放置引流管者不超过20%，相关的胸腔积液、胸膜炎导致发热19%，其他并发症罕见。对于失去手术机会、肿瘤≤3～5cm，预期能够得到完全消融的早期非小细胞肺癌，或者生长缓慢的孤立性肺转移癌，射频消融可以得到根治性效果。射频消融的优势包括可以精确控制、完全毁损、反复使用、控制病情和降低死亡率，成本相对较低，方法简便。

【关键词】 肺癌；射频消融；有效性；安全性

肺癌的发病率和死亡率居恶性肿瘤之首，其中非小细胞肺癌（non-small cell lung cancer，NSCLC）占80%以上，其5年生存率只有15%。手术切除是早期非小细胞肺癌的主要治疗手段，Ⅰ～ⅢA期手术5年生存率在67%～19%[1]。约1/3的患者确诊时病期较晚或因并发症而失去任何手术的机会[2]。这些患者主要选择单纯放射治疗或合用化疗，Ⅰ、Ⅱ期肺癌根治性放疗的缓解率为33%～61%，5年生存率为0～42%，复发率却达6%～70%[3]。晚期患者以化疗为主或联合放疗。术前新辅助化疗对生存的改善率为12%～15%[4]，可见系统化疗对早期病变难以奏效。对众多不能手术切除或放疗的患者，有必要选择替代疗法以最大限度地破坏肿瘤组织。

影像引导下经皮射频消融术（Imaging guided Radiofrequency Ablation，RFA）作为微创治疗手段，已被用于包括肝、肾、骨和肾上腺等各种实体肿瘤，并得到了临床研究的高度评价，人们开始认识到射频消融属于治愈性手段[5-10]。《NCCN2009 肝癌临床实践指南》中已经将消融治疗与手术切除并列为可切除性肝癌的治疗选择之一，各种消融疗法中以射频消融最为常用[11]。

近年来，世界各地应用射频消融治疗肺癌的临床实践不断增加，射频消融用于治疗肺肿瘤，是在动物实验研究之后，2000年用于肺癌临床，从肺组织结构特点和临床疗效上认识到射频消融治疗肺癌的优势[12,13]。射频消融不仅用于局部控制肿瘤，而且被用于缓解全身症状。《NCCN 2009非小细胞肺癌临床实践指南》中指出：对于淋巴结阴性，拒绝手术或不能耐受手术者，特别是孤立的、周围病变≤3cm的肿瘤可选择射频消融[14]。本文介绍射频消融在非小细胞肺癌的应用。

一、射频消融的治疗技术

射频消融的基本原理是通过插入到肿瘤内部的电极与体外电极板之间构成电流回路，利用200～500kHz输出功率10～300W的射频交变电流，激发肿瘤组织中的离子高速旋转，摩擦产热。当肿瘤组织加热超过50℃ 5分钟、70℃以上即刻产生凝固性坏死。由于肿瘤一侧电极的电流密度远远大于体外电极板，肿瘤内部产生大量的热能，肿瘤组织因蛋白质凝固而死亡。射频消融通过测温反馈，由计算机自动控制在最佳温度50～100℃范围内，防止组织加热超过100℃沸腾产气，或超过115℃产生焦化、炭化而影响治疗。为了使肿瘤组织细胞完全死亡，消融的范围应该包括临近肿瘤0.5～1cm的肺组织[15-17]。

射频消融系统由射频发生器、肿瘤电极和体外电极板构成，目前有国内外多家型号的设备可供选择。射频发生器应具备测温反馈和计算机自动控制功能。肿瘤电极对于提高疗效至关重要，好的肿瘤电极应具备下列特点：

（1）配备穿刺引导和支撑系统便于准确命中靶点；

（2）多极电极适形释放功能，可根据肿瘤形状调节电极的长度，达到治疗范围并保护周围正常组织；

（3）具备注射功能，可注射生理盐水或药物以增加疗效[18]。

射频消融主要采用CT影像引导，不仅因为CT具有良好的分辨率和空间显示功能，能较好地引导和监控治疗过程，还因为肺肿瘤与周围含气肺组织具有一定的对比度。通常采用局部麻醉，穿刺路线的选择与穿刺活检术相同，治疗中，CT监控到肿瘤周围的肺组织出现毛玻璃样改变，即可以结束射频消融治疗[19]。

二、射频消融肺癌的实验研究

1995年Goldberg等首先将射频用于兔肺的消融实验，消融后即刻CT显示为均匀不透明圆形区域，3天后密度进一步增加。病理学上消融中心区为纤维成分，炎症反应包绕该中心区，显示为充血和水肿。10天后，中心部密度减低甚至空洞，周围包绕纤维肉芽组织。由于肺组织的电流阻抗比肝组织高，凝固范围明显小于肝，加上正常肺组织阻止热传导，形成一定的“保温效应”，而热量容易在肿瘤组织内蓄积，提示射频消融有利于在肺肿瘤发挥作用[12]。核磁共振影像也证实射频消融肺组织早期中心部为凝固性坏死无血管强化，周围组织有环形强化。凝固坏死经过数月逐渐吸收消失[20]。射频消融兔肺的移植性肿瘤，肿瘤坏死率超过95%，但是仍有43%的治疗边缘有肿瘤残存[21]。当射频消融到肿瘤边缘，温度达到51.4～72.6℃即可以使肿瘤细胞变性坏死，证实射频治疗的效果[22]。FDG-PET检查显示治疗区域葡萄糖代谢显著减少，延迟期可以区分周围肺组织的炎症反应，提示 PET/CT 可以用于评价射频消融的治疗效果，建议射频消融 4 周后进行代谢学检查，可以区分肿瘤或炎症[23]。随着治疗技术的改进和经验的积累，肿瘤完全消融的几率不断增加。

三、射频消融治疗肺癌的临床应用

射频消融治疗肺肿瘤是一项临床应用的新技术，自 Dupuy 等 2000 年报告 3 例肺癌患者射频消融治疗以后，已经有大量文献报道。作为非手术微创治疗手段，应用射频消融治疗肺癌，不仅能够控制局部病变、还可以用于缓解全身症状，世界各地应用射频消融治疗肺癌的经验也不断增长，认为射频消融替代手术切除，对于早期非小细胞肺癌而不能耐受手术的患者是可行的[24]。

（一）病例的选择

射频消融微创治疗最终控制局部肿瘤，主要用于不能手术的患者。射频消融作为缓解病变的措施：化疗前减少肿瘤的负荷；缓解由于肿瘤浸润生长造成的局部症状，如胸痛、胸壁疼痛或呼吸困难；缓解骨转移的疼痛；肿瘤复发不适合再次放疗或手术。

射频消融治疗原发性和转移性肺癌，最适合肿瘤直径≤3cm，由于心肺功能差，或有严重的合并症而不能够手术，或者患者拒绝手术切除。经皮穿刺活检或经支气管肺活检病理学证明为肺癌，包括腺癌、鳞癌、少量小细胞癌。分期包括Ⅰ～Ⅳ各期。有 1/3 病例射频消融初治时接受过放疗、化疗，因治疗失败而选择射频消融。患者无凝血功能紊乱和远处转移。射频消融主要针对肺实质内的周围性肿瘤，对于部分肿瘤接近重要器官如心脏、肺门，仍可以安全地完成治疗[25]。随着治疗技术的改进和经验的积累，对孤立性周围型肺癌的治疗范围可以考虑增加到 5cm[26]。

（二）射频消融的实施

肺癌的射频消融治疗过程，患者一般在局麻下中度镇静止痛，保持清醒，在 CT 的引导下实施。将消融电极穿刺插入肿瘤中心，根据肿瘤形状适形释放微电极。CT 确认消融电极的位置，并避免穿入邻近重要器官。射频消融的治疗过程通常由靶点测温反馈计算机自动控制，治疗功率从低到高，根据肿瘤的大小，治疗过程需要 10～30 分钟，治疗完成后，拔出射频探针，密切观察有无气胸等并发症。对单发病灶或多发病灶可进行多次重复治疗。

（三）肺癌射频消融后影像学和病理学变化

肺组织的解剖特征适合射频消融有效地发挥作用。肿瘤周围的正常肺组织属于高电阻抗，肺泡含气结构具有保温效应。因此，射频产生的热能可滞留在肿瘤内部促使温度升高。周围肺组织内直径≥3mm 的大血管中流动的血液具有降温散热效应，射频消融并不损伤这类血管。而肿瘤边缘的这类血管由于散热效应，容易造成肿瘤残存。

肿瘤消融后即刻 CT 平扫，消融区为低密度改变，肿瘤周围组织呈现毛玻璃样改变，一周后，变得致密呈肺炎样改变。增强 CT 治疗区域显示低密度无强化，病灶内有空泡腔。病理表现为射频热损伤，肺组织血流量增加而充血，炎性充血、肉芽组织增生，癌细胞死亡，失去生长能力，说明热能可以有效地消融或毁坏肺癌组织[27,28]。消融后 2 个月强化 CT 扫描显示肿瘤无强化区域较原始肿瘤增加 50% 至一倍。消融后 3 个月内 CT 检查，消融范围往往超过原有肿瘤，这反映出消融超出肿瘤边界，到达病变邻近的正常肺组织。治疗后 3 个月左右该区域应该回缩到原来的大小。但是如果 3 个月之后消融区域还继续增加，并且病变出现强化，提示消融不彻底，肿瘤复发[29]。原发性肺癌射频消融后手术切除标本中，65% ~87% 的肿瘤细胞死亡，特别是肿瘤≤2cm 时，癌细胞更容易达到完全死亡[30]。

（四）射频消融的疗效评估

射频消融导致肿瘤坏死和炎症反应，治疗范围往往超过肿瘤本身。影像学上肿瘤范围短时增大，随着时间的推移范围慢慢缩小[31]。由于坏死组织要经过一段时间吸收，甚至一直存在，临床上难以用手术切除的标准，甚至用放、化疗的疗效标准去评估射频消融的疗效。

射频消融后几个月内单靠 CT 平扫测量密度，很难判定肿瘤是否被完全灭活。常用强化 CT，PET/CT 或活检组织学来评价射频消融的疗效。射频消融后即刻强化 CT 显示消融区域无强化，PET/CT 显示肿瘤消失无代谢（见图 1）。肿瘤直径≤3cm 的完全坏死率为 69% ~100%，肿瘤直径 >3cm 的为 23% ~39%[32]。FDG-PET/CT 检查，肿瘤直径≤3.5cm 者消融比较彻底，直径≥3.5cm 肿瘤往往有残留[33]。3 个月内细针活检，肿瘤坏死，玻璃样变，纤维化瘢痕形成，炎性细胞浸润[26]。

（五）射频消融对肺癌的局部控制率与远期生存率

射频消融治疗原发性与转移性肺癌，肿瘤的完全坏死率达到 38% ~97%（中位数 = 90%）。局部复发为 3.0% ~38.1%（中位数 =11.2%）。中位无进展时间 15 个月 ~26.7 个月（中位数 =21 个月）。中位生存时间 8.6 个月 ~33 个月（中位数 =23 个月），1、2 及 3 年生存率分别为 63% ~85%、55% ~65% 和 15% ~46%[34]。

（六）射频消融后手术切除的研究

射频消融后手术切除能够了解射频消融是否彻底，可以评估射频消融范围。Nguyen 等对 8 例Ⅰ或Ⅱ期非小细胞肺癌患者前瞻性研究表明，38% 的肿瘤被完全消融，87% 的肿瘤大部失活[35]。Ambrogi 等对 9 名肺癌 CT 引导消融，2 周后手术切除病理学显示完全消融率为 67%。完全消融边缘以外平均 8mm 仍显示有消融作用，而周围肺实质没有组织学上的改变，证实了射频消融术的安全性和可控性[30]。

（七）射频消融治疗非小细胞肺癌的效果

利用射频消融治疗肺肿瘤安全和有效，显示出发展势头。Herrera 等报告不能手术切除的非小细胞肺癌患者，射频消融治疗有效率为 40%，病情稳定占 60%，无疾病进展和死亡[36]。Cosmo 等报道射频消融治疗肺癌随访 8 个月，局部复发率为 2.5%[37]。Kotaro 等治疗 99 例胸部恶性肿瘤（3 例原发和 96 例转移），一次治疗的完全消融率达到 91%。约有 9% 的肿瘤局部复发或残留，均接受再次的射频消融治疗[38]。Lee 等在 CT 引导下射频消融直径≤

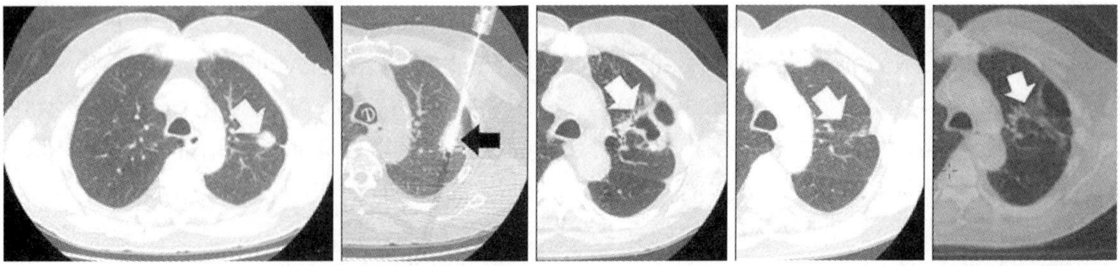

图 1　左肺癌，射频消融、空洞、吸收、PET/CT：肿瘤消失无代谢。

3cm 的肺癌完全坏死率较高，达到癌肿完全坏死的患者平均生存时间较癌肿部分坏死者明显增加（19.7 个月 *vs* 8.7 个月）[39]。

射频消融联合放疗为不能手术的患者提供了局部治疗机会，增加局部控制率和生存受益。Dupuy 等报告了 24 例Ⅰ期非小细胞肺癌射频消融联合放射治疗，50% 的患者存活 2 年以上，39% 存活超过 5 年[40]。Grieco 等使用射频消融治疗联合体外放射治疗或近距离放疗治疗Ⅰ、Ⅱ期肺癌，中位生存为 19.5 个月，1、2 和 3 年生存率分别为 87%、70% 和 57%[41]。对失去手术机会的Ⅰ期肺癌射频消融治疗的生存率分别为 1 年 78%、3 年 36%、5 年 27%，中位生存 29 个月[42,43]。对于早期肺癌射频消融治疗的生存率可以与常规放射治疗相比拟。因此，对不能接受外科手术治疗的早期非小细胞肺癌射频消融可能受益。

四、肺癌射频消融的安全性与并发症

与其他任何内外科治疗手段一样，射频消融也存在并发症。射频消融的并发症与 CT 引导下肺活检相类似。最常见的并发症是气胸，发生率为 15% ~45%，需要放置引流管者不超过 20%[44]。通常射频消融使用的 15 ~17G 电极针比活检针稍粗，气胸发生率并不比肺活检的 35% 高。冯威健等应用 CT 导向装置辅助射频消融电极穿刺，一次命中靶点，并发症较低，特别是很少发生气胸[26]。与射频消融治疗相关的胸腔积液、胸膜炎导致发热 19%[44]。其他罕见并发症有肺炎、肺脓肿、血痰、肺部出血和急性呼吸窘迫综合征。预测可能发生的致命性并发症包括大量的血胸、支气管胸膜瘘和空气栓塞，但未见报道。射频消融术中监测颈动脉超声，发现有微气泡形成，特别是肿块较大，输出功率较高，延长消融时间更容易发生。但是消融后的 CT 或 MRI 检查并没有发现临床异常[45]。治疗中控制消融温度不超过 100℃，可以减少气泡的发生。

五、结语

射频消融无论单独应用还是与常规方法相结合，成为失去手术机会肿瘤患者的治疗选择，已经显示其优势[46]。特别是射频消融多极电极针技术的不断革新，突破了像冷冻消融技术中传统的单针技术的限制，使得射频消融在肿瘤消融技术中处于主导地位[47]。

射频消融对于肿瘤≤3 ~5cm，预期能够得到完全消融的早期非小细胞肺癌，或者生长缓慢的孤立性肺转移癌，可以得到根治性效果。对于较大的肿瘤可行姑息性射频消融。与手术相比较，消融的优势包括可以精确控制、完全毁损、反复使用、控制病情和降低死亡率，成本相对较低，方法简便，甚至还可以门诊实施。射频消融在局部控制肿瘤及缓解全身症状方面具有重要的临床应用价值。今后，需要长期多中心对照试验研究，确立治疗原则，改进技术，监控治疗过程，严格掌握治疗的适应证，预防并发症，使射频消融由替代性手段发展成为标准治疗方法。

参考文献

[1] Van Rens M, Riviere AB, Elbers HRJ, et al. Prognostic assessment of 2361 patients who underwent pulmonary resection for non-small cell lung cancer, stage Ⅰ, Ⅱ, Ⅲ A. Chest, 2000, 117:374 -379.

[2] Ginsberg RJ, Vokes EE, Raben A. Cancer of lung: non-small cell lung cancer, in Pass HI, Mitchell JB, Johnson DH, Turrisi AT, Eds, Lung cancer: principles and practice of oncology (ed. 5), Lippincott-Raven, Philadelphia, PA,

1996, 849 - 857.

[3] Rowell NP, Williams CJ. Radical radiotherapy for stage Ⅰ/Ⅱ non-small cell lung cancer in patients not sufficiently fit for or declining surgery (medically inoperable): a systematic review. Thorax, 2001, 56:628 - 638.

[4] Strauss GM, Herndon J, Maddaus MA, et al., Randomized clinical trial of adjuvant chemotherapy with paclitaxel and carboplatin following resection in Stage IB non-small cell lung cancer (NSCLC): Report of Cancer and Leukemia Group B (CALGB) Protocol 9633. J. Clin. Oncol, 2004, 22, (suppl.), 7019, 2004.

[5] Livraghi T, Nahum Goldberg S, Lazzaroni S et al. Hepatocellular Carcinoma: Radiofrequency Ablation of Medium and Large Lesions. Radiology, 2000, 214:761 - 768.

[6] Gervais DA, McGovern FJ, Arellano RS, et al. Renal Cell Carcinoma: Clinical Experience and Technical Success with Radiofrequency Ablation of 42 Tumors. Radiology, 2003, 26 : 417 - 424.

[7] Mayo-Smith W, Dupuy DE. Adrenal Neoplasms: CT-guided Radiofrequency Ablation: Preliminary Results. Radiology, 2004, 231 : 225 - 230.

[8] Goetz MP, Callstrom MR, Charboneau JW, et al. Percutaneous image-guided radiofrequency ablation of painful metastases involving bone: a multicenter study. J Clin. Oncol, 2004, 22 : 300 - 306.

[9] Livraghi T, Solbiati L, Meloni MF, et al. Treatment of focal liver tumors with percutaneous radiofrequency ablation: complications encountered in a multicenter study. Radiology, 2003, 226:441 - 451.

[10] Chen MH, Wei Y, Yan K, et al. Treatment strategy to optimize radiofrequency ablation for liver malignancies. J Vasc Interv Radiol, 2006, 17:671 - 683.

[11] NCCN. Practice Guideline in Oncology, Hepatobiliary Cancers. 2009 v2.0, pp HCC - 4.

[12] Goldberg SN, Gazelle GS, Compton C, et al. Radiofrequency tissue ablation in the rabbit lung: efficacy and complications. Acad Radiol, 1995, 2:776 - 784.

[13] Dupuy DE, Zagoria RJ, Akerley W, et al. Percutaneous radiofrequency ablation of malignancies in the lung. AJR, 2000, 174 : 57 - 59.

[14] NCCN. Practice Guideline in Oncology, Non-small Cell Lung Cancer. 2009 v2.0, pp MS - 10.

[15] Rose SC, Thistlethwaite PA, Sewell PE, et al. Lung cancer and radiofrequency ablation. J Vasc Interv Radiol, 2006, 17:927 - 951.

[16] Nguyen CL, Scott WJ, Goldberg M. Radiofrequency ablation of lung malignancies. Ann Thorac Surg, 2006, 82:365 - 371.

[17] Kelekis AD, Thanos L, Mylona S, et al. Percutaneous radiofrequency ablation of lung tumors with expandable needle electrodes: current status. Eur Radiol, 2006, 16:2471 - 2482.

[18] Goldberg SN, Ahmed M, Gazelle GS, et al. Radiofrequency thermal ablation with NaCl solution injection: effect of electrical conductivity on tissue heating and coagulation-phantom and porcine liver study. Radiology, 2001, 219 : 157 - 165.

[19] Yasui K, Kanazawa S, Sano Y, et al. Thoracic tumors treated with CT-guided radiofrequency ablation: initial experience. Radiology, 2004, 231:850 - 857.

[20] Oyama Y, Nakamura K, Mtasuoka T, et al. Radiofrequency ablated lesion in the normal porcine lung: long-term follow-up with MRI and pathology. Cardiovasc Intervent Radiol, 2005, 28:346 - 353.

[21] Goldberg SN, Gazelle GS, Compton CC, et al. Radiofrequency tissue ablation of VX2 tumor nodules in the rabbit lung. Acad Radiol, 1996, 3:929 - 935.

[22] Asai T, Tanigawa N, Tanabe MJ. Radiofrequency thermal coagulation therapy for lung

tumors: an experimental study. Ryukyu Med J, 1997, 17:203 -209.

[23] Okuma T, Matsuoka T, Okamura T, et al. 18F-FDG small animal PET for monitoring the therapeutic effect of CT-guided radiofrequency ablation on implanted VX2 lung tumors in rabbits. J Nucl Med, 2006, 47:1351 -1358.

[24] El-Sherif A, Luketich JD, Landreneau RJ, et al. New therapeutic approaches for early stage non-small cell lung cancer. Surg Oncol, 2005, 14 (1):27 -32.

[25] Steinke K, Haghighi KS, Wulf S, et al. Effect of vessel diameter on the creation of ovine lung radiofrequency lesions in vivo: preliminary results. J Surg Res, 2005, 124:85 -91.

[26] 冯威健，张红梅，周蕾，等. CT介导射频原位灭活术在肺癌的应用. 临床肿瘤学杂志，2007，12:276 -278.

[27] Yamamoto A, Nakamura K, Matsuoka T, et al. Radiofrequency ablation in a porcine lung model: correlation between CT and histopathologic findings. AJR Am J Roentgenol, 2005, 185:1299 -1306.

[28] Tominaga J, Miyachi H, Takase K, et al. Time-related changes in computed tomographic appearance and pathologic findings after radiofrequency ablation of the rabbit lung: preliminary experimental study. J Vasc Interv Radiol, 2005, 16:1719 -1726.

[29] Bojarski JD, Dupuy DE, Mayo-Smith WW. CT imaging findings of pulmonary neoplasms after treatment with radiofrequency ablation: results in 32 tumors. AJR Am J Roentgenol, 2005, 185:466 -471.

[30] Ambrogi MC, Fontanini G, Cioni R, et al. Biologic effects of radiofrequency thermal ablation on non-small cell lung cancer: results of a pilot study. J Thorac Cardiovasc Surg, 2006, 131:1002 -1006.

[31] Steinke K, Glenn D, King J et al. Percutaneous imaging-guided radiofrequency ablation in patients with colorectal pulmonary metastases 1-year follow-up. Ann. Surg. Oncol, 2004, 11:207 -212.

[32] Akeboshi M, Yamakado K, Nakatsuka A, et al. Percutaneous radiofrequency ablation of lung neoplasms: initial therapeutic response. J Vasc Interv Radiol, 2004, 15:463 -470.

[33] Kang S, Luo R, Liao W, et al. Single group study to evaluate the feasibility and complications of radiofrequency ablation and usefulness of post treatment positron emission tomography in lung tumours. World J Surg Oncol, 2004, 2:30 -36.

[34] Zhu JC, Yan TD, Morris DL. A Systematic Review of Radiofrequency Ablation for Lung Tumors. Ann. Surg. Oncol, 2008, 15 : 1765 -1774.

[35] Nguyen CL, Scott WJ, Young NA, et al. Radiofrequency ablation of primary lung cancer: results from an ablate and resect pilot study. Chest, 2005, 128:3507 -3511.

[36] Herrera LJ, Fernando HC, Perry Y. Radiofrequency ablation of pulmonary malignant tumors in non-surgical candidates. J. Thorac Cardiovasc. Surg, 2003, 125:929 -937.

[37] Cosmo G, Vittorio M, Giuseppe C, et al. Radiofrequency Ablation of 40 Lung Neoplasms: Preliminary Results. AJR, 2004, 183 : 361 -368.

[38] Kotaro Y, Susumu K, Yoshifumi S, et al. Thoracic Tumors Treated with CT-guided Radiofrequency Ablation: Initial Experience. Radiology, 2004, 231:850 -857.

[39] Lee JM, Jin GY, Goldberg SN, et al. Percutaneous radiofrequency ablation for inoperable non-small cell lung cancer and metastases: preliminary report. Radiology, 2004, 230:125 -134.

[40] Dupuy DE, DiPetrillo T, Gandhi S, et al. Radiofrequency ablation followed by conventional radiotherapy for medically inoperable stage I non-small cell lung cancer. Chest, 2006, 129:738 -745.

[41] Grieco CA, Simon CJ, Mayo-Smith, et al.

Percutaneous image-guided thermal ablation and radiation therapy: outcomes of combined treatment for 41 patients with inoperable stage Ⅰ/Ⅱ non-small-cell lung cancer. J Vasc Interv Radiol, 2006, 17:1117-1124.

[42] Simon CJ, Dupuy DE, DiPetrillo TA, et al. Pulmonary radiofrequency ablation: long-term safety and efficacy in 153 patients. Radiology, 2007, 243:268-275.

[43] Ambrogi MC, Dini P, Melfi F, et al. Radiofrequency ablation of inoperable non-small cell lung cancer. J Thorac Oncol, 2007, 2:2-3.

[44] Hiraki T, Tajiri N, Mimura H, et al. Pneumothorax, pleural effusion, and chest tube placement after radiofrequency ablation of lung tumors: incidence and risk factors. Radiology, 2006, 241:275-283.

[45] Yamamoto A, Matsuoka T, Toyoshima M, et al. Assessment of cerebral microembolism during percutaneous radiofrequency ablation of lung tumors using diffusion-weighted imaging. AJR Am J Roentgenol, 2004, 183:1785-1789.

[46] Lucey BC. Radiofrequency ablation: The future is now. AJR, 2006, 186:S237-S240.

[47] Sheen AJ, Siriwardena AK. The End of Cryotherapy for the Treatment of Nonresectable Hepatic Tumors? Ann Surg Oncol, 2005, 12(3):202-204.

非小细胞肺癌靶向治疗新进展

王　鑫　支修益

首都医科大学肺癌诊疗中心 首都医科大学肿瘤学系
首都医科大学宣武医院 北京 100053

肺癌的发病率和死亡率在恶性肿瘤中居首位。其中，非小细胞肺癌（NSCLC）占80%～85%。绝大多数NSCLC临床确诊时已处于中、晚期阶段，化疗是这部分患者的主要治疗手段。但是，作为标准一线治疗的含铂两药联合化疗方案已进入平台期，无进展生存期（PFS）为4～6个月，总生存期（OS）仅为8～10个月。近年来，分子靶向药物的临床应用，让人们看到了跨越这一平台的希望和曙光，分子靶向治疗作为一支生力军登上了非小细胞肺癌综合治疗的历史舞台。一系列非小细胞肺癌靶向治疗的临床研究结果的公布，显现出分子靶向治疗鼓舞人心的前景。现将非小细胞肺癌靶向药物治疗的最新进展作一综述。

一、以EGFR为靶点的治疗

（一）单克隆抗体——西妥昔单抗

西妥昔单抗（cetuximab，C225）是一种特异性阻断EGFR的人鼠嵌合型单克隆抗体。Pirker等[1]进行的一项国际多中心Ⅲ期临床试验（FLEX研究），比较了NP方案联合西妥昔单抗与单纯化疗对比治疗EGFR免疫组化阳性的晚期NSCLC患者的疗效及安全性。研究共纳入1125例初治ⅢB/Ⅳ期NSCLC患者，所有患者均无脑转移、未接受过抗EGFR药物治疗、经免疫组化（IHC）证实肿瘤组织均表达EGFR。所有患者随机分组，分别接受NP方案化疗或NP方案+西妥昔单抗治疗，序贯西妥昔单抗维持治疗。患者年龄18～83岁（中位年龄59岁）；其中70%为男性，94%为Ⅳ期，47%为腺癌，34%为鳞癌，83%为ECOG 0/1。主要观察终点为总生存率（OS），次要观察终点为无疾病生存、肿瘤疗效、疾病控制及安全性。结果显示，联合组的OS为11.3个月，与单纯化疗组的10.1个月相比，差异具有显著性（$P=0.044$），死亡风险下降了13%（HR 0.87）。联合组的总体耐受性良好，主要不良事件为痤疮样皮疹。亚组分析显示，早发皮疹可能是西妥昔单抗生存获益的独立预测因素，出现早发皮疹的患者中位生存期达15.0个月。

另外一篇关于西妥昔单抗的Meta分析[2]纳入了LUCAS、BMS 100、BMS 099及FLEX四项研究，该Meta分析共纳入2018例晚期NSCLC患者（FLEX：1125例、BMS 099：676例、BMS 100：131例、LUCAS：86例）。结果显示：与单纯化疗组相比，标准一线含铂方案联合西妥昔单抗治疗OS及FPS均显著延长（OS：$P=0.01$；PFS：$P=0.036$），死亡和疾病进展风险分别降低10.1%和12.2%，ORR相对提高48.3%。

基于以上循证医学证据，2010 版《NCCN 非小细胞肺癌临床实践指南》（以下简称《指南》）推荐 NP 方案联合西妥昔单抗用于 NSCLC 一线和二线治疗。需要指出的是，在 FLEX 研究中，一线 NP 联合西妥昔单抗有效的患者继续接受单药西妥昔单抗作为维持治疗直至疾病进展，同样显示出了生存获益。因此，2010 年新版《指南》将西妥昔单抗作为一线 NP 联合西妥昔单抗有效的维持治疗予以推荐。

（二）表皮生长因子受体酪氨酸激酶抑制剂

酪氨酸激酶抑制剂（TKI）多为小分子，主要通过抑制酪氨酸激酶阻断细胞内的信号传导通路，从而诱导肿瘤细胞凋亡。非小细胞肺癌治疗中常用的 TKI 药物主要包括 EGFR-TKI（吉非替尼和厄罗替尼）以及其他多靶点 TKI 药物，如凡德他尼、拉帕替尼和索拉非尼等。

1. 一线治疗

基于 INTEREST 研究和 BR. 21 研究的阳性结果，吉非替尼和厄罗替尼已经被批准作为晚期 NSCLC 的二线或三线治疗。而众多的研究结果显示，EGFR 突变阳性的患者获益可能更明显。因此，将 EGFR-TKI 作为选择性患者的一线治疗有可能获得较好的结果。

2009 年，来自亚洲的 IPASS 研究[3]证实了这一假设。该研究入组了 1217 例初治、非吸烟或轻度吸烟的腺癌患者，随机分为紫杉醇联合卡铂组和单药吉非替尼组。ITT 人群分析的结果显示，吉非替尼组在 PFS、ORR 和 QOL 均优于化疗组（PFS：HR 0.74，95% CI：0.65 ~ 0.85，$P<0.0001$；ORR：HR1.59，95% CI：1.25 ~ 2.01，$P=0.0001$）。亚组分析中，吉非替尼组 EGFR 突变阳性的患者进展风险明显低于化疗组（HR 0.48，95% CI：0.36 ~ 0.64，$P<0.0001$）；而在 EGFR 突变阴性的患者中，吉非替尼组的进展风险显著高于化疗组（HR 2.85，95% CI：2.05 ~ 3.98，$P<0.0001$）。上述结果提示，对于 EGFR 突变阳性的晚期 NSCLC 一线接受吉非替尼的患者 PFS、ORR 优于化疗。

与 IPASS 研究类似，韩国的 Lee 等在第 13 届肺癌大会上公布一项临床研究结果，比较了吉非替尼或 GP 方案作为一线治疗的疗效。结果显示：吉非替尼组的 PFS 在选择性患者（腺癌，非吸烟）中具有优势，EGFR 突变是独立的疗效预测因素。另外，日本的 Kobayashi 等[4]筛选 200 例 EGFR 突变阳性的晚期 NSCLC 患者，随机进入吉非替尼组和 PC 方案化疗组，结果显示吉非替尼组的 PFS 明显延长（10.4 个月 *vs* 5.5 个月；HR 0.357，95% CI. 0.25 ~ 0.51，$P<0.001$）。以上研究结果提示，EGFR 突变是 TKI 疗效的独立预测因素，对于这部分患者可推荐一线接受 TKI 治疗。

2. 维持治疗

一线治疗未进展的晚期 NSCLC 患者接受维持治疗有可能延长 PFS，从而改善总生存。EGFR-TKI 因其高效、低毒成为维持治疗较理想的选择。Cappuzzo 等[5]在 2009 年 ASCO 年会上报道了一项以厄洛替尼作为维持治疗的Ⅲ期临床研究（SATURN 研究），共纳入近 900 例一线化疗后未进展的晚期 NSCLC 患者，随机分组后给予厄洛替尼或安慰剂维持治疗直至疾病进展。主要研究终点为 PFS。研究结果显示，厄洛替尼组患者的 PFS 明显优于安慰剂组（HR 0.71，95% CI：0.62 ~ 0.82，$P<0.0001$）。Miller 等[6]将厄罗替尼联合贝伐单抗作为维持治疗（ATLAS 研究）进一步验证了靶向治疗在维持治疗中的作用，结果显示厄洛替尼组患者的 PFS 为 4.8 个月，明显优于安慰剂组的 3.7 个月（$P=0.0012$）。

以上研究显示分子靶向治疗作为晚期NSCLC一线治疗后的维持治疗延长了PFS。但是，各项研究总生存期均未显示获益。另外，安慰剂组中仅少部分患者在二线治疗中接受了维持治疗的药物，这也在一定程度上影响了安慰剂组的总生存。因此，二线药物的提前应用是否比标准的二线治疗获益更多，尚悬而未决，需要更多前瞻性临床试验去证实。

二、以 VEGF 为靶点的治疗——贝伐单抗（Bevacizumab，Avastin）

贝伐单抗是人鼠源嵌合型的抗VEGF单克隆抗体，其与内源性的VEGF竞争性结合VEGF受体，抑制内皮细胞的有丝分裂，减少新生血管的形成，从而阻断肿瘤生长的营养来源，达到治疗肿瘤的目的。另外，贝伐单抗还可使肿瘤血管正常化，利于化疗药物到达肿瘤部位，因此与化疗药物合用可以更好地杀伤肿瘤细胞。

ECOG 4599研究[7]纳入878名ⅢB/Ⅳ期或复发的NSCLC患者（排除鳞癌、脑转移及有出血病史者），随机分组分别接受单纯化疗或贝伐单抗联合化疗治疗。主要研究终点为总生存期（OS），次要研究终点为有效率（RR）、无进展生存期（PFS）和毒性反应。结果显示：卡铂+紫杉醇方案联合贝伐单抗组的中位生存期优于单纯化疗（12.3个月 *vs* 10.3个月，$P=0.003$）。ECOG 4599研究显示：贝伐单抗联合化疗组的整体耐受性良好。但与化疗组相比，>3级的肺、胃肠道、中枢神经系统副反应及鼻出血在贝伐单抗联合化疗组发生率较高（4.4% *vs* 0.7%，$P<0.001$）。ECOG 4599研究是第一个将晚期NSCLC总生存提高至1年以上的临床试验。AVAIL研究[8]与ECOG 4599类似，评价了不同剂量贝伐单抗联合吉西他滨+顺铂（GP）方案治疗ⅢB/Ⅳ期初治或复发的非鳞癌患者的效果。贝伐单抗联合GP方案化疗与单纯化疗相比显示出一定优势。

2009年WCLC及ESMO大会更新了SAIL研究[9]结果。该研究共纳入超过2000例局部晚期、转移或复发的非鳞癌NSCLC患者，一线接受含铂两药方案、单药或不含铂双药方案联合贝伐单抗，中位TTP和OS分别为7.8和15.3个月。另外一项ARIES研究[10]显示贝伐单抗一线联合方案具有良好的安全性，3级以上出血发生率仅为3.2%，其中肺出血和颅内出血发生率仅分别为0.7%和0.1%，101例脑转移患者无一发生颅内出血。3级以上血栓事件发生率也仅为1.6%。其中300例高龄（>75岁）患者发生3级以上动脉栓塞事件的比例仅为2.7%，因新发高血压需治疗者仅有3.0%。这一结果同SAIL研究不谋而合。

三、多靶点药物

（一）凡德他尼

凡德他尼（vandetanib，Zactima）是一种多靶点酪氨酸激酶抑制剂，主要抑制VEGFR、EGFR和RET。2009年ASCO及WCLC分别报道了关于凡德他尼的三项临床研究：ZODIAC、ZEST和ZEAL研究。ZODIAC研究[11]入组了1391例既往接受过化疗的晚期NSCLC患者，随机接受多西他赛联合凡德他尼（$n=694$）或多西他赛联合安慰剂（$n=697$）治疗。研究结果表明：凡德他尼联合多西他赛可以延长PFS（HR 0.79，$P<0.001$）与提高总体缓解率（17% *vs* 10%，$P<0.001$）。研究还表明，凡德他尼联合多西他赛显示出延长晚期NSCLC生存的趋势（HR 0.91，$P=0.196$）。

2009年ASCO年会报道了另外两项凡德他尼应用于晚期NSCLC二线治疗的研

究，ZEST 研究[12] 入组 1240 例患者，随机接受凡德他尼（$n=623$）或厄洛替尼（$n=617$）治疗，研究结果表明，两组患者 PFS（HR 0.98，$P=0.721$）与生存期（HR 1.01，$P=0.830$）之间未有统计学差异。同样，ZEAL 研究[13] 显示：凡德他尼联合培美曲塞二线治疗晚期 NSCLC 的 PFS 较对照组相比，无显著差异（HR 0.86，$P=0.108$），OS 差异亦无统计学意义（HR 0.86，$P=0.219$），但凡德他尼组的 ORR（19.1% *vs* 7.9%，$P<0.001$）显著改善。

（二）BMS-690514

BMS-690514 是一种口服的 EGFR、HER-2、VEGFR1-3、Flt-3 多靶点抑制剂。2009 年 ASCO 年会报道厄罗替尼耐药及未经厄罗替尼治疗的晚期非小细胞肺癌接受 BMS-690514 治疗的研究结果[14]。此项研究共纳入 60 例患者，其中未经厄罗替尼治疗组疾病控制率明显高于耐药组（39% *vs* 22%），EGFR 基因突变患者明显高于野生型患者。最常见的治疗相关毒性有腹泻（90%）、皮疹（31%）、乏力（29%）、食欲下降（27%）和高血压（26%）。

四、新的分子靶向药物

随着信号传导通路的深入研究，针对不同靶点的分子靶向药物也层出不穷，如 mTOR 抑制剂、组蛋白去乙酰基酶（HDAC）抑制剂、整合素（integrin）抑制剂、蛋白酶体抑制剂、polo-like 激酶抑制剂以及促凋亡受体（pro-apoptotic receptor）激动剂等，为非小细胞肺癌的临床研究提供了新的领域和希望[15]。但目前尚缺乏高级别的循证医学证据，常规应用于非小细胞肺癌的治疗为时尚早。

五、结论

回眸 2009 年，靶向治疗无可争议地占据了晚期非小细胞肺癌治疗的各个领域，一些鼓舞人心的研究结果让人们感觉到肺癌治疗的新时代已经到来，但静而思之，诸多悬而未决的问题仍需进一步的解决，如一线靶向治疗后二线治疗的选择，探寻更多能够预测靶向治疗的生物标志物以及建立合适的预测模型等。

参 考 文 献

[1] Pirker R, Pereira JR, Szczesna A, et al. Cetuximab plus chemotherapy in patients with advanced non-small-cell lung cancer (FLEX): an open-label randomized phase Ⅲ trial. Lancet, 2009, 373:1525-1531.

[2] Thatcher N, Lynch T, Butts C, et al. Cetuximab plus platinum-based chemotherapy as 1st-line treatment in patients with non-small-cell lung cancer (NSCLC): a meta-analysis of randomized phase Ⅱ/Ⅲ trials. 13th WCLC, 2009, A3.7.

[3] Fukuoka M, Wu Y, Thongprasert S, et al. Biomarker analyses froma phase Ⅲ, randomized, open-label, first-line study of gefitinib (G) versus carboplatin/ paclitaxel (C/P) in clinically selected patients (pts) with advanced non-small cell lung cancer (NSCLC) in Asia (IPASS). J Clin Oncol, 2009, 27 (Suppl.):15s.

[4] Kobayashi K, Inoue A, Maemondo M, et al. First-line gefitinib versus first-line chemotherapy by carboplatin (CBDCA) plus paclitaxel (TXL) in non-small cell lung cancer (NSCLC) patients with EGFR mutations: a phase III study (002) by North east Japan Gefitinib Study Group. J Clin Oncol, 2009, 27 (Suppl.):15s.

[5] Cappuzzo F, Ciuleanu T, Stelmakh L, et al. SATURN: a double-blind, randomized, phase III study of maintenance erlotinib versus placebo following nonprogression with first-line platinum-based chemotherapy in patients with advanced

NSCLC. J Clin Oncol, 2009, 27 (Suppl.): 8001.

[6] Miller VA, O' Connor P, Soh C, et al. A randomized, double-blind, placebo-controlled, phase Ⅲb trial (ATLAS) comparing bevacizumab (B) therapy with or without erlotinib (E) after completion of chemotherapy with B for first-line treatment of locally advanced, recurrent, ormetastatic non-small-cell lung cancer (NSCLC). J Clin Oncol, 2009, 27 (Suppl.): 8002.

[7] Johnson DH, Fehrenbacher L, Novotny WF, et al. Randomized phase Ⅱ trial comparing bevacizumab plus carboplatin and paclitaxel with carboplatin and paclitaxel alone in previously untreated locally advanced or metastatic non-small-cell lung cancer. J Clin Oncol, 2004, 22: 2184-2191.

[8] Reck M, von Pawel J, Zatloukal P, et al. Phase III trial of cisplatin plus gemcitabine with either placebo or bevacizumab a first-line therapy for nonsquamous non-small-cell lung cancer: AVAiL. J Clin Oncol, 2009, 27: 1227-1234.

[9] Crinò L, Mezger J, Griesinger F, et al. MO19390 (SAiL): safety and efficacy of first-line bevacizumab (BV) -based therapy in advanced non-smal-cell lung cancer (NSCLC). J Clin Oncol, 2009, 27 (Suppl.): 8043.

[10] Fischbach N, Spigel D, Brahmer J, et al. Preliminary safety and effectiveness of bevacizumab (BV) based treatment in subpopulations of patients (pts) with non-small cell lung cancer (NSCLC) fromthe ARIES study: a bevacizumab (BV) treatment observational cohort study (OCS). J Clin Oncol, 2009, 27 (Suppl.): 8040.

[11] Herbst RS, Sun Y, Korfee P, et al. Vandetanib plus docetaxel versus docetaxel as second-line treatment for patients with advanced non-small cell lung cancer (NSCLC): a randomized, double-blind phase III trial (ZODIAC). J Clin Oncol, 2009, 27 (Suppl.): 407s.

[12] Natale RB, Thongprasert S, Greco FA, et al. Vandetanib versus erlotinib in patients with advanced non-small cell lung cancer (NSCLC) after failure of at least one prior cytotoxic chemotherapy: a randomized, double-blind phase III trial (ZEST). J Clin Oncol, 2009, 27 (Suppl.): 8009.

[13] De Boer R, Arrieta O, Gottfired M, et al. Vandetanib plus pemetrexed versus pemetrexed as second-line therapy in patients with advanced non-small cell lung cancer (NSCLC): a randomized, double-blind phase III trial (ZEAL). J Clin Oncol, 2009, 27 (Suppl.): 8010.

[14] Bahleda R, Soria J, Harbison C, et al. Tumor regression and pharmacodynamic (PD) biomarker validation in non-small cell lung cancer (NSCLC) patients treated with the ErbB/VEGFR inhibitor BMS-690514. J Clin Oncol, 2009, 27 (Suppl.): 431s.

[15] Dempke WC, Suto T, Reck M, et al. Targeted therapies for non-small cell lung cancer. Lung Cancer, 2010, 67 (3): 257-274.

肺癌不同外科手术方式的评价

支修益　陈东红

首都医科大学肺癌诊疗中心 首都医科大学宣武医院胸外科　北京 100053

【摘要】 外科手术是早期肺癌治疗方式的首选。肺癌的标准手术方式是肺叶切除加系统性胸腔淋巴结清扫，其他手术方式包括全肺切除、肺段切除和肺楔形切除术。近年来以电视胸腔镜为代表的微创胸外科技术在早期肺癌外科临床广泛开展，胸腔镜肺叶切除术的安全性已得到认可。随着医学影像技术的进步，临床发现了更多的早期肺癌，对于直径< 2cm 的周围型肺癌，肺段切除或楔形切除能否取代肺叶切除，成为肺癌的标准手术方式，还有待于新的循证医学证据的出现。

【关键词】 肺癌外科；肺叶切除；淋巴结清扫；胸腔镜

从 1933 年 Graham 第一例成功的肺癌切除手术至今[1]，肺癌外科治疗已经走过了 70 多年的历程，尽管近年来临床涌现出许多新技术和新药物，但是目前临床治疗肺癌的手段依然是首推外科手术。随着微创外科技术的临床应用和手术器械的不断更新，肺癌外科手术方式已经由传统的肺叶切除术、全肺切除术和肺部分切除术发展到胸腔镜肺叶切除术、胸腔镜辅助小切口肺切除术（Hybrid）、小切口肺切除术和机器人辅助肺叶切除术。

一、历史回顾

历史上第一例解剖性肺癌切除手术是由英国的 Hugh Morriston Davies 医生于 1912 年完成的。分别结扎右肺下叶根部的不同结构，缝合支气管断端并用邻近的肺组织包盖。遗憾的是患者术后发生了脓胸，于手术后第 8 天死亡[2]。

历史上第一例成功的肺癌切除手术是由美国的 Evarts A Graham 医生于 1933 年 4 月 5 日在圣路易斯华盛顿大学 Barnes 医院完成的[1]。患者 James Lee Gilmore 是一位 48 岁的男性产科医生，术前经支气管镜活检病理诊断为左肺上叶鳞状细胞癌。术中发现肿瘤侵及左肺下叶支气管开口，被迫行左全肺切除术。这是一例非解剖性全肺切除手术，采用肺门根部集团缝扎法。为避免术后局部复发，在肺门残端埋置了 7 颗放射剂量为 1. 5mCi 的氡粒子。切除了数枚肿大的纵隔淋巴结。为了消除左全肺切除后的残腔，同期实施了胸廓成形术，切除第 3 至第 11 肋骨。术后出现小的支气管胸膜瘘，经再次手术治愈。病理证实为左主支气管分叉处鳞状细胞癌，纵隔淋巴结未发生肿瘤转移。术后 Dr. James Lee Gilmore 无瘤生活了 30 年。这一手术的成功给了胸外科医生以极大的信心，使人们确信外科手术可以治愈当时令人束手无策的肺癌。

1933 年 6 月，William Rienhoff 医生在约翰·霍普金斯大学医院成功地完成了第一例解剖性左侧全肺切除术[3]。游离肺门，分别结扎左肺动、静脉，中号丝线间断缝合左主支气管。在之后相当长一段时间，全肺切除成为外科治疗肺癌的标准术式。

随着临床经验的增多，解剖性肺叶切除逐渐被胸外科医生所掌握，1939 年，波士顿麻省总医院 Churchill 和 Belsey 医生发表了左肺上叶舌段解剖性切除的经典报告文章，认为肺段可以取代肺叶作为肺切除的最小单位[4]。

为了更彻底地切除侵及肺门结构的肺癌，1946 年，Allison 医生首先打开心包，于心包腔内游离结扎肺血管。并将纵隔淋巴结和一侧全肺一并切除，称为根治性全肺切除术[5]。

1949 年，纽约纪念医院开始应用将区域淋巴结和原发肺癌一起整块切除（enbloc dissection）的方法治疗肺癌，并对肺癌胸内淋巴结转移规律进行总结，将肺癌区域淋巴结分为气管旁淋巴结（Peritracheal Bronchial Nodes）、隆突下淋巴结（Subcarimal Nodes）、肺根淋巴结（Pulmonary Nodes）和肺内淋巴结（Intrapulmonary Nodes）。1951 年，William Cahan 将此技术进行了总结并提议将治疗肺癌的全肺切除术分为两类：①单纯全肺切除——仅切除包含肿瘤的一侧全肺；②根治性全肺切除术——将肺门及纵隔淋巴结连同一侧全肺一起整块切除[6]。

1950 年，波士顿麻省总医院 Churchill 医生报告了 1930—1950 年间共 294 例肺癌外科治疗结果，手术适应证为肿瘤局限在肺内通过手术切除有可能临床治愈的病例，或者能缓解肺癌引起的疼痛、出血以及化脓感染，预计能改善术后生活质量的患者。手术切除率为 58.2%。其中全肺切除术 114 例，肺叶切除术 57 例。肺叶切除术后 2 年及 5 年生存率分别为 46% 和 19%，同期的全肺切除术分别为 30% 和 12%。肺叶切除术手术死亡率为 14%，而全肺切除术为 22.8%。Churchill 医生认为解剖性肺叶切除加邻近淋巴结切除能够将肿瘤彻底切除，可以取得同全肺切除一致的治疗效果，并且有较高的安全性[7]。从此之后，肺叶切除术逐渐取代全肺切除术成为肺癌外科治疗的标准术式。

在肺叶切除术治疗周围型肺癌获得临床广泛接受之后，纽约纪念医院进一步将肺癌外科手术规范化，于 1960 年提出了根治性肺叶切除术的概念，即将区域淋巴结（包括肺门及纵隔淋巴结）连同原发肿瘤所在的一个或两个肺叶一并切除[8]。

20 世纪 70 年代末，随着 CT 的出现，临床上发现早期肺癌的机会大大增加。部分胸外科医生开始应用局限性肺切除（肺楔形切除或肺段切除）治疗早期周围型肺癌。为了比较肺叶切除与局限性肺切除的治疗效果，北美肺癌研究组于 1982 年设计、实施了一项前瞻性多中心临床研究，1995 年报告了最终结果：发现与肺叶切除术相比，局限性肺切除并不能减少围手术期并发症和死亡的发生，亦不能保留更多的手术后肺功能；而且手术后局部复发率显著增加。因此认为肺叶切除术仍是肺癌的标准手术方式[9]。

之后相当长的一段时间内，肺癌外科治疗方式未发生大的变化。值得一提的是胸外科手术切口的变化。为了减少肺癌手术经典切口——后外侧切口导致的巨大创伤、术后疼痛以及功能障碍，Kittle 于 1988 年首先介绍了不切断胸壁肌肉的微小开胸切口[10]，很快被胸外科医师所接受，将其应用至不同类型的肺癌外科手术中。

直至 20 世纪 90 年代初视频辅助胸腔镜外科技术（Video-Assisted Thoracoscopic Surgery，VATS）的出现。1992 年，Roviaro

首次报道了视频辅助胸腔镜肺叶切除手术用于肺癌的外科治疗[11]。1993 年，Kirby 报告了 VATS 肺门解剖性肺叶切除技术[12]，两年后，Kirby 又报告了胸腔镜肺切除与经保留肌肉开胸切口肺切除的随机对照研究，未发现 VATS 有明显优势。随着技术的逐步熟练，纵隔淋巴结摘除和清扫亦可安全地通过 VATS 完成[13]。2005 年，McKenna 报告了 1100 例胸腔镜解剖性肺叶切除的临床结果，认为与传统开胸手术相比，VATS 肺切除手术同样安全，手术中出血和术后切口复发率均较低[14]。2006 年，美国《NCCN 非小细胞肺癌临床指南》将胸腔镜手术推荐为早期肺癌外科手术方式的一个选择。

二、肺癌不同外科手术方式的评价

（一）全肺切除与肺叶切除

肺叶切除作为肺癌标准手术方式已被广泛接受，手术并发症和死亡率明显低于全肺切除术。但个别情况时，全肺切除术可获得较肺叶切除更好的局部控制率和长期生存率。意大利学者通过对病理 N1 非小细胞肺癌手术治疗预后的分析发现，对于肺门淋巴结转移患者，全肺切除术 5 年生存率（58%）明显好于肺叶切除术（33%）；局部复发率显著低于肺叶切除术（0 *vs* 24%）；但两组远处转移率无显著差别（29% *vs* 23%）[15]。法国学者发现，对于Ⅰ期非小细胞肺癌，行肺叶切除术后局部复发率明显高于全肺切除，但对远期生存率无显著影响。对于Ⅱ期非小细胞肺癌，肺叶切除术与全肺切除相比，局部复发率和远期生存率均无明显差别[16]。

支气管和/或肺动脉袖式切除使部分肺功能不佳不能耐受全肺切除的肺癌患者有机会接受手术治疗。但对于能够耐受全肺切除的肺癌患者，在袖式切除技术上可行时究竟应采取全肺切除还是袖式切除，目前仍有争议。通过对韩国首尔国立大学医院 49 例支气管袖式切除术和 49 例技术上袖式切除可行，但实施了全肺切除的肺癌患者预后情况进行对比发现，两组手术死亡率相近（6.1% *vs* 4.1%），总体 5 年生存率相似（53.7% *vs* 59.5%），但 5 年无复发生存率全肺切除组明显好于袖式切除组（67.9% *vs* 45.7%），局部复发率亦显著低于袖式切除组（8.5% *vs* 32.6%）。多变量分析显示，对于 N1 病理性阳性的患者实施袖式切除是术后局部区域复发的显著危险因素[17]。法国学者的结果与此相类似，认为对于Ⅰ期非小细胞肺癌，支气管袖式切除可获得与标准肺叶切除同样的长期生存。但需同时实施肺动脉袖式切除者预后极差。建议对于 N1 病理性阳性且能耐受全肺切除的非小细胞肺癌，应进行前瞻性随机对照研究，以确定支气管袖式切除对术后局部复发及长期生存的影响[18]。

（二）肺叶切除与亚肺叶切除

1973 年，Jensik 报道了 15 年来应用肺段切除治疗早期周围型肺癌的经验，认为与肺叶切除相比能更有效的保留肺功能，减少手术并发症和死亡率[19]。之后有些胸外科医生提倡将局部切除（包括肺段切除和楔形切除）作为 T1N0M0 肺癌的合适手术方式，而反对者认为局部切除导致较高的局部复发率，最终降低临床治愈率。为解决此争议，北美肺癌研究组于 1982 年启动了一项前瞻性随机对照临床研究，比较局部切除（包括肺段切除和楔形切除）与标准肺叶切除用于 T1N0M0 非小细胞肺癌的疗效及安全性。截止到 1988 年 11 月共有 276 名患者入组，经过最少 4 年半的随访发现，与肺叶切除术相比，局部切除并未降低围手术期并发症发生率和死亡率，也没能更有效保存手术后肺功能；而且手术后局部复发率明显高于肺叶切除术，手术后总体死亡率和肿瘤特异性死亡率均高于肺叶切除术。因此肺癌研究组强烈推荐肺叶切除术仍作为 T1N0M0 非小细胞肺癌的标准手术方式[9]。

随着新一代螺旋 CT 技术的临床普及和应用，肺癌有机会在更早期被临床发现，PET 和 PET-CT 的临床应用使肺癌治疗前的临床诊断和分期较以往更加准确。一些学者选择部分 T1N0M0 非小细胞肺癌行肺段切除或楔形切除加区域淋巴结清除，获得了和肺叶切除相同的临床结果。在 2009 年美国旧金山第 13 届世界肺癌大会上，日本学者报道亚肺叶切除加区域淋巴结采样治疗直径 <2cm 的周围型肺癌，5 年生存率高达 98%。

日本临床肿瘤协会正在进行 2 个关于亚肺叶切除治疗直径 <2cm 的周围型肺癌的前瞻性临床研究。JCOG0804 是一个Ⅱ期临床研究，观察肺楔形切除治疗纯磨玻璃样病变或实性部分 <25% 的混合性肺磨玻璃样病变的治疗结果，计划入组 300 例患者，观察终点为任意位置的局部复发或转移。JCOG0802 是一个Ⅲ期临床研究，入组标准为直径 <2cm 的部分实性肺磨玻璃样病变或实性结节，按医学中心、性别、组织学类型以及病变形态（部分实性磨玻璃样病变或实性结节）分层，随机分为肺叶切除组和肺段切除组，计划入组 1100 例患者，主要预后终点为总体生存率，次要终点为手术后肺功能变化。

无独有偶，受美国国立癌症研究所资助，美国外科学会肿瘤学组（ACOSOG）、西南肿瘤协会（SWOG）和放射肿瘤协会（RTOG）联合组织实施的 CALGB140503 研究正在进行中，这同样是一个比较肺叶切除和亚肺叶切除治疗直径 <2cm 的早期周围型肺癌的Ⅲ期前瞻性临床研究，并尽可能应用视频辅助胸腔镜进行手术。计划入组 900 ~ 1200 例患者，主要和次要预后终点分别为总生存率和肺癌无进展生存率。预期以上三项临床研究将对 T1aN0M0 早期周围型肺癌患者的外科治疗策略产生革命性影响。

（三）胸腔镜肺叶切除术

Kirby 在 20 世纪 90 年代初期最早实施了 VATS 肺叶切除术[12]，之后此技术在全世界范围内逐渐普及，但直到今天仍有部分胸外科医师不能接受胸腔镜肺叶切除术治疗肺癌，无论西方国家和中国均是如此。主要的担心有两个方面：是否符合肿瘤外科原则以及是否有足够的安全性。McKenna 等[14]报道目前为止最大一组 VATS 肺叶切除术，1100 例中仅有 7 例需中转开胸止血，无出血相关死亡病例，仅 4.1% 的患者需要输血，2.5% 的患者需中转开胸手术。另外，VATS 肺叶切除术与开胸手术肺叶切除术相比，术后疼痛评分、镇痛药用量、肋间神经阻滞需求和睡眠障碍均明显减少，留置胸管时间及住院时间均明显缩短，术后并发症减少。1100 例 VATS 肺叶切除术围手术期死亡率仅为 0.8%，84.7% 的患者无术后并发症发生。

不同的医学中心 VATS 肺叶切除术技术操作有很大不同，切口数量 2 ~5 个，切口长度 4 ~ 10cm，以及是否撑开肋骨，导致了难以对此技术进行客观评价。The Cancer and Leukemia Group B 39802 是一个前瞻性多中心临床研究，评价了 VATS 肺叶切除术的技术可行性和安全性。将 VATS 肺叶切除术标准化为 1 个 4 ~ 8cm 的切口、2 个 0.5cm 的操作孔、不撑开肋骨、实施解剖性肺叶切除和淋巴结采样。共入组 128 例直径≤3cm 的周围型肺结节患者，111 例为ⅠA 期肺癌，其中 96 例（86.5%）成功实施了 VATS 肺叶切除术。中位手术时间为130分钟，中位胸腔引流时间为3天，发生出血1例，死亡3例，均与VATS无关。CALGB 39802是第一个关于标准胸腔镜肺叶切除术的前瞻性多中心临床研究，证实了对ⅠA期肺癌行VATS肺叶切除术是安全可行的。期待其后续报道能回答VATS肺叶切除术是否符合肿瘤外科原则的问题。

随着腔镜技术的成熟，胸外科医师开始尝试将VATS技术应用于更加复杂的肺癌手术，已有多家胸外科中心报道了胸腔镜下支气管袖式肺叶切除以及肺段切除，日本学者甚至为一单肺患者成功实施了胸腔镜肺叶切除。目前，我国多家胸外科中心已开展VATS肺癌切除术，在2009年全国胸心血管外科学术会议上，华西医院刘伦旭介绍了更具有操作性、更加规范的“单向式胸腔镜肺叶切除术”，标志着我国VATS肺癌切除术的成熟。

（四）区域淋巴结清除与采样

肺癌区域淋巴结转移具有重要的分期及预后意义。切除区域淋巴结是肺癌手术不可或缺的步骤。肺癌手术中纵隔淋巴结最佳切除方式仍存在争议。几项仅有的关于不同纵隔淋巴结切除方式的前瞻性研究未能得出相同结论。

NSCLC手术中淋巴结清除范围尚未达成广泛一致。不同医学中心的临床实践中淋巴结清除范围差别极大，从仅进行目测到实施系统性淋巴结清除。各自对手术方式的描述也不尽统一，这可能是导致临床结果不尽相同的部分原因。为了使肺癌手术进一步规范，欧洲胸外科医师协会制定了肺癌淋巴结清除方式的定义、手术操作规范及切除淋巴结病理检查标准指南。将淋巴结清除方式分为5类[20]：

1. 选择性淋巴结活检（Selected lymph node biopsy）

仅切取几个可疑淋巴结进行病理检查以确定N分期，用于肿瘤不能被切除的开胸探查手术。

2. 采样（Sampling）和系统采样（Systematic sampling）

采样指基于手术前影像学或手术中发现，切取几个有代表性的淋巴结；系统采样指根据原发肿瘤特点切除预先选定的几组区域淋巴结。

3. 系统性淋巴结切除（Systematic nodal dissection）

系统清除明确解剖标志内包含淋巴结在内的所有纵隔组织。

4. 肺叶特异性系统淋巴结清除（Lobe-specific systematic node dissection）

根据原发肿瘤所在肺叶的不同，清除特定区域内包含淋巴结在内的纵隔组织。

5. 扩大淋巴结切除（Extended lymph node dissection）

通过胸骨正中切口及颈部切口清除双侧纵隔及颈部淋巴结。

国际肺癌研究协会（International Association for the Study of Lung Cancer，IASLC）分期委员会制定的肺癌完全切除（R_0）标准包括系统性淋巴结切除或肺叶特异性系统淋巴结切除。最少切除6枚淋巴结，即3枚肺门、叶间或叶内淋巴结，3枚纵隔淋巴结，其中必须包含1枚隆突下淋巴结[21]。

Cochrane系统综述数据库荟萃分析了11个前瞻性随机对照临床研究共1910例NSCLC患者，结果显示对于Ⅰ～ⅢA期NSCLC患者，肺切除合并完全性纵隔淋巴结清除术后，生存期长于肺切除合并系统性淋巴结取样[22]。

正在进行的美国外科医师学会肿瘤组ACOSOG Z0030研究是为了比较系统性淋巴结清除与淋巴结取样是否能影响NSCLC患者术后生存期。初步的结果显示，两种淋巴结切除方式的术中出血量、死亡率和住院时间等无显著差异，系统性淋巴结清除手术时间长于淋巴结取样，术后引流量也较淋巴结取样多。两者对手术后长期生存的影响将于近期公布。

肺门、纵隔脂肪组织中的淋巴管内可能存在癌细胞，因此肺癌手术中淋巴结清除的正确方法是将包含淋巴结于其中的纵隔及肺门脂肪、结缔组织整块，而不是将各组淋巴结分别摘除。鉴于 2005 年 IASLC 分期委员会制定的肺癌完全切除标准较为宽松，为了更好地提高肺癌手术质量，2009 年 IASLC 分期委员会建议将肺癌区域淋巴结分为上纵隔区（2，3，4 组）、主动脉区（5，6 组）、下纵隔区（7，8，9 组）和 N1 淋巴结，手术时应将同一分区淋巴结整块切除[23]。

三、结束语

目前早期和局部中晚期非小细胞肺癌治疗的首选模式为以外科手术为主的多学科综合治疗。应该强调，外科手术是 NSCLC 多学科综合治疗的基石，外科手术的质量在其中起着决定性的作用，决不能因为存在有效的多学科辅助治疗手段而放松对外科手术质量的要求。如何将肺癌外科手术应进一步规范化、微创化，更好地与放疗、化疗以及分子靶向等手段相结合，延长肺癌患者生存期，提高手术后生活质量，将是今后胸外科领域的主要研究方向。

参　考　文　献

[1] Graham EA, Singer JJ. Successful removal of an entire lung for carcinoma of the bronchus. JAMA, 1933, 101:1371 -1374.

[2] Naef AP. Hugh Morriston Davies: first dissection lobectomy in 1912. Ann Thorac Surg, 1993, 56:988 -989.

[3] Reinhoff WF. A preliminary report of the operative technique in two successful cases. Bull Hist Med, 1933, 55:390 -396.

[4] Churchill ED, Belsey R. Segmental pneumomectomy in bronchiectasis; lingula segment of left upper lobe. Ann Surg, 1939, 109:481.

[5] Allison PR. Intrapericardial approach to the lung root in the treatment of bronchial carcinoma by dissection pneumonectomy. J Thorac Surg, 1946, 15:99 -117.

[6] Cahan WG. Radical Pneumonectomy. J Thorac Surg, 1951, 22:449 -473.

[7] Churchill ED. The surgical management of carcinoma of the lung. A study of cases treated at the Massachusetts General Hospital from 1930-50. J Thorac Surg, 1950, 20:349 -365.

[8] Cahan WG. Radical Lobectomy. J Thorac Cardiovas Surg, 1960, 39:555 -572.

[9] Lung Cancer Study Group. Randomized Trial of Lobectomy Versus Limited Resection for T1 N0 Non-Small Cell Lung Cancer. Ann Thorac Surg, 1995, 60:615 -623.

[10] Kittle CF. Which way in? The thoracotomy incision. Ann Thorac Surg, 1988, 45:234 -239.

[11] Roviaro GC, Rebuffat C, Varoli F, et al. Videoendoscopic pulmonary lobectomy for cancer. Surg Laparosc Endosc, 1992, 2:244 -247.

[12] Kirby TJ, Mack MJ, Landreneau RJ, et al. Initial experience with video-assisted thoracoscopic lobectomy. Ann Thorac Surg, 1993, 56:248 -253.

[13] McKenna RJ. Lobectomy by video-assisted thoracic surgery with mediastinal node sampling for lung cancer. J Thorac Cardiovasc Surg, 1994, 107:879 -882.

[14] McKenna RJ, Houck W, Fuller CB. Video-Assisted Thoracic Surgery Lobectomy: Experience With 1100 Cases. Ann Thorac Surg, 2006, 81:421 -426.

[15] Luzzi L, Voltolini L, Campione A, et al. Pneumonectomy *vs* lobectomy in the treatment of pathologic N1 NSCLC: could the type of surgical resection dictate survival? J Cardiovasc Surg

(Torino), 2003, 44:119 -123.

[16] Massard G, Dabbagh A, Dumont P, et al. Are bilobectomies acceptable procedures? Ann Thorac Surg, 1995, 60:640 -645.

[17] Kim YT, Kang CH, Sung SW, et al. Local control of disease related to lymph node involvement in non-small cell lung cancer after sleeve lobectomy compared with pneumonectomy. Ann Thorac Surg, 2005, 79:1153 -1161.

[18] Icard P, Regnard JF, Guibert L, et al. Survival and prognostic factors in patients undergoing parenchymal saving bronchoplastic operation for primary lung cancer: a series of 110 consecutive cases. Eur J Cardiothorac Surg, 1999, 15:426 -432.

[19] Jensik RJ, Faber LP, Milloy FJ, et al. Segmental resection for lung cancer-a fifteen-year experience. J Thorac Cardiovasc Surg, 1973, 66:563 -572.

[20] Lardinois D, Leyn D, Schil P, et al. ESTS guidelines for intraoperative lymph node staging in non-small cell lung cancer. Eur J Cardiothorac Surg, 2006, 30:787 -792.

[21] Rami-Porta R, Wittekindb C, Goldstraw P. Complete resection in lung cancer surgery: proposed definition. Lung Cancer, 2005, 49: 25 -33.

[22] Manser R, Wright G, Hart D, et al. Surgery for early stage non-small cell lung cancer. Cochrane Database Syst Rev, 2005, 25 (1): CD004699.

[23] Rusch VW, Asamura H, Watanabe H, et al. A Proposal for a New International Lymph Node Map in the Forthcoming Seventh Edition of the TNM Classification for Lung Cancer. J Thorac Oncol, 2009, 4:568 -577.

非小细胞肺癌围手术期辅助化疗的治疗进展

杨 跃 阎 石 冯 源 吴 楠

北京大学临床肿瘤学院 北京肿瘤医院暨北京市肿瘤防治研究所胸外科 100142

【摘要】 近年来，尽管胸外科手术操作技术及手术设备有了长足的发展，但非小细胞肺癌（NSCLC）根治性手术后复发、转移等问题仍然严重困扰患者和肿瘤科医师。为降低复发转移率，提高根治性手术率，术后辅助化疗和术前新辅助化疗发挥越来越重要的作用。由于术后辅助化疗和术前新辅助化疗均与胸部肿瘤外科医师密切相关，故将其统称为围手术期辅助化疗进行综述可以更好地概括总结其现状。

第三代化疗药物的问世掀起了 NSCLC 化疗的又一研究热潮，尤其自 2003 年以来，IALT、JBR10、ANITA 等一系列大规模临床试验的结果大大鼓舞了胸部肿瘤外科医师对 NSCLC 围绕着手术所采取的综合治疗的信心。在此形势下，临床肿瘤学家开展了越来越多更细致的临床试验。此外，维持治疗、术前新辅助化疗的概念也越来越深入人心。本文阐述了 NSCLC 围手术期辅助化疗近年来的研究进展，并提出今后围手术期辅助化疗所面临的问题，旨在更好的促进围手术期辅助化疗的发展。

【关键词】 非小细胞肺癌；手术；术后辅助化疗；术前新辅助化疗

肺癌因发病率及病死率高而深受全世界的关注，近年来肺癌早期诊断及外科技术的进步，使得越来越多的患者获得了手术治疗的机会。但是，即使能够实施根治性手术，33% 的ⅠA 期患者和 77% 的ⅢA 期患者在5 年内死亡，即手术后约有 70% 的患者发生复发和/或转移，远处转移是导致治疗失败的主要原因。为减少复发和转移，消除微小转移灶，延长肺癌患者术后生存时间，近年来术后辅助化疗和术前新辅助化疗（统称围手术期辅助化疗）发挥越来越重要的作用。

20 世纪 90 年代末的第三代化疗药物，如吉西他滨、长春瑞滨、紫杉醇、多西他赛等药的开发和应用，使肺癌的化疗方案日渐增多，晚期 NSCLC 的疗效、生存期及生存质量进一步得到改善；21 世纪的分子靶向药物问世，如小分子酪氨酸激酶抑制剂单独应用或与化疗联合在部分选择性 NSCLC 患者中产生了令人惊喜的治疗效果，进一步研究有望实现对肿瘤治疗高效低毒的梦想。

一、围手术期 NSCLC 辅助化疗的一般原则和常用药物

对于可完全切除的早、中期 NSCLC 患者，术后辅助化疗的目的是减低局部复发及远处转移的几率，提高 5 年生存率。目前推荐对Ⅱ ~ ⅢA 期可完全切除的 NSCLC 患者行 4 个周期含铂方案辅助治疗，即术

后辅助化疗，或术后联合辅助放化疗。而对于进展期 NSCLC 患者，其治疗主要目的在于控制症状，提高生活质量，在此基础上尽可能延长生存期。目前标准的一线治疗方案为第三代含铂双药方案（即吉西他滨/长春瑞滨/紫杉醇 + 顺铂/卡铂），二线方案为多西他赛、培美曲塞、吉非替尼及厄罗替尼。

二、可完全切除的 NSCLC 患者的术后辅助化疗

1995 年，肺癌协作组（NSCLCCG）[1]发表了对 1961—1991 年间进行的 24 个 NSCLC 术后辅助化疗与单纯手术治疗比较的随机对照临床研究（4767 例患者）的 Meta 分析，结果显示含顺铂的术后辅助化疗方案（主要是第二代方案）能使患者的生存率改善 3% ~5%。虽未达到统计学的显著意义（P =0.08），但提示含铂化疗方案可能有效，并为后续研究奠定了一定的基础。此后的多个大规模临床随机对照研究结果均未提示第二代含铂方案在 NSCLC 的辅助化疗上有显著的意义。直至 2003 年 Le Checalier[2]在 ASCO 会议上报道了 IALT 试验，该试验将术后辅助化疗方案更改为第三代含铂方案，结果显示Ⅰ ~ⅢA 期 NSCLC 术后辅助化疗组较单纯手术组 2 年及 5 年生存率显著提高，无病生存期显著延长。该研究共入组 1867 例患者，是首个证实术后辅助化疗对可完全切除 NSCLC 生存有益的大规模多中心临床试验。Bria[3]对 1994—2004 年间发表的 12 项术后辅助化疗的对照研究和 Meta 分析进行汇总分析，总病例数达 6494 例，将这 12 项研究按不同方式组合进行分析，辅助化疗的绝对获益基本都在 4% 左右，这再次提供了 NSCLC 术后辅助化疗有益的证据。受上述随机研究结果的影响，出于伦理学方面考虑，许多当时将单独手术作为对照组的临床研究（不管是术前新辅助化疗还是术后辅助化疗）均宣告提前终止。

尽管多个大规模临床试验已证实了术后辅助化疗的有效性，但研究者并未停步不前。鉴于不同分期 NSCLC 的临床特征千差万别，研究者更热衷于分析辅助化疗在不同病理分期 NSCLC 中的作用，以甄选出术后辅助化疗的真正受益人群。2005 年的 ANITA 试验[4]在该领域迈出了一大步。Ⅰ ~ⅢA 期 NSCLC 术后患者入组，其中单纯手术组 433 例，术后长春瑞滨 + 顺铂方案辅助化疗组 407 例，结果显示术后辅助化疗组中位生存期、中位无复发时间和 2 年生存率显著优于单纯手术组。1、2、5 年生存率较单纯手术组分别提高了 3.1%、5.1% 和 8.6%，而更远期的 7 年生存率也较单纯手术组提高了 8.4%。ANITA 试验分析了不同亚组中辅助化疗的作用，结果表明Ⅱ ~ⅢA 期术后辅助化疗组 5 年生存率较单纯手术组明显增加，而Ⅰ期术后辅助化疗组未体现出明显的生存优势。JBR10 试验[5]更是将焦点集中在ⅠB 和Ⅱ期 NSCLC 上。该研究应用长春瑞滨 + 顺铂作为术后辅助化疗方案。结果表明ⅠB 和Ⅱ期（除外 T3N0M0）NSCLC 患者能从 NP 方案辅助化疗中获益，5 年生存率提高 15%，无复发生存期明显延长。同时提示若 ras 基因突变，则肿瘤对化疗不敏感；若 ras 基因为野生型，则辅助化疗可使中位生存期明显提高（P =0.03）。

在关于ⅠB 期 NSCLC 能否从辅助化疗中受益的问题上，ANITA 试验和 JBR 10 试验得出不同的结论，鉴于ⅠB 期 NSCLC 只是这两项试验中的亚组，故需要更大规模的临床试验验证辅助化疗对ⅠB 期 NSCLC 的作用。为解答这一问题，CALGB 9633 试验[6]应运而生。该试验入组 344 例 NSCLC 患者，结果表明，当中位随访时间为 34 个月时，辅助化疗组较单纯手术组明显延长

总生存期；当中位随访时间为 74 个月时，术后辅助化疗组较单纯手术组总生存期无显著差异。肿物直径 > 4cm 的 Ⅰ B 期 NSCLC 能明显从辅助化疗中受益（HR = 0.69，90% CI：0.48 ~0.99，*P* =0.043）。

至此，我们可以总结术后辅助化疗对不同分期可完全切除 NSCLC 的作用[7]：

（1）Ⅱ ~ Ⅲ期患者能得到确切的益处（HR =0.83，95% CI：0.73 ~0.95），术后需行 4 个周期含铂方案辅助化疗，目前以长春瑞滨 + 顺铂作为辅助化疗方案的循证医学证据力度最强。

（2）Ⅰ B 期获益较低（HR = 0.92，95% CI：0.78 ~1.10）。

（3）辅助化疗可能对Ⅰ A 期患者具有潜在的危害（HR =1.41，95% CI：0.96 ~ 2.09）。

尽管我们已经筛选出可能从辅助化疗中获益的患者人群，但Ⅱ ~ ⅢA 期 NSCLC 患者辅助化疗的 5 年生存率仅提高了 5% 左右，仍有部分患者忍受效果不佳的化疗所带来的毒性反应，客观上处于“陪治、陪化”状态。同时我们也观察到，即使是ⅠA 期 NSCLC，5 年内仍有超过 30% 的患者因复发、转移导致死亡。因此，如何更精确的选择适合辅助化疗的 NSCLC 患者，或如何为患者选择个体化的辅助化疗方案成为困扰临床医师的重要问题。为解决这一问题，需从两方面着手：一是探寻能预测从辅助化疗中获益的分子标志物，从而精确选择适合辅助化疗患者人群，并实现辅助化疗个体化；二是检测与肿瘤血管发生和转移相关的生物标志物，以期在早期 NSCLC 中发现具有潜在侵袭性的病例[8]。

关于预测化疗疗效的分子标志物，Olaussen 等[9]报道了关于 IALT 试验后续研究的结果，发现错配切除修复蛋白 1（ERCC-1）阴性患者方能从术后辅助化疗中获益，生存期为 56 个月 *vs* 42 个月（*P* = 0.002），ECRR-1 阳性患者术后辅助化疗并不能延长 5 年生存率。Sève 等[10]发现在进展期 NSCLC 中，Ⅲ型 β-微管蛋白（β-tubulin）低表达的肿瘤对紫杉醇有更高的反应率，以及更长的无疾病进展生存期及总生存期，而在非微管蛋白结合药物治疗中无法观察到这些现象。多因素分析提示 β-tubulin 低表达是影响无疾病进展生存期和总生存期的独立相关因素。这提示我们肿瘤细胞中 β-tubulin 表达水平是含紫杉醇化疗方案治疗效果的预测因子和预后因子，但这一结论只特异地适用于含紫杉醇化疗方案，而对其他化疗方案并不适用。前文提到的 JBR10 试验证实了术后长春瑞滨 + 顺铂辅助化疗方案对Ⅰ B 和Ⅱ期（除外 T3N0M0）NSCLC 术后患者有生存益处，Sève 等[11]探究了 JBR10 试验取得阳性结果的机理。他们发现在单独手术组，β-tubulin 高表达与更差的无疾病进展生存期和总生存期相关。在手术 + 辅助化疗组，β-tubulin 高表达比低表达显示更明显的无疾病进展生存期和总生存期受益。在多因素分析中，β-tubulin 表达水平尚未构成预测无疾病进展生存期和总生存期的独立预测因子。这一结论与进展期 NSCLC 中得到的结论相悖，可能提示 β-tubulin 表达水平在不同病期的 NSCLC 中具有不同的预后和预测疗效含义。

Bepler 等[12]通过肺癌细胞系研究，发现胸苷酸合酶（TS）基因表达上调可能是培美曲塞耐药的机制之一，同时推测 TS 低表达可能是培美曲塞治疗敏感的预测指标。Ozasa 等[13]通过临床试验证实了这一推测。他们发现肿瘤对吉西他滨联合培美曲塞方案化疗的反应与核糖核苷酸还原酶亚单位 1（RRM-1）及 TS mRNA 水平呈负相关（*P* =0.006），即 RRM-1 及 TS mRNA 低表达者肿瘤缩小更明显。RRM-1 和 TS mRNA 水平是吉西他滨联合培美曲塞方案化疗效果的预测因子。此外，Huang 等[8]还发现 TS 是Ⅱ～Ⅲ期 NSCLC 预后因子（$P<0.01$），对 TS 阴性的Ⅱ～Ⅲ期 NSCLC 患者应用优福定其生存率明显高于其他患者。

Rafael 等[14]发现 RRM-1 和 ERCC-1 mRNA 表达水平高度相关（$P<0.001$）。接受吉西他滨联合顺铂方案化疗的患者 RRM-1 mRNA 低表达较高表达具有更长的中位生存期（$P=0.009$）。RRM1 mRNA 表达是吉西他滨联合顺铂方案化疗患者生存的重要预后因子。RRM-1 mRNA 水平检测可用于个体化治疗方案的制定。

综上可见，各种分子标志物的研究呈现出百花齐放的景象，从基因水平到 mRNA 水平，再到蛋白质水平均有涉猎。我们也不难看出，分子标志物的应用尚处起步阶段，尚未有里程碑式的研究指导临床医师如何综合应用这些分子标志物制定出最适合患者的个体化治疗方案。但我们相信，利用分子标志物表达状态选择具体化疗方案将是提高辅助化疗疗效的重大突破。

三、NSCLC 术前新辅助化疗

术前新辅助化疗潜在的作用包括可减少原发肿瘤负荷，增加手术控制率；消灭可能存在的微小转移灶；减少术后复发、转移的几率及术中瘤细胞血行播散或种植的机会；部分局部进展期 NSCLC 患者接受术前新辅助化疗后可能获得手术完全切除的机会。

尽管在是否进行术前新辅助化疗的问题上依然存在争议，但临床肿瘤学家从未停止过有关术前新辅助化疗的试验研究。Mattson 等[15]报道了一组以单药多西他赛为化疗方案，以ⅢA 期或可局部治疗ⅢB 期（T4 但不包括恶性胸膜渗出或 N3 肿瘤可行根治性放疗）NSCLC 患者为研究对象的临床试验。试验组在接受手术或根治性放疗前行化疗 3 周期，对照组在接受手术或根治性放疗前不接受化疗。结果显示试验组共 101 例，其中 3 例达到完全缓解（3%），25 例达到部分缓解（25%）。试验组中位生存期为 14.8 个月，对照组为 12.6 个月；试验组无进展生存期为 9.0 个月，对照组为 7.6 个月。单药多西他赛新辅助化疗耐受性良好，77% 的患者接受了预期的 3 周期化疗。该试验证实了术前新辅助化疗在延长生存期方面的重要作用。

Berghmans 等[16]的小样本临床研究显示术前新辅助化疗能延长 5 年生存率，但这一结果在大规模随机对照临床试验中却没有获得肯定。Vallieres 等[17]报道了迄今为止最大宗的一项术前新辅助化疗临床试验。虽然因为伦理学原因提前终止研究，但它仍是早期 NSCLC 术前新辅助化疗最大的随机对照研究。目前的报道只是一个初步结果，在充分肯定术前新辅助化疗可操作性的同时，无复发生存率和总生存率差异却没有统计学差异。尽管如此，该试验依然显示出有利于术前新辅助化疗的趋向。

Betticher 等[18]报道了一组以多西他赛 + 顺铂为化疗方案，以经纵隔镜诊断的 90 例ⅢA 期 NSCLC 患者为研究对象的临床试验。结果显示新辅助化疗后接受手术患者共 75 例，其中 7 例达到完全缓解（9%），48 例达到部分缓解（64%）。接受手术的 75 例患者总生存期为 35 个月，无进展生存期为 15 个月；全组 90 例患者总生存期为 28 个月，无进展生存期为 12 个月。该研究特别提示最上纵隔淋巴结转移和化疗后降期具有特别的临床意义。目前已完成的Ⅱ、Ⅲ期临床试验都有基本的共同发现，即术前新辅助化疗如果能使局部进展期患者降期或手术能完全切除肿瘤，则患者可从术前新辅助化疗中明显受益。

2009 年世界肺癌学术大会报道了 NATCH 试验[19]，该试验选用紫杉醇 + 卡铂方案化疗，随访至 5 年，结果显示全组患者术前新辅助化疗较单独手术和术后辅助化疗均未体现生存益处。但亚组分析显示，对于Ⅱ期和T3N1患者，术前新辅助化疗5年生存率为36.6%，术后辅助化疗为31%，单独手术为25%，具有统计学显著差异。得出这样的试验结果可能是由于本试验的研究对象超过70%为Ⅰ期患者。这提示我们术前新辅助化疗存在特异的受益人群。

目前的临床试验表明，术前新辅助化疗虽然在无疾病生存期及总生存期上和术后辅助化疗基本一致，但术前新辅助化疗在部分患者的降期，增加手术机会，消灭可能存在的微小转移灶，减少术后复发、转移的几率和术中瘤细胞血行播散或种植的机会上具有术后辅助化疗不可替代的优势，并且能为术后辅助化疗提供重要参考。但是，如果病例选择不当，同样可能延误治疗时机，增加手术难度。因而，对术前新辅助化疗病例的选择也非常重要。

在临床实践中，哪些患者需要进行术前新辅助化疗？如图1所示，患者男性，59岁，支气管镜检查提示右肺上叶占位，活检病理确诊为中分化鳞癌，如直接手术，会因肿物巨大增加手术难度，此外，右全肺切除可能性极高，切除右全肺后术后辅助治疗将受到很大程度限制。所以，经过风险评估后，我们为患者制定了术前新辅助化疗2周期的治疗方案：紫杉醇175mg/m^2+顺铂75mg/m^2，q3w。新辅助化疗后肿瘤体积缩小近50%（见图2），肿物与右肺动脉主干关系较化疗前明显改善。此后患者接受了右肺上叶、右肺中叶、右肺下叶背段切除，右肺上叶支气管成形术，右纵隔淋巴结清扫术，避免了右全肺切除，为术后辅助化疗创造了条件。术后病理回报：右肺中分化鳞状细胞癌，大小6.0cm×6.0cm×4.5cm，伴片状坏死，未累及脏层胸膜，未见脉管癌栓，淋巴结未见癌转移

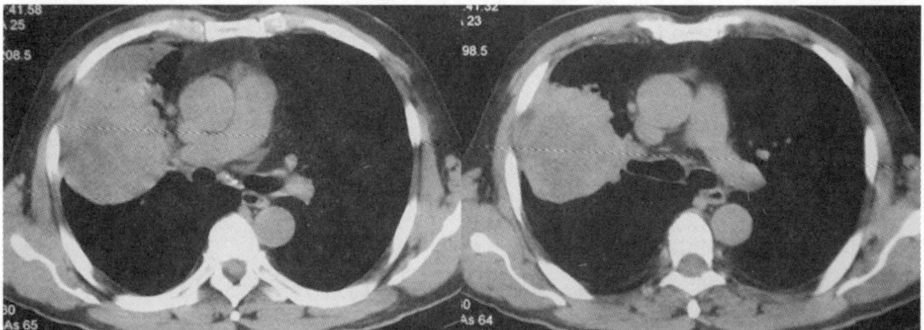

图1　化疗前

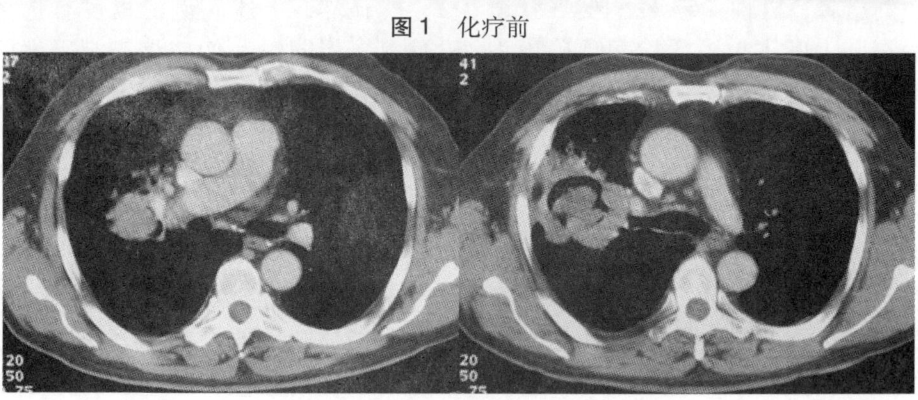

图2　化疗后

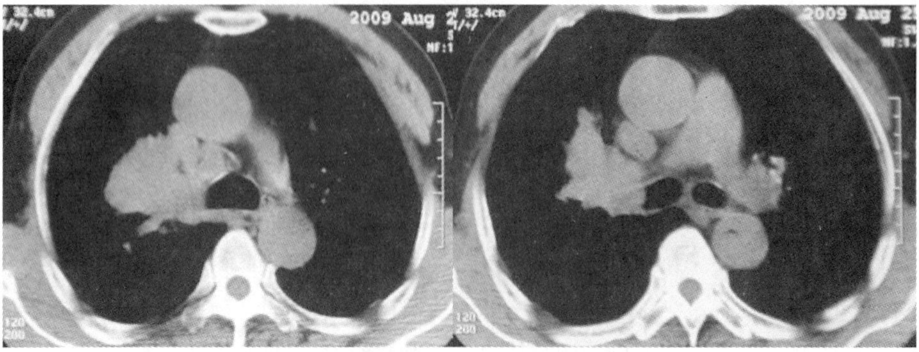

图 3　化疗前

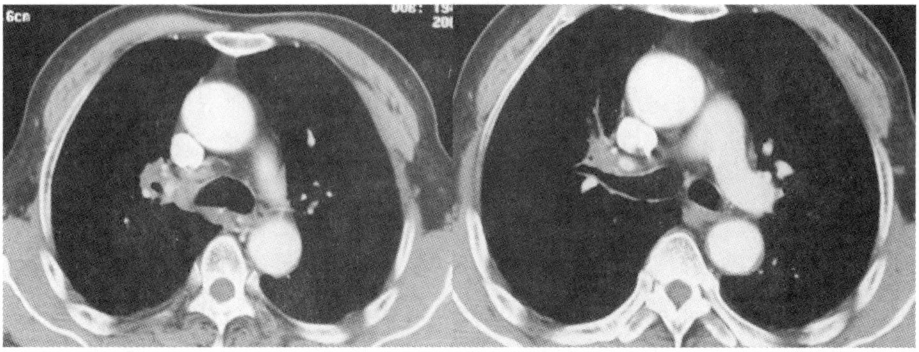

图 4　化疗后

（第 1 组 0/5，4R + 2R 0/11，3A 组 0/7，3P 组 0/5，第 7 组 0/8，第 10 组 0/5，中叶 12 组 0/3，上叶 12 组 0/2，尖段 13 组 1/1，前段 13 组 0/2，内侧段 13 组 0/2），总淋巴结 0/51，病理分期 T3N0M0，术后接受同方案辅助化疗 2 周期。

另一例患者，男性，67 岁，支气管镜检查提示右肺上叶占位，活检病理确诊为中分化鳞癌。如直接手术，同样面临可能右全肺切除的困境（见图 3）。在经过术前 GP 方案新辅助化疗 2 周期（吉西他滨 1250mg/m^2 + 顺铂 75mg/m^2，q3w）后，肿物明显缩小(见图4)。新辅助化疗后患者接受了右肺上叶袖状切除术，右纵隔淋巴结清扫术。术后病理回报：右肺上叶中心型低分化鳞状细胞癌伴坏死，大小 2.5cm × 1.3cm × 1.5cm，未侵及脏层胸膜，未见脉管癌栓，淋巴结可见癌转移（第 1 组 0/2，4R 及 2R 0/10，第 10 组 0/3，第 11 组 0/1，第 12 组 1/13），总淋巴结 1/29，右中间干支气管和右主支气管断端未见癌组织。病理分期 T3N1M0。术后接受同方案辅助化疗 2 周期。

诚然，上述病例的提供有选择偏倚的嫌疑，但同时我们应该正视，术前新辅助化疗在肿瘤降期、创造完全切除手术机会、创造术后辅助治疗条件方面具有不可或缺的重要作用。同时强调，在心肺功能允许的前提下，新辅助化疗后手术一定力争完全切除，术中应将切缘送冰冻病理检查，以证实手术彻底性，切不可侥幸的寄希望于术后辅助放疗杀灭残存肿瘤组织。此外，在有条件的医院，将前述的分子标志物应用于术前新辅助化疗方案的制定，可能会为患者带来更多的收益，不过，该领域尚缺乏大规模多中心临床试验数据的支持。

术前新辅助化疗的优势已初现端倪，目前新辅助化疗的优势集中在局部进展期NSCLC，特别对于原本无法完全切除，术前新辅助化疗致肿瘤降期后获得完全切除手术机会的NSCLC患者，可从术前新辅助化疗中明显受益。术前新辅助化疗的推广仍需要更多临床试验的验证，受益人群的选择和有针对性的新辅助化疗方案确立将是下一步研究工作的重点。

四、胸外科医师在NSCLC围手术期辅助化疗中应该扮演什么角色?

肺癌的治疗，包括化疗的出路在于个体化治疗。不同患者和不同组织类型NSCLC对化疗的反应存在较大的差异，这种差异不能用组织学类型、脏器功能状态、年龄和性别因素加以解释。

目前已知一线分子标志物可预测化疗疗效，研究重点包括DNA修复基因、癌基因、抑癌基因和患者的遗传特征等。例如ERCC-1的表达与铂类疗效相关，RRM-1的表达与吉西他滨疗效相关，TS表达与培美曲塞疗效相关，β-tubulin的表达与紫杉醇和长春瑞滨疗效相关等。胸外科医师在取得患者肿瘤标本进行免疫组织化学分析，确定患者分子标志物表达方面具有得天独厚的优势。对于可完全切除的NSCLC患者，术后常规的病理检查及特定分子标志物的免疫组织化学检测，可能对术后辅助化疗提供更加客观的用药指导。对于不能手术的部分ⅢA和ⅢB～Ⅳ期患者，胸外科医师通过胸腔镜、纵隔镜活检或转移淋巴结活检，取得足够的肿瘤原发灶或转移灶组织，在确诊疾病的同时进行免疫组织化学染色，有利于指导一线化疗方案的选择，为患者取得更佳的化疗效果奠定基础。而在临床实践中，辅助化疗后耐药的患者，新发转移灶可能出现与原发灶不同的免疫组织化学染色结果，这就要求胸外科医师在可能的情况下活检新发转移灶，进行免疫组织化学病理检查乃至基因检测，指导二线化疗方案的制定。在术前新辅助化疗实施前，根据纤维支气管镜活检、CT或B超引导下穿刺活检组织的免疫组织化学染色结果指导化疗，在提高化疗反应率，增加肿瘤降期机会，提高手术切除率等方面具有重大的意义。

肺癌治疗将延续多学科综合治疗的模式，个体化治疗将成为其发展方向，在此过程中应格外重视胸外科医师在根治性手术和肿瘤标本获取中所发挥的关键作用。在未来的研究和临床实践中，多学科的协作和奉献，孜孜不倦的探索，定会为肺癌治疗开辟出美好的前景。

参　考　文　献

[1] Non-small Cell Lung Cancer Collaborative Group. Chemotherapy in non-small cell lung cancer: a meta-analysis using updated data on individual patients from 52 randomised clinical trials. BMJ, 1995, 311: 899-909.

[2] Le Chevalier T. For the IALT Investigations. Results of the randomized international adjuvant lung cancer trail (IALT): cisplatin-based chemotherapy vs no CT in 1867 patients with resected non-small cell lung cancer. Proc Am Soc Clin Oncol, 2003, Abstract 6.

[3] Bria E, Gralla R, Giannarelli D, et al. Pooled-analysis of 6494 patients in 12 trial (1994—2004) receiving post-operative adjuvant chemotherapy in non-small cell lung cancer: analyzing the magnitude of benefit in survival. Lung Cancer, 2005, 49 (Suppl 2): S42.

[4] Douillard JY, Rosell R, Delena M, et al. ANITA: Phase III adjuvant vinorelbine (N) and cisplatin (P) versus observation (OBS) in completely resected (stage I-III) non-small cell lung cancer (NSCLC) patients (pts): Final

results after 70-month median follow-up. On behalf of the Adjuvant Navelbine International Trial Association. Proc Am Soc Clin Oncol, 2005, 23 : 624 (Abstr 7013).

[5] Winton T, Livingston R, Johnson D, et al. Vinorelbine plus cisplatin vs. observation in resected non-small-cell lung cancer. N Engl J Med, 2005, 352 : 2589 - 2597.

[6] Strauss GM, Herndon JE 2nd, Maddaus MA, et al. Adjuvant paclitaxel plus carboplatin compared with observation in stage IB non-small-cell lung cancer: CALGB 9633 with the Cancer and Leukemia Group B, Radiation Therapy Oncology Group, and North Central Cancer Treatment Group Study Groups. J Clin Oncol, 2008, 26 : 5043 - 5051.

[7] Pignon JP, Tribodet H, Scagliotti GV, et al. Lung Adjuvant Cisplatin Evaluation (LACE): a pooled analysis of five randomized clinical trials including 4, 584 patients [abstract]. J Clin Oncol, 2006, 24 : 366s. Abstract 7008.

[8] Huang C, Liu D, Masuya D, et al. Clinical application of biological markers for treatments of resectable non-small-cell lung cancers. Br J Cancer 2005; 92 : 1231 - 9.

[9] Olaussen KA, Dunant A, Fouret P, et al. DNA repair by ERCC1 in non-small-cell lung cancer and cisplatin-based adjuvant chemotherapy. N Engl J Med, 2006, 355 (10) : 983 - 991.

[10] Sève P, Mackey J, Isaac S, et al. Class III beta-tubulin expression in tumor cells predicts response and outcome in patients with non-small cell lung cancer receiving paclitaxel. Mol Cancer Ther, 2005, 4 (12): 2001 - 2007.

[11] Sève P, Lai R, Ding K, et al. Class III beta-tubulin expression and benefit from adjuvant cisplatin/vinorelbine chemotherapy in operable non-small cell lung cancer: analysis of NCIC JBR. 10. Clin Cancer Res, 2007, 13 (3): 994 - 999.

[12] Bepler G, Sommers KE, Cantor A, et al. Clinical efficacy and predictive molecular markers of neoadjuvant gemcitabine and pemetrexed in resectable non-small cell lung cancer. J Thorac Oncol, 2008, 3 (10): 1112 - 1118.

[13] Ozasa H, Oguri T, Uemura T, et al. Significance of thymidylate synthase for resistance to pemetrexed in lung cancer. Cancer Sci, 2010, 101 (1): 161 - 166.

[14] Rafael R, Danenberg KD, Alberola V, et al. Ribonucleotide Reductase Messenger RNA Expression and Survival in Gemcitabine/Cisplatin-Treated Advanced Non-Small Cell Lung Cancer Patients. Clinical Cancer Research, 2004, 10 : 1318 - 1325.

[15] Mattson KV, Abratt RP, Velde G. ten, et al. Docetaxel as neoadjuvant therapy for radically treatable stage III non-small-cell lung cancer: a multinational randomised phase III study. Annals of Oncology, 2003, 14 : 116 - 122.

[16] Berghmans T, Paesman M, Meert AP, et al. Survival improvement in resectable non-small cell lung cancer with (neo) adjuvant chemotherapy: results of a meta-analysis of the literature. Lung Cancer, 2005, 49 (1): 13 - 23.

[17] Vallieres E, Pisters K, Crowley J, et al. S9900: Preliminary "surgical" results of a phase trial of surgery plus preoperative paclitaxel/carboplatin chemotherapy in early stage non-small cell lung cancer. Lung Cancer, 2005, 49 (Suppl 2): S43.

[18] Betticher DC, Hsu Schmitz SF, Tötsch M, et al. Prognostic factors affecting long-term outcomes in patients with resected stage ⅢA pN2 NSCLC: 5-year follow-up of a phase II study. Br J Cancer, 2006, 94 (8): 1099 - 1106.

[19] Felip E, Massuti B, Alonso G, et al. A phase III randomized trial of surgery (S) alone, or preoperative (preop) paclitaxel/carboplatin (PC) chemotherapy followed by S, or S followed by adjuvant (adj) PC chemotherapy in early stage non-small cell lung cancer (NSCLC): NATCH follow-up data. IASLC, 2009 : 81.

❖ 消化系统肿瘤 ❖

2009年胰腺胆道肿瘤诊治进展

赵 平 王成锋 张健伟 周江鲛 王 乐

中国医学科学院北京协和医学院肿瘤医院 北京 100021

第一部分 胰腺癌诊治进展

随着我国逐步进入老龄化社会，胰腺癌在我国的发病率正呈现逐步上升趋势。据统计[1]2002—2006年，上海市共诊断新发胰腺癌8190例，总粗发病率为12.17/10万，标化发病率为6.22/10万，发病居世界中等水平。

一、胰腺癌的基础研究

（一）病因学研究进展

胰腺癌的发生是多步骤多基因突变的结果。江华等[2]应用含有41000条人类基因的Agilent人基因表达谱芯片对胰腺癌组织及癌旁组织提取的RNA进行检测，发现与胰腺癌相关的差异基因1276个，上调691个、下调585个；与生物过程相关的差异基因22个；与细胞定位相关的差异基因3个；与分子功能相关的差异基因12个；表明胰腺癌相关差异基因主要与生物过程、细胞定位、分子功能相关，表明胰腺癌的发生、发展是多基因共同作用的结果。

许东奎等[3]采用PCR-RFLP对COX-2基因-1195位点各基因进行分型；构建COX-2基因启动子区pA-1195和pG-1195荧光素酶报告基因表达质粒；转染胰腺癌细胞系Asp-1；采用双荧光素酶报告基因方法，检测-1195AA和-1195GG基因型对报告基因表达的影响。发现与含-1195GG基因型的COX-2启动子相比，含-1195AA基因型的COX-2启动子，在胰腺癌细胞Aspc-1具有较高的报告基因表达水平。表明COX-2基因启动子区的-1195G>A单核苷酸多态-1195位点G→A改变明显增加胰腺癌细胞COX-2基因启动子的转录活性。

宋启斌等[4]应用RT-PCR和Western blot法分别检测胰腺癌组织及癌旁组织中胚胎发育信号通路Sonic hedgehog（SHH）和EGFR的mRNA和蛋白表达，发现SHH mRNA和蛋白及EGFR mRNA和蛋白在胰腺癌组织中的阳性率表达明显高于癌旁组织。SHH和EGFR蛋白表达与年龄、肿瘤大小、组织学类型和肿瘤部位等病理因素均无明显相关，表明SHH和EGFR信号通路在胰腺癌组织中呈活化状态，两者之间的相互作用对胰腺癌的发生、发展可能有重要影响。

时沛等[5]采用ABC法检测30例胰腺癌组织和10例癌旁组织中p21 ras、EGFR蛋白的表达，结果表明p2l ras、EGFR蛋白在胰腺癌中均过表达，可能是胰腺癌发生的早期事件，并在胰腺癌发生、发展中增强各自的作用。

研究发现，β-半乳糖凝集素-3（gal-3）和接骨木凝集素（sambucus nigra agglutinin，SNA）表达与一些恶性肿瘤的发生、发展及预后密切相关。杨竹林等[6]应用二甲基苯并蒽（DMBA）直接注入SD大鼠胰腺实质内建立胰腺癌模型研究胰腺组织和非胰腺组织中gal-3和SNA的表达水平，结果表明gal-3和SNA的表达水平可能和SD大鼠胰腺癌的发生存在密切关系，可能促进胰腺癌的发生。

希佩尔林道病基因（VHL）为一种抑癌基因，缺氧诱导因子（HIF）-1α是一种转录因子。杨乐平等[7]应用二甲基苯并蒽（DMBA）直接注入SD大鼠胰腺实质内建立胰腺癌模型，应用曲古霉素A（TSA）腹腔注射设立干预组，研究胰腺组织和非胰腺组织中VHL和HIF-1α的表达水平，探讨两者在DMBA诱癌中的作用及及TSA干预作用，结果显示VHL失表达和HIF-1α高表达可能是胰腺癌发生的一个分子事件，且VHL可能负性调控HIF-1α表达水平。通过测定SD大鼠胰腺癌模型的胰腺癌和非胰腺癌组织中胰岛素样生长因子（IGF-1）和其受体（IGF-1R）的表达水平，表明TSA能够抑制胰腺癌的生长，其作用可能与抑制IGF-1和IGF-1R合成和分泌有关，表明IGF-1和IGF-1R也可能在DMBA诱癌发生过程中起着重要促癌作用[8]。

朱功兵等[9]对SD大鼠原发胰腺癌模型动态观测大鼠胰腺组织标本K-ras、P53、Smad4的表达，显示癌组织中K-ras、P53、Smad4的表达明显高于腺瘤和增生组织。K-ras早期即开始表达，而P53、Smad4在发病较晚阶段才出现表达。提示K-ras基因突变预示着潜在的早期胰腺癌。

（二）胰腺癌的增殖与侵袭研究进展

KAI1是肿瘤转移抑制基因，范丽昕等[10]对62例胰腺癌及癌旁组织中KAI1（CD82）和等位基因杂合性缺失（LOH）检测发现，CD82的表达及LOH对判断分期、淋巴和远处转移及预后有一定参考价值。费阳等[11]应用RT-PCR及Western Blot方法检测52例胰腺癌及癌旁组织中P120catenin的表达，显示癌组织P120catenin mRNA及蛋白表达与癌旁组织相比减少，其可能在胰腺癌侵袭、转移过程中起重要作用。caveolin-1基因是抑癌基因；体外研究表明，caveolin-1基因过表达抑制了胰腺癌细胞panc1的生长和侵袭能力，对EGFR-c-Raf-Mek-Erk信号级联的抑制与其抑制胰腺癌细胞恶性表型的作用相关[12]。

研究表明，VEGF-C参与血管生成和淋巴管生成的调控，促进肿瘤细胞向淋巴管、血管的渗透和转移。同时表达MMP-2与VEGF-C的肿瘤具有更强的浸润和转移能力[13]。肿瘤细胞通过上皮向间叶转化（EMT）获得侵袭性表型才能在组织基质中自由迁移。缺氧微环境可能通过活化HIF-1a、Sanil等转录因子，促进胰腺癌发生上皮向间叶转化，产生侵袭性表型[14]。

（三）胰腺癌免疫学研究进展

研究表明[15] $CD4^+CD8^+$ T细胞可与细胞因子相互作用发挥其免疫抑制活性。胰腺癌术后 $CD4^-CD8^-$ T细胞比例显著高于术前，外周血该细胞比例与IL-4含量呈负相关、与IFN-γ含量呈正相关，表明 $CD4^-CD8^-$ T细胞可能通过影响IFN-γ的分泌参与胰腺癌的发生和发展。高表达CD25的 $CD4^+$ 调节性T（$CD4^+CD25^{high}$ T）细胞参与肿瘤免疫的调节、具有免疫无能和免疫抑制特性，肿瘤环境中 $CD4^+CD25^{high}$ T细胞比率增加，导致肿瘤患者免疫功能低下。梁建明等[16]检测58例胰腺癌和14名健康人外周血 $CD4^+CD25^{high}$ T细胞水平，表明胰腺癌患者外周血 $CD4^+CD25^{high}$ T细胞水平明显升高，可能与肿瘤免疫功能低下及肿瘤发生、发展密切相关。

树突状细胞（DC）是一专职的抗原呈

递细胞，是抗肿瘤免疫的中坚力量。研究表明[17]体外大鼠胰腺癌培养上清液可以诱导DC处于不成熟状态，且这种不成熟状态不能被逆转，导致肿瘤细胞较容易逃脱免疫系统的监视。胰腺癌、癌旁和正常组织中，B7-H1及IL-10的表达呈现明显由高到低的趋势，癌细胞上调表达B7-H1可能是肿瘤局部高浓度IL-10形成的原因之一，由此导致的抗肿瘤免疫能力降低可使肿瘤细胞逃避免疫系统的杀伤作用[18]。

（四）胰腺癌与凋亡研究进展

程序性细胞死亡因子4（PDCD4）是新近发现的与细胞凋亡密切相关的肿瘤抑制基因。马刚等[19]对胰腺癌及正常组织PDCD4蛋白及Cyt C的表达情况进行研究，发现癌组织中Cyt C明显下降，说明癌组织中PDCD4和Cyt C表达密切相关，PDCD4可能通过线粒体途径引起Cyt C释放、启动凋亡程序，诱导细胞凋亡。

Suivivin是凋亡抑制蛋白，其在胰腺癌组织中高表达，表达水平与分化程度、淋巴结转移相关。通过抑制[20]胰腺癌细胞PaTu8988的Survivin表达可以诱导肿瘤细胞启动凋亡程序、加速肿瘤细胞凋亡、提高胰腺癌的疗效。

二、胰腺癌的临床研究

（一）诊断

CA19-9仍是公认的敏感性和特异性最高的胰腺癌肿瘤标记物[21]，单独检测的结果尚不满意。联合CA50、CA242、CEA等肿瘤标记物进行胰腺癌的诊断[22-24]和分期[25]，取得了较好的效果。易丹等[23]联合CA19-9、CA242和CA50诊断胰腺癌敏感性和特异性可达96.82%和98.75%。

超声无创、方便，可重复，可广泛用于胰腺癌的诊断。白新华等[26]分析10例胰腺淋巴瘤和15例胰腺癌的超声特征，胰腺淋巴瘤病灶相对较大、腹膜后淋巴结多肿大等，而胰腺癌病灶相对较小、胆管及胰管扩张明显。黄文等[27]联合EUS及螺旋CT（SCT）诊断126例胰腺癌，结果联合EUS及SCT，异常影像的发现率、诊断准确率大为提高，在评估胰周浸润、血管侵犯等间接征象方面EUS与SCT无显著性差异，认为EUS联合SCT能提高胰腺癌的早期检出率。

CT能清晰显示肿瘤局部及周围血管侵犯情况，对胰腺癌可切除性的术前评估非常重要。CT灌注成像技术反映器官实质水平的血供情况，胰腺癌是低血供肿瘤，该特点决定其功能学的改变早于形态学的改变，因此胰腺血流灌注的测定对胰腺癌的早期诊断，理论上具有重要作用。研究证实胰腺癌组织的CT灌注成像时血流量（BF）、血流容积（BV）低于胰体部正常组织，CT灌注成像可以反映肿瘤微循环情况[28-30]。赵明等[31]研究12例慢性胰腺炎和16例胰腺癌患者，提示CT灌注成像技术对胰腺癌与慢性胰腺炎鉴别具有重要的提示意义。研究证实CT评价胰腺癌不可切除性的准确性可达到90%以上[32-35]。陈哲等[36]回顾性研究34例胰腺癌腹主动脉旁淋巴结转移的螺旋CT特征，认为腹主动脉旁淋巴结长径>11mm，中心坏死及边缘不规则提示转移性淋巴结。

MRI胰腺癌的临床研究主要集中在磁共振扩散加权成像（DWI）及表观扩散系数（ADC）方面。李文娣等[37]研究显示DWI可清楚显示胰腺癌病灶，b值为400s/mm^{2}时图像效果最佳，与ADC值测定共同分析对胰腺癌病灶的检出有价值。马跃等[38]研究结果显示在一定范围内、小b值有助于胰腺癌与慢性肿块型胰腺炎的鉴别，与马霄虹等[39]的文献结果相符。

PET-CT可得到解剖显像、反映组织代

谢信息，对肿瘤的诊断有明显的优势。但由于检查价格昂贵，临床研究报道较少。张淼等[40]回顾分析31例病例，结果显示诊断敏感性、特异性和准确性均高于增强CT（85.0%、81.8%、83.9% *vs* 75.0%、72.7%、73.1%）。PET-CT结合增强CT对胰腺病变的敏感性为100%，特异性为90.9%。

用于胰腺癌的检查各有优缺点[41,42]，应用时应结合病理特点、综合应用，以提高胰腺诊断的准确性。

（二）治疗

1. 胰腺癌的外科治疗

胰头癌根治性切除率低，联合血管切除及扩大淋巴结清扫存在争议。李强等[43]对118例胰腺癌行胰十二指肠切除术，其中21例联合门静脉（PV）和/或肠系膜上静脉（SMV）切除，联合SMV/PV切除可提高手术切除率、不增加术后并发症及围手术期死亡率，对提高生存率有重要的意义。邱应和等[44]分析21例联合SMV/PV、胰十二指肠切除的临床资料，结果显示有选择的血管切除有助于提高局部较晚期胰头癌的切除率、改善生活质量、一定程度上延长生存期。余子建[45]及傅德良[46]等总结分析了国内外文献，选择实施扩大淋巴结清扫术，可延长淋巴结阳性患者的生存期。

2. 胰腺癌化疗

胰腺癌化疗最常用的药物是5-FU、MMC、ADM等[47]，单药化疗疗效差、生存期短、中位生存期为3~6个月。GEM是晚期胰腺癌标准姑息性辅助化疗方案[48]，并确立了其在胰腺癌化疗一线用药的地位[49]。罗海涛等[50]用吉西他滨动脉给药联合卡培他滨治疗22例晚期胰腺癌，结果显示有一定的肿瘤客观缓解率、临床受益反应率高、毒副反应能耐受。陈绍俊等[51]比较吉西他滨静脉滴注30min与以10g/m^2·min的固定速率、固定剂量静脉输注150min的效果，显示固定剂量率具有较高的有效率及临床受益反应率，毒副反应可以耐受。研究报道了培美曲塞及其他二线方案治疗胰腺癌有效率差，有待进一步研究[52-54]。

3. 胰腺癌的放疗

三维适形放疗较常规放疗具有大幅度提高肿瘤照射剂量、提高局部控制率，降低不良反应的优势。张海平等[55]对48例晚期胰腺癌行三维适形放射治疗，结果显示具有较高的局部控制率、提高生存质量、延长生存期。金红松等[56]前瞻性随机对照研究42例局部晚期胰腺癌和21例对照病例，采用三维适形放疗+吉西他滨同步化疗，结果显示能控制肿瘤生长、缓解疼痛、改善患者生活质量、延长生存期。研究显示三维适形放疗用于中晚期胰腺癌，均显示了近期效果满意、毒副反应轻的结果[57-59]。张凤等[60]运用适形放疗联合甲地孕酮治疗15例晚期胰腺癌，结果显示甲地孕酮对接受放疗的晚期胰腺癌患者具有保护骨髓、减轻消化道反应和提高生活质量的作用。

4. 胰腺癌的介入治疗

动脉灌注化疗使胰腺癌内的药物浓度显著高于全身，进而提高疗效和减少毒副作用。赵明等[61]对26例中晚期胰腺癌行动脉灌注吉西他滨和奥沙利铂，结果显示动脉灌注化疗比静脉给药能获得更长的生存期和更高的临床受益率。黄金等[62]对15例中晚期胰腺癌行靶动脉灌注维拉帕米治疗，结果显示可提高化疗药物的疗效。多项研究结果同样显示了动脉灌注化疗对于胰腺癌肯定的治疗作用[64,65]。刘哲峰等[65]对22例无法手术切除的胰腺癌行高强度聚焦超声（high intensity focused ultrasound,

HIFU）治疗，59.1%的患者达到完全热“切除”、27.3%达到部分热“切除”、13.6%无效，客观缓解率为31.8%、疾病控制率为81.8%；疼痛评分及吗啡用量均降低，未发生脏器穿孔、大出血、胰腺炎、胰瘘等并发症；中位生存期6.2个月。张宇等[66]对46例进展期胰腺癌行HIFU治疗，患者的临床受益情况包括KPS评分、疼痛症状控制等指标明显改善。HIFU联合动脉灌注化疗及三维适形放疗，可提高生存率，改善疼痛症状[67,68]。张长宝等[69]采用^{125}I粒子植入治疗33例胰腺癌，在疼痛缓解方面疗效明确。孙勇等[70]在CT引导下^{125}I粒子植入联合化疗治疗晚期胰腺癌25例，与单纯吉西他滨+顺铂化疗组的中位生存期分别为11个月及7个月，差别具有显著的统计学意义。

5. 胰腺癌的中医中药治疗

李秋荐等[71]用扶正抗癌方治疗晚期胰腺癌51例，赵建红等[72]用扶正抑癌中药内服外敷治疗晚期胰腺癌21例，结果显示可增加患者的抵抗力、改善体质，提高生存质量、延长生存期。以清胰化积方为主综合治疗晚期胰腺癌的结果也显示中西医综合治疗可能对晚期胰腺癌患者生存期的延长具有重要作用[73,74]。

6. 胰腺癌的疼痛治疗

杜炜等[75]对33例晚期胰腺癌行CT引导下腹腔神经丛阻滞术（CT-guided celiac plexus neurolysis，CT-CPN），腹腔神经丛注射无水乙醇，结果显示安全有效。曲丕盛等[76]采用CT引导经椎间盘穿刺法行内脏与腹腔神经丛阻滞，治疗48例胰腺癌晚期癌性疼痛，其远期疗效优于单纯行腹腔神经丛阻滞。

7. 胰腺癌的综合治疗

综合治疗对改善预后、提高生活质量尤为重要，已成为胰腺癌领域专家共识[77]。胰腺癌的综合治疗包括手术治疗（根治性切除、姑息性减症等）、化疗（新辅助化疗、术后化疗、介入化疗、间质化疗等）、放疗（术前、中、后放疗，^{125}I粒子植入）、姑息性治疗等多方法的序贯或联合治疗。此外，胰腺癌的靶向治疗在国际上有多项临床试验正在进行[78,79]，为胰腺癌的治疗带来了新的希望。

参 考 文 献

[1] 顾凯，吴春晓，鲍萍萍等. 上海市胰腺癌流行现况、回顾与比较分析. 外科理论与实践，2009，(5)：510－515.

[2] 汪华，沈晓莹，胡烨东. 胰腺癌基因组表达谱的初步分析. 中华胰腺病杂志，2009，9(3)：187－189.

[3] 许东奎，张雪梅，赵平. －1195G > A 多态对胰腺癌细胞COX-2基因启动子转录活性的影响，中华肝胆外科杂志，2009，15（3）：209－212.

[4] 宋启斌，黄伟国，王卫星. Hedgehog信号通路在胰腺癌中的表达与表皮生长因子受体的关系，中华实验外科杂志，2009，26(1)：55－57.

[5] 时沛，暴宛英，王贵吉. p21ras和EGFR在胰腺癌中的表达及与临床病理特征的关系. 中国实用医刊，2009，36（7）：26－27.

[6] 杨竹林，刘洁琼，杨晓静. 大鼠实验性胰腺癌组织β半乳糖凝集素3和接骨木凝集素受体的表达及意义. 中华消化杂志，2009，29(5)：347－348.

[7] 杨乐平，杨竹林，刘洁琼. 大鼠胰腺癌和非癌胰腺组织希佩尔林道病基因和缺氧诱导因子-1α表达及意义. 中华实验外科杂志，2009，26（12）：1740－1741.

[8] 范文涛，杨竹林，刘洁琼. 大鼠胰腺癌和非癌胰腺组织中胰岛素样生长因子及其受体的表达. 中华实验外科杂志，2009，26（9）：1179－1181.

[9] 朱功兵，王喜艳，郭晓枫. SD大鼠胰腺癌模型制作及其癌基因K-ras和抑癌基因p53、Smad4的表达. 中华实验外科杂志，2009，26（8）：1084－1084.

[10] 范丽昕，沈林，李吉友. KAI1 及其等位基因杂合性缺失与胰腺癌转移及预后的相关性. 中华病理学杂志，2009，38(1):42-46.

[11] 费阳，程张军，刘绪舜. P120catenin 在胰腺癌中的表达及其基因多态性的研究. 中华外科杂志，2009，47 (23):1809-1812.

[12] 韩非，朱虹光. caveolin-1 过表达抑制胰腺癌细胞的增殖和侵袭. 中华肿瘤外科杂志，2009，31 (10):732-736.

[13] 郭静静，田字彬，孔心娟. VEGF-C、MMP-2 与胰腺血管、淋巴管转移的关系. 中华胰腺病杂志，2009，9 (3):201-202.

[14] 殷涛，周峰，杨智勇. 缺氧微环境对胰腺癌细胞发生上皮向间叶转化的诱导作用. 中华实验外科杂志，2009，26 (7):833-835.

[15] 陈炯，杜敏，李文波. 胰腺癌外周血 $CD4^-$ $CD8^-$ T 细胞与 IL-4、IFN-γ 的关系. 中华外科杂志，2009，47 (13):995-998.

[16] 梁建明，钟永，蔡建强. 胰腺癌外周血 $CD4^+$ $CD25^{high}$ 调节性 T 细胞分析. 蚌埠医学院学报，2009，34 (10):878-780.

[17] 许钧，李卫斌，李元栋. 大鼠胰腺癌微环境诱导未成熟树突状细胞功能的变化. 中华实验外科杂志，2009，26 (7):852-854.

[18] 黄东胜，刘军伟，耿磊. B7-H1 在胰腺癌免疫逃避中的作用研究. 中华外科杂志，2009，47 (4):282-285.

[19] 马刚，王鸿鹄，张浩. 胰腺癌组织中程序性细胞死亡因子 3 与细胞色素 C 的关系. 中华消化外科杂志，2009，8 (4):278-271.

[20] 陈晓星，倪金良，张国新. 抑制 Suivivin 表达对胰腺癌细胞凋零的影响. 中华胰腺病杂志，2009，9 (1):37-39.

[21] 揭育丽，梁伟娟. 血清 CA19-9 对胰腺癌及胆道疾病临床诊断的价值. 中国热带医学，2009，(5):871-872.

[22] 徐红蕾. CA19-9、CA50、CA242、CEA 联合检测在胰腺癌诊治中的应用. 中国误诊学杂志，2009，(15):3621-3622.

[23] 易丹，殷跃. CA19-9、CA242 和 CA50 联检对胰腺癌诊断的价值. 放射免疫学杂志，2009，(4):328-330.

[24] 任传利，邓小虎，王大新，等. 血清 CA19-9、CEA、CA125 和 CA50 在胰腺癌诊断中的应用. 放射免疫学杂志，2009，(6):642-643.

[25] 齐晓光，李栋，王立夫，等. 多种肿瘤标志物在胰腺癌临床分期中的应用. 胃肠病学和肝病学杂志，2009，(8):692-694.

[26] 白新华，李泉水，杨雪冰，等. 超声检查在胰腺淋巴瘤和胰腺癌鉴别诊断中的价值. 临床和实验医学杂志，2009，(5):3-5.

[27] 黄文，赵航，徐纪平，等. 超声内镜对胰腺癌早期诊断价值的评估. 解放军医学杂志，2009，(1):13-15.

[28] 邵康为，杨军，刘伟等. 32 层容积 CT 灌注成像诊断胰腺癌. 中国介入影像与治疗学，2009，(2):107-109.

[29] 程祝忠，许国辉，黄娟，等. 胰腺癌 CT 灌注成像表现及其生物学相关性研究. 四川大学学报（医学版），2009，(3):521-524.

[30] 夏进东，周翔平. 胰腺癌的多层螺旋 CT 灌注成像研究. 临床放射学杂志，2009，(5):659-662.

[31] 赵明，肖喜刚，张金玲. 胰腺癌、慢性胰腺炎 CT 灌注成像在临床中的应用. 哈尔滨医科大学学报，2009，(2):179-182.

[32] 丁汉军，刘伟锋，田晞，等. 16 层螺旋 CT 多期增强扫描对胰腺癌侵犯胰周血管的评估. 广州医药，2009，(3):1-3.

[33] 李志钊，宋亭，江魁明，等. 64 排螺旋 CT 诊断胰腺癌及胰周血管的价值. 广东医学，2009，(1):96-97.

[34] 唐平，滑炎卿，吴威岚，等. 多层螺旋 CT 评价侵犯胰周血管的胰腺癌的可切除性. 上海医学影像，2009，(2):87-91.

[35] 蒋奕，刘文亚，王健，等. 多层螺旋 CT 血管成像评价胰腺癌侵犯胰周血管. 中国医学影像技术，2009，(11):2057-2060.

[36] 陈哲，郭君武，冯广森，等. 螺旋 CT 对胰腺癌腹主动脉旁淋巴结转移的评价. 医学研究杂志，2009，(3):100-101.

[37] 李文娣，袁曙光，闫东，等. DWI 对胰腺癌的诊断价值. 放射学实践，2009，(1):59-61.

[38] 马跃，任莹，富西湖，等. 不同 b 值磁共振

扩散加权成像鉴别诊断胰腺癌与慢性肿块型胰腺炎. 中国医学影像技术, 2009, (9): 1641-1644.
[39] 马霄虹, 周纯武. 磁共振功能成像在胰腺癌诊断中的应用及新进展. 癌症进展, 2009, (6): 605-609.
[40] 张淼, 李彪, 王华枫, 等. 18 F-FDG PET-CT与增强CT在胰腺癌诊断和分期中的价值比较. 诊断学理论与实践, 2009, (1): 50-54.
[41] 张兴龙, 吴育连. 5种影像学检查方法对胰腺癌诊断价值的比较. 肝胆胰外科杂志, 2009, (2): 107-109.
[42] 赵进娥. 超声、CT、MRI和血清CA19-9对胰腺癌诊断的对比分析. 放射免疫学杂志, 2009, (6): 601-602.
[43] 李强, 李慧锴. 肠系膜上静脉/门静脉切除在胰腺癌根治切除中的临床价值探讨. 中华普外科手术学杂志(电子版), 2009, (1): 424-428.
[44] 邱应和, 刘辰, 罗祥基, 等. 门静脉切除重建联合胰十二指肠切除术在胰腺癌治疗中的应用. 中国普通外科杂志, 2009, (3): 264-267.
[45] 余子建, 戴小明. 胰腺癌扩大根治手术与血管骨骼化问题探讨. 世界华人消化杂志, 2009, (5): 490-494.
[46] 傅德良, 许文彦. 胰腺癌淋巴结转移特性与淋巴结清扫. 外科理论与实践, 2009, (5): 488-493.
[47] 余一祎, 刘天舒. 晚期胰腺癌姑息性化疗进展. 中国癌症杂志, 2009, (8): 585-589.
[48] 解亦斌, 赵平. 胰腺癌新辅助治疗和辅助治疗. 癌症进展, 2009, (2): 129-134.
[49] 张翼, 石欣. 胰腺癌化疗进展. 世界华人消化杂志, 2009, (14): 1422-1426.
[50] 罗海涛, 梁彩霞, 古伟光, 等. 吉西他滨动脉给药联合卡培他滨治疗晚期胰腺癌. 现代中西医结合杂志, 2009, (6): 595-596.
[51] 陈绍俊, 黄海欣, 李桂生. 吉西他滨固定剂量率静滴治疗晚期胰腺癌28例. 肿瘤学杂志, 2009, (4): 364-365.
[52] 谢峰, 杨甲梅, 徐峰, 等. 培美曲塞治疗胰腺癌肝转移2例报告. 第二军医大学学报, 2009, (1): 111-112.
[53] 严伟, 石欣. 培美曲塞在胰腺癌化疗中的应用进展. 临床肿瘤学杂志, 2009, (5): 474-477.
[54] 尹文, 马力文. 晚期胰腺癌二线治疗的研究进展. 癌症进展, 2009, (3): 272-277.
[55] 张海平. 48例局部晚期胰腺癌三维适形放射治疗临床观察. 青岛医药卫生, 2009, (2): 122-123.
[56] 金红松, 许万松, 戴圣斌. 三维适形放疗联合吉西他滨治疗胰腺癌疗效观察. 人民军医, 2009, (6): 367-368.
[57] 王信军. 三维适形放疗治疗晚期胰腺癌38例近期疗效临床观察. 山东医药, 2009, (51): 3.
[58] 夏炎春, 周诚忠, 宋永浩, 等. 三维适形放射治疗30例中晚期胰腺癌. 肿瘤基础与临床, 2009, (1): 49-50.
[59] 陈立杰. 三维适形放射治疗局部晚期胰腺癌46例分析. 中国误诊学杂志, 2009, (7): 1674-1675.
[60] 张凤, 邢丽娜. 适形放疗联合甲地孕酮治疗晚期胰腺癌的临床分析. 现代肿瘤医学, 2009, (3): 496-498.
[61] 赵明, 张川, 韩新巍, 等. 动脉灌注吉西他滨和奥沙利铂治疗中晚期胰腺癌临床观察. 现代预防医学, 2009, (9): 1774-1775.
[62] 黄金, 杨守梅, 翁呈韬, 等. 靶动脉灌注维拉帕米对胰腺癌介入治疗的临床观察. 山东医药, 2009, (24): 33-34.
[63] 赵瑞峰, 仪孝臣, 宋其海, 等. 胰腺癌动脉灌注化疗分析. 牡丹江医学院学报, 2009, (6): 20-21.
[64] 蔡福合. 胰腺癌血管内介入治疗13例分析. 中国误诊学杂志, 2009, (6): 1471-1472.
[65] 刘哲峰, 李瑛, 周美齐, 等. 高强度聚焦超声治疗无法手术切除胰腺癌的临床研究. 癌症进展, 2009, (3): 323-326.
[66] 张宇, 洪勇强, 黄丽君, 等. 高强度聚焦超声治疗进展期胰腺癌46例. 中国肿瘤, 2009, (1): 82-84.
[67] 吴同胜, 谭卫林, 郑树范, 等. 高能聚焦超声联合动脉灌注化疗治疗晚期胰腺癌32例.

肿瘤学杂志，2009，(2)：142－144.
[68] 王继营，李峻，田丹，等. 高能聚焦超声联合三维适形放疗同步治疗局部晚期胰腺癌. 临床肿瘤学杂志，2009，(9)：834－836.
[69] 张长宝，田建明，吕桃珍，等. 放射性^{125}I粒子组织间植入治疗胰腺癌的疗效分析. 介入放射学杂志，2009，(4)：281－284.
[70] 孙勇，高剑波，周志刚，等. CT引导下^{125}I粒子植入联合化疗治疗晚期胰腺癌25例体会. 郑州大学学报（医学版），2009，(6)：1273－1274.
[71] 李秋荐，茹立良，陈光伟. 扶正抗癌方治疗晚期胰腺癌51例. 中国医药导报，2009，(24)：75－78.
[72] 赵建红，戴小军. 扶正抑癌中药内服外敷治疗晚期胰腺癌21例临床观察. 中国实用医药，2009，(8)：158－159.
[73] 张剑军，陈震，刘鲁明，等. 清胰化积方联合IL-2对胰腺癌小鼠脾淋巴细胞功能的影响. 中华中医药杂志，2009，(2)：248－250.
[74] 沈晔华，刘鲁明，孟志强，等. 清胰化积方为主综合治疗晚期胰腺癌64例生存分析. 中医杂志，2009，(1)：39－42.
[75] 杜炜，孟环，张春艳. CT引导下腹腔神经丛阻滞联合介入化疗治疗胰腺癌疼痛的初步临床研究. 中国疼痛医学杂志，2009，(6)：380－381.
[76] 曲丕盛，王振，黄丽霞，等. 内脏与腹腔神经丛阻滞治疗胰腺癌晚期癌性疼痛的比较. 肿瘤学杂志，2009，(3)：239－241.
[77] 王成锋. 胰腺癌的综合治疗. 实用肿瘤杂志，2009，(3)：209－212.
[78] 陆嘉德. 晚期胰腺癌的分子靶向治疗. 中国癌症杂志，2009，(8)：590－596.
[79] 陈益定，余建伟，解磐磐，等. 胰腺癌靶向药物治疗的临床试验进展. 实用肿瘤杂志，2009，(3)：217－221.

第二部分　胆管癌诊治进展

胆管癌是源于肝内、外胆管上皮的恶性肿瘤，近年来随着影像诊断技术的发展，检出率不断增高，占恶性肿瘤的不足2%、消化道肿瘤的3%。胆管癌预后极差，在全部癌症死者中占2.88%～4.65%。

一、胆管癌基础研究

（一）生物学特性的基础研究

肿瘤细胞生长调控是目前研究的重点。黄强等[1]合成了3对特异性siRNA质粒，并以RT-PCR的方法检测黏蛋白Muc5AC基因mRNA水平、SABC免疫组化染色技术检测黏蛋白Muc5AC的表达、MTT检测细胞生长增殖情况、流式细胞仪分析细胞凋亡，结果pRNAT-U6.1/Neo-MUC5AC siRNA1/2/3质粒明显抑制了黏蛋白Muc5AC基因在mRNA水平及蛋白的表达，并可抑制肿瘤细胞的生长增殖和诱导其凋亡。陈明流等[2]利用脂质体包含正义、反义RhoC cDNA真核表达载体，分别转染人胆管癌QBC939细胞；应用克隆形成试验检测细胞增殖活性的变化，流式细胞仪检测转染前后细胞周期的变化，Boyden小室侵袭实验检测侵袭及运动能力的变化；结果正义RhoC基因能促进胆管癌QBC939细胞增殖；转染后G1期细胞减少、侵袭能力较转染前有显著加强；反义RhoC基因能抑制胆管癌QBC939细胞增殖，转染后G1期细胞增加，侵袭实验显示侵袭能力较转染前有显著减弱；认为RhoC基因能够促进胆管癌QBC939细胞株的体外增殖和侵袭、反义RhoC基因则可抑制其增殖和侵袭。王家兴[3]等研究发现反义RhoC基因在QBC939细胞株中可以抑制MMP-9表达，进而抑制细胞增殖。谢放等[4]将含FHIT基因的重组真核表达质粒转染入胆管癌细胞株QBC939，结果显示转染后QBC939细胞的MTT吸光度明显下降，转移至小室滤膜下的细胞数明显减少，表明FHIT基因能抑制胆管癌细胞株QBC939的增殖并降低其侵袭力。牛爱华等[5]发现erbB-2、p53、 nm23H1 在胆管癌发生、发展中起重要作用，其中 p53、nm23H1 蛋白表达可反映胆管癌生物学行为和恶性程度，erbB-2 蛋白过度表达与胆管癌分化程度有关。

E-cadherin 是钙黏素家族中的一员，E-cadherin 基因的表达与肿瘤细胞侵袭力密切相关。李宏等[6]使用 DNA 甲基化酶抑制剂（DNA methyltransferase inhibitor，DNMTi）和组蛋白脱乙酰化酶抑制剂（histone deacetylase inhibitor，HDACi）干预胆管癌细胞，研究对 E-cadherin 基因表达和细胞侵袭力的影响，结果显示 DNMTi 与 HDACi 协同恢复 E-cadherin 基因的表达，降低细胞侵袭、转移力。宫琳等[7]研究发现胆管癌 VEGF 和 P27 蛋白在胆管癌存在高表达现象，其同胆管癌的发展和转移相关。Survivin 和 Livin 同属抑癌基因家族，孙智勇等[8]对 51 例胆管癌组织和 10 例正常胆管组织的 Survivin 和 VEGF 的表达水平进行研究后发现 Survivin 在两组间表达有显著差异，且同 VEGF 表达密切相关。表明 Survivin 和 VEGF 在胆管癌的发生、发展、侵袭和转移过程中发挥重要作用。

细胞凋亡的缺失是肿瘤发生的重要原因，与肿瘤细胞凋亡相关的基因和蛋白的研究可能为肿瘤的治疗提供新的靶点。李鹏等[9]利用脂质体介导转染 ASODN 到人胆管癌细胞株 QBC939 细胞中，封闭 XIAP 基因的关键区域，诱导基因沉默，从而抑制该基因的表达，使肿瘤细胞发生 G0/G1 期阻滞。康惠贞等[10]用免疫组化 S-P 法检测 27 例肝外胆管癌组织、10 例异型增生组织和 5 例正常肝外胆管上皮组织中 Smac 和 Ki-67 的表达，结果显示 Smae 和 Ki-67 在异型增生组织和癌组织的表达呈正相关，Smac 和 Ki457 在肝外胆管癌凋亡和增殖失衡中起重要作用，其重要意义在于异型增生向癌的转化。凋亡抑制蛋白（inhibitor of apoptosis protein，IAP）是抗细胞凋亡因子，Livin 是新发现的一个成员，通过抑制凋亡信号转导过程中的效应分子胱天蛋白酶 23/27/29 的活性而阻断凋亡的发生过程。Livin 存在两个异构体 Livinα 和 Livinβ。韩春耀[11]使用 RT-PCR 的方法检测胆管癌及正常胆管组织的 Livinα 和 Livinβ 的表达情况，结果显示在癌组织中均为的高表达，提示胆管癌组织内存在明显的凋亡抑制。

（二）治疗相关的基础研究

生长抑素（sornatostatin，SST）及类似物（sonmtostafin analogues，SSTA）对肿瘤的治疗作用日益受到关注，大量研究表明 SSTA 不仅对有神经内分泌功能的肿瘤、对多种实体瘤也有抑制作用。王银全等[12]研究奥曲肽对体外诱导缺氧环境培养的人胆管癌细胞株 QBC-939 的 HIF-1α、VEGF 蛋白表达影响，结果显示不同浓度 OCT 组及对照组 HIF-1α 和 VEGF 蛋白表达呈正相关，认为 OCT 对 VEGF 表达的抑制作用可能是其抗肿瘤的机制之一，而对 HIF-1α 的抑制作用可能是其抑制 VEGF 表达的途径之一。多药耐药性（MDR）是胆管癌化疗疗效不佳的主因。安杰等[13]研究发现在未经化疗的胆管癌中 MRP-1 和 GST-β mRNA 表达阳性率分别为 76.2% 和 66.7%，显著高于对照组，表明胆管癌的原发性多药耐药可能与 MRP-1、GST-π 有关。王宇等[14]研究发现糖蛋白（P-gp）和热体克蛋白 70（nsP70）在胆管癌的表达可能导致化疗的敏感性下降。

（三）预后相关的基础研究

目前认为多种癌基因及抑癌基因的突变在胆管癌的发生中起重要作用。CD66e 属 CEA 家族，介导细胞之间的黏附作、抵抗细胞失巢凋亡，与肿瘤的分化程度、浸润和转移密切相关。王文斌等[15]检测 96 例胆管肿瘤 CD66e 的表达，发现 93.5% 呈阳性表达，且与 TNM 分期及预后不良密切相关，认为 CD66ce 是潜在的胆管癌肿瘤标记物，阳性表达是预后不良的标志。张懿等[16]研究发现 Ezrin 和 CD44V6 表达与胆管癌浸润、转移及预后无相关性。表明肿瘤的发生、发展是复杂的生物过程，目前研究尚不足以反映其特性。

二、胆管癌诊治进展

随着现代影像和手术技术的提高以及围手术期处理的进步，肝门部胆管癌的外科治疗效果已有显著提高。

（一）诊断

肿瘤标记物检测[17]中、CA19-9 最常用，>129U/ml 的敏感性和特异性分别为 78.6% 和 98.5%；CEA 的敏感性与特异性分别为 33% ~84% 和 33% ~100%。

EUS 具有高分辨率、可发现直径 < 3mm 的肿瘤，EUS-FNA 可行更精确的病理分析。Elou-beidi 等报道 EUS-FNA 检测胆管癌的敏感性、特异性和精确性分别为 86%、100% 和 88%。PET 可用于胆管癌的诊断，但特异性不高。

MSCT 联合 CT 胆管造影和血管造影评价肝门胆管癌的可切除性成为人们关注的热点，使得 3D CT 图像融合技术得到迅速发展。3D 图像能直观反映整体胆系及血管，3D 融合图像则能以更佳的角度反映复杂解剖以及病灶与胆管、血管的空间位置。尹华军等[18]认为对早期胆道肿瘤的发现以及细节显示，3D-THRIVE 动态增强序列效果优于常规 2D 增强序列，对治疗方案的选择、预后判断，具有十分重要的意义。吴文浩等[19]应用多层螺旋 CT 三维重建及 CT 增强后三维重建法，具有可明确管腔内的形态、显示管腔外的组织结构、定性诊断病变、肝外胆管显示好、方法简单等优点。

（二）治疗

1. 术前是否需要实施胆道引流

术前胆道引流可改善肝功能及患者对手术的耐受性，从而降低手术死亡率和并发症发病率，因此多数学者提倡术前行胆道引流（PBD）。但也有学者认为 PBD 会延长住院时间、增加治疗费用、并发胆管炎、增加术后感染的发生率，还可致肿瘤播散、胆汁性腹膜炎及胆道出血等并发症，因此建议一旦确诊、应尽快手术[20]。

多数学者认为对计划实施肝叶切除且术前需行门静脉栓塞者，胆汁引流是一种行之有效的办法。朱化刚等[21]认为术前 PTCD 减黄的指证是：①预期肿瘤可能切除并同时需联合半肝切除者；②血清胆红素 >171μmol/L；③伴有肝肾功能损害。具有上述 3 条指证中至少 2 项者行术前 PTCD 可能更合适。PBD 的时间一般为 2 ~3 周，待血清胆红素 <85.5μmol/L 时，行根治性切除手术。

2. 术前门静脉栓塞（PVE）

目前尚没有大样本多中心随机对照研究结果下的术前 PVE 指证，但多数学者建议对术后肝体积 <30%，有慢性肝病特别是肝硬化，右半肝、右三叶或左三叶切除者均有实施术前 PVE 的指证。PVE 具有降低术后肝衰竭发生率和死亡率的优势，但并非所有实施 PVE 者、对侧肝都能代偿增大，由于门静脉堵塞后肝动脉血流量会代偿性增多，因此部分患者 PVE 会失败[22]。

3. 根治性切除

对肝门部胆管癌实施胆管切除联合肝切除的意见已趋一致，对 R_0 切除率的不断追求，致使肝切除范围不断扩大。肝门部胆管癌根治性切除方法包括：①肝外胆道切除及肝十二指肠、肝门部血管“骨骼化”的整块切除；②附加肝叶切除，必要时切除一侧肝叶（包括尾状叶）；③区域性淋巴结清扫。

联合肝叶切除可以提高 R_0 切除率的观念逐渐得到广泛认识，也逐渐成为治疗肝门部胆管癌的基本手术方式。扩大肝切除提高了切除率及生存率，然而对肝功能已严重受损的患者实施大范围肝切除的风险仍不容忽视。研究肝门部胆管癌的生物学特性与肝切除范围的关系，术前对肝门部胆管癌累及范围的准确判断，减少不必要切除的肝组织量，是提高术后生存率、减少并发症的重要因素。

门静脉切除后重建不增加手术风险，也不增高术后死亡率，但对改善生存期仍缺乏有力证据。目前有关是否联合门静脉切除及其治疗价值尚有待于进一步随机临床对照研究加以证实。联合门静脉切除的指证肝门部胆管癌可以获得根治性切除、有门静脉受累者，以获得 R_0 切除。

联合肝动脉切除后重建、多需同时合并门静脉切除重建，对残肝血供影响大、手术死亡率高、长期生存率低，多不主张行联合切除。也有学者认为神经侵犯是肝门部胆管癌的主要浸润方式及预后影响因素，而神经多围绕动脉分布，为提高 R_0 切除率，肝动脉切除将成为肝门部胆管癌外科治疗的热点。

淋巴结清扫是肝门部胆管癌治疗的重要环节。既往根据美国癌症联合会的《胆管癌分期标准》确定淋巴结范围进行清扫，近年来对淋巴结清扫的范围逐渐扩大，主要包括主动脉旁淋巴结清扫。国外文献报道，伴有主动脉旁淋巴结转移者术后生存率明显低于无淋巴结转移或有局部淋巴结转移者，因此包括主动脉旁淋巴结在内的淋巴清扫具有重要意义。

4．肝移植

肝移植治疗肝门部胆管癌生存率低、复发率高，人们对此一直持消极态度。近年来，虽然腹部器官联合移植及扩大肝外胆管切除提高了肝移植治疗肝门部胆管癌的疗效，但随着传统肝外胆管切除联合部分肝切除术后生存率的不断提高，扩大切除联合肝移植的手术实际上很少应用。

5．姑息治疗

姑息性治疗对无法根治性切除的病例，可有效解除胆道梗阻、缓解胆道感染、改善肝脏功能及全身情况，提高患者的生存质量；姑息性手术治疗在缓解病情、改善生存质量等方面有着非手术治疗难以比拟的优势。

6．^{125}I 粒子治疗

^{125}I 种植在瘤组织、释放出的 γ 射线直接杀死肿瘤细胞，而不损伤或轻微损伤正常组织，实现对肿瘤的近距离治疗。曹贵文等[23]报道 ^{125}I 粒子治疗 39 例高位胆管癌，28 例生存期 > 2 年。魏海云等[24]应用 ^{125}I 粒子植入治疗肝门胆管癌姑息性切除患者 4 例，术后无并发症，3 例生存 2 年，1 例生存 1 年。

7．介入治疗

PTCD 是一种姑息性疗法、远期效果差，联合其他介入方法、可迅速解除梗阻，杀伤肿瘤，达到较理想的治疗效果，并发症少、延长生存期。可联合运用经皮肝胆道穿刺造影、胆汁引流结合癌肿动脉的灌注化疗及胆道支架植入术[25]。

总之，胆管癌的整体治疗效果差，综合目前各种诊治方法可得出，影像学诊断是最主要的诊断措施，根治性切除是目前较为现实的选择。

参 考 文 献

[1] 黄强，任雪峰，刘臣海，等. MUC5AC 特异性 siRNA 对胆管癌细胞株 HCCC-9810 增殖及凋亡的影响. 世界华人消化杂志，2009，17(6):566－572.

[2] 陈明流，石峥，何庆良. RhoC 基因转染对胆管癌 QBC 939 细胞生物学行为的影响. 福建医药杂志，2009，31 (1):1－4.

[3] 王家兴，石峥，何庆良. 反义 RhoC 基因对胆管

癌 QBC939 细胞株基质金属蛋白酶-9 的抑制作用. 临床外科杂志，2009，17(11)：734－737.
[4] 谢放，黄强. FHIT 基因转染对胆管癌细胞增殖与侵袭的影响. 世界华人消化杂志，2009，17（33）：3437－3440.
[5] 牛爱华，王贞，侯桂英. c-erbB-2、p53 和 nm23H1 蛋白在肝外胆管癌组织中的表达及临床意义. 山东医药，2009，49(35)：40－43.
[6] 李宏，舒艺，陈勇军，等. DNMTi 与 HDACi 对胆管癌细胞 E-cadherin 表达和细胞侵袭力的影响. 中国普外基础与临床杂志，2009，16（1）：44－49.
[7] 宫琳，张炳远，孙传东. VEGF、P27 蛋白在胆管癌中的表达、CT 及临床意义. 医学影像学杂志，2009，19（12）：1614－1618.
[8] 孙智勇，智绪亭. Survivin 在胆管癌组织中的表达及其与 VEGF 关系的相关研究. 中国现代普通外科进展，2009，12（2）：106－109.
[9] 李鹏，崔平，贾俊琴，等. 转染反义寡核苷酸对人胆管癌 QBC939 细胞 XIAP 基因表达及细胞周期作用的实验研究. 昆明医学院学报，2009，30（3）：57－62.
[10] 康惠贞，李胜棉，赵玉斌，等. Smac 和 Ki-67 在肝外胆管异型增生组织和癌组织中的表及和意义. 中国老年病学杂志，2009，29（19）：2443－2445.
[11] 韩春耀. 凋亡抑制蛋白 livin 在胆管癌组织中表达的实验研究. 世界中西医结合杂志，2009，4（12）：870－871.
[12] 王银全，赵宝红. 生长抑素类似物对氯化钴诱导的人胆管癌细胞 QBC-939 HIF-1α、VEGF 蛋白表达的影响. 中国现代医生，2009，47（35）：3－6.
[13] 安杰，刘伟，耿建英. 胆管癌中 MRP-1 和 GST-π 的表达及临床意义. 河北医药，2009，32（2）：150－152.
[14] 王宇，刘金刚，李航宇. P-gp 和 HSP70 在胆管癌组织中的表达及临床意义. 辽宁医学杂志，2009，23（1）：3－5.
[15] 王文斌，崔爱荣，吕海涛，等. CD66ce 在肝外胆管癌中的表达及其对预后的影响. 河北医科大学学报，2009，30（6）：559－562.
[16] 张懿，孟翔凌，朱立新. Ezrin 及 CD44v6 的表达与胆管癌浸润、转移和预后的相关研究. 安徽医科大学学报，2009，44(1)：96－98.
[17] 季林华，吴志勇. 胆管癌的当前认识与诊治进展. 外科理论与实践，2009，14(2)：230－234.
[18] 尹华军，吕海波. 3D-THRIVE 动态增强序列诊断胆管癌的价值. 西部医学，2009，21（5）：829－831.
[19] 吴文浩. 多层螺旋 CT 三维重建技术在肝外胆管癌诊断中的应用. 中国实用医药，2009，4（32）：51－52.
[20] 黄志勇，陈根，陈孝平. 肝门部胆管癌手术切除相关的争议问题. 2009，47(15)：1130－1133.
[21] 彭承宏. 肝门部胆管癌外科治疗策略. 外科理论与实践，2009，14（2）：140－143.
[22] 何强，梁力建. 肝门部胆管癌外科治疗的若干问题. 中国普外基础与临床，2009，16（11）：869－872.
[23] 曹贵文，崔新江，宁厚法，等. ^{125}I 放射性粒子治疗高位胆管癌的临床研究. 中国介入放射学，2009，3（1）：37－40.
[24] 魏海云，牛佳木. 肝门胆管癌姑息性切除术中^{125}I 粒子植入 4 例报告. 实用癌症杂志，2009，24（1）：86－88.
[25] 柴文晓，王江业，车明. 胆管癌双介入治疗的临床研究. 当代医学，2009，15（11）：167－168.

胃癌组织 TSER 多态性与 5-FU 体外药敏的关系

贺文兴　邓觐云　孙正魁　王艳华　陈文学　刘弘晟

江西省肿瘤医院　南昌　330029

【摘要】 目的：探讨胃癌组织胸苷酸合成酶增强子区（TSER）多态性与5-氟尿嘧啶（5-FU）体外药敏的关系。方法：对45例胃癌患者新鲜标本进行体外肿瘤细胞原代培养，用ATP-TCA法检测肿瘤细胞对5-FU的敏感性，并用PCR法检测肿瘤的TSER多态性，分析TSER多态性分布频率与体外药敏有效率的关系。结果：TSER多态性三种基因型频率分布：2R/2R、2R/3R、3R/3R基因组分别为6.7%（3/45）、31.1%（14/45）和62.2%（28/45）。5-FU总有效率为33.3%（14/42）。3R/3R基因组26例，有效5例，无效21例，有效率19.2%；（2R/2R、2R/3R）基因组16例，有效9例，无效7例，有效率56.3%。TSER基因型组之间对5-FU敏感性存在显著差异性（$P<0.05$）。结论：TSER多态性对5-FU化疗敏感性可能有关，基因型检测可能有助于预测胃癌组织对5-FU化疗敏感性。

【关键词】 胃癌；胸苷酸合成酶增强子区多态性；5-氟尿嘧啶；体外药敏试验

引　言

抑制胸苷酸合成酶（TS）是5-氟尿嘧啶（5-FU）发挥抗癌活性的途径。5-FU进入体内后经过一系列酶促反应，最后转变为其活性代谢产物——5-氟尿嘧啶脱氧核苷（5-FdUMP），它能与TS结合形成等价的三联复合物TS-FdUMP-CH2FH4，影响dUMP与TS的结合，从而抑制dTMP的形成，使DNA的合成受限，导致细胞生长受到抑制甚至死亡[1]。胸苷酸合成酶增强子区（thymidylate synthase enhancer region，TSER）存在28bp串联重复序列多态性，根据串联重复序列数目不同，主要分为含有重复2次的为2R、3次重复的为3R。因此，常见的三种基因型为3R/3R、2R/3R、2R/2R。TSER多态性影响了TS基因mRNA的稳定和翻译效率，导致不同基因型TS表达效率不同，从而导致癌症患者对化疗药物的敏感性存在差异。ATP-体外药物敏感性检测是体外观察化疗药物与细胞作用最直接的方法。研究两者的相关性，基因型检测有望成为预测肿瘤个体化治疗疗效评估、预后判断的指标。

一、材料和方法

（一）临床资料

收集2005年9月~2007年11月期间

基金项目：江西省卫生厅科技计划基金资助项目（20071119）

通讯作者：邓觐云 E-mail:jxshwx@126.com

外科手术的胃癌患者新鲜标本45例，所有患者均经病理证实为胃癌。所有患者术前均未接受过化、放疗。其中男性29例，女性16例，均为中国汉族人。患者年龄35～71岁，平均年龄51岁。浸润深度，PT1为4例、PT2为13例、PT3和PT4分别为23例和5例。有淋巴结转移33例；无淋巴结转移12例。

（二）标本处理

新鲜标本分为两份，一份装入含有100U/ml青霉素、100μg/ml链霉素的RPMI1640离心管中，立即送ATP-TCA法体外药物敏感性检测；另一份放入液氮中，转置－80℃冻存以备PCR法检测其TS基因多态性。

（三）ATP-TCA法体外药敏试验和PCR法检测TS基因型

1. ATP-TCA法体外药敏试验

（1）材料：ATP-TCA核心试剂盒（德国DCS)，购自深圳达科为生物技术公司；胶原酶Ⅳ、透明质酸酶Ⅴ、DNA酶Ⅰ、Ficoll-Hypaque均购自上海试剂二厂；RPMI1640干粉购自GIBCO公司。按照试剂盒使用说明书操作进行。配制8000%血浆峰浓度（peak plasma concentration，PPC）的化疗药物，100% PPC 5-FU：22.5μg/ml（按试剂盒说明书附录)；配制细胞解离酶。

（2）制备癌细胞悬液：无菌条件下清洗癌组织，清除脂肪、纤维组织、血块及坏死组织，将癌组织充分剪成小碎块，然后加入解离酶液，37℃孵育6h，将细胞解离液通过300目的钢丝网过滤，1500 r/mim离心5min×2，用RPMI1640重悬制备成单细胞悬液。Ficoll-Hypaque梯度分离。肿瘤细胞原代培养癌细胞悬液用完全分析培养基稀释，调整细胞浓度至2.5×10^5个/ml；以每孔0.1ml接种至96孔培养板内。按400%、200%、100%、50%、25%和12.5%的血浆峰值浓度，将药物加入培养孔每孔0.1ml，每个浓度3个平行孔，并设最大抑制（MI）和无药物（MO）对照孔，置于37℃、5% CO_2、>95%湿度下细胞培养箱中孵育6d。ATP提取和发光度测定。DCS电子数据表自动算出TGI、AUIC、IC_{50}、IC_{90}和S. I.。高AUIC，低IC_{50}、IC_{90}、S. I.值，和高TGI值，显示100%肿瘤细胞生长抑制，药物的敏感性就高。低AUIC，高IC_{50}、IC_{90}、S. I.值，和低TGI值，表示药物的高耐药性。

（3）ATP-TCA结果评估[2]：

强敏感（SS）：$IC_{90}<100\%$ PPC和$IC_{50}\leq25\%$ PPC；

中度敏感（IS）：$IC_{90}>100\%$ PPC和$IC_{50}\leq25\%$ PPC；

弱敏感（MS）：$IC_{90}<100\%$ PPC和$IC_{50}>25\%$ PPC；

耐药（R）：$IC_{90}>100\%$ PPC和$IC_{50}>25\%$ PPC。

体外有效＝SS＋IS；

体外无效＝MS＋R。

2. PCR法检测TS基因型

（1）提取DNA过程：胃癌标本DNA的提取，按照试剂盒说明操作进行。DNA提取试剂盒购自TIANGEN公司，型号为TIANamp Genomic DNA kit；引物由上海Generay公司合成；2×Taq PCR Master MIX购自TIANGEN公司；琼脂糖由西班牙BIOWEST公司生产。上游引物5'-GTGGCTCCTGCGTTTCCCCC-3'，下游引物5'-GCTCCGAGCCGGCCACAGGCATGGCGCGG-3[3]，反应体系为25μl，其中0.2μg DNA模板，引物各1μl，2×MasterMIX12.5μl，加双蒸水至25μl。

（2）反应条件：预变性94℃ 3min，后续循环94℃ 30s，55℃ 30s，72℃ 60s，30个循环后，72℃延长5min。反应结束后取

5μl 反应产物，用2%琼脂糖凝胶电泳。胸苷酸合成酶增强子区（TSER）多态性判断标准[4]：PCR 扩增产物 215bp（双串联重复系列纯合子）为2R/2R，243bp（三串联重复系列纯合子）为3R/3R，215bp/243bp（两者的杂合子）为2R/3R。

（3）基因测序：PCR 产物纯化及 DNA 测序参照试剂盒说明书，核苷酸顺序经 XM2007-410C1 全自动 DNA 测序仪读序。

（四）统计学方法

统计分析用 SSPS 13.0 软件进行。用 χ^2 检验或 Fisher 精确检验法分析，$P<0.05$ 定为有统计学意义。

二、结果

基因型检测结果：2R/2R、2R/3R、3R/3R 基因型分别为3例、14例和28例。

体外药敏检测结果：45例胃癌组织5-FU 体外药敏检测，3例检测失败，其中1例细胞数少，2例为培养板污染。体外有效14例（33.3%）；体外无效28例（66.7%）。

42例标本中，3R/3R 基因型26例，其中有效5例，无效21例；2R/3R 基因型13例，其中有效7例，无效6例；2R/2R 基因型3例，其中有效2例，无效1例。3R/3R 基因型组与（2R/2R、2R/3R）基因型组之间对5-FU 敏感性存在显著差异性（$P<0.05$）。

42例标本中，男性患者标本为27例，体外有效率29.6%；女性患者标本为15例，体外有效率40.0%，高于男性的有效率，但无统计学显著性差异。患者年龄范围35～71岁，中位年龄53岁，以中位年龄为切点分组，53岁以下患者肿瘤标本组20例，53岁及以上患者肿瘤标本组22例（$P>0.05$）。浸润深度：PT1 + PT2 组体外有效率37.5%，高于 PT3 + PT4 组的有效率30.8%（$P>0.05$）。有淋巴结转移31例，体外有效率32.3%；无淋巴结转移11例，体外有效率36.4%（$P>0.05$）（见表1）。本研究中发现性别、年龄、浸润深度、淋巴结转移与5-FU 体外药敏无关。

表1 患者基本情况和 TSER 多态性与5-FU 药敏的关系

	n	Effective（%）	Ineffective（%）	*P*
Gender				
Male	27	8（29.6）	19（70.4）	0.363
Female	15	6（40.0）	9（60.0）	
Age（years）				
<53	20	7（35.0）	13（65.0）	0.543
≥53	22	7（31.8）	15（68.2）	
Tumor stage				
PT1 + PT2	16	6（37.5）	10（62.5）	0.563
PT3 + PT4	26	8（30.8）	18（69.2）	
LM				
Positive	31	10（32.3）	21（67.7）	0.541
Negative	11	4（36.4）	7（63.6）	
TSER genotype				
3R/3R	26	5（19.2）	21（80.8）	0.017
2R/2R、2R/3R	16	9（56.3）	7（43.8）	

LM：Lymphatic metastasis

三、讨论

（一）TSER 多态频率分布

可能由于遗传背景的多样性和复杂性，不同种族人群中 TS 基因多态分布频率有很大差别。余开焕[5]等通过 PCR 技术检测 160 例原发性胃癌、结直肠癌患者的 TSER 多态性。结果：2R/2R、2R/3R 及 3R/3R，分别为 8%、24%、68%。本研究 TSER 多态性三种基因型分布：2R/2R、2R/3R、3R/3R 基因组分别为 6.7%（3/45）、31.1%（14/45）和 62.2%（28/45）。与余开焕等检测 TSER 多态频率分布的结果相差不大。

（二）体外药敏

ATP-体外药物敏感性检测是体外观察化疗药物与细胞作用最直接的方法，是通过细胞内 ATP 与荧光素-荧光素酶复合物作用产生可测定荧光，检测荧光值计算 ATP 量来反映活细胞数，具有相对敏感、快速、与临床相关性较好的特点。田海梅等[6]通过 ATP-TCA 研究大肠癌 5-FU 单药敏感性为 29.1%，认为与临床报道的大肠癌单药有效率 21% 基本相符。本研究胃癌 5-FU 单药敏感性为 33.3%，与临床报道的胃癌单药有效率 21% 相差不大[7]。

（三）胃癌组织 TSER 多态性与 5-FU

基因多态性可引起不同个体药理学及毒理学效果差异。抑制 TS 是 5-FU 发挥其抗癌活性的途径，故 TS 蛋白高表达时，5-FU 的敏感性差。三种基因型导致肿瘤细胞中 TS 表达水平不同。在 TS 基因型与蛋白表达关系的研究中，3R/3R 基因型蛋白表达效率通常较 2R/2R、2R/3R 基因型高。Morganti 等[8]通过 48 例结直肠癌患者研究显示 3R/3R 基因型的癌组织 TS mRNA 表达水平显著高于 2R/2R、2R/3R 基因型。本研究中 3R/3R 基因型组相对（2R/2R、2R/3R）基因型组对 5-FU 敏感性差。Villafranca 等[9]研究直肠癌患者结果显示：3R/3R 基因型组与（2R/3R、2R/2R）基因型组经以 5-FU 为基础的化疗的降期率分别为 22% 和 60%，表明（2R/3R、2R/2R）基因型组化疗降期率较 3R/3R 基因型组要高。（2R/3R、2R/2R）基因型与 3R/3R 基因型 3 年无病生存率分别为 81% 和 41%。认为 TS 重复序列多态性可作为肿瘤降期的预测指标，可作为以 5-FU 为基础的化、放疗方案疗效预测新手段。因此，药物基因组学是一个有效预测药物和毒性反应的重要工具；TS 基因多态性能准确、快速、有效地预测氟尿嘧啶类药物的耐药性和毒性[10]。本研究中 3R/3R 基因型组相对（2R/2R、2R/3R）基因型组对 5-FU 敏感性差，存在显著差异性（$P<0.05$），认为 TSER 多态性对 5-FU 化疗敏感性可能有关，基因型检测可能有助于预测胃癌组织对 5-FU 化疗敏感性。

本研究仅检测了 TS 基因，而没有考虑胸苷磷酸化酶（TP）基因、胸苷激酶（TK）基因等因素对 5-FU 敏感性的影响，体外药敏不能完全反映人体内环境药敏，因而具有一定的局限性。但针对影响因素个体而言，可能随机均衡分布在 TS 基因型各组中，因而对影响 TS 基因型组间存在有效率差异的比较不会很大。目前国内外对 TS 基因多态性与 5-FU 敏感性的关系报道也不多，故尚需进行大样本前瞻性随机对照研究，以进一步验证该研究结果，更好地指导治疗。

参考文献

[1] 陈新，林文博，施作霖. 胸苷酸合成酶对结肠癌 5-FU 治疗耐药的影响. 临床与实验病理学杂志，2004，20（4）：423－427.

[2] Kurbacher CM, Cree IA, Bruckner HW, et al. Use of an ex vivo ATP luminescence assay to di-

rect chemotherapy for recurrent ovarian cancer. Anticancer Drugs, 1998, 9 (1):51 -57.

[3] Marsh S, Collie-Duguid ES, Li T, et al. Ethnic variation in the thymidylate synthase enhancer region polymorphism among caucasian and asian populations. Genomics, 1999, 58:310 -312.

[4] 董稚明，崔雅静，邝刚，等. 胸苷酸合成酶基因多态性及其蛋白表达与食管鳞状细胞癌淋巴结转移的关系. 癌症，2005，24 (10)：1225 -1229.

[5] 余开焕，王竹平. 原发性胃肠恶性肿瘤胸苷酸合成酶增强子的多态性. 中华实验外科杂志，2003，20 (4):369 -370.

[6] 田海梅，李艳芬，吴健雄，等. 应用ATP生物荧光肿瘤体外药敏检测技术研究大肠癌药敏的异质性. 癌症进展杂志，2005，3 (5)：436 -441.

[7] 孙燕、周际昌. 临床肿瘤内科手册. 第4版. 北京：人民卫生出版社，2004:328 -336.

[8] Morganti M, Ciantelli M, Giglioni B, et al. Relationships between promoter polymorphisms in the thymidylate synthase gene and mRNA levels in colorectal cancers. Eur J Cancer, 2005, 41 (14):2176 -2183.

[9] Villafranca E, Okruzhnov Y, Dominguez MA, et al. Polymorphisms of the repeated sequences in the enhancer region of the thymidylate synthase gene promoter may predict downstaging after preoperative chemoradiation in rectal cancer. J Clin Oncol, 2001, 19 (6):1779 -1786.

[10] Salgado J, Zabalegui N, Gil C, et al. Polymorphisms in the thymidylate synthase and dihydropyrimidine dehydrogenase genes predict response and toxicity to capecitabine-raltitrexed in colorectal cancer. Oncol Rep, 2007, 17 (2):325 -328.

设定 CEA 和 CA19-9 单次升高幅度值在提高肿瘤标志物预测胃癌患者复发转移中的意义

邱妙珍　徐瑞华

华南肿瘤学国家重点实验室　中山大学肿瘤防治中心内科　广州　510060

【摘要】 **目的**：探索合适的单次 CEA 或 CA19-9 升高值作为预测胃癌复发/转移的指标，以提高肿瘤标志物在随访中预测复发/转移的特异性。**方法**：收集 181 例在中山大学附属肿瘤医院确诊的初治胃癌患者，所有患者均有详细的血清 CEA 和 CA19-9 动态变化（术前及术后每 3 个月复查一次）资料，中位随访时间为 28.8 个月。**结果**：术前 CEA 和 CA19-9 的阳性率分别为 19.9% 和 18.2%。共有 66 名患者（36.5%）发生复发/转移。将患者按初治 CEA 水平分为 CEA 正常和 CEA 升高组，以 CEA 升高作为预测复发/转移的指标，发现该指标在两组患者中的特异性和敏感性分别为 92.9% 和 23.4%（CEA 正常组）；76.5% 和 78.9%（CEA 升高组）。同样，将患者按初治时 CA19-9 状况分为 CA19-9 正常和 CA19-9 升高两组，以 CA19-9 升高来预测复发/转移，在两组患者中的特异性和敏感性分别为 95.0%、18.8% 和 60.0%、83.3%。把 CEA 单次升高幅度值定为较前一次升高 ≥5ng/ml 来预测复发/转移，对于初始 CEA 阳性的患者，该指标预测复发/转移的特异性可升高到 94.1%，敏感性为 68.4%。将 CA19-9 单次升幅定为 100U/ml，来监测初始 CA19-9 阳性患者的复发/转移，特异性可升高到 93.3%，敏感性为 50.0%。随访过程中 CEA 未曾降到正常者复发/转移率为 84.6%（11/13），而 CEA 曾经降到正常者，复发/转移率为 34.8%（8/23）。CA19-9 未曾降到正常者，复发/转移率为 78.6%（11/14），曾经降到正常者为 36.8%（7/19）。**结论**：对于初始 CEA 或 CA19-9 正常的患者，随访过程中这两个标志物预测复发/转移的特异性较高，而对于初始 CEA 或 CA19-9 阳性的患者，可以通过设定单次升幅（CEA 为 5ng/ml，CA19-9 为 100U/ml）来提高肿瘤标志物监测复发/转移的特异性。肿瘤标志物持续阳性者的复发/转移率较曾经降为正常者高。

【关键词】 胃癌；复发/转移；癌胚抗原（CEA）；糖类抗原（CA）19-9

一、引言

即使施行了根治性手术，仍有 50% ~ 70% 的胃癌患者可发生复发和/或转移，临床上确诊复发/转移时，患者往往已经失去了根治的机会[1]，因此有必要早期的预防

通讯作者：徐瑞华　地址：中山大学肿瘤防治中心内科，广东，广州，510060
联系电话：020-87343468　传真：020-87343468　邮箱：xurh@sysucc.org.cn

和发现复发/转移。动态监测外周血循环中肿瘤标志物的变化在早期诊断复发/转移中有一定的意义[2]，癌胚抗原（Carcinoembryonic antigen，CEA）和糖类抗原（Carbohydrate antigen19-9，CA19-9），是胃癌常用的肿瘤标志物。

CEA 是 1987 年被克隆的一种免疫球蛋白超家族中的成员，广泛用于结直肠癌的诊断和随访[3~6]。在胃癌中，CEA 水平也是有用的预后因子。研究表明术前和术后定期监测 CEA 可用于预测分期[7]，肿瘤进展[8]或复发[9~11]以及提示患者的预后[12~14]，但由于总体上 CEA 和 CA19-9 的敏感性和特异性都较低，限制了它们在胃癌随访中的价值[15~17]。

临床实践中，面对胃癌患者 CEA 和 CA19-9 的动态变化，我们常被以下问题困扰：是否随访过程中 CEA 或 CA19-9 升高就一定预示着肿瘤进展？初诊时 CEA 或 CA19-9 的水平是否影响它们在后续随访中预测复发/转移的价值？CEA 或 CA 19-9 持续阳性是否提示着不良的预后？尝试着解决上述问题，我们进行了此项回顾性分析。

二、材料和方法

（一）临床资料

选取广州中山大学肿瘤防治中心 2003 年 7 月至 2007 年 12 月间确诊的 181 例胃腺癌患者，所有患者均符合如下标准：①没有转移灶；②接受根治性手术；③术前及术后每 3 个月随访一次肿瘤指标（包括 CEA 和 CA19-9）和影像学检查（螺旋 CT，必要时内镜下活检以明确是否复发/转移）。所有纳入分析的患者均有详细的随访资料。共有 160 例患者接受术后辅助化疗，疗程数 2～12 个，中位化疗疗程数为 5 个。化疗方案包括奥沙利铂、伊立替康、5-氟尿嘧啶、卡培他滨、紫杉醇和多西紫杉醇。CEA 和 CA19-9 的检测采用酶联免疫分析商品试剂（Cobas Core EIA，Roche，Basel，Switzerland）。CEA 的正常值范围为 0～5ng/ml，CA19-9 的正常值范围为 0～35U/ml。肿瘤标志物的敏感性定义为肿瘤标志物先于或与影像学提示的复发/转移同时出现升高（较上一次升高且高于正常值上限）。特异性定义为在无病生存的患者中肿瘤标志物在整个随访过程中都不超过上一次的结果。升高的幅度定义为当 CEA 或 CA19-9 超过正常值范围且高于上一次的结果时，相邻两次检验的差值。

在本研究中我们将分析胃腺癌患者术前的 CEA 和 CA19-9 水平，进而观察随访过程中 CEA 和 CA19-9 在监测复发/转移中的敏感性和特异性。同时观察肿瘤标志物相比于影像学检查在监测复发/转移中的时间优势。这种时间优势定义为复发/转移时血清肿瘤标志物先于影像学出现异常。

（二）统计学分析

用 SPSS 16.0 统计软件登记并分析临床资料，CEA 或 CA19-9 和患者临床特征的关系采用卡方分析。Mann-Whitney U 非参数检验用于比较 CEA 或 CA19-9 升高幅度在复发/转移患者和非复发/转移患者中的差异。P 值采用双侧检验，统计学差异设定为 0.05 水平上。

三、结果

（一）患者资料

181 例患者中，男性 120 例，女性 61 例；中位年龄 56 岁。中位随访时间 36.8 个月，随访至 2009 年 5 月，共有 58 例患者死于肿瘤进展，有 66 例患者出现疾病进展（复发或转移）（患者资料见表 1）。术前 CEA 和 CA19-9 的阳性与 TNM 分期、肿瘤浸润深度和淋巴结转移情况相关。

Table 1. **Clinicopathologic Features of Patients with Positive and Negative CEA or CA19-9* preoperatively**

Characteristics	CEA			CA19-9		
	Positive(%)	Negative(%)	*P* value	Positive(%)	Negative(%)	*P* value
Gender						
male	26(72.2)	94(64.8)		27(81.8)	93(62.8)	
female	10(27.8)	51(35.2)	0.401	6(18.2)	55(37.2)	0.037
Age(y)						
<40	1(2.8)	23(15.9)		3(9.1)	21(14.1)	
40 ~ 49	4(11.1)	29(20.0)		3(9.1)	30(20.3)	
50 ~ 59	16(44.4)	43(29.7)		12(36.4)	47(31.8)	
60 ~ 69	15(41.7)	38(26.2)		14(42.4)	39(26.4)	
≥70	0(0)	12(8.2)	0.003	1(3.0)	11(7.4)	0.221
Performance status						
0	28(77.8)	121(83.4)		25(75.8)	124(83.8)	
1	6(16.7)	22(15.2)		6(18.2)	22(14.9)	
2	2(5.5)	2(1.4)	0.376	2(6.0)	2(1.3)	0.291
Location						
Cardia	7(19.4)	13(9.0)		5(15.2)	15(10.0)	
Fundus	5(13.9)	12(8.2)		4(12.1)	13(8.8)	
Corpus	6(16.7)	55(37.9)		10(30.3)	51(34.5)	
Antrum	13(36.1)	60(41.4)		10(30.3)	63(42.6)	
Whole	2(5.6)	1(0.7)		1(3.0)	2(1.4)	
gastric stump	3(8.3)	4(2.8)	0.022	3(9.1)	4(2.7)	0.449
TNM** stage						
Ⅰ	0(0)	20(13.8)		0(0)	20(13.5)	
Ⅱ	4(11.1)	22(15.2)		3(9.0)	23(15.5)	
Ⅲ	32(88.9)	103(71.0)	0.006	30(91.0)	105(71.0)	0.006
Depth of invasion						
T1	0(0)	15(10.3)		0(0)	15(10.1)	
T2	2(5.6)	19(13.1)		1(3.0)	20(13.5)	
T3	22(61.1)	69(47.6)		20(60.6)	71(48.0)	
T4	12(33.3)	42(29.0)	0.023	12(36.4)	42(28.4)	0.013
Lymph nodes metastasis						
N0	5(13.9)	42(29.0)		5(15.2)	42(28.4)	
N1	11(30.6)	48(33.1)		8(24.2)	51(34.5)	
N2	5(13.8)	30(20.7)		6(18.2)	29(19.6)	
N3	15(41.7)	25(17.2)	0.011	14(42.4)	26(17.5)	0.017
Pathologic subtype						
Low differentiated	24(66.7)	106(73.2)		25(75.8)	105(70.9)	
Moderate differentiated	8(22.2)	17(11.7)		5(15.2)	20(13.5)	
High differentiated	0(0)	5(3.4)		0(0)	5(3.4)	
Signet ring cell	4(11.1)	17(11.7)	0.218	3(9.0)	18(12.2)	0.497

* CEA: Carcinoembryonic antigen, CA19-9: Carbohydrate antigen 19-9

** TNM: Tumor-Node-Metastasis

（二）CEA 和 CA19-9 的阳性率

CEA 和 CA19-9 术前的阳性率分别为 19.9%（36/181）和 18.2%（33/181）。CEA 水平在 0.2～548.7ng/ml 之间（13.7±4.2ng/ml）。CA19-9 的范围为 0.6～40 387 U/ml 之间（306.2±233.6U/ml）。肿瘤标志物阳性和正常组患者的复发情况见表 2 和表 3。

Table 2. **The Value of Serum CEA* in Monitoring Recurrence of Gastric Adenocarcinoma Patients.**

		CEA negative		CEA positive	
		Elevation	Normal	Elevation	Stable
Recurrence	Yes	11	36	15	4
	No	7	91	4	13
P		0.005		0.001	
χ^2		7.726		11.056	
Sensitivity（%）		23.4		78.9	
Specificity（%）		92.9		76.5	

* CEA：Carcinoembryonic antigen

Table 3. **The Value of Serum CA19-9* in Monitoring Recurrence of Gastric Adenocarcinoma Patients.**

		CA19-9 negative		CA19-9 positive	
		Elevation	Normal	Elevation	Stable
Recurrence	Yes	9	39	15	3
	No	5	95	6	9
P		0.007		0.01	
χ^2		7.159		6.639	
Sensitivity（%）		18.8		83.3	
Specificity（%）		95.0		60.0	

* CA19-9：Carbohydrate antigen 19-9

（三）升高幅度

66 例出现复发/转移的患者在随访中有 26 例出现 CEA 升高，升高幅度为 2.4～1800ng/ml，而 115 例无病生存的患者中有 11 例出现 CEA 升高，升高幅度为 1.5～18ng/ml（其中有 8 例升高幅度＜5ng/ml），CEA 升高幅度在复发/转移者和无病生存者之间的差异有统计学意义，P＝0.002。共有 24 例复发/转移的患者出现 CA19-9 升高，升高幅度为 10～10 000U/ml，无病生存的患者中有 9 例出现 CA19-9 升高，升高幅度为 9～136U/ml（其中有 8 例升高幅度＜100 U/ml），CA19-9 升高幅度在两者间的差异有统计学意义，P＝0.016。

将 CEA 的单次升高幅度值定为 5ng/ml（即较上一次升高了≥5ng/ml），使用该指标来监测初始 CEA 升高患者的复发/转移，其特异性可升高至 94.1%，敏感性为 68.4%。将 CA19-9 的单次升高幅度值分别定为 50U/ml 和 100U/ml，来监测初始 CA19-9 升高患者的复发/转移，其特异性分别为 80.0% 和 93.3%，敏感性分别为 55.6% 和 50.0%。

（四）时间窗

CEA 和 CA19-9 可在影像学提示复发/转移之前 165 天（平均 61.8±17.6 天）至之后 101 天（平均 65.3±19.7 天）出现升高。

（五）肿瘤标志物的转归

36 例术前 CEA 升高的患者在随访过程中有 23 例曾经降为正常，这部分患者在随访过程中有 8 例（34.8%）出现复发/转移，而对于 CEA 一直高于正常范围的 13 例患者，共有 11 例出现复发/转移（84.6%）。在 CA19-9 方面，33 例术前阳性的患者在随访中有 19 例曾经降为正常，其复发转移率为 36.8%（7/19），而 CA19-9 持续高于正常范围的 14 例患者中有 11 例（78.6%）出现复发/转移。复发转移率在肿瘤标志物持续阳性组明显高于曾经降为正常组（CEA：P＝0.004，CA19-9：P＝0.017）

四、讨论

潜在可根治胃癌患者术后的随访对患者本人及整个社会都有着重要的临床意义和经济价值[18]。早期发现复发/转移也是肿瘤标志物随访的主要目的[19]，定期监测血清 CEA 或 CA19-9 已成为胃腺癌患者术后随访的重要内容，然而对于 CEA 和 CA19-9 在随访中的价值仍有争议。根据美国临床肿瘤学科指南[20]，血清 CEA 水平并不被推荐为结肠癌筛查或是否化疗的指针，但可作为术前预测疾病分期以及术后是否复发/转移的指标。随访过程中如何更好地解读 CEA 和 CA19-9 所蕴含的信息仍然亟待解答。

综合文献报道：初诊时 CEA 和 CA19-9 在胃癌患者中的阳性率分别为 11.8% ~ 37.0%[12,13,21~26] 和 18.0% ~45.0%[25~27]。即使是对初诊时 CEA 或 CA19-9 正常的患者，随访中定期监测 CEA 和 CA19-9 对早期发现复发/转移仍有帮助[28]。本研究首次指出使用 CEA 和 CA19-9 来监测胃癌的复发/转移在肿瘤标志物初始正常和升高者中有着不同的敏感性和特异性。初诊时肿瘤标志物正常的患者使用肿瘤标志物变化来监测复发/转移的特异性高（CEA：92.9%，CA19-9：95.0%），敏感性低（CEA：23.4%，CA19-9：18.8%）。而对于初诊时肿瘤标志物升高的患者，CEA 和 CA19-9 在监测肿瘤复发/转移时的敏感性和特异性分别为 78.9%、83.3% 和 76.5%、60.0%。Takahashi 等[25]进行的一项前瞻性临床研究探索了 CEA 和 CA19-9 在预测胃癌患者复发/转移中的价值，结果发现 CEA 的敏感性和特异性分别为 65.8% 和 81.1%，CA19-9 的敏感性和特异性分别为 55.0% 和 93.7%。

血清中肿瘤标志物的水平受一系列因素的影响，包括肿瘤细胞的分泌能力、肿瘤负荷、肿瘤的血供、解剖位置以及肝脏对肿瘤标志物的代谢率[9,29]。多种因素共同作用可能导致非复发/转移相关的肿瘤标志物升高，而非特异性的肿瘤标志物升高可增加患者的心理负担，进而降低他们的生活质量，尽管提高特异性的同时必然会降低敏感性，我们仍尝试着通过设定特定的升高幅度值来提高肿瘤标志物预测复发/转移的特异性。本研究表明肿瘤标志物的升高幅度在复发/转移者和无病生存者之间有显著性差异，因此有可能设定特定的阈值来区分复发/转移相关的肿瘤标志物升高。当我们将 CEA 的升高幅度值定为 5ng/ml 时，对于初诊时 CEA 升高的患者，使用 CEA 来监测复发/转移的特异性可升高至 94.1%，对于 CA19-9，我们尝试了两个不同的阈值，50U/ml 和 100U/ml，其特异性分别为 80.0% 和 93.3%，因此我们将 CA19-9 的升幅阈值定为 100U/ml。

此外，我们分析了肿瘤标志物能否先于影像学提示肿瘤的复发/转移。倘若肿瘤标志物不能在肿瘤体积较小、不能被常规影像学所检测出来之前发出报警信号，则对肿瘤标志物的监测价值将受到质疑。我们的结果显示肿瘤标志物可在影像学提示复发/转移之前 165 天（平均 61.8 ± 17.6 天）至之后 101 天（平均 65.3 ± 19.7 天）出现升高。Takahashi[25] 等表明 CEA 和 CA19-9 可分别在影像学之前 12 个月、13 个月和之后 5 个月、10 个月出现异常。这些结果表明对肿瘤标志物的监测是有意义的，但却不充分。我们需要意识到仍有大部分患者的肿瘤标志物异常出现在影像学阳性之后。

CEA 和 CA19-9 在随访过程中的转归能为我们提供复发/转移的信息。肿瘤标志物持续阳性的患者较曾经降为正常的患者复发转移率高。肿瘤标志物的持续阳性是复发/转移的高危因素。可能的原因有：肿瘤标志物直接影响宿主的免疫系统，导致宿主免疫功能的持续受抑制[12,17]，由于能分泌 CEA 的肿瘤细胞更容易吸附于其他器官，因此推测 CEA 本身能作为细胞之间的黏附因子，直接促进肿瘤的侵袭和转移[30,31]，此外血清 CEA 水平与人结直肠癌肿瘤细胞在裸鼠中的致瘤性密切相关，这也表明了 CEA 具有促进肿瘤转移的潜能[32]。

对于初诊时肿瘤标志物阴性的患者，随访过程中肿瘤标志物的升高对预测复发/转移的特异性高，而对于初诊时肿瘤标志物升高的患者，当我们设定 CEA 的升高幅度为 5ng/ml，CA19-9 的升高幅度为 100U/ml 时，这两个指标在监测胃癌患者复发/转移时的特异性均可升高到 90% 以上。肿瘤标志物的持续阳性提示着较高的复发/转移风险。既往文献报道及我们的研究均显示肿瘤标志物是胃癌患者随访内容的重要组成部分，需要进一步开展前瞻性的临床研究来证实肿瘤标志物升高幅度值（CEA：5ng/ml，CA19-9：100U/ml）在预测肿瘤标志物阳性患者复发/转移中的价值。

致谢：感谢中山大学肿瘤医院内科、病理科、胃肠外科诸位同事在本研究中所提供的帮助和支持。

（本文获得第三届中国肿瘤内科大会优秀论文三等奖）

参 考 文 献

[1] Viste A, Rygh AB, Soreide O. Cancer of the stomach: is a follow-up program of any clinical importance for the patient? Clin Oncol, 1984, 10:325-332.

[2] Guadagni F, Roselli M, Amato T, et al. CA 72-4 measurement of tumor-associated glycoprotein 72 (TAG-72) as a serum marker in the management of gastric carcinoma. Cancer Res, 1992, 52:1222-1227.

[3] Herrera MA, Chu TM, Holyoke ED, Mittelman A. CEA monitoring of palliative treatment for colorectal carcinoma. Ann Surg, 1977, 185:23-30.

[4] Wanebo HJ, Rao B, Pinsky CM, et al. Preoperative carcinoembryonic antigen level as a prognostic indicator in colorectal cancer. N Engl J Med, 1978, 299:448-451.

[5] Staab HJ, Anderer FA, Bruemmendorf T, et al. Prognostic value of preoperative serum CEA level compared to clinical staging. I. Colorectal carcinoma. Br J Cancer, 1981, 44:652-662.

[6] Wolmark N, Fisher B, Wieand HS, et al. The prognostic significance of preoperative carcinoembryonic antigen levels in colorectal cancer: results from NSABP clinical trials. Ann Surg, 1984, 199:375-382.

[7] Staab HJ, Anderer FA, Bruemmendorf T, et al. Prognostic value of preoperative serum CEA level compared to clinical staging: II. Stomach cancer. Br J Cancer, 1982, 45:718-727.

[8] Dittrich C, Jakesz R, Havelec L, et al. Carcinoembryonic antigen (CEA) plasma level determination in the management of gastric cancer patients. Cancer Detec Prev, 1985, 8:181-187.

[9] Tamada R, Hiramoto Y, Tsujitani S, et al. Serum CEA levels facilitate detection of recurrences of cancer in patients after gastrectomy. Jpn J Surg, 1985, 15:23-29.

[10] Shimizu N, Wakatsuki T, Murakami A, et al. Carcinoembryonic antigen in gastric cancer patients. Oncology, 1987, 44:240-244.

[11] Maehara Y, Sugimachi K, Akagi M, et al. Serum carcinoembryonic antigen level increases correlate with tumor progression in patients with differentiated gastric carcinoma following noncurative resection. Cancer Res, 1990, 50:3952-3955.

[12] Nakane Y, Okamura S, Akehira K, et al. Correlation of preoperative carcinoembryonic antigen levels and prognosis of gastric cancer patients. Cancer, 1994, 73:2703-2708.

[13] Maehara Y, Kusumoto T, Takahashi I, et al. Predictive value of preoperative carcinoembryonic antigen levels for the prognosis of patients with well-differentiated gastric cancer. Oncology, 1994, 51:234-237.

[14] Sakamoto J, Nakazato H, Teramukai S, et al. Association between preoperative plasma CEA levels and the prognosis of gastric cancer following curative resection. Tumor marker committee, Japanese foundation for multidisciplinary treatment of cancer, Tokyo, Japan. Surg Oncol, 1996, 5:133-139.

[15] Heptner G, Domschke S, Domschke W. Comparison of CA 72-4 with CA 19-9 and carcinoembryonic antigen in the serodiagnostics of gastrointestinal malignancies. Scand J Gastroenterol, 1989, 24:745-750.

[16] Kornek G, Depisch D, Temsch EM, et al. Comparative analysis of cancer-associated antigen CA-195, CA 19-9 and carcinoembryonic antigen in diagnosis, follow-up and monitoring to response to chemotherapy in patients with gastrointestinal cancer. J Cancer Res Clin Oncol, 1991, 117:493-496.

[17] Staab HJ, Anderer FA, Brummendorf T, et al. Prognostic significance of preoperative carcinoembryonic antigen in stomach and colorectal cancer. Cancer Detect Prev, 1983, 6:149-153.

[18] Vernava AM 3rd, Longo WE, Virgo KS, et al. Current follow-up strategies after resection of colon cancer. Results of a survey of members of the American Society of Colon and Rectal Surgeons. Dis Colon Rectum, 1994, 37:573-583.

[19] Graham RA, Wang S, Catalano PJ, et al. Postsurgical surveillance of colon cancer: preliminary cost analysis of physician examination, carcinoembryonic antigen testing, chest X-ray, and colonoscopy. Ann Surg, 1998, 228:59-63.

[20] Bast RC, Ravdin P, Hayes DF, et al. American Society of Clinical Oncology Tumor Markers Expert Panel. 2000 Update of recommendations for the use of tumor markers in breast and colorectal cancer: clinical practice guidelines of the American Society of Clinical Oncology. J Clin Oncol, 2001, 19:1865-1878.

[21] Janssen CW Jr, Orjasaeter H. Carcinoembryonic antigen in patients with gastric carcinoma. Eur J Surg Oncol, 1986, 12:19-23.

[22] Koga T, Kano T, Souda K, et al. The clinical usefulness of preoperative CEA determination in gastric cancer. Jpn J Surg, 1987, 17:342-347.

[23] Kim YH, Ajani JA, Ota DM, et al. Value of serial carcinoembryonic antigen levels in patients with resectable adenocarcinoma of the esophagus and stomach. Cancer, 1995, 75:451-456.

[24] Nishiyama M, Takashima I, Tanaka T, et al. Carcinoembryonic antigen levels in the peritoneal cavity: useful guide to peritoneal recurrence and prognosis for gastric cancer. World J Surg, 1995, 9:133-137.

[25] Takahashi Y, Takeuchi T, Sakamoto J, et al. Tumor Marker Committee. The usefulness of CEA and/or CA19-9 in monitoring for recurrence in gastric cancer patients: a prospective clinical study. Gastric Cancer, 2003, 6:142-145.

[26] Duraker N, Celik AN. The prognostic significance of preoperative serum CA19-9 in patients with resectable gastric carcinoma: comparison with CEA. J Surg Oncol, 2001, 76:266-271.

[27] Ishigami S, Natsugoe S, Hokita S, et al. Clinical importance of preoperative carcinoembryonic antigen and carbohydrate antigen 19-9 levels in gastric cancer. J Clin Gastroenterol,

2001, 32:41 -44.

[28] Zeng Z, Cohen AM, Urmacher C. Usefulness of carcinoembryonic antigen monitoring despite normal preoperative values in node-positive colon cancer patients. Dis Colon Rectum, 1993, 36:1063 - 1068.

[29] Motoyama T, Watanabe H. Carcinoembryonic antigen production in human gastric cancer cell lines in vitro and in nude mice. Gann, 1983, 74:679 -686.

[30] Benchimol S, Fuks A, Jothy S, et al. Carcinoembryonic antigen, a human tumor marker, functions as an intercellular adhesion molecule. Cell, 1989, 57:327 -334.

[31] Grimm T, Johnson JP. Ectopic expression of carcinoembryonic antigen by a melanoma cell leads to changes in the transcription of two additional cell adhesion molecules. Cancer Res, 1995, 55:3254 -3257.

[32] Jessup JM, Giavazzi R, Campbell D, et al. Growth potential of human colorectal carcinomas in nude mice: association with the preoperative serum concentration of carcinoembryonic antigen in patients. Cancer Res, 1988, 48 : 1689 - 1692.

多西他赛、奥沙利铂联合卡培他滨方案和ECF方案治疗晚期胃癌的临床对比研究

王亚兰　孟令茹　张文慧　于焕欣　袁晓荣　李　杰　张海芹　梁瑞华

包头市肿瘤医院肿瘤内科 包头 014030

【摘要】 目的：观察并比较TXELOX（多西他赛、奥沙利铂联合卡培他滨）与ECF（表柔比星、顺铂和5-氟尿嘧啶）方案治疗晚期胃癌的疗效及毒副反应。方法：随机将56例晚期胃癌患者分为两组；多西他赛、奥沙利铂联合卡培他滨（治疗组）28例，ECF组（对照组）28例。治疗组（TXELOX）：多西他赛（TXT）50mg/m^2，静脉滴注1小时，第1天给药，用TXT前给予地塞米松预防过敏反应；奥沙利铂（OXA）85mg/m^2，静脉滴注2小时，第2天给药；卡培他滨1750mg/m^2，第1～14天，口服；每3周为1周期。对照组（ECF）：表柔比星50mg/m^2，静脉推注，第1天；顺铂20mg/m^2，静脉滴注，第1～3天；5-氟尿嘧啶400mg/m^2，静脉滴注，第1～5天；每3周为1周期。两组患者各完成3个周期以上，最多6周期，按WHO标准判定疗效。结果：治疗组有效率（CR+PR）为57.7%，中位疾病进展时间8.2个月，中位总生存时间11.8个月，KPS改善率75.0%；对照组有效率（CR+PR）为42.8%，中位疾病进展时间6.2个月，中位总生存期9.9个月，KPS评分53.6%；两组疗效有统计学意义（$P<0.05$）。两组的主要毒副反应，治疗组：手足综合征及神经感觉异常，均可耐受；两组骨髓抑制毒性相当，无统计学意义（$P>0.05$）。对照组主要毒性反应——恶心、呕吐、心律失常、脱发、静脉炎、肝肾功能损害、腹泻均明显高于治疗组，两组有统计学意义（$P<0.05$）。结论：TXELOX方案治疗晚期胃癌疗效较好，不良反应较轻，生活质量提高，耐受性良好，优于ECF方案，值得临床进一步研究应用。

【关键词】 晚期胃癌；联合化疗；多西他赛；奥沙利铂；卡培他滨；ECF

胃癌是常见的恶性肿瘤之一，在我国，胃癌发病率位居恶性肿瘤发病率之前列，临床确诊时约1/3患者已是Ⅳ期，Ⅰ～Ⅲ期行根治切除术后50%以上仍出现复发、转移，即80%以上的胃癌最终进入晚期，晚期胃癌属于不可治愈性疾病，姑息化疗的目的除追求近期客观有效率外，对减轻毒副反应，提高生活质量同样重要，对于晚期胃癌，至今尚无标准治疗方案，我们在临床中应用了多西他赛（多西紫杉醇，泰索帝）、奥沙利铂联合卡培他滨治疗晚期胃癌的方案，现报告如下。

一、材料与方法

（一）临床资料

我科自2005年2月至2009年1月采用

随机分组的方法，采用多西他赛、奥沙利铂联合卡培他滨（治疗组）与ECF（对照组）治疗晚期胃癌共56例，入组患者均经病理检查证实，有可测量的肿瘤病灶评价疗效，复治患者入组距离末次化疗间隔4周以上，无化疗禁忌证，既往仅接受过一种方案化疗，年龄32～70岁，中位年龄51岁，KPS评分>70分，预计生存期>3个月，无心、肝、肾与造血功能障碍，按国际UICC（1997）TNM分期为ⅢB或Ⅳ期患者（见表1）。

表1 两组患者临床资料 例（%）

项目	治疗组（n=28）	对照组（n=28）
性别		
男	21（75.0）	18（64.3）
女	7（25.0）	10（35.7）
年龄（岁）		
32～60	14（50.0）	16（57.1）
61～70	14（50.0）	12（42.9）
KPS评分		
70～90	23（82.1）	22（78.6）
91～100	5（17.9）	6（21.4）
TNM分期		
ⅢB期	18（64.3）	20（71.4）
Ⅳ期	10（35.7）	8（28.6）
既往治疗		
初治	15（53.6）	17（60.7）
复治	13（46.4）	11（39.3）
病理类型		
低分化腺癌	12（42.9）	8（28.6）
中分化腺癌	6（21.4）	7（25.0）
印戒细胞癌	2（7.1）	1（3.6）
黏液腺癌	4（14.3）	6（21.4）
管状腺癌	4（14.3）	6（21.4）

※两组病例各项指标均经χ^2检验无差异（$P>0.05$），具有可比性。

（二）治疗方法

治疗组（TXELOX）：多西他赛（TXT）50mg/m²，静脉滴注1小时，第1天给药，用TXT前给予地塞米松预防过敏反应；奥沙利铂（OXA）85mg/m²，静脉滴注2小时，第2天给药，用奥沙利铂前当日忌冷食、冷饮及接触冷物体；卡培他滨1750mg/m²，第1～14天，口服；每3周为1周期。

对照组（ECF）：表柔比星50mg/m²，静脉推注，第1天；顺铂20mg/m²，静脉滴注，第1～3天；5-氟尿嘧啶400mg/m²，静脉滴注，第1～5天；每3周为1周期。

两组患者各完成3个周期以上，最多6周期，按WHO标准判定疗效。

（三）疗效及毒性评价标准

按WHO统一标准评定疗效，分为CR、PR、SD、PD，（CR+PR)%为总有效率（%），中位疾病进展时间（TTP），中位生存时间（OS），毒性反应为0～Ⅳ度。

（四）生活质量评价

以KPS评分标准为指标，凡治疗结束后较治疗前评分增加10分以上者为改善，减少10分以上者为下降，增加或减少不足10分者为稳定。

（五）统计学分析

采用SPSS 11.0进行统计学分析，采用χ^2检验。

二、结果

（一）近期疗效和生活质量改善率

所有病例均可评价疗效，56例共治疗229个周期，治疗组治疗130个周期，平均4.2个周期；对照组治疗99个周期，平均3.8个周期。治疗组有效率57.7%，TTP 8.2个月，总生存期11.8个月；对照组有效率42.8%，TTP 6.2个月，OS 9.9个月；两组疗效有统计学意义（$P<0.05$）（见表2）。

治疗组生活质量总改善率75.0%，对照组53.6%；两组生活质量改善率有统计学意义（$P>0.05$）（见表3）。

（二）不良反应

两组患者的不良反应都有白细胞减少、血小板下降和贫血，但两组比较，Ⅲ度及以上者无统计学意义。治疗组以口腔炎和手足综合征为著，Ⅲ度以上均为7.1%；对照组恶心呕吐、静脉炎、脱发、腹泻、心律失常分别为25.0%、25.0%、21.4%、7.1%、7.1%，两组间有显著统计学差异（$P<0.05$）（见表4）。

表2　两种治疗方案对晚期胃癌的疗效比较　　例（%）

组别	n	CR	PR	SD	PD	RR※	TTP※	OS※
治疗组	28	3（10.7）	13（46.4）	7（25.0）	5（17.9）	57.7	8.2	11.8
对照组	28	1（3.6）	11（39.3）	10（35.7）	6（21.4）	42.8	6.2	9.9

※两组有统计学差异，$P<0.05$。

表3　两组患者生活质量改善情况　　例（%）

组别	n	改善	稳定	下降	总改善率※
治疗组	28	13（46.4）	8（28.6）	7（25.0）	21（75.0）
对照组	28	7（25.0）	8（28.6）	13（46.4）	15（53.6）

※两组改善率有统计学差异（$P<0.05$）。

表4　两组患者不良反应发生情况

毒副反应	治疗组（$n=28$）						对照组（$n=28$）					
	0	Ⅰ	Ⅱ	Ⅲ	Ⅳ	Ⅲ+Ⅳ（%）	0	Ⅰ	Ⅱ	Ⅲ	Ⅳ	Ⅲ+Ⅳ（%）
白细胞减少	5（17.9）	11（39.3）	9（32.1）	2（7.1）	1（3.6）	10.7	4（14.3）	12（42.9）	8（28.6）	3（10.7）	1（3.6）	14.2
血小板减少	7（25.0）	11（39.3）	8（28.6）	2（7.1）	0	7.1	6（21.4）	11（39.3）	9（32.1）	2（7.1）	0	7.1
血红蛋白下降	9（32.1）	13（46.4）	5（17.9）	1（3.6）	0	3.6	8（28.6）	13（46.4）	6（21.4）	1（3.6）	0	3.6
恶心、呕吐	11（39.3）	7（25.0）	10（35.7）	0	0	0	4（14.3）	10（35.7）	7（25.0）	5（17.9）	2（7.1）	25.0
腹泻	8（28.6）	13（46.4）	7（25.0）	0	0	0	9（32.1）	11（39.3）	6（21.4）	2（7.1）	0	7.1
脱发	5（17.9）	12（42.9）	9（32.1）	2（7.1）	0	7.1	3（10.7）	8（28.6）	11（39.3）	4（14.3）	2（7.1）	21.4
口腔炎	9（32.1）	11（39.3）	6（21.4）	2（7.1）	0	7.1	9（32.1）	13（46.4）	6（21.4）	0	0	0

续 表

毒副反应	治疗组(n=28)						对照组(n=28)					
	0	Ⅰ	Ⅱ	Ⅲ	Ⅳ	Ⅲ+Ⅳ(%)	0	Ⅰ	Ⅱ	Ⅲ	Ⅳ	Ⅲ+Ⅳ(%)
神经毒性	13 (46.4)	12 (42.9)	3 (10.7)	0	0	0	11 (39.3)	11 (39.3)	5 (17.9)	1 (3.6)	0	3.6
手足综合征	5 (17.9)	11 (39.3)	9 (32.1)	2 (7.1)	0	7.1	10 (35.7)	12 (42.9)	6 (21.4)	0	0	0
转氨酶升高	10 (35.7)	13 (46.4)	5 (17.9)	0	0	0	9 (32.1)	11 (39.3)	7 (25.0)	1 (3.6)	0	3.6
尿素氮肌酐升高	15 (53.6)	13 (46.4)	0	0	0	0	8 (28.6)	12 (42.9)	7 (25.0)	1 (3.6)	0	3.6
心律失常	18 (64.3)	10 (35.7)	0	0	0	0	12 (42.9)	9 (32.1)	5 (17.9)	2 (7.1)	0	7.1
静脉炎	18 (64.3)	8 (28.6)	2 (7.1)	0	0	0	5 (17.9)	9 (32.1)	7 (25.0)	6 (21.4)	1 (3.6)	25.0

三、讨论

近年来，胃癌的化学治疗有了很大的进步，特别是胃癌高发国家的联合攻关，使其有了迅速的发展，近期有效率可达50%以上，安全性提高，生活质量改善；但近期疗效和安全性的改善，并没有带来生存期的明显延长，中位生存期仍在8～11个月，尚未突破1年，仍需要我们不断研究[1]。现今晚期胃癌虽然是不可治愈的，但其是消化道肿瘤中对化疗比较敏感的肿瘤之一，晚期胃癌的主要治疗方法是化疗，规范的化疗确实可以缓解患者的临床症状，延长生存期，减轻痛苦，从而起到姑息性治疗作用，姑息化疗的目的并非是追求近期客观有效率，而是改善生活质量和延长生存期，因此选择方案时除了注意有效率，还应注意对生活质量的影响，做到高效低毒，然而对于进展期胃癌至今尚无标准的一线化疗方案。自21世纪初起，许多新药开始试用于晚期胃癌，如紫杉醇类药物（紫杉醇、多西他赛），氟尿嘧啶类口服药（卡培他滨、S-1），三代铂类（奥沙利铂）等，在晚期胃癌治疗中显示出优势。

多西他赛是一种半合成的紫杉类抗肿瘤药物，作用部位主要在细胞微管，通过促进微管聚合，阻断微管解聚及正常重组，使细胞不能进行正常的有丝分裂而停止在G2/M期，从而发挥抗肿瘤作用[2]。TAX325Ⅲ期临床试验结果的公布，显示出紫杉类药物在晚期胃癌中的应用前景[3]。

奥沙利铂（OXA）是继DDP和卡铂（CBP）之后第三代铂类抗癌药，其结构上铂原子与1,2-二氨环己烷（DACH）基团及一个草酸基结合。OXA抑制DNA合成的作用更强，与DNA结合速率快10倍以上，结合牢固，细胞毒作用大，与DDP无交叉耐药，在多种耐铂类药的肿瘤中仍然表现出抗肿瘤活性，其骨髓抑制、消化道反应较顺铂轻，没有肾毒性，但神经毒性较突出，多数患者耐受性较好。与氟尿嘧啶类药物合用有协同抗肿瘤作用。

卡培他滨是新一代的口服氟尿嘧啶类复合物，是5-氟尿嘧啶的前体药物，口服给药可迅速以原形通过胃肠道黏膜，在肿瘤细胞内经胸腺嘧啶磷酸化酶催化转变为5-氟尿嘧啶。由于肿瘤组织中的胸腺嘧啶磷酸化酶活性高于正常组织，从而使药物在肿瘤部位有更高活性，口服给药可以模拟5-氟尿嘧啶持续给药的效果[4]，更符合我们治疗的要求。

本研究显示：多西他赛、奥沙利铂联合卡培他滨方案和ECF方案治疗晚期胃癌的近期有效率分别为57.3%和42.8%，TTP分别为8.2个月和6.2个月，OS分别为11.8个月和9.9个月。两组有统计学差异（$P<0.05$）；在生活质量改善方面TXELOX方案优于ECF方案，KPS评分改善率分别为75.0%和53.6%（$P<0.05$）。两组在骨髓抑制方面副作用相当，但ECF[5]方案在恶心、呕吐、静脉炎、肝肾功能损害、脱发、神经毒性、心脏毒性等方面的副作用明显高于TXELOX组（$P>0.05$）。TXELOX组的副作用主要为血象改变、手足综合征及神经感觉异常，但可以耐受。总之，虽然ECF不失为有效治疗晚期胃癌的方案，但经本实验我们发现，TXELOX方案在有效率、提高生活质量、减轻毒副反应方面，以及延长生存期方面均优于ECF方案，所以值得我们在临床中进一步推广研究。

（本文荣获第三届中国肿瘤内科大会优秀论文二等奖）

参 考 文 献

[1] 秦叔逵，龚新雷. 晚期胃癌化疗的现状和新进展. 临床肿瘤学杂志，2006，11（9）：642－644.

[2] 白桦，申维玺，李先明，等. 紫杉醇或草酸铂联合氟尿嘧啶/亚叶酸钙治疗晚期胃癌的对比研究. 中国肿瘤临床，2007，34（18）：1039－1040.

[3] 王金万. 多西紫杉醇（泰索帝）治疗进展期胃癌最新进展. 癌症进展，2004，2（2）：94－98.

[4] 王文玲，文小平，黄韵红. 希罗达/奥沙利铂联合榄香烯治疗老年进展期胃癌的临床研究. 中国肿瘤临床，2006，33（18）：1069－1070.

[5] 陈强，金懋林，沈琳，等. 表柔比星，亚叶酸钙；氟尿嘧啶与顺铂联合化疗方案治疗晚期胃癌的疗效与安全性临床研究. 中国癌症杂志，2003，13（2）：105－107

[6] 金懋林. 进展期胃癌全身化学治疗研究新进展. 癌症进展杂志，2007，5（1）：18－24.

140 例老年结直肠癌根治术后复发转移的临床分析

杨宇飞[1] 葛建忠[1] 邢建民[2]

1. 中国中医科学院西苑医院 北京 100091
2. 北京中医药大学循证医学中心 北京 100080

【摘要】 目的：探讨化疗对Ⅱ、Ⅲ期结直肠癌根治术后的老年患者在降低复发、转移方面的获益程度。方法：本回顾性临床研究以Ⅱ、Ⅲ期结直肠癌根治术后的老年患者为研究对象，总共纳入813份病例，选取年龄≥65岁患者375例，随访到226例，为排除Ⅳ期因素的干扰，剔除5例在术后半年内发生复发、转移的患者。最后可分析病例为221例。将化疗≥6周期者作为化疗组（73例），没有接受过化疗者（67例）作为未化疗组进行对比（共计140例）。观察两组的复发、转移时间和1~5年复发转移率。采用Kaplan-Meier法进行复发、转移分析，log-rank检验各组缓解率。结果：化疗组1、2、3、4、5年的复发转移率分别为2.74%（2/73）、12.33%（9/73）、25.39%（16/63）、39.13%（18/46）和48.72%（19/39）；未化疗组为8.96%（6/67）、20.89%（14/67）、26.15%（17/65）、35.42%（17/48）和48.72%（19/39）。两组在1~5年的复发转移率经统计学分析差异无显著性，但是结果显示化疗组1年、2年的复发转移率明显低于对照组。化疗组出现复发、转移的平均时间为（24.78±11.81）个月，中位复发、转移时间为25.17个月；对照组为（21.33±15.37）个月和17.96个月，$P=0.443$。中位时间前者明显比后者向后推迟7.2个月。结论：化疗是Ⅱ、Ⅲ期老年结直肠癌患者根治术后治疗的主要手段，术后的辅助化疗对降低老年患者的1、2年的复发转移率，延长复发、转移时间有一定意义。

【关键词】 化疗；复发、转移；结直肠癌；老年

随着人们生活水平的不断提高和饮食习惯的改变，我国结直肠癌的发病率也日渐增高[1]，而且高年龄组已成为结直肠癌发病的高危人群[2]，老年结直肠癌的病例占全部结直肠癌患者的60%~80%。结直肠癌在欧、美自然人群的发病率为30/10万左右，我国约为10/10万。在高发区，50岁以后的发病率随年龄增长而增加，年龄越老发病率越高[3]。尽管近年来辅助化疗疗效大大改善了结直肠癌患者的预后，但对老年患者的受益仍有争议[4]。我们对140例Ⅱ、Ⅲ期结直肠癌根治术老年患者（手术时间在2002年1月~2007年3月）的临床资料和复发、转移情况进行分析，探讨化疗对老年结直肠癌预后的关系，现将初步结果报告如下：

一、临床资料

（一）诊断标准

参照中华人民共和国卫生部医政司《中国常见恶性肿瘤诊治规范》诊断结直肠癌；结直肠癌分期标准：采用国际抗癌联

盟 1997UICC 的 TNM 分期[5]。

（二）复发的定义

手术切除后肿块消失，患者临床治愈，经一段时间后又长出同样的肿瘤。再发肿瘤的性质与原肿瘤相同[6]。

（三）转移的定义

癌细胞脱离主体，在新的部位（如淋巴结）或器官（如肺、肝等）继发而生长出一个或多个与原发瘤的类型基本相同的肿瘤，与原发肿瘤不相连接[7]。

（四）纳入标准

1. 经病理或细胞学诊断的结直肠癌根治术后的患者（均行 R0 手术）。

2. TNM 分期为Ⅱ、Ⅲ期。

3. 手术日期在 2002 年 1 月至 2007 年 4 月。

（五）排除标准

1. 术前未做全身检查，行根治术后半年内即发生复发、转移或死亡者。

2. 肝、肾、心脏等主要脏器存在非肿瘤性严重疾病和功能障碍。

3. 合并其他肿瘤患者。

4. 病理诊断为恶性黑色素瘤、神经内分泌癌、类癌等非腺癌者。

（六）患者来源及分组

本次回顾性临床研究以行根治术的Ⅱ、Ⅲ期结直肠癌患者为研究对象，所有病例手术时间为 2002 年 1 月～2007 年 4 月。为增加临床研究可信度，合理地选择资料来源，我们以北京地区三级甲等医院为研究单位，它们是：中国中医科学院西苑医院、广安门医院，卫生部中日友好医院，中国医学科学院肿瘤医院和北京大学肿瘤医院。最后纳入 813 份病例。按照年龄分成老年（年龄≥65 岁）和非老年（年龄＜65 岁）两组。其中，老年患者 375 例，通过电话随访到 226 例，老年患者的应答率为 60.3%，为排除Ⅳ期因素的干扰，剔除 5 例在术后半年内发生复发、转移的患者。最后可分析病例为 221 例。为研究化疗对老年人的影响，我们将化疗≥6 周期者作为化疗组（73 例），没有接受过化疗者（67 例）作为未化疗组进行对比。在化疗组中，接受 FOLFOX 57 例，Xloda 4 例，5-FU + CF 7 例，其他治疗方案 5 例。

（七）两组基线资料比较

1. 性别分布比较（见表 1）

表 1　两组病例性别分布比较

	例数	男	女	χ^2	P
化疗组	73	40	33	0.092	0.762
未化疗组	67	35	32		

由表 1 可以看出，两组均以男性病例数为多，经 χ^2 检验，$\chi^2 = 0.092$，$P = 0.762$，无显著性差异（$P > 0.05$），两组性别分布具有可比性。

2. 发病部位（见表 2）

表 2　两组病例发病部位比较

分组	例数	结肠	直肠	χ^2	P
化疗组	73	47	26	3.266	0.071
未化疗组	67	33	34		

由表 2 可以看出，两组病例原发部位比较，经 χ^2 检验，$\chi^2 = 3.266$，$P = 0.071$，无显著性差异（$P > 0.05$），具有可比性。

3. 临床分期（见表 3）

表 3　两组病例临床分期比较

分组	例数	Ⅱ	Ⅲ	χ^2	P
化疗组	73	35	38	2.471	0.116
未化疗组	67	41	26		

由表3可以看出，在所应答的病例中，未化疗组Ⅱ期多于化疗组，经χ^2检验，$\chi^2=2.471$，$P=0.116$，无显著性差异（$P>0.05$），两组具有可比性。

4. 分化类型（见表4）

表4 两组分化类型比较

	例数	高分化	中分化	低分化	χ^2	P
化疗组	73	9	49	15	0.122	0.941
未化疗组	67	7	46	14		

由表4可看出，在两组患者均以中分化腺癌最多见，经χ^2检验，$\chi^2=0.122$，$P=0.941$，无显著性差异（$P>0.05$），两组具有可比性。

5. 放疗比较（见表5）

表5 两组病例放疗比较

	例数	否	50GY/25F	χ^2	P
化疗组	73	68	5	1.682	0.195
未化疗组	67	58	9		

在放疗的各种方案中，经χ^2检验，$\chi^2=1.682$，$P=0.195$，无显著性差异（$P>0.05$），两组具有可比性。

二、方法

（一）记录内容与方法

研究者对筛选合格病例均需填写“结直肠癌根治术回顾性资料登记表”，记录患者：①联系方式：姓名，住址，联系电话（最好3个）；②一般情况：出生日期，性别，合并疾病；③手术情况：发病部位，手术时间，TNM分期；④治疗情况：放疗，化疗；⑤复发/转移情况：复发/转移时间、部位，死亡时间等。在填写表格时，如有填写错误不得涂改，可用横线划去并在旁边写上正确内容，并签署修改日期及修改者姓名。

（二）观察指标

1. 肿瘤复发/转移时间。

2. 1、2、3、4、5年复发转移发生率。

3. 中位复发、转移时间。

4. 转移部位。

5. 目前状态：无瘤生存，复发，转移，死亡。

（三）随访

截止到2009年1月14日。

1. 随访与查阅病历同步进行。

2. 以电话随访为主。

3. 对于电话随访失败、未随访到的患者，病例记载详细的复发、转移部位，时间者，则按病例记录为主。

（四）随访内容

目前身体状况，出院后是否在其他医院进行过放、化疗，最近复查情况、有无复发、转移，最近是否接受过其他治疗。

（五）统计方法与数据处理

数据库的建立和数据管理、分析均采用SPSS 15.0软件。所有的假设检验均采用双侧检验，P值≤0.05将被认为所检验的差别有统计意义。不同治疗组的计量资料将采用均数±标准差进行统计描述。两组间比较采用成组t检验。计数资料采用绝对数（频数）与相对数（率、比）进行统计描述，组间比较：由两个或多个分类变量在各水平组合的频数，采用四格表或行×列表的卡方检验。应用Kaplan-Meier法对复发、转移进行组间比较。

三、结果

（一）两组复发、转移时间对比（见表6）

由表6显示方差齐性Levene的检验结果。$F=0.298$，sig$=0.588$，$P>0.05$，可认为方差齐。独立样本t检验显示，在方差

表 6　两组病例复发、转移时间比较

分组	人数	均数（月）	标准差	中位时间（月）	方差齐性检验		t 检验	
					F	sig	t	P（2-tailed）
化疗组	19	24.78	11.81	25.17	0.298	0.588	0.777	0.443
未化疗组	19	21.33	15.37	17.96				

表 7　两组病例复发、转移率比较

项 目	化疗组（$n=73$）	未化疗组（$n=67$）	χ^2	P
1 年复发转移率	2.74%（2/73）	8.96%（6/67）	1.484	0.223
2 年复发转移率	12.33%（9/73）	20.89%（14/67）	1.867	0.172
3 年复发转移率	25.39%（16/63）	26.15%（17/65）	0.010	0.922
4 年复发转移率	39.13%（18/46）	35.42%（17/48）	0.139	0.710
5 年复发转移率	48.72%（19/39）	48.72%（19/39）	0.000	1.000

齐（Equal variances assumed）时的 t 值为 0.777，P（2-tailed）为 0.443，$P>0.05$。说明化疗和非化疗组在复发、转移时间上没有显著性差异。虽然以上显示化疗组与未化疗组复发、转移时间没有显著性差异，但是中位时间前者明显比后者向后推迟 7.2 个月。

（二）两组复发转移率的比较（见表 7）

由表 7 可看出，虽然以上两组经 χ^2 检验，P 均大于 0.05，但是化疗组的 1～5 年的复发转移率均低于未化疗组，尤其是 1～2 年内的复发、转移人数明显低于对照组。

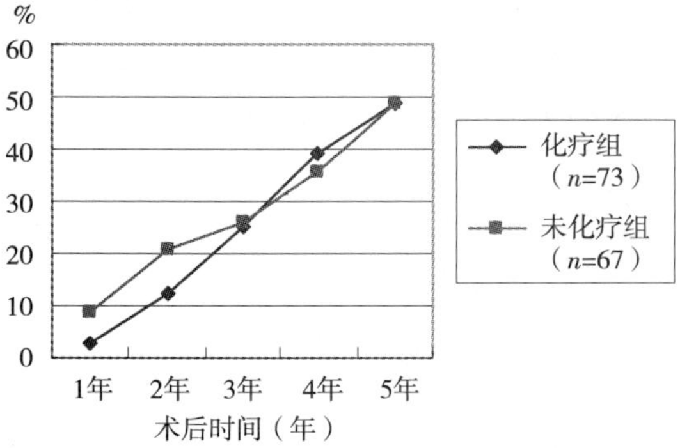

图 1　化疗组和非化疗组复发转移率比较

提示在本组病例中，通过化疗可以降低 1、2 年的复发、转移风险。

（三）Kaplan-Meier 复发、转移分析

1. 各组总例数和分析例数（见表 8）

表 8　各组总例数和分析例数

分组	Total N	N of Events	Censored	
			N	Percent
化疗组	73	19	54	74.0%
未化疗组	67	19	48	71.6%
合计	140	38	102	72.9%

说明：用于分析总观测量为 140 例，有截尾数据的观测量为 102 例，完全数据的观测量为 38 名。无具有缺省值的观测量和无负生存时间的观测量。

2. 缓解率 Log Rank 检验（见表 9）

表 9　缓解率 Log Rank 检验

	Chi-Square	df	Sig.
Log Rank（Mantel-Cox）	.011	1	.917

Test of equality of survival distributions for the different levels of 按照化疗分组。

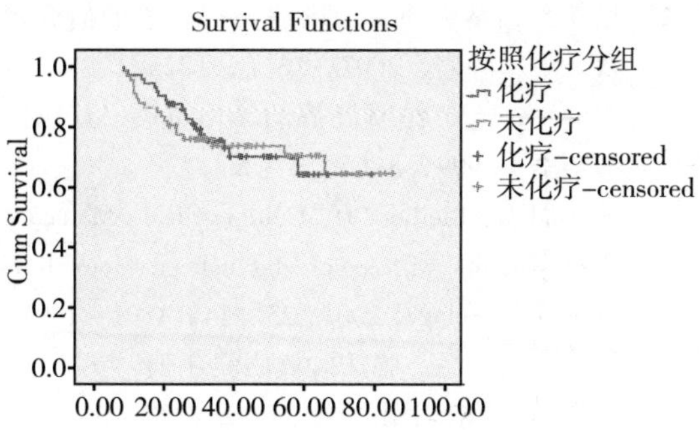

图2 复发和观察时间

由表9、图2显示，时序检验的统计量为0.011，P值为0.917 > 0.05，说明两组的缓解率没有区别，但从生存曲线上分析，在24个月内化疗组的曲线在对照组之上，说明2年化疗组的缓解率优于对照组，以后则逐渐下降，结果与所计算的复发转移率一致。

3. 两组复发、转移部位（见表10）

表10 两组病例复发、转移的部位

	原发灶复发	淋巴结转移	肺	肝	骨	其他
化疗组	0	2	6	6	0	5
未化疗组	4	0	5	4	2	4

其他指：脑转移、盆腔转移等其他部位。

四、讨论

化疗是结直肠癌的主要治疗方法之一。近年来，随着化疗药物的不断更新，大肠癌的化疗效果在不断提高，老年大肠癌患者接受化疗的已在逐步增多[8]。有研究表明[9]，选择性结直肠癌老年患者同年轻的患者一样，能从以氟尿嘧啶为基础的化疗中受益，而不会明显地增加毒性反应。年龄本身并不影响辅助化疗的效果，老年患者和年轻患者一样可以从辅助化疗中获得生存优势和降低复发危险，而毒副反应并没有增加，耐受性良好[10]。

本组患者的资料显示，化疗和未化疗组在性别、年龄、分期、病理分化程度具有可比性的情况下，两组虽然1～5年的复发转移率经统计学分析差异无显著性，化疗组1年、2年的复发转移率分别为2.74%（2/73）和12.33%（9/73）；而未化疗组1年、2年的复发转移率分别为8.96%（6/67）和20.89%（14/67）。两者比较化疗组在1、2年的复发转移率低于未化疗组。以后3、4、5年的复发转移率两组均接近，有趣的是在5年的复发转移率上两组数据完全相等。Kaplan-Meier法分析结果显示，在24个月内化疗组的曲线在未化疗组之上，说明化疗组2年的缓解率优于对照组，以后则逐渐下降，结果与所计算的复发转移率一致。另外，虽然两组的复发、转移时间经统计学分析差异无显著性，但化疗组的中位复发、转移时间较未化疗组推迟7.2个月。以上结果说明，术后的辅助治疗对降低老年患者的1、2年的复发转移率，延长复发转移时间仍是有意义的。

Aschele等[11]对1041例结肠癌行根治术后接受辅助化疗的情况进行研究，结果发现，70岁以上的老年患者，仅有41%按计划完成了辅助化疗，低于年轻患者的53%。由此可见，辅助化疗在老年患者中应用比例较低，老年患者的辅助化疗常被临床忽视。未接受化疗的人群中有20%是因为年龄大，平均年龄为87.3岁；14%的人有伴随疾病，如心脏病、神经性疾病等；34%是因医生未向患者建议化疗；还有31%的人是自己拒绝化疗。Kuyner等[12]也曾就医生和患者对化疗的观点作了一次问卷调查。结果表明，医生和患者都认为在是否接受化疗的决定中，生物和社会因素

是主要的，但自身态度对是否化疗的影响孰轻孰重则观点不一致。另外，患者的文化程度、付费方式、职业、知情程度、化疗方案的选择，为老年结直肠癌患者辅助化疗依从性的影响因素。健康教育、人性化服务、充分告知、选择个体化的化疗方案、进行合理的资金分配、充分利用家庭社会支持等，是提高老年结直肠癌根治术后辅助化疗依从性的有效措施[13]。

在本组研究的资料中，接受化疗 6 个周期以上的患者大多数（63/73）距离手术时间有 3 年以上，对当时免疫功能下降、消化道反应和骨髓抑制等描述不清，未能对化疗组和未化疗组进行化疗时期身体免疫功能、生活质量的等化疗副作用比较，这是本研究中不足。在今后应建立长期有效的随访制度及相关记录，定期进行电话问候和沟通是避免资料不足的关键。

尽管老年人由于合并有心肺基础疾病、糖尿病等，慢性疾病会影响化疗，但根治术后的辅助化疗具有一定临床效果。医生、患者及家属应抛开年龄这一偏见，从患者自身的身体状况、家庭情况及社会因素出发，对是否接受辅助化疗应做一个全面的评估。

（本文荣获中国老年学学会老年肿瘤专业委员会第三届年会优秀论文三等奖）

参 考 文 献

[1] 郑树，蔡善荣，张苏展. 重视结直肠癌高危人群的筛查. 中华消化杂志，2006，26（6）：11 –13.

[2] 赖跃兴，靖大道. 大肠癌流行因素的研究现状. 中国肿瘤，2007，16（5）：323.

[3] 于皆平. 老年结直肠癌的诊治进展. 辽宁医学杂志，1999，3（5）：5 –7.

[4] Sanoff HK, Bleiberg H, Goldberg RM. Managing older patients with colorectal cancer. Journal of Clinical Oncology, 2007, 25 (14): 1891 –1897.

[5] 孙燕，周际昌. 临床肿瘤内科手册. 第 4 版. 北京：人民卫生出版社，2003：337 –339.

[6] 华积德主编. 肿瘤外科学. 北京：人民军医出版社，1995：463.

[7] 董志伟，谷铣之主编. 临床肿瘤学. 北京：人民卫生出版社，2002：160.

[8] 白松，田风，李树云. 老年大肠癌患者化疗期并发症及处理. 中国临床医药研究杂志，2004，(121)：12792 –12793.

[9] 穆林. 老年病人结肠癌切除术后辅助化疗的汇集分析. 中华医学信息导报，2001，23：20.

[10] 王羽，梁汉霖，江志敏. 老年结直肠癌患者的辅助化疗现状. 岭南现代临床外科，2004，4（2）：159 –161.

[11] Aschele C, Guglielmi A, Tixi LM, et al. Adjuvant treatment of colorectal cancer in the elderly. Cancer Control, 1995, 2 (Suppl): 36 –38.

[12] Kutner Js, Vu KO, Prindiville SA, et al. Patient age and cancer treatment decisions. Patient and physician views, 2000, 8 (3): 114 –119.

[13] 高竹林，杨如希，章波. 老年结直肠癌患者辅助化疗依从性的影响因素分析. 中国老年学杂志，2008，28（8）：1613 –1614.

肝癌化学消融的现状与进展

冯威健

首都医科大学附属复兴医院肿瘤科/首都医科大学肿瘤学系/
肿瘤微创介入治疗中心　北京　100038

【摘要】 利用化学药物灭活肝癌的治疗方法称为化学消融，该方法在影像引导和监控下，将化学消融剂经皮穿刺直接注入肿瘤内，使癌组织凝固性坏死，达到灭活肝癌细胞，非手术“切除”肿瘤的效果。穿刺引导支架辅助 CT 及套管微米注射技术可以将药物准确注射到肿瘤内部。肝癌的化学消融药物主要有无水乙醇、冰醋酸和稀盐酸。化学消融疗法以乙醇注射为代表，主要适用于不能手术的、直径≤3cm、病灶数目不超过 3 个的小肝癌。50% 醋酸治疗肝癌，消融效力是无水乙醇的 3 倍。稀盐酸是胃液的主要成分，具有破坏癌细胞、凝固癌组织蛋白的作用，属于内源性化学消融药物。复方消融合剂的消融效力是无水乙醇的 15 倍、50% 醋酸的 5 倍，对于有包膜的肿瘤，可破坏包膜内的癌组织，而对包膜外的正常组织破坏较少，从而防止化学消融对周围组织器官的损伤，显示了盐酸具有凝固范围大、凝固彻底、界限清晰的特点，堪称“化学刀”。化学药物灭活肝癌具有明显的优势，影像引导的化学消融技术显示出高效、无毒、无创、经济的优势。

【关键词】 肝癌；化学消融；复方消融合剂；稀盐酸；无水乙醇；冰醋酸

一、概述

我国是原发性肝癌的高发国家，肝癌死亡病例占全世界的 53% 。87% 的肝癌患者中伴有不同程度肝硬化、肝功能不良，加之特殊部位的癌灶及多发病灶等因素，使能适宜外科手术切除的肝癌仅为 10% ~ 37% ，更多的患者则需要接受介入治疗。经肝动脉栓塞化疗术、经皮肿瘤消融等微创局域治疗手段的单独或联合应用，在疗效方面十分独特、安全、微创，在提高患者的生活质量、延长患者生存期方面起到了很好的作用[1]。美国《NCCN2009 肝癌临床指南》新增加了局域治疗，其中包括射频消融和化学消融疗法，并将消融疗法与切除和肝移植并列为小肝癌治疗的首选[2]。利用化学药物灭活肝癌的治疗方法称为化学消融（chemo-ablation），该方法在影像引导和监控下，穿刺肿瘤，通过注射针将化学蛋白凝固剂经皮直接注入肿瘤内，使癌组织凝固性坏死，达到灭活肝癌细胞，非手术“切除”肿瘤的效果[3]。本文介绍有关肝癌化学消融的技术方法和化学消融药物的研究现状与进展。

二、肝癌化学消融的发展历史

多年来人们期望通过注射药物直接杀灭癌细胞。上世纪中叶，人们向浅表肿瘤内注射抗癌药物，对肿瘤的局部控制起到了一定的作用。1955 年，美国 Laurence 报道乙醇注射技术替代脑外科的手术刀用于治疗帕金森病，称之为“化学刀”[4]。1983年，日本学者杉浦等经皮注射乙醇治疗肝癌（percutaneous ethanol injection therapy，PEIT），取得了成功[5]。1994年，日本的Ohnishi等应用经皮醋酸注射疗法（percutaneous acetic acid injection therapy，PAIT）治疗肝癌，提高了疗效和安全性[6]，临床应用证明50%醋酸疗效显著高于无水乙醇[7]。2002年，中国学者冯威健利用胃酸的主要成分盐酸消化蛋白的原理，首创经皮盐酸注射疗法（percutaneous hydrochloric acid injection therapy，PHAIT）治疗肝癌取得成功[3]，并对CT下进行的引导穿刺、注射监控技术进行了改进，应用模拟CT断层、导向仪辅助穿刺技术以及CT监控技术，使得经皮治疗肿瘤在穿刺、注射、监控等技术方面有了进展，并提出经皮化学消融疗法的新观念，即经皮穿刺、肿瘤内注射化学药物、癌细胞活性被直接消灭、自然融解吸收的治疗肿瘤新方法。上述方法被统称为“肿瘤化学消融治疗”。

三、肝癌消融注射技术的现状与改进

注射技术是肝癌化学消融的关键之一。准确地将化学消融药物注射到肿瘤内部，注射剂量、药物分布、治疗过程都与注射技术有关。影像引导下穿刺注射，对于准确穿刺命中靶灶、监控整个治疗过程都是尤为重要的。

（一）超声引导技术

超声引导技术简单、快捷、经济、没有放射性，在临床工作中已得到日益广泛的应用。对治疗的靶部位进行超声定位后，穿刺针沿穿刺引导架的引导线插入，在实时超声监视下，把穿刺针插入病灶内。监视器上可以清晰地看到穿刺针沿穿刺引导线进针的过程。针尖尽可能命中肿瘤的正中心，缓慢注射药物，在针尖处可看到药物作用后产生的高回声区域。一边观察高回声区域逐渐增大，甚至充满整个肿瘤，一边缓慢推注药物。完成预计的注射量，插好穿刺针的针芯，观察有无药物反流、肿瘤内外的压力平衡，即可迅速拔出穿刺针。

（二）CT引导技术

由于CT密度分辨率高、影像无重叠、定位准确，获得的图像可清晰地显示穿刺断面的解剖结构，准确显示病变所在位置、大小、外形、肿瘤内部的情况及病变与周围组织的结构和空间关系，特别是相邻血管、神经等的分布和走行，甚至可观察含有造影剂的药物在病变中的分布，因此CT是非血管性介入的良好导向工具，比超声引导有明显的优势[8]。

用CT进行穿刺引导时，CT扫描机只能给出断层下穿刺进针的角度和深度的数值，术者通常采用徒手技术（free-hand technique）进行穿刺，受人为技术因素影响较大，大多数情况下，穿刺很难一步到位，CT引导穿刺的准确性和安全性很大程度上依赖于术者的经验。这就使得穿刺的准确性大大降低，穿刺引起并发症的机会增加。CT穿刺引导架的应用，解决了CT引导经皮穿刺活检及治疗的难题，命中率可达到100%[9]。

CT穿刺引导架是根据CT断层下穿刺进针的原理设计的。引导支架固定于皮肤穿刺点处，将穿刺针插入CT穿刺引导架，保持穿刺针与CT机激光定位线重合，在方向指示板上给出穿刺进针的角度。CT扫描穿刺层面，确认穿刺针的延长线或穿刺针的金属伪影穿过靶点，将穿刺针插入相应的深度，即可以命中靶点。穿刺引导架随扫描床进出，对穿刺针起到支撑作用，显示穿刺针的方向。CT 确认后迅速穿刺，减少误差，使得 CT 引导的过程更加接近“准实时”。穿刺引导架的引导头为一次性使用，操作简便（见图 1）。

穿刺引导支架辅助 CT 断层、三维定位穿刺技术适用于全身多部位病变的穿刺细胞学和病理学诊断和穿刺注射治疗。该技术病变命中率为 100%，1 次穿刺的病变命中率为 98%，靶点的毫米误差率小于 10%。由于穿刺针位于 CT 断层的平面内，穿刺针整体的 CT 显示率超过 95%。该技术的准确率达到毫米级水平，通过 CT 监控可以良好地控制进针的通道，提高了安全性[10]。

（三）套管微米注射技术

CT 引导下将 21G（直径 0.8mm）套管注射针穿刺到肿瘤的前端，然后将极细的 26G（直径 0.45mm）微米注射针通过套管针穿刺肿瘤内。可以根据肿瘤的位置，利用微米注射针可以弯曲的特点，直接命中肿瘤的中心，注射化学消融药物（见图 2），注射结束拔出微米注射针，损伤小、药物反流少，可提高治疗效率，减少不良反应。还可以根据肿瘤的大小，改变微米注射针的方向，对肿瘤的不同部位分别进行注射。

四、肝癌化学消融药物的研究现状与新药开发

（一）无水乙醇

无水乙醇可使癌细胞脱水、蛋白质凝固而破坏肿瘤细胞，且肿瘤组织中的血管壁内皮细胞变性、坏死，继而血栓形成，

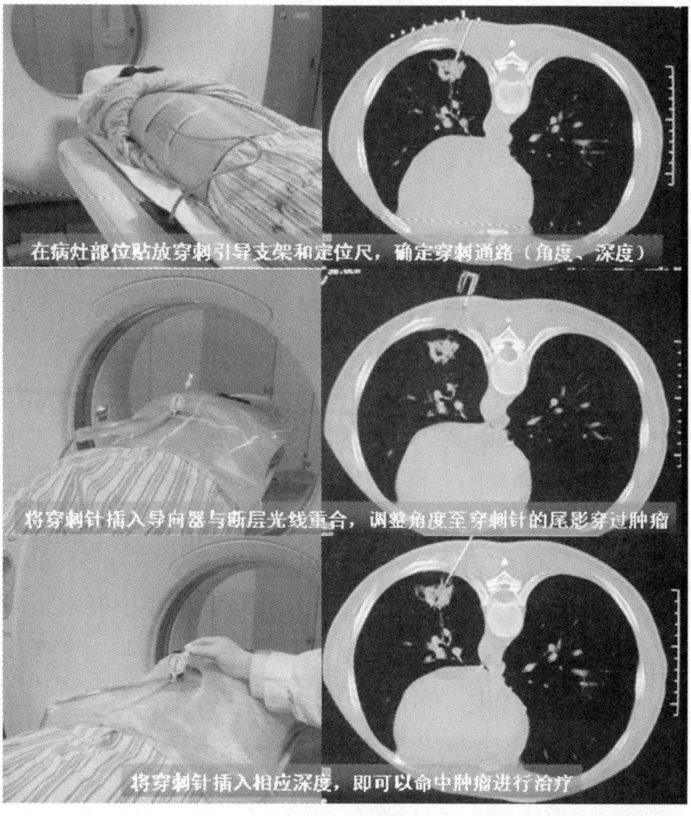

图 1 肺癌病例，在 CT 穿刺引导架辅助下引导穿刺注射药物

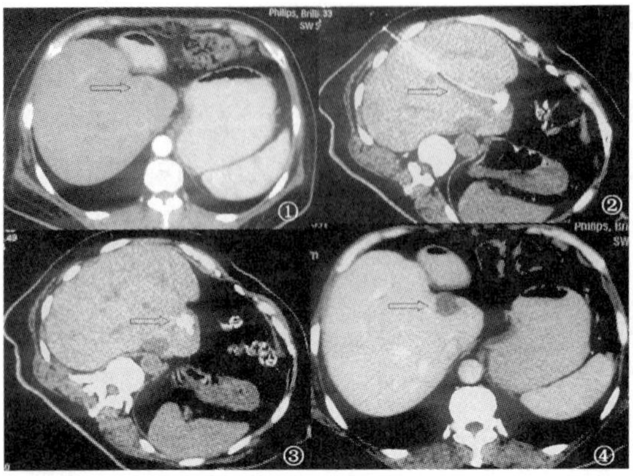

图2　肝癌术后复发病例，在CT引导下，利用微米注射针可以弯曲的特点，直接命中肿瘤的中心，注射化学消融药物，肿瘤被完全消融

导致肿瘤缺血坏死，称为经皮乙醇注射疗法（PEI）。在穿刺针命中肝癌中心后，用注射器缓慢推入无水乙醇，一般一次注射2～10 ml，每周可以治疗1～2次。注射速度不宜太快，中间应有短暂间歇，以利乙醇弥散。根据肿瘤大小而决定注射次数和无水乙醇的用量。

注射总量的计算公式为：

$V\ (ml) = 4/3\pi\ (\gamma + 0.5)^3$

γ代表肿瘤的半径（cm），加0.5是为了扩大治疗范围。

通常总量不宜超过10ml，大量（50ml）注射时需有保护措施。值得注意的是：注射量过多时部分无水乙醇可能会流入肝静脉或胆管引发疼痛。

化学消融疗法以乙醇注射为代表，主要适用于不能手术的小肝癌：

（1）合并严重肝硬化或其他严重心、肾疾患；

（2）高龄体弱不能耐受手术或儿童患者；

（3）肿瘤部位特殊，肝内多发病灶或手术后复发者；

（4）拒绝手术者。

1．适应范围

（1）单独应用：单个病灶、直径在3cm以内的原发性肝细胞癌或伴有较严重的肝硬化、肝功能不良者为首选方法之一。

（2）联合栓塞化疗（TACE）序贯治疗：即TACE＋PEI或PEI＋TACE，可使肿瘤的完全坏死率从单一TACE治疗的20%左右提高到80%左右。对于病变数目为3个，直径＞5cm的肿瘤，需要大剂量的无水乙醇才能将肿瘤填充。由于肿瘤体积大，血供增加，无水乙醇注入后受瘤体内的血流“冲刷”的程度增加；另外，肿瘤内的纤维分割存在使瘤体内完全填充无水乙醇较为困难，单纯PEI治疗效果不佳，仅仅起到“减负”作用，应结合TACE技术，即首先行TACE治疗后，使肿瘤缩小并使瘤床血管栓塞。病变数目在4个以上时，由于肿瘤周围常存在微小转移灶，即使所见病变被无水乙醇填充，PEI治疗效果难以提高，需联合TACE等治疗。

以往认为PEIT的治疗对象是直径≤3cm、病灶数目不过3个的小肝癌；随着治疗技术的发展及应用经验的积累，目前已推广到直径≤5cm的肝癌。治疗后肿瘤凝固坏死表现为超声显示凝固部位呈无血流、高回声区，动态造影CT显示肿瘤为低密度、无强化区域，活检显示肿瘤组织完全坏死。PEIT治疗小肝癌，几乎达到根治的疗效。1、3、5、7年的生存率分别是97.7%、70.3%、51.6%和30.6%，应用PEIT疗法治疗小肝癌，疗效可以与手术切除相媲美，PEIT治疗直径＞5cm肝癌的1、2、3年的生存率分别为58.4%、37.8%和15%，提示该疗法可有效控制肿瘤生长，对较大肿瘤也不失为一种减瘤治疗的有效方法[11]。

2．不良反应及并发症

常见的反应有局部疼痛、吸收热和醉酒现象。对肝功能有一定损害，出现转氨酶增高。严重的并发症较少见，发生率为1%～3%，主要有肝脓肿、腹腔出血、胸腔积液、胆管炎等，经一般内科治疗可以恢复。与治疗有关的针道种植转移的发生率很低。

局部疼痛是PEIT的常见不良反应，特别是当肿瘤位于被膜附近时疼痛可能比较明显，多局限于穿刺部位，有时见于右肩部或剑突下。采用缓慢注射，或在无水乙醇中加入2%局麻药和使用三侧孔穿刺针可减少疼痛的出现。一般疼痛均能忍受，持续几个小时，对症止痛治疗可以缓解。

大剂量使用乙醇时可能出现酒精中毒。当注射量达50ml时，由于肝坏死、溶血和局部血栓形成而使转氨酶、胆红素、白细胞、血小板、血红蛋白、纤维蛋白原与血白蛋白水平有变化。亦有报道PEIT后出现严重并发症，如①腹腔内出血，系损伤覆盖于萎缩肝脏的网膜所致；②胆管损伤引起肝内胆管扩张，甚至还会出现黄疸；③乙醇反流至血管导致局灶性肝梗死。

（二）冰醋酸

醋酸（乙酸）比乙醇具有更强的渗透能力，容易穿透癌组织的纤维间隙而均匀弥散，因而具有更强的杀伤癌细胞的能力，称为经皮醋酸注射疗法（PAIT）。该治疗技术与PEIT相似，但前者具有注射总量少、次数少的优点。

用50%浓度的醋酸，注射剂量估计公式为：$V\ (ml) = 4/3\pi\ (\gamma + 0.5)^3/3$

γ为肿瘤半径的平均值。

该方法安全、有效，主要用于孤立性原发性肝细胞肝癌和转移性肝癌。经皮穿刺注射50%醋酸治疗肝癌，灭活效力是无水乙醇的3倍，且醋酸能够渗透过肿瘤的间隔膜，扩散到相邻的肿瘤结节内，其疗效优于无水乙醇。PAIT治疗小肝癌1、2年的生存率分别为100%、92%，而PEIT则为83%、63%，经PAIT治疗后肝癌的复发率明显低于PEIT[12]。许多研究报告，PAIT治疗引起的疼痛较PEIT严重；治疗过程中醋酸有强烈的刺激性气味，对术者和患者带来不快感，治疗造成的疼痛以及复发是需要解决的问题。

（三）稀盐酸与复方消融合剂

受消化液消化食物蛋白的启发，实验研究发现人的胃液与稀盐酸都具有破坏癌细胞的作用。对动物移植性肿瘤进行稀盐酸化学消融的试验研究，证实以稀盐酸为主的复方消融合剂注射1ml可使15cm^{3}的肿瘤完全凝固坏死，其凝固癌组织蛋白的效力是无水乙醇的15倍、50%醋酸的5倍，而且盐酸凝固组织的范围呈球体，凝固坏死区与正常组织界限清晰，称为经皮盐酸注射疗法（PHAIT）[13]，堪称“化学刀”。在CT的引导下，利用穿刺引导支架准确穿刺命中肿瘤，进行注射治疗。图3为原发性肝癌介入治疗后膈顶复发，在穿刺引导支架的引导下，向前倾斜CT机架20°，使穿刺针避开肺组织，通过更多的肝床。利用套管针技术，将微米注射针穿刺入肿瘤，命中肿瘤中心后注射消融剂2ml，CT显示即刻药物分布良好，24小时后药物充满肿瘤，肿瘤坏死，1周后药物完全吸收，复查肝肾功能良好。

作为蛋白凝固剂的稀盐酸对于构成纤维成分的多糖类物质几乎没有破坏作用，纤维膜可以阻止稀盐酸的扩散，因此对于有包膜的肿瘤，稀盐酸可破坏包膜内的癌组织，而对包膜外的正常组织破坏较少，从而防止化学消融对周围组织器官的损伤，显示了盐酸具有凝固范围大、凝固彻底、界限清晰的特点，PHAIT仅仅破坏癌组织，不会伤及周围的正常组织（见图4）。

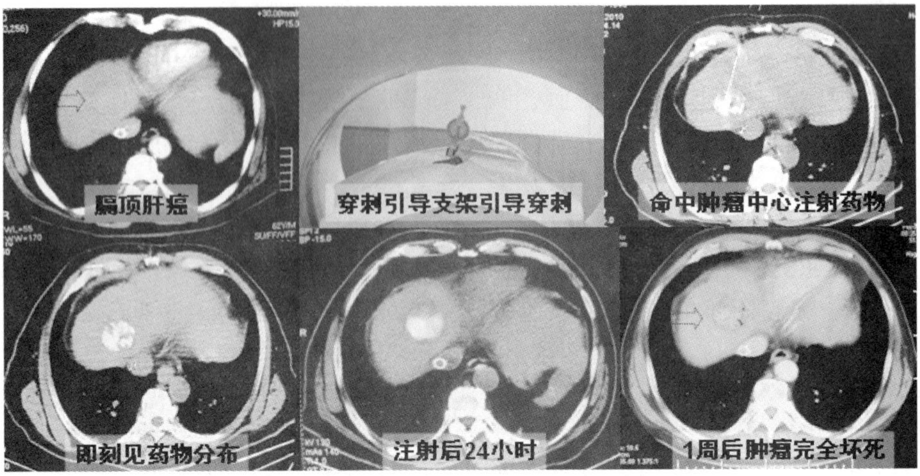

图3　原发性肝癌介入治疗后膈顶复发 PHAIT 治疗病例

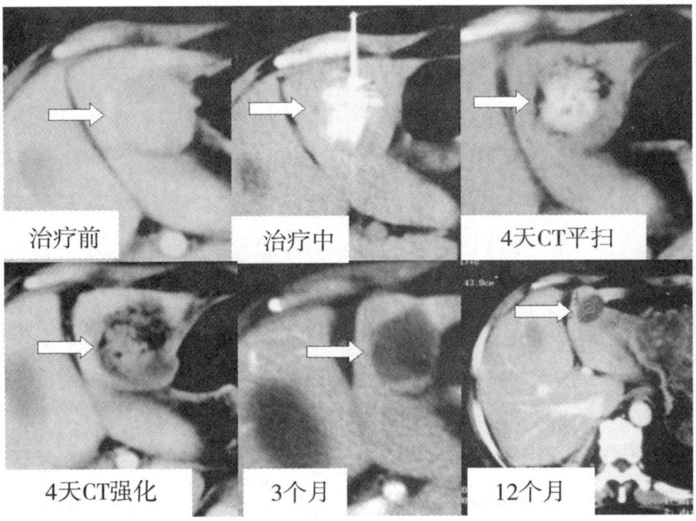

图4　原发性肝癌介入治疗后复发 PHAIT 治疗病例

作为肝癌化学消融的药物，复方消融合剂明显优于醋酸和乙醇，治疗剂量的公式为：

$$V\ (ml) = 4/3\pi\ (\gamma + 0.5)^3/15$$

γ 代表肿瘤的半径（cm）[16]。

PHAIT 的适应证与 PEIT 相似，适用于孤立的小肝癌，以及直径 >3 cm 或肿瘤数目少于 3 个的病例。一般适用于肝功能基本正常，无明显黄疸、腹水及远处转移的病例。应用 PHAIT 治疗肝癌 52 例，82 个肿瘤，208 次治疗，6mol/L 盐酸注射量为 1.0～30.0ml，平均 6.5 ±4.05ml，每次治疗所需时间约 30min。治疗结果为注射后即刻 CT 显示药物在注射针尖处呈高密度分布（内含造影剂），随着注射量的增加，药物呈类球形均匀分布，药物均在被膜或包膜以内分布，未发现药物突破纤维膜者；B 超下观察肝肿瘤的治疗区为高回声区。注射消融剂 24 ~ 72h 后，CT 平扫显示为低密度改变，其间分布有大小不等的汽化灶，部分病例中心部为高密度区域（消融剂内含造影剂），强化后低密度改变更加明显；3 个月、6 个月以后，治疗区域呈液体样低密度改变，消融区域逐渐吸收缩小直至消失。

组织学变化：治疗 24 h 后 ~ 3 个月，对治疗区域行穿刺活检术，病理检查显示全部为坏死组织，肿瘤的病理学坏死率为 100%，PET 检查治疗区域无代谢信号。对孤立性肿瘤直径≤3.0 cm 者，均在 1 ~ 2 次治疗后获得完全性坏死，单发肿瘤直径≤3.0cm 者，1、2 年的生存率分别为 100%、95%，多发肿瘤的 1 年生存率达 87.5%[15]。

经皮盐酸注射疗法可以作为经皮乙醇注射疗法失败后的补充方法，发挥更好的作用。对于不适合手术和介入及局部物理消融治疗的患者，可实施化学消融治疗。对于肿块较大直径 > 5cm 者，采用 TACE 与 PHAIT 相结合的“双介入”治疗。对于富血管性肿瘤，先进行 TACE，将肿瘤血管栓塞后，对于残留病灶追加 PHAIT 化学消融治疗，可以使病变达到完全坏死；对于乏血管性肿瘤，先进行化学消融治疗将肿瘤的绝大部分消融，然后再进行动脉栓塞化疗，更容易发挥疗效（见图 5）。PHAIT 化学消融治疗转移性肝癌，特别是单发肿瘤、可以取得良好的疗效（见图 6）。

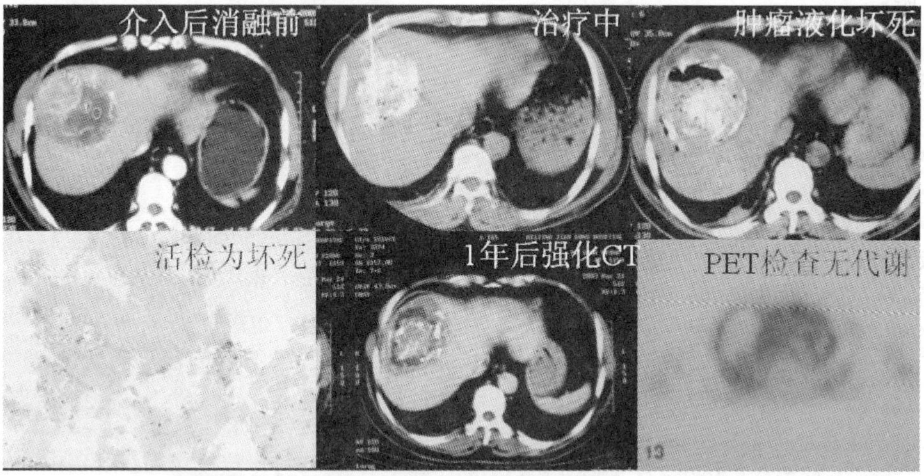

图 5　巨块型肝癌 TACE – PHAIT“双介入”治疗病例

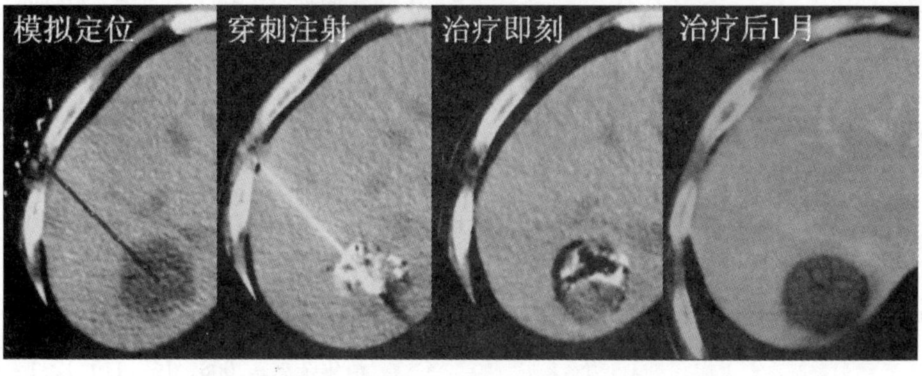

图 6　胃癌术后肝转移，PHAIT 化学消融治疗病例

（四）其他方法

近来又有学者[19]应用对甲苯磺酰胺局部瘤内注射对大鼠移植性肝癌治疗进行研究，效果良好，显示出高效、低毒、微创、经济的优势，应用前景乐观。

五、展望

肝癌化学消融技术方兴未艾，盐酸化学消融作为未来肝癌治疗的替代疗法之一，得到国内外的认可[17,18]。化学消融治疗肝癌具有明显的优势，影像引导的化学消融技术显示出高效、无毒、无创、经济的优势，我们相信新型高效的肝癌灭活药物——化学消融剂的不断推出，以及精确的影像导引，可望为肝癌患者带来新的希望。

参考文献

[1] 吴沛宏，黄金华，罗鹏飞. 肿瘤介入诊疗学. 北京：科学出版社，2005：655－658.

[2] Benson AB, Abrams TA, Ben-josef E, et al. Practice guidelines in Oncology- V. 2. 2009, Hepatobiliary Cancers, http://www.NCCN.org.

[3] 冯威健. 肿瘤消融疗法在肿瘤内科治疗中的应用. //陆道培. 中国内科肿瘤学研究进展. 北京：中华医学影像电子出版社，2002：40－42.

[4] Laurence WL. Chemical knife is used on brain, Alcohol injection technique foe Parkinson's disease, New York Times, 1955, March 5, P. 17.

[5] 杉浦信文，高良健司，大藤正雄，等. 超声波影像下经皮的肿瘤内エタノ-ル注入小肝细胞癌治疗. 肝脏，1983，24（8）：920－923.

[6] Ohnishi K. Prognosis of Small hepatocellular carcinoma (less than 3 cm) after percutaneous acetic acid injection: study of 91 cases. Hepotology, 1996, 23 (5): 994－1002.

[7] Linang HL. Small hepatocellular carcinoma: safty and efficacy of single high- does percutaneous acetic acid injection for treatment. Radiology, 2000, 214 (3): 769－774.

[8] 冯威健. CT介入诊疗技术在肿瘤临床应用进展. 中国当代医药，2009，6（15）：43－45.

[9] 冯威健，常浩生，赵艳杰，等. 穿刺引导架在CT介入治疗中的应用. 中国介入影像与治疗学，2010，7（1）：66－69.

[10] 冯威健，张红梅，周蕾，等. 导向穿刺针在CT介入诊疗中的应用. 中国肿瘤影像与微创治疗杂志，2005，3（4）：31－33.

[11] Shiina S, Tagawa K, Unuma T, et al. Percutaneous ethanol injection therapy for hepatocellular carcinoma: a histopathologic study. Cancer, 1991, 68 (7): 1524－1530.

[12] Ohnishi K, Yoshioka H, Ito S, et al. Prospective randomized controlled trial comparing percutaneous acid injection and percutaneous ethanol Injection for small hepatocellular carcinoma. Hepotology, 1998, 27 (8): 67－72.

[13] 冯威健. 经皮盐酸注射治疗术. //王洪武. 现代肿瘤靶向治疗技术. 北京：中国医药科技出版社，2005：418.

[14] 冯威健，韩素红，刘赞，等. 盐酸局部注射对组织的凝固作用及抗肿瘤作用的初步研究. 中国肿瘤影像与微创治疗杂志，2006，4（1）：39－44.

[15] Feng Weijian, Liu Zan, Han Suhong, et al. Destructive Effect of Percutaneous Hydrochloric Acid Injection Therapy for Liver Cancer-A Preliminary Experimental and Clinical Study. Japanese Journal of Cancer and Chemotherapy, 2006, 33 (12): 1852－1856.

[16] 冯威健，韩素红，刘赞，等. CT介导下经皮盐酸注射疗法原位灭活肝癌中的临床研究. 临床肿瘤学杂志，2007，12（11）：759－762.

[17] Heneghan MA, Andrew. Ethanol and other percutaneous injection modalities in the treatment of liver tumors current and emerging therapies, in Clavien PA edited Malignant Liver Tumors. Wiley Blackwell Press, 2010: 266.

[18] 冯威健. 肿瘤化学消融原位灭活治疗. //胡效坤主编. CT介入治疗学. 北京：人民卫生出版社，2009：98.

[19] 李民英，孟辉，周韶璋，等. 瘤内注射对甲苯磺酰胺对大鼠肝癌的治疗作用. 世界华人消化杂志，2008，16（11）：1232－1236.

聚焦肝癌转移复发的科学难题

郑作深[1] 叶 林[2] 李卓永[3]

中山大学附属江门医院/江门市中心医院 广东江门 529070

1. 肿瘤科，2. 肝胆外科，3. 介入治疗科

【摘要】 现代临床工作者已经认识到，肝癌具有高度肝内侵袭转移的生物学特性，导致高转移复发率的科学难题。其原因一是对常规联合化疗耐药，二是无法防治癌转移复发，这些是治疗失败的根本原因。最新研究进展《原发性肝癌规范化诊疗的专家共识》与国际肝癌研究热点接轨的外科治疗、介入治疗、众多局部微创消融治疗，以及三维适形放射治疗等，其亮点仅重视肝癌主体瘤治疗，缺点对肝癌多中心发生和肝内侵袭转移的生物学特性的治疗依然处于被忽视的认识误区，是导致“肝癌根治性治疗”后高转移复发率和高病死率的科学难题。呼吁重视对肝癌转移、复发防治的研究是提高肝癌治疗效果的关键。简介改良全肝移动条野放射技术防治肝癌转移、复发的价值。启示治癌观念要转变，由传统的病理学基础向病理生物学基础转变，要符合抑制肝癌生物学特性的要求，不仅考虑主体肿瘤的治疗，也应顾及多中心发生和肝内侵袭转移的治疗，还应保存机体功能的综合治疗方案，可能是较为合理的治疗策略。作者的学术新见解，希望能够对肝癌转移、复发防治的研究提供参考，对某些实体肿瘤也可资借鉴。

【关键词】 肝癌；转移复发；外科治疗；微创治疗；消融治疗；放射治疗；综合治疗

引 言

原发性肝癌（primary carcinoma of the liver，PLC）是影响人类生存的主要癌症杀手之一，是病死率居世界癌症病死率第三位，在中国居第二位的高发肿瘤。肝癌治疗的难点在于大多数患者具有乙型肝炎和肝硬化背景，常合并肝功能障碍；以及肝癌的治疗之所以失败，一是对常规联合化疗耐药，二是无法防治癌转移、复发的科学难题[1]，面临着高病死率的特殊挑战。

一、肝癌局部治疗的现状

（一）肝癌循证医学研究任重道远

四川大学中国循证医学中心吴泰相教授主持的研究发现，1994—2005 年期间，中国医学刊物上发表的 2235 个自称为随机对照试验中，93% 的试验设计不符合临床随机对照原则[2]。

《国家自然科学基金项目指南》[3]指出：不支持盲目“跟风”国际研究热点，重点支持来自临床实践科学研究并形成自己研究特色，鼓励在临床实践中发现问题，重视结合我国国情，利用临床资源优势的创新性研究，是循证医学研究必须遵守的原则。

由于肝癌分期标准尚未统一，当前肝癌诸多局部毁损治疗方法共同的问题是治疗的不彻底性。至今，尚无明确的大宗肝癌临床研究（患者人数超过 1000 例）比较

过各种治疗方法的效果和疗效效益比，至于不同局部治疗手段之间孰优孰劣并无定论，同一医院，不同科室、不同水平医生对肝癌治疗方法还存在较大争论，各自为政，人自为政，各种治疗手段被盲目扩大化，甚至达到了滥用的程度，造成纷繁无序[4,5]。吴孟超院士指出肝癌循证医学研究处于落后状态，迫切需要开展有关肝癌的随机临床试验[6]。

（二）肝癌治疗概况

由于多药耐药基因和多重耐药基因高表达，常规联合化疗对肝癌干细胞没有杀伤作用[7]。肝动脉化疗栓塞（TACE）被认为是 PLC 非手术治疗的首选标准治疗，30 多年的临床实践发现，TACE 治疗后很难使肿瘤完全坏死，肝癌结节周围区域或包膜下常有存活癌细胞，而残存的癌细胞会具有或产生更强的增殖和侵袭能力；碘油栓塞所致肿瘤组织局部的缺血、缺氧可刺激血管内皮生长因子的活化，促进肿瘤新生血管的形成，也促进了肝癌细胞的浸润、复发和转移，总体疗效仍不理想，尤其对于体积较大或没有包膜的肿瘤。外科或局部治疗的生存率均已接近上限，转移、复发是大幅度提高疗效的瓶颈。对不能切除的肝癌，半个世纪的努力无大进展，荟萃分析提示 TACE 只有中度的生存效益，对晚期肝癌仍无有效疗法。因此，TACE 目前还存在很多缺点和难点，TACE 后绝大多数患者会出现肝功能损害，部分可发生上消化道大出血、肝功能衰竭等严重并发症，人们对 TACE 防治肝癌侵袭转移的厚望未能实现[5,8-10]。

（三）肝癌局部治疗的不彻底性

汤钊猷院士临床实践发现，近 20 年来小肝癌切除术后的 5 年存活率已不再提高，主要是术后高转移复发率所羁绊，单纯强调对小肝癌早诊早治并不能彻底解决问题[9,10]。随之，针对肝癌治疗技术虽然层出不穷，包括众多微创消融治疗（介入治疗、化学消融、射频消融、超声聚焦刀、氩氦刀和三维适形放疗等）其目标均聚焦 PLC 主体肿瘤治疗，共同问题是治疗的不彻底性，并不能明显提高疗效[4,5,9]。然而，现代认识侵袭转移是 PLC 生物学特性的核心，其表现为多中心发生和肝内转移[5,9,10]，Wang[11] 报道 PLC 多中心发生和肝内转移分别为 19.5% 和 69.5%；丛文铭等[12] 报道复发性肝癌的再次切除标本中 25% 具有多中心发生的特点，75% 来自单中心首次切除后肿瘤残留或肝内转移灶导致的残癌生长。这些微小病灶（≤0.5cm）首次确诊时已经存在，手术探查/现代影像学，包括 B 超、CT、MR 或 PET/CT 都不能发现，对这些肝内微小病灶，尚缺乏有效防治办法，是导致“肝癌根治性治疗”后高转移复发率和高病死率的科学难题[4,5,9]。

因此，临床医师面对为数众多的肿瘤无界限、无包膜或无完整包膜、肿瘤呈浸润性生长的进展期肝癌，肝内浸润性微小病灶经影像学检查或术中探查都不能发现，目前尚无防治肝内播散和转移的方法。对进展期肝癌不可否认的是，即使是早期诊断、及时治疗，切除后的高复发率，其疗效仍远不能令人满意[1,5,9,10]。

（四）《原发性肝癌规范化诊疗的专家共识》[13]

针对当前肝癌众多治疗方法各自为政，纷繁无序状态，中国抗癌协会肝癌专业委员会、中国抗癌协会临床肿瘤学协作专业委员会和中华医学会肝病学分会肝癌学组共同发起并组织，国内有关 PLC 诊治领域的 60 多位著名专家出席会议，与国际上的诊断治疗理念接轨，讨论我国 PLC 诊治的现状和发展。会后，由部分专家执笔，广泛征求意见，反复多次修改，最终形成了

2009 年《原发性肝癌规范化诊疗的专家共识》（以下简称《共识》）。这意味着我国肝癌的诊断治疗有了统一的规章可循。

《共识》亮点（1）：PLC 是我国的高发肿瘤，治疗难点在于：

①大多数患者具有乙型肝炎和肝硬化背景，常合并肝功能障碍。

②发病年龄相对较低，进展迅速，容易发生肝内播散和远处转移。

③仅部分患者可接受手术治疗，根治性切除率较低。

④手术后复发率高。

一般认为，影响疗效的重要因素包括肿瘤的大小和数目、肿瘤累及的部位和范围、门静脉癌栓与远处转移、肝功能代偿程度及全身状况。

《共识》亮点（2）：PLC 治疗效果不仅与肿瘤大小和数目有关，还与肝脏功能、肝硬化程度、肿瘤部位、肿瘤界限、有无完整包膜及门静脉癌栓等有非常密切关系。

《共识》亮点（3）：小肝癌不完全等于早期肝癌的概念，有些小肝癌早期可以出现微小转移灶，其手术切除治疗效果不一定很好；另外，早期肝癌也并不完全代表肝功能处于代偿状态，也不代表都是可切除的。因此，必须重视 PLC 早期发现和早期诊断，强调实行规范化综合治疗。

《共识》亮点（4）：肿瘤呈浸润性生长为消融治疗的禁忌证，因为浸润性生长及术前存在血管侵袭是局部消融后快速广泛复发的影响因素。消融治疗也不适用于位于影像盲区的肝癌。

《共识》亮点（5）：索拉非尼能够延缓 PLC 的进展，明显延长晚期患者生存期。

查阅原文：索拉非尼（Sorafenib，多吉美），客观疗效有限，中位生存期的延长仅 2.8 个月，症状进展时间无改善，心血管不良反应不容忽视[13]。至今，索拉非尼尚无明确的大宗肝癌临床研究比较过各种治疗方法的效果和疗效效益比，且价格昂贵，达 5 万余元/月，是否符合我国国情，值得商榷。

遗憾的是，《共识》重视与国际肝癌研究热点接轨的诸多方法，目标仅重视肝癌主体瘤的治疗，而对多中心发生和肝内侵袭转移的治疗依然存在被忽视的认识误区[4,5]。现代认识，肝癌侵袭转移生物学特性是肝癌治疗失败根本因素，一是对常规联合化疗耐药，二是无法防治癌转移、复发的科学难题[1]，国际肝癌研究热点和《共识》均无法解决，尚待努力攻关！

（五）肝癌治疗理念的重新认识与转变

2003 年，顾健人院士为汤钊猷主编《肝癌转移复发的基础与临床》所撰序言中指出：肝癌门静脉的侵袭致癌栓形成，导致肝内播散以及远处转移是肝癌患者死亡的主要原因。如果肝癌的肝内转移得到有效控制，肝癌的治疗将会有根本性的突破[15]。迄今，对于肝内转移，《共识》尚无法解决。

2008 年，顾健人和曹雪涛院士再次指出：癌症治疗存在的问题，根本上取决于对癌的认识，如果我们对癌的认识仍然停留在病理学基础原有阶段，癌的治疗很难有重要突破。目前癌的治疗之所以失败，一是对常规联合化疗耐药，二是无法防治癌的转移、复发，癌症患者死因中，90% 是由于转移。因此，对癌的全面重新认识并对现有治疗方法重新审视，应该反思我们对癌症的认识上是否存在误区，从而导致我们现行的癌症防治策略存在偏差，可能会迎来癌症治疗新的希望[1]。

对不能切除的肝癌，半个世纪的努力无大进展，现在人们对肝癌的认识仍然停留在病理学基础原有阶段，肝癌治疗策略主要是根据一个世纪以前的（Eggel，

1901s-）病理学基础而建立的肿瘤根除术，包括部分肝切除术、化学疗法、放射治疗（1950s-）、肝移植（1960s-）、小肝癌的局限性切除术（1970s-）及局部消融治疗（1980s-）[8]。有关学者全面重新认识并对现有肝癌治疗方法重新审视发现，2009年《原发性肝癌规范化诊疗的专家共识》对肝癌的认识仍然停留在病理学基础原有阶段，其推广与国际肝癌研究热点接轨的外科治疗、介入治疗、众多局部微创消融治疗技术以及三维适形放射治疗等，其目标仅聚焦肝癌的主体瘤治疗，而对多中心发生和肝内侵袭转移的治疗依然存在被忽视的认识误区，是导致"肝癌根治性治疗"后转移、复发和高病死率的科学难题。

因此，随着对转移、复发生物学特性的深入理解，肝癌治疗观念的转变，改变单纯聚焦肝癌的主体瘤治疗的传统抗癌理念，由传统病理学基础向病理生物学基础转变，不仅考虑肝癌主体瘤的治疗，也应顾及多中心发生和肝内侵袭转移的治疗，还应保存机体功能的综合治疗方案，可能是较为合理的治疗策略，对进一步提高肝癌治疗效果具有重要意义，对某些实体肿瘤也可资借鉴[1,4,5,10]。

二、原发性肝癌放射治疗的争议

PLC放射治疗在历史上存在长期争议，"肝癌对放疗不敏感"，"移动条野放疗无效"的结论曾错误认为肝癌成为放疗禁区，导致世界范围内长期放弃使用。实践发现常规外放射治疗缺乏肿瘤靶向性，肝组织难以耐受高剂量放射，肝硬化对放射的耐受性更低。经临床众多学者不懈努力发现，采用三维适形放疗或改良移动条野照射可提高放射疗效和减轻放射性肝损伤[4,5]。

（一）三维适形放射治疗

《原发性肝癌规范化诊疗的专家共识》推广与国际肝癌研究热点接轨的三维适形放射治疗，可使放射剂量区的主体分布形态和肿瘤的主体形态基本一致，可在提高肿瘤局部照射剂量达到50 Gy以上的同时，显著降低正常肝组织和周围正常器官受照射量，精确定位靶区，精确治疗，适用于≤5cm的肝癌，肿瘤边界清晰、不伴肝内播散子瘤的病例，三维适形放射治疗失败的主要原因为肝内转移和远处转移[4,5,12]。影像引导放射治疗的射波刀（Cyberknife），解决了放疗医师在三维适形放射治疗操作中控制患者呼吸运动的难题，对病灶毁损精确度明显优于三维适形放射治疗[17]。研究发现，三维适形放射治疗或射波刀精确靶区定位是依据CT或MR所提供的解剖结构图像资料，事实上普遍存在的多中心发生和肝内转移病灶，目前CT或MR往往不能显像，肿瘤无包膜或包膜不完整，边界不清，这就影响了靶区定位的精确性，导致三维适形放射治疗或射波刀不能杀灭肝内转移病灶的局限性，也必然导致治疗后转移、复发和治疗失败的重要原因[4,5]。

（二）改良全肝移动条野放疗在防治肝癌转移、复发方面的初步探索

尽管国内学者对于全肝移动条形野照射技术在学术上存在不同的观点。其讨论焦点主要集中在三方面：照射剂量的均匀性、射野的重复性和放射生物学效应。使用移动条形野技术绝不是因照射野太大或机器性能限制无法做到而引入的替代技术，而是有它的放射生物学特点的，即加速杀伤局部肿瘤细胞，保护了正常组织。通过改进治疗方法可克服该技术的缺点[4,5,16,17]。

遵循"百花齐放，百家争鸣"方针，学术上有争议是正常现象，有不同的学术观点理应自由发表。从20世纪50年代起，我国放疗界前辈张去病倡导全肝移动条野

放射治疗取得疗效，放射治疗曾是肝癌非手术治疗的首选方法，于尔辛（1992）报道全肝移动条野放射治疗大肝癌 228 例，70% 患者总量 mTD 20Gy 以上者，1 年生存率 70. 39%，其中有 12 例总量达 35Gy，5 年生存率 68. 42%，总结出放射总量越高、生存期越长的宝贵经验[19]。

随后众多学者不懈努力，郑作深等学者在于尔辛经验基础上对移动条野放射技术的临床实践改进[4,5,16]和理论研究[17]取得了重大进展和创新成果，如科技成果“460 例巨大肝癌放射治疗的技术改进”，从根本上解决了传统放疗模式在肝癌治疗中的缺陷。【依据：中国医学科学院医学信息研究所查新报告（报告编号 2006114）、广东省科学技术成果鉴定证书（粤科鉴字［2006］290 号）、广东省科学技术成果登记证书（粤科成登字 20070036）和中国科技成果（2008，02：60. 成果推广）】[17]。

肝癌的放疗野设计特别重要，是取得疗效的关键，一个重大原则是全肝移动条野照射剂量≤35Gy（正常肝组织功能不受损害的照射量）以最大限度消灭肝内转移灶，要充分利用正常肝组织所具有的较强再生能力，再分阶段逐步缩野靶区高剂量放射至 60Gy，最大限度控制主体肿瘤，并已取得了成功，长期随访无肝、肾功能严重损害，实践证明改良移动条野放射治疗（modified moving strip radiotherapy，MMSR）安全、有效，临床受益率高，部分肝癌患者可获根治（最长生存期超过 23 年），较好地解决了肝癌放射治疗技术有关的放射野设计、提高靶区放射剂量与肝脏的放射耐受量三者之间长期存在的临床难题，发挥了各种技术的优点，避开其缺点的新方案，疗效得以提高。提出了该项技术的临床适应证范围、临床疗效及临床使用特点。长期临床实践发现改良移动条野放射治疗作为一种技术有其本身的适应证和应用价值，具有能够有效控制和治疗肝内转移瘤的优点，以及目前仅针对主体瘤治疗的外科切除、三维适形放射治疗、介入治疗和诸多局部消融疗法所不及的价值，对肝癌转移、复发的防治具有重要临床意义。随着科学不断发展，马拥利报道 TPS 在移动条野技术中计算剂量方面的应用[20]和第三军医大学大坪医院有关学者利用多叶准直器实现全肝移动条野技术治疗的优点，并结合三维适形放射治疗进行有益的探索[21,22]。进一步证明“改良移动条野照射作为一种技术，有其本身适应证和应用价值”，改良移动条野照射能够有效控制和治疗肝内转移瘤，对肝癌转移、复发的防治具有重要临床意义，这已引起有关学者的关注，有待循证医学进一步研究。

遗憾的是，国际肝癌研究热点与《原发性肝癌规范化诊疗的专家共识》，其亮点仅聚焦肝癌的主体瘤治疗，而对多中心发生和肝内侵袭转移的治疗依然处于被忽视的认识误区；无法解决肝癌侵袭转移，是导致“肝癌根治性治疗”后转移、复发和高病死率的科学难题。然而，对来自国内临床实践科学研究并形成自己研究特色，能够有效控制和治疗肝内转移瘤优点的改良移动条野放射治疗创新成果未引起重视，按照国务院 2010 年深化经济体制改革的重点工作部署，其中，重新强调要探索完善“科技创新举国体制”，以全面推进国家创新体系建设，集中全国优势资源进行攻坚，就不能总是跟踪模仿别人，也不能坐等技术转让，必须依靠自己的力量拿出原创成果的宗旨[23]，呼吁中国抗癌协会肝癌专业委员会、中国抗癌协会临床肿瘤学协作专业委员会、中华医学会肝病学分会肝癌学组和中华医学会放射肿瘤学分会组织有关学者对此项改良全肝移动条野放疗技术成

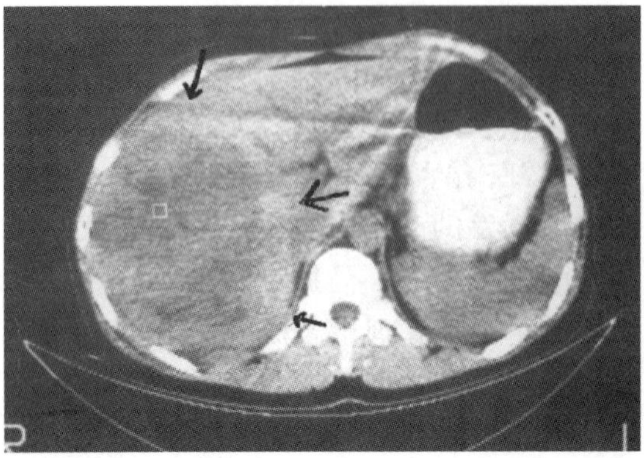

图 1a　进展期肝癌，肝右叶巨大肝癌 13cm × 10cm，边界不清

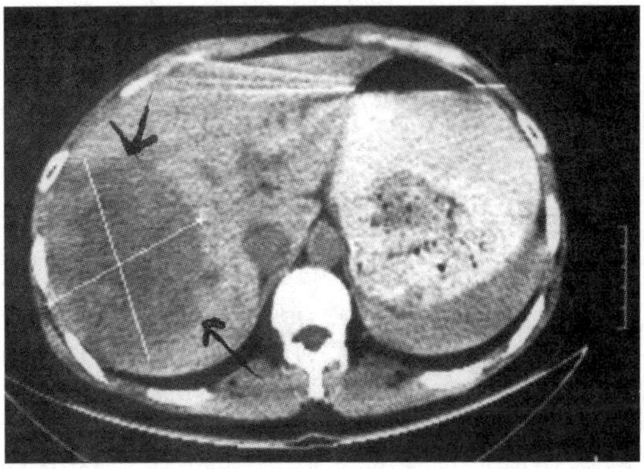

图 1b　全肝移动条野放疗 35Gy 后缩小为 10cm ×7cm，边界明显；缩野加量至 62Gy，主体瘤缩小至 6cm ×6cm

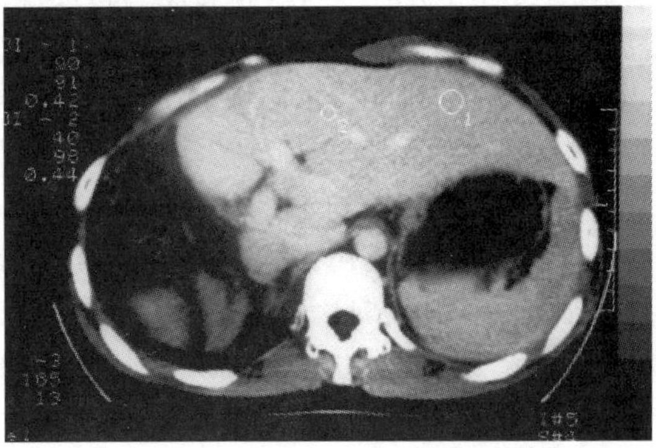

图 1C　肝右叶根治性切除术后，随访 24 年，无瘤健在

果进行进一步的多中心循证医学研究，形成中国特色进展期肝癌综合治疗方案。

（三）改良全肝移动条野放疗技术要点[4]

背景：全肝大野放疗（见图 2），（Ingold，1965）全肝放射耐受量 < 35Gy，规定≯40Gy 长期禁锢，认为肝癌放疗无效。

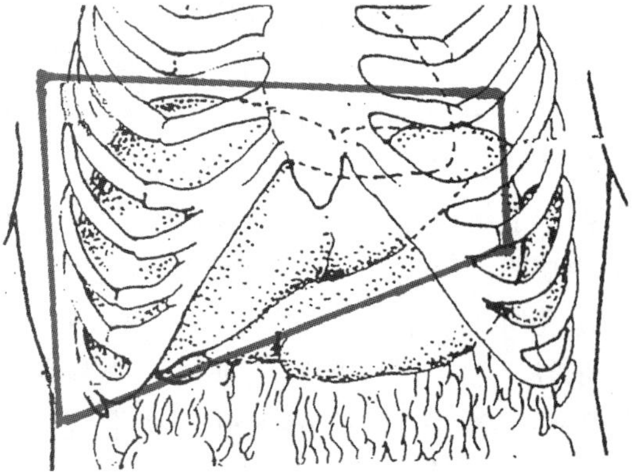

图 2　Ingold（1965）传统全肝大野放射耐受量 < 35Gy，规定≯40Gy 长期禁锢

传统全肝移动条野放疗（见图 3）缺点：放射治疗没有包括肝门区、胰腺和胃窦周围淋巴结。

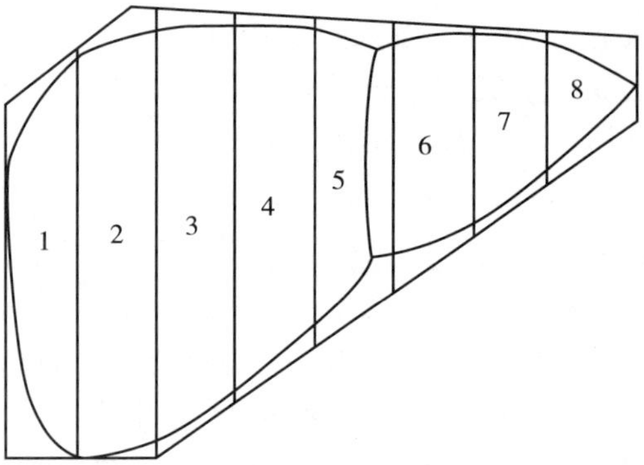

图 3　传统全肝移动条野，缺点：放射治疗没有包括肝门区、胰腺和胃窦周围淋巴结

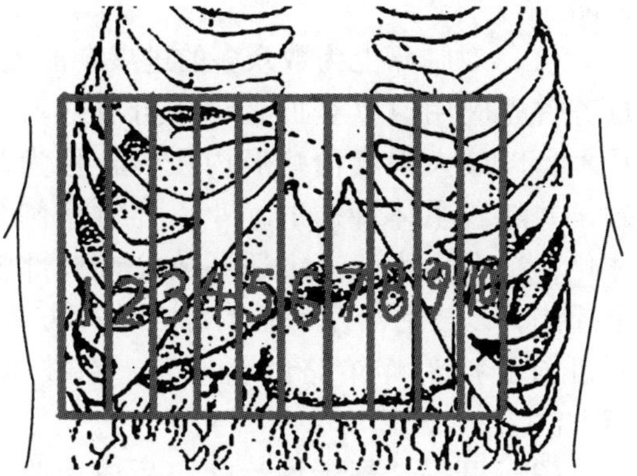

图4 改良全肝移动条野，优点：放射治疗包括肝门区、胰腺周围和胃窦周围淋巴结

改良全肝移动条野放疗技术理由：① 多中心发生和肝内侵袭转移是肝癌普遍存在的生物学特性；②肝癌伴有腹腔淋巴结转移最常见者为肝门淋巴结（58.3%），然后是胰腺周围淋巴结（54.2%）和胃周围淋巴结（45.8%）。将整个肝脏，包括肝门、胰腺周围和胃窦周围淋巴引流区放射35Gy，从临床实践证实是迄今治疗此范围内亚临床转移病灶的创新技术，能有效防治肝癌“根治性治疗”后复发转移，是提高中晚期肝癌治疗效果的基础。

改良全肝移动条野放疗技术：将整个肝脏（包括肝门、胰腺周围和胃窦周围淋巴引流区）分成若干条宽2.5cm的纵行节段（见图4），一般从最右侧一条开始照射，放疗开始之日照射第1条，以后每日向前扩大1条，照射至4条时不再扩大，以4条为1个放射单位，每日向前移动1条，当移动至最后4条之时又每日减少1条至最后1条（见图5）。每日照射250～300 cGy，腹面照完第1轮再用同法照射背面为第2轮，休息2周左右再照射第3轮和第4轮，再休息2周，复查血象、肝肾功能、CT或MR，根据肿瘤缩小情况再缩野加照至50～60 Gy。移动条野中心平面百分深度量（见图6）与体厚度关系必须通过体模实测，因此，移动条野中心平面百分深度量与体厚关系曲线是一套完整数据（见图6、图7），不能割裂使用，也不能用常规方野或矩形野百分深度量计算方法来变换，更不能用常规放疗概念来理解移动条野技术（不能按每条野照射4次，半影8次的常规放疗概念计算）。实际计算方法：查图6（移动条野中心平面百分深度量曲线），例如某患者肝区体厚20cm处，百分深度量为700%，每次照射300 cGy，腹前、腹后各移动照射1轮，那么，全肝移动条野中心平面剂量mTD 700% ×300 cGy → 2100 cGy。计算方法简单，容易推广，从临床实践证实治疗周期适宜，有效并能保护肝功能。其实，从来无按治疗周期长短评价疗效的标准，并非“治疗周期长，计算相对复杂”。

项目次组 \ 疗号	1	2	3	4	5	6	7	8
1	1							
2	1	+ 2						
3	1	+ 2	+ 3					
4	1	+ 2	+ 3	+ 4				
5		2	+ 3	+ 4	+ 5			
6			3	+ 4	+ 5	+ 6		
7				4	+ 5	+ 6	+ 7	
8					5	+ 6	+ 7	+ 8
9						6	+ 7	+ 8
10							7	+ 8
11								8

图5 全肝移动条野放射治疗程序

全肝移动条野放射治疗，全肝剂量分布均匀（见图7），可改善肝组织耐受性，减轻放疗反应，特别是减少放射性肝损伤

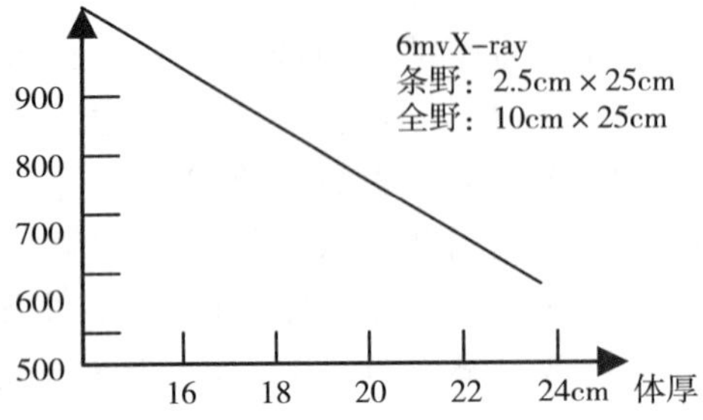

图6　移动条野中心平面百分深度量曲线

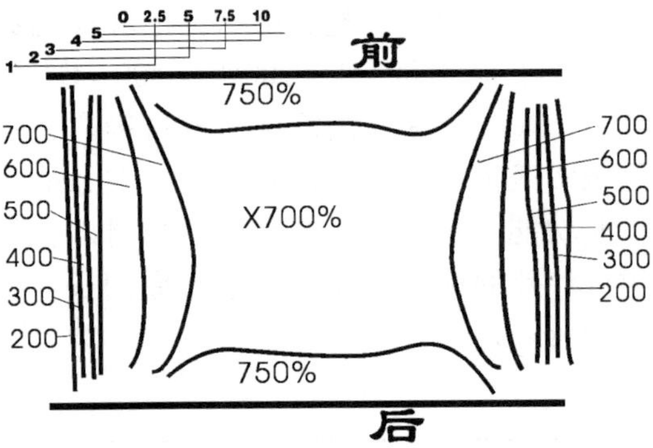

图7　全肝移动条野等剂量曲线图

的发生，临床分期越早，效果越好，并非“剂量分布不均匀”。

三、建议

肝癌临床研究的核心问题是癌的侵袭转移生物学特性[1,5,9,10]。遵照2003年顾健人院士强调的：肝癌门静脉的侵袭致癌栓形成，导致肝内播散以及远处转移是肝癌患者死亡的主要原因。如果肝癌的肝内转移得到有效控制，肝癌的治疗将会有根本性的突破[14]。

现代肝癌治疗路线图，由传统病理学基础向病理生物学基础转变，要符合抑制肝癌生物学特性的要求，不仅考虑主体肿瘤的治疗，也应顾及多中心发生和肝内侵袭转移的治疗，还应保存机体功能的综合治疗方案，可能是较为合理的治疗策略[4,5]：

（1）对临床上为数众多的进展期肝癌，推荐首先应用改良全肝移动条野放射治疗技术，以最大限度治疗肝内侵袭转移为基础，并随着主体肿瘤的缩小，针对病例个体化，结合手术、三维适形放疗或局部消融疗法，以放射治疗为主的综合治疗方案，是目前肝癌治疗策略的新概念、新技术、新方法。

（2）肝癌“根治性治疗”后应用改良全肝移动条野放射治疗技术，最大限度治疗肝内侵袭转移，可减少转移、复发。

（3）肝癌肝移植受体术前等待供肝期间，应用改良全肝移动条野放射治疗技术，最大限度地消灭肝内微小转移灶，减少手术操作播散癌细胞的可能，预防移植后复发。

（4）手术后复发、微创消融治疗后复发或转移性肝癌可用改良移动条野放疗，尚有救治机会。

参 考 文 献

[1] 顾健人，曹雪涛．癌症治疗存在的问题以及生物治疗面临的机遇与挑战．中国生物治疗杂志，2008，15（1）：2－7.

[2] 吴泰相．中国循证医学之路任重道远．医师报，2009－07－16（3）.

[3] 国家自然科学基金委员会编著．2009年度国家自然科学基金项目指南．北京：科学出版社，2009：29－30.

[4] 郑作深．从临床实践看移动条野放射治疗肝癌的价值．胃肠病学和肝病学杂志，2009，18（7）：672－677.

[5] 郑作深，叶林，李卓永．肝癌转移复发的研究进展．现代生物医学进展，2009，9（21）：4184－4186.

[6] 吴孟超，周伟平，刘辉．肝细胞癌早期诊断与治疗对策新进展．传染病信息，2009，22（2）：65－67.

[7] 张华，高志红，许田英，等. 常规化疗对肝癌干细胞的作用. 胃肠病学和肝病学杂志，2009，18（6）:546-549.
[8] 樊代明，韩国宏，孟祥杰. 提高肝癌介入治疗的疗效. 中华消化杂志，2006，26（5）:289-290.
[9] 汤钊猷. 从生物学角度看肝癌. 医学研究杂志，2008，37（1）:1-3.
[10] 汤钊猷. 肝癌临床研究的展望. 中国现代普通外科进展，2009，12（4）:7-8.
[11] Wang J，Li Q，Sun Y，et al. Clinicopathologic features between multicentric occurence and Ointrahepatic metastasis of multiple hepatocellular carcinomas related to HBV. Surg Oncol，2009，18（1）:25-30.
[12] 丛文铭，董辉，王斌，等. 复发性肝癌临床病理特点与发生方式探讨. 中国实用外科杂志，2009，29（1）:71-73.
[13] 叶胜龙，秦叔逵. 原发性肝癌规范化诊疗的专家共识. 胃肠病学和肝病学杂志，2009，29（6）: 483-492.
[14] Llovet J，Ricci S，Mazzaferro V，et al. Sorafenib in advanced Hepatocellular Carcinoma. N Engl J Med，2008，359（4）:378-390.
[15] 汤钊猷主编. 肝癌转移复发的基础与临床. 上海：上海科技教育出版社，2003：序一
[16] 郑作深，邹雨荷，饶健，等.460 例巨大肝癌放射治疗的技术改进. 临床肿瘤学杂志，2005，10（5）:497-501. / Journal of US-China Medical Science，2005，2（6）:16-21/中国科技成果，2008，02:60（成果推广）.
[17] 夏云飞，钱剑扬，郑作深. 移动条野技术的放射生物学和剂量学基础及改进. 癌症，2000，19（1）:82-85.
[18] Lacornerie T，Mirabel X，Lartigau E. The Cyberknife：experience of centre OSCAR- Lambret. Cancer Radiother，2009，13（5）:391-398.
[19] 于尔辛，刘鲁明，宋明志，等. 全肝移动条野放射结合中药治疗大肝癌的临床研究. 中华肿瘤杂志，1992，14（1）:57-60.
[20] 马拥利. TPS 在移动条技术中计算处方剂量方面的应用. 医疗装备，2003，16（1）:11-12.
[21] 余娴，王阁，扬晓霞，等. 利用 MLC 进行全肝条形野放射治疗肝癌 12 例报道. 重庆医学，2007，36（19）:1971-1972.
[22] 扬晓霞，余娴，刘岩海，等. 利用多叶准直器实现全肝移动条野技术的探讨. 第三军医大学学报，2008，30（5）:459.
[23] 国务院批转发展改革委关于 2010 年深化经济体制改革重点工作意见的通知. 国发〔2010〕15 号. 2010. 5. 27.

❖ 血液肿瘤 ❖

2009 年临床血液学和实验血液学进展

马　军

哈尔滨血液病肿瘤研究所　哈尔滨　150010

在过去的 2009 年，实验血液学转化为临床、临床转为研究的双向临床实验血液学已经成为一体。2009 年，SCI 收录的实验血液学论文约有 4500 篇，临床血液学论文大约有 2500 篇，而实验临床一体的文章大约有 3200 篇，这提示血液学已经成为医学研究的前沿学科。我国 2009 年召开了实验血液学、中国医师血液学年会、白血病治疗、全国小儿血液学等血液专业会议 42 次，其中发表论文 2100 篇左右，明显高于 2008 年。2009 年国际上共召开血液学专题会议 124 次，如美国血液学年会（ASH），欧洲血液学（ESH）、国际血液学、国际实验血液学会议等，共收集论文 34 000 篇左右。总结国际国内 2009 年血液学进展包括如下内容。

一、实验血液学

（一）WHO 血液肿瘤分类更加细致及标准

WHO 血液肿瘤分类从 1977 年开始大约每 5 ~ 10 年修订一次，2009 年 2 月发表了 2008 年 WHO 血液肿瘤新分类（第 5 版），使血液系统及淋巴系统肿瘤分类更加细致及标准。本次第 5 版结合了形态学、组织学、免疫学、分子生物学、遗传学、基因蛋白组学等学科，系统对血液淋巴系统肿瘤进行了分类（见图 1）。

（二）基础篇

诱导多能干细胞（induced pluripotent stem cell，ips）自从 2006 年日本学者山中教授发现了小鼠的胚胎纤维母细胞（MEF）4 个基因（Oct3/4，So × 2，Klf4，c-Myc）经病毒转化后培养出了类 ES 细胞，这种干细胞具有自我复制和多分化性功能，由此产生了诱导多能性干细胞（ips cell）。ips cell 系建立后，在 2009 年开始了 ips 细胞的临床医学应用时代，到 2009 年 12 月已经从 ips cell 分化出了血液干细胞、心肌干细胞、视网膜细胞、神经干细胞等细胞。2009 年建立了镰状红细胞增多症的小鼠模型的 ips 细胞系，通过体外建立患者 ips 细胞，然后进行个体化移植，有望不久以后临床应用。

2009 年初，研究人员成功地将一名家族性脊髓侧索硬化症（ALS）的老年女性自体成纤维细胞重组成 ips 细胞，诱导分化为正常运动神经元细胞，由此建立了人自体干细胞移植治疗 ALS 病的基础。同时应用 ips cell 系可开创出干细胞靶向治疗药物。但是，对 ips cell 分化的应用要注意安全性、伦理性及社会性问题，防止人类基因重组的乱伦现象。

间充质干细胞（MSCs）是一种具有高度自我更新和多向分化潜能的成体干细胞，其最重要特点是能够逃避免疫识别、抑制

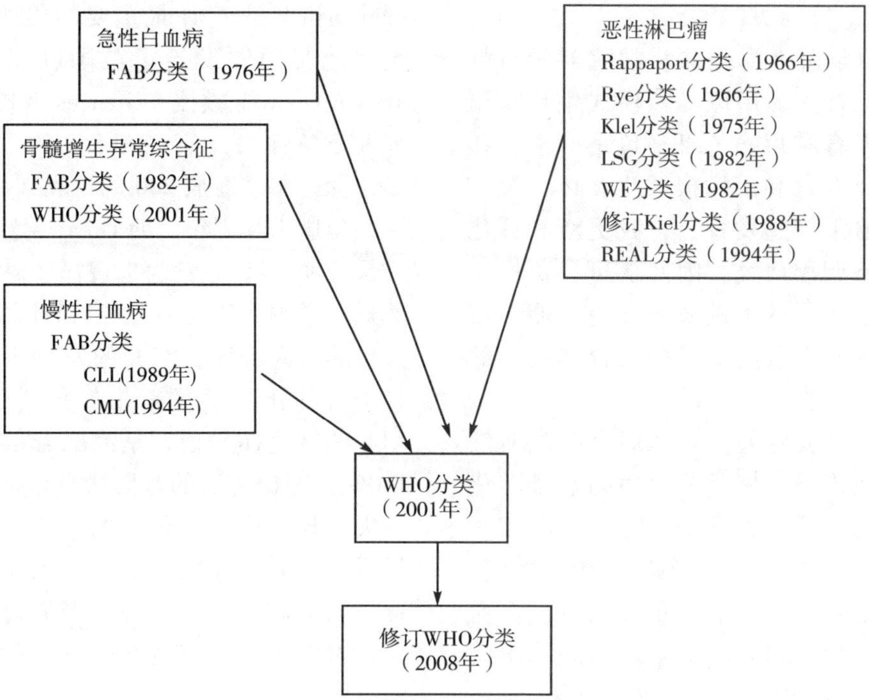

图 1 血液淋巴系统肿瘤分类

免疫反应。中国医学科学院赵春华教授已经成功应用于临床治疗许多疑难性疾病，如 GVHD、自身免疫性疾病、心肌梗死及神经系统疾病等。

Th17 细胞为一种新发现的 CD4 + T 细胞亚群，分泌细胞因子 IL-17，在自身免疫疾病中发挥重要作用。日本学者 Raine 研究表明 MSCs 通过 PGE2 抑制 Th17 细胞增殖，而不是 Tr 分化，该具体机制仍需进一步研究，这为 MSC 治疗免疫性疾病提供了新的理论基础。同时西班牙学者证实了 PGE2 在脂肪源 MSCs 调节 DCs 功能中发挥重要作用。

HLA-G 是一种非典型 HLA 抗原，对免疫细胞具有抑制功能。巴西 Rodrigo 博士首次在研究 MSCs 对 T 淋巴细胞抑制功能中发现，其可能机制是 MSCs 分泌的 HLA-G 转运到激活的 T 细胞中而发挥免疫抑制功能。巨噬细胞是一种免疫细胞，在免疫调节及组织修复等发挥重要功能。美国威斯康星大学 Jaehyup 博士首次报道 MSCs 能够使人巨噬细胞诱导成为一种新型的具有选择性激活功能的巨噬细胞，试验表明该细胞高水平的吞噬活性，高分泌 IL-10、IL-6，低分泌 IL-12 和 TNF- a。该细胞在组织修复中占有重要地位，为 MSCs 发挥组织修复功能提供了一个理论依据。

2009 年，中国医学科学院基础所赵春华教授等采用间充质干细胞应用于临床血液病的实验治疗。中国医学科学院血液学研究所程涛教授对正常造血干祖细胞对白血病宿主环境进行研究发现，肿瘤干细胞特别是白血病干细胞比正常组织中特异性干细胞生长优势，从而揭示了白血病干细胞（LSC）比正常造血干祖细胞有更强的自我更新能力，而且伴有细胞凋亡受阻和分化障碍。如定位 LSC 靶向治疗可能治愈白血病。

中国科学院上海生命科学院刘延析教授在国际上首先应用斑马鱼模式生物来研究红细胞发育和疾病。斑马鱼是一个日益崛起的人类发育和疾病模式生物体，被广泛用于造血干细胞发育、自我更新和分化的分子网络调控研究。因而从斑马鱼模式生物研究中获得的关键发育信息，能够帮助我们理解人类造血干细胞发育和疾病的分子遗传学基础。

上海第二医科大学附属瑞金医院血液学研究所陈赛娟教授对白血病的基础转化为临床的研究进行了报告，用维 A 酸和三氧化二砷靶向治疗急性早幼粒细胞白血病，治愈率已达到 85%，成为最成功治愈白血病的靶向治疗。同时对中草药冬凌草甲素靶向作用于急性髓细胞白血病 M2b 亚型 AML1-ETO 融合蛋白，可以对 M2b 型细胞有凋亡作用，提示冬凌草甲素有希望成为一种新的治疗 t（8；21）白血病的药物。并通过联合用药为治愈 t（8；21）白血病带来新的希望。

2009 年美国血液学年会 Ham-Wasserman 演讲奖是 ASH 最重要的奖项，今年大会将此奖项颁发给了英国肿瘤研究所的 Melvin Greaves 教授。Greaves 教授主要是研究儿童急性白血病（ALL）的起源。今年是纪念达尔文诞辰 200 周年和《物种起源》一书出版 150 周年。而 Greaves 教授的研究成果证明 ALL 的发生也遵循了达尔文的自然选择学说。Greaves 教授和他的同事经过大量的研究证明，ALL 的发生也是“二次打击”。同卵双生的婴儿在子宫中发生导致 ALL 的染色体易位、基因融合的一致率为 100%，但出生后的基因拷贝数的改变，如缺失等却是遵循达尔文的进化论自然选择学说，不同克隆发生缺失的概率不同，呈一树状分布。这一学说已经通过多色探针对儿童血标本的突变基因进行的单细胞分析证实。

二、急性髓细胞白血病（AML）

寻找以白血病干细胞（LSCs）为靶点的治疗手段在临床上具有非常意义。小白菊内酯（Parthenolide，PTL）具有以 LSCs

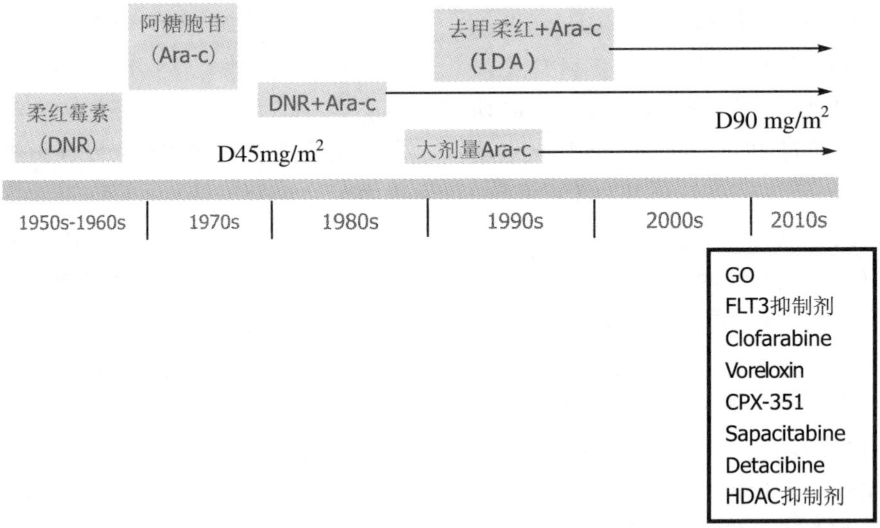

图 2　AML 治疗的历史回顾与进展

为作用靶位的能力，其水溶性衍生物二甲氨基-小白菊内酯（DMAPT）具有破坏LSCs的存活与致白血病的能力。为了改善以PTL为基础的化合物在临床上的应用效果，Hassane博士通过化学基因组筛查法筛选出PI3K信号通路抑制剂LY-294002以及雷帕霉素（Rapamycin），其与PTL联合，无论在体内还是体外都可显著降低AML细胞及其集落的生成能力，两药联合具有协同作用，重要的是，其特异性作用于AML细胞而不是正常造血细胞，因此具有潜在的临床应用价值。

<55岁成年急性髓细胞白血病患者10年无病生存率达到40%，其主要采用分子生物学分层治疗策略。

在2009年美国血液学年会上，中国上海瑞金医院报道了亚砷酸治疗急性早幼粒细胞白血病的原理。

2009年，沿用近20年的AML金标准方案DA（3+7）受到了挑战，Fernandez等报道了东方协作肿瘤小组（ECOG）E1900应用标准剂量DA（45mg/m^2）与大剂量DA（90mg/m^2）联合Ara-C诱导治疗657例60岁以下初诊AML的随机临床研究结果。结果表明，大剂量DA的CR为70.6%，明显高于标准剂量的57.3%。两组的死亡率无明显区别，分别为5.4%和5.0%，3、4度不良反应也没有明显的区别。但两组的5年OS区别明显，分别为40%和20%。因此，大剂量DA治疗AML的临床疗效明显好于标准剂量的DA。

免疫治疗AML一直是一个热点，美国MD Anderson癌症中心开发了PR1/HLA-A2特异性单克隆抗体（8F4，一个T细胞受体模仿物）。PR1（VLQELNVTV）是一个HLA-A2限制性肽，来源于内源性髓系白血病相关抗原（LAA）蛋白水解酶3以及中性白细胞弹性蛋白酶。8F4是一种新的T细胞受体模拟抗体，仅以PR1/HLA- A2+细胞为作用靶位，而不以正常骨髓细胞或正常造血干细胞为作用靶位。因此，8F4可能在治疗HLA-A2+髓系白血病中作为一种免疫疗法起作用，并且可以作为第一个能以白血病干细胞为治疗靶位，并且消除白血病干细胞的抗体发挥作用。

AZA可延长高危MDS患者的生存率，但法国研究机构ATU对42个研究中心经AZA治疗一个疗程以上的138例AML患者进行了回顾性分析显示，29例（21%）有疗效，19例（13.8%）CR，3例（2.2%）CRp，7例（5.1%）PR，另有25例患者血液学上有缓解。一年生存率（OS）为40%，2年OS为18%，平均OS为10.2个月。54例75岁以上的患者中，12例（22.2%）有疗效，其中包括9例CR（16.7%）和3例PR（5.6%）。一年OS为41%（较年轻组为38%，$P>0.05$）。因此，年纪较大的AML患者可首选AZA。

雷利多胺（lenalidomide）治疗骨髓瘤和低危MDS，特别是5q-综合征的疗效已经肯定，美国Chandler等尝试用雷利多胺治疗AML和ALL。Ⅰ期临床试验结果显示，单药雷利多胺治疗难治复发AML的CR为16.1%（5/31）。5q-综合征皆有治疗反应。DLT为疲乏，MTD是50mg/d，连续21天。4例异基因移植后复发患者中2例达到CR，这表明存在异基因免疫调节作用。这一研究结果令人鼓舞，期待雷利多胺联合其他药物治疗高危AML会有更佳结果。

三、骨髓增生异常综合征（MDS）

2009年，5-AZA、DAC和雷利多胺对于高危MDS患者是很好的选择，但对于上述无效的患者，几乎没有其他选择。XX（#120）报道应用ON 01910治疗+8 AML患者Ⅰ期临床试验，13例可评价的中危-1

(int－1) 到高危 MDS 患者和难治性 +8 AML 患者，剂量分别为每 3/4 周 800mg/m^2 ×2 天，每 2 周 800mg/m^2 ×3 天，每 2 周 800mg/m^2 ×5 天，和每 3/4 周 1500mg/m^2 ×2 天两种体系。通过荧光原位杂交 (FISH) 检测 +8 和 −7 患者，非整倍体显著下降（平均非整倍体，一个治疗周期前为 50% 和治疗后为 24%，$P=0.02$）。多数患者血细胞计数显示实质性改善，1 例患者脱离红细胞输血依赖，并且停止治疗后维持缓解 14 个月。流式细胞仪检测 Cyclin D1 显示输 ON1910 注射液过程中 CD34 和 CD33 细胞内 Cyclin D1 蛋白质表达减少，提示 Cyclin D1 对细胞周期控制的调解可能代表治疗 +8 和 −7MDS 的一种新方法。

RPS14 等位基因的缺失削弱了 5q- MDS 患者红系祖细胞的分化和存活能力。核仁应激通过游离核糖体元件破坏核糖体装配 MDM2 结果导致 p53 稳定和红系发育不全。XX（#292）应用 lenalidomide（LEN）5q-MDS 继发抗药性患者发现，继发抗药性患者的 cdc25C 和 PP2A 过表达和活化，是野生型 p53 基因活性恢复的结果。分析编码外显子基因突变的缺失表明，转录补偿是耐药的主要原因。针对 CDC25C 转录抑制的新型药物可能恢复 5q-MDS 耐药患者的 LEN 敏感性。

四、急性淋巴白血病（ALL）

化疗或和异基因造血干细胞移植 (HSCT) 后出现 MRD 是 ALL 患者复发的主要原因。Blinatumomab（MT103）是一种靶向 CD19 抗原的双特异性 BiTE®抗体的新成员，它能够引导 T 细胞裂解靶细胞。德国成人淋巴细胞白血病多中心研究组 (GMALL) 应用单剂量 BiTE®抗体 Blinatumomab MDR 阳性的 B 前体细胞 ALL 的Ⅱ期临床试验显示，15μg/m^2/d 连续静脉滴注 4 周，16 例可评估患者中 13 例进入分子水平的完全缓解（CR），有效率总计 81.3%。达到 CR 的患者随访 1 年，均没有表现出骨髓复发。患者对 blinatumomab 具有良好的耐受性，主要的不良反应包括淋巴细胞减少、发热、白细胞减少和低免疫球蛋白血症。

复发的 ALL 是引起疾病死亡的首要原因，什么是引起复发的遗传学基础，尤其是缺乏明显的染色体改变的病例中的遗传学改变还不清楚。Mullighan 等应用高分辨率 SNP 与基因表达序列分析以及候补基因测序方法检测了 3 例高危 ALL 儿童患者骨髓细胞中的肿瘤转录子。在第 1 例中发现 striatin 基因 *STRN3* 的外显子 9 到 *JAK2* (*STRN3-JAK2*) 外显子 18 的一个框内融合的新转录子，并通过 RT-PCR 与直接的 Sanger 测序法得到了证实。在第 2 个病例发现 *NUP214* 融合到 *ABL1*，此结果同样通过直接测序法得到证实。这两个新的融合转录子可导致异常的激酶通路。因此，转录子测序作为一个强大的手段可证实 ALL 中新的基因改变，为靶向治疗提供新的治疗靶位。

五、慢性粒细胞白血病（CML）

Nilotinib 是第二代高效和最具选择性的 BCR-ABL 抑制剂。国际 ENESTnd Ⅲ期随机多中心研究比较 Nilotinib 300mg 或 400mg bid 和伊马替尼（Imatinib，IM）400mg/d 在治疗新诊断的 846 例 Ph + CML-CP 患者发现（LBA-1），治疗 12 个月时 Nilotinib 300mg 或 400mg bid 组显示了更快获得 MMR 和 CCyR，且 MMR 和 CCyR 率也明显提高。Nilotinib 的有效性已通过了所有 Sokal 评分。仅经过 1 年的治疗 Nilotinib 就显示出比伊马替尼更好的疗效，且降低了进展为 AP/BC 的发生率。Nilotinib 显示了良好的有效性、安全性和可耐受性，提示 Nilotinib 有望成为治疗新近诊断的 CML 患者的标准治疗方案。

每日 400mg IM 是治疗 CML-CP 的一线标准，但法国 CML 研究组的一项Ⅲ期随机试验表明，长效干扰素联合 IM 治疗 CML-CP 的疗效明显好于单用 IM 或 IM + Ara-C。他们比较 IM 400mg/d（$n=159$）与其他 3 个治疗组 IM 600 mg/d（$n=160$）、IM 400mg/d 联合阿糖胞苷（Ara-C）20mg/(m^2 · d)，d15-28 of 28-day cycles（$n=158$）和 IM 400mg/d 联合 Peg-IFN-α 90μg/wk（$n=159$）的疗效发现，治疗超过 12 个月时 IM/Peg-IFN-α 的主要分子缓解（MMR）、最佳分子缓解（OMR）和为监测到微小残留病（UMRD）率却分别增加到 82%、49%和 20%，明显高于其他组。基于上述研究结果，CML 法国研究组（FI-LMC）已终止了 IM 600mg 和 IM 400mg + Ara-C 组的研究，目前继续用 IM 400mg 作为对照组，IM 400mg + Peg-IFN-α 作为最佳试验组进行研究，以观察其无病生存率及总生存率（见表 1）。

伊马替尼（IM）能够显著提高 CML 患者生存率，然而 IM 继续治疗多长时间尚不清楚。法国研究人员关于启动的 IM 停药（STIM）多中心临床试验，他们观察了 69 例 IM 治疗至少持续 3 年，且持续在完全分子水平缓解（CMR）的 CML 患者发现，停药 6 个月有 37 例患者复发，随访 12 个月后仍处于 CMR 的概率为 45%。所有复发患者仍对 IM 敏感。男性和外周血 NK 细胞高患者中复发率更低，因此，长期 CMR 患者停药治疗是可能的，但要严格的定期监测，尽早预知复发。

无论是第一代还是第二代 BCR-ABL 酪氨酸激酶抑制剂均不能消除白血病干细胞（LSC），一旦停药 LSC 可引起 CML 的复发。如何消除 LSC 是临床上需要解决的问题。有学者在动物模型中发现组蛋白去乙酰基酶抑制剂（HDACi）LAQ824（LAQ）或 LBH589（LBH）联合伊马替尼，可选择性的作用于 LSC 的 MCL-1 靶位，有效的抑制 CML 的 LSC，为临床上消除 CML 的 LSC 提供了新的思路。

第二代酪氨酸激酶抑制剂（TKI）达沙替尼和尼罗替尼对于除 T315I 以外的伊马替尼耐药突变患者有很好的疗效，但两者都对 T315I 突变的患者无效。美国一项多中心Ⅰ期临床试验评价一种全新的靶向治疗药物 AP24534。AP24534 是一种可口服的多靶点药物，它可有效抑制 BCR-ABL-T315I、Flt3 和 c-Src。32 例患者接受 2 ~ 60mg 剂量，在 23 例 4 个高剂量（8 ~ 60mg）的患者中，有 19 例仍在研究中。研究药物的平均时间目前是 3.4 个月（范围 5 天 ~ 10 个月）。没有发现 DLTs 的患者。最常见的与药品有关的不良事件是恶心（15%），疲劳和眼干（各 12%），厌食、关节痛、头晕、口干、头痛、潮红、肌肉痛、呕吐（各 8%）和 QT 间期延长。完全血液学缓解（CHR）为 88.9%（16/18）。

表 1 慢性粒细胞白血病 IM 治疗结果

Rates at 18 months (ITT)	IM + P-IFN-a	IM 400 mg	IM 600 mg	IM + Ara-C	*P* value PegIFN versus IM 400mg
MMR	62%	41%	52%	53%	$P=0.0001$
OMR	36%	19%	25%	19%	$P=0.0007$
UMRD	15%	4%	7%	5%	$P=0.0013$

细胞遗传学缓解（CCyR）4例，2例PCyR。在12例T315I突变的患者中，9例正在研究，无疾病进展。在T315I病例中CHR为83.3%（5/6）。而CML患者的Lin-CD34细胞中，约有1/3表达bcr/abl融合基因。这些细胞虽然处于静止期，但是基因表达谱显示细胞周期停滞相关基因表达下调，而与肿瘤进展相关的基因（例如成血管因子）表达上调，具有较高的转录活性。而Lin-CD34-LSC的MHCⅠ类和Ⅱ类分子表达明显下调可能与其免疫逃逸有关。在体外，MI不能降低Lin-CD34-LSC的bcr/abl融合基因转录水平及酪氨酸激酶活性；在小鼠模型中，Lin-CD34-LSC在MI作用下依然存活。同时，在接受MI治疗获得主要分子学缓解的患者中仅能检测到CD34-LSC，却检测不到CD34+LSC。这些研究表明，CML患者骨髓中对MI不敏感的Lin-CD34-LSC可能是MI耐药以及CML不能彻底治愈的重要原因。随着对LSC生物学特性研究的不断深入，例如以LSC的增殖、分化和自我更新为作用靶点，联合酪氨酸激酶抑制剂，可能为CML提供新的治疗途径，以期从真正意义上治愈CML。

六、造血干细胞移植

中华造血干细胞移植合作组（CSBMT）是中国，包括大陆、香港、台湾的造血干细胞移植领域有成效的协作组学会，成为该领域第一个由两岸三地组成的非政府性科学技术组织，我国著名血液病学者陆道培院士为主席。经过一年多运行，2009年2月在香港与香港血液学会合作主办了首届中华造血干细胞移植论坛（CFBMT 2009）。有400余名造血干细胞移植专业人员参加，盛大而隆重。经主席团与参会者商定，以后每2年召开一次大会，2011年会议将在大陆举办。CSBMT还出版了《CSBMT通讯》，定期向参与单位传达相关信息。CSBMT还完成了首个多中心关于同基因移植（Syn-HSCT）临床结果的调查，来自两岸三地32个中心的94例Syn-HSCT在血液系统恶性与非恶性疾病的治疗结果均令人鼓舞。中华民族在造血干细胞移植领域进行以协会名义的学术性合作，并取得了可喜成绩，这是前所未有的；亦为中华同胞以学会形式作为平台在技术上的长期协作的第一次成功尝试，可成为大中华各种学术团体联合工作的一个范例。

陆道培院士在中国实验血液学学会上报告了大陆的HSCT。大陆的移植单位，经当地卫生部门批准，并允许做无血缘关系移植者达106家医院。移植的病例数较十年前有大幅提高，特别是配型半相合移植的成功为无HLA相同供者的患者进行HSCT提供了可行的机会，成绩已为国际公认。无血缘HSCT、中华骨髓库CMDP已有100万名供者。大陆应用CMDP的HSCT数亦在稳步上升，结果亦有明显改进。两年来在北京与上海道培医院共进行了145例无血缘HSCT（包括来自CMDP与台湾慈济干细胞中心的供者）。

单倍体相合移植治疗恶性血液病取了很大进展，能够突破HLA之间障碍，解决供者来源困难的问题，越来越为人们所接受。但目前仍存在着移植物抗宿主病（GVHD）重、免疫重建迟、感染发生率高、移植相关病死率和疾病复发率高等问题。2009年ASH会议就以上问题的解决提出了新思路，加拿大蒙特利尔大学Denis-Claude博士进行的一项关于单倍体相合移植后反向输注供者淋巴细胞以促进免疫重建（ATIR）的Ⅰ期临床试验，19例高危血液肿瘤患者进行CD34+细胞分选的移植，清髓性移植方案为TBI+塞替派+氟达拉滨，无GVHD预防，在移植后34±6天输注光动力学疗法去除（PD）宿主异反应性T细胞后供者细胞，结果显示，所有患者能够获得完全供者嵌合和持久血液学植入，8例仅发生Ⅱ级aGVHD，9例发生cGVHD，与输注低剂量供者淋巴细胞患者组比较，高剂量组发生致死性感染低，免疫重建快，移植后2年TRM低，2年总生存率高，具有统计学意义差异；结果表明移植后输注ATRI-PD改良的DLI方法可行，可以促进T细胞重建，降低感染发生和严重性，不发生严重GVHD。雷帕霉素是一种免疫抑制剂，它主要通过抑制DNA转录、RAN翻译和蛋白合成阻滞细胞在G1期，且能够促进调节性T细胞（Tr）扩增。意大利米兰研究组研究报道，46例晚期恶性血液病患者进行未分选的单倍体相合外周血干细胞移植，体内T细胞去除方案为ATG + 利妥昔单抗（美罗华），GVHD预防为雷帕霉素 + 骁悉 + ATG，结果提示雷帕霉素、骁悉联合ATG在去除T细胞的单倍体相合移植中能够有效地预防GVHD发生，其机制主要与Tr扩增有关。与传统免疫抑制治疗相比，Tr过继免疫治疗是一种具有很大前景的治疗手段，它能够减低GVHD，促进免疫重建，在单倍体相合移植中显示良好效果。意大利佩鲁贾大学Mauro等报道了关于单倍体相合移植后Tr输注的临床效果的Ⅰ/Ⅱ期临床试验，首次研究发现Tr能够使高剂量T细胞在单倍体相合移植中输注可行，该策略能够长期保护患者不发生GHVD，显著促进免疫重建，因此Tr为基础的细胞治疗是一种能够提高单倍体相合移植疗效的革新手段。IL-10能够诱导Ⅰ型Tr产生，因此通过IL-10使供者T细胞无能可能为一种新的细胞治疗方法。意大利米兰学者Rosa进行一项Ⅰ/Ⅱ期临床试验，结果表明通过IL-10修饰的供者T细胞在单倍体相合移植中安全有效，能够促进免疫重建，降低严重GVHD和无复发发生。

北京大学人民医院血液病研究所在国内建立了HLA相合造血干细胞移植后白血病复发防治综合体系，主要治疗移植后复发难治的白血病。白血病复发仍是移植后的主要问题，高危患者复发率达58% ~ 74%。DLI治疗移植后复发疗效肯定，尤其对CML病例。GVHD和造血功能障碍是DLI治疗的主要相关毒性。

他们的研究证实，G-CSF体内应用可同时诱导骨髓采集物和外周血采集物中T细胞产生免疫耐受，促使T细胞由Th1向Th2极化，进一步探讨健康供者体内G-CSF诱导T细胞免疫耐受的机制发现：

（1）G-CSF下调外周血采集物中抗原递呈细胞（包括单核细胞和B细胞）上共刺激分子B7（CD80/CD86）的表达。

（2）G-CSF分别下调骨髓采集物中T细胞和单核细胞以及B细胞上CD28、B7分子的表达。

（3）增加了外周血采集物和骨髓采集物中单核细胞的数量。

（4）选择性增加了骨髓和外周血采集物中浆细胞样树突状细胞（DC2）的数量，导致DC1/DC2比例倒置。

（5）G-CSF还增加了外周血采集物中CD8 + CD28-调节性T细胞的数量。

据此他们对DLI进行了第一步改造：G-CSF动员后的外周血干细胞采集物输注（GPBSCI）代替传统DLI。我们对HLA相合移植后同期20例复发患者行GPBSCI和DLI进行比较：9例GPBSCI（皆为血液学复发）与11例DLI（其中5例为血液学复发）相比，二者急性GVHD发生率分别为55.6%（5/9）和90.9%（10/11）（$P > 0.05$），CR率分别为77.8%（7/9）和60.0%（3/5）（$P > 0.05$），无病生存率分别为77.8%（7/9）和0（0/5）（$P <$

0.01）。G-PBSCI 缩短了造血重建的时间，降低了因全血细胞减少所引起的感染等并发症造成早期死亡的发生率，GPBSCI 保留 GVL 效应的同时未加重 GVHD。

为进一步改善 DLI 的预后，北京大学人民医院血液病研究所将 DLI 进行进一步改良，即 GPBSCI 结合 GVHD 短程预防方案。在2002 年9 月 ~2007 年6 月间，33 例高危白血病患者同胞配型相合异基因造血干细胞移植（allo-HSCT）后接受了此改良的 DLI。移植前诊断包括 12 例 ALL，未缓解 5 例，3 例 Ph^+-CR1，其中 2 例合并中枢神经系统白血病（CNSL），1 例 ALL-CR2，2 例 ALL-CR3，1 例 ALL-REL3；15 例 AML，复发 3 例，未缓解 10 例，1 例 AML-CR2 和 1 例 AML-CR3；5 例进展期 CML，及 1 例伴 8P11 染色体异常骨髓增殖性疾病第二次复发。结果显示 33 例患者共接受了 39 次改良的 DLI，输注后 6 例患者发生了Ⅱ ~ Ⅳ度急性移植物抗宿主病（GVHD），20 例患者发生了慢性 GVHD，其中 13 例为广泛型。未发生 GVHD 相关死亡或 DLI 相关的全血细胞减少。经过 3 ~ 62 个月（中位 18 个月）随诊，16 例无白血病并存活，12 和 18 个月无白血病生存率为 69.0% 和 50.2%。可见此改良的 DLI 策略可以减少急性 GVHD 的发生，提高了 DLI 的安全性。

2009 年，卫生部长、上海第二医科大学附属瑞金医院血液学研究所所长陈竺院士对部分白血病及血液病提出了医疗治疗路径。路径的出台使白血病的治疗更加规范化和标准化。

参 考 文 献

[1] Ravandi F, Burnett AK, Agura ED, et al. Progress in the treatment of acute myeloid leukemia. Cancer, 2007, 110 : 1900 – 1910.

[2] Dillman RO, Davis RB, Green MR, et al. A comparative study of two different doses of cytarabine for acute myeloid leukemia: a phase III trial of Cancer and Leukemia Group B. Blood, 1991, 78 : 2520 – 2526.

[3] Weick JK, Kopecky KJ, Appelbaum FR, et al. A randomized investigation of high-doseversus standard-dose cytosine arabinosidewith daunorubicin in patients with previously untreated acute myeloid leukemia: A Southwest Oncology Group Study. Blood, 1996, 88 : 2841 – 2851.

[4] Vogler WR, Velez-Garcia E, Weiner RS, et al. A phase III trial comparing idarubicin and daunorubicin in combination with cytarabine in acute myelogenous leukemia: a Southeastern Cancer Study Group study. J Clin Oncol, 1992, 10 : 1103 – 1111.

[5] Estey EH, Thall PF, Cortes JE, et al. Comparison of idarubicin t arac-, fludarabine t ara-C-, and topotecan t ara-C-based regimens in treatment of newly diagnosed acute myeloid leukemia, refractory anemia with excess blasts in transformation, or refractory anemia with excess blasts. Blood, 2001, 98 : 3575 – 3583.

[6] Russo D, Malagola M, DeVivo A, et al. Multicenter phase III trial of fludarabine, cytarabine (Ara-C), and idarubicin versus idarubicin, Ara-C, and etoposide for induction treatment of younger, newly diagnosed acute myeloid leukemia patients. Br J Haematol, 2005, 131 : 172 – 179.

[7] Koreth J, Schlenk R, Kopecky KJ, et al. Allogeneic stem cell transplantation for acute myeloid leukemia in first complete remission: systematic review and meta-analysis of prospective clinical trials. JAMA, 2009, 301 : 2349 – 2361

[8] Dombret H, Preudhomme C, Boissel N, et al. Core binding factor acute myeloid leukemia (CBF-AML): is high-dose Ara-C (HDAC) consolidation as effective as you think? Curr Opin Hematol, 2009, 16 : 92 – 97

[9] Caligiuri MA, Strout MP, Lawrence D, et al. Rearrangement of ALL1 (MLL) in acute myeloid leukemia with normal cytogenetics. Cancer Res, 1998, 58 : 55 – 59.

[10] Whitman SP, Ruppert AS, Marcucci G, et al. Long-term disease-free survivors with cytogenetically normal acute myeloid leukemia and MLL partial tandem duplication: A Cancer and Leukemia Group B study. Blood, 2007, 109: 5164 - 5167.

[11] Wadleigh M, DeAngelo DJ, Griffin JD, et al. After chronic myelogenous leukemia: tyrosine kinase inhibitors in other hematologic malignancies. Blood, 2005, 105: 22 - 30.

[12] Piloto O, Nguyen B, Huso D, et al. IMC-EB10, an anti-FLT3 monoclonal antibody, prolongs survival and reduces nonobese diabetic/severe combined immunodeficient engraftment of some acute lymphoblastic leukemia cell lines and primary leukemic samples. Cancer Res, 2006, 66: 4843 - 4851.

[13] George P, Bali P, Annavarapu S, et al. Combination of the histone deacetylase inhibitor LBH589 and the hsp90 inhibitor 17-AAG is highly active against human CML-BC cells and AML cells with activating mutation of FLT-3. Blood, 2005, 105: 1768 - 1776.

[14] Schnittger S, Schoch C, Kern W, et al. Nucleophosmin gene mutations are predictors of favorable prognosis in acute myelogenous leukemia with a normal karyotype. Blood, 2005, 106: 3733 - 3773.

[15] Thiede C, Koch S, Creutzig E, et al. Prevalence and prognostic impact of NPM1 mutations in 1485 adult patients with acute myeloid leukemia (AML). Blood, 2006, 107: 4011 - 4020.

[16] Baldus CD, Thiede C, Soucek S, et al. BAALC expression and FLT3 internal tandem duplication mutations in acute myeloid leukemia patients with normal cytogenetics: prognostic implications. J Clin Oncol, 2006, 24: 790 - 797.

[17] Marcucci G, Maharry K, Whitman SP, et al. High expression levels of the ETS-related gene, ERG, predict adverse outcome and improve molecular risk-based classificationclassification of cytogenetically normal acute myeloid leukemia: A Cancer andLeukemia Group B study. J Clin Oncol, 2007, 25: 3337 - 3343.

[18] Heuser M, Beutel G, Krauter J, et al. High meningioma 1 (MN1) expression as a predictor for poor outcome in acute myeloid leukemia with normal cytogenetics. Blood, 2006, 108: 3898 - 3905.

[19] Estey EH. Treatment of relapsed and refractory acute myelogenous leukemia. Leukemia, 2000, 14: 476 - 479.

[20] Craddock C, Tauro S, Moss P, et al. Biology and management of relapsed acute myeloid leukemia. Br J Haematol, 2005, 129: 18 - 34.

[21] Breems DA, Van Putten WL, Huijgens PC, et al. Prognosic index for adult patients with acute myeloid leukemia in first relapse. J Clin Oncol, 2005, 23: 1969 - 1978.

[22] Chantry AD, Snowden JA, Craddock C, et al. Long-term outcomes of myeloablation and autologous transplantation of relapsed acute myeloid leukemia in second remission: a British Society of Blood and Marrow Transplantation registry study. Biol Blood Marrow Transplant, 2006, 12: 1310 - 1317.

[23] Grigg AP, Szer J, Beresford J, et al. Factors affecting the outcome of allogeneic bone marrow transplantation for adult patients with refractory or relapsed acute leukaemia. Br J Haematol, 1999, 107: 409 - 418.

[24] Boiron JM, Lerner D, Pigneux A, et al. Allogeneic transplantation for patients with advanced acute leukemia: a single center retrospective study of 92 patients. Leuk Lymphoma, 2001, 41: 285 - 296.

[25] Tilly H, Castaigne S, Bordessoule D, et al. Low-dose cytarabine versus intensive chemotherapy in the treatment of acute nonlymphocytic leukemia in the elderly. J Clin Oncol, 1990, 8: 272 - 279.

[26] Kuendgen A, Germing U. Emerging treatment strategies for acute myeloid leukemia (AML) in the elderly Cancer. Treat Rev, 2009, 35: 97 - 120.

[27] Metzelder S, Wang Y, Wollmer E, et al. Compassionate use of sorafenib in FLT3-ITD-positive acute myeloid leukemia: sustained regres-

sion before and after allogeneic stem cell transplantation Blood, 2009, 113:6567-6571.

[28] Levis M, Smith BD, Beran M, et al. A randomized, open-label study of Lestaurtinib (CEP-701), an oral FLT3 inhibitor, administered in sequence with chemotherapy in patients with relapsed AML harboring FLT3 activating mutations: clinical response correlates with successful FLT3 inhibition. Blood, 2005, 106: Abstract 403.

[29] Stone RM, Fischer T, Paquette R, et al. Phase IB study of PKC-412, an oral FLT3 kinase inhibitor, in sequential and simultaneous combinations with daunorubicin and cytarabine induction and high-dose cytarabine consolidation in newly diagnosed adult patients with acute myeloid leukemia under age 61. Blood, 2006, 108: Abstract 157.

[30] DeAngelo DJ, Amrein PC, Kovacsovics TJ, et al. Phase 1/2 study of Tandutinib (MLN518) plus standard induction chemotherapy in newly diagnosed acute myelogenous leukemia. Blood, 2006, 108: Abstract 158.

[31] Harousseau JL, Lancet JE, Reiffers J, et al. A phase 2 study of the oral farnesyltransferase inhibitor tipifarnib in patients with refractory or relapsed acute myeloid leukemia. Blood, 2007, 109:5151-5156.

[32] Harousseau JL, Martinelli G, Jedrzejczak WW, et al. A randomized phase 3 study of tipifarnib compared to best supportive care, including hydroxyurea, in the treatment of newly diagnosed acute myeloid leukemia (AML) in patients 70 years or older. Blood, 2009, Jun 11, Epub ahead of print.

[33] Alvarez RH, Kantarjian H, Garcia-Manero G, et al. Farnesyl transferase inhibitor (Tipifarnib, Zarnestra) in combination with standard chemotherapy with idarubicin and cytarabine for patients with newly diagnosed acute myeloid leukemia or high risk myelodysplastic syndrome. Blood, 2006, 108: Abstract 1999.

[34] Al-Ali HK, Schwind S, Becker C, et al. 5-Azacytidine induces hematologic responses in a high proportion of patients with acute myeloid leukemia refractory to or not eligible for intensive chemotherapy. Blood, 2006, 108: Abstract 1953.

[35] Marcucci G, Byrd JC, Dai G, et al. Phase 1 and pharmacodynamic studies of G3139, a bcl-2 antisense oligonucleotide, in combination with chemotherapy in refractory or relapsed acute leukemia. Blood, 2003, 101:425-432.

[36] Marcucci G, StockW, Dai G, et al. Phase 1 study of oblimersen sodium, an antisense to bcl-2, in untreated older patients with acute myeloid leukemia: pharmacokinetics, pharmacodynamics, and clinical activity. J Clin Oncol, 2005, 23:3404-3411.

[37] Karp JE, Gojo I, Pili R, et al. Targeting vascular endothelial growth factor for relapsed and refractory adult acute myeloid leukemias: therapy with sequential 1beta-d-arabinofuranosylcytosine, mitoxantrone, and bevacizumab. Clin Cancer Res, 2004, 10:3577-3585.

[38] Kantarjian H, Gandhi V, Cortes J, et al. Phase 2 clinical and pharmacologic study of clofarabine in patients with refractory or relapsed acute leukemia. Blood, 2003, 102: 2379-2386.

[39] Faderl S, Gandhi V, O' Brien S, et al. Results of a phase 1-2 study of clofarabine in combination with cytarabine (ara-c) in relapsed and refractory acute leukemias. Blood, 2005, 105:940-947.

[40] Faderl S, Verstovsek S, Cortes J, et al. Clofarabine and cytarabine combination as induction therapy for acute myeloid leukemia in patients 50 years of age or older. Blood, 2006, 108: 45-51.

骨髓增生异常综合征发病机制及临床治疗的研究进展

邱 林 马 军

哈尔滨血液病肿瘤研究所 哈尔滨 150010

【摘要】 骨髓增生异常综合征（MDS）发病的病理生理学机制尚不完全清楚，这主要是因为MDS的高度异常性决定的。已知一些与MDS发病相关的一些机制，如多种遗传学的异常、表观遗传学的异常、造血干细胞和造血微环境的异常等。随着MDS发病机制研究的进展，出现了一些新的治疗策略和新的治疗药物，本文就近年来这些新的进展作一介绍。

【关键词】 骨髓增生异常综合征；发病机制；治疗

骨髓增生异常综合征（MDS）是一类起源于髓系造血干细胞的克隆性疾病，但目前仍不能确定MDS是起源于造血干细胞阶段还是定向祖细胞阶段。MDS具有高度的异质性，初发的MDS患者中，40%～70%有染色体的异常，继发的MDS患者中，95%以上有染色体的异常。遗传不稳定导致MDS具有向急性髓系白血病（AML）转化的高度危险性。研究也已经证实免疫系统和骨髓微环境的异常也参与MDS的发病机制。MDS的细胞和分子基础以及“早期”MDS如何进展到“晚期”MDS或AML仍知之甚少。但清楚的是MDS具有和AML不同的生物学特征。因此，更好地了解这些特征，则可使我们依据MDS细胞遗传学、免疫学和骨髓微环境异常的特点，更合理地选择治疗方案。本文就近年来对MDS发病机制的一些新的认识，以及新的治疗策略作一介绍。

一、有关MDS的发病机制

（一）早期MDS的细胞凋亡

MDS患者早期表现为造血细胞的凋亡增加，增殖和存活时间减少。这就促使人们研究造血过程中负向调节因子：IFN、TNF和TGF信号，以及氧化和DNA损伤应急反应。利用基因表达谱等手段证实，在MDS骨髓细胞中许多诱导IFN的基因表达上调[1]；抑制TGF信号可以改善MDS患者红系造血功能[2]。

MDS早期造血细胞的缺失提示自我更新能力的缺陷[3]。显然，调节造血干细胞自我更新、分化、静止的基因存在异常，有助于发现MDS造血的异常。已确定一系列基因在小鼠造血干细胞自我更新中起到重要调节作用，包括polycomb基因BMI-1、cdk抑制子p18、PTEN磷酸酶、zfx[4]和ETS蛋白MEF[5]。同样，一系列基因在控制造血干细胞静止中发挥作用，这些基因包括Fbw7、TPO、血管生成素1、GATA-2和MEF。但是，这些基因在MDS患者中还没有进行深入研究。

（二）干细胞龛MDS中的作用

在干细胞龛提供信号来维持造血干细胞静止性以及在很大程度上防护氧化应激。干细胞龛信号的缺陷可导致造血干细胞逐步丢失。在MDS患者和由MDS转为AML患者中可观察到髓系长时间受抑制，可能只残留少量的正常造血，提示随着时间的推移，MDS患者逐渐丢失造血干细胞（可能由于自我更新的缺陷）而MDS干细胞蓄积（可能由于更有力的竞争干细胞龛）。在小鼠模型中，由于ROS的产生和氧化应激导致造血干细胞丢失过程中，受累及的有FoxO转录因子[6]、p38MAPK和ATM蛋白[7]。令人关注的是，MDS骨髓细胞中p38激酶水平升高，而p38抑制剂能减少MDS祖细胞凋亡[8]。

MDS进展可分为三（或四）个阶段，包括进展到急性白血病、丧失增殖和分化能力导致进展性全血细胞减少。很多研究者对MDS转为AML进行研究，但对于患者有进展性血细胞减少，而没有原始细胞增多和病态造血恶化的机制还不清楚。特别是增殖缺陷是否发生，这种缺陷出现在干细胞还是“短暂倍增细胞系”也不清楚。再生障碍性贫血患者，尤其是对免疫抑制剂有部分反应的患者，可发展成MDS。这样的MDS患者通常伴有+8或7号染色体部分或全部丢失。其发生机制还不清楚，但是这提示了“适者生存”的选择性，生长能力强的细胞能在恶劣的环境中生存。

调节细胞定向分化（向髓系或淋巴系分化）的一系列基因已被确定。由于这些TFs（CEBPA、PU.1、GATA-1）活化功能缺陷，可导致分化受损。其他蛋白如Id1，阻断E box蛋白结合DNA，阻止造血干细胞定向分化为髓系[9]。缺乏Id1，造血干细胞不能自我更新，最终耗竭。细胞周期调节基因和p53途径的基因在这一过程中也发挥作用。在老化的造血干细胞自我更新中，特殊途径的作用还不清楚。

造血干细胞与干细胞龛紧密相关，移植实验证实在植入成功的小鼠体内，供者骨髓细胞自我更新能力增强，并能使骨髓达到相同增生程度。这就提示造血干细胞能传递信号，上调干细胞龛的数量，以满足造血干细胞自我更新的需要。在小鼠模型中已确定了存在骨内龛和血管内龛。骨内龛是成骨细胞发挥调节干细胞作用的部位。在某些疾病时出现的髓外造血部位，如肝、脾及淋巴结是没有成骨细胞的，证明在这些部位存在血管干细胞龛，其中内皮细胞维持造血干细胞功能。

阻断MDS干细胞黏附以及归巢到骨髓龛可能是行之有效的治疗方法。已证实CD44通过影响细胞的归巢能力以及诱导分化可去除AML1干细胞[10]。同样，CXCR4和其趋化因子配体SDF-1（CXCL12）的结合，可使MDS造血干祖细胞动员出骨髓。其他调节干细胞行为的配体和受体，如血管生成素1/Tie-2，也可成为治疗的靶点。

（三）基因改变对MDS的影响

研究表明，小鼠MDS模型中发现有越来越多的具有MDS特征的基因修饰。其中研究最为清楚的是t（3；21），通常出现在MDS和CML急变患者，导致AML1基因和MDS1-EVI1基因融合，产生AML1-MDS1-EVI1蛋白。大约15%的MDS/AML和46%放疗相关MDS发生AML1基因突变。将AML1（RUNX1）基因突变形式转导到骨髓细胞，并移植给野生型小鼠，建立小鼠模型。大多数小鼠在移植后4～13个月发展成MDS或有类似MDS/AML症状，并表达特异的AML1突变蛋白（AML1D171N）。最终进展到AML小鼠，由于反转录病毒插入活化导致EVI-1过表达[11]。EVI-1与突变AML1蛋白共表达导致AML的发生，进一步证实了在白血病发生过程中这两种蛋白起协同作用。相反，AML1的C末端截短形式能诱导全血细胞减少及红系病态造血，既而进展到RAEB，最终导致AML，在此过程中没有特定的二次打击。

也许最有说服力的模型是NUP98-HoxD12（NHD）转基因小鼠，VAV启动子表达 NHD 转基因。这种小鼠经历 MDS 阶段，伴随多系病态造血和血细胞减少，最终可进展到 AML[12]。在 MDS 患者重现性基因异常中，Ras 突变、p53 突变和 AML1（RUNX1）突变最为常见。活化酪氨酸激酶很少见，除非患者表现更多的增殖特征。TEL-PDGFRβ 可在 CMML 伴有嗜酸细胞的患者出现，但在骨髓增殖性疾病中更为常见。在 RARS-T 和 5q-伴有血小板增多的患者中可见到 JAK2（V617F）[13]。

在 MDS 和 AML 已证实 Ras 突变和 AML1 突变存在关联，但还没建立相应的小鼠模型。最近报道了应用 N-RAS 突变和 BCL2 过表达建立的小鼠模型[14]。而 NPM +/-小鼠模型有明显的病态造血，但缺乏贫血表现，也不会发展成白血病[15]。这些小鼠模型都不够理想，RAS 突变和 BCL2 可能不会同时出现，而 MDS 也很少出现 NPM 突变。因此，应该进一步评价所有的小鼠模型以便更为精确的模拟人类的疾病状态。

二、有关 MDS 的治疗

（一）DNA 甲基化抑制剂

目前并不清楚为什么 MDS 比其他实体肿瘤更适合去甲基化药物治疗，而真正的作用机制也不清楚。目前已知在 MDS 病程中大量基因被高度甲基化而失活，包括 P15INK4B、P21、雌激素受体、CALC1、E-钙粘、HIC-1、RASSFIA 等。最近，Langer 等证实在 MDS 患者中存在 DNA 甲基转移酶（DNMTs）1、3a、3b 的上调[15]。美国已批准两种 DNA 去甲基化药物 5-氮杂胞苷（5-azacytidine，5-Aza）和 5-氮杂-2，-脱氧胞苷（5-aza-2，-deoxycitidine，DAC）用于 MDS 患者。

（1）5-氮杂胞苷（5-Aza）

5-Aza 是第一个被美国 FDA 批准用于 MDS 治疗的药物。在 GALGB9221 实验中，所有 FAB 亚型 MDS 的患者每 28 天给予 5-Aza 75mg/m^2/d 皮下注射，连续 7 天。5-Aza 组完全缓解率（CR）为 17%，与支持治疗组（BSC）相比，转为白血病的中位时间明显延长（21 个月 *vs* 12 个月，$P = 0.007$）。CALGB 最近更新的实验数据显示，5-Aza 组 47% 的患者效果显著，10% 达到 CR [16]。欧洲Ⅲ期临床实验显示接受 5-Aza 组患者的 CR 和部分缓解率（PR）为 28%，2 年生存率（OS）为 50.8%，而接受传统治疗的患者仅为 26%（$P < 0.0001$）。5-Aza 的主要副反应为胃肠道反应和骨髓抑制，其中骨髓抑制是导致药物减量和患者不能完成治疗的主要原因。

最近一个 5-Aza 治疗中危-2 或高危 MDS 患者的Ⅲ期多中心随机临床试验（AZA-001）中[17]，358 例患者分为 5-Aza 组（179 例）或 1/3 接受常规疗法：低剂量阿糖胞苷（$n = 49$，27%），强化诱导化疗（$n = 25$，14%）或 BSC（$n = 105$，59%）。结果表明，5-Aza 可使患者的中位生存时间达到 9 个月（$P = 0.001$，危险比 $= 0.58$，95% CI：0.43 ~ 0.77），明显高于常规治疗组。与个体的常规治疗方案相比，5-Aza 还明显改善了患者的生存率。5-Aza 使患者 2 年 OS 增加了近 1 倍（51% *vs* 26%，$P < 0.0001$，95% CI：13 ~ 36）。此外，5-Aza 在预防 AML 转变和白血病诱导血液改善方面更加有效。

CALGB 9221 试验和 AZA-001 试验的生存数据不能直接作比较，这是由于 CALGB 研究包括所有 FAB 亚型和 IPSS 分类的 MDS 患者，而 AZA-001 包含初治中位-2 和高危的 MDS 患者。但是很明显，5-Aza 对 MDS 患者的血液学改善和生存率延长明显有益。

5-Aza 对于具有细胞遗传学异常的高危 MDS 患者也有效。Mufti 等人发现，接受 5-Aza 治疗的- 7/7q-患者的死亡率降低了 67%，2 年 OS 达 33%，明显高于常规疗法的 8%（$P = 0.03$）[18]。Lim 等发现 5-Aza 治疗 7 号染色体异常的患者同样有效，中位生存时间达到24.8个月（95% CI：17.8～31.8），而其他复杂核型的患者的中位生存时间17.3个月（95% CI：8.3～26.3，*P*=0.10）。

（2）5-氮杂-2，-脱氧胞苷（DAC）

虽然DAC与5-Aza的作用机制相类似，但是DAC可以被一系列激酶磷酸化，其中DAC的三磷酸盐形式可以优先结合到细胞的DNA，而DAC与DNA的结合是不可逆的，导致DNMTs酶活性丧失和DNA去甲基化。其中DAC介导的细胞毒效应主要体现在DNMT3a和3b上。

2006年美国MD Anderson癌症中心报道DAC对比BSC的随机Ⅲ期临床实验[19]。DAC组为DAC + BSC，DAC的剂量为15mg/m^2，连续静脉给药3天，6周为一疗程。MDS患者为中、高危和输血依赖者。总有效率为30%（CR 9%，PR 8%，HI 13%），两组患者转为AML或死亡的中位时间无明显区别，但分层分析发现，初发、高危和初治的MDS患者中，DAC组转为AML或死亡的中位时间长于对照组（12.6个月 *vs* 9.4个月，9.3个月 *vs* 2.8个月，12.3个月 *vs* 7.3个月）。Cox分析表明，BSC组转为AML或死亡的危险性高于DAC组的2倍。

2007年MD Anderson癌症中心又报道了DAC（376例）对比强化化疗（115例）的Ⅲ期临床研究[20]。两组患者的年龄、IPSS评分、细胞遗传学基本相同，但DAC组的中位存活时间达到22个月，明显高于化疗组的12个月。DAC组2年OS达47%，明显高于化疗组的24%。

（二）组蛋白去乙酰化酶抑制剂

组蛋白乙酰转移酶（HATs）和组蛋白去乙酰化酶（HDACs）在染色质修饰中对基因转录调节至关重要。组蛋白去乙酰化使核心组蛋白中的酪氨酸残基带正电荷，导致DNA和组蛋白紧密连接，使染色质处于转录缄默状态。相反，组蛋白乙酰化中和正电荷，因此干扰DNA-组蛋白，促进转录因子转录。根据上述机制组蛋白去乙酰化酶抑制剂（HDACi）可能能对缄默的肿瘤移植基因起到去抑制作用。在髓系白血病中已发现异常活性的HATs和HDACs。

HDAC抑制剂分为以下几类：小分子羧化物（如VPA）、异羟肟酸（如NVP-LAK974）、苯酰胺类（如MS275）、环氧酮类、环状肽类和杂合分子类。FDA已经第一个通过HDAC抑制剂vorinostat（SAHA）治疗皮肤T细胞淋巴瘤[21]。最近有人用最大耐受剂量vorinostat治疗41例恶性白血病或MDS。vorinostat的剂量为200mg，bid或250mg，tid，连续14天。7例达到血液学有效或改善[22]。

一般认为vorinostat主要抑制Ⅰ和Ⅱ型HDACs，而MS-275和MGCD0103特异性的抑制Ⅰ型HDACs。理论上认为作用于Ⅰ型HDACs更易引起表观遗传学的改变，而对细胞内的蛋白影响小，因此毒性也小。Lancet等[23]用MGCD0103（每天40～83mg/m^2）治疗19例恶性白血病和MDS 1～6个疗程，病情稳定的4例，大部分患者细胞的HDAC活性得到抑制。Valproic acid（VPA）也是一种抗惊厥药，单药治疗MDS的有效率可达到16%～44%。尤其是对低危的患者更有效（低危=70%，中危-1=24%，中危-2=11%，高危=18%）[24]。

某些HDAC抑制剂已被用于MDS的Ⅰ、Ⅱ期临床试验，但主要是与其他药物联用。Kuendgen等报道VPA单用和与全反式维A酸（ATRA）联合治疗23例MDS和继发性AML患者，34.8%（8/23）获得治疗反应，其中VPA与ATRA联用4例，25%（1/4）获得PR[25]。Giles等用LBH589（4.8～14.0mg/m^2，连用7天）治疗12例高危AML和MDS患者，75%（9/12）获得治疗反应，出现骨髓原始细胞的下降，并且毒性反应轻微，主要表现为心电图异常、心悸、房颤、低血钾、恶性呕吐和头痛[26]。

（三）其他新药

1. 法尼基转移酶抑制剂

法尼基转移酶是调节肿瘤细胞生长的一个关键酶。其参与细胞信号传导、细胞增殖和分化。法尼基转移酶抑制剂选择性的靶向细胞内的法尼基转移酶，通过抑制多条信号通路影响血管生成、细胞黏附、有丝分裂，最终影响细胞的生存。目前最常用于血液系统肿瘤的法尼基转移酶抑制剂有 tipifanib 和洛那法尼（lonafarnib）[27]。

Kurzrock 等报道了 tipifanib 治疗 28 例 MDS 的Ⅱ期临床试验。所用剂量为 600mg，bid，连续 4 周。其中 2 例达到 CR，1 例达到 PR。骨髓抑制、疲劳和恶心为常见不良反应[28]。Fenaux 等报道应用 tipifanib 治疗 82 例中、高危 MDS 的开放性多中心临床研究，剂量为 300mg，bid，连续 21 天，4 周达到 CR 的患者 12 例（14.6%），有效时间超过 2 个月，中位生存时间为 11.7 个月。最常见的治疗相关不良事件为 3/4 度的中性粒细胞减少（18%）、血小板减少（32%）和贫血（18%）[29]。

2. 伊那西普（Etanercept，ET）

ET 是一种可阻断肿瘤坏死因子-α（TNF-α）的可溶性融合蛋白。其通过阻断早期 MDS 患者中 TNF-α 和 Fas 配体的增高抑制细胞凋亡的增高。Deeg 报道 ET 治疗 12 例 MDS 的临床研究[30]。皮下给药 25mg，2 次/周，连续 16 周。3 例血红蛋白增加 1 ~ 1.5g/L，1 例输血次数减少，2 例中性粒细胞增高。ET 的主要不良反应为中性粒细胞减少、咽喉痛和肺炎等。研究表明 ET 只对部分造血异常的 MDS 患者有效。

3. TLK199

TLK199 是可结合到谷胱甘肽转移酶（GST）P-1-1 的谷胱甘肽的类似物，它可使 GST 从 Jun 激酶（JNK）中解离出来，从而使 JNK 的活性降低。Raza 报道了应用 TLK199 治疗 52 例难治性 MDS 的Ⅱ期临床试验[31]，剂量为 600mg/m^2/ d，连续 5 天静脉给药，3 周为一疗程。TLK199 可使 82% 的患者达到血液学改善，输血次数减少，诱导骨髓分化。

4. Sapacitqbine

Sapacitqbine 是一种口服的核苷类似物，可诱导细胞停止在 G2 期。Ⅰ期临床试验研究表明，推荐 Sapacitqbine 的剂量为 325mg，每天 2 次，每 21 天给药 7 天，2 例 MDS 患者中有 1 例达到 CR[32]。

（四）联合用药治疗

联合用药治疗 MDS 的目的是增加疗效，降低药物的毒性，延长患者的生存时间。目前的联合用药主要是去甲基化药物和组蛋白去乙酰化药物，且还处于Ⅰ/Ⅱ临床试验阶段。由于 DNA 甲基化和组蛋白去乙酰化存在交叉反应并可以协同抑制某些基因的表达，并且 DNMTs 和 HDACs 也存在协同作用。因此，DNA 甲基化抑制剂和 HDAC 抑制剂联用代表了一种新的 MDS 靶向治疗的策略，并且 DAC 和某些 HDAC 抑制剂联用已证实存在显著效果，并可以导致某些肿瘤抑制基因的表达而促进肿瘤细胞凋亡。体外实验证实去甲基化药物和 HDACi 在杀灭白血病细胞和基因再活化方面有协同作用，所以临床实验已开展二者联合治疗，且尚处于Ⅰ/Ⅱ期临床试验阶段。Garcia Manero 等[33]应用 Decitabine/VPA 联合方案治疗进展期的白血病患者，在 10 名诊断为 MDS 患者中 4 人达到 CR、1 人 PR，并且还在部分患者中观察到 p15 基因的去甲基化。Gore 研究组[34]利用 Azacitidine 联合 SNDX-275 治疗 31 名白血病患者（其中 MDS 13 人、CMML 4 人、AML 14 人）也收到良好的疗效，其中 2 人 CR、4 人 PR、6 人 HI，此外，联合治疗后患者组蛋白（H3、H4、H2AXγ）的表达也显著增加。Ravandi 等[35]对Ⅰ期应用 Decitabine 和 Vorinostat 序贯治疗 31 名复发或难治的白血病病例（其中 5 名 MDS 患者进展为 AML）

进行了总结，除 1 名患者由于未用药而导致复发后死亡外，其余 30 名患者中 1 人达到 CR 并持续 5.5 周、4 人骨髓原始细胞显著降低，4 人病情稳定，14 人治疗无效或疾病进展，7 人尚未评估。此外这种联合治疗对 3 名老年由 MDS 进展为 AML 的患者也有很好的疗效，3 人均未发生疾病进展[36]。MGCD0103 作为一种 HDAC 选择性抑制剂在单药治疗难治/复发的 MDS 和 AML 的方面具有广阔的前景，应用 MGCD0103/Azacitidine 联合方案治疗的 37 名患者中 11 人（30%）治疗有效，其中 4 人 CR、5 人 CR-I、2 人 PR，而 Ⅱ 期临床试验中，有 37%（10/27）的患者收到良好的疗效[37]。

另外，去甲基化药物与其他药物联合也了取得良好的治疗效果。其中，Sekeres 等[38] 用抗血管生成药物 Lenalidomide 与 Azacitidine 联合治疗 7 名高危的 MDS 患者，并对其中的 4 人进行了疗效评估，2 人达到 CR、1 人红细胞系统的有效，1 人疾病进展。Holsinger 等[39] 用免疫抑制剂 Etanercept 联合 Azacitidine 治疗 23 例高危 MDS，并对其中的 18 人进行了疗效评估，14 人治疗有效占 78%，5 人 CR，8 人 PR，1 人 HI。

此外，Soriano 等[40] 用 VPA、ATRA 与 Azacitidine 三药联合治疗 53 名 AML 和 MDS 患者总有效率达 42%，而且治疗后患者的整体 DNA 甲基化和组蛋白乙酰化显著下降（$P<0.005$）。

（五）造血干细胞移植

目前 allo-SCT 是根治 MDS 的唯一疗法。但由于年龄、合并症和缺乏供者等原因，只有 6% 的 MDS 可以接受 allo-SCT。而且由于移植相关并发症的发病率高，接受移植的 MDS 患者中只有 40% 能够治愈。在包括 700 多名接受清髓性方案患者的几项大型前瞻性研究中，DFS 为 23% ~63%，未复发死亡率为 20% ~68%[41]。

减低剂量强度预处理方案（RIC）的出现使由于年龄和并存症等因素不能接受清髓方案的患者受益。RIC 方案的特点是减少骨髓抑制和免疫介导的移植物抗白血病（GvL）的效果。减少化疗或放疗剂量可以减少副作用、降低发病率和非复发死亡率，同时移植物仍然可以成活。此外，GvL 可能降低移植后疾病进展的风险。Ho 等人[42] 报道了应用 RIC-HSCT 治疗 62 名 MDS 和 AML 患者的经验。在中位随访 474 天的同胞受者和非亲缘自愿供者（VUD）的受者中，存活率分别为 67% 和 68%。在一年中，同胞受者的非复发死亡率为 5%，VUD 受者为 21%，DFS 分别为 61% 和 59%。DFS 率与 IPSS 评分有很大关系。一年中中危-1、中危-2 和高危患者的 DFS 分别为 86%、63% 和 33%。此外，DFS 与移植时的疾病状况、复发/渐进疾病或 PR 患者的较差结果有很大关系。2008 年，Laport 等[43] 报道了 allo-SCT 后接受 RIC 治疗的患有 MDS 或骨髓增生病的 148 名患者的结果。在平均随访 47 个月中，25% 的患者（37/148）存活，中位总生存期为 180 天，无复发存活 296 天。虽然用 RIC 方案治疗，移植相关死亡率有所降低，复发可能性却有所增加。RIC 方案所面临的挑战包括可提供组合的多样化，且标准强度与 RIC 方案相比缺乏研究。

在多种血液病患者中，最近证明患者合并症可以独立的、个性化的预测 HSCT 结果。在根据清髓性和非清髓性方案分层和比较患者中，Sorror[44] 等人调查了合并症的作用及其他风险因素。利用造血干细胞移植特定并发症指数（HCT- CI），且根据并发症和疾病风险的影响，患者被分为 4 个危险组。具有更高并发症评分和疾病风险的患者在非复发死亡率方面的相应增加被得以观察。在低合并症分数和低危患者中，2 年总生存率和无复发生存率也明显改善，第一组中患者的两年存活率为 78%（清髓）和 70%（非清髓），第四组患者仍然存活率为24%（清髓）和29%（非清髓性）。看来，移植前的预处理方案类型在各组中不是重要因素。

RIC 可使更多高危 MDS 患者接受 HSCT 治疗。单纯年龄因素并不影响患者的 allo-SCT，但合并症评分和风险程度高低决定患者是否接受 allo-SCT。而且移植前细胞减少和疾病负担可能是关键的考虑因素。研究表明，移植时有较少幼稚细胞且肿瘤负荷小的患者与幼稚细胞多的患者相比，复发率降低。

参考文献

[1] Pellagatti A, Cazzola M, Giagounidis AA, et al. Gene expression profiles of CD34 + cells in myelodysplastic syndromes: involvement of interferon- stimulated genes and correlation to FAB subtype and karyotype. Blood, 2006, 108 : 337 – 345.

[2] Kale VP. Differential Activation of MAPK Signaling Pathways by TGF-β1 Forms the Molecular Mechanism Behind Its Dose-Dependent Bidirectional Effects on Hematopoiesis. Stem cel Dev, 2004, 13 : 27 – 38.

[3] Sato T, Kim S, Selleri C, et al. Measurement of secondary colony formation after 5 weeks in long-term cultures in patients with myelodysplastic syndrome. Leukemia, 1998, 12 : 1187 – 1194.

[4] Galan-Caridad JM, Harel S, Arenzan TL, et al. Zfx controls the self-renewal of embryonic and hematopoietic stem cells. Cell, 2007, 129 : 345 – 357.

[5] Lacorazza HD, Yamada T, Liu Y, et al. The transcription factor MEF/ELF4 regulates the quiescence of primitive hematopoietic cells. Cancer Cell, 2006, 9 : 175 – 187.

[6] Ito K, Hirao A, Arai F, et al. Reactive oxygen species act through p38 MAPK to limit the lifespan of hematopoietic stem cells. Nat Med, 2006, 12 : 446 – 451.

[7] Ito K, Hirao A, Arai F, et al. Regulation of oxidative stress by ATM is required for self-renewal of haematopoietic stem cells. Nature, 2004, 431 : 997 – 1002.

[8] Navas TA, Mohindru M, Estes M, et al. Inhibition of overactivated p38 MAPK can restore hematopoiesis in myelodysplastic syndrome progenitors. Blood, 2006, 108 : 4170 – 4177.

[9] Jankovic, V, Ciarrocchi, A, Boccuni, P, et al. Id1 restrains myeloid commitment, maintaining the self-renewal capacity of hematopoietic stem cells. Proc Natl Acad Sci USA, 2007, 104 : 1260 – 1265.

[10] Jin L, Hope KJ, Zhai Q, et al. Targeting of CD44 eradicates human acute myeloid leukemic stem cells. Nat Med, 2006, 12 : 1167 – 1174.

[11] Watanabe-Okochi N, Kitaura J, Ono R, et al. AML1 mutations induced MDS and MDS/AML in a mouse BMT model. Blood, 2008, 111 : 4297 – 4308.

[12] Lin YW, Slape C, Zhang Z, et al. NUP98-HOXD13 transgenic mice develop a severe myelodysplastic syndrome that progresses to acute leukemia. Blood, 2005, 106 : 287 – 295.

[13] Buonamici S, Li D, Chi Y, et al. EVI1 induces myelodysplastic syndrome in mice. J Clin Invest, 2004, 114 : 713 – 719.

[14] Omidvar N, Kogan S, Beurlet S, et al. BCL-2 and Mutant NRAS Interact Physically and Functionally in a Mouse Model of Progressive Myelodysplasia. Cancer Res, 2007, 67 : 11657 – 11667.

[15] Grisendi S, Bernardi R, Rossi M, et al. Role of nucleophosmin in embryonic development and tumorigenesis. Nature, 2005, 437 : 147 – 153.

[16] Fenaux P, Mufti GJ, Santini V, et al. Azacitidine (AZA) treatment pro-longs overall survival (OS) in higher-risk MDS patients compared with con-ventional care regimens (CCR): results of the AZA-001 phase III study. Blood, 2007, 110. Abstract 817.

[17] Silverman LR, Demakos EP, Peterson BL, et al. Randomized controlled trial of azacitidine in patients with the myelodysplastic syndrome: a study of the Cancer and Leukemia Group B. J Clin Oncol, 2002, 20 : 2429 – 2440.

[18] Mufti GJ, Fenaux P, Hellstrom-Lindberg E, et al. Treatment of high-risk MDS patients (pts) with- 7/del (7q) with azacitidine (AZA) versus con-ventional care regimens (CCR): effects on overall survival (OS). J Clin Oncol, 2008, 26. Abstract 7033.

[19] Kantarjian H, Issa JP, Rosenfeld CS, et al. Decitabine improves patient outcomes in myelodysplastic syndromes: results of a phase III randomized study. Cancer, 2006, 106 : 1794 - 1803.

[20] Kantarjian HM, O' Brien S, HuangShan J, et al. Update of the decitabine experience in higher risk myelodysplastic syndrome and analysis of prognostic factors associated with outcome. Cancer, 2007, 109 : 265 - 273.

[21] Zolinza? (vorinostat) [package insert]. Whitehouse Station, NJ: Merck & Co Inc; 2006.

[22] Garcia-Manero G, Yang H, Bueso-Ramos C, et al. Phase 1 study of the histone deacetylase inhibitor vorinostat (suberoylanilide hydroxamic acid [SAHA]) in patients with advanced leukemias and myelodysplastic syndromes. Blood, 2008, 111 : 1060 - 1066.

[23] Lancet JE, Nichols G, Assouline S, et al. A phase I study of MGCD0103 given as a twice weekly oral dose in patients with advanced leukemias or mye-lodysplastic syndromes (MDS). J Clin Oncol, 2007, 25. Abstract 2516.

[24] Kuendgen A, Schmid M, Schlenk R, et al. The histone deacetylase (HDAC) inhibitor valproic acid as monotherapy or in combination with all- trans retinoic acid in patients with acute myeloid leukemia. Cancer, 2006, 106 : 112 - 119.

[25] Kuendgen A, Knipp S, Gattermann N, et al. Results of a phase 2 study of valproic acid alone or in combination with all-trans retinoic acid in 75 patients with myelodysplastic syndrome and relapsed or refractory acute myeloid leukemia. Ann Hematol, 2005, 84 (Suppl) 1 : 61 - 66.

[26] Giles F, Fischer T, Cortes J, et al. A phase I study of intravenous LBH589, a novel cinnamic hydroxamic acid analogue histone deacetylase inhibitor, in patients with refractory hematologic malignancies. Clin Cancer Res, 2006, Aug 1; 12 : 4628 - 4635.

[27] Lancet JE, Gojo I, Gotlib J, et al. A phase 2 study of the farnesyl-transferase inhibitor tipifarnib in poor-risk and elderly patients with previous-ly untreated acute myelogenous leukemia. Blood, 2007, 109 : 1387 - 1394.

[28] Kurzrock R, Albitar M, Cortes JE, et al. A phase II study of R115777, a farnesyl transferase inhibitor, in myelodysplastic syndrome. J Clin Oncol, 2004, 22 : 1287 - 1292.

[29] Fenaux P, Raza A, Mufti GJ, et al. A multicenter phase 2 study of the farnesyltransferase inhibitor tipifarnib in intermediate- to high-risk myelodys- plastic syndrome. Blood, 2007, 109 : 4158 - 4163.

[30] Deeg HJ, Gotlib J, Beckham C, et al. Soluble TNF receptor fusion protein (etanercept) for the treatment of myelodysplastic syndrome: a pilot study. Leukemia, 2002, 16 : 162 - 164.

[31] Raza A, Callander N, Ochoa L, et al. Hematological improvement (HI) by TLK199 (Telintra™), a novel glutathione analog, in myelodysplastic syndrome: results of a phase 2 study results. Blood, 2005, 106. Abstract 2520.

[32] Plunkett W, Garcia-Manero G, Faderl S, et al. Phase I study of sapacitabine, an oral nucleoside analogue, in patients with advanced leukemias or myelodysplastic syndromes. J Clin Oncol, 2007, 25 : 7063.

[33] Garcia-Manero G, Kantarjian HM, Sanchez-Gonzalez B, et al. Phase I/II study of the combination of 5-aza- 2' -deoxycytidine with valproic acid in patients with leukemia. Blood, 2006, 108 : 3271 - 3279.

[34] Gore SD, Baylin S, Sugar E, et al. Combined DNA methyltransferase and histone deacetylase inhibition in the treatment of myeloid neoplasms. Cancer Res, 2006, 66 : 6361 - 6369.

[35] Ravandi F, Faderl S, Thomas D, et al. Phase I study of suberoylanilide hydroxamic acid (SAHA) and decitabine in patients with relapse, refractory or poor prognosis leukemia. Blood, 2007, 110. Abstract 897.

[36] Thatikonda C, Rossetti JM, Shadduck RK, et al. Combination methyltransferase and histone deacetylase inhibition in elderly patients with secondary acute myelogenous leukemia. Blood, 2007, 110. Abstract 4387.

[37] Garcia-Manero G, Yang AS, Klimek V, et al. Phase I/II study of MGCD0103, an oral isotype-selective histone deacetylase (HDAC) inhibitor, in combination with 5-azacitidine in higher-risk myelodysplastic syndrome (MDS) and acute myelogenous leukemia (AML). Blood, 2007, 110:137a. Abstract 444.

[38] Sekeres MA, List A, Cuthbertson D, et al. Preliminary results from a phase I study of Revlimid? (lenalidomide) in combination with Vidaza? (azacitidine) in patients with advanced myelodysplastic syndromes (MDS). Blood, 2007, 110:437a. Abstract 1458.

[39] Holsinger AL, Ramakrishnan A, Storer B, et al. Therapy of myelodysplastic syndrome (MDS) with azacitidine given in combination with etanercept: a phase II study. Blood, 2007, 110:435a. Abstract 1452.

[40] Soriano AO, Yang H, Faderl S, et al. Safety and clinical activity of the combination of 5-azacytidine, valproic acid, and all-trans retinoic acid in acute myeloid leukemia and myelodysplastic syndrome. Blood, 2007, 110 : 2302 – 2308.

[41] Anderson JE. Bone marrow transplantation for myelodysplasia. Blood Rev, 2000, 14 : 63 – 77.

[42] Ho AY, Pagliuca A, Kenyon M, et al. Reduced-intensity allogeneic hematopoietic stem cell transplantation for myelodysplastic syndrome and acute myeloid leukemia with multilineage dysplasia using fludarabine, busul-phan, and alemtuzumab (FBC) conditioning. Blood, 2004, 104:1616 – 1623.

[43] Laport GG, Sandmaier BM, Storer BE, et al. Reduced-intensity con-ditioning followed by allogeneic hematopoietic cell transplantation for adult patients with myelodysplastic syndrome and myeloproliferative disorders. Biol Blood Marrow Transplant, 2008, 14:246 – 255.

[44] Sorror ML, Sandmaier BM, Storer BE, et al. Comorbidity and dis-ease status based risk stratification of outcomes among patients with acute myeloid leukemia or myelodysplasia receiving allogeneic hematopoietic cell transplantation. J Clin Oncol, 2007, 25:4246 – 4254.

❖ 头颈部肿瘤 ❖

头颈部鳞癌的内科治疗进展

何小慧

中国医学科学院中国协和医科大学肿瘤医院肿瘤研究所 北京 100021

【摘要】 化疗是治疗局部晚期和晚期头颈部肿瘤不可或缺的手段。基于顺铂的同步放化疗仍然是治疗局部晚期头颈部肿瘤的基石。在同步放化疗前行诱导化疗能进一步改善患者的生存。TPF方案（多西他赛、顺铂、5-氟尿嘧啶）已成为新的标准诱导化疗方案。姑息化疗是晚期头颈部肿瘤的主要治疗手段，PF方案（顺铂、5-氟尿嘧啶）仍然是标准方案，目前尚无其他化疗方案被证明优于PF方案。靶向治疗是目前研究的热点，并取得了一定的进步。放疗联合西妥昔单抗被推荐用于治疗不能耐受同步放化疗的局部晚期患者。PF方案联合西妥昔单抗显著延长了晚期患者的生存。

【关键词】 头颈部鳞癌；内科治疗；进展

头颈部恶性肿瘤是指颅底到锁骨上、颈椎前这一解剖范围内的所有恶性肿瘤，一般不包括颅内、颈椎及眼内的恶性疾病。头颈部解剖复杂，各类器官密集，尽管其组织类型很多，但大部分（90%）为鳞癌。目前手术和放疗仍是头颈部鳞癌的主要治疗手段，但越来越多的研究中有化疗的参与，化疗在头颈部鳞癌的治疗中不再局限于姑息治疗，在诱导化疗、同步放化疗、辅助化疗以及晚期患者的姑息化疗方面均取得一定的进展。近年来，分子靶向药物的出现，使多种晚期肿瘤生存期得到不同程度的延长，化疗、放疗与分子靶向药物的联合治疗，进一步提高了头颈部鳞癌治疗的有效率，并可使患者的无病生存期与总生存期延长。

一、化疗药物在头颈部鳞癌中的疗效

对头颈部癌有效的药物有顺铂（DDP）、5-氟尿嘧啶（5-FU）、卡铂（CBP）、博莱霉素（BLM）、长春瑞滨（NVB）、依托泊苷（足叶乙苷，VP-16）、异环磷酰胺（IFO）等，这些药物单独应用治疗头颈部癌有效率（RR）15%～30%，极少完全缓解（CR），CR<5%，中位缓解期3～5个月，中位生存期6个月，联合化疗有效率在30%～70%之间，CR5%～10%。十余年来新的抗肿瘤药物包括IFO、紫杉醇（PTX）、多西他赛（TXT）、NVB、吉西他滨（GEM）和拓扑替康（TPT）等在临床的应用及临床研究证实对头颈部鳞癌有效。多药联合化疗较单药有效率增高，以紫杉醇为主的新方案较其他方案显示出较高的疗效，有效率达58%～73%，CR达8%～17%。

二、化疗在头颈部鳞癌综合治疗中的作用

（一）诱导化疗(induction chemotherpy)

头颈部癌的诱导化疗仍处于临床研究

阶段，主要选择局部晚期的病例，药物选择均首推以DDP为主的联合化疗，以DDP+5FU±CF应用最为广泛。

近年来的随机临床研究均显示诱导化疗对器官保全的效果是肯定的，但没有肯定的依据表明能改善生存。但对于不可切除病例的头颈部癌的诱导化疗较单独放疗能改善总生存率和无病生存率。尚需进一步的临床研究。

2000年Pignon等对1965—1993年进行的63个随机对照临床研究进行Meta分析显示，诱导化疗组的死亡风险比为1.19（0.97～1.46），未能显示出生存优势。但如果单独统计使用PF方案的临床研究，2002年的Meta研究表明，PF方案诱导化疗能提高5年生存率5%（$P<0.01$）。有研究者认为诱导化疗未能改善生存的可能原因包括：头颈部肿瘤是一大类疾病，病例的选择可能影响结果；化疗方案不同；其他治疗措施对结果的影响；局部治疗不够有效，以致化疗的长期疗效难以显示出来。

诱导化疗的临床研究中以DDP+5FU±CF应用最为广泛，虽缓解率较其他方案高，一些研究显示在不可切除的局部晚期鳞癌总生存率和无病生存率有所改善，但尚不理想。需进一步探索新的方案以进一步改善近期疗效和长期生存。含PTX或Docetaxel的诱导化疗方案的Ⅱ、Ⅲ期临床研究取得了较好的疗效。

TAX323是一项多中心Ⅲ期随机临床研究，评价了TXT、DDP和5-FU联合化疗方案作为诱导化疗方案在局部晚期不可切除的头颈部鳞癌患者中的有效性和安全性。入组患者的条件为：18～70岁、Ⅲ期和无远处转移的Ⅳ期患者，应用TPF（TXT和DDP第1天，5-FU第1～5天）或PF方案，3周为1周期，进行4周期化疗。化疗结束后疾病无进展者在4～7周内行放疗，主要研究终点指标为无进展生存期（PFS）。共入组358例患者，TPF组177例，PF组181例。两组有效率分别为67.8%和53.6%（$P=0.006$）。中位随访32.5个月，TPF组PFS为11个月，PF组8.2个月，TPF诱导治疗可使死亡风险下降27%（$P=0.02$）。中位总生存期TPF为18.8个月，PF组14.5个月（$P=0.02$）。TPF组3或4度白细胞和中性粒细胞减少发生率明显升高，而PF组3或4度血小板减少、恶心、呕吐、胃炎以及听力丧失发生率高，治疗相关死亡率TPF组为2.3%，PF组为5.5%。TAX323结果显示：与标准PF方案比较，诱导化疗方案中加入TXT可使不可切除的晚期头颈部鳞癌的PFS和OS提高。

TAX324研究亦是在头颈部鳞癌患者中进行的Ⅲ期随机临床试验，比较TPF和PF作为诱导治疗，治疗不能切除的Ⅲ期或无远处转移的Ⅳ期患者的疗效。共入组501例患者，TPF或PF治疗结束后给予同步放化疗（常规放疗模式，CBP为每周给药），主要研究终点为总生存。至少随访2年（69%患者随访超过3年），TPF组比PF组生存率高，3年时预计总生存在TPF组为62%，而PF组为48%；平均中位生存期分别为71个月和30个月（$P=0.006$），3年PFS在TPF组为49%，PF组为37%（$P=0.004$）；TPF组局控率亦高于PF组（$P=0.04$）；但两组的远处转移率的差异无统计学意义（$P=0.14$），中性粒细胞减少和中性粒细胞减少性发热在TPF组高，而由于血液学毒性反应推迟化疗的患者在PF组更多。该研究的结论为：接受TXT联合PF作为诱导化疗方案随后进行化放疗同步治疗的头颈部鳞癌患者比仅接受PF诱导后的同步放化治疗患者的生存期长。

这两个Ⅲ期随机临床研究结果是FDA批准TPF方案作为头颈部鳞癌诱导化疗方案的基础，对于晚期不能手术切除或由于器官保留需要以及其他原因不能手术的头颈部鳞癌患者可给予 TPF 方案进行诱导化疗，故 2008 年《NCCN 头颈部肿瘤临床实践指南》（第二版）中指出对于上颌窦、筛窦、唇、口腔、口咽、下咽、声门、声门下，以及原发不明的头颈部鳞癌推荐的诱导化疗方案为 TPF（1 类证据）。然而临床医师的经验也是十分重要的，在对患者进行诱导化疗时应尽量避免推迟开始放疗的时间，故进行多学科综合治疗是十分重要的，如果患者对化疗的耐受性差，治疗小组则应放弃诱导化疗而改为放疗，如果患者一般状况好、局部晚期或区域淋巴结受侵（如 T3、T4、N2b、N2c 或 N3），给予诱导化疗是合理的。

（二）同步放化疗

同步放化疗是指对于不可手术切除的局部晚期患者和手术后的患者，在放疗过程中加入化疗药物进行的治疗方案，目的是提高治疗的疗效。具有放射增敏作用，且能与放疗同步进行的药物有 DDP、5-FU、MTX、HU、MMC、BLM、PTX、TXT 和 NVB。对不能手术切除的头颈鳞癌患者同步放化疗是一个重要的治疗策略。治疗的近期有效率可达到 75% ~100%，2 年生存率 35% ~45%。多数方案具有较好耐受性，化放疗同时进行有增加毒副作用危险，需减少化疗药物剂量或采用分段放疗，多采用铂类作为基本药物，或单用或联合 1 ~2 种其他化疗药物，包括紫杉类药物。最佳的化疗方案和剂量还不清楚，多数研究推荐采用单药 DDP 方案，但仍需大宗的临床研究。2000 年 ASCO 年会上报道的 INT0126 研究共分为 3 组。A 组为单纯放疗，B 组为 DDP 联合放疗，C 组为 DDP/5-FU 方案联合放疗。结果显示 DDP 联合放疗组患者的生存率最高，其次为接受 DDP/5-FU 联合放疗组。统计学分析显示，仅 DDP 联合放疗组对比放疗的生存率提高具有统计学意义，而 DDP/5-FU 组对比单纯放疗的生存差异统计学分析无显著差异。PF 联合化疗方案同步放疗的总生存并不优于 DDP 联合放疗。该研究确立了 DDP 联合放疗作为同步放化疗方案的优势。多项研究显示单用顺铂 + 放疗是有效的，并且相对易于耐受。另一项Ⅱ期随机试验表明，顺铂 + 紫杉醇和放疗可能比顺铂 + 5-FU + 放疗和羟基脲 + 5-FU + 放疗有更高的生存率，但是未有统计分析比较结果。多项研究均显示同步化放疗的有效率、无病生存率和总生存率方面均优于单纯放疗。2000 年《Lancet》发表的含 3727 例患者的 Meta 分析亦表明，与单独放疗相比同步放化疗可以提高 5 年生存率 8%，2004 年更新的数据结果相同。目前的研究数据充分证实局部晚期头颈部鳞癌同步化放疗可改善局部控制率和总生存率。

因此，2008 年《NCCN 头颈部肿瘤临床实践指南》（第二版）推荐不可切除的头颈鳞癌采用同步放化疗，方案为放疗通常使用传统的分割方法：2.0g/分割，7 周内达 70Gy 或以上，加上每 3 周 100 mg/m^2 的顺铂同步化疗。

同步化放疗作为术前的诱导治疗亦进行了一些研究。RTOG 91-11 研究比较了Ⅲ、Ⅳ期可切除病例保喉治疗方案的选择。研究纳入 517 例，随机分为先诱导化疗后放疗（I + RT）、同步化放疗（CRT）、放疗（R）三组进行保喉治疗，手术作为解救治疗。2006 年 ASCO 报道了其 5 年的生存率的结果。5 年的无喉切除生存率 I + RT 组、CRT 组和 R 组分别为 44.6%、46.6% 和 33.9%。I + RT、CRT 组对比 R 组均具有统计学差异（$P<0.05$）。但 I + RT 和 CRT 两组比较无差异（$P=0.98$）。喉保护率在 I + RT 组为 83.6% 明显好于 CRT 组的 70.5%（$P=0.0029$）或 R 组的 65.7%（$P=0.00017$）。局控率同步组明显好于另两组（$P<0.01$）。但诱导化疗未显示明显好的局控率和喉保护率。DFS 在 I + RT（38.6%，$P=0.016$）或 CRT（39%，$P=$

0.0055）较R组（27.3%）明显好。但3组的5年总生存率无明显区别，分别为I+RT 59.2%、CRT 54.6%、R 35.3%。该研究结论是喉保护率在诱导化疗组和同步化疗组均明显好于单独放疗组。但总生存率三组无明显不同。

术后的同步放化疗是近年头颈部癌综合治疗中的热点之一。既往一些较小的随机对照研究表明术后同步放化疗有望提高局部控制率与生存率，并且高危患者更有可能受益。两项Ⅲ期随机对照临床研究（EORTC22931，RTOG9501）比较术后单纯放疗与术后同步放化疗对高危患者（指具有以下情况之一者：切缘阳性、淋巴结外播散、周围神经受侵以及多个淋巴结受侵）的疗效，两项研究采用了相似的放疗方案（66Gy和60～66Gy），相同的化疗方案（DDP100mg/m^2 d1，22，43）。RTOG9501研究结果表明与单独放疗相比，术后同步放化疗可明显降低局部复发风险；EORTC22931研究结果表明术后同步放化疗可使患者PFS和OS延长。这两项随机对照研究表明术后同步放化疗是具有高危因素的头颈部鳞癌患者标准治疗方案的基础。

（三）辅助化疗

辅助化疗在头颈部癌中的确实作用尚有待于进一步证实。对Ⅲ和Ⅳ期晚期及高危头颈部癌患者术后行辅助化疗，理论上可能会带来收益，但目前尚缺少充分的循证医学证据。有学者采用的辅助化疗的适应证为：①切缘阳性或肿瘤周围切除不足；②2个或2个以上区域淋巴结转移；③包膜外侵犯。

化疗方案可采用DDP+5-FU、MTX+5-FU或BLM+MTX。虽然部分研究的亚组分析中显示部分患者可能受益，但这些结果还需要在前瞻性的随机对照研究中进行验证。美国学者报告对448例术后患者随机分为术后放疗和术后化疗-放疗两组，随访4年，显示高危组患者化疗显示局部控制率及生存率均明显提高，而对低危组患者术后辅助化疗无益处。1995年对54个随机对照研究进行的Meta分析表明，辅助化疗可增加总生存6.5%（95% CI：0.031～0.099）。2000年的另一项Meta分析汇总了8个随机对照研究，共1854例，表明增加生存1%（但P=0.74）。

（四）晚期患者的姑息化疗

对于局部治疗后失败、复发或远处转移的晚期头颈鳞癌，全身化疗是重要的治疗手段，但化疗对于这种患者的治疗作用是有限的，其RR15%～30%，CR率<5%，中位缓解期3～5个月，中位生存期6个月。以DDP为基础的联合化疗较最佳支持治疗延长生存期10周，有效率为30%～35%，高于单一用药，但生存期较单药无明显延长。

20世纪80年代Kish等首次报道PF（DDP+5-FU）方案治疗头颈部癌有效以来，该方案一直被临床沿用至今。3个大宗的多中心随机对比研究证实，采用PF方案的有效率为31%～32%，CR率为5%～10%，中位生存期为4～6个月。Kish等采用DDP+5-FU持续静脉滴注的方案与DDP-5FU静脉推注方案进行随机对比研究，前者有效率显著高于后者（分别为72%和20%，P<0.01），但中位生存期方面无显著差异（分别为6.7个月和5.0个月）。

近年来，新一代化疗药物如PTX、TXT等与DDP、5-FU及IFO等组成的新的联合化疗方案的临床研究结果相继公布，发现PTX+ DDP治疗晚期复发转移或局部晚期头颈部鳞癌两组有效率分别为34%和35%，中位生存期分别为7.5个月和6.9个月，PTX+DDP+IFO（TIP）总有效率58%～73%，CR率为8%～17%，中位缓解期为5个月，中位生存期8.8～10个月，1、2年生存率分别为42%和18%。CBP与PTX和DDP联合（TIC）应用亦获得了CR率16%，RR58%，中位生存期9.1个月，

1年生存率41.5%。近年来研究亦显示联合TXT和DDP或5-FU及IFO等治疗晚期头颈癌亦取得和PTX同样的临床疗效，总有效率为58%～71%。但ECOG1395研究随机对照PTX/DDP和5-FU/DDP治疗晚期头颈部癌，两组各109例患者，CR率分别为7%和6.7%，RR分别为27%和29.8%、1年生存率分别为32.4%和41.4%，中位生存期分别为8.1个月和8.7个月，均无显著差异。紫杉类药物在晚期头颈部肿瘤治疗中的地位尚须进一步研究。

DDP联合5-FU方案目前仍为晚期和复发头颈鳞癌的标准治疗方案，CBP可替代DDP。PTX、TXT与DDP、5-FU、IFO等组成的新的联合化疗方案的研究结果显示有效率可达60%，CR率15%，但能否改善生存尚需进一步的临床研究。其他在临床上常用的化疗方案还有PLF、CF、TPF、DPF、TIF等。

三、分子靶向药物治疗

头颈部鳞癌的靶向治疗药物有西妥昔单抗、吉非替尼、厄洛替尼、索拉非尼、尼妥珠单抗、贝伐单抗、重组人血管内皮抑制素（恩度）、曲妥珠单抗、拉帕替尼、伊马替尼、pertazumab、细胞周期抑制剂-779（CCI-779）等。其中研究较多的是西妥昔单抗、吉非替尼及厄洛替尼。

（一）西妥昔单抗

西妥昔单抗（C225，Cetuximab，Erbitux）是人鼠嵌合型抗EGFR单克隆抗体，可与天然配体竞争受体结合位点，阻断表皮生长因子与其受体结合，从而抑制配体介导的酪氨酸激酶活化，抑制细胞增生。头颈部鳞癌细胞通常表达EGFR，且该受体的表达与预后较差相关。

NCT00004227研究是一多中心随机对照Ⅲ期临床试验，在局部晚期头颈部癌比较单独放疗与放疗联合西妥昔单抗治疗的临床疗效，主要研究终点为疾病局部控制时间，次要研究终点为PFS、OS、RR和安全性。研究共入组424例患者，单独化疗组213例，化疗211例，平均随访54个月，中位OS联合治疗组和对照组分别为49个月与29.3个月（$P=0.03$），PFS分别为17.1个月和12.4个月（$P=0.006$）。3年总生存率西妥昔单抗治疗组较单纯放疗组提高13个百分点（57% *vs* 44%，$P=0.02$），2年的局部控制率提高8个百分点（56% *vs* 48%，$P=0.02$），中位局部控制时间分别为24.4个月和14.9个月。除皮疹和输液反应的发生率在西妥昔单抗组较高外，其他的3/4度包括黏膜炎在内不良反应的发生，两组之间无明显差异。结论为放疗过程中加入西妥昔单抗可延长局部晚期头颈部癌的控制率、降低死亡率，而不增加放疗相关的常见毒性反应的发生率。这一研究的意义在于，虽然同步放化疗和改变放疗的分割策略的治疗同样可以提高控制率和总生存率，且放化疗同步已成为局部晚期患者的标准治疗，但是这些治疗方案也显著增加了3/4度毒性反应的发生率，部分患者不能耐受。西妥昔单抗联合放疗与同步放化疗虽然没有直接的随机临床研究对比疗效，但从对生存率影响的比较，两种治疗方案的结果相当，但毒性反应明显减轻。可以使不能耐受同步化放疗的部分患者受益。在有更多资料支持西妥昔单抗联合放疗作为局部晚期头颈部鳞癌的标准治疗前，该治疗方案仅推荐用于不能耐受同步放化疗的患者。基于该研究的结果，放疗联合西妥昔单抗同步治疗已写入NCCN指南2008版（1类证据）。

近年来亦开展西妥昔单抗联合细胞毒药物化疗与放疗同步治疗局部晚期头颈部癌的临床研究设计，RTOG0522研究对比西妥昔单抗联合DDP同步放疗与DDP同步放疗的随机Ⅲ期对照研究。研究正在进行中，结果令人期盼。

多项研究评价了西妥昔单抗治疗以铂

类为主的方案治疗失败的复发/转移性头颈部鳞癌的疗效和毒副反应。共有5项Ⅱ期临床研究的结果。其中一项由Trigo等进行的临床研究为西妥昔单抗单药治疗含铂方案治疗失败的患者，西妥昔单抗的PR率为12%，CR率为5%，总有效率为17%。正因为此项研究结果，西妥昔单抗被美国FDA批准用于治疗头颈部鳞癌。另外几项研究显示，西妥昔单抗联合DDP可以克服DDP的耐药，使曾应用含铂方案治疗失败的患者有效率还有15%~20%。

EXTREME研究是在复发转移性头颈部鳞癌中进行的Ⅲ期临床研究，该研究发表在《新英格兰医学杂志》（2008，359：1116-1127）。该研究比较西妥昔单抗联合DDP和5-FU的化疗方案对比DDP联合5-FU的标准化疗方案的疗效。共442例患者入组，其中试验组222例，对照组220例，化疗的疗程数最多为6周期，试验组在完成6周期化疗后，若疾病稳定则继续给予西妥昔单抗至疾病进展或首次出现不可耐受的毒性。OS在试验组为10.1个月，对照组7.4个月，总生存延长近3个月，死亡风险降低20%（$P=0.04$）。PFS分别为5.6个月和3.4个月，疾病进展风险降低46%（$P<0.001$），RR分别为36%和20%（$P<0.001$）。最常见的不良反应为贫血、中性粒细胞减少和血小板减少。西妥昔单抗组有9例发生败血症，而对照组仅1例（$P=0.02$）。该研究是30多年来首个在晚期/转移性头颈部鳞癌一线治疗中证实总生存期显著延长的Ⅲ期临床研究，西妥昔单抗联合铂类成为复发转移性头颈部鳞癌患者新的治疗希望。已在欧洲获得批准成为这类患者新的一线治疗标准。2008年NCCN指南（第二版）已将西妥昔单抗单药或联合以铂类为主的化疗作为不可切除的/复发转移性头颈部癌的治疗推荐。

（二）吉非替尼（gefitinib，ZD-1839，Iressa，易瑞沙）

吉非替尼为小分子苯胺喹啉类化合物，具有强有力选择性的酪氨酸激酶抑制剂，对肿瘤细胞的增殖、生长、存活的信号传导通道起阻断作用。Ⅱ期临床试验中，对复发转移性头颈部鳞癌的患者分别给予吉非替尼500mg/d或250mg/d口服，结果提示治疗效果有剂量依赖性（500mg/d组PFS为3.4个月，OS为8.1个月；而250mg/d组PFS为1.8个月，OS为5.5个月）。药物治疗相关毒性反应主要为皮疹和腹泻，患者耐受性好。

IMEX研究中，比较250mg及500mg吉非替尼和MTX在头颈部鳞癌的二线治疗中的疗效，RR分别为2.7%、7.6%和3.9%，500mg吉非替尼组有效率较另外两组高，但中位OS却无明显延长。

已有吉非替尼联合放疗治疗局部晚期不能手术的头颈部鳞癌的临床研究报道，Chen等进行的Ⅰ期临床研究，在初治的局部晚期头颈部鳞癌患者中观察吉非替尼联合放疗或同步放化疗的安全性和毒副反应，结果表明吉非替尼联合加速放疗或同步放化疗（每周给予DDP方式）耐受性好，延长吉非替尼250mg/d用至2年也可较好耐受。但目前尚无吉非替尼联合化疗的随机Ⅱ期临床研究。

四、结语

化疗仍是晚期或复发患者主要的治疗手段，但疗效有待改进，另一方面，化疗已成为根治性治疗中不可缺少的一部分，它提高了手术和放疗的局部-区域控制率，也为自身的发展开拓了更广阔的空间。今后努力的方向包括：与其他治疗手段的更好配合，新药的开发，靶向治疗与其他治疗方式的联合，高危患者的识别（包括运用分子遗传学技术），以更好地达到个体化治疗等。

参 考 文 献

[1] Posner MR, Glisson B, Frenette G, et al. Multicenter phase I-II trial of docetaxel, cisplatin, and fluorouracil induction chemotherapy for patients with locally advanced squamous cell cancer of the head and neck. J Clin Oncol, 2001, 19:1096-1104.

[2] Hainsworth JD, Meluch AA, McClurkan S, et al. Induction paclitaxel, carboplatin, and infusional 5-FU followed by concurrent radiation therapy and weekly paclitaxel/carboplatin in the treatment of locally advanced head and neck cancer: a phase II trial of the Minnie Pearl Cancer Research Network. Cancer J, 2002, 8:311-321.

[3] Specenier PM, Van den Weyngaert D, Van Laer C, et al. Phase II feasibility study of concurrent radiotherapy and gemcitabine in chemonaive patients with squamous cell carcinoma of the head and neck: long-term follow up data. Ann Oncol, 2007, 18 (11):1856-1860.

[4] 项颖，李启英，邵江河，等. 托泊替康联合顺铂治疗晚期肺及头颈部鳞癌的临床研究. 南方医科大学学报，2008，28（3）：491-493.

[5] Remenar E, Van Herpen C, Germa LJ, et al. A randomized phase III multicenter trial of neoadjuvant docetaxel plus cisplatin and 5-fluorouracil (TPF) versus neoadjuvant PF in patients with locally advanced unresectable squamous cell carcinoma of the head and neck (SCCHN). Final analysis of EORTC 24971 [abstract]. Proc Am Soc Clin Oncol, 2006, 24: 18s. Abstract 5516.

[6] Pignon JP, Bourhis J, Domenge C, et al. Chemotherapy added to locoregional treatment for head and neck squamous-cell carcinoma: three meta-analyses of updated individual data. MACH-NC Collaborative Group. Meta-Analysis of Chemotherapy on Head and Neck Cancer. Lancet, 2000, 355 (9208):949-955.

[7] Vermorken JB, Remenar E, van Herpen C, et al. Cisplatin, fluorouracil, and docetaxel in unresectable head and neck cancer. N Engl J Med, 2007, 357 (17):1695-1704.

[8] Posner MR, Hershock DM, Blajman CR, et al. Cisplatin and fluorouracil alone or with docetaxel in head and neck cancer. N Engl J Med, 2007, 357 (17):1705-1715.

[9] Brizel DM, Albers ME, Fisher SR, et al. Hyperfractionated irradiation with or without concurrent chemotherapy for locally advanced head and neck cancer. N Engl J Med, 1998, 338: 1798-1804.

[10] Bonner JA, Harari PM, Giralt J, et al. Radiotherapy plus cetuximab for squamous-cell carcinoma of the head and neck. N Engl J Med, 2006, 354:567-578.

[11] Choong N, Vokes E. Expanding role of the medical oncologist in the management of head and neck cancer. CA Cancer J Clin, 2008, 58 (1):32-53.

[12] Langendijk JA, Leemans CR, Buter J, et al. The additional value of chemotherapy to radiotherapy in locally advanced nasopharyngeal carcinoma: a meta-analysis of the published literature. J Clin Oncol, 2004, 22 (22): 4604-4612.

[13] Weber RS, Berkey BA, Forastiere A, et al. Outcome of salvage total laryngectomy following organ preservation therapy: the radiation therapy oncology group trial 91-11. Arch Otolaryngol Head Neck Surg, 2003, 129 (1):22-29.

[14] Cooper JS, Pajak TF, Forastiere AA, et al. Postoperative concurrent radiotherapy and chemotherapy for high-risk squamous-cell carcinoma of the head and neck. N Engl J Med, 2004, 350 (19):1937-1944.

[15] Bernier J, Domenge C, Ozsahin M, et al. Postoperative irradiation with or without concomitant chemotherapy for locally advanced head and neck cancer. N Engl J Med, 2004, 350 (19):1945-1952.

[16] Munro AJ. An overview of randomized controlled trials of adjuvant chemotherapy in head and neck cancer. Br J Cancer, 1995, 71 (1):83-91.

[17] Bourhis J, Amand C, Pignon JP, et al. Update of MACH-NC (Meta-Analysis of Chemotherapy in Head & Neck Cancer) database focused on concomitant chemoradiotherapy. J Clin Oncol, 2004, 22 (15S): 5505.

[18] Pignon JP, le Ma? tre A, Bourhis J. Meta-analyses of chemotherapy in head and neck cancer (MACH-NC): an update. Int J Radiat Oncol Biol Phys, 2007, 69(2S): S112 – 114.

[19] Forastiere A, Koch W, Trotti A, et al. Head and neck cancer. N Engl J Med, 2001, 345: 1890 – 1900.

[20] Cohen EE, Lingen MW, Vokes EE. The expanding role of systemic therapy in head and neck cancer. J Clin Oncol, 2004, 22: 1743 – 1752.

[21] Kish JA, Weaver A, Jacobs J, et al. Cisplatin and 5-fluorouracil infusion in patients with recurrent and disseminated epidermoid cancer of the head and neck. Cancer, 1984, 53 (9): 1819 – 1824.

[22] Gibson MK, Li Y, Murphy B, et al. Randomized phase III evaluation of cisplatin plus fluorouracil versus cisplatin plus paclitaxel in advanced head and neck cancer (E1395): an intergroup trial of the Eastern Cooperative Oncology Group. J Clin Oncol, 2005, 23 (15): 3562 – 3567.

[23] Adamo V, Ferraro G, Pergolizzi S, et al. Paclitaxel and cisplatin in patients with recurrent and metastatic head and neck squamous cell carcinoma. Oral Oncol, 2004, 40 (5): 525 – 531

[24] Shin DM, Khuri FR, Glisson BS, et al. Phase II study of paclitaxel, ifosfamide, and carboplatin in patients with recurrent or metastatic head and neck squamous cell carcinoma. Cancer, 2001, 91 (7): 1316 – 1323.

[25] Shin DM, Glisson BS, Khuri FR, et al. Phase II study of induction chemotherapy with paclitaxel, ifosfamide, and carboplatin (TIC) for patients with locally advanced squamous cell carcinoma of the head and neck. Cancer, 2002, Jul 15; 95 (2): 322 – 330.

[26] Vermorken JB, Trigo J, Hitt R, et al. Open-label, uncontrolled, multicenter phase II study to evaluate the efficacy and toxicity of cetuximab as a single agent in patients with recurrent and/or metastatic squamous cell carcinoma of the head and neck who failed to respond to platinum-based therapy. J Clin Oncol, 2007, 25 (16): 2171 – 2177.

[27] Vermorken JB, Mesia R, Rivera F, et al. Platinum-based chemotherapy plus cetuximab in head and neck cancer. N Engl J Med, 2008, 359 (11): 1116 – 1127.

[28] Cohen EE, Kane MA, List MA, et al. Phase Ⅱ trial of gefitinib 250mg daily in patients with recurrent and/or metastatic squamous-cell carcinoma of the head and neck. Clin Cancer Res, 2005, 11 (23): 8418 – 8424.

[29] Stewart JS, Cohen EE, Licitra L, et al. Phase III study of gefitinib 250 compared with intravenous methotrexate for recurrent squamous cell carcinoma of the head and neck. J Clin Oncol, 2009, 27 (11): 1864 – 1871.

[30] Chen C, Kane M, Song J, et al. Phase I trial of gefitinib in combination with radiation or chemoradiation for patients with locally advanced squamous cell head and neck cancer. J Clin Oncol, 2007, 25 (31): 4880 – 4886.

[31] Soulieres D, Senzer NN, Vokes EE, et al. Multicenter Phase II Study of Erlotinib, an Oral Epidermal Growth Factor Receptor Tyrosine Kinase Inhibitor, in Patients With Recurrent or Metastatic Squamous Cell Cancer of the Head and Neck. J Clin Oncol, 2004, 22: 77 – 85.

[32] Elser C, Siu LL, Winquist E, et al. Phase Ⅱ trial of sorafenib in patients with recurrent or metastatic squamous cell carcinoma of the head and neck or nasopharyngeal carcinoma. J Clin Oncol, 2007, 25 (24): 3766 – 3773.

[33] Ciardiello F, Tortora G. A novel approach in the treatment of cancer: targeting the epidermal growth factor receptor. Clin Cancer Res, 2001, 7 (10): 2958 – 2970.

❖ 乳腺肿瘤 ❖

2009年《中国版NCCN乳腺癌临床实践指南》重点内容解读

徐兵河

中国医学科学院肿瘤医院　北京　100021

【摘要】　本文结合重点更新内容，对2009年《中国版NCCN乳腺癌临床实践指南》进行了解读和讨论，介绍了中国版指南与国外指南的共同点、重点和差异以及早期和晚期乳腺癌的治疗原则与指南。

【关键词】　乳腺癌；治疗；指南

为了规范、指导乳腺癌的治疗，一些国际学术组织以及许多国家的乳腺癌组织先后出台了不少乳腺癌指南、规范和共识。然而，在乳腺癌治疗领域国际上最常用、最权威的只有为数不多的几个，包括“St. Gallen共识”、“美国NCCN治疗指南”和“ASCO治疗指南”。这些指南和共识既有共同点，也有着重点和差异。另外，一些国家依据国际上的主要指南，结合本国具体情况，也制订了各自的治疗指南。如中国乳腺癌专家组通过与美国NCCN指南专家组充分讨论，并结合中国具体国情，制订并颁布了2009年《中国版乳腺癌临床实践指南》（cNCCN指南）。本文结合重点更新内容，对新版指南进行解读和讨论。

一、可手术乳腺癌

（一）辅助靶向药物治疗

基于HERA（Herceptin Adjuvant）、NSABP B-31（National Surgical Adjuvant Breast and Bowel Project trial B-31）、N9831（North Central Cancer Treatment Group）和BCIRG 006（Breast cancer international research group 006）临床试验结果[1,2]，2009年版cNCCN指南继续强调了HER-2状态在辅助治疗选择上的重要作用。对HER-2阳性的患者，在术后辅助治疗上，应考虑选择含曲妥珠单抗的联合方案。

然而，与2008年版相比，2009年版增加了以下内容：

（1）对原发肿瘤大小为0.6～1.0cm，且中低分化或伴不良预后因素的患者，考虑全身辅助治疗±曲妥珠单抗，但需要指出的是，这是3类证据。

（2）肿瘤分期T1a和T1b、淋巴结阴性的患者即使HER-2扩增或过表达，预后也通常较好。这是一组尚无随机试验研究的乳腺癌人群。这组患者是否使用曲妥珠单抗治疗必须要综合考虑曲妥珠单抗已知的毒副作用，例如心脏毒性以及尚未确定的治疗带来的预期益处。

（3）如果HER-2阳性，完成至多1年的曲妥珠单抗治疗（1类）。如果有指征，则曲妥株单抗可以与放疗或进行内分泌治疗同步使用。如果使用卡培他滨作为放疗增敏剂，可以同步使用曲妥珠单抗。

如果需行新辅助化疗，则对 HER-2 过表达患者应考虑采用含曲妥珠单抗的新辅助化疗至少 9 周。

（二）辅助化疗

2009 年版 cNCCN 指南对辅助化疗方案进行了分类，分为首选和其他。另外增加了一些方案，如 AC 序贯多西他赛方案。

2009 年版 cNCCN 指南也增加了一些脚注：

（1）淋巴结阳性的患者优先选用含蒽环类和紫杉类的化疗方案。目前的临床研究尚不支持对淋巴结阴性的患者选用含紫杉类的化疗方案。

（2）抗癌药物的选择、剂量和应用以及相关毒性的处理很复杂。由于意料之中的毒性反应、个体差异、既往治疗和合并症的存在，有必要改变用药剂量和方案以及启用支持治疗。最佳的给予抗癌药物治疗需要一支在应用抗癌药和处理相关毒性方面具有丰富经验的医疗团队。

（三）辅助内分泌治疗

1. 受体状况

对组织学类型良好的乳腺癌，如果 ER 和 PR 阴性，建议重复检测以明确受体状况，根据复查结果再决定下一步辅助治疗。

2. 芳香化酶抑制剂（AI）

NCCN 专家组和中国专家均认为：

（1）三种 AI（阿那曲唑、来曲唑、依西美坦）的抗肿瘤作用和毒性反应均基本相似。最合适的 AI 应是其所参加的临床试验的设计与当前临床情况最接近的那个。最佳的治疗持续时间未知。

（2）他莫昔芬辅助治疗序贯 AI 的临床研究并不包括这类患者。一些妇女在他莫昔芬治疗过程中闭经，但在停用他莫昔芬并开始 AI 治疗后有可能恢复卵巢功能。因此，临床上可以定期检测血浆雌二醇和 FSH 水平。如卵巢功能恢复，则应停用 AI，改用他莫昔芬治疗，或在采取措施抑制卵巢功能后，继续使用 AI。根据这些观点，2009 年版 cNCCN 指南并不强调某一种 AI 在某种治疗策略中的特殊选择。

（四）21 个基因的 RT-PCR 检测[3]

中方专家组认为，由于证据不足，且费用昂贵，21 个基因的 RT-PCR 检测仅作为可选检测手段，不作为推荐。

（五）辅助治疗原则与策略

乳腺癌术后是否需要辅助治疗要根据患者身体、肿瘤及拟用药物等情况综合考虑。首先，要考虑患者年龄、月经状况、血常规、重要器官功能、有无其他疾病等；其次，要考虑到肿瘤病理类型、分化程度、淋巴结状态、HER-2 及激素受体状况、有无脉管瘤栓等；根据以上情况进行判断，初步选择治疗手段（如化疗、内分泌治疗、靶向药物治疗）。并要考虑到这些药物或治疗手段给患者带来的收益及风险，尽量使受益大于风险[4,5]。

根据 2009 年版 cNCCN 指南，早期乳腺癌辅助治疗的原则和策略如下：

1. 激素受体阳性、HER-2 过表达乳腺癌的辅助治疗

HER-2 阳性指 FISH 或 CISH 检测阳性或 IHC 检测 HER-2（+++）；免疫组化 HER-2（++）的患者应由 FISH 或 CISH 证实。

（1）pT1、pT2、pT3 和 pN0 或 pN1mi（腋窝淋巴结转移≤2mm）：

①对肿瘤≤0.5cm，或微浸润，或肿瘤 0.6～1.0cm 但分化好者，如果没有淋巴结转移，一般不考虑辅助治疗，但如果病理报告为 pN1mi 者，则可考虑内分泌治疗；

②对肿瘤 0.6～1.0cm，中/低分化浸润性癌或有血管淋巴侵犯、高核分级、高

组织学分级等不良预后因素的患者，应予辅助内分泌治疗 ± 辅助化疗（1 类证据）± 曲妥株单抗（3 类证据）；

③如果肿瘤 > 1 cm，辅助内分泌治疗 + 辅助化疗 + 曲妥珠单抗（1 类证据）。

（2）淋巴结阳性（指 1 个或多个同侧腋窝淋巴结有 1 个或多个 > 2mm 的转移灶），辅助内分泌治疗 + 辅助化疗 + 曲妥珠单抗（1 类证据）。

有证据支持在绝经前的激素受体阳性乳腺癌患者中，利用手术或放疗进行卵巢切除的获益与单用 CMF 方案相同，早期证据显示，卵巢抑制（如 LHRH 激动剂或拮抗剂）的益处与卵巢切除相同。卵巢切除/抑制联合内分泌治疗可能优于单用卵巢切除/抑制。在已接受过辅助化疗的绝经前患者中，卵巢切除/抑制的益处尚不确定。

以化疗和内分泌治疗进行辅助治疗时应按照先化疗后内分泌治疗的顺序进行。化疗和内分泌治疗带来的获益可相互叠加，但单纯由化疗带来的获益可能很小。是否在内分泌基础上加用化疗应个体化考虑，尤其是对预后较好以及年龄≥60 岁的患者，因为她们加用化疗的益处更小。现有资料表明，序贯或同时应用内分泌治疗和放疗都是可行的。

没有足够的资料支持 70 岁以上的患者接受化疗，应根据患者的情况个体化治疗。

2. 激素受体阳性、HER-2 阴性乳腺癌的辅助治疗

HER-2 阴性指 FISH 或 CISH 检测阴性，或 IHC 检测 HER-2（ - ）~（ + ）。

（1）pT1、pT2、pT3 和 pN0 或 pN1mi（腋窝淋巴结转移≤2mm）：

1）对肿瘤 ≤0.5cm，或微浸润，或肿瘤 0.6 ~ 1.0cm 但分化好者，没有不良预后因素，如果没有淋巴结转移，一般不考虑辅助治疗，但如果病理结果显示是 pN1mi 者，则可考虑内分泌治疗。

2）对肿瘤 0.6 ~ 1.0cm，中/低分化浸润性癌或有血管淋巴侵犯、高核分级、高组织学分级等不良预后因素的患者，或肿瘤 > 1 cm，则考虑用 RT-PCR 方法检测 21 个基因（2B 类检测）：①如果未做 21 个基因检测，则选择辅助内分泌治疗 ± 辅助化疗（1 类证据）；②低复发分数（ < 18），给予辅助内分泌治疗（2B 类证据）；③中复发分数（18 ~ 30），给予辅助内分泌治疗 ± 辅助化疗（2B 类证据）；④高复发分数（ ≥31），给予辅助内分泌治疗 + 辅助化疗（2B 类证据）。

（2）淋巴结阳性（指 1 个或多个同侧腋窝淋巴结有 1 个或多个 > 2mm 的转移灶），辅助内分泌治疗 + 辅助化疗（1 类证据）。

3. 激素受体阴性、HER-2 阳性乳腺癌的辅助治疗

（1）pT1、pT2、pT3 和 pN0 或 pN1mi（腋窝淋巴结转移≤2mm）：

①肿瘤≤0.5cm 或微浸润，其中对 pN0 者不考虑内分泌治疗，对 pN1mi 者考虑化疗 ± 曲妥株单抗（3 类证据）；

②对肿瘤 0.6 ~ 1.0cm 的患者，应考虑辅助化疗（1 类证据） ± 曲妥株单抗（3 类证据）；

③肿瘤 > 1cm，辅助化疗 + 曲妥株单抗（1 类证据）。

（2）淋巴结阳性（指 1 个或多个同侧腋窝淋巴结有 1 个或多个 > 2mm 的转移灶），辅助化疗 + 曲妥株单抗（1 类证据）。

4. 激素受体阴性、HER-2 阴性乳腺癌的辅助治疗

（1）pT1、pT2、pT3 和 pN0 或 pN1mi（腋窝淋巴结转移≤2mm）：

①肿瘤≤0.5cm 或微浸润，其中对 pN0 者不考虑化疗，对 pN1mi 者考虑化疗；

②对肿瘤0.6～1.0cm的患者，应考虑辅助化疗（1类证据）；

③肿瘤>1cm，辅助化疗（1类证据）。

（2）淋巴结阳性（指1个或多个同侧腋窝淋巴结有1个或多个>2mm的转移灶），辅助化疗（1类证据）。

5. 组织学类型良好（管状癌、黏液癌）的乳腺癌全身辅助治疗

（1）ER和/或PR阳性：对pT1、pT2或pT3；pN0或pN1mi（腋窝淋巴结转移灶≤2mm）的患者，如果肿瘤<1cm，不进行辅助治疗；1～2.9cm，考虑辅助内分泌治疗；肿瘤≥3cm，辅助内分泌治疗。对淋巴结阳性（1个或多个同侧腋窝淋巴结有1个或多个>2mm的转移灶）的患者，应予辅助内分泌治疗±辅助化疗。

（2）ER和PR阴性：重复检测以确定肿瘤ER和PR状况。

①ER和/或PR阳性：按照上述途径选择合适的治疗；

②ER和PR阴性：按照通常的乳腺癌组织类型处理。

二、复发转移性乳腺癌（MBC）[6]

（一）绝经的定义

MBC的治疗与患者的月经状况密切相关。目前乳腺癌临床试验对绝经的定义各异。绝经一般是指月经永久性终止，也用于描述乳腺癌治疗过程中卵巢合成的雌激素持续性减少。关于绝经有几条明确的定义：

（1）双侧卵巢切除术后；

（2）年龄≥60岁；

（3）年龄<60岁，停经≥12个月，没有接受化疗、他莫昔芬、托瑞米芬或抑制卵巢功能治疗，且FSH及雌二醇水平在绝经后的范围内；

（4）年龄<60岁，正在服他莫昔芬或托瑞米芬，FSH及雌二醇水平应在绝经后范围内；

（5）正在接受LH-RH激动剂或拮抗剂治疗的患者无法判定是否绝经；

（6）正在接受辅助化疗的绝经前妇女，停经不能作为判断绝经的依据；

（7）尽管患者在化疗后会停止排卵或出现停经，但卵巢功能仍可能正常或有恢复可能。

对于化疗引起停经的妇女，如果考虑以芳香化酶抑制剂作为内分泌治疗，则需要进行卵巢切除或连续多次监测FSH和/或雌二醇水平以确保患者处于绝经后状态。

（二）部分药物和方案的调整

（1）在其他可选药物中增加了环磷酰胺和甲氨蝶呤。

（2）其他联合方案中将伊沙匹隆（2A证据）+卡培他滨（2B证据）列为正式可供选择的方案。

（3）对HER-2阳性转移性乳腺癌，优先考虑与曲妥株单抗联合使用的药物和方案：除了紫杉醇±卡铂、多西他赛和长春瑞滨以外，新增加了卡培他滨。

（4）对曾用过曲妥株单抗的HER-2阳性乳腺癌患者，优先考虑使用的药物：拉帕替尼+卡培他滨、曲妥株单抗+其他一线药物、曲妥株单抗+卡培他滨、曲妥株单抗+拉帕替尼（无细胞毒治疗）。

（三）化疗药物及方案选用原则[6,7]

1. 优先考虑使用的药物与方案

（1）优先考虑使用的药物：①蒽环类：多柔比星、表柔比星、脂质体多柔比星；②紫杉类：紫杉醇、多西他赛、白蛋白结合的紫杉醇；③抗代谢药：卡培他滨、吉西他滨；④其他微管抑制剂：长春瑞滨。

（2）其他可选药物：环磷酰胺、甲氨蝶呤、顺铂、卡铂、鬼臼乙叉甙（口服）（2B类证据）、长春碱、氟尿嘧啶持续静

滴、伊沙匹隆。

（3）优先考虑与贝伐单抗联合使用的药物：紫杉醇[8]。

（4）优先考虑使用的联合方案：

①CAF/FAC（氟尿嘧啶/多柔比星/环磷酰胺）、FEC/（氟尿嘧啶/表柔比星/环磷酰胺）、AC（多柔比星/环磷酰胺）、EC（表柔比星/环磷酰胺）；②AT（多柔比星/多西他赛，多柔比星/紫杉醇）；③CMF（环磷酰胺/甲氨蝶呤/氟尿嘧啶）；④XT（多西他赛/卡培他滨）；⑤GT（吉西他滨/紫杉醇）。

（5）其他联合方案：伊沙匹隆（2A证据）+卡培他滨（2B证据）。

（6）对HER-2阳性转移性乳腺癌，优先考虑与曲妥株单抗联合使用的方案：紫杉醇±卡铂、多西他赛、长春瑞滨、卡培他滨[9-11]。

（7）对曾用过曲妥株单抗的HER-2阳性乳腺癌，优先考虑使用的药物[12]：拉帕替尼+卡培他滨、曲妥株单抗+其他一线药物、曲妥株单抗+卡培他滨、曲妥株单抗+拉帕替尼（无细胞毒治疗）。

2. 化疗方案选用原则

（1）辅助治疗仅用内分泌治疗而未用化疗的患者可以选择CMF（CTX/ MTX/5-FU）或CAF（CTX/ADM）/AC（ADM/CTX）方案，不过临床上很少见到。

（2）辅助治疗未用过蒽环类和紫杉类化疗的患者首选AT方案（蒽环类联合紫杉类），如CMF辅助治疗失败的患者；部分辅助治疗用过蒽环类和/或紫杉类化疗，但临床未判定耐药和治疗失败的患者也可使用AT方案。

（3）蒽环类辅助治疗失败的患者，可以选择的方案有：XT（卡培他滨联合多西他赛）和GT（吉西他滨联合紫杉醇）方案；紫杉类治疗失败的患者，目前尚无标准方案推荐，可以考虑的药物有卡培他滨、长春瑞滨、伊沙匹隆、吉西他滨和铂类，采取单药或联合化疗。

（四）内分泌药物及选择原则[6,7]

对ER和PR阴性，而临床特征预示可能是激素受体阳性的肿瘤（如：无疾病间隔长、复发部位局限、疾病发展缓慢或患者年纪较长），可重复检测受体状况。

对ER和PR阴性，仅有骨或软组织转移或无症状内脏转移的患者，如果没有对内分泌治疗产生抗拒，可考虑试验性内分泌治疗或化疗。

常用药物有：①非甾体类芳香化酶抑制剂（阿那曲唑、来曲唑）和甾体类芳香化酶灭活剂（依西美坦）；②氟维司群；③雌激素受体拮抗剂：他莫昔芬或托瑞米芬；④孕激素：醋酸甲地孕酮、甲羟孕酮；⑤氟甲睾酮；⑥炔雌醇。

选择原则：①一般不重复使用辅助治疗或一线治疗用过的药物；②他莫昔芬辅助治疗失败的患者首选芳香化酶抑制剂；③芳香化酶抑制剂治疗失败可选孕激素（醋酸甲地孕酮/甲羟孕酮）或氟维司群；④既往未用抗雌激素治疗者，仍可使用他莫昔芬或托瑞米芬；⑤ER阳性的绝经前患者可采取卵巢功能抑制治疗，随后遵循绝经后妇女内分泌治疗指南。

（五）双膦酸盐

晚期乳腺癌患者如果有骨转移，一般要加用双膦酸盐类药。2009年版cNCCN指南建议在使用双膦酸盐之前测量骨密度的基线水平，并定期重复检查。不推荐使用雌激素、孕激素或选择性雌激素受体调节剂治疗乳腺癌妇女的骨质疏松或骨量减少。通常认为使用双膦酸盐是较理想的增加骨密度的方法。目前的临床试验支持使用至多2年双膦酸盐。延长其治疗时间有可能增加获益，但是尚未经临床试验证实。使用双膦酸盐治疗的妇女在开始治疗前需先行牙科检查及预防性牙科治疗，且应补充钙剂（1200～1500mg/d）与维生素 D（400～800IU/d）。

（六）MBC 的治疗原则与指南

1. 局部复发

（1）如果初始治疗是肿块切除＋放疗，局部复发后，可做乳房切除，假若既往未做，则可做Ⅰ/Ⅱ级水平的腋窝解剖，然后全身治疗。

（2）如果初始治疗为乳房切除和放疗，局部复发后，如果可能的话，可考虑手术切除，然后做全身治疗。

（3）如果初始治疗为乳房切除，既往未做放疗，局部复发后，如果可能的话，手术切除＋胸壁和内乳区淋巴结放疗，然后做全身治疗。

2. 全身转移

如果有骨转移，加用双膦酸盐类药。

（1）ER 阳性和/或 PR 阳性、HER-2 阴性；ER 阳性和/或 PR 阳性、HER-2 阳性：

1）1 年内曾用内分泌治疗：①绝经前：卵巢切除或抑制，按绝经后妇女加用内分泌治疗；②绝经后：考虑内分泌治疗直至肿瘤进展或出现不能耐受的毒性；③内脏危象：考虑初始化疗。

2）1 年内未用内分泌治疗：①绝经前：卵巢切除或抑制，按绝经后妇女加用内分泌治疗或抗雌激素治疗；②绝经后：芳香化酶抑制剂或抗雌激素治疗；③内脏危象：考虑初始化疗。

（2）ER 和 PR 阴性、或 ER 阳性和/或 PR 阳性但内分泌治疗抗拒、HER-2 阴性：

①仅有骨或软组织转移或无症状内脏转移：如果没有对内分泌治疗产生抗拒，可考虑试验性内分泌治疗或化疗。

②有症状内脏转移：化疗。

如果连用 3 个方案无效或 ECOG 评分≥3，终止化疗，给予姑息治疗。

（3）ER 和 PR 阴性、或 ER 和/或 PR 阳性但内分泌治疗抗拒、HER-2 阳性：

①仅有骨或软组织转移或无症状内脏转移：如果没有对内分泌治疗产生抗拒，可考虑试验性内分泌治疗。

②有症状内脏转移：曲妥珠单抗 ± 化疗。如果既往治疗用过蒽环类、紫杉类和曲妥珠单抗，则用卡培他滨＋拉帕替尼。如果连用 3 个方案无效或 ECOG 评分≥3，终止化疗，给予姑息治疗。

三、其他

2009 年版 cNCCN 指南在检查部分增加了建议高危的遗传性乳腺癌患者进行遗传学咨询。另外，特别说明，如对切除是否充分存有疑问，所有患者都应在切除术后接受乳腺 X 线摄片。

专家组并不推荐在评估局部晚期疾病时常规使用 PET 或 PET/CT 扫描，除非其他分期方法的结果模棱两可或存有疑问。即便如此，专家组仍认为对可疑部位的活检更可能提供有用的信息。PET/CT 扫描并不适用于临床Ⅰ、Ⅱ或可切除的Ⅲ期乳腺癌的分期。

四、展望

乳腺癌是我国妇女常见的恶性肿瘤，其发病率逐年上升。然而，在我国，对乳腺癌的诊治尚有诸多不规范之处，这些因素制约了我国乳腺癌诊治水平的提高。2009 年《中国版 NCCN 乳腺癌临床实践指南》的发表，无疑对我国医生更好地开展临床诊治及研究工作大有裨益。

随着乳腺癌基础和临床研究的深入，每年都会发表大量随机分组Ⅲ期临床试验结果，这些新的循证医学证据将会反映在各种指南，包括 cNCCN 指南和共识中，从而将不断完善、改进甚至改变现有的临床实践。

参　考　文　献

[1] Piccart-Gebhart MJ, Procter M, Leyland-Jones B, et al. Trastuzumab after adjuvant chemotherapy in HER-2-positive breast cancer. N Engl J Me, 2005, 353 (16) :1659 - 1672.

[2] Slamon DJ, Eiermann W, Robert N, et al. Phase III randomized trial comparing doxorubicin and cyclophosphamide followed by docetaxel (ACT) with doxorubicin and cyclophosphamide followed by docetaxel and trastuzumab (ACTH) with docetaxel, carboplatin and trastuzumab (TCH) in HER-2 positive early breast cancer patients: BCIRG 006 study. Breast Cancer Res and Treat, 2005, 94 (suppl): S5.

[3] van de Vijver MJ, He YD, van't Veer LJ, et al. A gene-expression signature as a predictor of survival in breast cancer. N Engl J Med, 2002, 347 (25): 1999 - 2009.

[4] 徐兵河. 早期乳腺癌术后辅助治疗及其研究进展. 中华乳腺病杂志, 2009, 3 (3): 257 - 264.

[5] 徐兵河, 孙燕. 正确认识乳腺癌综合治疗的理念与地位. 中华外科杂志, 2009, 47 (7): 481 - 484.

[6] 徐兵河. 晚期乳腺癌的治疗原则与策略. 中国医药导报, 2010, 7 (6): 6 - 8.

[7] 徐兵河主编. 乳腺癌. 北京: 北京大学医学出版社, 2006: 203 - 224.

[8] Gray R, Bhattacharya S, Bowden C, et al. Independent Review of E2100: A Phase Ⅲ Trial of Bevacizumab Plus Paclitaxel Versus Paclitaxel in Women With Metastatic Breast Cancer. J Clin Oncol, 2009, 27 (30): 4966 - 4972.

[9] Slamon D, Leyland-Jones B, Shak S, et al. Addition of Herceptin (humanized anti-HER-2 antibody) to first line chemotherapy for HER-2 overexpressing metastatic breast cancer (HER-2 +/MBC) markedly increases anticancer activity: a randomized, multinational controlled phase Ⅲ trial. Proc Am Soc Clin Oncol, 1998, 17 : 98a.

[10] Norton L, Slamon D, Leyland-Jones B. Overall survival advantage to simultaneous chemotherapy plus the humanized anti-HER-2 monoclonal antibody Herceptin in HER-2 overexpressing metastatic breast cancer. Proc Am Soc Clin Oncol, 1999, 18 : 127a.

[11] Forbes JF, Pienkowski T, Valero V, et al. BCIRG 007: Randomized phase Ⅲ trial of trastuzumab plus docetaxel with or without carboplatin first line in HER-2 positive metastatic breast cancer (MBC). Proc Am Soc Clin Oncol, 2006, 24 (18S): LBA516.

[12] Geyer CE, Forster JM, Lindquist D, et al. Lapatinib plus capecitabine for HER-2-positive advanced breast cancer. N. Engl. J. Med, 2006, 355 : 2733 - 2743.

乳腺癌干细胞研究进展

李艳博[1] 郭彩霞[1] 孙志伟[1] 龚守良[2]

1. 首都医科大学公共卫生与家庭医学学院 北京 100069
2. 吉林大学公共卫生学院卫生部放射生物学重点实验室 长春 130021

【摘要】 近年来随着肿瘤干细胞学说的提出，越来越多的研究证实了乳腺癌干细胞的存在。这类细胞仅占整个肿瘤细胞的一小部分，但具有自我更新、无限增殖、多向分化及很强的肿瘤形成能力，较其他类型细胞更具侵袭和转移潜能，且对肿瘤临床常规治疗手段——放、化疗具有抗拒性，可造成肿瘤复发和转移，这可能是乳腺癌发生、发展、侵袭、转移和治疗失败的根源。深入研究乳腺癌干细胞的特性对改善乳腺癌患者的疗效具有重要的临床意义。本文就这方面的研究进行简要的综述。

【关键词】 乳腺癌干细胞；乳腺癌；肿瘤干细胞；化疗耐受；放疗耐受

恶性肿瘤严重威胁着人类的生命和健康，但对肿瘤细胞的恶性生长、转移及复发机制尚不清楚。干细胞是具有自我更新、无限增殖及多向分化能力的细胞群体。随着对肿瘤和干细胞研究的不断深入，人们对肿瘤的发生机制重新进行了审视，在造血系统、脑、肺和乳腺等部位肿瘤中发现极少量的具有与干细胞非常类似生物学特性的细胞，称之为肿瘤干细胞（tumor stem cell，TSC）或癌干细胞（cancer stem cell，CSC），可能是肿瘤转移和复发的根源[1]。肿瘤干细胞的提出，使人们改变了对肿瘤的传统认识，能够解释临床上常见的恶性肿瘤术后多年复发或转移、肿瘤放疗抵抗及化疗耐药等问题；也可靶向性杀伤肿瘤干细胞，使根治肿瘤和防止肿瘤复发、转移成为可能。而且，最近越来越多的证据显示，肿瘤干细胞在多种实体瘤中存在，如脑胶质瘤、乳腺癌、结肠癌、前列腺癌和胰腺癌等[2]。其中，针对乳腺癌干细胞的研究较为广泛、深入。

一、乳腺癌干细胞概念的提出和概况

2003 年，Al-Hajj 等[3]首次在实体瘤中证实了乳腺癌干细胞的存在。他们根据特异性细胞表面标志的差异，利用流式细胞仪在 8 例乳腺癌胸水转移和 1 例乳腺癌原发病灶中分离和鉴定出了具有干细胞样特性的 $CD44^+ CD24^{-/low} ESA^+ Lineage^-$ 细胞（占总肿瘤细胞数的 2%）。这种细胞能无限增殖并分化，仅接种到 NOD/SCID 小鼠乳腺脂肪垫中 200 个这种细胞，在短短的 5 ~ 6 个月后就可形成直径大约 1cm 的肿瘤；而接种 $CD44^+ CD24^{-/low} ESA^- Lineage^-$、$CD44^+ CD24^+$、$CD44^-$ 或 $CD24^+$ 细胞，则很少有肿瘤生长，表明无致瘤性或致瘤性低。与未分选的肿瘤细胞相比，$CD44^+ CD24^{-/low} ESA^+ Lineage^-$ 细胞的致瘤性提高了 50 多倍。而且，新形成的肿瘤具有与原发肿瘤相似的组织病理学特征，且仍能表达1% ~5% 的 $CD44^{+}CD24^{-}$ 细胞，还可在鼠体内连续传代。有学者也从乳腺癌细胞株中分离鉴定出了类似的具有自我更新能力的 $CD44^{+}CD24^{-/low}$ 细胞[4,5]。Honeth 等[6]对大量的乳腺癌病例分析后发现，31% 的病例为 $CD44^{+}CD24^{-}$ 细胞，但其表型与乳腺癌的大小、淋巴结有无转移等无直接联系[6,7]。另外，Ginestier 等[8]对 577 份乳腺癌组织样本进行研究发现，约 30% 的肿瘤细胞膜上表达乙醛脱氢酶 1（aldehyde dehydrogenase 1，ALDHl），其阳性者预后较差；ALDH1 高活性的乳腺癌细胞群具有自我增殖、多向分化的潜能，仅 20 个 $ALDH^{+}CD44^{+}CD24^{-}$ 细胞就可致瘤，这提示其可作为乳腺癌干细胞的标志之一。同样，Charafe-Jauffret 等的研究表明，炎症性乳腺癌（inflammatory breast cancer，IBC）的转移、侵袭行为可能是由具有 ALDH 酶活性的癌症干细胞介导的；ALDH1 表达是 IBC 患者的独立预后标志[9]。还有研究证实，CD133 也是乳腺癌干细胞的表面标志之一[10]。而且，$CD133^{+}$ 与 $CD44^{+}CD24^{-}$ 细胞均有类似的自我更新能力。最新研究表明，乳腺癌中具有干细胞特性的癌细胞比率和细胞分化标志物与肿瘤亚型和组织学阶段有关[11]。

二、乳腺癌干细胞的分离、鉴定

目前，乳腺癌干细胞被广泛认可的分离和鉴定方法主要有 3 种：

（1）细胞表面标志法：乳腺癌干细胞的表型包含 $CD44^{+}CD24^{-/low}$、$ALDHl^{+}$ 和 $CD133^{+}$ 细胞等，可通过流式细胞仪进行检测和筛选。

（2）侧群（side population，SP）细胞分离法：利用具有排出荧光染料 Hoechest 33342 的特性，通过流式细胞仪筛选出的淡染或拒染的细胞则被视为 SP 细胞。研究显示，MCF-7 细胞中分离出的 SP 细胞较非 SP 细胞具有更强的致瘤性及更高的集落形成率，并可传代并生成其他非 SP 细胞，表明 SP 细胞具有癌干细胞特性[12,13]。目前多数学者认为，SP 细胞中富集了肿瘤干细胞[14]，但二者间的具体关系尚不明确，有待进一步研究。

（3）微球体培养：是一种常用的可有效富集肿瘤干细胞的方法，通过利用乳腺癌干细胞自我更新的能力，在悬浮培养条件下形成球囊（mammosphere）的特性来获取。研究发现，所获得的微球体细胞具有自我更新、多向分化和再造乳腺组织等干细胞特有的功能[15]。Grimshaw 等[16]通过培养从乳腺癌患者胸腔积液中转移来的肿瘤细胞，形成微球体后转染小鼠，可使 22 只 SCID 小鼠中的 17 只致瘤。

此外，国内外学者还采用无血清悬浮培养[17]、悬浮培养联合化疗药物和免疫磁珠分离等方法筛选乳腺癌干细胞。但是，实际上，上述各种分离方法只是富集了乳腺癌干细胞，均有一定的局限性。

三、乳腺癌干细胞与肿瘤转移、预后

大量研究表明，乳腺癌干细胞与肿瘤的侵袭、转移、治疗和预后密切相关，可能是放、化疗失败及肿瘤复发、转移的基础[18,19]。Balic 等[20]进行组织化学分析发现，大多数早期乳腺癌骨转移患者的骨髓播散性微小转移灶标本中能检测到乳腺癌干细胞的表型，且占有很高的比例，表明肿瘤干细胞更易发生转移。Sheridan 等[21]对 13 种乳腺癌细胞系研究发现，与 $CD44^{+}CD24^{-}$ 比例较低的细胞系相比，$CD44^{+}CD24^{-}$ 比例较高的细胞系中与侵袭相关的基因和蛋白［IL-1α、IL-6、IL-8 和 UPA (urokinase plasminogen activator)] 的表达升高，体外侵袭能力更强。Liu 等[19]利用基因芯片针对 $CD44^+CD24^-$致瘤性乳腺癌干细胞与正常乳腺上皮细胞进行基因差异表达分析，将 186 个基因分成与肿瘤生成、细胞凋亡、代谢和分化发育相关的基因，定义为“侵袭性基因信号（invasiveness gene signature，IGS）”。研究发现，IGS 与乳腺癌死亡和转移风险有明显相关性，是独立的预后因素，IGS 符合程度高的乳腺癌患者预后很差。也有研究发现，$CD44^+/CD24^-$的乳腺癌细胞基因标志是乳腺癌患者预后差的一大因素[22]。

四、乳腺癌干细胞与放、化疗

放、化疗均为肿瘤临床综合治疗的重要手段之一，可用来消灭和根治局部原发肿瘤或转移病灶，并可单独治疗肿瘤，亦可协同手术和生物疗法等多种手段综合治疗肿瘤。但是，相当一部分肿瘤患者在放疗后出现复发或对化疗药物发生耐药。自肿瘤干细胞学说提出以来，人们推测肿瘤干细胞对放、化疗可能存在抵抗性。理论上讲，肿瘤干细胞属于慢分裂细胞，大部分处于细胞周期的 G_0 期，具有周期长、代谢慢的特点[23,24]，因此，对放射线、化疗药物具有天然的耐受性。放射线、化疗药物杀死了大多数分化的肿瘤细胞，留下少数肿瘤干细胞成为日后复发的根源。大量研究证实，放、化疗耐受性是肿瘤干细胞的特性之一，乳腺癌干细胞的存在是乳腺癌放、化疗治疗失败和复发的一个最为重要的原因。

2007 年美国临床肿瘤学会（ASCO）会议上，Chang 等[25]第一次从临床的角度有力地证明了存在化疗抵抗性的肿瘤干细胞。他们发现，给予乳腺癌患者 4 个周期的常规化疗（紫杉萜 100mg/m^2 或多柔比星/环磷酰胺 60/600mg/m^2，3 周一个周期）后，$CD44^+CD24^-$ 细胞的比例增加，由 4.8% 增至 14.8%，且形成微球体的效率显著增加。随后，Diehn 等[26]对移植乳腺肿瘤的 MMTV-Wnt-1 小鼠进行放疗或多柔比星化疗治疗后，乳腺癌干细胞的比例较治疗前明显升高。Yu 等[27]的研究也发现，辅助化疗后乳腺癌干细胞的比例比治疗前明显升高。这可能是化疗导致肿瘤的急性损伤，激活了相关的信号传导通路，引起肿瘤干细胞自我更新加速[28]。同样，研究发现，给予放射治疗后乳腺癌干细胞比例也明显增加，如 Phillips 等[29]发现放疗后乳腺癌干细胞的比例由 3.5% 增加到 7.5%，表明这类细胞具有更强的抗辐射能力；Woodward 等[30]将 Wnt1 转基因小鼠来源的乳腺细胞和 β-catenin 转染的乳腺细胞经放射线照射后发现，SP 细胞比例增加，且照射后激活的 β-catenin 在乳腺干细胞中选择性高表达，提示 Wnt 和 β-catenin 可能调控乳腺干细胞的抗辐射能力。

乳腺癌干细胞可能因为细胞周期长、代谢慢、对凋亡反应性下降及将化疗药物排除细胞外等多种原因而较其他癌细胞对化疗药物具有更强的耐受性。肿瘤干细胞大多处于相对静止的 G_0 期，而大多数肿瘤化疗用的细胞毒性药物靶向处于 S、M 或 G_2 期的细胞，因而化疗虽可消除大量肿瘤细胞，但肿瘤干细胞却可逃避化疗药物的杀伤作用。而且，有研究发现，乳腺癌干细胞中乳腺癌耐药蛋白 1［breast cancer resistant Protein 1，BCRP1，又名三磷腺苷结合转运蛋白 G 超家族成员 2（ATP-binding cassette superfamily G member 2，ABCG2）］、多药耐药蛋白（multi-drug resistance，MDR）、Bcl-2 家族蛋白和 ALDH 等高表达，可抵抗凋亡，最终导致肿瘤对传统治疗方案耐受。国内外研究均表明，乳腺癌干细胞可以通过高表达 BCRP1 具有更强的放、化疗抵抗性[31]；而且，化疗药物干预后，存活下来的乳腺癌干细胞的 BCRP 表达水平较干预前明显增加，表明乳腺癌干细胞不仅可通过高表达 BCRP 来逃逸化疗，并在化疗打击后通过 BCRP 表达的进一步增高来适应化疗，在化疗后产生更强的耐药性，从而使乳腺癌复发，并难以治愈[32]。另外，目前认为，Notch 通路[29]和 Wnt-β-catenin-survivin 信号[30,33]的活化、活性氧簇（reactive oxygen species，ROS）和组蛋白 H2AX 磷酸化水平降低及 DNA 损伤检验点激活等，均与乳腺癌干细胞的放疗抵抗性密切相关[34-36]。而且，与分化细胞相比，干细胞基因不稳定，DNA 修复能力更为强大[37]，这使干细胞更容易适应环境变化，如在化疗时更容易发生耐药基因突变，放疗时 DNA 损伤更小，导致治疗逃逸、抵抗。由此可以看出，传统的治疗方法仅能杀死肿瘤细胞中的敏感细胞，一旦治疗停止，肿瘤干细胞仍会继续增殖和分化，导致肿瘤的复发或转移，这就是所谓的“蒲公英”现象[38]。因而，抑制或逆转乳腺癌干细胞的放、化疗耐受是目前乳腺癌干细胞研究的热点。

五、展望

越来越多的研究支持乳腺癌干细胞的存在，而其与临床疗效和预后的关系也日益受到重视。乳腺癌的生物和分子异质性与癌干细胞的含量有关[39]。乳腺癌干细胞的发现为乳腺癌的治疗开拓了新的研究方向。目前多数学者认为，肿瘤的治疗应先行杀灭处于增殖期的非致瘤性肿瘤细胞，然后清除肿瘤干细胞或诱导其分化[40]。通过了解肿瘤干细胞生物学有助于对肿瘤转移的发生和治疗的研究。但是，到目前为止，对于乳腺癌干细胞的研究刚刚起步，许多问题有待解决。比如，乳腺癌干细胞在放疗抵抗及化疗耐药中起着关键作用，但其表面标志还未全面了解，分离和鉴定方法尚存在一定的局限性，从而有待于进一步寻找乳腺癌干细胞更为精确和特异的表型，更为行之有效的分离和鉴定方法，进一步探究乳腺癌干细胞放化疗耐受机制，寻求分子靶点，设计乳腺癌干细胞的靶向治疗方案，确立在正常干细胞不受影响的情况下而彻底杀灭乳腺癌干细胞的行之有效的方法，从而根治肿瘤。我们可以预见，在不久的将来，乳腺癌干细胞的深入研究将为患者带来福音和希望。

参考文献

[1] Price ND, Foltz G, Madan A, et al. Systems biology and cancer stem cells. J Cell Mol Med, 2008, 12 (1):97-110.

[2] Visvader JE, Lindeman GJ. Cancer stem cells in solid tumours: accumulating evidence and unresolved questions. Nat Rev Cancer, 2008, 8 (10):755-768.

[3] Al-Hajj M, Wicha MS, Benito-Hernandez A, et al. Prospective identification of tumorigenic breast cancer cells. Proc Natl Acad Sci USA, 2003, 100 (7): 3983-3988.

[4] Ponti D, Costa A, Zaffaroni N, et al. Isoation and in vitro propagation of tumorigenic breast cancer cells with stem/progenitor cell properties. Cancer Res, 2005, 65 (13):5506-5511.

[5] Fillmore CM, Kuperwasser C. Human breast cancer cell lines contain stem-like cells that self-renew, give rise to phenotypically diverse progeny and survive chemotherapy. Breast Cancer Res, 2008, 10 (2): R25.

[6] Honeth G, Bendahl PO, et al. The $CD44^{+}$/$CD24^{-}$ phenotype is enriched in basal-like breast tumors. Breast Cancer Res, 2008, 10 (3): R53.

[7] Abraham BK, Fritz P, McClellan M, et al. Prevalence of $CD44^{+}$/$CD24^{-/low}$ cells in breast

cancer may not be associated with clinical outcome but may favor distant metastasis. Clin Cancer Res, 2005, 11 (3): 1154 - 1159.

[8] Ginestier C, Hur MH, Charafe-Jauffret E, et al. ALDH1 is a marker of normal and malignant human mammary stem cells and a predictor of poor clinical outcome. Cell Stem Cell, 2007, 1 (5): 555 - 567.

[9] Charafe-Jauffret E, Ginestier C, Iovino F, et al. Aldehyde dehydrogenase 1-positive cancer stem cells mediate metastasis and poor clinical outcome in inflammatory breast cancer. Clin Cancer Res, 2010, 16 (1): 45 - 55

[10] Wright MH, Calcagno AM, Salcido CD, et al. Brca1 breast tumors contain distinct $CD44^+/CD24^-$ and $CD133^+$ cells with cancer stem cell characteristics. Breast Cancer Res, 2008, 10 (1): R10.

[11] Park SY, Lee HE, Li H, et al. Heterogeneity for stem cell-related markers according to tumor subtype and histologic stage in breast cancer. Clin Cancer Res, 2010, 16 (3): 876 - 887.

[12] Patrawala L, Calhoun T, Schneider-Broussard R, et al. Side population is enriched in tumorigenic, stem-like cancer cells, whereas $ABCG^{2+}$ and $ABCG^{2+}$ cancer cells are similarly tumorigenic. Cancer Res, 2005, 65 (14): 6207 - 6219.

[13] Zhou J, Wulfkuhle J, Zhang H, et al. Activation of the PTEN/mTOR/STAT3 pathway in breast cancer stem-like cells is required for viability and maintenance. Proc Natl Acad Sci USA, 2007, 104 (41): 16158 - 16163.

[14] Alvi AJ, Clayton H, Joshi C, et al. Functional and molecular characterisation of mammary side population cells. Breast Cancer Res, 2003, 5 (1): R1 - 8.

[15] Dontu G, Abdallah WM, Foley JM, et al. In vitro propagation and transcriptional profiling of human mammary stem/progenitor cells. Genes Dev, 2003, 17 (10): 1253 - 1270.

[16] Grimshaw MJ, Cooper L, Papazisis K, et al. Mammosphere culture of metastatic breast cancer cells enriches for tumorigenic breast cancer cells. Breast Cancer Res, 2008, 10 (3): R52.

[17] Li HZ, Yi TB, Wu ZY. Suspension culture combined with chemotherapeutic agents for sorting of breast cancer stem cells. BMC Cancer, 2008, 8: 135.

[18] Vlashi E, McBride WH, Pajonk F. Radiation responses of cancer stem cells. J Cell Biochem, 2009, 108 (2): 339 - 342.

[19] Liu R, Wang X, Chen GY, et al. The prognostic role of a gene signature from tumorigenic breast-cancer cells. N Engl J Med, 2007, 356 (3): 217 - 226.

[20] Balic M, Lin H, Young L, et al. Most early disseminated cancer cells detected in bone marrow of breast cancer patients have a putative breast cancer stem cell phenotype. Clin Cancer Res, 2006, 12 (19): 5615 - 5621.

[21] Sheridan C, Kishimoto H, Fuchs RK, et al. $CD44^+/CD24^-$ breast cancer cells exhibit enhanced invasive properties: an early step necessary for metastasis. Breast Cancer Res, 2006, 8 (5): R59.

[22] Shipitsin M, Campbell LL, Argani P, et al. Molecular definition of breast tumor heterogeneity. Cancer Cell, 2007, 11 (3): 259 - 273.

[23] Kenney NJ, Smith GH, Lawrence E, et al. Identification of stem cell units in the terminal end bud and duct of the mouse mammary gland. J Biomed Biotechnol, 2001, 1 (3): 133 - 143.

[24] Smith GH. Label-retaining epithelial cells in mouse mammary gland divide asymmetrically and retain their template DNA strands. Development, 2005, 132 (4): 681 - 687.

[25] Chang JC, Li X, Wong H, et al. Therapeutic resistance and tumor-initiation: molecular pathways involved in breast cancer stem cell self-renewal. 2007 ASCO Annual Meeting Proceeding Part I, J Clin Oncol, 2007, 25 (18S): 528 - 540.

[26] Diehn M, Cho R, Dorie M, et al. Analyzing the sensitivity of breast cancer stem cells to ioni-

zing radiation and chemotherapy. Int J Rad Onco Bio Physics, 2007, 69 (3): s38 - s39.

[27] Yu F, Yao H, Zhu P, et al. let-7 regulates self renewal and tumorigenicity of breast cancer cells. Cell, 2007, 131 (6): 1109 - 1123.

[28] 李幼生，黎介寿. 肠道干细胞与肠道损伤修复研究进展. 中华实验外科杂志，2006，23 (7): 891 - 892.

[29] Phillips TM, McBride WH, Pajonk F. The response of CD24$^{(-/low)}$/CD44^{+} breast cancer-initiating cells to radiation. J Natl Cancer Inst, 2006, 98 (24): 1777 - 1785.

[30] Woodward WA, Chen MS, Behbod F, et al. WNT/beta-catenin mediates radiation resistance of mouse mammary progenitor cells. Proc Natl Acad Sci USA, 2007, 104 (2): 618 - 623.

[31] Zhou S, Schuetz JD, Bunting KD, et al. The ABC transporter Bcrp1/ABCG2 is expressed in a wide variety of stem cells and is a molecular determinant of the side-population phenotype. Nat Med, 2001, 7 (9): 1028 - 1034.

[32] 李治，刘春萍，贺艳丽，等. 乳腺癌干细胞 BCRP 的表达及意义. 医学分子生物学杂志，2007，4 (6): 511 - 513.

[33] Chen MS, Woodward WA, Behbod F, et al. Wnt/beta-catenin mediates radiation resistance of Sca1^{+} progenitors in an immortalized mammary gland cell line. J Cell Sci, 2007, 120 (Pt3): 468 - 477.

[34] Chuthapisith S, Eremin J, El-Sheemey M, et al. Breast cancer chemoresistance: Emerging importance of cancer stem cells. Surg Oncol, 2010, 19 (1): 27 - 32.

[35] Diehn M, Cho RW, Lobo NA, et al. Association of reactive oxygen species levels and radioresistance in cancer stem cells. Nature, 2009, 458 (7239): 780 - 783.

[36] Tothova Z, Gilliland DG. Radical Bailout Strategy for Cancer Stem Cells. Cell Stem Cell, 2009, 4 (3): 196 - 197.

[37] 周静，赵刚，刘涛，等. 实体肿瘤干细胞的研究进展. 中华实验外科杂志，2006，23 (1): 122 - 123.

[38] Gudjonsson T, Magnusson MK. Stem cell biology and the cellular pathways of carcinogenesis. APMIS, 2005, 113 (11 - 12): 922 - 929.

[39] Pece S, Tosoni D, Confalonieri S, et al. Biological and molecular heterogeneity of breast cancers correlates with their cancer stem cell content. Cell, 2010, 140 (1): 62 - 73.

[40] 任军. 清除及诱导乳腺癌干细胞是提高临床疗效的关键. 北京大学学报（医学版），2008，40 (5): 449 - 452.

乳腺癌CYP1B1基因与ER、PR的表达关系及临床意义

陈　悦[1]　邓觐云[2]　李张云[1]　黄传生[2]

1. 南昌大学研究生院医学部　南昌　330006
2. 江西省肿瘤医院　南昌　330029

【摘要】 **目的**：探讨乳腺癌组织中细胞色素P450 1B1（CYP1B1）基因与ER、PR的表达关系及临床意义。**方法**：采用免疫组织化学方法检测41份乳腺癌组织的CYP1B1基因与ER、PR的表达情况，分析其表达水平间的相关性及临床意义。**结果**：CYP1B1阳性表达占78%（32/41）。CYP1B1阳性表达率在ER阳性组与阴性组之间无显著差异（73.7% *vs* 81.8%，$P>0.05$），但在PR阴性组的阳性表达显著高于PR阳性组（91.3% *vs* 61.1%，$P<0.05$），差异有统计学意义。此外，CYP1B1还与淋巴结转移与临床分期呈正相关（$P<0.05$），但与组织学分级、病理类型无关（$P>0.05$）。**结论**：CYP1B1基因可能作为一个乳腺癌诊断及治疗的新靶点。

【关键词】 基因；乳腺癌；细胞色素P450 1B1；雌激素受体；孕激素受体；免疫组化

乳腺癌是当今世界女性最常见的恶性肿瘤之一，2008年，美国的乳腺癌新发病例数为182 460例，占所有女性新发现肿瘤的26%，而死亡率则高居第二位[1]。在我国，女性乳腺癌的发病率与死亡率同样呈逐年增加的趋势，且集中于经济较发达的大中型城市[2]。家族史、易感基因、雌激素暴露情况等都是影响乳腺癌发生的重要因素。细胞色素P450 1B1（CYP1B1）作为新发现的细胞色素P450超基因家族成员之一，被认为其主要影响雌激素的代谢，与乳腺癌的病因学密切相关[3]。本研究旨在统计分析乳腺癌术后患者CYP1B1与ER、PR的表达水平间的相关性，及其与病理类型、组织学分级、淋巴结转移等临床病理特征的关系，为今后乳腺癌患者的诊治提供参考依据。

一、材料与方法

（一）临床资料

收集2009年3月~9月江西省肿瘤医院乳腺癌患者组织标本41例，均为女性，患者年龄29~69岁，中位年龄47岁。依照AJCC乳腺癌分期标准（第6版，2002），均为Ⅰ~ⅢA期可手术治疗的患者，且术前均未接受化疗或放疗，术后病理证实为原发性乳腺癌。其中，浸润性导管癌33例（80.5%），其他类型乳腺癌8例（19.5%）；Ⅰ期9例（22.0%），Ⅱ期13例（31.7%），ⅢA期19例（46.3%）；淋巴结转移20例（48.8%），无转移21例（51.2%）。

（二）CYP1B1、ER、PR的检测

乳腺癌组织标本用10%中性甲醛固定，

常规石蜡包埋切片，采用免疫组化链霉素抗生物素蛋白-过氧化物酶连接法（S-P 法）检测乳腺癌 CYP1B1、ER、PR 表达，主要步骤参照免疫组化试剂盒说明书进行，使用 PBS 代替一抗作为阴性对照。免疫组化试剂盒、CYP1B1 兔抗人多克隆抗体（日本 Abcam 公司）购自上海明睿生物技术公司，ER、PR 抗体购自福建迈新生物技术公司。

（三）结果判定

CYP1B1 染色定位于细胞质，ER 和 PR 染色定位于细胞核。阳性表达细胞判断标准为：镜下组织细胞结构清晰，细胞质（核）有棕黄色颗粒沉着，且染色明显高于背景（判定标准参考文献[4]）。高倍镜下综合染色强度和阳性细胞所占比例，用组织学评分（∑pi）计算积分。其中 i 代表细胞染色深浅，包括：0：不显色或显色不清；1：浅黄色；2：棕黄色；3：深褐色。p 代表将阳性细胞的百分率数值进行半定量分级：<5% 为 0 分；5% ~50% 为 2 分；50% ~75% 为 3 分；≥75% 为 4 分。

积分 1 ~3 分为弱阳性（+），3 ~8 分为中度阳性（++），9 ~ 12 分为强阳性（+++）。（++）及以上为阳性表达，用以计算阳性率。

（四）统计学方法

由 SPSS 12.0 软件处理，乳腺癌 CYP1B1、ER、PR 表达水平关系以及 CYP1B1 与临床病理特征的关系用 χ^2 检验或 Fisher 确切概率检验，$P<0.05$ 定为有统计学意义。

二、结果

CYP1B1 主要在乳腺癌肿瘤细胞胞浆着色，呈棕黄色，片状或弥漫状分布，胞核无着色。41 例乳腺癌患者中，CYP1B1 阳性表达占 78.0%（32/41），ER 为 46.3%（19/41），PR 为 43.9%（18/41）。ER、PR 表达之间明显正相关（$P<0.05$）。CYP1B1 阳性表达率在 ER 阳性组（73.7%）与阴性组（81.8%）无显著差异（$P>0.05$），但在 PR 阴性组的阳性表达显著高于 PR 阳性组（91.3% *vs* 61.1%，$P<0.05$），差异有统计学意义。同时，CYP1B1 阳性表达还与淋巴结转移和临床分期正相关（$P<0.05$），而与组织学分级、病理类型无关（$P>0.05$）（见表1、表2）。

表 1　乳腺癌 CYP1B1 与 ER、PR 表达水平及临床病理特征的相关性

	CYP1B1			*P*
	阳性（阳性率）	阴性	合计	
ER				0.709
阳性	14（73.7%）	5	19	
阴性	18（81.8%）	4	22	
PR				0.028*
阳性	11（61.1%）	7	18	
阴性	21（91.3%）	2	23	
淋巴结转移				0.001*
阳性	20（100%）	0	20	
阴性	12（57.1%）	9	21	
临床分期				0.002*
Ⅰ~Ⅱ	13（59.1%）	9	22	
ⅢA	19（100%）	0	19	
合计	32（78.0%）	9	41	

* Fisher 确切概率检验，$P<0.05$，差异有统计学意义。

表 2　乳腺癌 ER、PR 间表达相关性

	PR			χ^2	*P*
	阳性（阳性率）	阴性	合计		
ER				5.331	0.021**
阳性	12（63.2%）	7	19		
阴性	6（27.3%）	16	22		
合计	18	23	41		

** χ^2 检验，$P<0.05$，差异有统计学意义。

三、讨论

随着分子生物学的不断发展，乳腺癌的分子诊断及预后指标受到了越来越多的重视。雌激素受体（ER）和孕激素受体（PR）作为侧面反映体内雌、孕激素水平的重要指标目前已广泛用于临床乳腺癌术后检测。国外文献报道乳腺癌 ER、PR 的表达具有相关性，阳性率在 50% ~70% 之间[5]，略高于本研究结果，其原因可能与抗体选择、判断标准和病例选择有关。ER、PR 阳性表达高，则提示预后良好，可行内分泌治疗。细胞色素 P450 1B1 作为已知的细胞色素 P450 超基因家族中 CYP1B 亚族的唯一成员[6]，在雌激素诱导肿瘤形成的过程中起着重要的作用。CYP1B1 主要影响雌激素的代谢，催化激活 17β-雌二醇（E_2）在 C_4 位点的羟化作用[7]，其中的儿茶酚雌激素代谢产物 2-羟雌二醇（2-OH-E_2）和 4-羟雌二醇（4-OH-E_2）经过氧化作用分别形成高活性的雌二醇-2，3-醌或是雌二醇-3，4-醌（E_2-3，4-quinone），后者与 DNA 中的嘌呤反应形成去嘌呤加合物，DNA 由此产生的无嘌呤位点发生突变，导致乳腺癌及其他肿瘤的产生[7,8]。

本研究中测得乳腺癌组织中 CYP1B1 阳性表达为 78%，与 McFadyen[9] 报道中 76.8% 的阳性率基本一致，该学者同时报道 CYP1B1 表达与乳腺癌的病理类型、淋巴结转移情况及 ER 表达情况无关，与本研究结果中 CYP1B1 表达与淋巴结转移呈正相关的结果略有出入，其他结论一致，这可能是受样本例数的限制以及区域、人种差异的影响，有待今后消除各种影响因素进一步研究。除此以外，本研究还发现 CYP1B1 表达与 PR 呈负相关，而 PR 是 ER 与雌激素结合诱导的产物，这提示 CYP1B1 高表达可能是体内雌激素的诱导水平较低的表现，可能对内分泌治疗效果产生一定影响。加之本研究发现其与淋巴结转移和临床分期呈正相关，可能为乳腺癌患者预后不佳的重要标志。

作为新出现的一种重要的肿瘤分子标志物及代谢媒介，CYP1B1 被期望是雌激素依赖性肿瘤潜在的诊断和预后因子[3]。当今肿瘤化学治疗的发展趋势主要为靶向治疗和个体化治疗，CYP1B1 与其他 P450 酶不同之处在于，CYP1B1 在人类肝脏中不表达，在正常组织中不出现或表达水平很弱，但在多种肿瘤组织中都有表达过量[10]，这一特性提示 CYP1B1 还可能作为肿瘤预防和治疗的一个理想靶点。然而，CYP1B1 具体以何种机制，对哪些药物，产生怎样的影响等问题仍需要广大学者进一步研究明确，以开发更具靶向性和低毒副反应的肿瘤治疗药物。

参 考 文 献

[1] Jemal A, Siegel R, Ward E, et al. Cancer Statistics, 2008, CA Cancer J Clin, 2008, 58:71 -96.

[2] 张伟东，苗树军. 我国恶性肿瘤死亡率流行病学特征分析. 中国健康教育，2009，25(4):246 -248.

[3] 陈悦，邓觐云. 细胞色素 P450 1B1 与性激素依赖性肿瘤的研究进展. 江西医药，2009，44 (7):732 -734.

[4] Khan MS, Dodson AR, Heatley MK. Ki-67, oestrogen receptor, and progesterone receptor proteins in the human rete ovarii and in endometriosis. J Clin Pathol, 1999, 52:517 -520.

[5] Chu KC, Anderson WF. Rates for Breast cancer characteristic by estrogen andprogensterone receptor status in the major racial/ethaic groups. Breast cancer restreat, 2002, 74 (3):199 -211.

[6] Lewis DF, Gillam EM, Everett SA, et al. Molecular modeling of human CYP1B1 substrate in-

teractions and investigation of allelic variant effects on metabolism. Chem Biol Interact, 2003, 145 (3): 281 -295.

[7] Hayes CL, Spink DC, Spink BC, et al. 17β-Estradiol hydroxylation catalyzed by human cytochrome P450 1B1. Proc Natl Acd Sci USA, 1996, 93: 9776 -9781.

[8] Cavalieri E, Rogan E. Catechol quinones of estrogens in the initiation of breast, prostate, and other human cancers: keynote lecture. Ann N Y Acad Sci, 2006, 1089: 286 -301.

[9] McFadyen MC, Breeman S, Payne S, et al. Immunohistochemical localization of Cytochrome P450 CYP1B1 in breast cancer with monoclonal antibodies specific for CYP1B1. The Journal of Histochemistry&Cytochenmistry, 1999, 47 (11): 1457 -1464.

[10] Murray GI, Taylor MC, McFadyen MC, et al. Tumor-specific expression of cytochrome P450 CYP1B1. Cancer Res, 1997, 57: 3026 -3031.

p120-catenin 对乳腺小叶癌诊断应用意义

谢　梅　罗庆丰　高　玟　黄传生　涂　侃

江西省肿瘤医院　南昌　330029

【摘要】 目的：探讨 p120-catenin 对乳腺小叶癌诊断的应用意义。方法：应用 MaxVinsion 免疫组织化学技术对浸润性导管癌 30 例、浸润性小叶癌 50 例患者进行标记，比较两组 p120-catenin 阳性表达率的差别。结果：30 例浸润性导管癌中有 10 例表达 p120-catenin 阳性，阳性表达率为 33.3%；50 例浸润性小叶癌中 42 例表达阳性，阳性表达率为 84.0%，两组 p120-catenin 阳性表达率差异比较具有非常显著性意义。结论：p120-catenin 能够很好地区分小细胞性的浸润性导管癌和浸润性小叶癌，是诊断浸润性小叶癌的良好指标，能显著提高乳腺小叶癌的穿刺诊断的准确率。

【关键词】 乳腺小叶癌；细针穿刺；免疫组织化学技术；p120-catenin

乳腺癌是妇女最常见的恶性肿瘤之一，其发病率占妇女肿瘤的 31%，死亡原因大多是远处转移。本研究利用细胞免疫组织化学，选择具有特征性的指标 p120-catenin 对肿瘤细胞进行标记，能显著提高乳腺小叶癌的穿刺诊断的准确率，对乳腺癌规范和及时治疗具有重要价值。

一、临床资料

收集我院 2008 年 6 月 ~ 2009 年 8 月期间住院的乳腺小细胞癌患者 80 例（浸润性导管癌 30 例，浸润性小叶癌 50 例），患者均为女性，年龄 36 ~ 68 岁，平均年龄 52.6 岁。

二、材料和方法

（一）材料收集

对 80 例乳腺小细胞癌患者用 9 号细针进行穿刺细胞检查涂片 3 片，分别进行瑞士染色、HE 和 p120-catenin 免疫组化标记。

（二）检测方法

p120-catenin 表达检测采用快速 Maxvision™免疫组化法，按照免疫组化试剂盒的操作说明书进行。

高敏 DAB 显色，显微镜下显示最适合阳性结果时自来水终止显色。苏木素复染 15s，42℃水冲洗 30s，中性树胶封片，光镜下观察抗原在癌组织中表达。

（三）结果判断

p120-catenin 细胞质呈棕黄色颗粒沉着者为阳性（+），无着色者为阴性（-）。随机选择4个高倍视野，计数400个细胞，根据着色强度及显色癌细胞比例将染色结果进行半定量分为(-)、(+)、(++)、(+++)四级：

（1）按切片中细胞显色有无及深浅评分：无显色为 0 分，淡黄色为 1 分，棕黄色为 2 分，棕褐色为 3 分。

（2）根据显色癌细胞的比例记分：阳性细胞数 1% ~25% 计 1 分，26% ~50% 计 2 分，50% ~75% 计 3 分，76% ~100% 计

4 分。

每例肿瘤的积分 = (1) × (2)。按积分高低分为：<4 分为阴性，≥4 分为阳性。试剂公司提供 p120-catenin 阳性玻片作为阳性对照，PBS 代替一抗作阴性对照。

三、结果

30 例浸润性导管癌中有 10 例表达 p120-catenin 阳性，阳性表达率为 33.3%，50 例浸润性小叶癌中有 42 例表达阳性，阳性表达率为 84%，两组 p120-catenin 阳性表达率差异具有非常显著性意义（χ^2 = 21.4，P = 0.000004）（见表 1）。

表 1 p120-catenin 在乳腺小细胞癌中表达情况比较

组别	例数	p120-catenin 表达		P
		阳性	阴性	
浸润性导管癌	30	10	20	
浸润性小叶癌	50	42	8	0.000004

四、讨论

细针穿刺细胞学检查是诊断乳腺癌的直接有效手段，但对于属于小细胞肿瘤的乳腺小叶癌，诊断具有一定的困难，常常造成误诊，本研究利用细胞免疫组织化学，选择具有特征性的指标 p120-catenin 对肿瘤细胞进行标记，发现 p120-catenin 在浸润性小叶癌中表达率高达 84%，显著高于浸润性导管癌，该结果与 Sarrio 等[1]的研究结果一致。

p120-catenin 最初是作为 src 癌蛋白的底物而被发现的，现被认为是一种与癌细胞浸润和转移有关的连环蛋白。已证明连环蛋白是细胞信号转导分子和黏附分子，参与由上皮型钙黏着蛋白（E-cadherin）介导的细胞内信号转导，在细胞黏附、增殖和细胞运动过程中起重要作用。p120-catenin 的缺失却促进了 E-cadherin 的降解，它是 E-cadherin 稳定停留在细胞膜上所必需的，而 E-cadherin 表达及功能的调节在肿瘤的形成和转移中起着重要作用；p120-catenin 可能是作为一种癌基因影响着基因转录；也可能以抑癌基因样作用干预 E-cadherin 介导的细胞黏附和信号转导活动[2]。

研究表明 p120-catenin 能够很好地区分小细胞性的浸润性导管癌和浸润性小叶癌，是诊断浸润性小叶癌的良好指标，能显著提高乳腺小叶癌的穿刺诊断的准确率，对乳腺癌规范和及时治疗具有重要价值。

参 考 文 献

[1] Sarrio D, Perez Mies B, Hardisson D, et al. Cytoplasmic localization of p120ctn and E-cadherin loss characterize lobular breast carcinoma from preinvasive to metastatic lesions. Oncogene, 2004, 23 (19): 1245.

[2] Peifer M, Yap AS. Traffic control: p120-catenin acts as a gatekeeper to control the fate of classical cadherins in mamma lian cells. J Cell Biol, 2003, 163: 437 – 440.

乳腺癌治疗副作用的中药干预与相关研究

李萍萍

北京肿瘤医院　北京　100142

【摘要】 辨证治疗，改善症状是中医治疗的优势，也是中西医结合很好的切入点。但是如何进行症状控制研究，使经验上升为科学证据，正是我们应该进一步思考的问题。症状控制是一门临床研究的方法学。随着对疾病认识的进步和治疗理念的改变，在治疗肿瘤的同时，对症状控制也越来越重视，美国国家综合癌症网络（NCCN）出版了有关常见症状控制的指南，如疼痛、疲乏、恶心、呕吐、便秘等，中医在改善症状方面有独特的优势，祖国医学中丰富的治疗经验为我们缓解患者的症状提供了多种手段和依据。症状治疗的效果需要临床试验提供依据。在改善症状的临床研究中，国内外有关试验报道也日趋活跃。症状控制研究，特别是中药改善症状的临床研究，应该遵循科学的方法和标准，即循证医学的研究方法，才有可能使更多的患者受益于有确切疗效的治疗经验。设计严谨、保证质量仍是临床研究中需要加强的关键。

【关键词】 乳腺癌；内分泌治疗；中西医结合治疗；症状控制

乳腺癌是严重威胁妇女健康的恶性肿瘤。近年来在我国的发病率不断提高，在一些大城市，如北京、天津等地，乳腺癌已跃居女性恶性肿瘤的首位。在采用现代治疗手段治疗乳腺癌的同时，一些因治疗带来的副作用影响了患者的生活质量。特别是使用内分泌治疗的患者，由于治疗周期长，治疗的副作用延续时间长，造成了很大的痛苦。故大多数患者寻求中医治疗改善不适症状。近年来，经过广大医学同仁的不断努力，在辨证辨病相结合治疗乳腺癌，用中药减轻因放、化疗的毒副作用、提高治疗效果，中药抑瘤和改善症状、防止复发转移等方面取得了一定的进展和经验。①中医治则与辨证分型论治，扶正与驱邪相结合；辨病与辨证相结合同样是乳腺癌的治疗原则。②辅助治疗：乳腺癌的中医辅助治疗主要以改善各种并发症为主，不同阶段的乳腺癌患者证治方法各不相同。③中药对乳腺癌细胞抑制作用的基础研究：ER（+）MCF-7 乳腺癌细胞株是较为常用的体外细胞系。目前发现许多中药及其成分对此细胞株有抑制作用，为临床用药提供了很好的依据。④中药对乳腺癌细胞的凋亡诱导作用。⑤中药对乳腺癌免疫功能的影响。⑥中药植物雌激素的研究。

中西医结合是我国医务工作者在长期的医疗实践中不断探索总结，逐渐成熟的

李萍萍，北京肿瘤医院中西医结合科，北京市海淀区阜成路 52 号，100142，
Tel：010-88196069，Email：lppma123@ yahoo. com. cn

独具特色的治疗方法，也是肿瘤治疗的原则之一。如何针对临床问题，合理使用中、西药，达到预期的治疗目的，减少盲目用药和患者的负担？这是从事中西医结合的医务工作者需认真考虑的问题。在中西药合用的同时，我们不能忽略中药毒性、安全性与西药交叉协同作用的研究。同时根据医学干预效果证据进行疗效评价，并进一步研究其作用机理，指导临床治疗。

雌激素在细胞增殖、启动下游基因序列，从而促进乳腺癌发展方面都有着重要的作用[1]。选择性雌激素受体调节剂（SERMs），能够与雌激素竞争雌激素受体从而阻断雌激素的生物学效应。三苯氧胺（Tamoxifen）作为SERMs的代表药物，成为世界上使用最广泛的抗癌药物，但在接受三苯氧胺治疗的妇女中80%会出现潮热症状，其中45%的妇女潮热程度严重[1]。长期的内分泌治疗严重影响了乳腺癌患者的生活质量（QOL），潮热的发生也可以直接导致患者的不配合治疗[2,3]。

激素替代疗法（HRT）可以有效治疗绝经后的潮热症状，但一些研究表明，激素替代疗法可以提高乳腺癌复发的风险性[4,5]，不适合乳腺癌患者的治疗[6]。新的抗抑郁药物，如选择性5-羟色胺再摄取抑制剂（SSRIs）和5-羟色胺和去甲肾上腺素再摄取抑制剂（SNRIs）都是有效治疗潮热症状的非激素类药物，却可能减弱三苯氧胺的疗效[7]。

因此，目前尚无有效的方法治疗乳癌患者的潮热症状。在我国，多数患者寻求中医药治疗。根据雌激素依赖性乳腺癌的生物学特点和中医对乳腺癌及潮热症状的认识，我们在临床实践中应用舒肝凉血方对乳腺癌患者潮热症状进行治疗，主要药物为柴胡、郁金、紫草、白芍、丹皮、五味子等。同时对该复方的疗效、毒性、安全性，与TAM的交叉作用，以及相关机理等进行了系列研究，现将结果报告如下。

一、研究内容

（一）中药复方的最大耐受量（MTD）及毒性实验

实验动物为ICR小鼠，雌雄各半，进行中药复方半数致死量LD50和最大耐受量实验，结果，小鼠对舒肝凉血方最大耐受量为200g/kg，为人体临床用量的100倍，未发现毒性反应（见表1、表2）。

表1　中药复方急性毒性实验结果

剂量组（g/kg）	动物数	动物反应	死亡数	死亡率	脏器异常
10	12	无异常	0	0	0
7.5	12	无异常	0	0	0
5.6	12	无异常	0	0	0
4.2	12	无异常	0	0	0
3.2	12	无异常	0	0	0

表2　中药复方MTD试验结果

剂量（g/kg）	性别	动物数	动物反应	死亡数	死亡率	脏器异常	体重增长率
200	雌	12	无异常	0	0	0	9.72%
200	雄	12	无异常	0	0	0	27.24%

（二）中药复方的植物雌激素检测

选用雌激素受体阳性的人乳腺癌细胞MCF-7，利用瞬时转染和双荧光素酶报告基因检测系统等分子生物学实验手段进行检测。

1. 复方及方中药物的雌激素活性

如图1所示，复方及方中所含单味药物的雌激素活性与阴性对照（水）无显著性差异（$P>0.05$），而与阳性对照（E_2）有着明显差异（$P<0.05$）。

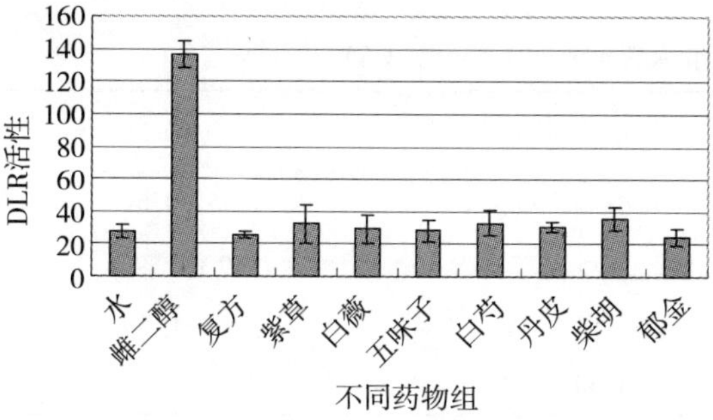

图1 不同药物组DLR检测结果对比

2. 不同浓度舒肝凉血汤在不同时间的雌激素活性

结果如图2所示，复方在不同时间各浓度之间比较没有统计学差异（$P>0.05$）。这提示中药复方在增加浓度时未表现雌激素活性。

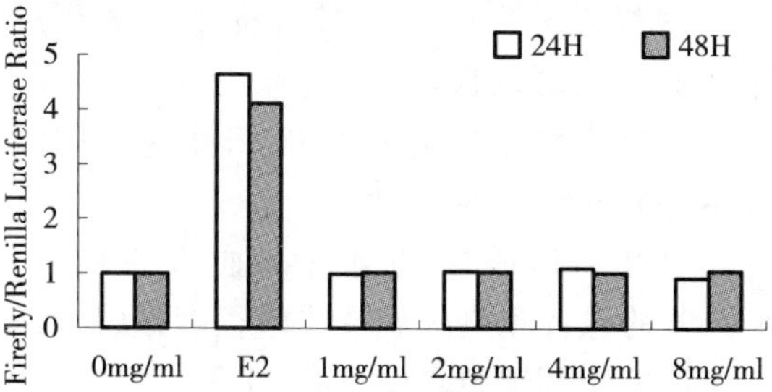

图2 不同时间的雌激素活性

（三）TAM的活性代谢产物检测

标本采自随机双盲临床试验患者血液样本。采用服药前后自身对照和中药组、安慰剂组的组间对照进行比较。TAM及4OHtam的血清浓度采用高效液相-质谱联用（high performance liquid chromatography-mass spectrometry，HPLC-MS）方法检测。结果两组患者在服用中药或安慰剂前后自身对照及组间比较，TAM及其活性代谢产物4OHtam的血清浓度均无统计学意义（$P>0.05$）（见表3～表6）。中药舒肝凉血汤在体内没有干扰三苯氧胺及4-羟基三苯氧胺的代谢，提示舒肝凉血方与西药合用对其体内代谢无影响，为中药舒肝凉血汤与三苯氧胺合用的安全性提供了证据。

表3 中药组患者血清TAM及4OHtam结果（$n=9$）

Variable		Mean	SD	t	P
TAM（ng/ml）	Before	215.63	95.36	1.194	0.267
	After	233.17	126.48		
4OHtam（ng/ml）	Before	4.49	1.49	1.308	0.227
	After	5.34	2.78		

表4 安慰剂组患者血清TAM及4OHtam结果（$n=8$）

Variable		Mean	SD	t	P
TAM（ng/ml）	Before	209.798	75.050	0.677	0.520
	After	216.855	98.893		
4OHtam（ng/ml）	Before	5.148	1.674	2.199	0.064
	After	4.210	1.411		

（四）动物雌激素水平检测

实验动物为BALB/C-nu/nu裸小鼠，在灌服中药复方后取血清，放射免疫法检测血清中雌、孕激素水平。结果本研究证实，舒肝凉血方可明显降低小鼠体内雌激素水平，而对孕激素水平降低不明显；与

表5　使用中药前血清 TAM 及 4OHtam 的比较

groups	TAM (Mean)	t	P	4OHtam (Mean)	t	P
TCM group	215.632	0.139	0.891	4.494	0.854	0.407
Placebo group	209.798			5.148		

表6　使用中药后血清 TAM 及 4OHtam 的比较

groups	TAM (Mean)	t	P	4OHtam (Mean)	t	P
TCM group	233.168	0.293	0.773	5.340	1.034	0.317
Placebo group	216.855			4.210		

表7　各组动物血清中的雌二醇和孕酮水平（$\bar{x} \pm s$，$n=6$）

组别	剂量	E_2 (pg/ml)	P (ng/ml)
TAM 组	3.6mg/kg	8.58 ±2.86**	1.55 ±0.64
中药组	36g/kg	<5***	1.40 ±0.29*
中药 + TAM 组	36g/kg + 3.6mg/kg	<5***	1.93 ±0.50
对照组	-	15.56 ±5.75	2.44 ±1.30

注：与对照组相比 * $P<0.05$，** $P<0.01$，*** $P<0.0001$

TAM 合用可同时降低体内雌、孕激素水平，特别是使雌激素水平下降更为显著（见表7）。

（五）随机双盲临床试验——疗效评价

本部分试验选择在我科就诊的乳腺癌患者，纳入标准：①经病理诊断明确的乳腺癌患者；②雌激素受体（ER）和/或孕激素受体（PR）（+）；③口服三苯氧胺，且每天均有潮热症状；④目前未行化疗、皮质类固醇或激素类药物等治疗；⑤中医辨证为肝郁血热；⑥血常规、肝肾功能基本正常。

排除及剔除标准：①糖尿病、甲亢及未控制的高血压病患者；②嗜铬细胞瘤患者；③使用有清热功效的中药者；④中途退出者。

给药方法：口服 TAM 同时口服中药舒肝凉血方口服液（中国中医科学院西苑医院制剂室提供，10ml/支，含生药 1g/ml）。对照组予安慰剂（组成：焦山楂、食用苦味剂；药物颜色、口感、规格与舒肝凉血方基本相同），两组均每天 100ml，分 3 次口服，连服 21 天。专业统计人员给出随机编号，由不参与试验的人员采用信封法发放药物。

观察指标：潮热次数、程度；次要观察指标：睡眠改善。

评价方法：国际认可的妇女绝经期潮热 Kupperman 分级方法。

结果：口服中药舒肝凉血方 3 周后，57.6% 的患者潮热次数及严重程度减轻或消失，而安慰剂组患者中只有 30.3% 潮热次数及严重程度减轻，没有患者症状消失（$P<0.05$）；中药组患者中有 63.6% 睡眠情况得到改善，而安慰剂组只有 39.4% 的患者睡眠情况改善（$P<0.01$）（见表8、表9）。

表8 潮热症状减轻情况（例）

组别	例数	消失	减轻	无变化	P
中药组	33	5（15.2%）	14（42.4%）	14（42.4%）	0.012
安慰剂组	33	0	10（30.3%）	23（69.7%）	

表9 睡眠改善情况（例）

组别	例数	睡眠改善	无改善	P
中药组	33	21（63.6%）	12（36.4%）	0.002
安慰剂组	33	13（39.4%）	20（60.6%）	

（六）舒肝凉血方对芳香化酶、硫酸酯酶代谢的影响

1．舒肝凉血方对 Aromatase/GAPDH 条带比值的影响

利用 MCF-7 细胞系，采取 Real Time PCR 技术测定。结果：舒肝凉血方对芳香化酶的表达有一定抑制作用，一定程度上有剂量依赖现象（见图3）。

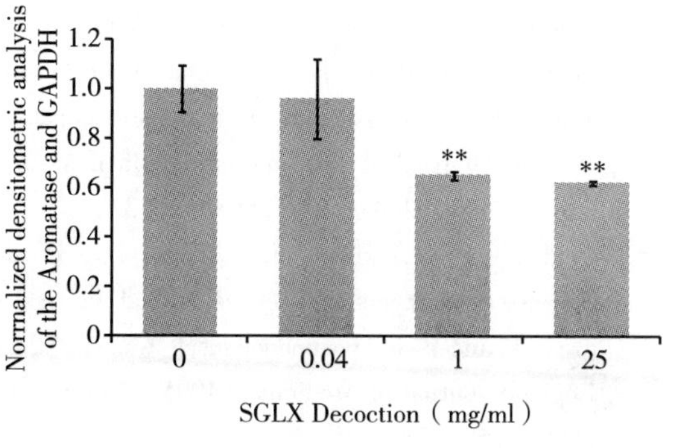

图3

＊＊：与阴性对照比较，$P<0.01$

2．舒肝凉血汤对 STS 表达水平的影响

如图4所示，舒肝凉血方可抑制 MCF-7 细胞 STSmRNA 水平的表达。

3．舒肝凉血方对 MCF-7 中 STS 酶活性的影响

如图5所示，舒肝凉血方对 MCF-7 细胞在酶活性水平对 STS 有抑制作用。

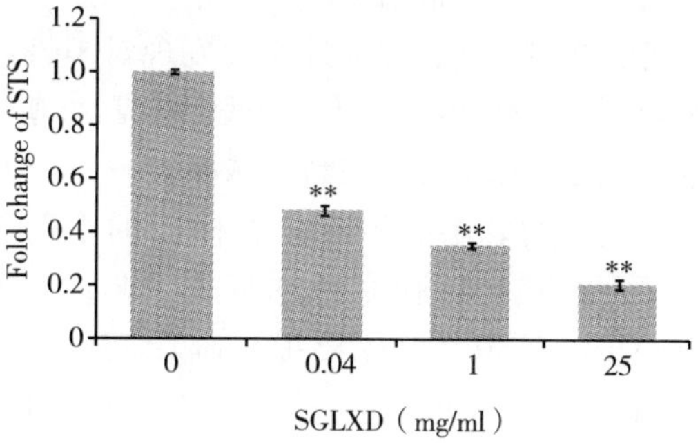

图4

＊＊：与阴性对照比较，$P<0.01$

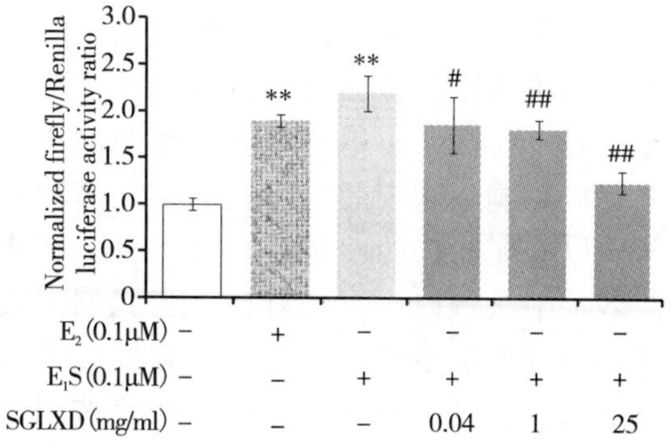

图5

＊＊：与阴性对照组比较，$P<0.01$；#：与 E_1S 组比较，$P<0.05$；##：与 E_1S 组比较，$P<0.01$

二、讨论与小结

由于乳腺癌内分泌治疗往往长达5年甚至更长，很多患者同时长期服用中药治

疗。对于中药与 TAM 或芳香化酶抑制剂同时长期使用时，中药本身的安全性及对内分泌药物体内代谢的影响，是值得我们重视的临床问题。我们的研究证实，舒肝凉血方没有毒性，复方和单味药均不含植物雌激素活性。舒肝凉血方与 TAM 合用时，不影响 TAM 体内代谢。动物实验提示舒肝凉血方可降低体内雌激素水平。与 TAM 合用雌激素水平下降明显。随机双盲临床试验证实，该方可明显改善患者的潮热症状，并可改善睡眠。该方通过抑制芳香化酶和硫酸酯酶的表达并降低硫酸酯酶的活性而影响雌激素的合成代谢，体内外实验发现对 MCF-7 细胞有抑制生长的作用。为改善患者的潮热症状和安全用药提供了科学依据。

通过对乳腺癌治疗中副作用的中药干预研究，我们对肿瘤的中西医结合，有了进一步的认识。首先要提出临床问题，如何用中、西医两种方法，使患者病情得到控制的同时，更好地保证患者的生存质量。针对乳腺癌内分泌治疗，要了解乳腺癌内分泌治疗的特点，同时，根据该领域专家共识，在应用中医辨证调节的同时，应避免使用雌激素活性中药，特别是在中西药合用时，其交叉作用和对西药代谢的影响是直接影响临床疗效的问题，必须高度重视，以保证治疗的安全性和有效性。临床疗效是中医赖以生存的基础，当我们发现了一个有效的治疗方法时，首先要取得证据并加以验证，验证的方法应严格按照循证医学的标准进行。正像《柳叶刀》杂志提出的“发展传统医学的首要任务是展示其治疗效果的科学证据，也就是根据医学干预效果证据进行评价。”这是疗效评价的唯一金标准，在有效的前提下，进一步研究其作用机制，才能更好地指导临床研究。

本研究应进一步观察临床长期用药的协同作用，在原工作基础上进一步深入研究其作用机理，令中药在乳腺癌的治疗中发挥科学优势，使患者通过中西医结合治疗获得更大的益处。

参　考　文　献

[1] Rossouw JE, Anderson GL, Prentice RL, et al. Risks and benefits of estrogen plus progestin in healthy postmenopausal women: principal results From the Women's Health Initiative randomized controlled trial. Journal of the American Medical Association, 2002, 288 (3): 321 – 333.

[2] Veronesi U, Maisonneuve P, Costa A, et al. Prevention of breast cancer with tamoxifen: preliminary findings from the Italian randomised trial among hysterectomised women. Italian Tamoxifen Prevention Study. Lancet, 1998, 352 (9122): 93 – 97.

[3] Powles T, Eeles R, Ashley S, et al. Interim analysis of the incidence of breast cancer in the Royal Marsden Hospital tamoxifen randomised chemoprevention trial. Lancet, 1998, 352 (9122): 98 – 101.

[4] Colditz GA, Stampfer MJ, Willett WC, et al. Prospective study of estrogen replacement therapy and risk of breast cancer in postmenopausal women. Journal of the American Medical Association, 1990, 264 (20): 2648 – 2653.

[5] Colditz GA, Hankinson SE, Hunter DJ, et al. The use of estrogens and progestins and the risk of breast cancer in postmenopausal women. New England Journal of Medicine, 1995, 332 (24): 1589 – 1593.

[6] Colditz GA, Stampfer MJ, Willett WC, et al. Type of postmenopausal hormone use and risk of breast cancer: 12-year follow-up from the Nurses' Health Study. Cancer causes & control, 1992, 3 (5): 433 – 439.

[7] Stearns V, Johnson MD, Rae JM, et al. Active tamoxifen metabolite plasma concentrations after coadministration of tamoxifen and the selective serotonin reuptake inhibitor paroxetine. Journal of the National Cancer Institute, 2003, 95 (23): 1758 – 1764.

❖ 泌尿系统肿瘤 ❖

解读 2009 版 NCCN 肾癌指南

马建辉

中国医学科学院北京协和医学院肿瘤医院 北京 100021

【摘要】 《美国国家综合癌症网络（NCCN）肾癌临床实践指南》（以下简称《指南》）每年不断更新，旨在传递有关肾癌方面最新、最优的诊治信息，指导医生采用最佳的临床决策，提高对肾癌的诊治水平。强调在肾癌的诊治过程中加强多学科间的合作。本文对《指南》V. 1. 2009 版指南的更新概要、诊治流程图、手术治疗原则、预后不良因素、分期和讨论等 6 个部分进行解读，供大家临床应用时参考。

【关键词】 肾癌；NCCN；治疗指南

解读 1. 更新概要

《指南》V. 1. 2009 版较 2008 版做了 6 项更新：

（1）增加了“如果有临床指征，可考虑行穿刺活检”。

（2）将“移行细胞癌”一词改为“尿路上皮癌”。

（3）在以透明细胞为主型的复发或不能手术切除的Ⅳ期肾癌患者一线治疗方案中，增加了“temsirolimus 可用于治疗低、中危转移性肾癌（2B 类证据）”的脚注。

（4）在以透明细胞为主型的复发或不能手术切除的Ⅳ期肾癌患者一线治疗方案中，将贝伐单抗 + IFN-α 方案由 2A 类证据修改为 1 类证据。

（5）在以透明细胞为主型的复发或不能手术切除的Ⅳ期肾癌患者的后续治疗方案中，将低剂量 IL-2 ± IFN-α 方案由 2B 类证据修改为 3 类证据。

（6）手术治疗原则中增加了一条新内容：“截至目前，某些专家认为物理消融（如冷冻或射频消融）的方法是治疗某些肿瘤体积较小的肾癌患者又一选择。但尚缺乏与外科手术（开放或腹腔镜下根治性肾切除术或保留肾单位手术）的大规模随机对照研究的证据”。

解读 2. 诊治流程图

简要描绘了对肾癌患者需要进行的初步检查和分期、依据临床分期推荐的主要治疗方法、治疗后的随诊方法，以及对晚期肾癌或治疗后出现复发或转移的患者依据病理分型推荐的一线和二线治疗方案的流程，便于读者按临床医生的病情查找具体的诊治方案。鉴于目前对晚期肾癌的内科治疗效果并不十分理想，NCCN 认为所有肿瘤患者均有可能在临床试验中获益，因此，在晚期肾癌一线或二线治疗方案中，首推的都是积极鼓励患者参加临床试验研究。

解读3. 手术治疗原则

强调可选择适当的患者实施保留肾单位手术和保留同侧肾上腺的根治性肾切除手术；强调对肾癌伴有下腔静脉瘤栓的患者应由特殊医疗团队治疗。淋巴结清扫并不具有治疗意义，但能提供重要的预后信息。

解读4. 预后不良因素

在通用的美国纽约纪念 Sloan-Kettering 癌症中心转移性肾癌危险分级系统（MSKCC 评分，也称为 Motzer 评分）基础上（乳酸脱氢酶水平 > 正常水平上限的 1.5 倍、血红蛋白 < 正常水平下限、校正后血钙水平 > 10 mg/dL、初始诊断到开始全身治疗的时间间隔 < 1 年、Karnofsky 体力状态评分≤70），增加了转移的器官数目≥2 个也为预后不良因素，没有任何危险因素的患者被归为低危转移性肾癌，有 1 ~ 2 项危险因素的患者被归为中危转移性肾癌，将拥有≥3 项危险因素的患者被归为高危转移性肾癌。

解读5. 分期

推荐采用 2002 年美国癌症联合委员会（AJCC）制订的 TNM 分期。特别注明通常至少需要检测 8 枚淋巴结用于病理评估 N 分期，而单侧或双侧淋巴结转移不影响 N 分期。

解读6. 讨论

（一）概要

简要介绍了美国肾癌的流行病学特点。吸烟和肥胖是肾癌发生的危险因素，同时也强调了某些基因异常是遗传性肾癌的病因。肾癌患者的 5 年生存率为 65.5%。影响 5 年生存率最重要的预后因子为肿瘤分级、局部侵犯程度、区域淋巴结转移和远处转移。

（二）初步检查和分期

简要地描述了肾癌患者的症状和体征的特点，强调要细致地进行体格检查，特别要注意是否有锁骨上淋巴结肿大、腹部肿块、下肢水肿、精索静脉曲张或皮下结节。推荐的实验室检查包括全血细胞计数、全套代谢指标（包括血清钙、肝功能检查、乳酸脱氢酶及血清肌酐）检查、凝血功能和尿液分析。

推荐应用腹腔和盆腔平扫或平扫 + 增强 CT 以及胸部影像学、腹部 MRI 检查（当患者因过敏或肾功能不全而无法接受增强造影剂时）进行肾脏肿块的检测和分期。对中央型肾脏肿块患者应考虑行尿脱落细胞学和输尿管镜检查，以除外肾盂尿路上皮癌。

除非患者有血清碱性磷酸酶升高或骨痛主诉，核素骨显像并不作为肾癌患者的常规检查。当症状或体格检查提示脑转移时，需行脑部 CT 或 MRI 检查。

PET 扫描不作为初诊患者的常规检查。由于穿刺活检的准确性为 77%、敏感性为 81%，而特异性仅有 60%，此外，还有 20% 不能诊断，因此对肾癌患者不推荐行常规穿刺活检。

（三）主要治疗

手术切除仍是局限性肾癌的唯一有效治疗手段。在行根治性肾切除术时，仅对肾上极较大肿瘤或术前 CT 显示肾上腺异常的患者，需要切除同侧肾上腺。保留肾单位手术可用于 T1a 和 T1b 期对侧肾功能正常的患者，且疗效与根治性肾切除术相当。因为下腔静脉或心房内瘤栓手术的死亡率接近 10%，推荐由经验丰富的团队进行手术。对体能状态良好的Ⅰ期至Ⅲ期患者应首选手术治疗。然而，对少数年老或体弱的患者，如果肿瘤较小，可以选择严密观察随访或采用物理消融治疗。

肾癌患者的平均5年生存率为：Ⅰ期96%，Ⅱ期82%，Ⅲ期64%，Ⅳ期23%。

（四）Ⅰ～Ⅲ期肾癌患者术后治疗

随机对照临床研究显示，对肿瘤被完整切除的患者，术后应用IFN-α或大剂量IL-2辅助治疗，不能延缓复发或转移，也不能延长生存期。因此，推荐对局部进展性肾癌患者，行根治性肾切除术后标准的处理方法是密切观察随访。若有可能，可选择合适的患者进入临床试验。对淋巴结受累或肿瘤切除不彻底的患者，术后辅助性放疗无益。

（五）Ⅳ期肾癌患者的治疗

对原发肾癌伴孤立转移灶或肾切除术后孤立性复发或转移的患者，可考虑手术治疗，原发肿瘤和转移灶手术可同次或分次进行。

随机对照临床试验已证实，减瘤性肾切除术后IFN-α治疗可使患者获益。因此，推荐对伴多发转移的肾癌患者，如肾原发灶有手术切除可能，在接受全身治疗前宜先行减瘤性肾切除术。最可能从这种综合治疗中获益的是仅有肺转移、体能状态良好的低危转移性肾癌患者。建议进行减瘤性肾切除手术后辅助靶向治疗的临床试验。

对因原发肿瘤导致血尿等表现的晚期肾癌患者，可考虑进行姑息性肾切除术缓解临床症状。此外，姑息治疗还应包括止痛治疗。

（六）一线治疗

参加临床试验是首选的治疗方案。

既往的临床研究显示，大剂量IL-2治疗是文献报道的唯一可使肿瘤持续消退的药物，大剂量IL-2比小剂量治疗有更高的缓解率。因此，推荐选择适宜的患者，应用大剂量IL-2治疗（2A类推荐）。而将干扰素-α改为二线治疗用药。

推荐按MSKCC危险分级选择靶向治疗方案。FDA已经批准了舒尼替尼、索拉非尼、temsirolimus和贝伐单抗联合IFN-α4个靶向治疗方案用于治疗转移性肾癌。

1. 透明细胞癌的治疗

《指南》详细介绍了苹果酸舒尼替尼、苯磺酸索拉非尼、temsirolimus和贝伐单抗联合干扰素-α4个靶向治疗方案治疗转移性肾癌的随机对照Ⅱ期、Ⅲ期临床研究结果。

Ⅲ期临床研究结果显示，舒尼替尼较IFN-α治疗转移性肾癌有总生存期（OS）上的优势（26.4个月 *vs* 21.81个月）和患者对药物较好的耐受性。推荐舒尼替尼一线治疗（1类证据）以透明细胞癌为主型、复发或无法手术切除的Ⅳ期肾癌患者；而对于非透明细胞型肾癌，舒尼替尼为2A类证据被推荐。

Ⅱ期临床研究显示，索拉非尼组与IFN-α组的中位无进展生存期（PFS）分别为5.7个月和5.6个月。推荐索拉非尼用于透明细胞或非透明细胞为主型、复发或无法手术切除的Ⅳ期肾癌患者的一线治疗（2A类证据）。而增加索拉非尼剂量是否有益，还有待大样本的临床试验进一步验证。

Ⅲ期临床研究结果显示，temsirolimus单药组和IFN-α单药组的OS分别为10.9个月和7.3个月。temsirolimus联合IFN-α组相对IFN-α单药组并无显著的OS改善，却与多种不良反应增加相关。推荐将temsirolimus列为透明细胞型和非透明细胞型高危转移性肾癌患者的一线治疗用药（1类证据推荐）。推荐在滴注temsirolimus前使用抗组胺药物。

Ⅲ期临床试验结果显示，贝伐单抗联合IFN-α治疗组较安慰剂联合干扰素-α治疗组显著改善了患者PFS（10.2个月 *vs* 5.4个月）和客观缓解率（30.6% *vs*

12.4%）。OS 也有改善的趋势。推荐贝伐单抗联合 IFN-α 方案用于复发或无法手术切除、以透明细胞为主的Ⅳ期肾癌患者的一线治疗方案（1 类证据）。

2. 非透明细胞癌的治疗

参加临床试验是首选的治疗方案。

Ⅲ期临床研究亚组的分析显示，temsirolimus 不仅对于透明细胞癌有效，而且对非透明细胞癌同样有效，特别是对高危转移性肾癌患者。对非透明细胞癌患者，舒尼替尼和索拉非尼均被作为 2A 类证据推荐。基于一些临床试验结果显示，卡培他滨或吉西他滨联合或不联合 5-FU 方案以及针对含肉瘤样分化的肾癌患者应用多柔比星方案治疗转移性非透明细胞肾癌有一定的疗效，推荐将这些化疗方案作为一线治疗方案（3 类证据）。

（七）二线治疗

参加临床试验为转移患者首选的二线治疗及后续治疗方案。

索拉非尼作为二线用药治疗晚期肾癌的随机对照Ⅲ期临床试验结果显示，2% 的患者获得部分缓解，肿瘤控制（疾病稳定或部分缓解）率为 80%。与安慰剂相比，索拉非尼显著延长了患者中位 PFS（24 周 *vs* 12 周）和中位生存期（19.3 个月 *vs* 14.3 个月）。基于索拉非尼与舒尼替尼二线治疗转移性肾癌的Ⅱ期和Ⅲ期临床试验中显示出的临床疗效，索拉非尼和舒尼替尼均为 1 类证据被推荐用于既往细胞因子治疗失败后的晚期肾透明细胞癌，而对既往使用过酪氨酸激酶抑制剂治疗失败的患者则作为 2A 类证据被推荐应用。

temsirolimus 作为 2A 类证据推荐用于细胞因子治疗失败的转移性肾癌，用于酪氨酸激酶抑制剂治疗失败后的转移性肾癌则为 2B 类证据。IFN-α、高剂量 IL-2 和贝伐单抗也被作为 2B 类推荐方案，而低剂量 IL-2 联合或不联合 IFN-α 则为 3 类证据被推荐。

支持治疗仍是转移性肾癌的重要治疗手段，包括对孤立脑转移灶、脊髓压迫、潜在或已发生的承重骨骨折的手术治疗。另外，姑息性放疗联合双膦酸盐类药物治疗骨转移引起的骨痛等。

临床随访或影像学和实验室评估的频率应根据每例患者的具体病情需要决定。

结语

上述内容是作者根据最新一致公认的治疗方法做出的陈述。临床医生欲参考或应用该《指南》，应按照个人所在的临床环境做出独立的医疗判断，以决定患者需要的护理和治疗。

（原载：2009 年 5 月 14 日《医师报》）

2009年度ASCO肾癌治疗进展

郭 军[1] 马建辉[2]

1. 北京大学临床肿瘤学院/北京肿瘤医院 北京 100142
2. 中国医学科学院肿瘤医院 北京 100021

【摘要】 2009年美国临床肿瘤年会有关晚期肾癌的治疗进展，主要包括与靶向药物疗效或副作用相关的生物标志物、贝伐单抗联合干扰素临床试验的最新生存数据，以及靶向药物与化疗联合、靶向药物之间的水平联合或垂直联合等方面的尝试，另外也报告了一些新的靶向药物早期临床试验的结果，相信这些进展对于肾癌的临床研究与治疗都有着极大的推动意义。

【关键词】 晚期肾癌；ASCO年会；靶向药物；进展

与前三届美国临床肿瘤学会（ASCO）年会相比，本届年会有关晚期肾癌的靶向治疗未见重大突破性进展，但还是有不少吸引眼球之处，包括与靶向药物疗效或副作用相关的生物标志物，接受贝伐单抗等靶向药物治疗患者的最新生存数据，国外学者在靶向药物联合化疗及靶向药物之间的水平联合或垂直联合方案方面进行的多种有益尝试，几种新的二线治疗药物疗效研究的新进展等。现就本届ASCO年会上有关晚期肾癌靶向治疗相关的几个亮点荟萃报告如下。

一、靶向药物生物标志物引人关注

生物标志物在预测靶向治疗疗效与副作用方面起着越来越重要的作用。亨格（Heng）等进行的关于血管内皮生长因子（VEGF）相关靶向治疗对转移性肾细胞癌（mRCC）患者的总生存（OS）多因素分析发现，纪念斯隆-凯特林癌症中心（MSKCC）评分仍然是晚期肾癌靶向治疗疗效的重要预测模型。马蒂诺（Martino）等报告，CA9基因的单核苷酸多态性（SNP）是目前备受关注的一项指标，尤其是其中rs12553173与mRCC的OS改善相关，并与大剂量白介素-2（IL-2）的疗效相关。肾癌的组织学分型也与预后显著相关，例如基根（Keegan）等的研究显示，肉瘤样癌不论分期如何，其预后均显著差于透明细胞癌（$P<0.001$）。有趣的是，杰普森（Jeppesen）等通过回顾性分析发现，低血清钠是mRCC患者的一种新的预后不良因素，与5年生存率及OS显著相关（$P=0.001$）。还有报告显示，在接受阿西替尼治疗的mRCC患者中，收缩压>90 mmHg是疗效的重要预测因子。

金（Kim）等研究发现，VEGF-SNP-634G/G与舒尼替尼治疗过程中出现的高血压相关。研究共入组64例患者，发现VEGF-634G/G基因表型与高血压升高发生的频率和持续时间延长相关（P值分别为0.05和0.02），但与无进展生存（PFS）及疗效无显著相关性。

此外，本次 ASCO 会议有关舒尼替尼的报告主要集中在其副作用及疗效预测方面。埃尔普（Erp）等通过药代动力学途径建立了舒尼替尼副作用与基因检测相关性的数学模型，以分析其副作用的发生情况。约瑟夫斯（Josephs）报告，在 21 例严重肾功能不全需要透析的 mRCC 患者中，舒尼替尼的疾病控制率仍能达到 81%，PFS 与肾功能正常者相当，副作用仍为乏力、腹泻、黏膜炎等。在舒尼替尼治疗 mRCC 的疗效预测方面，佩雷斯-格拉西亚（Perez-Gracia）等报告，血清基线水平的肿瘤坏死因子（TNF）-α 及基质金属蛋白酶（MMP）-9 水平可能是舒尼替尼疗效的预测因子，值得进一步研究并用于疗效预测。另外，伍德（Wood）报告，舒尼替尼对无法切除的原发肿瘤也有明显疗效，研究入组 18 例患者，14 例可评价，9 例（53%）原发肿瘤缩小，但另一项研究发现，其对乳头状肾细胞癌的疗效低于透明细胞癌。

二、靶向 + 靶向或化疗有潜力

目前靶向药物的治疗靶点各不相同，那么“强强”联合能否取得 1 + 1 > 2 的效果呢？此次 ASCO 会上公布的结果同样令人振奋，酪氨酸激酶抑制剂（TKI）或抗 VEGF 单抗与哺乳动物雷帕霉素靶点（mTOR）抑制剂联合均取得了较好的疗效，并且副作用可耐受。梅尔尚（Merchan）等进行的贝伐单抗联合替西罗莫司治疗 mRCC 的研究，共入组 35 例患者，其中 25 例可评价，部分缓解（PR）率为 16%，疾病稳定（SD）率为 72%，在 TKI 治疗失败者中，临床获益率仍有 88%，进一步的生存数据将在近期报告。

依维莫司联合索拉非尼治疗 mRCC 的 Ⅰ 期临床研究入组 15 例患者，其中 13 例可评价，依维莫司的剂量分别为 2.5 mg 及 5 mg。结果显示，3 例 PR，6 例 SD。该研究发现，两药联合安全可行。一项探讨 5 mg 剂量水平联合用药的 Ⅱ 期研究即将进行。

另外，古普塔（Gupta）报告了靶向药物治疗肾功能不全的 mRCC 患者的初步研究结果。在接受舒尼替尼，贝伐单抗，替西罗莫司 + 依维莫司治疗的 51 例患者中，19 例存在肾功能不全，均对治疗耐受性良好，但高血压的持续时间更长。

在靶向治疗占主体地位的今天，化疗仍有其特殊地位。索拉非尼联合化疗（吉西他滨 + 卡培他滨）取得了优于单纯靶向治疗的结果。来自西班牙的贝利蒙特（Bellmunt）报告了索拉非尼联合化疗（吉西他滨 + 卡培他滨）治疗 mRCC 的 Ⅱ 期临床研究结果。研究共入组 40 例患者，36 例可评价，中位治疗时间 6 个月，其中 PR 率和 SD 率均为 47%，中位 PFS 期达到 10.2 个月。试验显示，化疗与索拉非尼存在协同作用，值得进一步开展临床研究。

三、关于 PFS 和 OS 孰更重要的争论

埃斯库迭尔（Escudier）报告了 AVOREN 研究的最终结果，研究共入组 649 例一线治疗转移或无法切除的复发肾细胞癌患者，将其随机分为两组，分别接受干扰素（IFN，900MIU，每周 3 次）联合贝伐单抗（10mg/kg，每 2 周 1 次）或安慰剂。两组的客观有效率（RR）分别为 31% 和 12%，在生存数据方面，联合贝伐单抗组的 PFS 期显著延长（10.4 个月 *vs* 5.5 个月，HR = 0.57），OS 期分别为 22.9 个月和 20.6 个月。两组在疾病进展后接受二线 TKI 治疗的 OS 期分别为 38.6 个月和 33.2 个月（$P = 0.1948$）。研究证实，与 IFN 单

药相比，贝伐单抗联合 IFN 可改善 RR 和 PFS，OS 亦有改善的趋势。

相似的结果在入组 732 例晚期肾细胞癌患者的 CALJB 研究中得到了证实。在该研究中，患者分别接受贝伐单抗联合 IFN 或 IFN 单药治疗。结果显示，两组 OS 分别为 18.3 个月和 17.4 个月。分层分析显示，在联合组和单药组的患者中，MSKCC 评分为低危者的 OS 分别为 32.5 个月和 33.5 个月，中危者为 17.7 个月和 16.1 个月，高危者为 8.4 个月和 4.9 个月。可见，贝伐单抗联合 IFN 显著改善了 RR 及 PFS，OS 有延长的趋势，但无显著性差异。OS 之所以未达统计学差异，是因为基于目前临床伦理学的要求，治疗失败者总是接受二线或三线药物治疗。例如在 AVOREN 研究中，单纯 IFN 组患者疾病进展后分别接受了包括舒尼替尼（29%）、索拉非尼（16%）、贝伐单抗（4%）、mTOR 抑制剂（2%）、细胞因子（16%）、化疗（15%）等在内的多种治疗，而这一比例要高于贝伐单抗联合 IFN 组（55%），这必然会影响到 OS 的结果。以二线接受索拉非尼治疗为例，联合组与单药组的 OS 期分别为 38.6 个月和 30.7 个月（$P=0.73$），而接受舒尼替尼者则分别为 43.6 个月和 39.7 个月（$P=0.88$）。所以，就某种药物而言，PFS 似乎更能反映其疗效的真实情况。

四、新的靶向药物层出不穷且前景看好，尤其是抗 VEGF 等治疗失败的二线药物

Pazopanib 是一种新型口服多激酶血管生成抑制剂，在Ⅲ期双盲随机对照临床研究中，取得了堪与舒尼替尼相媲美的疗效。斯滕伯格（Sternberg）报告了该研究的初步结果。共 435 例晚期肾细胞癌患者（既往细胞因子失败者 203 例）按 2∶1 的比例随机分组，290 例接受 pazopanib 治疗，其余 145 例接受安慰剂治疗。研究的主要终点为 OS，次要终点为 RR、PFS 及安全性情况。结果显示，pazopanib 组的有效率为 30%，安慰剂组仅为 3%。pazopanib 组所有患者的 PFS 均获得显著延长（9.2 个月 *vs* 4.2 个月，$P<0.001$）。分层分析发现，pazopanib 一线治疗者的 PFS 期为 11.1 个月（安慰剂组为 2.8 个月，$P<0.001$），细胞因子治疗失败者 PFS 期为 7.4 个月（安慰剂组为 4.2 个月，$P<0.001$）。不良反应主要是高血压（40%）、腹泻（52%）、毛发颜色改变（38%）、恶心（26%）等，常见的实验室检测指标异常为丙氨酸氨基转移酶（ALT）水平升高（53%）。OS 数据在进一步随访中。研究发现，患者对 pazopanib 单药治疗耐受良好，PFS 及 RR 显著改善，OS 数据值得期待。

另外两种新药 AV-951 和 Bay73-4506 作为转移性肾细胞癌（mRCC）患者的一线治疗也获得较好的疗效，值得进一步研究。

AV-951 是一种活性较强的血管内皮生长因子受体（VEGFR）1、2、3 激酶抑制剂，并且在较高浓度下可抑制 c-Kit（一种原癌基因）及血小板源性生长因子（PDGFR），Ⅰ期研究显示其对于 RCC 患者的治疗有一定疗效。ASCO 年会上，一项采用安慰剂控制的Ⅱ期随机研究共入组 272 例 mRCC 患者，若肿瘤缩小超过 25%，则继续服用 AV-951，若不足 25%，再随机分为继续治疗组及安慰剂组。研究的主要终点为 12 周的 PFS 情况及 16 周的 RR。结果表明，RR 为 27.2%（透明细胞癌为 30%），疾病稳定（SD）率为 60.5%。最常见的不良反应为高血压（42%）。值得注意的是，手足皮肤反应、黏膜炎、蛋白尿的发生率

均低于5%。

Bay73-4506是另一种活性较强的口服多激酶抑制剂，通过抑制VEGFR、KIT、RET（一种原癌基因）、成纤维细胞生长因子受体（FGFR）、PDGFR及信号传导通路RAF和p38MAPK等通路受体的激酶来抑制肿瘤生长和肿瘤血管生成。探讨其一线治疗mRCC的Ⅱ期研究入组49例患者（MSKCC评分为中危至低危），其中33例可评价疗效者的部分缓解（PR）率为27%，SD率为42%。最常见的不良反应包括手足皮肤反应（48%）、乏力（48%）、高血压（43%）、黏膜炎（35%）等。以上两项研究的PFS及OS均在进一步随访中。

对于目前接受TKI或抗VEGF治疗失败者，采用perifosine、ABT-869等新药治疗也取得了令人鼓舞的结果。

Perifosine是一种抑制或调节AKT、MAPK、JNK等多种信号传导通路的合成烷基磷脂，沃格赞格（Vogelzang）等对VEGFR抑制剂治疗失败者应用perifosine进行的Ⅱ期临床研究，共入组46例mRCC患者，透明细胞癌37例，可评价44例，PR率为5%，稳定12周以上者占43%。对于VEGFR及mTor抑制剂治疗失败者，目前仍有7/14例在接受perifosine治疗。

ABT-869是口服VEGFR及PDGFR激酶抑制剂，在舒尼替尼治疗失败者中仍有疗效，在入组53例舒尼替尼治疗进展者的研究中，PR率为18.1%，SD率为54.5%，中位肿瘤进展时间（TTP）仍能达到4.9个月，结果令人鼓舞。

五、结语

在每届ASCO年会上，对于肾癌的治疗都有许多新的进展报告，尤其是近年来肾癌的靶向治疗发展迅速。靶向治疗相关生物标志物的发展日新月异，新的药物和新的临床研究也不断出现，显示了许多观念的更新以及治疗的进步，为肾癌的临床工作提供了一定的参考。

相信今后随着肿瘤学基础以及相关临床研究的进一步发展，我们将会拥有更多以及更加有效的肾癌治疗手段。并且，在提倡“个体化医疗”的前提下，根据生物学分子标志物的研究为患者选择最为恰当的治疗将使患者得到最大程度的益处。

❖ 肿瘤中西医结合 ❖

鲜中药治疗肿瘤的免疫机制

李建生

中国癌症基金会鲜药学术委员会　北京　100039

【摘要】 肿瘤免疫治疗最早起源于中医理论，即两千多年前《黄帝内经》中指出的"正气存内，邪不可干"、"邪之所凑，其气必虚"，这与西医免疫治疗肿瘤是不谋而合的。免疫在肿瘤发生发展过程中的作用已经被逐渐认识，通过恢复和增强患者自身免疫监测和免疫杀伤能力，抑制肿瘤生长，清除手术后和/或放、化疗后体内残存癌细胞，已经成为治疗肿瘤的重要手段。本文详细报告了金龙胶囊免疫调节作用的实验研究和临床应用，充分证明了金龙胶囊从整体水平、细胞水平和分子水平加强机体先天和后天免疫的协调合作，通过整体调节、平衡阴阳，提高机体自愈能力的独特优势。

【关键词】 鲜中药；肿瘤；免疫

随着生命科学的发展，人们已经认识到机体免疫在肿瘤发生发展过程中的重要作用。肿瘤是各种致癌因素诱发细胞恶变和机体抗肿瘤免疫功能"阴阳"互动失衡导致的恶性疾病[1]。肿瘤治疗的三大武器手术、放疗和化疗在减轻瘤负荷的同时并没有让患者受益更多，因为它们使机体免疫功能遭受更严重创伤，致使临床上出现肿瘤复发、转移，患者生活质量下降，生存期大打折扣。肿瘤免疫治疗则是通过恢复和增强患者自身免疫监测和免疫杀伤能力，抑制肿瘤生长，清除手术后和/或放、化疗后体内残存的癌细胞，最终达到治疗肿瘤、预防肿瘤复发转移的目的。

事实上，肿瘤免疫治疗最早起源于中医理论！中医认为，"正气存内，邪不可干。"（《素问·刺法论》）正气者，卫外之卫气，是机体的各项生理功能（包括免疫功能），是人体自身修复能力和抗病能力。正常情况下，机体内环境处于动态平衡，脏腑功能康健，免疫调节稳定，在一定范围内可以消除和抵御各种致病因素对机体的伤害，所谓"卫气固密，百邪不侵"。《素问·评热病论》中说："邪之所凑，其气必虚"，这是中医关于疾病（肿瘤）发生机制的基本理论。郁仁存教授也认为，肿瘤发病外因是条件，决定因素是"内虚"。在正气虚弱、脏腑经络失调的基础上，外邪留滞，致气滞血瘀、痰凝湿聚，互相搏结于体内而发生肿瘤。很显然，"正气存内，邪不可干"、"邪之所凑，其气必虚"的中医观点与免疫力下降后肿瘤发生几率增高的现代医学理论相吻合。如果巨噬细胞、T淋巴细胞、NK细胞功能减低可以理解为中医"正虚"的范畴，各种致癌因素为"外邪"，那么中医"扶正祛邪"治疗肿瘤，与西医免疫治疗肿瘤也就不谋而合了。

西医肿瘤免疫治疗有一定局限性。例如，细胞因子是临床上最常使用的免疫治疗措施，常出现流感样症状、骨关节疼痛、肝肾功能损害等不良反应。同样，在过继性免疫治疗中，回输体内的效应细胞不可避免地受到肿瘤患者自身免疫抑制状态的影响，且回输细胞的存活时间、存活数量、抗瘤谱有限，其临床应用也大大受限[2]。笔者应用鲜中药治疗肿瘤达20年，对鲜中药的免疫调节作用进行了较广泛的实验和临床研究，结果发现：现代鲜中药制剂金龙胶囊扶助正气，从整体水平、细胞水平和分子水平提高机体先天和后天免疫，治疗肿瘤取得良好效果，且副作用小，现将金龙胶囊治疗肿瘤的免疫机制综述如下。

一、鲜中药抗肿瘤的先天免疫机制

先天免疫，是机体与生俱来的抵抗病原微生物入侵或清除体内抗原性异物的防御系统，它不仅是机体对病原微生物做出快速反应的第一道防线，而且启动和参与后天免疫。由于先天免疫具有即时性，而缺乏记忆性，在抗感染免疫中被广泛研究，但是在肿瘤免疫中的作用被长期忽视。直至上世纪80年代末，随着对NK细胞和巨噬细胞研究的深入，先天免疫在肿瘤发生发展过程中的作用开始受到关注。

（一）NK细胞

NK细胞不需要抗原刺激即可自发地杀伤MHC Ⅰ类分子缺陷或低表达的肿瘤细胞，且不受MHC限制。可见，NK细胞在T淋巴细胞致敏之前发挥杀伤效应，是机体抗肿瘤的第一道防线。NK细胞主要通过释放穿孔素溶解肿瘤细胞，也可以通过ADCC效应起作用。需要指出，未经活化的NK细胞杀瘤谱非常窄，只有当NK细胞被IL-2、IFNγ等细胞因子活化后，杀瘤谱和杀伤率才大幅度提高。换言之，NK细胞不仅在肿瘤早期起作用，随着后天抗肿瘤细胞免疫的启动，NK细胞杀伤肿瘤的能力被加强[3]，特别是ADCC效应被IL-2、IFNγ显著增强。

中国中医科学院李连达院士的实验发现，金龙胶囊可增加S_{180}荷瘤小鼠脾脏NK细胞的活性[4]（见表1）。中国疾病预防控制中心的实验进一步发现，金龙胶囊能够逆转环磷酰胺免疫抑制小鼠低下的NK细胞活性[5]（见表2）。

表1　金龙胶囊对S_{180}荷瘤小鼠NK细胞活性的影响

	NK细胞活性（%）
S_{180}荷瘤组	16.49 ±14.6
金龙胶囊组	28.29 ±15.44 *

注：金龙胶囊组与S_{180}荷瘤组比，* $P<0.05$

表2　金龙胶囊对免疫抑制小鼠NK细胞活性的影响

	NK细胞活性（%）
正常对照组	18.18 ±4.97
免疫抑制组	14.58 ±3.12△
金龙胶囊组	23.86 ±3.64 *

注：免疫抑制组与正常对照组比，△$P<0.05$；金龙胶囊组与免疫抑制组比，* $P<0.01$

中山医科大学第二附属医院肿瘤科应用金龙胶囊配合EP方案和TP方案治疗89例晚期非小细胞肺癌患者，金龙胶囊显著提高NK细胞活性，减轻化疗引起的免疫抑制[6]。兰州医学院第一附属医院肿瘤科应用金龙胶囊配合根治性放疗治疗78例宫颈癌，患者NK细胞活性也显著提高，免疫功能明显改善[7]。

（二）巨噬细胞

巨噬细胞不仅具有抗原呈递功能，启

动抗肿瘤细胞免疫，它还是溶解肿瘤细胞的效应细胞。活化的巨噬细胞即可以直接吞噬溶解肿瘤细胞，也可以分泌细胞因子，如TNF，引起肿瘤细胞凋亡，还可以通过ADCC效应杀伤肿瘤细胞[4]（见表3）。

中国中医科学院李连达院士研究揭示，金龙胶囊增加S_{180}荷瘤小鼠网状内皮细胞系统对碳粒的清除速率。他们还发现S_{180}荷瘤小鼠MMADCC（巨噬细胞介导的ADCC）效应显著低于正常小鼠，而金龙胶囊则增强S_{180}荷瘤小鼠MMADCC效应[4]。北京临床药物研究所的实验进一步证明，金龙胶囊明显促进小鼠腹腔巨噬细胞分泌TNF[8]。

二、鲜中药抗肿瘤的后天免疫机制

后天免疫可以识别特定抗原，并产生后续效应，清除杀灭病原微生物或肿瘤细胞。由于后天免疫具有特异性和记忆性，它一直被认为是机体抗肿瘤免疫的主要效应机制，其中细胞免疫比体液免疫发挥更重要的作用。肿瘤抗原肽首先被APC细胞，如树突状细胞识别、摄取、处理，并同MHCⅡ类分子一起传递给辅助性T细胞（CD4+细胞或Th细胞）。Th细胞在肿瘤抗原肽和共刺激分子双重信号作用下，增殖分化成两个功能亚群Th1和Th2。Th1产生IL-2和IFNγ，激活细胞毒性T细胞（CD8+细胞或CTL细胞），介导细胞毒反应[4]，杀灭肿瘤细胞（见表4）。

中国中医科学院研究发现，环孢素A诱发小鼠免疫功能抑制，金龙胶囊则显著增加免疫受抑制小鼠CD4+细胞、CD8+细胞计数，并恢复CD4+/CD8+比值[9]。北京临床药物药研究所实验发现，S_{180}荷瘤小鼠T淋巴细胞增殖能力明显下降，金龙胶囊则可使之恢复[8]（见表5）。

金龙胶囊Ⅱ期临床试验观察了300例晚期肝癌患者，结果揭示，金龙胶囊增强CD4+、CD8+细胞水平，恢复CD4+/CD8+比值，改善症状，提高生活质量，总有效率达74.9%[10]。第三军医大学外科研究所将122例原发性肝癌患者随机分入治疗组（术后口服金龙胶囊6个月）和对照组（术后用5-FU常规化疗），随访1年，

表3 金龙胶囊对小鼠腹腔巨噬细胞分泌TNF的影响

	杀伤率（%）		
	1:4	1:8	1:16
正常对照组	46.5±3.2	35.7±3.2	22.7±3.4
荷瘤组	38.8±6.5*	29.0±8.6	21.8±9.6
金龙胶囊组	53.7±2.7△	41.5±2.2△	41.5±5.0△

注：荷瘤组与正常对照组比，$*P<0.05$，金龙胶囊组与荷瘤组比，$△P<0.01$

表4 金龙胶囊对免疫抑制小鼠T淋巴细胞亚群的影响

	CD4+	CD8+	CD4+/CD8+
正常组	45.85±0.28	15.29±5.28	3.05±0.76
免疫抑制组	29.52±6.57#	13.61±4.37	2.58±0.58
金龙胶囊组	48.31±7.70**	15.87±3.95	3.19±0.85*

注：免疫抑制组与正常组比，$\#P<0.05$；

金龙胶囊组与免疫抑制组比，$*P<0.05$，$**P<0.01$

表5　金龙胶囊对 S_{180} 荷瘤小鼠 T 淋巴细胞转化的影响

	Cpm 值
正常组	9319 ±3842
荷瘤组	1850 ±410#
金龙胶囊组	3441 ±1357 *

注：荷瘤组与正常组比，# $P<0.01$；金龙胶囊组与荷瘤组比，* $P<0.05$

结果表明：治疗组 1 年复发率 37.7%，对照组 60.65%，两组比较差异显著（$P<0.05$）。口服金龙胶囊组平均生存期为 482.96 ±34.56 天，中位生存期为 450.00 ±30.83 天，总体生存率为 40.90%，均明显优于常规化疗组（$P<0.05$）。此外，两组患者术前 CD3 +、CD4 +、CD8 + 和 CD4 +/CD8 + 各项免疫指标无统计学差异。术后治疗组 CD4 +/CD8 + 明显高于对照组（$P<0.05$）[11]。中国中医科学院广安门医院肿瘤科将 133 例原发性肝癌患者随机分入金龙胶囊 + TACE 组（THP + 5-FU + 碘化油）和单纯 TACE 组，连续用药两个周期，结果表明金龙胶囊配合介入治疗肝癌可以明显提高患者临床收益率[12]。上海长海医院放射科进一步的研究揭示，金龙胶囊配合介入可以改变肝癌患者血清 IL-2 和 sIL-2R 水平，提高机体免疫功能，起到较好的辅助治疗作用[13]（见表6、表7）。

三、迟发型过敏反应

据统计，只有 10% 的肿瘤患者出现迟发型过敏反应。另有报道，结肠癌患者接受自体肿瘤疫苗治疗后，患者对自体肿瘤抗原的迟发型过敏反应明显增强。进一步活检发现，CD4 +、CD8 + 和树突状细胞在迟发型过敏反应的局部皮肤浸润明显增多[14]。此外，迟发型过敏反应增强的结肠癌患者，肿瘤复发率为 61%；迟发型过敏反应不增强的结肠癌患者，肿瘤复发率为 87%，两组差异显著。这些实验说明了什么呢?!

迟发型过敏反应是机体先天免疫和后天免疫合作协调的典型例子。它开始于树突状细胞对抗原蛋白片段的识别并呈递给 T 细胞，然后由辅助性 T 细胞（CD4 + 细胞）结合树突状细胞呈递的抗原蛋白片段，同时分泌肿瘤坏死因子，激活邻近组织巨噬细胞，协助募集中性粒细胞和其他巨噬

表6　金龙胶囊联合 TACE 对肝癌患者血清 IL-2（ng/L）的影响

	治疗前 IL-2	治疗后 1dIL-2	治疗后 7dIL-2	治疗后 15dIL-2
对照组（24 例）	490.21 ±101.33	706.68 ±135.24	598.38 ±102.11	668.69 ±98.11
金龙组（24 例）	475.68 ±95.53	886.79 ±101.22 *	713.45 ±88.63 *	894.75 ±135.43 *

注：金龙组与对照组比，* $P<0.05$

表7　金龙胶囊联合 TACE 对肝癌患者血清 sIL-2R（ng/L）的影响

	治疗前 sIL-2R	治疗后 1dsIL-2R	治疗后 7dsIL-2R	治疗后 15dsIL-2R
对照组（24 例）	425.34 ±101.21	321.19 ±105.37	397.65 ±98.54	397.65 ±98.54
金龙组（24 例）	436.11 ±121.98	273.68 ±103.1 *	302.18 ±106.4 *	255.69 ±134.2 *

注：金龙组与对照组比，* $P<0.05$

细胞，通过炎症反应清除抗原蛋白片段。很显然，肿瘤患者由于先天和后天免疫功能低下，二者协调合作能力降低，而使机体不出现迟发型过敏反应。随着自体肿瘤疫苗对先天和后天免疫的激活，迟发型过敏反应也被加强，T细胞和树突状细胞在局部浸润增多，对癌细胞的清除自然增多，降低肿瘤复发率。

北京临床药物研究所用二硝基氟苯（DNFB）涂于小鼠腹部致敏，5天后再用DNFB攻击小鼠耳朵诱发迟发型过敏反应，以耳片的肿胀度为观察指标，判断迟发型过敏反应的强度。与正常小鼠相比，荷瘤小鼠迟发型过敏反应减弱，T细胞增殖和巨噬细胞产生肿瘤坏死因子的能力降低，而金龙胶囊明显促进T细胞增殖，增加肿瘤坏死因子分泌，显著加强DNFB诱发的小鼠迟发型过敏反应[8]（见表8）。

表8 金龙胶囊对S_{180}荷瘤小鼠迟发型过敏反应的影响

	小鼠耳片肿胀度（mg）
正常组	14.4 ±2.8
荷瘤组	6.3 ±3.0 *
金龙胶囊组	12.9 ±6.2 * *

注：荷瘤组与正常组比，$*P<0.01$；金龙胶囊组与荷瘤组比，$**P<0.001$

四、讨论

现代鲜中药制剂金龙胶囊由鲜守宫、鲜金钱白花蛇、鲜蕲蛇组方，经低温冷冻现代生化分离提取技术制备而成。中国医学科学院药物研究所于德泉院士的研究提示，总糖占金龙胶囊物质成分的26.9%，其中多糖占7.2%；总氨基酸占14.8%，蛋白质占1.9%，其他小分子物质占1.04%[15]。多肽和蛋白质常常作为抗原刺激机体后天免疫反应，而多糖对先天免疫功能的促进作用也日益受到广泛关注。上述物质成分和质量控制标准的研究，为金龙胶囊治疗肿瘤的免疫调节机制奠定了基础。

巨噬细胞和NK细胞是先天免疫的重要成员，它们定位于大多数肿瘤发生的组织，可以在早期阶段识别清除轻度异常的突变细胞，对肿瘤进行免疫监控。金龙胶囊不仅增加NK细胞活性，而且激活巨噬细胞，增强巨噬细胞的吞噬能力，诱导巨噬细胞分泌肿瘤坏死因子，促进先天免疫发挥抗肿瘤作用。另外，金龙胶囊通过激活巨噬细胞加强抗原呈递，促进后天免疫启动。后天免疫，尤其是细胞免疫在杀伤肿瘤细胞，控制肿瘤生长中至关重要。金龙胶囊提高CD8 +细胞计数，促进它们对癌细胞的清除。CD4 +细胞不是杀灭肿瘤的直接效应细胞，但它辅助其他淋巴细胞，参与机体所有的免疫应答过程。CD4 +细胞是整个细胞免疫应答的总指挥，它的强弱决定着机体对肿瘤抗原应答能力的强弱。金龙胶囊对CD4 +细胞也有显著增强作用。特别指出，金龙胶囊通过增强迟发型过敏反应，加强先天和后天免疫配合。

金龙胶囊不仅从整体水平和细胞水平提高机体免疫力，还通过促进细胞因子分泌，从分子水平改善免疫功能。如前所述，金龙胶囊增加TNF分泌，引起肿瘤细胞凋亡；增加患者血清IL-2，IL-2即可以增强NK细胞和CD8 +细胞对肿瘤的杀伤能力，又可以诱导其他细胞因子生成（如IFNγ和TNF）而产生抗癌效应。

总之，单独应用金龙胶囊可以缩小瘤体，提高肿瘤患者生活质量，改善症状；配合放、化疗可以保护血象、减轻免疫抑制，恢复肝功能；肿瘤患者术后配合应用金龙胶囊，则能抑制肿瘤复发、转移，延长生存期。这一切都得益于金龙胶囊对机体免疫监测和免疫杀伤力的恢复和增强，由此抑制肿瘤生长，清除手术后和/或放、化疗后体内残存癌细胞，最终达到治疗肿瘤、预防肿瘤复发转移的目的。

五、恶性肿瘤合并感染

统计资料显示，感染死亡人数占全球死亡人数的第二位，而肿瘤患者死于感染的约占整个死亡人数的40%[15]。60% ~ 75%的白血病或恶性淋巴瘤患者、40% ~ 50%的实体瘤患者死于感染[16]。肿瘤患者免疫功能低下，本来就是感染的高危人群。手术、放疗和化疗使机体免疫功能遭受更严重创伤，肿瘤患者感染率自然更高。另外，恶性肿瘤患者合并感染的病原菌大多数为条件致病菌，有的肿瘤患者由于放、化疗，免疫功能处于崩溃边缘，即使是致病性很低的真菌感染，也可以夺去他们的生命。所以，提高机体免疫功能应该是预防肿瘤患者感染的重要措施。金龙胶囊是否可以通过提高机体免疫力而发挥抗感染作用呢？

艾滋病病毒（HIV）感染机体，攻击 $CD4^+$ 细胞，致使细胞免疫功能缺陷，随之继发严重的机会性感染和肿瘤。中国中医研究院西苑医院吕维柏教授应用金龙胶囊对20例AIDS患者进行治疗，结果显示，金龙胶囊对HIV载量影响不大，但是接受治疗的患者，80%出现 $CD4^+$ 细胞水平显著增加。而我国正式批准上市的、由植物药组方的AIDS治疗药——唐草片，对 $CD4^+$ 计数的提高率只有50%。金龙胶囊在治疗AIDS患者的3个月中，患者的临床症状有所改善，以乏力、腹泻最显著[17]。

感染，已经成为医学界突出的问题！现代医学一直认为，必须抑制或消灭病原微生物才能治愈感染性疾病。抗生素、抗病毒药、疫苗等直接针对病原体的治疗（及预防）措施广泛应用于临床。可是，抗生素耐药问题牵动全球神经；病毒的快速变异使疫苗研制永远显得落后；抗感染药物高频率使用，新品种不断涌现，不良反应时有发生，有的甚至终身致残！面对严峻形势，怎么办？治疗感染性疾病的战略重点是否应该转移？是否应该转向中医一贯坚持的“以病人为本”？金龙胶囊治疗艾滋病是一个成功范例！

艾滋病发病过程实际上是机体免疫系统与HIV斗争的过程，即中医所谓“正邪相争”的过程，而HIV厉害之处就在于它的靶点正好是人体免疫系统。HIV感染机体早期，先天免疫最先发挥作用，病毒繁殖不易觉察。一周后，后天免疫介入，$CD4^+$ 细胞和病毒特异性 $CD8^+$ 细胞开始激活、增生，进一步清除感染病毒。可是，随着病程进展，$CD4^+$ 细胞自身由于感染了HIV而被杀死，总量逐渐减少，最终无力激活 $CD8^+$ 细胞，$CD8^+$ 细胞不再能对抗新感染的HIV。最后，免疫系统的防御功能全面崩溃，患者继发各种机会性感染或肿瘤，并最终死于感染或肿瘤。

其实，祖国医学早在东汉时期就已经认识到外感疾病从“太阳”到“厥阴”的六经传变过程；清代温病学派在此基础上通过“卫气营血”将温热之邪分为了由浅入深的四个时期；上、中、下三焦同样描述了温热病发展的不同病理阶段。外邪（病毒、细菌）之所以不能一箭中的人体要害，是因为疾病经历了由表及里、由轻到重的发展过程，而机体皮肤的屏障作用、先天免疫系统的快速吞噬溶解作用、后天免疫系统的杀伤作用，层层阻挡着病原体入侵。

金龙胶囊增强先天免疫功能，在HIV感染早期控制病毒繁殖。同时，金龙胶囊增加 CD4^{+}细胞计数，重建被病毒破坏的后天免疫系统。金龙胶囊治疗外感发热，总有效率 96.7%，退热时间平均不足 3 天，这些再次提示：增强非特异性先天免疫治疗感染性疾病的意义，先天免疫犹如御寒的军大衣，在“量体裁衣”的特异性免疫启动之前，它“广谱适用”！

六、展望

综上所述，金龙胶囊扶助正气，调节免疫，不仅治疗肿瘤效果良好，用于 AIDS 和外感发热，也取得了满意的临床疗效。特别是金龙胶囊治疗 AIDS，让我们看到，不是只有针对病原体的抗生素、抗病毒药才可以治愈感染，相反，全面提高机体免疫力，为治疗感染另辟蹊径！投入人力、物力和财力，从整体动物模型、体内体外实验、细胞模型、细胞因子和蛋白基因等多层次开发研制“广谱抗感染”中药免疫调节剂的时候到了，耐药菌株越来越多，病毒变异越来越快，研发非特异性中药抗感染制剂的前景广阔。

参 考 文 献

[1] 傅冰结，張萌，李欣，等. 肿瘤的细胞免疫治疗. 中国处方药，2007，4 (61)：61

[2] 杨光、刘卓拉. 肿瘤的过继性免疫治疗. 临床医药实践杂志，2006，15 (11)：803.

[3] 何维. 医学免疫学. 北京：人民卫生出版社，2005.

[4] 李连达. 扶正荡邪合剂的主要药效学研究. 中药新药与临床药理，1992，3 (2)：15

[5] 中国疾病预防控制中心辐射防护与核安全医学所检测报告. 福安检字 2009－172 号.

[6] 林显敢，谢德荣，姚和瑞等. 金龙胶囊对晚期非小细胞肺癌患者 CD4/CD8 和自然杀伤细胞活性的影响. 新医学，2003，(S1).

[7] 仇志强，杜兰宁，任连芳. 金龙胶囊合并放疗治疗中晚期宫颈癌 38 例临床分析. 北京中医药大学学报，2003，10 (3)：18

[8] 郝仙娣，周哲，李树新. 金龙胶囊对荷瘤小鼠免疫功能影响的实验研究. 中国肿瘤临床与康复，1998，5：37

[9] 徐淑玲，王晓红，张永祥，等. 金龙胶囊对免疫受抑制小鼠淋巴细胞亚群的影响. 中国中医基础医学杂志，2005，11 (12)：908

[10] 高益民. 对治疗癌症新药金龙胶囊上市后的再评价. 2004 中国肿瘤临床年鉴. 北京：中国铁道出版社，2005. 467－471

[11] 谢斌，唐春，黄建. 金龙胶囊对肝癌切除后复发转移影响的初步临床观察. 中华肿瘤防治杂志，2008，15 (20)：1584

[12] 董海涛，赵炜，卢雯平，等. 金龙胶囊并肝动脉介入治疗原发性肝癌 133 例临床观察. 中国肿瘤临床，2008，35 (7)：378

[13] 张火俊，杨继金，王卫星，等. 金龙胶囊对行肝动脉栓塞化疗的肝癌患者血清白细胞介素-2 和可溶性白细胞介素-2 受体水平的影响. 中医结合学报，2008，6 (9)：907

[14] 姚德茂，陈武科，潘承恩. 结肠癌主动特异性免疫治疗的初步研究. 现代肿瘤医学，2006，14 (10)：1244.

[15] 中国医学科学院药物研究所. 金龙胶囊原料药及制剂质量控制标准提高研究报告. 2009.

[16] 张玉泉，叶晖蓉. 肿瘤内科病人感染原因分析及对策. 医学理论与实践，2004，17 (2)：170.

[17] 杜富秀，高凤莉. 肿瘤病人医院感染的预防策略. 中国护理研究，2005，19 (6)：954.

治疗肿瘤中成药研究进展及用药方法

林洪生　张　英

中国中医科学院广安门医院　北京　100053

【摘要】 中医药治疗恶性肿瘤越来越受到广泛关注和重视，其独特的临床疗效也逐渐被医学界和患者认可。本文系统回顾了抗癌中成药的发展历程、现状、分类、发展趋势，以及如何在临床上合理的使用抗癌中成药。相信，伴随现代科学技术的日益发展带来的契机，不远的将来，中成药必将能在预防和治疗肿瘤中发挥更大的作用。

【关键词】 肿瘤；中成药；临床；中药新药

中医药治疗恶性肿瘤越来越受到广泛关注和重视，其独特的临床疗效也逐渐被医学界和患者认可。虽然中医治疗恶性肿瘤仍以辨证论治为基本大法，但经过几十年的临床和实验研究，已有相当数量的中成药逐渐在肿瘤临床推广使用，目前，在临床常用的抗癌中成药已有上百种，这对于丰富中医治疗手段，提高临床疗效起到了积极作用，但也存在有不合理的使用情况。本文就治疗肿瘤中成药研究进展及合理应用的指导原则做一概述。

一、治疗肿瘤中成药分类

按照中成药的发展历史，可以将治疗肿瘤的中成药分为两大类，一为经典的中成药，即古代医家流传下来的丸、散、膏、丹等有治疗肿瘤作用的经典名药；二为治疗肿瘤的中药新药，指建国后由国家药监局审批的中成药。

（一）经典中成药

在我国传统医药学的宝库中，有许多关于肿瘤的记载和论述，古代医家根据对肿瘤的认识，创制出了许多有效方药。如张仲景研制的桃仁承气汤、大黄䗪虫丸、桂枝茯苓丸等著名活血化瘀方剂，至今仍广泛用于肝癌、胃癌、子宫颈癌等恶性肿瘤的治疗。清代王惟德创制的犀（西）黄丸、明代陈实功创制的蟾酥丸、吴谦创制的小金丸（丹）均为中医临床治疗肿瘤之名方。古代医家对肿瘤的认识与记载，为后世医家的临床研究奠定了一定的基础。对中医药抗肿瘤治疗的常用药——中成药的研发奠定了坚实的基础和效仿的榜样。这些经典中成药至今仍然在临床上广泛使用。

（二）治疗肿瘤的中药新药

由国家食品药品监督管理局批准，已经上市的治疗肿瘤中药新药总计有107种。其中大多数为口服的中药复方制剂，以及15种中药注射剂、6种外用制剂、少量的民族药。从临床功能主治角度，主要分为如下三类：

第一类是抑制肿瘤中药，主要以肿瘤缩小和稳定为主要指标，症状改善、生存质量和免疫功能提高等作为次要指标。

第二类是肿瘤的辅助用药，如对放射

治疗和化学治疗的减毒（减少放、化疗毒性）的药物和/或增效（提高放、化疗疗效）；治疗晚期肿瘤药物（改善症状，提高生存质量，延长生存时间）及提高免疫药物等。

第三类是针对肿瘤患者并发症的药物，如贫血、晚期癌痛、癌性胸水等。

二、抗肿瘤中药新药的发展历程及现状

（一）发展历程

追溯和回顾抗肿瘤中药新药的发展历程，从临床应用价值角度评价，一般认为其发展主要经历如下几个阶段：从20世纪50～60年代的抗癌，到70～80年代的扶正，90年代的抗复发转移，到现阶段以提高肿瘤患者生存质量，以延长生存期的终点指标评价中药有效性。

1．从新药临床设计角度来看

经历了试验目的不清、中药综合评价缺少统一的指标、病例数统计学依据不足、适应证范围和病种不明确等长期的摸索阶段，目前在抗肿瘤中药新药临床试验的设计和实施过程中已在努力地解决这些问题，并进行技术方面的探讨，客观地说，抗肿瘤中药新药临床试验的设计及实施水平已经有了长足的进步。

2．从新药研发的品种来看

20世纪80年代末至90年代初，以抗肿瘤药物研发为主。而随着化疗药物、生物靶向治疗药物和高效化疗辅助药物的出现，从90年代中期开始，中医肿瘤临床专家和新药研发人员，逐渐认识到肿瘤客观缓解率并不是中成药抗肿瘤的优势，而减毒增效、稳定瘤体、改善患者生活质量则是中医药优势之所在，所以抗肿瘤新药的研发主要集中在减毒增效功效方面。不同阶段试验目的的变换，也体现了回归实现中药治疗肿瘤所具有的优势方面的趋势。

（二）抗肿瘤中药新药的现状

1．逐渐遵循证医学的原则

临床设计一般呈多中心随机对照、单盲试验，1999年9月，国家食品药品监督管理局颁发了《药品临床试验管理规范》，新药临床试验从此步入了法制化和规范化的轨道，至2000年左右开始的放、化疗辅助用药的中药新药临床试验，基本上采用加载试验设计方法，在抗肿瘤化疗药基础治疗上，采用随机区组、双盲安慰剂对照方法。盲法和安慰剂的使用，减少了试验的偏倚，大大提高了试验的客观性和科学性，但是中药安慰剂的实施也确实存在实际操作上的困难，如安慰剂的制作较困难，临床知情同意书的签署也存在一定的难度。

2．临床试验设计多采用病证结合的模式

在抗肿瘤中药新药的临床试验中，由于肿瘤疾病的自身特点，多采用病证结合的模式，恶性肿瘤的西医诊断及疗效评价标准由于明确而清晰，因此在中药新药临床试验中一直被采用。而肿瘤中医证候诊断和疗效标准多参照卫生部1993年8月颁布的《中药新药临床研究指导原则》、国家技术监督局1996年发布的《中医病证分类与代码》、1997年颁布的《中医临床诊疗术语—证候部分》、国家中医药管理局医政司1997年公布的《中医病证诊断疗效标准》等制定。在病证结合模式下，中医症状积分半定量化，基本符合中医辨证论治和异病同治的思想，使针对性加强。

3．疗效指标的选择逐渐体现中医药临床优势与特点

在目前试行的《中药新药临床研究指导原则》的第九章“肿瘤”部分，将中医药治疗肿瘤的疗效评价重点分为三个层次：①抗肿瘤中药和放、化疗增效药的评价应

以瘤体变化为主要疗效指标；②放、化疗减毒药要以放、化疗对人体造成的损伤为主要疗效指标评价；③晚期肿瘤患者用药应强调综合评价，主要应依靠结局性指标，如生存质量、生存期、生存率等。这基本上符合中医药临床的优势与特点。

三、抗癌中成药的发展趋势

基于我国国情，如何快速开发高效的自主知识产权抗肿瘤药物是中药研发的一个重点。近年来，笔者认为，中成药研发的趋势主要有以下两点：

（一）作用由通用型向辨证型转变

辨证论治是中医治疗肿瘤的主要特色，立法方药丝丝入扣是临床实践活动的基本原则。但目前无论是医药市场，还是医疗单位销售应用的中成药，针对一种肿瘤或数种肿瘤的通用药是辨证应用中药的两倍。所以，在中药新药的研发中，应当充分发挥西医诊断、中医辨证论治的特色，以辨证中成药研发为主要对象，逐步形成针对肿瘤的不同辨证分型的系列中成药以供临床使用。即使是针对一定的肿瘤的中成药，无论在命名上及功效主治上都应该避免按病用药，这是保证中成药疗效的关键。

（二）借鉴化学药物研制的经验，进行中药有效部位的配伍研究，为中药新药研究开辟新途径

近年来，从中药中提取分离得到的抗肿瘤成分，包括三尖杉碱、紫杉醇、羟基喜树碱和长春碱类等，已经成为肿瘤治疗的常用药物。随着中药现代化研究和中药化学研究的不断深入，越来越多的中药抗肿瘤成分及其衍生物被发现，掀起了中药抗肿瘤研究的热潮。而能最大限度发挥中医疗效的中药复方是通过中医经典著作或民间“祖传秘方”方式保留下来的，都是经历了无数次临床实践验证，疗效确切的方剂。但是转化为中成药后的最大缺陷在于疗效的可重复性和质量的稳定性。结合上述两方面情况，我们有必要借鉴化学药物的研制经验，结合中医药独特的配伍理论，设计出既符合中医理论、又得到现代药理理论明确解释的中药有效成分（部位）的配伍新药，更好地服务于临床。这是目前研究开发高效的抗肿瘤新药的新方向。

四、如何合理使用治疗肿瘤的中成药

（一）应用现状

1. 大部分中成药在综合医院应用

随着中医药的特色和优势越来越被人们认识和接受，中成药在一般综合性医院也得到广泛应用。有调查表明，在综合性医院里有70%的中成药是由西医师处方的。然而，目前中西医两套理论体系尚未达到融会贯通而有机结合，所以西医师在处方时如何对中成药正确合理地应用，如何避免因不当应用带来的不良反应或超量用药给患者造成的经济负担，已成为人们关注的问题。

2. 忽略中医辨证

只注重药物的功效，忽视中医的辨证应用，忽视了中成药的组成、功效、主治、适用范围，只凭症状用药，完全违背了中医的辨证用药原则，使虚者更虚，实者更实[1]。

3. 忽略中西药的配伍使用宜忌

有资料表明，57.41%服用西药的患者同时服用中成药，13.67%服用中药汤剂的患者又加服西药，中西药联合应用的几率相当大[2]。而对肿瘤患者来讲，这个比例还会更大。多种中药可以通过抑制或诱导药物代谢酶，影响西药的代谢而发生相互作用；一些中药可以与西药相互作用，引起药物不良反应。比如含有皂甙成分的中

药，如人参、三七、远志、桔梗等就不宜与酸性较强的药物合用，因为在酸性环境中，在酶的作用下，皂甙极易水解失效；同时也不宜与含有金属成分的盐类药物合用，如硫酸亚铁、次碳酸铋等，易形成沉淀而使药物失效[3]。酸性中药乌梅、五味子、山茱萸、山楂、女贞子等，可酸化尿液，与碱性药物碳酸氢钠、氢氧化铝、氨茶碱、氨基糖苷类抗生素、甲氧苄氨嘧啶（TMP）、生物碱类合用时，因体液酸碱度改变而减少再吸收，或促进有效成分的尽快排泄，使中西药物均失去一定疗效[4]。而目前，中西药临床不合理配伍使用较为普遍，望文生义、滥用补药情况较为常见。

4．超量或重复用药

肿瘤科的有些中成药药性峻猛，且有小毒，一般不宜长期使用。如犀（西）黄丸、蟾酥胶囊、小金丹（丸）等，都含有一定的毒性成分，长期或过量服用，会造成肝、肾毒性，出现中毒症状。

（二）*治疗肿瘤中成药临床应用原则*

1．在辨病基础上辨证用药

每一种肿瘤都有其相对固定的生物学特性及大致相同的发生、发展规律，所以，临床上许多中成药主要是直接针对某种肿瘤的特点而研制的；而且目前医保目录也以现代医学的病名来指导用药范围，这样不论中医、西医，一看即明，极大地增强了用药的方便性。然而辨病用药虽然简单易行，但每种中成药均有其适用的不同中医证型和功效特点，所以如果单辨病而不辨证的话，恐怕难以准确用药。中医学认为，同一种病由于患者体质不同、症状不同，可表现为不同的证型。如肺癌患者既可出现气阴两虚型，也可以出现痰湿阻肺型或其他辨证分型。即使是同一患者，随着疾病的发展及治疗，其中医辨证类型亦会变化。如果药不对证，既延误病情，又造成了患者的经济负担，还让人对中医的疗效问题产生怀疑。如大家比较熟悉的“犀（西）黄胶囊”，已广泛用于治疗各种肿瘤，从辨病论治出发，用于任何癌症都无可厚非，但从辨证出发，该药为清热解毒药，牛黄为君药，味苦性凉，非实热证不宜，其适合的患者应为有热毒内阻、口干口苦、便秘尿赤等症状者；而对于畏寒肢冷、面色萎黄、小便清长、大便稀薄等脾胃虚寒的患者，应慎用。还有康莱特注射液，临床主要用于肺癌的治疗，但如果从辨证的角度分析，康莱特注射液主要成分为薏苡仁，其功效在于健脾除湿，对于脾虚湿盛型肺癌最为合适，而如果用于阴虚型肺癌就有些欠妥。

2．扶正与祛邪相结合

扶正与祛邪是两大类治则。扶正即是调动机体的抗病能力，提高机体的免疫功能，增加免疫系统的作用，达到防治疾病的目的。祛邪就是抑制、排除、消灭致病因素。从临床上看，单纯补虚扶正难以消除肿瘤，片面强调扶正有时会贻误病机。但若只强调祛邪抗癌，会大大降低人体的免疫力，甚至会导致病情恶化。所以在临床中，应根据病情的具体表现、患者的体质状况而区别对待，或以扶正为主，或以祛邪为主；或先攻后补，或先补后攻，或攻补兼施；把扶正与祛邪辨证地结合起来，正确使用扶正与祛邪的辨证关系。另外应注意的是，肿瘤患者在放、化疗时，最好适当配伍中医扶正调理措施，这些措施不仅可以尽量减少放疗、化疗的毒副反应，而且可以加强和保护机体的抗病能力，利于患者的康复。

3．合理配伍

临床中常有这样的现象：医生在给患者开出的中成药处方中，要么几种相同功效或相似功效的药物一起使用，要么作用完全相反的药物一起用。这样不仅无助于临床疗效的提高，相反会导致不良反应，还会加重患者的经济负担。癌症患者证候往往错综复杂、变化多端，在使用中成药时，要认真辨证、合理配伍，使中成药之间能发挥协同作用，以提高临床疗效。如接受化疗的患者，临床上往往多见脾肾阳虚、瘀毒内阻的证候学特征，因此在使用中成药时，将温阳健脾药物与化瘀解毒药物配合使用，就可以起到提高化疗效果、降低化疗毒副作用的效果。如果此阶段盲目使用清热解毒药物，不仅无任何作用，反而对病情不利。

4．按疗程用药

中医有“以毒攻毒”之说，有的毒性成分恰是有效的治疗成分，其毒副反应虽然不像化疗药那样猛烈，但作用缓慢而隐匿的毒性，危害也很大。如现有的抗癌中成药中，按原料药材统计，有毒的成分包括山慈姑、土鳖虫、干漆、守宫、斑蝥、蟾蜍、蜈蚣、全蝎、马钱子、砒霜等。一般来说，这类药骨髓抑制及神经毒方面的作用明显小于化疗药，但应提防其对肝肾功能的毒性作用。认为中药毒性小，不分疗程地长期使用的做法是不对的，应该按照患者的病情、病程、体质等因素，制定中成药的使用疗程。

肿瘤的发病率正在不断升高。由于治疗过程中使用的化学合成抗肿瘤药物不仅价格昂贵，而且毒副作用大。中成药预防和治疗肿瘤的作用比化学药物有一定的优势，因此抗肿瘤中成药的研发在世界范围内已成为热点研究课题。虽然现在还有许多中药及其有效成分的抗肿瘤机理没有完全搞清楚，但随着抗肿瘤药物研制过程中的难题一个个得到解决，伴随着免疫学、分子生物学技术和中药药理学的不断发展，以及中药提取技术的日益成熟，我们相信在不远的将来，中成药必将能够更好的预防和治疗肿瘤，从而为人类健康做出更大的贡献。

参考文献

[1] 赵燕玲，王宗仁，李锋．提高西医院校中医学教学质量改革的措施．西北医学教育，2007，15（1）：153－154．

[2] 徐冬英．中西药配伍疗效的研究．医药论坛杂志，2004，25（2）：10．

[3] 徐国均，何宏贤，徐珞珊，等．中国药材学．北京：中国科技出版社，1996：27．

[4] 刘安祥．浅析中西药合理配伍及配伍禁忌．药学实践杂志，1997，15（5）：281．

提高金龙胶囊质量控制标准的研究
——尿嘧啶和次黄嘌呤含量的分析测定

张金兰 乔艳玲 吴彩胜 孟 迁 于德泉

中国医学科学院药物研究所 北京 100050

【摘要】 本文根据金龙胶囊质量控制标准现状，以提高质量控制标准为出发点，详细报告了有关金龙胶囊所含内源性小分子物质的测定方法和含量测定结果，对金龙胶囊所含单糖、多糖组成单糖、氨基酸、蛋白质的测定进行了简单总结。

【关键词】 金龙胶囊；质量控制；尿嘧啶；次黄嘌呤

金龙胶囊（国药准字 Z10980041）是以鲜动物药（鲜守宫、鲜金钱白花蛇、鲜蕲蛇）组方，采用低温冷冻现代生化分离提取工艺制备的现代鲜药，用于癌症治疗[1,2]。现代鲜药质量控制的指标成分是什么？指标成分的限量标准是什么？现代鲜药是一个崭新的领域，没有可供参考的药品标准。北京建生药业有限公司根据金龙胶囊所含物质成分（包括多肽、核苷酸、酶、氨基酸、维生素和无机元素），通过专家论证、国家批准，率先制定了现代鲜药的质量控制标准，以保证金龙胶囊质量稳定可控、安全有效。目前，金龙胶囊在性状、鉴别、检查和含量测定 4 个方面基本达到国家颁布的药品标准。例如，金龙胶囊每粒含蛋白质不少于 7.0mg，每粒精氨酸酯酶活力不少于 1.0 单位。但是，对动物药中普遍存在的单糖、多糖及一些生命基本物质，如腺苷类、嘌呤类，金龙胶囊尚未进行深入分析。所以，根据金龙胶囊质量控制标准现状，以提高质量控制标准为出发点，建立检测金龙胶囊中单糖、多糖组成单糖、内源性小分子生命基本物质的方法并进行含量测定，同时改进了蛋白质定量方法，用氨基酸计算蛋白质含量，不仅可以明确组成蛋白质的氨基酸种类和比例，而且避免了其他有机胺的干扰，含量准确，质量易于控制。

关于金龙胶囊中单糖及多糖组成单糖、氨基酸、蛋白质含量的分析测定，已有文章论述[3-6]，这里将金龙胶囊内源性小分子生命基本物质的测定方法及结果报告如下。

一、实验材料与仪器设备

尿嘧啶、次黄嘌呤对照品均购于 Sigma 公司；甲醇为色谱纯，购于 B&J 公司，甲酸为色谱纯，购于 Merck 公司；水为市售娃哈哈纯净水；金龙胶囊 4 种原料药（混合原料、守宫、金钱白花蛇、蕲蛇）由北京建生药业有限公司提供。

高效液相色谱仪为 Agilent 1100 HPLC，配备紫外检测器、自动进样器、柱温箱及四元梯度洗脱泵。

二、试液及供试品溶液的制备

（一）尿嘧啶对照品储备液的制备

精密称取尿嘧啶对照品22.6mg，置于100ml容量瓶中，加水溶解并定容至刻度，即得浓度为226μg/ml的尿嘧啶对照品储备液。

（二）次黄嘌呤对照品储备液的制备

精密称取次黄嘌呤对照品21.4mg，置于100ml容量瓶中，加水溶解并定容至刻度，即得浓度为214μg/ml的次黄嘌呤对照品储备液。

（三）系列浓度标准溶液的制备

分别精密吸取尿嘧啶对照品储备液及次黄嘌呤对照品储备液适量，置于100 ml容量瓶中，加水稀释并定容至刻度，得到尿嘧啶浓度范围为1.42～56.5μg/ml，次黄嘌呤浓度范围为2.68～64.2μg/ml的系列浓度标准溶液。

（四）供试品溶液

取供试品（混合原料、守宫、金钱白花蛇、蕲蛇），分别精密称取0.5g，分别置于锥形瓶中，混合原料加入水100ml，其余原料均分别加入水50ml，充分混合后，超声提取30min，离心，上清液过0.45μm微孔滤膜，作为供试品溶液。

三、色谱条件

色谱柱为Inertsil ODS－3（4.6×250mm，5μm），流速：0.6ml/min，柱温：40℃，检测波长：254nm，进样量：10μl，流动相：甲醇－0.1%甲酸水溶液（1：99）。

四、方法学验证

（一）标准曲线的绘制

分别精密吸取系列浓度的标准溶液各10μl，注入高效液相色谱仪进行色谱分析，记录尿嘧啶和次黄嘌呤的峰面积响应值，以浓度对峰面积作标准曲线，进行线性回归，得到线性回归方程：尿嘧啶 $Y=62.23X-10.54$（$r=0.9998$），次黄嘌呤 $Y=65.15X+1.35$（$r=0.9998$）。

（二）标准溶液的精密度考察

低、中、高3种浓度的混合标准溶液各10μl注入高效液相色谱仪进行分析，重复进样6次，记录尿嘧啶和次黄嘌呤的峰面积响应值，计算峰面积的RSD（结果见表1）。

（三）标准溶液的稳定性考察

低、中、高3种浓度的混合标准溶液，分别于制备0h、4h、8h、12h、16h、24h注入高效液相色谱仪进行色谱分析，记录尿嘧啶和次黄嘌呤的峰面积响应值，计算峰面积的RSD，得标准品日内稳定性结果（见表2），表明标准品在24h以内是稳定的；分别于制备第一天、第二天、第三天、

表1 标准溶液的精密度

成分	浓度（μg/ml）	峰面积						平均值±SD	RSD（%）
		1	2	3	4	5	6		
尿嘧啶	5.65	354.66	353.89	354.65	354.28	354.92	355.00	354.57±0.42	0.1
	18.1	1093.54	1096.49	1097.19	1098.79	1099.96	1100.32	1097.72±2.54	0.2
	56.5	3523.79	3526.19	3533.19	3532.52	3534.26	3536.67	3531.10±5.00	0.1
次黄嘌呤	10.7	704.46	703.17	704.44	704.34	704.88	704.64	704.32±0.60	0.1
	34.2	2216.94	2221.85	2223.19	2226.47	2226.65	2229.68	2224.13±4.48	0.2
	64.2	4199.36	4207.14	4208.88	4214.54	4213.9	4218.93	4210.46±6.88	0.2

表2 标准品日内稳定性

	浓度（μg/ml）	峰面积						平均值±SD	RSD（%）
		0h	4h	8h	12h	16h	24h		
尿嘧啶	5.65	356.43	357.28	358.42	359.60	361.67	362.82	359.37±2.50	0.7
	18.1	1095.89	1098.04	1101.61	1102.79	1104.98	1110.12	1102.24±5.06	0.5
	56.5	3561.15	3570.42	3577.70	3589.90	3608.23	3631.34	3589.79±26.11	0.7
次黄嘌呤	10.7	707.34	708.65	710.55	712.81	716.80	721.04	712.87±5.21	0.7
	34.2	2218.94	2224.72	2227.47	2231.68	2239.07	2247.64	2231.59±10.37	0.5
	64.2	4245.84	4256.26	4267.71	4281.10	4302.93	4334.30	4281.36±32.70	0.8

表3 标准品日间稳定性

成分	浓度（μg/ml）	峰面积						平均值±SD	RSD（%）
		第一天	第二天	第三天	第四天	第五天	第六天		
尿嘧啶	5.65	356.43	362.82	355.44	355.94	361.07	360.80	358.75±3.17	0.9
	18.1	1095.89	1110.12	1102.76	1108.05	1129.53	1122.09	1111.41±12.42	1.1
	56.5	3561.15	3631.34	3536.18	3560.05	3600.12	3577.11	3577.66±33.73	0.9
次黄嘌呤	10.7	707.34	721.04	705.16	707.87	718.28	719.26	713.16±7.09	1.0
	34.2	2218.94	2247.64	2230.88	2246.33	2291.28	2277.54	2252.10±27.51	1.2
	64.2	4245.84	4334.3	4221.12	4245.97	4300.85	4268.82	4269.48±41.56	1.0

表4 供试品重复性

成分	峰面积						平均值±SD	RSD（%）
	1	2	3	4	5	6		
尿嘧啶	1650.57	1639.36	1640.02	1649.9	1646.39	1663.27	1648.25±8.76	0.5
次黄嘌呤	1790.16	1790.4	1792.9	1800.85	1800	1831.74	1801.01±15.76	0.9

第四天、第五天、第六天注入高效液相色谱仪进行色谱分析，记录尿嘧啶和次黄嘌呤的峰面积响应值，计算峰面积的RSD，得标准品日间稳定性结果（见表3），表明标准品在6天以内是稳定的。

（四）供试品的重复性考察

重复制备6份混合样品的供试品溶液，精密吸取每份供试品溶液10μl，注入高效液相色谱仪进行分析，记录尿嘧啶和次黄嘌呤的峰面积响应值，计算峰面积的RSD，得供试品重复性结果（见表4）。

（五）供试品溶液的稳定性

取4种原料的供试品溶液，分别于制备后0h、2h、4h、8h、12h、24h注入高效液相色谱仪进行色谱分析，记录尿嘧啶和次黄嘌呤的峰面积响应值，计算峰面积的RSD，得4种原料供试品溶液日内稳定性结果（见表5），表明供试品在24小时以内是稳定的；分别于制备第一天、第二天、第三天、第四天、第五天、第六天注入高效液相色谱仪进行色谱分析，记录尿嘧啶和次黄嘌呤的峰面积响应值，计算峰面积的 RSD，得供试品日间稳定性结果（见表 6），表明供试品在 6 天以内是稳定的。

（六）供试品溶液的精密度考察

精密吸取混合原料的供试品溶液 10μl，注入高效液相色谱仪进行色谱分析，重复进样 6 次，记录尿嘧啶和次黄嘌呤的峰面积响应值，计算峰面积的 RSD，得供试品精密度（见表 7）。

表 5　供试品溶液的日内稳定性

供试品	成分	峰面积						平均值 ± SD	RSD（%）
		0h	2h	4h	8h	12h	24h		
混合原料	尿嘧啶	1645.08	1654.03	1660.21	1644.5	1642.31	1664.82	1651.83 ±9.31	0.6
	次黄嘌呤	1809.28	1809.57	1806.23	1806.53	1785.35	1804.12	1803.51 ±9.13	0.5
蕲蛇	尿嘧啶	1709.09	1714.81	1715.72	1722.66	1729.89	1738.44	1721.77 ±10.87	0.6
	次黄嘌呤	2149.66	2153.14	2157.5	2159.65	2168	2199.03	2164.50 ±18.04	0.8
金钱白花蛇	尿嘧啶	1764.99	1768.51	1768.52	1773.13	1777.28	1783.59	1772.67 ±6.84	0.4
	次黄嘌呤	1801.91	1808.78	1811.26	1816.14	1824.41	1838.45	1816.83 ±2.99	0.7
守宫	尿嘧啶	2420.34	2425.6	2426.22	2435.81	2439.37	2443.46	2431.80 ±9.06	0.4
	次黄嘌呤	2531.5	2482.18	2489.04	2501.29	2506.87	2520.24	2505.19 ±18.59	0.7

表 6　供试品溶液的日间稳定性

供试品	成分	峰面积						平均值 ± SD	RSD（%）
		第一天	第二天	第三天	第四天	第五天	第六天		
混合原料	尿嘧啶	1650.63	1649.56	1656.88	1666.39	1649.72	1646.62	1653.30 ±7.25	0.4
	次黄嘌呤	1780.71	1811.88	1836.58	1816.44	1800.6	1791.09	1806.22 ±19.85	1.1
蕲蛇	尿嘧啶	1704.51	1681.98	1647.65	1591.07	1580.08	1571.63	1629.49 ±56.53	3.5
	次黄嘌呤	2156.42	2115.64	2079.61	2023.47	2013.71	2002.63	2065.25 ±62.26	3.0
白花蛇	尿嘧啶	1706.86	1714.76	1715.42	1714.89	1725.23	1717.99	1715.86 ±5.93	0.3
	次黄嘌呤	1754.4	1765.52	1772	1785.71	1809.65	1781.63	1778.15 ±19.09	1.1
守宫	尿嘧啶	2451.05	2446.65	2450.36	2445.6	2447.36	2534.78	2462.63 ±35.41	1.4
	次黄嘌呤	2522.76	2603.77	2624.32	2583.24	2525.4	2451.45	2551.82 ±64.12	2.5

表 7　供试品溶液的精密度

成分	峰面积						平均值 ± SD	RSD（%）
	1	2	3	4	5	6		
尿嘧啶	1645.08	1649.17	1659.79	1652.93	1654.03	1659.58	1653.43 ±5.77	0.3
次黄嘌呤	1809.28	1806.45	1814.1	1825.81	1809.57	1808.58	1812.30 ±7.08	0.4

（七）回收率

精密称取尿嘧啶对照品 56.0mg，置于 50ml 容量瓶中，加水溶解并定容，即得浓度为 1.12mg/ml 的尿嘧啶对照品储备液。精密称取次黄嘌呤对照品 53.8mg，置于 50ml 容量瓶中，加水溶解并定容，即得浓度为 1.08mg/ml 的次黄嘌呤对照品储备液。精密称取混合原料供试品 9 份，每份各 0.5g，置于 100ml 容量瓶中，分别编号为 1 ~9，其中 1 ~3 号中加入浓度为 1.12mg/ml 的尿嘧啶对照品储备液和浓度为 1.08mg/ml 的次黄嘌呤对照品储备液各 0.5ml；4 ~6 号中加入浓度为 1.12mg/ml 的尿嘧啶对照品储备液和浓度为 1.08mg/ml 的次黄嘌呤对照品储备液各 1.0ml；7 ~9 号中加入浓度为 1.12mg/ml 的尿嘧啶对照品储备液和浓度为 1.08mg/ml 的次黄嘌呤对照品储备液各 2.0ml，分别加入水溶解并定容至刻度，充分混合后超声提取 30min，离心，上清液过 0.45μm 微孔滤膜，作为回收率供试品溶液，注入高效液相色谱仪进行色谱分析，记录尿嘧啶和次黄嘌呤的峰面积响应值，代入标准曲线分别计算供试品中尿嘧啶和次黄嘌呤的含量，计算回收率，结果见表 8。

表 8　回收率

成分	样品浓度（μg/ml）	加入浓度（μg/ml）	测得浓度（μg/ml）	回收率（%）	平均值 ± SD（$n=3$）	RSD（%）
尿嘧啶	12.48	5.65	18.1	99.4	99.2 ±1.1	1.1
			18.0	98.0		
			18.1	100.2		
		11.2	23.6	99.2	98.8 ±2.8	2.8
			23.2	95.8		
			23.8	101.3		
		22.4	34.5	98.1	100.4 ±3.2	3.2
			35.8	104.0		
			34.7	99.1		
次黄嘌呤	12.7	5.35	18.1	99.5	98.3 ±1.1	1.1
			18.0	97.6		
			18.0	97.7		
		10.8	23.4	99.1	98.6 ±2.9	2.9
			23.0	95.6		
			23.6	101.2		
		21.6	33.5	96.4	98.2 ±2.6	2.7
			34.6	101.2		
			33.7	97.0		

五、供试品的测定

四种供试品溶液，分别精密吸取10μl，注入高效液相色谱仪进行色谱分析，记录尿嘧啶和次黄嘌呤的峰面积响应值，代入标准曲线分别计算供试品中尿嘧啶和次黄嘌呤的含量，色谱图见图1～图5，测定结果见表9。

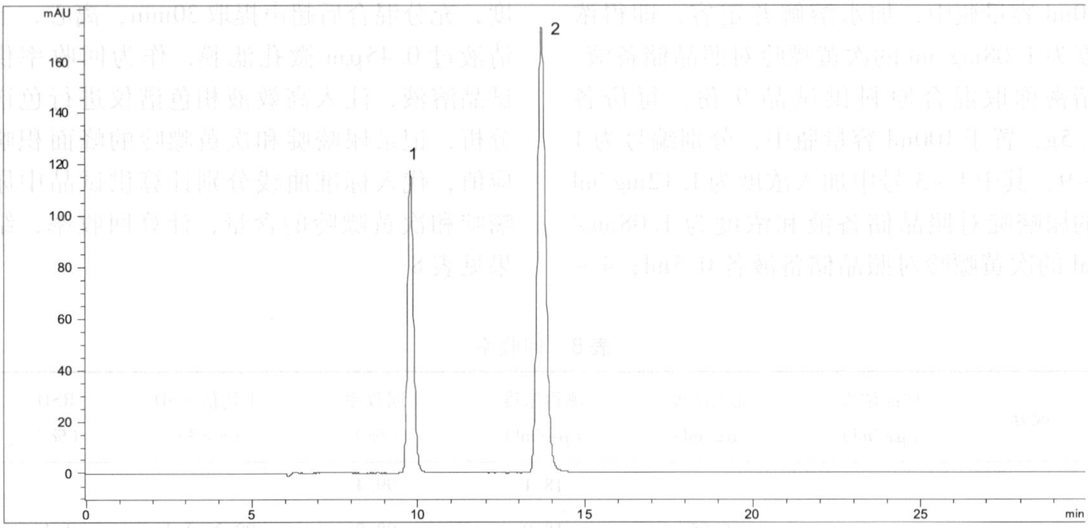

图1 尿嘧啶和次黄嘌呤对照品的HPLC图

1. 尿嘧啶 2. 次黄嘌呤

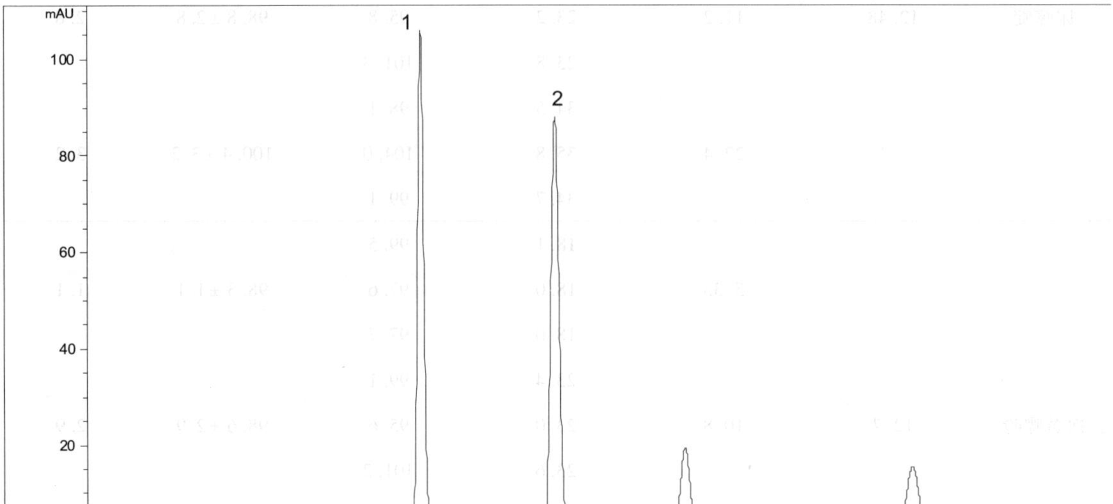

图2 混合原料HPLC图

1. 尿嘧啶 2. 次黄嘌呤

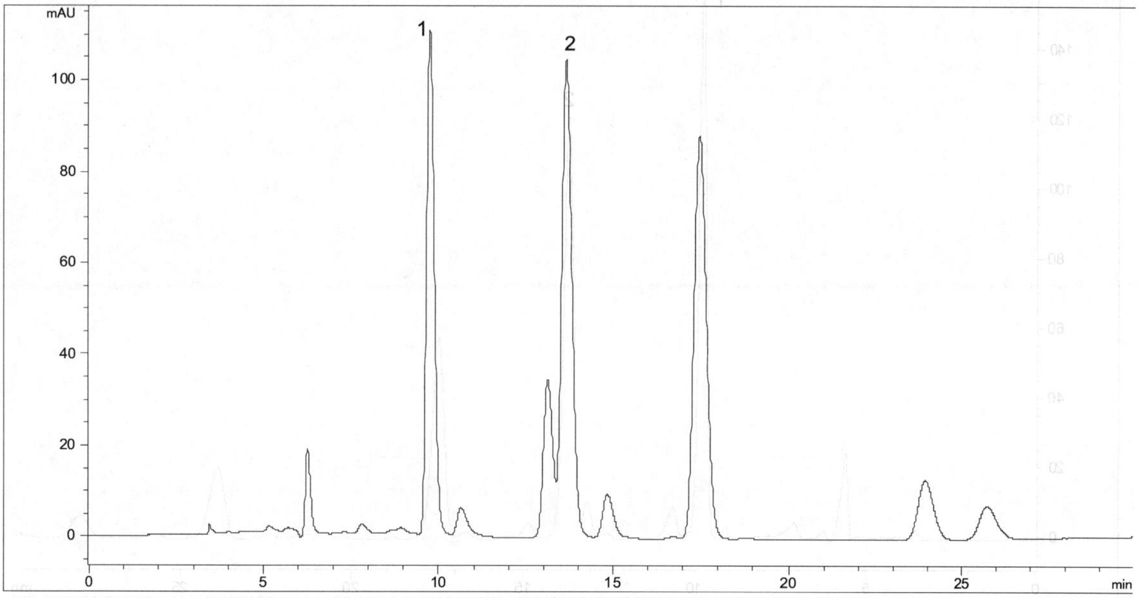

图 3 蕲蛇原料 HPLC 图

1. 尿嘧啶 2. 次黄嘌呤

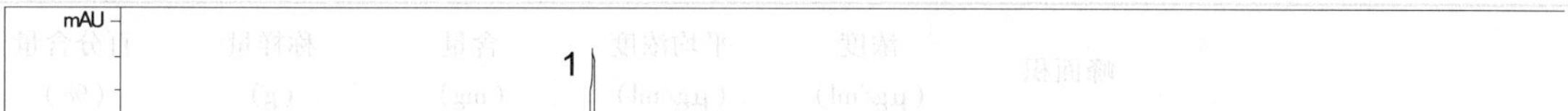

图 4 金钱白花蛇原料 HPLC 图

1. 尿嘧啶 2. 次黄嘌呤

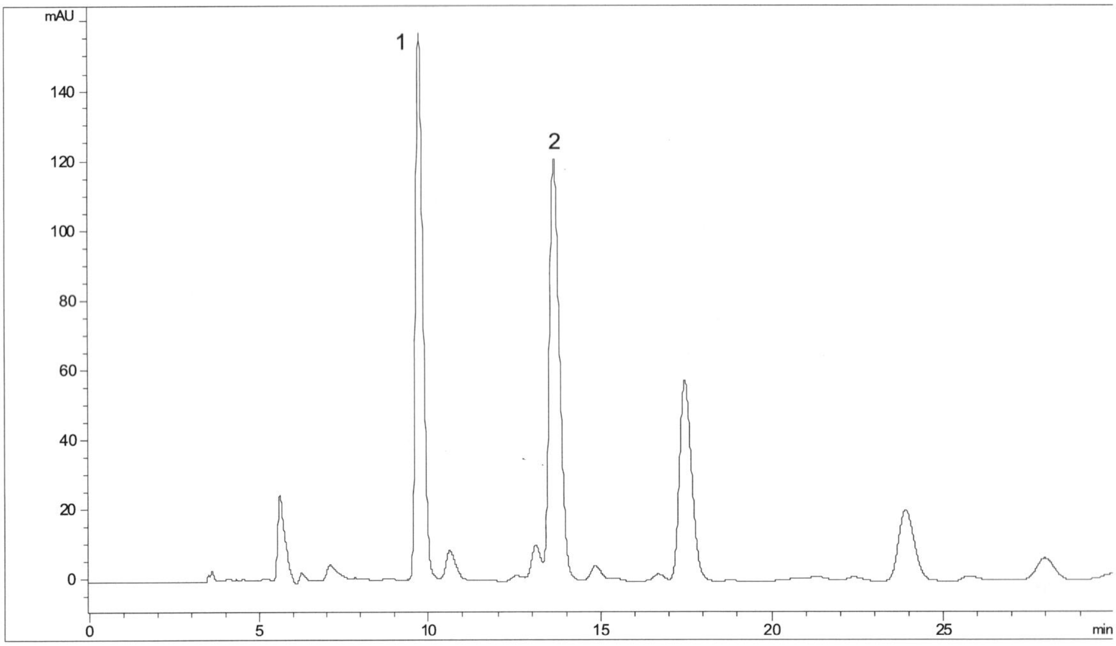

图 5　守宫原料 HPLC 图

1．尿嘧啶　2．次黄嘌呤

表 9　供试品中尿嘧啶和次黄嘌呤的含量测定结果

		峰面积	浓度（μg/ml）	平均浓度（μg/ml）	含量（mg）	称样量（g）	百分含量（%）
混合原料	尿嘧啶	1648.25	26.66	26.67	0.53	0.1036	0.51
		1650.63	26.69				
	次黄嘌呤	1788.74	27.43	27.37	0.55	0.1036	0.53
		1780.71	27.31				
金钱白花蛇	尿嘧啶	1710.63	27.66	27.63	0.28	0.1031	0.27
		1706.86	27.60				
	次黄嘌呤	1747.25	26.80	26.85	0.27	0.1031	0.26
		1754.40	26.91				
蕲蛇	尿嘧啶	1706.41	27.59	27.58	0.28	0.1019	0.27
		1704.51	27.56				
	次黄嘌呤	2155.58	33.07	33.07	0.33	0.1019	0.32
		2156.42	33.08				
守宫	尿嘧啶	2454.48	39.61	39.58	0.40	0.1038	0.38
		2451.05	39.56				
	次黄嘌呤	2521.62	38.68	38.69	0.39	0.1038	0.37
		2522.76	38.70				

六、结语

提高金龙胶囊质量控制标准的研究表明，游离氨基酸、蛋白质、游离单糖及多糖是金龙胶囊原料药的主要成分，应该作为其质量控制指标。混合原料中42.47%的成分能够明确种类及含量，守宫中44.52%的成分能够明确种类及含量，金钱白花蛇中63.03%的成分能够明确种类及含量，蕲蛇中51.22%的成分能够明确种类及含量，其中小分子物质分别占1.04，0.75，0.53，0.61，为进一步探讨金龙胶囊药效成分、药效成分结构和功能关系奠定了基础。

参考文献

[1] 高益民. 蛋白质组学与中药鲜动物药研究——金龙胶囊上市10年后评价. 中国肿瘤临床，2008，35（7）:415－418.

[2] 刘玉琴，抗癌鲜药的生物治疗作用. 中国肿瘤临床，2008，35（7）:418－420.

[3] 杨金霞，王学美. 壁虎治疗肿瘤的研究进展. 世界华人消化杂志，2006,14(24):2428－2431.

[4] 陈明，黄坚航. 中药壁虎的现代研究. 世界科学技术——中药现代化，2001，3（4）:53－56.

[5] 闰祝辰，张晓宇，吴雄志，等. 守宫多糖对淋巴细胞增殖与细胞毒作用的影响. 中草药，2007，38（8）:1230－1233.

[6] 陈振江，陈科力，邹菁. 动物中药可溶性蛋白凝胶电泳图谱的研究. 中草药，2001，32（12）:1088－1090.

❖ 肿瘤流行病学 ❖

100 例老年肿瘤患者综合健康状况及生活质量调查

王 薇[1] 李 燕[1] 张 燕[2] 李萍萍[1]

北京大学临床肿瘤学院、北京肿瘤医院暨北京市肿瘤防治研究所 北京 100142

1. 中西医结合科 2. 医学统计室

【摘要】 **目的**：通过对老年肿瘤患者健康状况及生活质量的问卷调查，对老年肿瘤临床特点及生活质量进行评估。**方法**：调查对象是 65 岁以上的老年肿瘤患者；调查所使用的工具是由美国杜克大学癌症中心 Harvey Jay Cohen 教授提供的“老年肿瘤患者健康和生活质量调查问卷（中文版）”，该问卷经过预调查验证、进行修改，并得到提供方确认。调查内容包括基本状况调查、合并症及复合用药情况、不良生活方式、社会经济情况、EORTC 生命质量测定量表 QLQ-C30、M. D. Anderson MDASI 症状调查量表。结果进行统计学描述分析。**结果**：共有 100 例老年肿瘤患者参与调查，受调查者平均年龄 72. 1 岁；其中 90% 已经退休；所患肿瘤类型最多的是肺癌，为 32%；从确诊肿瘤到接受调查的时间平均约 45. 8 个月；93% 的受调查者目前正在接受治疗，其中使用最多的是中药，占 80. 7%；而所有患者过去接受的治疗方法最多的是手术，占 56%。合并症中发生最多的是高血压，为 52%；合并用西药中最多的是心血管药，占 42%；合并用中药最多的是草药，占 64%。在所有受调查者中有吸烟史的占 40%；有饮酒史的占 18%。87% 的受调查者生活来源是退休金，家庭人均年收入平均约 3. 1 万元；79% 的受调查者觉得生活来源够用。QLQ-C30 功能子量表中标准化得分最高的是情绪功能，平均约 82. 7 分，得分最低的是角色功能，平均约 66. 3 分；症状子量表中标准化得分最高的是疲乏，平均约 36. 0 分。M. D. Anderson MDASI 症状量表中得分最高的也是疲乏，平均约 3. 1 分；受妨碍最大的方面是工作（包括家务劳动），得分平均约 3. 4。**结论**：受调查的老年肿瘤患者情绪功能较好，可能与绝大多数人与家人一起生活有关，影响生活质量的主要症状是疲乏，合并症发生最多的是高血压，而采用中药治疗所占的比例最大。

【关键词】 老年肿瘤；综合状况；生活质量；调查

通讯作者：李萍萍 北京市海淀区阜成路 52 号 北京肿瘤医院中西医结合科 100142

电话：010-88196069，E-mail：lppma123@ yahoo. com. cn

一、研究背景

随着社会的老龄化，老年人口比例越来越高。由于老年人中肿瘤发生率更高，所以导致肿瘤发病率逐年递增。老年肿瘤患者有着与一般人群不同的特性，其治疗也受诸多限制。另一方面老年人群有着明显的异质性，所以如何针对不同的老年人进行治疗是目前老年肿瘤学领域中的研究热点。目前国际上公认的方法是对老年患者进行综合状况评估（comprehensive geriatric assessment，CGA），这种方法比 ECOG 体力状况评分更能反映出老年患者承受治疗压力的能力。由于 CGA 耗时、耗力，在老年肿瘤领域中应用受限，所以需要建立更简便易行的评估手段，帮助肿瘤医师获得更多的临床信息，帮助治疗方案的制定。目前还没有我国自行研制的老年肿瘤患者综合状况调查量表，相关方面的研究也开展比较少。因此北京大学与美国杜克大学合作开展了一项中国老年肿瘤患者综合状况调查项目，目的是了解目前中国老年肿瘤患者的现状，为个体化的老年肿瘤治疗提供更多的帮助。

二、方法

（一）研究人群

本调查所收集的病例是 2008 年 11 月 ~2009 年 2 月在北京肿瘤医院中西医结合科病房住院或门诊就诊的老年肿瘤患者（年龄≥65 岁），共 100 名。这些患者均神智清楚、无语言障碍、以中文为母语。门诊患者在诊室完成问卷，住院患者在病床边完成。问卷采用自我评估的方法，由 1 名受过培训的科研护士协助患者完成。该问卷分别经由美国杜克大学及北京大学临床肿瘤学院的伦理委员会批准，患者在问卷调查开始前均得到告知、并均签署知情同意书。每次问卷调查完成时间大约 10 分钟。

（二）调查问卷的组成

本调查问卷是由美国杜克大学癌症中心 Harvey Jay Cohen 教授提供的“老年肿瘤患者健康和生活质量调查问卷（中文版）”，先期得到预调查验证、进行修改，并得到提供方确认，该问卷由以下几部分组成：

1. 基本状况调查

涉及一般资料和肿瘤资料两部分，包括性别、年龄、肿瘤诊断、确诊肿瘤的时间、目前的治疗、既往的治疗、教育水平、职业、婚姻、子女情况、共同生活情况。其中目前的治疗、既往的治疗包括化疗、放疗、手术、中药、靶向治疗或其他。

2. 合并症及复合用药情况调查

（1）调查表中列举了 13 种常见的合并症，用“是”或“否”来选择，如果选择“是”，随后评估其对日常活动的影响程度（分为“相当大”、“一点儿”或“没有”三种程度）。

（2）调查患者最近 1 个月服用过的西药和中药。西药分类为抗肿瘤用药、心脑血管用药、降糖药、神经系统用药、其他。中药分类为抗肿瘤中成药、辅助中成药、草药、其他。

3. 不良生活方式调查

调查患者是否有吸烟、饮酒史，以及数量、开始的年龄、停止的年龄。

4. 社会经济情况调查

由 4 个问题组成，调查老人的生活来源、生活来源是否够用、生活水平情况（分为“很富裕”、“比较富裕”、“一般”、“比较困难”、“很困难”5 种程度）、估算去年的家庭人均年收入是多少。

5. EORTC 生命质量测定量表 QLQ-C30 中文版生活质量调查

该量表由 30 个问题组成，内容分为以下几个方面：

（1）功能子量表：包含评估躯体功能（5 个问题）、角色功能（2 个问题）、认知功能（2 个问题）、情绪功能（4 个问题）、社会功能（2 个问题），共 15 个问题。

（2）症状子量表及单项测评：包括评估疲乏（3 个问题）、疼痛（2 个问题）、恶心与呕吐（2 个问题）、呼吸困难（1 个问题）、失眠（1 个问题）、食欲丧失（1 个问题）、便秘（1 个问题）、腹泻（1 个问题）、经济困难情况（1 个问题），共 13 个问题。

（3）总体健康状况子量表：（2 个问题）。

问卷指标的评分采用分类评分法，总体健康状况子量表评分分 7 类，从 1 分到 7 分；其他指标的评分分 4 类，从 1 分到 4 分。每一部分结果都经过统计学上的标准化处理（线性变换），使得分在 0 ~ 100 之间。功能子量表及总体健康状况子量表的得分越高，表示生活质量状况越好；症状子量表及单项测评得分越高，表示生活质量状况越差。

6. M. D. Anderson MDASI 症状调查量表中文版

该问卷包括 2 部分。（1）第一部分是 13 种常见症状的评估，评分结果是以 0 分（无症状）到 10 分（症状最重）的数字刻度表形式表现的。（2）第二部分是评估上述症状对患者生活 6 个方面的干扰程度，评分结果是以 0 分（无干扰）到 10 分（完全干扰）的数字刻度表形式表现的。得分越高，表示症状越重、生活质量状况越差。

（三）统计方法

将调查问卷建立 Epidata 3.02 数据库，由医学统计学专业人员应用 SPSS 12.0 统计分析软件进行统计学描述及分析。

三、结果

（一）问卷完成情况

100 例患者全部完成调查问卷，经过复核，全部问卷均可以纳入统计分析。在参与调查的患者中门诊患者 72 例（72%），住院患者 28 例（28%）。

（二）基本状况

1. 一般资料

在参与调查的患者中，男性 53 例（53%），女性 47 例（47%）。年龄范围 65 ~84 岁，平均年龄 72.1 ±4.95 岁。上学时间范围 0 ~ 18 年，平均受教育时间 11.2 ± 5.31 年。职业分布情况：专业技术人员/医生/教师 42 例（42%），一般职员/服务人员/工人 24 例（24%），行政管理 20 例（20%），农民 6 例（6%），军人 4 例（4%），家务劳动者 4 例（4%）。受调查者中 90 例（90%）已经退休。有 81 例（81%）受调查者已婚并与配偶住在一起，17 例（17%）丧偶。受调查者的子女数量 0 ~ 6 个，平均 2.7 ± 1.18 个。90 例（90%）受调查者与家人住在一起，其中同住家人数量为 1 ~5 人，平均 1.8 ± 1.30。另外有 9 人独居、1 人住养老院（见表 1）。

2. 肿瘤资料

受调查者所患肿瘤的类型主要为肺癌 32 例（32%），其次为肠癌 18 例（18%）。从确诊肿瘤到接受调查时的时间范围 1 ~ 368 个月，平均 45.8 ±139.68 个月。93 例（93%）受调查者目前正在接受治疗，其中使用中药者最多，为 75 例（80.65%）。这 100 例患者过去接受的治疗方法中手术 56 例（56%）、化疗 46 例（46%）、中药 42 例（42%）、放疗 25 例（25%）。（见表 2）。

（三）合并症及复合用药情况

1. 合并症

表1 患者的一般资料 ($n=100$)

	比例
性别	
男	53
女	47
平均年龄（范围），岁	72.1 ±4.95（65~84）
平均上学时间（范围），年	11.2 ±5.31（0~18）
职业	
专业技术人员/医生/教师	42
行政管理	20
一般职员/服务人员/工人	24
自由职业者	0
农民	6
家务劳动	4
军人	4
无业人员	0
退休与否	
是	90
否	10
目前婚姻情况	
已婚，与配偶住在一起	81
已婚，不与配偶住在一起	1
离婚	1
丧偶	17
未婚	0
平均子女数量（范围），个	2.7 ±1.18（0~6）
和谁一起居住	
家人	90
独居	9
养老院	1
平均同住家人数量（范围），个	1.8 ±1.30（1~5）
平均独居或住养老院时间（范围），年	3.8 ±1.4（1~6）

表2 患者的肿瘤资料

肿瘤诊断,%，$n=100$	
肺癌	32
肠癌	18
乳腺癌	9
胃癌	9
食管癌	8
淋巴瘤	8
肝胆肿瘤	6
泌尿系统肿瘤	4
头颈部肿瘤	3
胰腺癌	2
其他	1
从确诊肿瘤到填表的平均时间（范围），月	45.8 ±139.68（1~368）
目前正在进行治疗,%，$n=100$	
是	93
否	7
目前正在进行哪种治疗（多选）,%，$n=93$	
中药	80.7
化疗	17.2
放疗	4.3
手术	2.2
靶向治疗	10.8
其他	6.5
过去进行过哪种治疗（多选）,%，$n=100$	
手术	56
化疗	46
放疗	25
中药	42
靶向治疗	1
其他	5

合并症中发生最多的为高血压，为52%；发生率排名居前的还有：心脏病（31%）、末梢神经循环障碍（23%）、肺气肿或慢性支气管炎（21%）、消化系统溃疡（21%）和关节炎或风湿（18%）。其中对生活影响相当大的合并症依次为肝病、消化系统溃疡、心脏病、末梢神经循环障碍和糖尿病（见表3）。

表3 患者合并症情况

疾病名称	患病情况，例数（%）$n=100$	对生活影响情况，例数（%）		
		相当大	一点儿	没有
高血压	52（52%）	4（7.69%）	41（78.85%）	7（13.46%）
心脏病	31（31%）	7（22.58%）	20（64.52%）	4（12.90%）
末梢神经循环障碍	23（23%）	5（21.74%）	15（65.22%）	3（13.04%）
肺气肿或慢支	21（21%）	0	19（90.48%）	2（9.52%）
消化系统溃疡	21（21%）	5（23.81%）	12（57.14%）	4（19.05%）
关节炎或风湿	18（18%）	2（11.11%）	12（66.67%）	4（22.22%）
糖尿病	14（14%）	3（21.43%）	10（71.43%）	1（7.14%）
肝病	13（13%）	5（38.46%）	5（38.46%）	3（23.08%）
结核病	10（10%）	0	2（20%）	8（80%）
哮喘	5（5%）	1（20%）	4（80%）	0
中风	5（5%）	0	2（40%）	3（60%）
青光眼	3（3%）	0	2（66.67%）	1（33.33%）

2. 复合用药

受调查者通常同时服用中、西药，在所服用的西药中以心脑血管药物为最多（42%）；同时服用的中药中，服草药者有64例（64%）（见表4）。

表4 患者复合用药情况 （$n=100$）

西药，%	
心脑血管药	42
抗肿瘤药	21
神经系统药	11
降糖药	7
其他	33
中药，%	
草药	64
抗肿瘤中成药	19
辅助中成药	15
其他	12

（四）不良生活方式

受调查者中的吸烟、饮酒情况（见表5）。

表5 患者生活方式 （$n=100$）

吸烟	
现在吸烟，%	1
过去吸烟，%	40
平均开始吸烟年龄（范围），岁	21.3±7.64（13～60）
平均戒烟年龄（范围），岁	64.1±11.61（38～80）
平均吸烟数量（范围），支	17.8±9.32（4～40）
饮酒	
现在饮酒，%	2
过去饮酒，%	18
平均开始饮酒年龄（范围），岁	26.0±10.57（16～60）
平均戒酒年龄（范围），岁	68.8±8.61（42～80）
平均饮酒数量（范围），ml	180±140（50～500）

（五）社会经济情况

受调查者的生活来源、觉得生活来源是否够用、与当地生活水平的比较情况，以及家庭人均年收入（见表6）。

表6　患者经济情况　（$n=100$）

生活来源,%	
退休金	87
配偶	3
子女	8
孙子女	0
其他亲属	0
当地政府或社团	0
自己劳动或工作	0
其他	2
生活来源是否够用,%	
是	79
否	21
生活与当地比较,%	
很富裕	1
比较富裕	10
一般	73
比较困难	14
很困难	2
未回答	0
平均去年家庭人均收入（范围），千元	31.0 ±16.22（2～100）

（六）EORTC 生命质量测定量表 QLQ-C30 受调查者的标准化得分（见表7）。

表7　患者 QLQ-C30 情况

	标准化得分（0～100）
功能子量表	
躯体功能	69.3 ±23.11
角色功能	66.3 ±32.04
情绪功能	82.7 ±18.30
认知功能	72.2 ±21.72
社会功能	72.3 ±24.87
症状子量表	
疲乏	36.0 ±25.47
失眠	28.7 ±29.21
食欲丧失	20.7 ±27.13
疼痛	18.5 ±24.15
呼吸困难	19.0 ±23.81
便秘	16.0 ±25.28
腹泻	9.7 ±21.34
恶心呕吐	5.0 ±10.98
经济困难	24.7 ±27.88
总体健康状况子量表	54.7 ±20.46

（七）M. D. Anderson MDASI 症状量表

受调查者的症状得分和对生活妨碍程度的平均得分（见表8）。

表8　患者 MDASI 症状量表情况

	平均得分（0～10）
症状	
疼痛	1.9 ±2.52
疲乏	3.1 ±2.50
恶心	0.9 ±1.85
睡眠不安	2.7 ±1.85
苦恼	1.8 ±2.55
气短	1.8 ±2.40
健忘	2.7 ±2.30
胃口差	2.0 ±2.53
昏昏欲睡	0.9 ±1.78
口干	2.9 ±2.34
悲伤	1.4 ±2.37
呕吐	0.5 ±1.41
麻木	1.0 ±1.91
妨碍生活的程度	
一般活动	2.4 ±2.78
情绪	2.0 ±2.63
工作（包括家务劳动）	3.4 ±3.15
与他人关系	1.0 ±1.85
走路	3.3 ±2.87
生活乐趣	2.3 ±2.78

四、讨论

本研究中使用的调查问卷是由 NCCN 老年肿瘤专家组成员、美国杜克大学癌症中心 Harvey Jay Cohen 教授提供的专门为中国癌症患者设计的老年肿瘤综合评估问卷，内容涵盖了老年肿瘤综合评估的核心部分，经过临床预试验、结合我国老年患者具体情况修改、提供方确认后实施，简便易行、易于被患者接受，基本适用于我国老年肿瘤患者综合评估。本调查同时使用了 MDASI 症状调查量表。了解其对中国老年肿瘤患者症状反映情况。

从这100例老年肿瘤患者综合健康状况及生活质量调查结果的统计学描述中，我们可以发现几个特点：

1. 从患者的职业情况看，知识分子比例较高（专业技术人员/医生/教师占42%、行政管理占20%），体力劳动者比例较低（一般职员/服务人员/工人占24%、农民6%、军人4%、家务劳动者4%）。但是由于这两类人群的生活习惯、经济情况差别比较大，所以会对调查结果产生影响（特别是社会经济情况）。因此整个调查结果更多地反映了受教育程度比较高的老年肿瘤患者的情况。

2. 93%的患者目前正在接受治疗（多选），在这些治疗中中药治疗占80%、化疗占17%、靶向治疗占10%、放疗占4%、手术占2%。而在过去治疗方式中使用过手术的占56%、化疗46%、中药42%、放疗25%、靶向治疗1%。分析这100例患者的肿瘤资料，发现大多数患者都是完成了手术、放疗、化疗等积极抗肿瘤治疗的，从确诊时间平均为45.8个月可以看出，多数为治疗后康复期的患者。相对于单纯定期复查、观察病情变化，老年患者更愿意在这个过程中寻求中药的帮助，一方面为了整体调节、改善症状，另一方面为了延缓复发的可能。另外，在过去接受的治疗中，中药使用比例也很高，说明即使在手术、放疗、化疗过程中，老年患者也愿意配合一些中药治疗。总之，老年肿瘤患者对于中药的认同感很强，更愿意接受中西医结合方式的治疗模式。考虑到样本以知识分子为主，所以可能这个结论只适用于老年知识分子人群。如果想得到更准确的结论，需要加大样本量，以受教育程度分层对比分析。

3. 这100例老年患者的合并症以高血压、心脏病、末梢神经循环障碍最多见，分别为52%、31%、23%，但是这些老年患者大部分接受过手术、放疗、化疗治疗，说明合并症并未对治疗产生很大影响，大部分老年患者还是能够耐受抗肿瘤治疗的。老年肿瘤患者普遍存在合并症，这不仅使患者接受标准治疗的可能性大大降低，同时也是预后更差的指标。一般情况下，老年肿瘤患者同时存在一种或一种以上的合并症（如冠心病、高血压、糖尿病、脑梗死等），也可能同时存在老年综合征（老年性痴呆、抑郁症、失禁、谵妄、骨质疏松、跌倒等），这使得老年患者经常被排除在标准治疗之外。目前已经有一些试验逐渐将目光投注到这样的老年人群中。虽然已经有相关报道对有合并症的老年肿瘤患者进行积极的抗肿瘤治疗，但是化疗的相关死亡率较高，所以需要进行严格评估、精细筛选，将有导致死亡高风险合并症的患者区别出来。合并症除了影响肿瘤的治疗以外，还是肿瘤的预后因子。高胰岛素血症是多种肿瘤的不良预后因素，而甲状腺功能减低却和乳腺癌发病降低有关[1-3]。因此详细而全面地评估老年肿瘤患者的合并症是制定治疗计划的需要。

4. 患者复合用药中西药类以治疗心脑血管的药物最多（42%），这与合并症以高血压、心脏病最多有关；中药类以草药最多（64%），这点也证明这部分人群对中药的认同较强，而且相对于成分固定、作用单一的中成药来说，更倾向于整体调节、个体化治疗的中草药。

5. QLQ-C30标准化得分中，功能子量表中的情绪功能得分最高，角色功能得分最低，这可能与受调查者大多与家人生活在一起有关。症状子量表中的疲乏、失眠、食欲丧失是得分最高的前三位。M. D. Anderson MDASI症状量表中得分最高的4个症状是疲乏、口干、睡眠不安、健忘；由于症状产生的妨碍中以工作（包括家务劳动）、走路较为明显。这与相关报道是一致的[4]。提示我们改善生活质量的关注点应该在此，可以通过控制这些症状从而提高患者的生活质量。疲乏、失眠、食欲丧失、健忘、口干等症状没有特效的治疗用药，难于缓解。这时中药能够发挥它的优势，整体调节、综合治疗，同时由于其副作用少，更适于长期使用。在症状控制、改善生活质量领域里，中药有着独特的优势，应该进行更多的研究。再有就是，通过这次调查发现，有一些平时容易被忽视的问题，比如老年患者的情绪障碍，实际是普遍存在的问题。抑郁和焦虑状态会影响到患者对治疗的依从性，因此应该及早进行干预，保证肿瘤治疗能够顺利进行。

根据美国国家癌症研究所（NCI）提供的数据表明，肿瘤最大的单一危险因素为年龄。≥65 岁的人群肿瘤发生率比 65 岁以下人群高 19 倍，死亡率约为 65 岁以下人群的 15 倍[5]。年龄的增长与肿瘤易感性的增长有明确相关性。同时由于个体的健康状况、体力状况存在极大差异，老年肿瘤患者多合并其他内科疾病，对这样的人群进行治疗存在很大困难。为了获得高质量的治疗，对老年人的综合健康状况及合并症情况进行科学评估，在老年肿瘤领域已成为重要内容。

由于老年肿瘤患者有着不同于一般肿瘤患者的特点，其在治疗处理中亦有许多不同之处。老年肿瘤患者综合状况评估是对患者的多方面、多学科的综合评估，包括躯体、认知、社会、心理、经济、营养等多方面内容，其对于老年肿瘤患者治疗决策的制定起着决定性作用。NCCN 指南中推荐使用的是综合老年评估（CGA），评估的最终目的是将其按照接受治疗的危险度分层，制定适当的治疗计划。NCCN 指南推荐对老年肿瘤患者进行详细评价，将可能死于癌症或发生并发症的老年患者分为以下三组：①无功能限制和合并症的患者，可以耐受根治性肿瘤的治疗；②有一项或多项日常活动受限以及有严重的合并症或有进展的老年综合征的患者，只能进行姑息治疗；③介于二者之间的患者，可能无法耐受延长生命的根治性治疗，但可改进治疗方案（如在化疗时首剂减量并视耐受情况逐渐加量），使他们能够耐受[6]。但是由于 CGA 操作复杂繁琐、耗时耗力，临床上不能得到广泛地应用。

以上调查结论的可信性需要加大样本量进行验证，并且进行分层分析、统计学检验，可以得出更多有关我国老年肿瘤患者综合状况的情况。另外由于本调查方法实用性强，有利于临床操作，故下一步应该计划多中心、大样本的调查，从而得出更加可靠的结论，为临床决策的制定提供更多的信息。

（本文荣获中国老年学学会老年肿瘤专业委员会第三届年会优秀论文二等奖）

参 考 文 献

[1] Hammarsten J, et al. Hyperinsulinaemia: A prospective risk factor for lethal clinical prostate cancer. Eur J Cancer, 2005, 41:2887-2895.

[2] Goodwin PJ, et al. Fasting insulin and outcome in early-stage breast cancer: Results of a prospective cohort study. J Clin Oncol, 2002, 20:42-51.

[3] Cristofanilli M, et al. Thyroid hormone and breast carcinoma: Primary hypothyroidism is associated with a reduced incidence of primary breast carcinoma. Cancer, 2005, 103:1122-1128.

[4] Zhao Y, et al. Investigation of common symptoms of cancer and reliability analysis. Chin J Integr Med, 2007, 13:195-199.

[5] Jemal A, et al. Cancer Statistics. CA Cancer J Clin, 2007, 57:43-66.

[6] Balducci L. Senior adult oncology clinical practice guidelines in oncology. Natl Compr Canc Netw, 2009, 1:1-30.

❖ 大事记、工作总结 ❖

中国癌症基金会2009年大事记

一、2009年大型公益活动

（一）为了姐妹们的健康与幸福大型公益活动

“三八”国际妇女劳动节期间，第四次在全国30个城市的31家医院组织开展子宫颈癌和乳腺癌防治科普宣传及义诊。免费为3000余名下岗女工或进城务工的妇女筛查乳腺癌和子宫颈癌。

收到捐赠筛查用的耗材价值140多万元人民币，人均筛查费用约500元。

该活动已成为基金会的品牌。

（二）抗癌票友京剧演唱会

4月12日，在北京长安大戏院举办第四届抗癌票友京剧演唱会。邀请癌症康复者和京剧爱好者参加演出。北京癌症康复会、天津癌症康复会以及抗癌乐园的癌症康复者近千人参加了活动。

（三）北京“希望马拉松”义跑活动

10月24日，由中国癌症基金会和中国医学科学院肿瘤医院共同举办的第十一届北京“希望马拉松”为癌症研究募捐义跑活动在北京朝阳公园举行。

正在北京参加亚洲国家癌症中心联盟会议的14个成员国国家癌症中心主任也一同出席了活动并现场捐款。

本次活动收到各界捐款200多万元人民币，将用于癌症防治研究，包括支援西部经济欠发达地区的肿瘤防治工作。

（四）捐赠药品活动

1. 在康辰医药股份有限公司的支持下，向山东省日照市沂蒙地区的贫困癌症患者无偿捐赠抗癌药“消癌平”20件，每件120盒，总计价值32.64万元。

2. 向江苏省扬中市卫生局捐赠北京建生药业有限公司生产的抗癌药“金龙胶囊”768盒，价值15万元。

二、2009年重要公益项目

（一）癌症早诊早治项目

1. 中央补助地方公共卫生专项资金（转移支付）癌症早诊早治项目2009年已发展到62个项目点，分布在全国31个省（自治区、直辖市）。2009年6种癌筛查任务数为15.7万人，实际筛查22.8万人（包括子宫颈复核5.8万人），超额完成了任务，发现病例数1134人，其中早期病例1029人，早诊率达90.74%，治疗934例，治疗率82.36%，其他患者正在治疗中。先后在辽宁庄河、黑龙江大庆和云南昆明组织召开了专家组、中期汇报和年终工作总结会议。举办技术培训班8次，培训619人次。修订了技术方案。

2. 受卫生部疾病预防控制局委托，对2009年卫生部疾病预防控制局批准的第三批癌症早诊早治示范基地，分别在江西靖安（子宫颈癌）、山东肥城（食管癌）、辽宁庄河（胃癌）举行了挂牌仪式。对癌症早诊早治示范基地第一批试点单位河北磁县（食管癌）、河南林州（食管癌）、山西襄垣（子宫颈癌）和广东深圳（子宫颈癌）进行了验收工作。

（二）子宫颈癌防治协作组

1. 组织协作组成员参加庆“三八”、为了姐妹们的健康与幸福大型公益活动。

2. 4月17～19日，在北京组织召开了第七次全国子宫颈癌协作组工作会议暨HPV疫苗与子宫颈癌防治研讨会。会议代表150多人，卫生部有关司局领导、国内外知名专家应邀参加了会议。

3. 11月26日，在北京召开第三次子宫颈癌预防专家顾问组会议。会议对HPV疫苗最新国际研究进展、中国使用疫苗的前景等问题进行了讨论。

4. 与葛兰素史克（中国）投资有限公司合作继续开展子宫颈癌疫苗的科研协作。

（三）专项基金

1. 子宫颈癌防治专项基金

☆ 支持每年的全国子宫颈癌协作组会议和三八妇女节公益活动；

☆ 翻译出版了10期HPV通讯；

☆ 举办第二期数据管理培训班；

☆ 继续开展“中国子宫颈癌机会筛查多中心临床研究”项目的研究。

2. 消化道肿瘤防治专项基金

☆ 组织编写消化道肿瘤（食管癌、胃癌、大肠癌）内镜诊断、治疗技术指导手册；

☆ 举办了9期早诊早治技术培训班和食管癌内镜与病理培训班；

☆ 召开了3次消化道肿瘤早诊早治会议；

☆ 建立了消化道肿瘤早诊早治网。

3. 雅芳爱心专项基金

☆ 主要协办庆“三八”大型公益活动；

☆ 在山东省日照市举办2009年“远离乳癌 健康一生 走进日照”科普讲座和免费筛查乳腺癌公益活动；

☆ 资助上海雅芳网站乳腺癌防治科普讲座栏目改版项目。

4. 建生专项基金

☆ 资助出版2008年《中国肿瘤临床年鉴》；

☆ 承办第四届抗癌京剧票友演唱会；

☆ 资助武汉大学人民医院“金水仙胶囊联合放疗在肺癌中对HIF-1及相关蛋白的影响研究。

5. 施贵宝抗癌专项基金

☆ 主要资助浙江省妇保医院等16家医院的17个科研课题，共计60多万元。

6. 乳腺健康专项基金

☆ 协办庆“三八”大型公益活动；

☆ 在河北省廊坊市万庄镇为200余名农民姐妹们免费筛查乳腺癌和科普讲座；

☆ 印刷了“乳腺癌早诊早治宣传手册”和制作乳腺门诊宣传栏；

☆ 支持中国医学科学院肿瘤医院护理部开展“心语新生健康辅导园地”工作；

☆ 举办了主题为“美丽与健康同在”的城市健康大课堂。

（四）2009年国际合作项目

☆ 继续开展与GSK生物制品公司HPV疫苗的科研合作；

☆ 继续开展索坦患者关怀计划；

☆ 中国乳腺癌临床流行病学研究正式启动；

☆ 2009年7月25～28日，在新疆举办中-意子宫颈癌早期诊断与阴道镜技术培训班；

☆ 为了进一步加强基层卫生工作人员开展筛查的能力，申请了辉瑞基金会全球卫生合作经费20万美元，用于2010—2011年农村地区基层医务人员的癌症防治知识培训和癌症筛查能力建设，以及全国范围内的癌症防治队伍的建设。

（五）2009年索坦患者援助项目

1．2009年接受爱可信基金会捐赠治疗晚期肾癌或间质细胞瘤药品“索坦”11 226瓶，价值1.4亿元人民币。主要免费用于贫困的癌症患者。收到患者申请534例，批准入组453例。举办了4期培训班。目前，全国已有30个省、区、市（除西藏外）的41个城市，125所指定医院，224位指定医生，32个药房的32位药剂师和7名兼职协管员参与索坦患者援助项目。

2．通过多种渠道宣传索坦患者援助项目

☆ 在中国癌症基金会网站上设立专栏；

☆ 向医生、药师和协管员不定期发简报；

☆ 印发宣传手册；

☆ 今年上半年在北京举行了索坦患者援助项目新闻发布会，向全社会通报了项目实施情况；

☆ 年底召开周年总结会，有关领导和负责人以及项目指定医生、药师、协管员等共计251人参加了会议。会议还对表现突出的30位指定医生、5位药剂师和2位兼职协管员进行了表彰。

三、大型学术交流会议

1．1月9～11日，由中国癌症基金会主办，在北京召开了“第二届国际消化道肿瘤早期诊断与早期治疗研讨会”和“全国消化道肿瘤防治协作组”成立大会。协作组成员和来自全国消化道肿瘤防治中心的专家，食管癌、胃癌、大肠癌高发现场的代表近600人参加了会议。会议通过了“全国消化道肿瘤防治协作组协议”及首批“全国消化道肿瘤防治协作组成员名单”。

2．1月17日，中国癌症基金会“2009年新春学术报告会——人乳头瘤病毒与子宫颈癌”暨联谊会在北京召开。有关部委领导、流行病学专家、基础研究学者、临床医生以及北京各媒体的记者共130余人济济一堂，共同探讨“子宫颈癌疫苗”有关的热点话题。

3．7月23～26日，由中国癌症基金会主办，在北京举行“第三届中国肿瘤内科大会”。卫生部、中国医学科学院、中华医学会、中国抗癌协会等单位领导以及全国肿瘤界知名专家和教授约2000余人参加了会议。会议特色鲜明，学术氛围浓厚。

4．9月18～20日，由中国癌症基金会和中国医学科学院肿瘤医院主办，卫生部疾病预防控制局和妇幼保健与社区卫生司支持，四川省肿瘤医院协办的全国癌症防治现场及早诊早治研讨会在四川成都召开。会议的主题为“加强现场防治，促进早诊早治”。卫生部、四川省等有关领导，来自全国癌症防治现场的代表、疾病预防和控制卫生行政管理人员以及从事癌症筛查和早诊早治的专家及工作人员200多人参加了会议。会议达到了预期目的。

四、2009年出版物

☆ 2008年《中国肿瘤临床年鉴》
☆《中国肿瘤临床与康复杂志》（双月刊）
☆《远离癌症十二条》宣传册
☆ 乳腺健康宣传手册
☆《中国癌症筛查及早诊早治技术方案（试行）》
☆《中国癌症基金会25周年发展历程》画册
☆《HPV进展》（中文版，季刊）
☆《抗癌之窗》杂志（双月刊）
☆ 肺癌防治科普宣传手册

五、2009年信息工作

中国癌症基金会网站进行了改版，增加了英文版。自开通以来网站访问人数和点击人数逐年增加。2009年访问人数达到78 150人，点击次数达到1 592 643人次。

继续修改完善项目工作数据库。整理装订旧档案619卷。

六、2009年组织建设与管理

（一）重大投资

为了促进基金会的发展，随着筹集资金和项目的增加，以及对外交流业务的扩大，基金会需要在原有基础上改善办公条件。经五届十次理事会全体理事讨论，通过了购置房产重大投资事项，购置办公用房约779平方米，约900万元人民币。位于东二环广渠门名敦道写字楼A8座第10层D至L和Q单元。2010年10月竣工。

（二）中国癌症基金会第六届理事会成立

根据国务院“基金会管理条例”和本基金会的章程规定，第五届理事会于2009年任期届满。经上级主管部门批准，2009年7月25日在北京河南大厦召开换届大会，会议选举产生了第六届理事会，新当选理事20名，名誉理事32名。六届一次理事会选举彭玉为理事长，阚学贵、李立明和赵平为副理事长，赵平副理事长兼秘书长。

（三）庆祝中国癌症基金会成立25周年暨表彰大会

2009年10月25日，在北京召开庆祝基金会成立25周年暨表彰大会。何鲁丽主席，卫生部副部长尹力，中国红十字会总会常务副会长江亦曼，以及来自社会各界的百余名嘉宾出席庆祝活动。彭玉理事长在致辞中介绍了基金会25年的发展历程。（详细报道见399页，“中国癌症基金会成立25周年庆典在京举行”）

为答谢和表彰多年来支持基金会工作的捐赠单位和个人，基金会设立了“爱心奉献奖”。大会向8名金奖获得者和12名银奖获得者颁发“战癌女神铜像”和证书。（“爱心奉献奖”获得者名单见401页，“中国癌症基金会表彰决定”）

中国医学科学院肿瘤医院肿瘤研究所2009年大事记

1. **3月20日** 我院承办的第一届肿瘤麻醉论坛在北京隆重召开，由我院麻醉科主任孙莉主持，来自全国各地的几十家肿瘤专科医院及本市各大医院的麻醉科医生300余人参加了会议。这是首次肿瘤麻醉与镇痛专业的全国性学术交流活动。(见彩图1)

2. **4月13日~18日** 由我院、中国癌症基金会等单位共同主办的主题为“抗击癌症重在行动”2009年肿瘤防治宣传周活动隆重举行，共有5000余人次参加了专家现场咨询、防癌健康查体、健康大课堂和肿瘤高危人群高危因素的登记评估，此次活动为23名出租车司机进行了免费查体。(见彩图2~4)

3. **7月3日** 第三届五次职工代表大会胜利召开。参加会议的正式代表101人，列席代表和特邀代表44人。会议总结了2008年的工作，并提出2009年的工作设想。会上对职能部门负责人进行了民主测评，并当场公布结果。(见彩图5)

4. **7月23日~26日** 第三届中国肿瘤内科学大会在北京国际会议中心隆重举行。会议邀请了约100位国内外著名肿瘤内科相关领域专家进行学术报告，共有2000余位代表参会，会议以专场音乐会的形式庆祝我国肿瘤内科成立50周年。(见彩图6)

5. **8月5日** 中国癌症基金会-中国医学科学院肿瘤医院门诊志愿者服务项目一周年总结大会召开。一年来，共有505人报名担任志愿者，其中171人上岗，据统计，志愿者平均每天回答患者提问424次。会上表彰了北京协和护理学院和首都铁路卫生学校2个优秀组织单位和6名优秀志愿者。(见彩图7，8)

6. **8月10日** 经北京市卫生局和北京护理学会专家组评议，我院通过评审，成为首批北京地区肿瘤专业护士临床教学基地和手术室专业护士临床教学基地。(见彩图9，10)

7. **8月25日** 中编办发卫生部文件《关于卫生部成立国家癌症中心的批复》，同意依托我院成立国家癌症中心。《批复》明确了国家癌症中心主要职责，并核定国家癌症中心财政补助事业编制等内容。

8. **9月12日~13日** 由卫生部疾病预防控制局、我院、河南省林州市政府主办的“林州市食管癌现场建设50周年大会”在林州市肿瘤医院召开，为我院首任党委书记李冰和北京医疗队纪念碑揭牌。(见彩图11)

9. **10月24日~25日** 我院成功主办第三届亚洲国家癌症中心联盟会议（ANCCA)，来自13个国家的国家癌症中心主任及官员参会，会议决定将ANCCA总部设立在我院，赵平院长当选为首届总部秘书长（任期4年)。(见彩图12，13)

10. **10月24日** 我院成功举办第十一届“北京希望马拉松—为癌症防治研究募捐义跑”活动。卫生部刘谦副部长、中国医学科学院刘德培院长以及来自亚洲13个国家的国家癌症中心主任出席了开幕式，社会各界演艺明星倾情义演，高校学生、北京市民及外国友人等热心公益事业的人们参加义跑。本届活动募集到善款超过200万元，全部资金已用

于中国癌症防治研究事业。（见彩图 14～17）

11. **11 月 7 日** 由我院和中国癌症基金会、中国抗癌协会食管癌专业委员会等共同举办的第二届北京国际胸部肿瘤学研讨会在北京广西大厦召开。会议邀请国内外知名肿瘤专家 20 余人演讲，500 位注册代表参会。会议关注食管癌、肺癌为代表的胸部恶性肿瘤，以及世界最先进的手术方式和技巧等诸多方面进行了深入探讨。（见彩图 18）

12. **11 月 16 日** 我院门诊设立综合科周转病房，病床 31 张，主要为外科周转病床及中医科床位，以缩短平均住院日。

13. **11 月 18 日** 卫生部人事司、中国医学科学院领导来我院宣布卫生部党组关于我院所党政领导任职的决定：赵平同志任院所长，董碧莎同志任院所党委书记。图为中国医学科学院党委书记李立明教授宣读任职决定。（见彩图 19）

14. **11 月 24 日** 即将用来镌刻“国家癌症中心”的“镇院”之宝——“泰山云海”抵院，并安放在我院南门。（见彩图 20）

15. **11 月 25 日** 我院承担国庆 60 周年医疗应急任务，组建应急医疗队，准备急救物资，完成 5 次应急职守任务，获得北京市卫生局颁发的国庆 60 周年庆祝活动“医疗卫生保障工作最佳服务保障奖”。（见彩图 21）

16. **12 月 30 日** 院所召开 2009 年度院所学术年会，共报告 33 篇优秀论文，评选出一等奖论文 2 篇、二等奖论文 7 篇、三等奖论文 11 篇，优秀论文奖 31 篇，影响因子最高奖及被引频次最高奖和 2 个优秀科室。（见彩图 22）

中国医学科学院　肿瘤医院
　　　　　　　　肿瘤研究所
2010 年 3 月 11 日

肿瘤登记 2009 年工作进展

全国肿瘤防治研究办公室/全国肿瘤登记中心

一、肿瘤登记随访项目启动和技术培训

2008 年，卫生部疾病预防控制局增设“中央补助地方恶性肿瘤随访监测项目”，安排中央转移支付地方经费对肿瘤登记工作给予支持。通过建立健全已有的肿瘤登记处，对肿瘤登记点进行人员业务培训，规范肿瘤登记报告制度；在原有的 20 个省（区、市）43 个肿瘤登记处的基础上，新建 52 个肿瘤登记处，已达到全国 31 个省（区、市）总计 95 个肿瘤登记处，覆盖人口 1.2 亿人，占全国人口总数的 8.0%。2009 年 3 月 23～28 日，在南京举办了“肿瘤登记项目启动暨技术培训会议”，全国 31 个省（区、市）的项目省级负责

人、79个肿瘤登记处的技术负责人和登记工作人员共170余人参加了会议。会议对项目实施的背景、意义、目标，登记地区选取的原则和条件、工作内容、组织实施机构与职责、质量控制、督导与评价、时间进度与要求进行了具体讲解，并在登记工作的流程，资料的收集方法，数据管理质量控制和分析利用等方面对新建肿瘤登记处的工作人员进行了基础培训。

二、制定“2009年肿瘤登记项目实施方案”

为了保证肿瘤随访监测项目的顺利开展，规范全国肿瘤登记工作，适应我国恶性肿瘤防治工作的需要，登记中心组织有关专家制定了“2009年肿瘤登记项目实施方案”。根据卫生部《中国癌症预防与控制规划纲要（2004—2010）》和《中国肿瘤登记系统建设方案》的要求，参考国际癌症研究中心的相关规范，针对中国各地区的卫生资源现状、工作条件，提出了项目的技术方案，作为项目实施的技术规范，同时也作为各级肿瘤登记机构开展工作的指南。

方案对登记工作的意义、目标、选点要求、工作内容、组织实施、质量控制和上报要求等各个环节予以详细的说明。为肿瘤登记点开展登记工作奠定了理论基础和可供参考资料。

三、出版《2008年中国肿瘤登记年报》

根据卫生部疾病控制局的要求，全国肿瘤防治研究办公室/全国肿瘤登记中心于2009年10月，以全新的形式出版了《2008年中国肿瘤登记年报》。为进一步加强国际交流和合作，此次年报应国际癌症登记协会的要求，首次采用中英双语的形式，对肿瘤登记覆盖地区2005年的发病和死亡情况进行了总结和分析，为定期发布我国肿瘤登记数据奠定了基础，表明中国肿瘤登记工作步入了一个新的时期。

本《年报》收录了全国45个登记处上报的资料，经过数据审核，对其中完整性、可靠性较好的34个登记处的数据进行了合并分析，能够全面、系统、真实地反映登记覆盖地区目前的癌症负担情况，为制定肿瘤防治措施提供了宝贵的资料。《年报》得到国际同行的广泛认同。

四、全国各肿瘤登记处2006年肿瘤登记数据收集情况

根据“中央补助地方恶性肿瘤随访监测项目”的要求，全国肿瘤登记中心下发了“关于上报2006年肿瘤登记资料的函”，要求各省（区、市）肿瘤登记处于2009年6月15日前上报2006年肿瘤登记资料。截至目前，全国肿瘤登记中心共有49个登记处的肿瘤登记资料。全国肿瘤登记中心正在对各登记处提交的数据进行审核及反馈，预计于2010年底前出版《2009年中国肿瘤登记年报》。

五、国际肿瘤登记技术与流行病学培训

为了和国际社会接轨，加强合作和交流，全国肿瘤登记中心和国际癌症研究机构合作，于2009年9月13～15日在中国医学科学院肿瘤医院共同举办了“2009年国际肿瘤登

记技术与方法和流行病学培训班”。包括来自我国在内的 5 个国家共 34 名学员参加了此次培训班，并邀请了国际癌症研究机构、国际癌症登记协会、日本国立癌症中心及我国相关专家进行授课。培训班共 5 天，对肿瘤登记的技术和方法、流行病学的应用等进行了培训。培训结束后，为每个学员颁发了结业证书。培训结束后，学员们普遍反映，通过此次培训了解了关于肿瘤登记的最新知识，提高了认识，受益匪浅。国际癌症研究机构项目负责人对培训的组织和内容安排给予了高度评价。

六、国际交流

2009 年 3 月，全国肿瘤登记中心代表受邀参加了在日本东京召开的日本厚生劳动省第三届癌症综合研究 10 年策略研讨会，和亚洲同行讨论在肿瘤登记领域开展合作研究。会议确定了针对癌症生存率研究的多国合作项目。

2009 年 4 月，接待日本国立癌症中心肿瘤登记有关人员赴河北省磁县和涉县进行参观考察。登记中心人员陪同访问，并对我国农村地区肿瘤发病、死亡的特点，登记处的现状以及开展的流行病研究工作进行了介绍。日方表示今后将在提高登记质量和流行病学研究等方面开展合作。

2009 年 9 月，在京举办“国际肿瘤登记技术和流行病学培训班”，并聘请国际肿瘤登记协会负责人 Hai Rim Shin 教授担任我国肿瘤登记顾问，对提高我国肿瘤登记数据质量势必起到促进作用。

经亚洲各国肿瘤登记中心共同协商，为了推动亚洲地区肿瘤登记工作，拟成立“亚洲肿瘤登记协会”，并与国际癌症研究机构、国际肿瘤登记协会、国际抗癌联盟建立合作关系，旨在通过相互交流、数据共享、技术培训，以提高亚洲地区肿瘤登记质量，并在这个领域共同开展相关研究。中方代表将作为主要常委参加组织的建立并参与决策。

2009 年 11 月，登记中心代表参加了在日本举办的“第 20 届亚太地区癌症大会”。陈万青副主任受邀参加，主持“肿瘤登记和流行病研究工作组会”，并作大会报告，介绍了我国肿瘤登记现状和发展方向。

七、2009 年全国肿瘤登记工作经验交流会

肿瘤登记工作年会作为一个交流平台，于 2009 年 11 月 19 日在云南腾冲召开了“2009 年全国肿瘤登记工作经验交流会”。会议邀请卫生部疾病控制局领导作重要指示，同时邀请了国际抗癌联盟亚洲区负责人 Malcolm Moore 教授作亚洲肿瘤登记工作情况的报告。会议分为肿瘤登记最新进展、登记工作经验交流、数据分析利用、儿童肿瘤的发病和死亡等方面进行了学术交流。

中国抗癌协会临床肿瘤学协作专业委员会（CSCO）2009年工作总结

2009年度，CSCO在有关部门的关怀爱护和两个委员会的正确领导下，本着“团结、协作、务实”的根本宗旨和“学术、公益、奉献”的指导原则，广泛开展了服务、协调和引导工作，取得明显的进步，推动了我国临床肿瘤学事业的蓬勃发展。

一、学术推广

（一）相聚滨海厦门，成功举办第十二届CSCO年会

2009年10月14日~18日，在厦门会展中心隆重召开了“第十二届全国临床肿瘤学大会暨2009年CSCO学术年会”，大会由CSCO和北京市希思科临床肿瘤学研究基金会联合主办，南京八一医院全军肿瘤中心、《临床肿瘤学杂志》社、厦门174医院南京军区肿瘤中心和厦门市第一医院肿瘤中心共同协办。大会的主题为“解析靶向治疗新策略 共议合理应用和科学评价”，有7000多名肿瘤学医师和9000多名厂商代表踊跃参会。吴孟超、孙燕、廖美琳、管忠震、朴炳奎、储大同、马军、秦叔逵、蒋国樑、吴一龙、唐平章、郑安理、于丁、罗荣城、李进和莫树锦等一大批著名临床肿瘤学专家出席会议，并特别邀请了美国、英国、加拿大、法国、德国、日本、韩国等30多位国际顶级专家，对有关领域一年来的研究和进展进行了总结和报告（见彩图1）。

会议共收到个人投稿和专家约稿1200多篇，内容涵盖了临床肿瘤学的各个领域及相关的转化性研究，学术委员会认真遴选出20篇优秀论文，以中国临床肿瘤学科学基金表彰奖励。共安排专题学术报告227场，口头交流论文160多篇，壁报交流论文200多篇；举办了21场教授见面会。为了融知识性和趣味性于一体，大会增设了新颖的评比和辩论专场，充分调动了广大医师的积极性和参与热情，比赛中涌现出了一些优秀的中青年肿瘤医师（见彩图2）。此外，本届年会吸取了以往的良好经验和反馈意见，尽量将会场按照癌肿专题分类，并调整了论文交流的时间，为参会代表安排听课次序提供了便利。专题论坛涉及创新研究、肺癌、乳腺癌、血液和消化系肿瘤，以及分子靶向治疗、脑转移癌治疗、肾癌诊治、肿瘤营养支持、抗肿瘤药物临床研究、GIST专题、恶性黑色素瘤专题、妇瘤综合治疗、肿瘤分子标志物学术论坛、肝癌治疗、骨肉瘤治疗、肿瘤血管靶向治疗等。并继续与台湾地区同仁合作，成功召开了第3届“海峡两岸临床肿瘤学新进展研讨会”。基于2008年会中《NCCN指南》解读会的火爆程度，本届年会安排了2场“临床实践指南专题解读会”。大会始终洋溢着百花齐放、百家争鸣的良好学术氛围，受到了与会专家和广大代表们的普遍赞扬。

（二）与美国临床肿瘤学会（ASCO）联合成功举办2009 Best of ASCO

Best of ASCO是ASCO发起的、在世界各地讲解ASCO年会精华的国际性研讨会。考虑到越来越多的国内医师迫切需要了解第一手新进展资料，CSCO经过2年的考察和协调，

最终确定 2009 年引进 Best of ASCO。在青岛大学医学院附属医院全力协助，Tony Mok 教授精心组织下，会议于 7 月 9 日 ~11 日在青岛香格里拉大酒店隆重举办。

从 ASCO 提供的 50 篇重点进展摘要中精选了肺癌、乳腺癌、结直肠癌等方面的论文共 32 篇进行重点报告，并结合我国的国情进行学术评论和研讨。孙燕院士、廖美琳和管忠震教授等亲临大会并致辞，20 多位来自美国、意大利、韩国以及我国香港、台湾的专家和 CSCO 委员共同报告了 ASCO 最新的研究结果，并通过摘要剖析与点评讨论为大家打开了肿瘤临床研究新的思路和创新点。

本次 Best of ASCO 参会代表近 600 人，一致反应会议内容丰富新颖，服务良好，收获很大，这也为 CSCO 更好地开展国际学术交流提供了新的经验（见彩图 3、4）。

（三）继续开展专家讲学活动，效果显著

为了进一步提高我国肿瘤专科医师的临床水平，积极推动循证医学和 GCP 的应用与发展，2009 年 4 月至 9 月间，CSCO 先后在郑州、德州、武汉、贵阳和成都等地举办了公益性临床肿瘤学新进展学习班，共邀请国内著名专家学者进行了 50 多个专题讲座，1200 多名医师参加了学习和交流，取得了圆满成功。各站所在地的委员们及所在医院团队精心组织、积极协助，他们严谨的工作态度和无私的奉献精神给 CSCO 专家和广大学员们留下了极其深刻和美好的印象。谨此，对承办或大力协助讲学活动的河南省肿瘤医院、郑州大学附属第一医院、河南省人民医院、山东省化疗专业委员会、华中科技大学附属协和医院、四川大学附属华西医院以及相关协办企业表示衷心的感谢！

（四）积极开展 CSCO 系列学术论坛和制定共识

1. CSCO 分子靶向治疗论坛

由 CSCO 和复旦大学附属肿瘤医院共同主办，李进教授组织负责，于 4 月 24 日 ~26 日在上海举行。大会主题为“分子靶向类药物的治疗进展”，通过 14 位教授的报告回顾了分子靶向药物在肺癌、胃肠间质瘤、头颈部肿瘤、肾癌、胰腺癌、乳腺癌等肿瘤治疗进展，同时对分子靶向药物在肿瘤治疗中的地位和发展趋势进行了深入探讨和展望。

2. CSCO 胃肠肿瘤上海论坛

于 2009 年 6 月 19 日 ~21 日在上海召开，这是由 CSCO、第二军医大学附属长征医院和中国旅美专家协会（CAPST）联合主办的一个国际性的肿瘤学论坛，王杰军教授组织负责。旨在推广胃肠肿瘤个体化、规范化及多学科综合诊治的理念，促进和加强国际间的学术交流与合作。参加会议的代表大约 200 人。大会主题为“实践与创新——大肠癌的基础与临床”，邀请了国内外专家就消化道肿瘤的基础、临床及转化性研究等领域进行了精彩的演讲，现场反响十分热烈，得到了广泛关注和好评。

3. 第三届“CSCO—南方”肿瘤生物治疗与分子靶向治疗论坛

2009 年 8 月 14 日 ~17 日，在广州市花都区华钜君悦酒店隆重召开，由罗荣城教授组织负责。大会的主题是：“肿瘤多学科综合治疗与个体化治疗”。邀请了美国和国内在分子肿瘤学、肿瘤生物学和临床肿瘤学方面享有国际声誉的 60 多位著名专家做专题讲座。会议历时 3 天，分 2 个主会场和 5 个专题会场进行，报告了肿瘤生物治疗与分子靶向治疗领域的前沿动态。与会代表普遍反映对肿瘤基础研究和临床工作有积极的指导意义，获益匪浅。

4. CSCO 乳腺癌高峰论坛

为了推广乳腺癌的规范化、个体化治疗原则，加强多学科合作，由CSCO主办、北京307医院乳腺肿瘤科协办，由江泽飞教授组织负责，9月5日在北京召开。特邀嘉宾、专家和相关科室医师共200余人出席了会议，就乳腺癌相关的内外科、整形、影像、病理和基础研究等进行专题讲座，并组织与会专家讨论乳腺癌治疗的基本原则和临床病例经验分享。现场讨论气氛热烈，收到了预期效果。

5. 第四届“CSCO-上海”国际肺癌论坛

由CSCO、中国抗癌协会肺癌专业委员会和上海交通大学附属胸科医院联合主办，上海市肺部肿瘤临床医学中心承办的“第四届CSCO-上海国际肺癌论坛”于2009年11月15日在上海落下帷幕。

论坛由CSCO指导委员会主任廖美琳教授和上海交通大学附属胸科医院首席专家周允中教授担任主席，吴孟超、孙燕和顾健人院士担任大会名誉主席，由陆舜教授具体组织负责。邀请了美国、加拿大、爱尔兰、日本和国内的肺癌专家到会做精彩报告，吸引了500多位肿瘤医师与会。会议围绕“肺癌的个体化综合诊疗及分子靶向治疗新进展”这一主题，就肺癌分子病理诊断、当代影像学、分子靶向治疗、肿瘤个体化综合诊疗、肿瘤外科、放疗、化疗和生物治疗等多学科规范化治疗进展等多个专题进行学术交流和研讨，为肺癌的诊治策略勾画出了新的构想和展望，相信必将为肺癌的临床治愈带来更大的机遇。

6. 制定“原发性肝癌规范化诊治专家共识”

为了提高肝癌多学科规范化综合治疗和研究水平，积极学习和应用国内外的符合循证医学原则的高级别证据，以便今后在适当时间制订符合我国国情的《肝癌临床实践指南》，中国抗癌协会肝癌专业委员会（CSLC）、CSCO和中华医学会肝病学分会肝癌学组共同发起，组织多学科专家参与，先后于2007年和2008年在上海召开了3次专家共识研讨会，会议由叶胜龙和秦叔逵教授共同主持，吴孟超、汤钊猷、孙燕院士和管忠震教授亲临指导，国内有关肝癌诊治领域的60多位著名专家出席会议。在会上，系统地复习了当前肝癌的国际指南与共识，讨论了肝癌的诊断、手术治疗（肝切除与肝移植）、介入治疗、局部消融治疗（主要包括射频消融、微波消融和高强度聚焦超声治疗）、放射治疗、生物治疗、分子靶向治疗、系统化疗以及中医药治疗等一系列问题。各位专家认真准备、积极参与，基于尊重循证医学证据的原则，与国际上的诊断治疗理念接轨，特别是针对我国PLC诊治的现状和发展，大家各抒己见、集思广益，提出了许多良好的建议。会后，由部分专家执笔，广泛征求意见，反复多次修改，最终于2009年3月正式发表了“原发性肝癌规范化诊治专家共识”。之后，CSCO积极进行宣传推广，得到国家卫生部领导和广大临床医生的好评。

（五）创办CSCO肿瘤频道

与24小时医学频道联合打造的CSCO肿瘤学频道，自2009年2月正式开播以来，受到了全国临床肿瘤学工作者的广泛关注。肿瘤频道以服务广大临床肿瘤工作者、提高我国临床肿瘤诊治水平为目的，传播国内外最新临床进展，促进国际国内学术交流，宣传肿瘤规范化治疗。下设《一周资讯》、《名家专访》、《会员风采》、《病例分析》、《手术直播室》、《会议直播厅》、《药械展播》、《规范治疗》等栏目。不仅全方位报道CSCO各项学术活动，并与CSCO专家委员积极合作，录制各类专业医学视频讲座。尤其在CSCO年会前夕还制作了2009年CSCO会议学术报告精选集，在会场免费向会员发放。肿瘤频道在2009年共制作完成476个视频课件，形式包括专家报告、病例分析、手术录像、会议报道等。截至2009年12月31日，频道网站点击量已近20万人次。频道注册会员近5000人，发展医院和企业通讯员50多人，收到各类稿件300余篇。此外，还专门制作了CSCO肿瘤频道通讯（电子版），每月一期，发到会员的CSCO邮箱。

二、继往开来 开拓创新：CSCO委员会顺利换届

2009年10月17日，由孙燕院士和马军教授主持，在厦门国际会议中心宾馆举行了换届工作会议。CSCO第三届委员和特邀代表近300人参加。经过讨论协商和认真审议，会议通过了CSCO第四届委员会名单，顺利实施了新、老两届委员会的和谐过渡。新一届指导委员会主任由廖美琳教授荣任，秦叔逵教授新任执行委员会主任，吴一龙教授担任候任主任，李进教授任执行委员会秘书长。委员来自包括香港、台湾和澳门在内的国内32个省、自治区、直辖市，以及留美华侨医师的代表，具有广泛的代表性和高度的学术权威性；增补了一批年轻有为的中青年专家，为CSCO注入了新鲜的血液和活力。CSCO老一辈领导人吴孟超院士和孙燕院士受推举为新一届委员会的荣誉主席。孙燕院士和秦叔逵教授发表了热情洋溢的讲话，号召大家团结一致、群策群力，为推动中国临床肿瘤学事业的蓬勃发展而努力奋斗（见彩图5）。

三、积极加强、推动临床协作研究

（一）成立CSCO专家委员会，深入发展肿瘤的规范化治疗和协作研究

为了加强临床协作研究，鼓励多学科交流合作，CSCO经过慎重研究，决定成立一系列的专家委员会暨临床研究协作组。2008年成功建立恶性黑色素瘤专家委员会，积累了宝贵的经验。2009年，先后依此模式成立了骨肉瘤、肝癌、肾癌、肿瘤营养、脑转移癌以及肿瘤血管靶向治疗6个专家委员会。专家委员会将在CSCO组织框架下积极开展本专业的学术和教育活动，推动肿瘤规范化的治疗和发展。

1. 骨肉瘤专家委员会

为了普及骨肉瘤综合治疗的理念，CSCO授权并委托中国抗癌协会肉瘤专业委员会副主任委员、化疗学组组长、中华医学会骨科分会骨肿瘤学组副组长牛晓辉教授开展筹备工作。2009年4月24日，CSCO骨肉瘤专家委员会成立大会暨第一次全体会议在南京隆重举行。会议推选孙燕院士和徐万鹏教授担任顾问；牛晓辉教授为主任委员，徐兵河和王洁教授为副主任委员。

2. 肝癌专家委员会

肝癌专家委员会（中国肝癌临床研究协作组）于2009年5月在南京成立，主要致力于开展肝癌的临床协作研究。樊嘉和秦叔逵教授担任主任委员（组长），沈锋、罗荣城、程颖、梁军、陈振东、梁后杰为副主任委员（副组长），华海清和钱军任秘书。

3. 肾癌专家委员会

肾癌专家委员会于2009年8月在北京成立，主任委员由马建辉和郭军教授担任，副主任委员是叶定伟和秦叔逵教授。

4. 血管靶向治疗专家委员会

为了推动肿瘤抗血管靶向治疗方面的协作研究，提高临床医师对血管靶向治疗的认识和运用，于2009年8月在上海成立了血管靶向治疗专家委员会。李进和徐兵河教授担任主任委员，副主任委员是张力、江泽飞、韩宝惠和沈琳教授。

5. 肿瘤营养治疗专家委员会

肿瘤营养治疗专家委员会（肿瘤营养治疗临床研究协作组）由潘宏铭、蔡三军、林锋和季加孚教授共同提议发起，经CSCO执委会研究并同意，于2009年9月27日在杭州成立。会议推举潘宏铭和蔡三军教授担任主任委员，林锋、季加孚、梁后杰和江志伟教授为副主任委员，吴国豪教授任学术顾问。

6. 脑转移癌专家委员会

由江泽飞、马军、潘宏铭和潘力教授等热情倡议，CSCO执委会批准同意，在CSCO厦门年会期间专门邀请了脑转移癌领域的专家学者进行专题研讨交流，正式成立了CSCO脑转移癌专家委员会。会议推选孙燕、廖美琳、张国桢教授任学术顾问，主任委员由江泽飞和马军教授担任，副主任委员是陆舜、张力、潘宏铭、潘力、邱晓光、马胜林教授。

（二）积极运用中国临床肿瘤学科学基金

中国临床肿瘤学科学基金各项目都在稳步发展中。其中CSCO-康莱特基金曾经资助的临床研究，有6个项目已经完成，有3个即将结项，还有3个尚未进入中期审核阶段；CSCO-诺华基金在2009年遴选出4位会员出国进修学习，共资助人民币18万元；CSCO-丽珠中医药基金有3项临床研究在2009年顺利结题，还有3项即将结题，7项临床研究将进入中期报告审评阶段；CSCO-拜耳先灵肝癌青年研究基金评选出10个临床研究项目，已经给每人拨付了2万元启动资金；CSCO-金港榄香烯肿瘤学研究生奖学助学基金在2009年完成了第一批的资助申请评估，评选出15人获得课题奖学金，39人获得助学金，已经进行了资金的发放工作。

（三）与国外临床肿瘤学组织保持密切合作

1. 与欧洲肿瘤内科学会（ESMO）合作，在2009年资助了1名CSCO会员赴欧洲，参加了转换性研究基地访问（ESMO TRU）项目的进修学习。

2. 受日本西部肿瘤研究组织（WJOG）邀请，马军和吴一龙教授代表CSCO参加了2009 WJOG年会议，并积极协商了今后的合作事宜。

在2009年度，CSCO个人会员已增至8800名，其中港、澳、台和外籍医师会员40多名。CSCO为广大会员提供了优质高效的学术服务，不仅延续往年的传统，为大家免费发放学术报刊，提供资金赞助科研，推荐并资助会员出国进修；而且增加了新的服务项目，与万正医网合作，利用该公司的网络技术和文献数据库资源，免费为会员开通文献检索服务，为大家的学习和工作带来了极大便利。

总结一年来的工作和发展，取得了许多成绩，然而，攻克癌症事业任重而道远……希望更多有志于推进中国临床肿瘤学发展的专业人士加入到CSCO大家庭，团结协作，共同为提高癌症患者的生活质量献计献策，为人类的临床肿瘤事业贡献力量！

❖ 肿瘤会议纪要、信息 ❖

中国癌症基金会六届理事会在京召开

中国癌症基金会六届理事会2009年7月25日在北京河南大厦召开。原全国人大常委会副委员长、原中国国民党革命委员会主席、中国癌症基金会主席何鲁丽女士到会并致辞。原卫生部副部长、中国癌症基金会理事长彭玉女士出席了会议。卫生部人事司宋峻处长也出席了会议。

会议宣读了第六届理事会负责人和理事候选人产生的说明，介绍理事候选人情况。

投票并通过了选举20位候选人为中国癌症基金会六届理事会理事。五届理事会余瑶琴副秘书长、乔友林副秘书长和史安俐副秘书长分别向会议汇报了专项基金、子宫颈癌协作组和索坦患者援助项目的工作。

彭玉同志宣布召开第六届理事会第一次会议，董志伟同志作五届理事会工作报告，余瑶琴同志作换届审计报告。20位理事投票选举彭玉同志为六届理事会理事长，选举阚学贵同志、李立明同志、赵平同志为六届理事会副理事长，选举赵平同志为六届理事会秘书长。理事们集体鼓掌通过了主席、副主席和顾问名单和第六届理事会监事人员名单。赵平秘书长提议副秘书长、基金会各部门负责人名单，理事们集体鼓掌通过。

中国癌症基金会理事会换届圆满完成。

附：何鲁丽主席在中国癌症基金会六届理事会上的讲话

在中国癌症基金会理事会换届会议上的讲话

何鲁丽

各位理事：上午好！

根据国务院颁布的《基金会管理条例》，以及《中国癌症基金会章程》有关规定，今天在此召开中国癌症基金会理事会换届会议，作为基金会的主席对大家的出席表示热烈欢迎。

第五届理事会已经届满，自2004—2008年，五届理事会在彭玉理事长领导下，全体理事的参与和努力下，遵循“公益为本，项目为体，依法办会，民主办会，团结协作”的工作理念，开拓进取，努力争取政府、社会各界的支持，圆满地完成了任务。根据民政部的要求，2005年基金会注册资金达到800万。同年，经民政部批准，由中国癌症研究基金会更名为中国癌症基金会。自2004年以来，基金会募集资金稳步增长，总额超过1.36亿元。2008年在民政部组织的中国社会组织等级评估中，基金会获得3A级证书和奖牌（94家参评基金会中，排名第20位）。

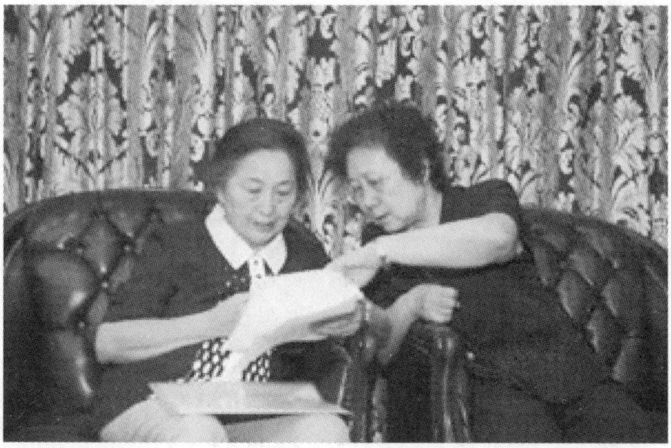

在过去的五年，基金会在癌症预防与控制方面做了大量工作，开展了一系列公益活动和项目。如，成立子宫颈癌协作组，推动全国子宫颈癌防治工作；协助政府部门，开展子宫颈癌、食管癌、大肠癌、肝癌、胃癌、鼻咽癌等6种癌症的早诊早治及示范；举办义诊咨询、健康大课堂、下乡送温暖、技术培训和各种学术活动近70次；出版一系列癌症防治书刊和宣传手册；为了帮助贫困肿瘤患者能够得到所需的索坦药物治疗，而开展"索坦患者援助项目"等。以上工作对推动我国癌症防治事业发挥了积极作用，基金会在社会上产生的公信力和影响力，也不断增强。

五届理事会的工作使中国癌症基金会的发展出现了新局面，逐步扩大了规模，积累了筹资及发展的经验，搭建了良好的发展平台，展现了美好的前景。

同志们，五届理事会即将卸任，在此对五届理事会所取得的卓越成绩表示衷心祝贺，对五届全体理事做出的贡献表示衷心感谢。第六届理事会即将产生，我们深信，新一届理事会在现有的工作基础上将会有更突出的表现，在构建和谐社会和贯彻"科学发展观"精神中将在癌症防控方面发挥更大的作用，使更多百姓受益！

最后，预祝会议圆满成功！祝大家工作顺利、身体健康！

（稿源：中国癌症基金会网站）

中国癌症基金会六届理事会成员名单

名誉职务

主　席：何鲁丽

副主席：张文康　黄洁夫　吴孟超　孙　燕

顾　问：（按姓氏笔画为序）

巴德年　陆士新　杨　贵　李保荣　郝希山　徐光炜　黄曙海

领导机构

理事长：彭　玉

副理事长：阚学贵　李立明　赵　平

秘书长：赵　平

副秘书长：余瑶琴（常务） 史安俐 乔友林

六届理事会理事名单（按姓氏笔画为序）

王锡娟 支修益 乔友林 李立明 李建生 余瑶琴 段仙芝 吴晓东
周清华 赵 平 柏 和 徐无为 徐爱娣 钱 江 高寿康 郭 林
游伟程 彭 玉 董志伟 阚学贵

监事会名单

主任委员：郁德水

委 员：张友会 林洪生

六届理事会名誉理事名单（排名不分先后）

孔灵芝 齐小秋 祁国明 邵瑞太 杜治琴 张闽元 王立基 刘俊英
程书均 余宏迢 修成娟 万德森 张代钊 吴一龙 沈镇宙 吴甘美
蒋国梁 郑 树 杨尔成 余传定 王安平 胡炳强 梁安民 张岂凡
高国兰 傅 彦 王伍福 肖湘生 娄乃鸣 王国清 唐步坚 钱耕荪

第三届中国肿瘤内科大会在京召开

石远凯 杨 晟

第三届中国肿瘤内科大会（The 3rd Chinese Conference on Medical Oncology，CCMO）于2009年7月23-26日在北京国际会议中心隆重举行。大会由中国癌症基金会、中国抗癌协会肿瘤临床化疗专业委员会、中华医学会肿瘤学分会、卫生部全国肿瘤防治研究办公室和中国医学科学院肿瘤医院联合主办，中国医学科学院肿瘤医院承办，《中华肿瘤杂志》编辑部协办。

大会开幕式于2008年7月24日上午在北京国际会议中心一号大厅隆重举行，大会执行主席、中国抗癌协会学术部部长、中国抗癌协会肿瘤临床化疗专业委员会主任委员、中国医学科学院肿瘤医院副院长兼内科主任石远凯教授主持了开幕式。全国人大常委会副委员长、中国药学会理事长、中国工程院院士桑国卫教授和中国癌症基金会理事长、卫生部原副部长彭玉女士分别致辞。大会主席、亚洲临床肿瘤学会主席、中国癌症基金会副主席、国家抗肿瘤新药临床研究机构主任、中国工程院院士孙燕教授致开幕辞。

出席大会的领导和著名专家还有：全国人大常委会原副委员长、中国癌症基金会主席何鲁丽女士，中国科学技术协会副主席、上海血液学研究所所长、医学基因组学国家重点实验室主任、中国工程院院士陈赛娟教授，中国工程院副院长、中国医学科学院院长、北京协和医学院院长、中国工程院院士刘德培教授，亚洲临床肿瘤学会名誉会长、日本肿瘤化疗学会会长田口铁男教授，中华医学会副会长、中国医学科学院原院长、中国协和医科大学原校长、中国工程院院士巴德年教授，中国医学科学院肿瘤医院原院长、中国科学院院士陆士新教授，中国医学科学院肿瘤医院原副院长、中国工程院院士程书钧教授，中国抗癌协会肿瘤临床化疗专业委员会名誉主任委员管忠震教授，中国医学科学院副院长、北京协和医学院副院长、分子肿瘤学国家重点实验室主任詹启敏教授，中国工程院院士甄永苏教授，中国医学科学院肿瘤医院院长、卫生部全国肿瘤防治研究办公室主任赵平教授，中国医学科学院肿瘤医院党委书记董碧莎教授等。卫生部部长陈竺院士和中国抗癌协会理事长、中华医学会肿瘤学分会主任委员、中国工程院院士郝希山教授因有其他公务未能到会，均向大会的召开表示了热烈祝贺。

大会授予中山医科大学肿瘤医院管忠震教授和中国医学科学院肿瘤医院周际昌教授“中国肿瘤内科杰出贡献奖”，表彰他们半个世纪以来为我国肿瘤内科事业的建立和发展做出的巨大贡献，詹启敏教授宣读了孙燕院士为两位获奖者撰写的颁奖词。(见附件)

作为我国唯一的全国性肿瘤内科专业学术会议，第三届大会延续了前两届鲜明的专业特色。本届会议在保持较高学术水准的同时增加了学术报告的场次，丰富会议的组织形式，针对肿瘤内科医师关心的问题进行了全面深入的探讨；对涉及综合治疗的问题，也从肿瘤内科的角度阐释，更为契合肿瘤内科医师的需要。100 多位国内外著名肿瘤内科及相关领域的专家参加了大会的学术报告、主持和讨论。大会的学术活动从基础研究、转化性研究、临床实践等不同的角度阐释肿瘤内科的历史、现状与未来，涉及肿瘤内科治疗的各个方面，照顾到了与会代表不同专业、不同层次的需要。大会通过论文集、口头报告等多种形式，交流了我国肿瘤内科领域的最新研究成果，反映了我国肿瘤内科研究的现状。

本次大会精心设计了会议的议题，并在以下方面做了创新和完善：

1. 在我国肿瘤内科建立 50 周年之际，大会邀请与肿瘤内科相关的基础和临床领域的多位院士级权威专家，回顾我国肿瘤内科的光辉历程和取得的成就，展望学科发展的未来。他们之中不少是我国相关领域的开创者和今后发展的领导者。

2. 肿瘤内科已经进入了循证医学的时代，本次大会的特色之一是与第四届全国抗肿瘤药物临床研究 GCP 培训班紧密联系，安排在前后举行。GCP 培训班的许多内容将会帮助代表理解临床研究和循证医学依据，而大会中的不少议题也体现了临床实践与临床研究的联系；为反映近年来我国临床研究的迅速发展，大会精选了国内有代表性的高水平临床研究结果进行大会报告，论文的质量较前两届有了明显提高。

3. 在前两届大会中广受好评的国际会议综述专场继续得到发展和完善，不仅在第一时间为各位代表传达今年美国临床肿瘤学会（ASCO）年会的最新讯息，还总结了本年度其他相关专业会议的新进展，方便参会者便捷高效地汲取新知。

4. 增强会议的互动性，议题设置也较为注重视角的独特性。本届会议增加了综合治疗专家研讨会的场次，根据学术内容需要采取专家研讨、穿插专家重点发言、专家辩论、病例讨论等多种形式，生动解析临床决策的原则和个体化策略，现场气氛热烈。中国医学科学院肿瘤医院内科各专业组为研讨会的成功举行进行了精心的准备，在研讨会的议题设计和组织实施中表现出了他们良好的专业素质、学术水准和创造性。

5. 特别为青年肿瘤内科医师设立了专场，邀请孙燕院士和宋三泰教授等资深专家结合他们的亲身经历向青年医师传授他们对事业、人生的感悟和体会，场面感人，青年医师们的灵魂受到了洗礼，是终生难忘的一课。

本次大会有 1500 余位注册代表参会。会议学术氛围浓厚，日程设置合理，专业性鲜明，组织工作井然有序，受到各方面的一致好评，取得了空前的成功。会议的组织和服务工作由中国医学科学院肿瘤医院内科实验室和临床的医护人员以及研究生承担，他们为保障大会圆满成功的举行进行了周密的准备、做了大量细致的工作。本届大会得到了中国科学技术协会专项经费的资助，也得到了制药企业的广泛支持，会议期间共举行了16场卫星会，其中包括两家国际性制药公司的产品上市会。

会议期间举行了“庆祝中国医学科学院肿瘤医院内科成立50周年专场交响音乐会”（由中国歌剧院演出），藉此感谢社会各界为我国肿瘤内科的建立和发展付出的艰辛努力和给予的帮助和厚爱，一起展望我国肿瘤内科的美好未来。

现代肿瘤内科已经发展成为与肿瘤外科、肿瘤放射治疗同等重要的独立学科，并且是目前临床肿瘤学中最活跃的研究领域，每年都有大量新的研究成果问世，造福广大肿瘤患者，在肿瘤的防治工作中，发挥着越来越重要的作用。近年来，我国肿瘤内科专业人员队伍日益壮大，专业化水平不断提高，肿瘤内科事业正呈现出前所未有的蓬勃发展的大好局面，但许多问题有待解决和完善。长期以来，我国肿瘤内科工作者缺乏全国性的专业性会议，为了促进我国肿瘤内科事业的协调发展和持久繁荣，中国医学科学院肿瘤医院内科发起召开了中国肿瘤内科大会，得到了社会各界和院领导的大力支持。在短短的两年时间内，大会从无到有，规模逐年扩大，学术水准不断提高，组织工作日益完备，影响力与日俱增，已经成为我国肿瘤内科界的标志性会议和我国肿瘤界最重要的全国性会议之一。大会为我国肿瘤内科工作者提供了一个新的学习和交流的平台，对我国肿瘤内科的发展将产生深远的影响。同时，大会充分体现了中国医学科学院肿瘤医院内科作为我国肿瘤内科领导者的整体学术实力和团结进取的良好精神风貌，对于进一步保持和发展中国医学科学院肿瘤医院内科在我国肿瘤内科界的领导地位具有重要意义。

附　中国肿瘤内科杰出贡献奖获得者简介

管忠震教授

1932年出生，1954年岭南大学医学院（后更名为中山医学院）医学本科毕业，1963年中国医学科学院血液学研究所进修结业，任中山医科大学附属二院血液室负责人，1965年起任中山医科大学附属肿瘤医院化疗组组长、肿瘤内科主任。1982-1983年获WHO奖学金赴美在M. D. Anderson癌症中心任访问学者，期间被该院聘任为客座副教授。1983年回国后，历任中山医科大学肿瘤学教研室主任，中山医科大学附属肿瘤医院副院长、院长；现任该院肿瘤内科主任导师、博士生导师，国家新药（抗肿瘤药物）临床试验研究中心主任导师，并先后被聘为中南大学客座教授、香港中文大学肿瘤研究所科学顾问、国际癌症基金会科学顾问。先后发表肿瘤学科学论文270多篇，并任《中华内科学》、《肿瘤学》（天津科技出版社）、《血液病诊断与疗效标准》以及《肿瘤学》（人民卫生出版社）编委，曾负责起草我国《抗肿瘤药物研究指导原则》，担任历届卫生部及药监局抗肿瘤药物评审委员并担任专家组组长，曾主持及参与多种抗肿瘤药物的临床研究。曾获山东省科技进步奖、湖北省医药局科技成果一等奖及中国生物制品总公司科技进步一等奖、中华医学会一等奖、广东省医药卫生科技进步三等奖、广州市科技进步二等奖等。1995年被美国人物传记中心（ABI）授予“肿瘤内科学突出贡献奖”。

颁奖词

他是岭南才子，满怀报国热情艰苦创业，改革开放使他的聪明才智得到充分发挥。他是我国第一位考取 WHO 奖学金的赴美学者，他创建《癌症》杂志肿瘤化疗专刊，参与起草我国“抗肿瘤新药临床试验规范”。他对我国抗肿瘤新药的发展、临床研究和人才培养的杰出贡献，将永远载入我国内科肿瘤学和临床肿瘤学发展的史册。 ——孙燕

周际昌教授

中国医学科学院肿瘤医院主任医师。1955 年中国医科大学毕业，1956 年分配至卫生部国际医院（日坛医院和肿瘤医院前身）。1959—1974 年任中国医学科学院日坛医院（肿瘤医院前身）肿瘤内科负责人，从事新抗癌药及肿瘤化疗临床研究。1974—1992 年任肿瘤内科副主任。历任卫生部专题委员化疗组委员、中国医学科学院学术委员会临床药理委员、中国药理学会肿瘤药理及化疗委员、中国抗癌协会临床化疗委员、国家基本药物遴选会专家委员、中国老年保健医学研究会专家委员、中国癌症基金会理事、中华慈善总会癌症康复工程理事会理事、北京市公费医疗专家委员、北京市医疗事故委员会鉴定委员、《中国肿瘤临床年鉴》编委、《肿瘤防治研究》编委、《癌症进展》编委、《中国医刊》特约编委、《中华癌症姑息医学杂志》副主编等。先后发表论文 106 篇，编写书籍 36 册，其中主编《实用肿瘤内科学》（第 1、2 版）等 13 册。

周教授多年来为创建肿瘤内科及发展我国肿瘤化疗事业做出了贡献。N-甲酰溶肉瘤素和炔雌醇防治研究获 1978 年全国科学大会奖 2 项。1992 年被国务院授予医药卫生事业突出贡献证书。1964 年至今担任中央保健会诊专家，1996 年受到中央保健委员会表彰，被授予中央保健奖状。

颁奖词

他是我国内科肿瘤学的创始人和开拓者之一，半个世纪的辛勤耕耘使得这一专业繁花似锦、桃李纷飞。他见证了我国肿瘤内科在许多方面达到国际水平的奋斗历程。他多次获奖，他的名字已经载入世界名人录。他严谨的学风、无私的奉献精神和对学科的杰出贡献，永远是我们学习的榜样。 ——孙燕

2009 年世界肿瘤介入学术大会召开

世界肿瘤介入治疗领域的盛会——2009 年世界肿瘤介入学术大会（World Conference on Interventional Oncology 2009，WCIO）于 6 月 25 日至 28 日在北京国际会议中心隆重召开。本次大会由世界肿瘤介入学会主办，中华医学会和中国抗癌协会联合承办，北京大学临床肿瘤学院、解放军总医院等单位协办。

肿瘤介入治疗已经走过了二三十年的发展历程，近年来更如雨后春笋般茁壮成长起来，在肿瘤综合治疗中越来越占有重要的地位，介入治疗已经深入到肿瘤治疗的多个领域，成为现代肿瘤学中不可缺少的一部分。肿瘤介入在国际范围内得到广泛认可，2006 年由美国肿瘤协会和国际介入放射学协会等联合发起和组织的第一届世界肿瘤介入学术大会在意大利举行，此后一年一度的世界肿瘤介入学术大会为肿瘤介入治疗的深入开展和普及起到巨大的推动作用。2009 年第四届世界肿瘤介入学术大会在杨仁杰教授等大力争取下在

我国首都北京召开，这是我国肿瘤介入治疗发展的荣耀，大会的圆满举行将大大推动我国肿瘤介入治疗事业，增强与国际间的交流合作。

这是世界肿瘤介入学术大会首次在亚洲召开，共吸引了1500余名国内外肿瘤介入领域与会者，创下了空前规模。本次大会围绕原发性肝癌、肝转移癌和肺癌的介入治疗以及联合治疗进行了丰富的学术交流，同时也对介入技术在头颈部、乳房、淋巴、泌尿生殖器、肾脏等部位肿瘤中的应用进行了探讨，向与会者充分展示了肿瘤介入及相关领域的前沿学术研究成果。

出席开幕式的有大会名誉主席、中国工程院院士、中华医学会会长钟南山教授，大会主席、北京大学临床肿瘤学院北京肿瘤医院杨仁杰教授，大会执行主席梁萍教授、滕皋军教授，大会特邀嘉宾黄志强院士、刘玉清院士、汤钊猷院士、郝希山院士、樊代明院士、陈志南院士，北京大学常务副校长柯杨教授，北京大学临床肿瘤学院院长游伟程教授，世界肿瘤介入学理事会理事长 Michael Brunner 教授，前任主席 Luigi Solbiati，Jeff Geschwind，David Lu 教授，日本的 Ryusaku Yamada 教授，Hironobu Nakamura 教授，大会联合主席董宝玮、顾晋、何文、吕明德、秦叔逵、吴沛宏、徐克、叶胜龙、张晓鹏、张广超、张积仁教授等。

本届会议有1500余名参会人员，其中国内代表约1200人，来自美国、英国、法国、韩国、日本、西班牙、以色列、新加坡、德国、俄罗斯、印度等11个国家的参会代表200余名；以及厂商代表200余人。

开幕式由大会执行主席、解放军总医院梁萍教授主持。

大会主席杨仁杰教授首先致开幕词，他对海内外前来参会的专家、学者，对各位同仁和朋友表示热烈的欢迎，对中国第一次举办多学科的世界肿瘤介入学术大会进行了简要的介绍，希望东西方肿瘤介入界的同仁第一次在亚洲、在北京的学术交流取得圆满成功。北京大学常务副校长柯杨教授，Michael Brunner 教授，大会名誉主席钟南山院士分别致辞。卫生部黄洁夫副部长也特意发来贺词预祝大会圆满成功。

在为期3天的会议上，有约300位专家（其中海外专家42位）做了报告演讲。本次学术大会展示了世界肿瘤介入治疗以及相关领域最前沿的临床和基础研究成果，通过对癌症传统疗法和介入及众多新兴治疗手段结合的探索，以及对多学科联合诊疗模式的倡导，为国内同仁搭建了与国际同仁相互交流学习的平台，推动了中国肿瘤介入治疗的发展，提升了中国肿瘤介入治疗在国际上的影响力。

与会专家指出，介入治疗已成为继手术、化疗、放疗方法之后肿瘤治疗的第四大支柱。整合各类新型介入治疗技术，加强大样本、多中心临床研究，使其从传统的经验治疗模式向以循证为决策依据的现代治疗模式转变，是肿瘤介入治疗领域亟须解决的问题之一。

本次大会首次采用在主会场以英语为演讲语言，并提供同声传译，各分会场也采用中、英双语幻灯，创国内举办的此类国际性会议先河，表明我国肿瘤介入治疗领域正努力向国际接轨。

这是世界肿瘤介入大会举行以来，规模最大，参会人数最多，规格最高的一届会议，受到了国内外同行的一致赞同。正如杨仁杰教授在开幕式上所讲的：“在北京举办的这次世界肿瘤介入大会比以往内容更加丰富，除了大会主题讲演，专题发言，壁报展示，论文交流以外，增加了急症介入专场，增加了护理介入论坛，发挥多学科联合办会的优势。这不愧是世界肿瘤介入学界的奥林匹克大会。”

协同举办的会议还有：2009 全国介入放射学大会，第四届全国肿瘤靶向治疗大会，第十一届国际超声介入和造影大会，第三届全国超声介入大会，第十届全国肿瘤介入学术大会，全国肿瘤影像学术大会，第五届中国肿瘤微创治疗学术大会，京津沪渝介入护理学组成立大会。

（综合北京肿瘤医院网站、《中国医学论坛报》肿瘤周刊、《健康报》、搜狐健康网站等对会议的报道）

加强多学科、多中心协作
——钟南山谈中国肿瘤介入治疗发展之道

张小边　王　斓

中国工程院院士钟南山教授担任本次大会的名誉主席。在发表开幕演讲后，钟院士接受了媒体联合采访，就目前肿瘤治疗现状、肿瘤介入发展方向等方面谈了自己的见解，可谓高屋建瓴。

“现在的肿瘤治疗还很落后”

钟南山院士直言，现在的肿瘤治疗还很落后。原因是多方面的。首先，目前多数肿瘤病因仍不明确。尽管肿瘤有一定的遗传基础，但基因异常怎样引起肿瘤发病依然没有定论。其次，肿瘤发现较晚。除了乳腺癌、黑色素瘤等比较表浅的肿瘤之外，其他如肺癌、肝癌、胃癌、结肠癌等常见肿瘤，往往在患者出现症状后才被发现，此时绝大多数已处于中晚期，最佳治疗时机已经失去。最后，现在的肿瘤治疗手段还无法满足人们的需求。例如化疗、靶向治疗等，研发投入巨大，但往往只能获得数个月的生存期延长，而这已经被认为是惊人的成就了。

针对这种现状，钟院士指出，中国的肿瘤防治应该战略前移。第一，应该大力加强肿瘤预防。有些肿瘤具有明确的致病因素，如吸烟、环境污染、食物污染、病毒感染等。针对这些因素做好预防，可以达到投入最少、效果最好的目的。第二，要注重早期发现、早期治疗。现在开展了大量的生物标志物研究，可将其用于早期诊断。我国正在开展乳腺癌、宫颈癌早期普查工作，虽然困难重重，但如果成功了，将是非常了不起的工程。另外，还有很多肿瘤都可以早期普查，像肺癌、胃癌等。通过早期普查及早发现肿瘤，有利于早期治疗。

“中国肿瘤介入亟待多学科多中心协作”

钟院士认为，中国的肿瘤介入治疗水平高于国外。这一方面得益于中国有庞大的患者群体，如我国的肝癌患者数量占全世界 50% 以上。另一方面，我国研究人员进行了多种介入治疗方法的尝试，取得了很大的成果。

但钟院士同时指出，我国的介入治疗存在两个问题。首先，多学科协作开展得不够好，而肿瘤介入的特点就是要求多学科协作，如内科、外科、影像学等。第二个问题最“致命”，我国缺乏标准化肿瘤介入方法，临床上往往是“你治你的，我治我的”。“我们非常希望看到能有多中心的临床研究，采用标准化方法，观察介入治疗组与对照组相比能有多大的获益。”钟院士这样表示，“实际上我国介入治疗水平高，患者数量多，在多中心协作方面完全可以走在世界前面，但现在这样的资料还是太少。”此外，为避免过度治疗现象的出现，肿瘤介入必须强调适应证，因此，钟院士希望我国出台关于肿瘤介入的指南或指导性文件。解决这些问题后，肿瘤介入在我国有望成为继手术、放疗、化疗后的第四支柱。

（原载：2009 年 7 月 16 日《中国医学论坛报》肿瘤周刊）

大会主席谈 WCIO 2009

张小边　金　晶　王　斓

大会主席是来自北京大学临床肿瘤学院北京肿瘤医院的杨仁杰教授。他以及他的同道们向与会者献上了一次多学科联合同时又独具特色的肿瘤介入学术大会。

关键词 1：融合

杨仁杰教授说，肿瘤的治疗是个很复杂的过程，迄今为止，没有一种疗法能够独立完成肿瘤根治，治疗肿瘤应该采取综合性治疗方案而非单一性方案。与传统治疗手段相比，肿瘤介入治疗融合了多种治疗方法，最经典的就是经肝动脉化疗栓塞（TACE），此外还有热疗（包括超声、微波、激光、磁共振、CT、射频等）、冷疗、化学治疗（如乙醇、盐酸、醋酸等）等。与此相符的是，本次大会也是一次多学科联合的会议。本次大会的协办单位包括中华医学会、中国抗癌协会的多个分会或专业委员会，得到了多个会议加盟，如 2009 全国介入放射学大会、第四届全国肿瘤靶向治疗大会、第十一届国际超声介入和造影大会、第三届全国超声介入大会、第十届全国肿瘤介入学术大会、全国肿瘤影像学术大会、第五届中国肿瘤微创治疗学术大会以及京津沪渝介入护理学组成立大会等。多学科联合在参会人员组成方面也可见一斑，与会者除了介入科医师外，还有外科、内科、放射科和超声科专家。

关键词 2：特色

杨仁杰教授介绍，WCIO 创始于 2006 年，今年是第 4 届。在赢得大会承办权后，他们就力求要办出自己的特色，这点看来已经实现了。与前 3 届相比，本次大会有自己的独特之处。首先，上述各专业委员会均有自己的主会场，与会者可以按自己的需要和兴趣听会，这样就有利于对学术问题进行深入讨论。其次，大会增加了新专题，比如肿瘤的急症介入治疗，并邀请了这方面权威专家斯克拉法尼（Sclafani）教授参会。再次，大会考虑到护士队伍在介入治疗中扮演着重要角色，特地增加了介入护理专题讲座。最后，本次大会的参会人数可谓空前，超过了一千名。杨教授说，希望通过本次会议的成功举行，向全世界展现中国医学界的团结和中国医疗工作者的风采，同时也促进中国医学界与世界的交流。

（原载：2009 年 7 月 16 日《中国医学论坛报》肿瘤周刊）

第二届北京国际胸部肿瘤学术研讨会在北京召开

2009 年 11 月 6 ~8 日，由中国抗癌协会食管癌专业委员会、中国癌症基金会、中国医学科学院肿瘤医院联合主办、中国医学科学院肿瘤医院胸外科承办的第二届北京国际胸部肿瘤学术研讨会（The 2nd Beijing International Thoracic Oncology Conference）在北京广西大厦召开，来自全国各地，以及美国、韩国的百余位专家、学者、胸外科医务人员参加了此次会议。

本次大会的议题包括：①肺癌的基础研究进展及基础与临床相结合问题；②肺癌诊疗规范化和个体化治疗；③肺癌预防，筛查，早诊；④食管癌早诊，早期微创治疗，多学科综合治疗；⑤食管癌临床研究学习班。

大会执行主席、中国医学科学院肿瘤医院副院长兼胸外科主任赫捷教授主持了开幕式，在致欢迎辞并介绍嘉宾后，大会共同主席黄国俊教授宣布“大会开幕”。中国工程院院士、中国医学科学院北京协和医学院院校长刘德培教授到会祝贺。

在大会上做学术报告的 12 位专家依次是：天津医科大学总医院院长周清华教授，中国工程院院士、中国医学科学院肿瘤医院程书钧教授，中国医学科学院肿瘤医院副院长兼内科主任石远凯教授，美国 Hope 医学中心胸科学会主席 Dr. Kemp H. Kernstine，上海交通大学附属胸科医院上海市肺部肿瘤临床医学中心主任廖美琳教授，韩国首尔蔚山大学医学院 Dr. Yong-Hee Kim，山东省肿瘤医院院长于金明教授，美国俄亥俄医学院放疗专家 Dr. Grecula John Christopher，中国医学科学院肿瘤医院副院长赫捷教授、影像诊断科副主任吴宁教授、放疗科副主任王绿化教授、腔镜科主任王贵齐教授。他们就胸部肿瘤（包括肺癌、食管癌和纵隔肿瘤）的诊断、治疗以及最新进展，做了精彩的演讲，使与会者共同分享了胸部肿瘤的研究成果，感到受益匪浅。此次大会必将推动胸部肿瘤诊治工作的发展。

出席大会的国内肿瘤领域的著名专家还有：程书钧、廖美琳、周清华、储大同、张湘茹、徐震纲、徐兵河、李峻岭、李树婷等。

近年来，在世界范围内，胸部恶性肿瘤的发病率和死亡率仍然居高不下，成为全球医学界所关注的问题。本次大会关注以食管癌、肺癌为代表的胸部恶性肿瘤，从肿瘤的发生、发展机制和流行病特点，早期诊断和规范化治疗方法，以及目前世界范围内最先进的手术方式和技巧以及综合治疗方案与预后等诸方面进行了深入的探讨。

本次大会共有 500 余位注册代表参会。会议专家报告精彩，学术研讨气氛热烈，会议进程紧凑合理，专业性与实用性并重，展现了世界最新的技术和研究成果，使与会代表了解到目前世界进展的方向，会议组织工作井然有序，受到各方面的一致好评，取得了巨大的成功。

7 日中午，部分会议代表还出席了由强生（中国）医疗器材有限公司召开的卫星会。

中国医学科学院肿瘤医院胸外科印发了该科 1955—2009 年的《论文集》，其中收录了已公开发表的论文全文或摘要 338 篇。

（张立峰　综述）

第三届中国老年肿瘤大会总结报告

CGOS 执行委员会

中国老年学学会老年肿瘤专业委员会（Chinese Geriatric Oncology Society，CGOS）第三届年会，于2009年4月10～12日在北京九华山庄会议中心隆重召开。来自国内外老年肿瘤学专业的近千名专家学者齐聚一堂，围绕着“建立评估体系，探索诊治规范”的年会主题，对老年肿瘤的防治现状进行了广泛而深入地交流探讨。

会议筹办，群策群力

鉴于2008年是奥运年，北京不宜举行较大型学术会议，第三届年会顺延至2009年上半年召开。为了确保会议顺利举行，本会在储大同教授、王金万教授的主持下，召开了多次执行委员会骨干会议，明确了杨宇飞秘书长领导下的各位副秘书长、CGOS办公室负责制，并确定了举办第三届学术年会的四项工作重点：（1）提高学术质量，争取更多专家参与到老年肿瘤的学术研讨中来；（2）加大第三届年会召开的学术界宣传力度，鼓励医生积极投稿；（3）争取企事业单位对年会的支持；（4）提高年会后勤工作的质量和效率。

执委会达成共识后，大家既各负其责、各尽其能，又通力合作、共享资源。杨宇飞秘书长整体负责、协调、督促各位副秘书长和CGOS办公室的工作。在招商方面，各位骨干积极配合李峻岭副秘书长，最大可能争取企事业单位在各方面的支持，使得本届年会的招商工作取得了历史突破。在本届学术年会的主旨学术安排方面，王子平副秘书长统一协调，采取了让各位骨干专家协同公司办专题研讨会的方式。既确保了学术的高水平，又调动了骨干专家的积极性和责任感，也便于与专家的联络和沟通。在本届年会的宣传和论文投稿方面，吴世凯副秘书长做了大量的文字工作。尽管受春节假期不方便投寄的影响，学会办公室共邮寄了两轮会议通知，并在多家学术杂志和媒体上进行了宣传。共收到大会论文一百多篇，印制成精美的年会《论文汇编》，评选出了8篇优秀论文。在科研课题管理方面，吴煜副秘书长制订了课题管理规范，筹备了民政部“十一五”课题中期汇报会。马晓昌副秘书长积极协调院士、领导对学会发展、年会的指导和参会。在年会后勤保障方面，加强了与会务公司的友好协作。本届年会的会务组织、住宿、接送与会专家工作，均比上届年会有了长足的进步。

会前开会，别开生面

2009年4月10日下午3点，召开了别具一格的中国老年学学会老年肿瘤专业委员会第三届CGOS年会课题管理专题会及获奖论文汇报会，2007年和2008年获得中国老年学学会肿瘤专业委员会民政部“十一五”课题的70余位组长及厂家代表近百人参会，课题会议由杨宇飞秘书长主持，首先请中国老年学学会副秘书长、骨质疏松专业委员会主任委员刘忠厚教授介绍课题来源和管理要求，王子平副秘书长介绍中国老年学学会老年肿瘤专业委员会“科研课题管理办法草案”后，储大同主任委员就课题管理思路和今后发展方向作了生动报告，他指出：民政部“十一五”国家课题来之不易，虽然是立项不资助，但目前已有70%以上课题通过不同渠道解决了资金问题，这是一种特殊形式的临床研究，为今后争取到国家实质性临床研究资金打下了基础。一方面要宽进严出、加强管理，一方面要努力争取国家进一步资助，如果能在2~3年内获得几项、十几项成果，就开了学会的先河，为老年肿瘤事业作了实事。因为是创新性尝试，就会有这样那样的不足，但前景是光明的。

这次会前会受到了与会代表的高度重视，很多课题组长和厂家学术部门经理表示：对课题管理有了新的认识和方向，一定要做好课题，争取获得国家下一步资助，争取报国家级奖项。随后年会获奖论文在会上作了宣读报告，虽然仅是8分钟的发言，仍显示出优秀学术论文的较高学术水平，让与会者很受启发。本届年会“会前会”的召开，可谓第三届CGOS年会的预热，让人们对大会的正式召开充满着期待。

隆重开幕，嘉宾满座

2009年4月10日下午5点，第三届CGOS大会开幕式按期召开。开幕式由CGOS副主任委员王金万教授主持。来自国内外肿瘤界的近500名专家学者参加了开幕式。

民政部副部长、中国老年学学会会长李本公，中国癌症基金会理事长彭玉，中国医学科学院肿瘤医院院长赵平教授分别代表中国老年学学会、中国癌症基金会和中国医学科学院肿瘤医院登台致辞，祝CGOS年会举办成功。CGOS指导委员会主任委员孙燕院士在伤后休养的状态下到会，代表与会院士致辞祝贺，孙燕院士和陈可冀院士为年会论文获奖者颁发了证书。CGOS主任委员储大同教授代表本会致辞欢迎与会代表参会。开幕式上，王金万教授宣布了第三届CGOS年会优秀论文获奖名单，并对获奖者进行了颁奖表彰。开幕式还安排了精彩的文艺节目表演，让与会者始终沉浸在欢乐和祥和的氛围中。

常委会议，集思广益

第三届CGOS开幕式结束后，大会组委会举行了CGOS常委扩大会。共有近200位CGOS常委和委员参加。会议由CGOS秘书长杨宇飞教授主持，储大同主任委员首先对学会近两年的工作进行了全面总结，王金万常务副主任委员报告了今后学会的工作计划。随后李峻岭副秘书长还对学会的财务收支情况、课题申报和管理条例以及默克-CGOS基金的设立进行了补充和说明。储大同教授对学会发展的基本现状进行了报告，并对“学术精英—精英学术”的学会建设理念进行了阐述，再次强调了CGOS是以肿瘤专业高级职称为骨干成员的学术团体，可以称为肿瘤界的骨干培养学校，同时首次提出了CGOS还应是即将成立的国家癌症中心的专家智囊团。CGOS学会副主任委员、特别顾问赵平院长对学会学术和科研思路进行了论述，同时讲述了国家癌症中心的筹备情况。围绕“学术精英—精英学术”的学会建设理念，与会代表纷纷发表个人建议，就学会的发展献计献策，表达了办好精英学会的强烈愿望和信心。最后储大同教授进行了总结，CGOS学会的成立已经显示出对我国老年肿瘤事业的促进作用，目前亟待提高学会的领导和指导作用，具体地讲就是要尽快开展一些老年肿瘤领域的多中心研究项目，目前已经申请并获得支持的民政部100多项课题项目，正是CGOS寻求研究项目的多元化发展和开拓的前进脚步。

学术研讨，成果丰盛

“建立评估体系，探索诊治规范”是本届学术年会的中心内容和主题。它清晰地表达了 CGOS 学会的工作重点，已经从提高业界对老年肿瘤学领域的关注，开始向建立老年肿瘤的诊治规范转化。为此，本届年会一如既往地聘请了国内外知名肿瘤学专家，继续以中外老年肿瘤专家峰会的形式组织大会，就老年肿瘤患者机体功能评价、治疗策略、诊治规范等进行了重点研讨。并且本次会议在学术交流方式上进行新的尝试，大会学术委员会在会前收集业界专家关于各专业领域存在的热点问题，为参会者提供广泛的学术交流平台，通过广泛的参与，真正能够汇集大家的经验和见解，形成各个专业领域的初步共识。本届年会的学术活动包括了两种形式：（1）大会峰会；（2）各个肿瘤专题会。

学术峰会，学术争峰

2009 年 4 月 11 日上午为大会峰会，特邀专家包括赵平教授、Alex Chang 教授、R. N. Natale 教授、沈镇宙教授、朴炳奎教授、陈智伟教授。赵平教授就老年肿瘤发病情况、老年肿瘤疾病特点、老年肿瘤诊治特点以及与非老年人的区别做了详细的阐述。Alex Chang 教授特别就国际肿瘤学界对老年消化道肿瘤的诊治策略、治疗特点和转归等进行了阐述。R. N. Natale 教授介绍了国际老年肺癌发展现状及未来前景，为老年肿瘤学在我国的发展带来了新理念。沈镇宙教授结合我国老年乳腺癌发病规律、老年乳腺癌治疗经验，从生物学和临床治疗两方面为与会者做了精彩的报告，使大家对老年乳腺癌的治疗观念得到了更新。朴炳奎教授认为中西医结合是历史的产物，中西医结合不仅仅是西医诊断、治疗加中医治疗，辨病与辨证相结合更需要中西医结合，以现代的科技手段研究中医，发扬光大中医药事业是中医和西医共同的使命，他的观点引领我们从另一个角度来看待老年肿瘤的治疗。陈志伟教授则介绍了老年肺癌国内外的区别，为与会者提供了宝贵的最新研究结果。来自国内外的老年肿瘤专家就老年肿瘤的诸多学术问题，进行了广泛而深入的学术探讨和交流。

专题分会，精彩纷呈

（一）肺癌专题

2009 年 4 月 12 日上午，进行了肺癌传统治疗与靶向治疗的专场讨论，老年肺癌传统治疗专场由韩宝惠教授主持，老年肺癌分子靶向治疗专场由焦顺昌教授主持。参加的专家包括：储大同教授、吴一龙教授、林洪生教授、程刚教授、支修益教授、朱广迎教授、张树才教授、王长利教授、张力教授、傅建华教授。

老年肺癌传统治疗会议讨论内容主要包括老年肺癌现状和治疗方案的选择两个方面，并对老年肺癌的单药化疗、联合化疗、维持治疗、个体化治疗和靶向治疗分别作出详尽而生动的阐述。与会代表、评述嘉宾就具体的病历结合老年肺癌患病特点、机体状态评估、治疗重点和原则进行了热烈的讨论。专家们一致认为，年龄并不是老年肺癌治疗选择的主要影响因素，但主要脏器功能、合并症的情况在治疗前需要仔细分析，总体的治疗应以安全第一、提高疗效为主要原则。

老年非小细胞肺癌靶向治疗研讨会的与会专家结合自己对老年肺癌多年的治疗经验和体会分别阐述各自的观点。最后形成专家初步共识：老年患者的生活质量应受到更多关注；分子靶向药物以其低毒的特点，在老年患者治疗中具有重要地位；由于目前缺乏专门针对老年患者的临床研究，在引用循证医学证据时应考虑到是否兼顾了老年患者的特点；应警惕分子靶向治疗在老年患者中的特殊毒副作用：如心脑血管急症、凝血异常等。

（二）消化道专题

老年消化道肿瘤专场由沈琳教授主持，主要探讨了结直肠癌肝转移老年患者综合治疗的模式，会议采取正反双方辩论的方式进行，两队均由外科、放疗科和肿瘤内科界的知名中青年专家组成，正方领队为北京大学附属人民医院胃肠外科叶颖江教授，一、二、三辩手分别是上海瑞金医院普外科张俊、中国医学科学院肿瘤医院内科胃肠组周爱萍和复旦大学肿瘤医院放疗科章真教授；反方领队为广东省人民医院腹外科林峰教授，一、二、三辩手分别是广州中山大学肿瘤医院外科陈功、北京大学肿瘤医院消化内科李洁和中国医学科学院肿瘤医院放疗科金晶教授；点评专家是王金万、杨宇飞、徐建明和郝纯毅教授。

在辩论中，双方通过提供循证医学证据并结合临床实例，分别阐述老年患者与非老年患者的治疗策略、方案和方法的异同，避免了一言堂和参会人员参与度小的弊端，真正体现了从临床实际出发，解读临床试验和实践指南的个体需求，最后达成共识，让参与者了解老年患者治疗决策的个体化。辩论初步结论认为，随着人们生活质量的提高，平均寿命越来越长，老年患者越来越多，老年结直肠癌肝转移患者与普通人群的治疗模式是相同的，在治疗时首先考虑的应是各脏器的功能年龄而不单单是生理年龄。对老年患者的治疗应抱着积极而谨慎的态度，全面评估治疗带来的利益和不良反应的权衡，制定个体化的治疗策略。相信随着对老年结直肠癌诊治过程中存在问题的深入研究，老年肿瘤的治疗也将登上新的高度。辩论会激烈、诙谐而紧张，各路专家大显身手，针锋相对，唇枪舌剑。通过群众当场投票，正方以微弱优势取胜，并选出了最佳辩手陈功教授和最佳风度奖获得者周爱萍教授。

（三）乳腺癌专题

老年乳腺癌专场对老年乳腺癌的诸多问题进行了探讨，并形成初步共识。首先，通过大会表决的方式调查了临床医生对“老年”的年龄界限，80%的专家认为65岁应为老年的最低年龄；同时对诊治乳腺癌的老年患者比例调查显示，我国老年乳腺癌的比例为30%左右，低于欧美国家的50%～70%。对于老年乳腺癌的新辅助化疗已得到广泛应用，但规范执行还需要探讨，对于老年乳腺癌人群新辅助内分泌治疗也可以是很好的选择。多数老年女性和年轻患者一样接受了保乳手术和乳房切除术，而高龄本身，不是手术治疗的风险因素。老年乳腺癌患者的辅助放疗包括改良根治术后放疗和保乳术后放疗两个方面。本专场放疗专家认为，老年乳腺癌患者改良根治术后放疗，需要根据肿瘤复发危险和患者的功能状态来选择。单纯年龄不应成为放疗的禁忌因素。对于老年乳腺癌患者保乳术后，绝大多数患者需要术后放疗。内分泌治疗已经成为激素反应性乳腺癌的主要治疗选择。但对于对老年人群推荐内分泌治疗时，如何评价伴随疾病和三苯氧胺及芳香化酶抑制剂的毒性的关系，显得尤为重要。老年人群的伴随疾病严重干扰化疗药物的选择。特别是蒽环类药物的应用，我们理应考虑化疗对心脏的长期毒性。对于老年患者的化疗方案选择前，进行毒性和疗效的权衡应是必须的。分子靶向治疗药物曲妥珠单抗、贝伐单抗、拉帕替尼对进展性乳腺癌显示出了良好的疗效，特别是与细胞毒药物联合应用的时候。但很少有老年患者进行了这样的治疗研究，所以使得我们难以得出老年患者应用这些药物的直接信息。因此，研究这些药物在老年人群中的应用刻不容缓。

（四）血液淋巴瘤专题

老年血液和淋巴瘤专场，就“老年淋巴瘤患者的标准化疗方案及剂量调整、自体干细胞移植（ABSCT）的选择”进行了一场别开生面的淋巴瘤专题讨论会，就淋巴瘤病例以正反双方分别采纳已发表的临床试验数据作为循证医学依据，结合自己的临床经验提出各自的观点，并展开辩论，令与会同道对该专题有了较为深刻的理解，并形成了一定的共识。老年淋巴瘤患者的治疗应该做到：充分的知情同意；治疗前充分评价患者的体能与器官功能状况以及伴随疾病情况；充分考虑治疗方案可能带来的毒性并加以预防。试验人群的年龄偏差导致对老年肿瘤患者群的治疗缺乏有力的循证医学数据。临床医师应该关注年龄和衰老与抗肿瘤治疗的关系，在治疗前对老年患者的认知、情感、营养状况、体能状态、伴随疾病、经济条件等进行全面评价，高度重视对合并症以及常服药物种类和剂量的处理，结合自己的临床经验，评估标准治疗方案的风险与获益，在提高治愈率的同时，也要注意改善老年患者的生活质量。

（五）姑息治疗专题

老年肿瘤姑息治疗专场就老年癌痛的流行病学和临床评估、短效阿片药物滴定、镇痛药物副作用的防治、辅助镇痛药物应用以及疼痛的介入治疗等方面进行学术交流；本次研讨会还特邀肿瘤、镇痛以及老年病等多学科专家共同参与了现场讨论，学术气氛活跃，并就老年癌痛的诊治达成诸多共识：

（1）评估老年癌痛时，尽可能采用患者可以理解的评估手段，在此前提下，越简单越好。

（2）短效阿片药物治疗是癌痛治疗的重要步骤，有助于在最短的时间内找到患者适合的有效镇痛剂量。

（3）要关注镇痛药物副作用的防治，尤其要关注便秘的防治。还要关注老年患者的嗜睡、谵妄和其他症状。

（4）癌性疼痛的病因、机制复杂，多需联合使用辅助镇痛药物。

（5）神经介入治疗是难治性疼痛的有效治疗手段，但治疗前应科学评估患者的预期生存、对治疗的耐受度、预期疗效等。

我国老年癌痛的诊治亟待规范和提高，需要积极探索、实践适合我国国情的有效模式，更需多学科参与，本次老年癌痛研讨会是我国老年癌痛的规范化治疗的良好开端。

（六）其他专题

大会还邀请了不少业界专家就其他老年肿瘤以及肿瘤相关学科的治疗现状和进展进行了交流探讨。来自军事医学科学院附属医院的宋三泰教授，就中医药在乳腺癌治疗中的地位和应用，进行了客观、理性的科学评述，提出了中医药治疗应进行科学的疗效评价的学术观点。郭军教授对老年恶性黑色素瘤治疗共识进行了解读；高雨农教授对老年妇科肿瘤的治疗进展进行了报道；牛晓辉教授则对骨转移瘤的治疗提供了很好的临床指导；唐丽丽教授专门对老年肿瘤患者的心理康复进行了介绍；李萍萍教授对如何建立老年肿瘤患者的综合评价体系进行了初步建议。抗肿瘤治疗毒副作用治疗专题，还就肿瘤化疗不良反应的管理，以及心脏、肾脏、肝脏损害作了精彩的报告，系统论述了化疗与重要脏器之间互相影响、互相依存的关系，为合并复杂基础疾病的老年患者提供了平衡的治疗策略。

此外，大会组委会还特别邀请了医学统计学家刘建平教授、姚晨教授就“系统评价与定性研究在医学中的应用”和“抗肿瘤药临床研究中统计学设计与分析特点”进行了介绍，使与会专家受益匪浅。

展望未来，信心百倍

自 2006 年 11 月 CGOS 学会在京隆重成立至今，短短两年多的时间，CGOS 得到快速发展。继承“发展中国老年肿瘤事业，提高中国老年肿瘤诊治水平”的时代使命，学会逐渐建立完善了组织机构，并形成了常委会—执委会—办公室的强有力工作体系。CGOS 办公室的成立、精英会员的纷纷加盟、团体会员的鼎力支持、各地分会纷纷成立，已经显示出 CGOS 学会强大的号召力和凝聚力；而《老年肿瘤学》的出版发行、《中国老年肿瘤学杂志》的筹办、100 多项民政部“十一五”课题的获得、默克-CGOS 基金的设立，也显示出 CGOS 人的专业责任和学术活力；3 届年会的成功举办和大会取得的丰硕成果，让我们坚信在中国老年学会领导的关怀下，在 CGOS 执委会的强有力领导下，只要我们 CGOS 人同心同德、努力工作，就一定会把 CGOS 学会办好，为我国的肿瘤事业做出贡献。

中国癌症基金会成立 25 周年庆典在京举行

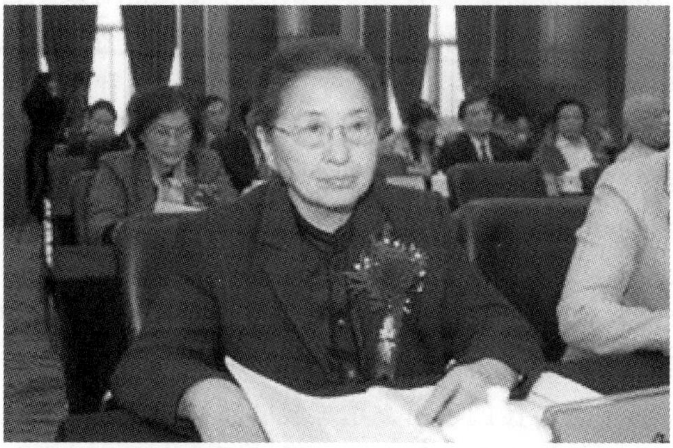

金秋十月，在举国同庆新中国 60 华诞之际。中国癌症基金会在北京广西大厦隆重举行成立 25 周年庆祝活动。原全国人大常委会副委员长、原中国国民党革命委员会主席、中国癌症基金会主席何鲁丽，原卫生部副部长、中国癌症基金会理事长彭玉，卫生部副部长尹力，中国红十字会总会常务副会长江亦曼，以及来自社会各界的百余名嘉宾出席庆典活动。庆典活动由中国癌症基金会副理事长兼秘书长、中国医学科学院肿瘤医院/肿瘤研究所院所长赵平教授主持。彭玉理事长和尹力副部长分别致辞。

彭玉理事长在致辞中系统回顾了基金会 25 年的发展历程，指出基金会自 1984 年成立以来，在上级领导关心下，在社会各界的支持下，事业蒸蒸日上，募集资金稳步增长，仅 2004—2008 年募集资金总额超过 1. 36 亿元。在 2008 年民政部组织的中国社会组织等级评估中获得 3A 等级（94 家参评基金会中，排名第 20 位）。基金会围绕“募集资金，开展公益活动，促进中国癌症防治事业的发展”宗旨，遵循“依法办会、民主办会”原则，开展癌症防治公益事业。现阶段基金会的工作重点有两方面：子宫颈癌防治和癌症早诊早治。此外，在具体工作中密切关注三个方面，即癌症的预防与控制、农村癌症高发区和困难的癌症患者。

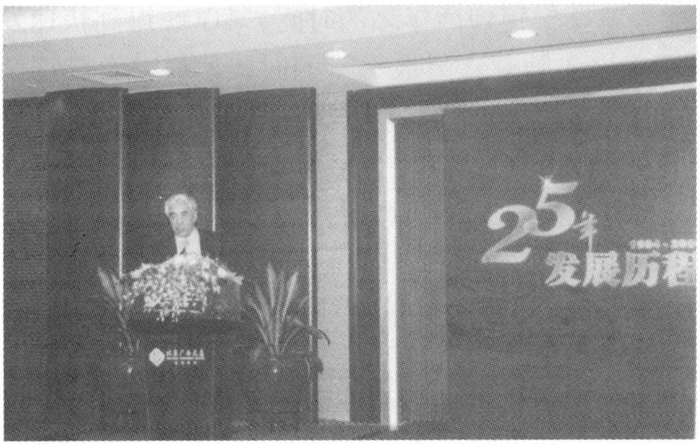

（张立峰摄）

基金会围绕上述“二个重点”和“三个关注”开展了一系列活动促进癌症防治工作。在子宫颈癌防治方面，2004 年成立全国子宫颈癌防治协作组，成为政府、民间团体及专家共同参与子宫颈癌防治的重要平台，推动了全国子宫颈癌防治工作。在癌症早诊早治方面，2002 年受卫生部疾控司委托组织专家编写《中国癌症预防与控制规划纲要》（2004-2010），同年又组织全国百名专家编写《中国癌症筛查及早诊早治指南（试行）》。2004 年，卫生部疾病预防控制司、中国癌症基金会及部分省、市卫生厅（局）共同建立癌症早诊早治示范基地，在癌症登记、健康促进、危险因素监测及干预、筛查及早诊早治、合作科学研究等方面，为我国癌症防治现场建设提供了示范作用。2005 年中央补助地方卫生专项资金（转移支付）将癌症早诊早治项目纳入计划，基金会作为国家级技术支持单位，组织专家拟定技术方案、培训队伍、参与实施和督导，促进了癌症早诊早治的开展。目前该项目已发展至 6 种癌症，62 个项目点，分布在 31 个省（自治区、直辖市）。各地政府将这一项目作为“民心工程”实施，深受群众欢迎。此外，基金会还积极开展多种公益和学术活动，传播癌症防治知识。2004—2008 年基金会举办义诊咨询、健康大课堂、下乡送温暖、技术培训班等各种公益及学术活动 60 余次，其中有些活动，如每年“三八”妇女节举办的“为了姐妹们的健康与幸福”大型公益活动已经逐步发展为“品牌”，在社会上有较大影响。在倡导控烟方面，2004 年发表“北京宣言”，2006 年联合中国疾病预防控制中心等 6 家单位发布“2006 年中国吸烟与健康报告——控烟与肺癌防治”报告。为进一步宣传癌症防治知识，基金会还出版了多种学术和科普出版物。为关爱癌症贫困患者，2008 年中国癌症基金会与爱可信基金会合作，开展了索坦患者援助项目，用于救助转移性肾癌或产生耐药的胃肠间质瘤贫困患者。通过这些工作，基金会将开展的公益活动置于全国癌症预防与控制的大格局下，符合“科学发展”的精神，符合“预防为主”、“农村为重点”的卫生方针，既促进癌症控制，又保证健康公平。募集资金是基金会的主要任务。中国癌症基金会作为全国性公募基金会，在实践中以项目作为筹资和开展公益活动的主要形式，用良好的公益活动效果和规范的管理取信于捐赠者，吸引更多的捐赠者，已形成良性循环。为了培植稳定的筹资渠道，发展“品牌”项目，基金会制定了“中国癌症基金会基金管理办法（试行）”和“中国癌症基金会项目管理办法（试行）”，建立了9个专项基金，稳定了资金来源，提高了公益活动水平。

尹力副部长在致辞中，表达了对基金会的祝贺，肯定了25年来基金会为我国癌症防治事业做出的贡献，并对基金会今后的发展提出了殷切期望。

为答谢和表彰多年来支持基金会工作的捐助单位，基金会设立了“爱心奉献奖”，阚学贵副理事长宣读了表彰决定，彭玉理事长、孔灵芝副局长、孙燕院士、陆士新院士向12名银奖获得者颁发战癌女神铜像《爱心奉献银奖》和证书，何鲁丽主席、尹力副部长、江亦曼副会长向8名金奖获得者颁发《爱心奉献金奖》和证书，并合影留念。

基金会特邀卫生部疾病预防控制局孔灵芝副局长做了题为“中国癌症预防与控制规划纲要的制定与实施”的报告，卫生部癌症早诊早治项目专家委员会主任委员董志伟教授报告了“中国癌症早诊早治的实践与思考”，中国癌症基金会乔友林副秘书长做了题为“子宫颈癌防治十年的回顾”的报告，中国癌症基金会史安俐副秘书长对索坦患者援助项目进行了汇报。

庆祝活动在和谐喜庆的气氛中落下帷幕，各项活动圆满完成。

（稿源：中国癌症基金会网站）

附：“爱心奉献奖”表彰决定

中国癌症基金会表彰决定

中国癌症基金会成立25年来，在社会各界人士、企事业单位积极参与和支持下，不断发展壮大，募集资金超过亿元。积极开展癌症防治公益活动，广泛传播癌症防治知识，协助政府部门开展癌症早诊早治项目，产生了良好的社会效益，为促进中国癌症防治事业发挥着日益重要作用和影响。为了感谢社会各界的热情参与和鼎力相助，中国癌症基金会六届一次理事长办公会决定，对关心支持中国癌症基金会发展的企业和个人予以表彰。向捐赠300万元人民币以上（含300万元）的企业和个人颁发《爱心奉献金奖》和证书，向捐赠50万元人民币以上（含50万元）的企业和个人颁发《爱心奉献银奖》和证书。希望各界继续弘扬慈善精神支持基金会的工作，为我国癌症防治事业作出新贡献。

获奖单位和个人名单如下：

“爱心奉献金奖”获得者

霍英东先生

爱可信健康发展基金会

默沙东（中国）有限公司

葛兰素史克（中国）投资有限公司

北京建生药业有限公司

美国健康适宜技术研究所（PATH）
雅芳（中国）有限公司
百时美施贵宝公司

“爱心奉献银奖”获得者

奥林巴斯医疗株式会社
凯杰生物技术有限公司
香港新仪仪器有限公司
毕晓琼女士
辉瑞制药（无锡）有限公司
深圳市德生堂科技开发有限公司
北京英硕力新柏科技有限公司
天津市津宝乐器有限公司
康辰医药股份有限公司
启东盖天力药业有限公司
上海罗氏制药有限公司
礼来国际贸易（上海）有限公司

中国癌症基金会
2009 年 10 月 25 日

中国癌症基金会 2009 年新春学术报告会在北京召开

2009 年 1 月 17 日，“中国癌症基金会 2009 年新春学术报告会”在北京召开。原全国人大常委会副委员长、中国癌症基金会主席何鲁丽女士出席会议并致开幕辞。原卫生部副部长、中国癌症基金会彭玉女士，中国工程院院士孙燕教授出席了报告会。

报告会邀请了中国医学科学院张友会教授、乔友林教授，国家食品药品监督管理局杨焕博士和卫生部疾病预防控制局孔灵芝副局长做学术报告。政府官员、流行病学专家、基础研究学者、临床医生以及北京各媒体的记者总共 130 余人济济一堂，共同探讨“宫颈癌疫苗”有关的热点话题。

专家们分别阐述了中国子宫颈癌 HPV 病因学研究的历程、中国妇女 HPV/子宫颈癌流行病与筛查方法研究、HPV 子宫颈癌预防性疫苗研究进展、中国子宫颈癌防治实践，并与到会者广泛交流，受到了热烈欢迎。

最后，中国癌症基金会秘书长董志伟教授做会议总结。

（稿源：中国癌症基金会网站）

国家泌尿男性生殖系肿瘤研究中心和卫生部泌尿男性生殖系肿瘤医疗中心举行揭牌仪式

北京大学第一医院

2009 年 5 月 9 日上午，北京大学第一医院（以下简称北大医院）在全国人大会议中心举行郭应禄院士任主任的“国家泌尿男性生殖系肿瘤研究中心”和“卫生部泌尿男性生殖系肿瘤医疗中心”揭牌仪式及郭应禄院士担任主译的 CAMPBELL-WALSH（坎贝尔-沃尔什）《泌尿外科学》第九版中文版首发仪式；并为中国工程院院士，泌尿外科专家、医学教育家、中国现代泌尿科奠基人之一、北大医院名誉院长郭应禄院士庆祝 80 岁寿辰。

全国人大常委会副委员长、农工民主党中央主席、中国工程院院士桑国卫，原国家发改委副主任王春正，卫生部党组书记、副部长张茅，北京大学常务副校长、医学部常务副主任柯杨等领导及新闻媒体出席了庆典活动，北大医院院领导、医技科室领导、职能处室领导、郭院士的亲人、朋友、学生、全国泌尿男科界同仁及社会各界的 200 余位嘉宾参加了庆典活动。

全国人大常委会副委员长、北京大学医学部主任韩启德院士特写来贺词：“广泛合作 集中攻关 脚踏实地 追求卓越”，北京大学校长周其凤院士特写来两幅题词：“寿比南山”和“攻克肿瘤 造福人类”。庆典活动由北大医院副院长、北京大学泌尿外科研究所所长金杰主持。

北大医院党委书记刘新民和泌尿科主任、北京大学泌尿外科研究所副所长周利群先后向与会的领导和嘉宾介绍了郭院士从医 53 载的经历。桑国卫和王春正为郭院士任主任的“国家泌尿男性生殖系肿瘤研究中心”揭牌，张茅和柯杨为郭院士任主任的“卫生部泌尿男性生殖系肿瘤医疗中心”揭牌。北京大学医学出版社社长陆银道和北大医院院长刘玉村为 CAMPBELL-WALSH《泌尿外科学》第九版中文版首发揭幕，陆银道为 CAMPBEL-WALSH《泌尿外科学》第九版中文版编译委员会委员颁发证书。

随后，与会领导和嘉宾代表桑国卫、张茅、柯杨，上海长海医院院长、中华医学会泌尿外科分会副主任委员孙颖浩，台湾阳明大学前任校长、中国工程院院士张心湜分别向郭院士致贺词。刘玉村代表北大医院党政领导和全体职工致贺词，并向郭院士表达了全体北大医院人对郭应禄院士的无限崇敬之情。

在庆典现场，1978 年经郭应禄院士治疗，目前存活时间最长的肾移植病人之一徐有禄向郭院士献花，并用朴素的话语表达了对获得“第二次生命”的感恩之心。

（根据北京大学医学部网站 2009-05-18 编辑整理）

第七次全国子宫颈癌协作组工作会议暨 HPV 疫苗与子宫颈癌防治研讨会在北京召开

由卫生部疾病预防控制局、卫生部妇幼保健与社区卫生司、中国癌症基金会、中国医学科学院肿瘤研究所联合主办的“第七次全国子宫颈癌协作组工作会议暨 HPV 疫苗与子宫颈癌防治研讨会”于 2009 年 4 月 17 ~ 19 日在北京河南大厦召开。会议的目的在于更好地落实中央关于加强公共卫生事业建设的战略决策，贯彻卫生部颁发的《中国肿瘤预防与控制规划纲要（2004-2010 年）》，交流和总结我国子宫颈癌防治的经验与成果。会议邀请子宫颈癌及人乳头瘤病毒（HPV）相关领域的国内外专家对子宫颈癌预防、筛查以及宫颈癌协作组重要项目的结果和进展进行了介绍。

原卫生部副部长、中国癌症基金会理事长彭玉教授，卫生部妇幼保健与社区卫生司张伶俐处长，北京市卫生局邓小虹局长，中国癌症基金会秘书长董志伟教授，中国医学科学院肿瘤研究所乔友林教授，以及来自国内外子宫颈癌防治领域的专家 150 余人出席了会议。

中国癌症基金会理事长彭玉教授及卫生部相关领导分别在开幕式致简短的欢迎词。主体会议分“开幕式及协作组总结报告”、“子宫颈癌筛查与 HPV 疫苗预防”、“子宫颈癌预防经验交流”等四个单元进行，国内代表对中央财政转移支付项目、机会性筛查、示范基地经验等进行了介绍和讨论，国际专家也带来了子宫颈癌防治经验和 HPV 疫苗的最新进展情况。此外，大会以卫星会议形式对子宫颈癌早诊早治项目以及多项全国多中心科研项目进行了总结和讨论。此次会议不论内容还是形式都得到了与会代表的一致好评。

本次会议得到了默沙东（中国）有限公司、葛兰素史克（中国）投资有限公司以及德国凯杰生物技术（上海）有限公司的支持。

（稿源：中国癌症基金会网站）

全国消化道肿瘤防治协作组在京成立

为提高我国消化道肿瘤防治水平，降低消化道肿瘤的发病率及死亡率而努力工作。中国癌症基金会继“全国子宫颈癌防治协作组”成立后，又发起成立“全国消化道肿瘤防治协作组”。

2009 年 2 月 9 日下午，在北京首都图书馆报告厅召开了“全国消化道肿瘤防治协作组”成立大会和学术报告会。协作组成员和来自全国消化道肿瘤防治中心的专家，食管癌、胃癌、大肠癌高发现场的代表近 200 人参加了会议。会议由中国癌症基金会副理事长兼秘书长董志伟教授主持，会议通过了“全国消化道肿瘤防治协作组协议”和首批“全国消化道肿瘤防治协作组成员名单”。

卫生部原副部长、中国癌症基金会理事长、全国消化道肿瘤防治协作组组长彭玉教授在大会上致词，介绍了中国癌症基金会成立全国消化道肿瘤防治协作组的主导思想、工作模式和目标，全国消化道肿瘤防治协作组作为致力于消化道肿瘤防治领域的公益事业的平台，将进一步动员、组织相关的学会、协会、医疗科研机构、专家及高发地区防治人员，以及热心公益事业的企业参与，发挥各方面的积极性，有效地开展各项活动，为推动我国消化道肿瘤防治整体水平，提高人民健康水平，建设和谐社会做出努力。

食管癌、胃癌、大肠癌等消化道肿瘤是我国常见的恶性肿瘤，其发病率和死亡率在恶性肿瘤中占较大比例。新中国成立以来，我国肿瘤防治工作取得了长足进展，随着改革开放，人们的生活水平显著改善，食管癌、胃癌的发病率有所下降，但大肠癌发病率明显上升。卫生部颁布的《中国癌症预防与控制规划纲要（2004-2010 年)》明确指出：消化道肿瘤仍是我国癌症防治工作的重点。

为落实党中央关于做好经济工作和公共卫生建设工作的号召，中国癌症基金会近年来在癌症早诊、早治方面开展了一系列工作，组织专家进行了食管癌、胃癌、大肠癌等肿瘤的筛查及早诊、早治技术方案的编写；与卫生部疾病预防控制局、相关省卫生厅建立了癌症早诊、早治示范基地；并接受卫生部委托，作为中央财政补助地方公共卫生资金癌症早诊、早治项目国家技术支持单位，承担了在我国癌症高发地区开展子宫颈癌、食管癌、大肠癌、胃癌、肝癌、鼻咽癌六种肿瘤的筛查及早诊、早治项目任务，覆盖了全国 30 个省（自治区、直辖市）59 个项目点；同时成立了消化道肿瘤防治专项基金；开展了学术交流、技术培训等工作，取得了较好的社会效益。

协作组的主要任务为：开展消化道肿瘤防治知识的宣传教育；开展技术培训，促进消化道肿瘤诊治的规范化；以高发区及高危人群为重点，开展有组织的消化道肿瘤筛查及早诊、早治工作；提高消化道肿瘤机会性筛查的质量及覆盖面；进行学术交流与科研协作；向政府部门提出消化道肿瘤的防治建议；制定协作组年度工作计划等。

成立大会后举办了“消化道肿瘤筛查专题报告会”，邀请了我国消化道肿瘤界知名专家郑树、游伟程、袁媛、钱家鸣教授和日本三木一正、渡边能行教授，美国 Dawsey 教授就国内外食管癌、胃癌、大肠癌及胰腺癌的筛查及早诊、早治最新进展作了内容丰富的学术报告，受到与会代表的欢迎。

附：

全国消化道肿瘤防治协作组协议

（2009-01-09，全国消化道肿瘤防治协作组成立大会通过）

全国消化道肿瘤防治协作组（以下简称：协作组）是由中国癌症基金会发起并领导的、全国范围的、旨在预防和控制消化道肿瘤的协作组织。

一、凡有志于消化道肿瘤防治，并遵守国家有关法律、法规及协作协议的组织机构及个人，均可自愿加入协作组。

二、协作组成员通过协商产生组长及副组长，任期 5 年。

三、协作组的主要任务为：

（1）积极进行消化道肿瘤防治知识的宣传教育；

（2）依据“消化道肿瘤筛查及早诊早治指南”进行相应技术培训，促进消化道肿瘤诊治的规范化；

（3）以高发区及高危人群为重点，开展有组织的消化道肿瘤筛查及早诊、早治工作；

（4）提高消化道肿瘤机会性筛查的质量及覆盖面，逐步建立消化道肿瘤机会性筛查规范；

（5）促进消化道肿瘤防治中关键问题及技术的研究；

（6）向政府部门提出消化道肿瘤的防治建议等。

四、协作组每年召开1～2次全体工作会议，听取工作汇报，商定年度协作计划，进行学术及经验交流。根据工作需要，亦可设立若干项目协作小组，以便落实计划。

五、协作组成员应积极参加协作组活动，就消化道肿瘤的防治工作提出建议，同时根据自身工作范围，积极投身消化道肿瘤的防治工作。协作组成员不得以协作组名义进行任何商业活动。

六、协作组的重要工作由协作组组长和副组长联席会议讨论决定。

七、协作组工作的职能部门为中国癌症基金会项目部。

（稿源：中国癌症基金会网站）

《中国癌症筛查与早诊早治技术方案》定稿会在京召开

在以人为本的科学发展观指导下，随着国家关注民生，医疗卫生制度的改革和医疗保障体系的建立，癌症早诊早治工作得到了广泛的重视，经过三年中央补助地方公共卫生专项资金癌症早诊早治项目的实践，子宫颈癌等肿瘤筛查及早诊早治技术方案得到了广泛认同。在卫生部疾病预防控制局支持下，进一步修订和完善《中国癌症筛查与早诊早治技术方案（试行）》公开出版，以适应新形势的发展的需要。中国癌症基金会于2009年2月28日在北京广西大厦召开定稿会。会议由中国癌症基金会副理事长兼秘书长、卫生部癌症早诊早治项目专家委员会主任董志伟教授主持，各癌种技术方案编写主要责任人及部分编者乔友林（子宫颈癌）、王国清（食管癌）、郑树（大肠癌）、钱耕荪（肝癌）、柳青（鼻咽癌）、张联（胃癌）、魏文强（食管癌）等教授参加会议，特邀中国医学科学院肿瘤医院放射治疗科主任徐国镇教授、病理科主任吕宁教授出席会议。

与会专家依据《＜中国癌症筛查与早诊早治技术方案（试行）＞编写中的若干意见》分别审议子宫颈癌、食管癌、肝癌、大肠癌、鼻咽癌及胃癌早诊早治技术方案的内容与编排格式，着重讨论前言、各癌种筛查方案的流程图和小结。并对下一步的工作安排如下：

1. 各癌种技术方案主要责任人及编者根据审稿意见，并结合本癌种具体要求修改方案。

2. 各癌种技术方案的内容与编排格式要求参见《<中国癌症筛查与早诊早治技术方案（试行）>编写中的若干意见》。

3. 2009年3月6日前，将技术方案修订稿电子版与打印稿寄到中国癌症基金会项目部。

4. 2009年3月10日定稿，交出版社。

（稿源：中国癌症基金会网站）

2009子宫颈癌和食管癌早诊早治项目数据管理培训班在四川成都举办

"全国子宫颈癌和食管癌早诊早治项目数据管理培训班"于2009年9月20日在四川成都举办。卫生部癌症早诊早治专家委员会副主任委员兼子宫颈癌专家组组长乔友林教授出席开幕式并致辞。来自中央财政转移支付子宫颈癌和食管癌早诊早治项目承担单位的40余名数据管理人员参加了培训。

此次培训班主要针对早诊早治项目数据填报及管理进行培训，内容包括"项目数据库的总体内容"、"筛查数据录入、两遍核查及逻辑检查"、"癌前病变和癌症患者治疗数据库"及"汇报数据的书写格式"等方面。授课结束后讨论并解答了学员在项目实施过程中遇到的有关问题。

与会代表对授课教师所讲内容表示满意，感到通过此次培训进一步提高了数据管理能力。

（稿源：中国癌症基金会网站）

全国癌症防治现场及早诊早治研讨会在四川成都召开

由中国癌症基金会与中国医学科学院肿瘤医院肿瘤研究所联合主办，卫生部疾病预防控制局和妇幼保健与社区卫生司支持，四川省肿瘤医院协办的"全国癌症防治现场及早诊早治研讨会"于2009年9月18日~20日在四川省成都市召开。会议主题为"加强现场防治，促进早诊早治"。

原卫生部副部长、中国癌症基金会彭玉理事长，四川省卫生厅沈骥厅长，卫生部疾病预防控制局孔灵芝副局长，卫生部妇幼保健与社区卫生司张德英副巡视员，四川省卫生厅疾病预防控制处肖玉明副处长，四川省肿瘤医院樊晋川院长等领导出席会议。来自全国癌症防治现场的代表、疾病预防与控制卫生行政管理人员，以及从事癌症筛查和早诊早治的专家及工作人员200余人参加了会议。

中国医学科学院肿瘤医院/肿瘤研究所院所长、中国癌症基金会副理事长兼秘书长赵平教授主持开幕式。沈骥厅长、张德英副巡视员、孔灵芝副局长、彭玉理事长分别致辞。沈骥厅长在致辞中首先感谢医务工作者对四川灾后重建工作给予的无私奉献和大力支持，然后介绍了四川省人口、地理及医疗卫生状况，并总结了四川在肿瘤防治和登记方面所做的工作和取得的成绩，最后呼吁社会各界都来支持四川的肿瘤防治工作。

张德英副巡视员的致辞着重介绍了 2009 年开始实施的农村妇女“两癌”检查项目，包括目的、意义、任务，以及当前工作的进展情况。

孔灵芝副局长则回顾了我国癌症防治现场建设及肿瘤防治工作的历程，并详细介绍了中央转移支付癌症早诊早治项目，自 2005 年开始至今已发展至 7 种癌症、143 个项目点，共筛查出 2000 多例患者，探索出了适合我国国情的技术方案，培养了技术队伍，建立了由当地卫生行政部门领导，疾病预防控制机构组织协调，以县乡医疗机构为依托，省市医疗机构为技术支撑，由国家专家组进行技术指导和督导的工作模式。

此外，中央转移支付还在全国支持了 92 个肿瘤登记点，推动了我国肿瘤登记工作的开展。最后，阐述了转移支付项目明年的工作重点，即继续开展食管、鼻咽、肝、胃、结直肠癌的早诊早治工作，尤其是食管癌的防治工作。

彭玉理事长在致辞中强调了癌症防治现场在我国癌症防治工作中的重要地位，以及对癌症防治全局的重要影响，总结了中国癌症基金会在癌症防治现场建设及早诊早治方面所进行探索和研究，即与卫生部疾病预防控制局和相关省（市）卫生厅（局）共同建立癌症早诊早治示范基地，协助卫生部开展中央转移支付癌症早诊早治项目，开展子宫颈癌及食管癌筛查及早诊早治方案的评价研究等工作。

研讨会邀请了多年从事癌症防治的有关专家，就我国重点防治的食管癌、宫颈癌、胃癌、大肠癌、乳腺癌及肺癌的筛查及早诊早治的研究进展作了专题报告。卫生部癌症早诊早治专家委员会副主任委员、子宫颈癌专家组组长乔友林教授首先做了题为“中国癌症早诊早治的实践与思考”的报告，回顾了我国开展癌症早诊早治工作发展过程，概述了我国近 10 年来在癌症早诊早治方面所做的主要工作，总结了开展癌症早诊早治项目的基本经验，并对癌症早诊早治策略进行了探索和分析。卫生部癌症早诊早治专家委员会食管癌专家组副组长王贵齐教授介绍了我国早期食管癌和癌前病变的诊治现状及展望。胃癌专家组组长游伟程教授总结了胃癌早诊早治进展。专家委员会副主任委员、大肠癌专家组组长张苏展教授报告了结直肠癌早诊早治筛查研究现状及进展。天津医科大学附属肿瘤医院陈可欣教授应邀介绍了乳腺癌筛查研究进展。中国医学科学院肿瘤研究所赵方辉博士报告了子宫颈癌筛查方法的新突破。天津医科大学总医院周清华教授介绍了肺癌筛查早诊研究进展。

来自卫生部癌症早诊早治示范基地河南林州、河北磁县、山东肥城、山西襄垣、江西靖安、广东深圳、浙江海宁和嘉善、辽宁庄河、江苏启东的代表就癌症防治现场建设及综合防治工作实践经验和体会进行了交流。报告内容分别为“林州市食管癌早诊早治示范基地经验与体会”、“磁县食管癌高发现场人群综合防治 30 年”、“肥城市食管癌筛查及早诊早治模式探索”、“襄垣子宫颈癌早诊早治农村示范基地工作经验总结与体会”、“江西靖安子宫颈癌防治基地的发展与历史转型”、“海宁市 2007—2008 年大肠癌早诊早治筛查结果分析”、“嘉善县大肠癌早诊早治项目进展情况介绍”、“辽宁庄河胃癌早诊早治工作进展”、

"启东肝癌早诊早治示范基地工作进展"以及"深圳城市子宫颈癌人群防治探索"等。上述示范基地自建立以来，在健康促进、癌症登记、危险因素监测及干预、筛查及早诊早治、合作科学研究以及工作模式探索等方面所取得的实践经验为我国癌症防治现场建设和癌症的综合防治提供了良好的借鉴和示范作用。

研讨会还设立了宫颈癌人群防治和消化道肿瘤筛查及早诊早治两个专题。在宫颈癌人群防治专题研讨会上，邀请有关专家解读了世界卫生组织 HPV 疫苗与子宫颈癌控制立场文件，总结了中国子宫颈癌防治研究进展，介绍了中国农村妇女子宫颈部检查项目进展和台湾地区子宫颈癌防治经验；报告了中国生殖器疣与 HPV 低危型别的多中心临床流行病学研究，农村地区开展子宫颈癌、乳腺癌和生殖道感染联合筛查的试点研究，基层妇女病普查中开展生殖道感染防治及宫颈癌初筛相结合的整合模式研究以及子宫颈癌早诊早治方案卫生经济学评价等研究结果。消化道肿瘤筛查及早诊早治专题研讨会邀请国内专家做了以下报告："大肠癌早诊早治的进展"、"提高中国早期胃癌诊断水平的几项建议"、"超声内镜在消化道早癌诊治中的作用、放大及染色内镜在诊断消化道早期肿瘤中的价值"、"早期贲门癌及其癌前病变的治疗策略"、"早期食管癌内镜治疗与外科手术疗效对比"、"黏膜切除术与黏膜下剥离术技术要点和合并症防治"、"早期贲门癌及食管癌的病理解读要点"以及"射频消融术在治疗早期食管癌及其癌前病变临床应用的初步研究结果"。报告结束后集中进行了现场提问、讨论和总结。

本届研讨会还广泛征集会议论文，共收到投稿论文 76 篇，其中部分优秀论文进行了大会报告，并推荐到《中国肿瘤》杂志发表，其余文章编制了论文列表。

本次研讨会为我国癌症防治现场及早诊早治工作者提供了良好的学习和交流的平台，得到了与会代表一致好评。

（稿源：中国癌症基金会网站）

卫生部首批癌症早诊早治示范基地汇报会在大庆市举行

卫生部首批癌症早诊早治示范基地汇报会于 2009 年 8 月 14 日在黑龙江省大庆市举行。卫生部疾病预防控制局慢性病预防控制与营养管理处李光琳，中国医学科学院肿瘤医院/肿瘤研究所院所长、中国癌症基金会副理事长兼秘书长赵平教授，卫生部癌症早诊早治项目专家委员会主任委员兼食管癌专家组组长董志伟教授、副主任委员兼子宫颈癌专家组组长乔友林教授、副主任委员兼大肠癌专家组组长张苏展教授、肝癌专家组组长钱耕荪教授、鼻咽癌专家组组长唐步坚教授，以及有关癌种专家组副组长王贵齐（食管癌）、张立玮（食管癌）、周琦（子宫颈癌）、袁媛（胃癌）、柳青（鼻咽癌）教授，子宫颈癌部分大区负责专家玛依努尔、刘继红、程晓东、段仙芝教授，专家委员会秘书及《中国肿瘤》编辑部雷通海主任等应邀出席会议。首批癌症早诊早治示范基地河南省林州市（食管癌）、河北省磁县（食管癌）、山西省襄垣县（子宫颈癌）、广东省深圳市（子宫颈癌）的代表及省卫生厅相关负责人参加了会议。会议由董志伟教授主持。

来自四个示范基地的代表根据《癌症早诊早治示范基地建设及管理办法》（试行）有关规定分别从行政组织领导、癌症发病及死亡登记组织落实及制度完善情况、癌症筛查及早诊早治中心建设、健康教育开展情况、技术队伍建设情况、项目开展与完成情况、存在的问题及建议、经验与体会以及下一步的工作计划等方面，就5年来的工作进行了全面细致的总结和汇报。与会领导和专家仔细听取了各示范基地代表的工作汇报，对四个示范基地所做的工作给予了高度评价，并现场评分。

汇报结束后李光琳同志对本次会议进行了总结。首先，介绍了建立癌症早诊早治示范基地的初衷、目的和意义，并对首批示范基地5年来所做的工作给予了肯定。其次，总结了在开展中央转移支付癌症早诊早治项目过程中所探索出的适合我国国情的癌症防治工作模式，即筛查和随访在基层、诊疗在地区和县医疗中心、疑难杂症转向省级医疗机构。总结近4年来的癌症早诊早治工作，可分为三类：一类是技术方案成熟，可在全国范围部分地区边示范边推广，如子宫颈癌、食管癌和结直肠癌的防治工作；二类是技术方案有待进一步优化和定型，如胃癌和肝癌防治工作；三类是技术方案需完善，如鼻咽癌防治工作。最后，对癌症早诊早治下一步工作进行了部署，一是制定2011—2020年癌症预防控制中长期规划；二是抓好癌症高发区综合防治工作；三是继续探索城市的防癌新思路；四是建立具有我国特色的癌症防控体系；五是支持社会团体、非政府组织等群体抗癌组织开展防癌抗癌活动等。

（稿源：中国癌症基金会网站）

2009年卫生部癌症早诊早治项目中期汇报会在大庆市举行

受卫生部疾病预防控制局委托，中国癌症基金会于2009年8月13～14日在黑龙江省大庆市召开了“2009年卫生部癌症早诊早治项目中期汇报会”，旨在掌握项目进展情况，及时发现和解决工作中出现的问题。卫生部原副部长、中国癌症基金会理事长彭玉，黑龙江省卫生厅副厅长王国才，卫生部疾病预防控制局慢性病预防控制与营养管理处李光琳，黑龙江省大庆市副市长付淑兰，中国医学科学院肿瘤医院/肿瘤研究所院所长、中国癌症基金会副理事长兼秘书长赵平教授，卫生部癌症早诊早治项目专家委员会主任委员兼食管癌专家组组长董志伟教授、副主任委员兼子宫颈癌专家组组长乔友林教授、副主任委员兼大肠癌专家组组长张苏展教授、肝癌专家组组长钱耕荪教授、鼻咽癌专家组组长唐步坚教授，以及有关癌种专家组副组长王贵齐（食管癌）、张立玮（食管癌）、周琦（子宫颈癌）、袁媛（胃癌）、柳青（鼻咽癌）教授，子宫颈癌部分大区负责专家魏丽惠（华北区）、玛依努尔（西北区）、刘继红（华南区）、程晓东（华东区）、段仙芝（代表李联昆，东北区）、李凌（代表李隆玉，华中区）教授，专家委员会秘书和基金会项目部工作人员等参加了会议。

8月13日，由乔友林教授主持，召开了预备会议——子宫颈癌专家组工作会，各大区负责人就所辖区各项目点的2009年项目工作计划执行情况，项目的组织管理，经费落实及使用，存在问题和建议等方面分别进行了汇报。汇报结束后与会专家就工作中出现的一些问题进行了讨论和协商，并提出了解决问题的建议和对策。

8月14日，由董志伟教授主持，召开了各癌种早诊早治项目中期汇报会议。在开幕式上，王国才副厅长和付淑兰副市长分别介绍了黑龙江省和大庆市社会发展的大好局面，与会代表深受鼓舞。彭玉理事长再次强调了早诊早治项目的意义，对专家们在项目管理和技术培训方面所做的工作表示肯定和感谢。

乔友林、王贵齐、张苏展、钱耕荪、柳青、张联（代表游伟程）教授分别汇报了2009年子宫颈癌、食管癌、结直肠癌、肝癌、鼻咽癌及胃癌早诊早治项目工作进展情况。与会领导与专家就项目开展情况、存在的问题及改进措施等进行了热烈讨论并达成共识。最后，董志伟教授对本次会议进行了总结，重申了该项目的性质与作用，阐明了近期评价项目的主要指标，强调了项目的随访及筛查出病人应及时治疗，并指明了项目下一步发展方向。

本次会议为项目继续顺利实施提供了经验和保证。

（稿源：中国癌症基金会网站）

2009年卫生部癌症早诊早治项目年终汇报暨专家委员会组长会议在昆明召开

受卫生部疾病预防控制局委托，中国癌症基金会于2009年12月4～5日在云南省昆明市召开了“2009年卫生部癌症早诊早治项目年终汇报会”，旨在总结项目完成情况，讨论和解决工作中出现的问题。本次会议的范围涉及中国癌症基金会作为技术支持单位的子宫颈癌、食管癌、大肠癌、肝癌、鼻咽癌及胃癌等6种癌症的早诊早治项目点62个。出席会议的领导有：中国癌症基金会理事长、卫生部原副部长彭玉，卫生部疾病预防控制局副局长孔灵芝，云南省卫生厅副厅长付新安，卫生部癌症早诊早治项目专家委员会主任委员兼食管癌专家组组长董志伟教授，云南省卫生厅疾病预防控制处副处长李玉勤，云南省肿瘤医院院长隋军及副院长汤学良，以及中国医学科学院肿瘤研究所副院所长王明荣等同志。出席会议的专家有：卫生部癌症早诊早治项目专家委员会副主任委员兼子宫颈癌专家组组长乔友林教授、专家委员会顾问郑树教授、肝癌专家组组长钱耕荪教授、鼻咽癌专家组组长唐步坚教授，以及有关癌种专家组副组长王贵齐（食管癌）、张立玮（食管癌）、袁媛（胃癌）、柳青（鼻咽癌）、万德森（大肠癌）、陈建国（肝癌）教授，子宫颈癌各大区负责专家玛依努尔、刘继红、程晓东、段仙芝、李隆玉教授。专家委员会秘书和基金会项目部工作人员等参加了会议。

12月4日，由乔友林教授主持，召开了子宫颈癌专家组工作会议，各大区负责专家就所辖区各项目点（共计 43 个）2009 年工作计划完成情况、组织管理、培训与督导、经费落实及使用、存在的困难和问题、项目开展的体会和建议等方面分别进行了汇报。汇报结束后与会专家就项目开展中遇到的问题进行了讨论，并提出了解决问题的建议。

12 月 5 日，召开了癌症早诊早治项目年终汇报会议。董志伟教授主持开幕式，彭玉理事长首先对专家们在项目管理和技术培训方面所做的工作表示肯定和感谢，阐明该项目是落实卫生部《中国癌症预防与控制规划纲要》（2004-2010 年）的具体体现，并希望在项目开展过程中转变思想和工作机制，与农村基层卫生建设相结合，重视培训，建立长效机制。随后，付新安副厅长在发言中介绍了云南省人文、地理及社会发展情况，以及在肿瘤防治方面取得成绩和下一步工作目标。孔灵芝副局长则回顾了项目开展三年来在癌症早诊早治队伍建设、观念形成、对当地工作推动以及政策开发等方面取得的成绩，并给予了高度评价。

在乔友林和唐步坚教授主持下，乔友林、王贵齐、袁媛、郑树、钱耕荪、柳青等教授分别汇报了 2009 年子宫颈癌、食管癌、胃癌、大肠癌、肝癌、鼻咽癌早诊早治项目工作情况，内容包括组织管理、筛查任务、诊断治疗、经费落实、存在问题及建议等。

由董志伟教授主持，王贵齐、张立玮、乔友林教授以及 5 种癌（食管、胃、大肠、肝与鼻咽）相关专家分别就提高治疗率，加强技术培训，简化食管癌/贲门癌技术方案和评估办法，以及 5 种癌的筛查随访方案进行了报告。最后，董志伟教授进行了总结发言。

会后，基金会有关领导和部分专家前往云南省腾冲县和顺镇卫生院进行调研。领导和专家一行在参观了卫生院后，专门与卫生院的有关医务人员进行了座谈，详细询问卫生院的人员、规模、收入情况，以及当地医疗卫生状况，特别是当地肿瘤的发病死亡、诊断治疗及预防等情况。调研结束后，专家们表示愿在自身能力范围内为他们提供帮助。

（稿源：中国癌症基金会网站）

2009 年卫生部癌症早诊早治项目食管癌内镜与病理诊断培训班在北京举办

受卫生部疾病预防控制局委托，由中国癌症基金会主办，卫生部癌症早诊早治项目专家委员会食管癌项目专家组、中国癌症基金会消化道肿瘤防治专项基金承办的“2009 年食管癌内镜与病理诊断培训班”于 2009 年 11 月 27 ~ 29 日在北京举办。本次培训班目的在于提高各项目承担单位内镜检查和病理诊断技术水平。中国癌症基金会理事长、卫生部原副部长彭玉，卫生部疾病预防控制局副局长孔灵芝、疾病预防控制局慢性病预防控制与营养管理处李光琳，中国癌症基金会副理事长兼秘书长、中国医学科学院肿瘤医院/肿瘤研究所院所长赵平教授，卫生部癌症早诊早治项目专家委员会主任委员董志伟教授，食管癌早诊早治项目专家组副组长王贵齐、张立玮教授，专家组成员吕宁、曹秀峰、王全红教授，以及顾问王国清教授出席培训班。来自食管癌早诊早治项目 11 个承担单位、淮河流域癌症早诊早治 2 个项目点，以及部分省级技术支持单位的 54 名内镜和病理医师参加了培训班。

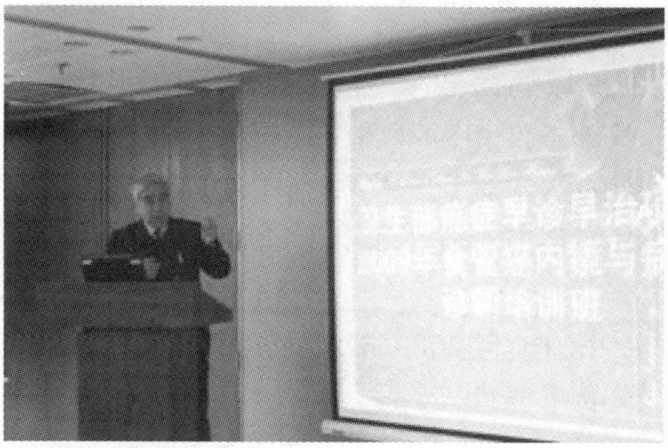

本次培训，各单位做了认真的准备，录制了内镜操作准备、活检以及标本处理的过程，培训采用内镜检查介绍和录像解读以及内镜与病理图片联合解读方式进行。首先，各项目点指派一名内镜医师进行内镜检查基本情况汇报，在汇报同时播放项目点事先录制好的内镜检查录像。随后，专家随机抽取2~3例筛查病例，请内镜与病理医师共同解读内镜检查和病理诊断情况，内镜医师简要介绍患者年龄、性别、内镜检查时的情况、病变的部位（染色前情况、染色后情况）、内镜下活检的情况、检查时内镜下的诊断和诊断依据。在内镜医师讲解完内镜情况后，由病理医师通过多头镜现场阅片，介绍病理的诊断、诊断依据，病理诊断的标准。最后，由内镜与病理专家分别就内镜检查、诊断、病理制片及病理诊断等问题进行点评。对于可疑病例，专家和与会代表进行了热烈讨论。

交流汇报结束后，大家参观了中国医学科学院肿瘤医院病理科和内镜科，现场观摩了内镜科的内镜检查、诊断的病例演示，邀请病理科吕宁教授和谢永强教授分别做了题为“食管及贲门癌诊断标准”和“内镜活检标本的制作规范”的报告，内镜室贺舜博士对“普通胃镜检查操作规范”和“标准内镜检查流程”进行了讲解，河南省林州市肿瘤医院郝长青主任就“如何提高早期食管癌、贲门癌内镜检出率”进行了经验介绍。

通过此次培训，针对困扰基层的具体业务问题，提高了基层专业技术人员食管癌/贲门癌的检查和诊断水平，此种培训方式得到了与会代表的一致好评。

（稿源：中国癌症基金会网站）

淮河流域癌症早诊早治项目现场工作总结会召开

2009年3月2~3日，卫生部疾病预防控制局及全国肿瘤防治研究办公室在安徽省宿州市召开了由肿瘤防治研究办公室牵头的“2008年度淮河流域癌症早诊早治项目现场工作总结会”。参加会议的有卫生部疾病预防控制局慢性病预防控制与营养管理处雷正龙处长、李光琳同志，安徽省卫生厅疾病预防控制局韩永忠副局长，中国医学科学院肿瘤医院/肿瘤研究所赵平院所长、董碧莎书记，宿州市卫生局杨立谨局长，江苏、安徽、山东、河南四省项目负责人，区县项目负责人及中国医学科学院肿瘤医院有关专家等共计70余人。

开幕式上，赵平院所长作为项目技术依托单位的负责人在讲话中充分肯定了全体项目工作人员的艰辛劳动，强调要明确工作的重点，既要技术可行，又要经济合理，要不断提高基层医务人员的诊治水平，切合实际，以人为本，让更多的老百姓真正受益。雷正龙处长指出，2008 年是项目的第一年，要充分总结经验，深入的探索和研究，要结合肿瘤登记、健康教育一起来抓，真正做到早期发现、早期诊断、早期治疗。

全国肿瘤防治研究办公室副主任陈万青对淮河流域癌症早诊早治项目 2008 年工作进行了总结。四省六县（区）均为经济欠发达地区，基础条件相对薄弱，在时间紧、任务重的情况下，全部按时完成了任务。各组对工作中遇到的技术难点和实施当中的问题进行了讨论和交流，中国医学科学院肿瘤医院参会的专家对各环节存在的共性问题进行了解释，并提出了新的要求。

最后，陈万青副主任部署了淮河流域癌症早诊早治项目 2009 年主要工作。雷正龙处长和董碧莎书记在总结发言中都再次强调了该项工作的重要性及深远意义，并感谢参与该项工作的所有同志的辛勤付出，希望在 2009 年的工作中把好各个环节的技术关。

（全国肿瘤防治研究办公室　皇甫小梅）

中国肿瘤学术期刊 2009 年学术会议在南昌召开

由全国肿瘤学期刊研究会举办的中国肿瘤学期刊 2009 年学术会议，于 2009 年 5 月 7 日 ~11 日在江西省南昌市召开。原全国肿瘤学期刊研究会理事长舒味冰教授致开幕词；江西省肿瘤医院院长、《实用癌症杂志》主编雷良华教授参加会议并致欢迎词。中国癌症基金会余瑶琴副秘书长到会祝贺并作重要讲话；原中国癌症基金会理事长、全国肿瘤学期刊研究会名誉顾问李保荣教授参加会议并讲话；全国肿瘤学期刊研究会名誉理事长彭明教授参加会议并讲话；有 25 个肿瘤学期刊编辑部和相关单位共 62 位代表参加了这次会议。

本次学术会议收到学术交流论文共 1 0 篇，原中国癌症基金会全国肿瘤学期刊研究会理事长舒味冰教授作了《中国癌症基金会全国肿瘤学期刊研究会历史回顾》的报告，原中国科技期刊编辑学会肿瘤学会主任委员谭颖波教授作了《总结过去，谋划未来，继续前进》的报告，参会代表刘亚民、王书亚、刘谦、雷通海等分别在会上作了学术交流，与会人员分别就会上交流内容进行了热烈的讨论和互动。

在本次学术会议期间，还进行了中国癌症基金会全国肿瘤学期刊研究会和中国科技期刊编辑学会肿瘤学分会的换届改选。

中国癌症基金会全国肿瘤学期刊研究会新当选的第五届委员是：雷良华、刘亚民、谭颖波、钟均行、雷通海、柏敏霜、吴一迁、梁小波、徐林仙、林英姬、左文述、秦娟、王新春、王书亚、凌启柏、刘谦、陈忠平、林万隆、华海清、贺文、黄东阳、贾力涛、朱晓丽、夏庆民、陈大坤、李树业。第五届委员会第一次会议选举了雷良华、刘亚民、谭颖波、钟均行、雷通海、柏敏霜、吴一迁、梁小波、徐林仙、林英姬、左文述、秦娟、王新春为常委。江西省肿瘤医院院长、《实用癌症杂志》主编雷良华教授为主任委员；山东省医药卫生科技信息研究所所长、《国际肿瘤学》杂志主编刘亚民研究员，《中华肿瘤杂志》编辑部主任谭颖波编审和《癌症》杂志编辑部主任钟均行副编审为副主任委员；《实用癌症杂志》编辑部主任、常务副主编、王新春副编审为秘书长。聘请舒味冰教授为名誉主任委员，聘请李保荣教授、彭明教授为名誉顾问。

中国科技期刊编辑学会肿瘤专业委员会新当选的第三届委员是：刘亚民、王书亚、王新春、左文述、凌启柏、华海清、贺文、李旭清、贾力涛、朱晓丽、陈大坤、张菊、吴一迁、徐林仙、林英姬、夏庆民、张红志、秦娟。第三届委员会第一次会议选举刘亚民为主任委员，王书亚、王新春为副主任委员。聘请谭颖波教授为名誉主任委员，聘请李保荣教授、彭明教授为名誉顾问。

（稿源：中国癌症基金会网站）

第十九届全国肿瘤医院管理学术研讨会隆重召开

由中国医院协会肿瘤医院管理分会和全国肿瘤防治研究办公室主办，湖北省肿瘤医院和新疆维吾尔自治区肿瘤医院承办的第十九届全国肿瘤医院管理学术研讨会于2009年10月28日至11月1日在美丽的江城湖北省武汉市隆重召开。来自全国28个省、自治区、直辖市肿瘤防治机构的管理高层的代表共计183人参加了此次会议，其中包括59家医院的41位院长、28位副院长和17位党委书记、副书记。

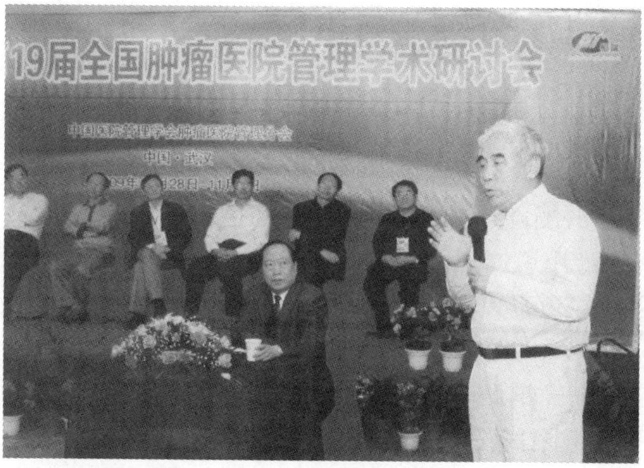

这次会议的主题是：“新医改形势下肿瘤专科医院的改革与发展”。会议内容涉及医院和谐建设、医疗管理、肿瘤防治研究、文化建设、信息化建设、分配奖励机制等方面。与会代表围绕主题展开了广泛交流和深入探讨。

开幕式由中国医学科学院肿瘤医院院长、中国医院协会肿瘤医院管理分会主任委员赵平主持。湖北省肿瘤医院陈焕朝院长代表承办方在开幕式上致欢迎词，并预祝大会取得圆满成功。

卫生部医政司焦雅辉处长代表王羽司长、湖北省卫生厅姚云副厅长、新疆肿瘤医院白靖平书记出席开幕式并致辞。姚云副厅长提出：面对日益攀升的肿瘤发病率和病死率，我们每一个人都深感防癌抗癌的责任重大，任务艰巨。我们必须加大防癌抗癌知识的宣传，提高全民的防癌抗癌意识，集中优势，在防癌上下足功夫，制定符合我国国情的长期癌症防控策略，切实抓好癌症早诊早治工作。焦雅辉处长强调：要彻底根除癌症，我们还有很长的路要走，这需要全国各地的肿瘤医院管理工作者进一步团结合作，努力奋斗，坚持以人为本，坚持改革创新，坚持科学管理，大力加强人才培养，加强学科建设，不断规范和创新癌症诊疗方法，更好地促进肿瘤卫生事业的科学发展。

大会分别邀请卫生部医疗服务监管司运行处胡翔同志作了“推进公立医院改革试点工作的思路与措施”，上海复旦大学附属中山医院王玉琦院长作了“医务人员待遇之我见”，中国医学科学院肿瘤医院赵平院长作了“中国医改任重道远”的专题报告。参会代表结合本院实际提出了许多有益建议并进行了深入讨论。

在论坛互动活动中，分别由中国医学科学院肿瘤医院董碧莎书记作了“医院信息建设改造中的几个问题”，河南省肿瘤医院王成增书记作了“公立医院在新医改中面临的机遇与挑战”主题发言。来自全国十几家肿瘤医院的负责人就主题发言结合本单位实际进行了广泛、充分、细致的交流与探讨。大家踊跃发言，气氛友好热烈，大家切身感受到在中国医院协会的领导下，各医院之间像兄弟般一样那种知无不言、言无不尽、互帮互让的情谊和关爱。

会议期间组织参观了湖北省肿瘤医院，还举行了“万乐杯”中国肿瘤医学界摄影作品展览、评选与颁奖，作品真实反映了我国肿瘤防治事业取得的成就，展示了祖国的大好山河。湖南省肿瘤医院通过竞办获得了明年的第二十届全国肿瘤医院管理学术研讨会的承办权。大会在意犹未尽、相约明年再见的友好气氛中闭幕。

（综合：全国肿瘤防治研究办公室孙杰、湖北省肿瘤医院网站、中国医院协会网站的会议报道）

全国肿瘤随访登记项目启动暨技术培训会议总结

为安排部署2008年度中央转移补助地方肿瘤随访登记项目工作，卫生部疾病预防控制局于2009年3月24～27日在江苏省南京市召开了“全国肿瘤随访登记项目启动暨技术培训会议”。全国31个省（区、市）的项目省级负责人、79个肿瘤登记处的技术负责人和登记工作人员共170余人参加了会议。

卫生部疾病预防控制局慢性病预防控制与营养管理处雷正龙处长、中国医学科学院肿瘤医院院长暨全国肿瘤登记中心主任赵平、副主任陈万青，江苏省卫生厅疾病预防控制处处长吴红辉、江苏省疾病预防控制中心汪华主任等领导同志出席了开幕式。雷正龙处长介绍了全国肿瘤随访登记项目的背景、意义和目标，并提出对项目的要求。赵平院长对卫生部给予肿瘤登记工作的支持表示感谢，全国肿瘤登记中心将一如既往做好全国的肿瘤登记工作。

这次培训会介绍了2009年肿瘤登记项目实施方案并进行了肿瘤登记技术培训。在培训课程结束后进行了考核，内容包括所有课程的基本知识。考核结果为：最高99分，最低70分，平均89.4分。所有学员均顺利通过。为及时掌握课程安排的合理性，以使下次培训班更符合学员的需求，组织者还对参加培训的人员进行了培训满意度调查。最后，全国肿瘤防治研究办公室陈万青副主任通报了培训结果，并对项目做出具体部署，要求按照项目实施方案，启动并开展本地区的肿瘤登记工作。

（全国肿瘤防治研究办公室　邹小农）

第三届全国肿瘤规范化标准化诊治学术研讨会召开

2009年5月28~31日，由中国医学科学院肿瘤医院和中国医师协会主办，人民卫生出版社、《中华医学杂志》社、《中华肿瘤杂志》社、《中华普外科杂志》社协办，山东大学齐鲁医院、《腹腔镜》杂志社、《临床实用外科杂志》社承办的第三届全国肿瘤规范化标准化诊治学术研讨会在山东省济南市南郊宾馆举行。

卫生部医疗服务监管司张宗久司长、中国医学科学院肿瘤医院赵平院长、山东大学娄红祥副校长、山东省卫生厅刘奇副厅长、哈尔滨医科大学姜洪池校长、山东省肿瘤医院于金明院长、齐鲁医院陈晓阳副书记、山东省医学会刘岩副会长兼秘书长等领导同志出席了大会。意大利比萨大学副校长Miccoli教授应邀参加了大会。

孙燕、姜洪池、钟守先、石远凯、唐平章、冷希圣、余子豪、李晔雄、孙克林、王绿化、张保宁、王成锋、孙靖中、胡三元、戴勇、刘颖彬等专家、学者参加了大会。参会的代表来自北京、上海、陕西、广东、海南、黑龙江、浙江等18个省市，涵盖外科、内科、放疗科等专业的400余名同仁，涉及肿瘤诊断和治疗的方方面面。

大会结合目前我国医改的大趋势，本着让政府满意、让人民放心的宗旨，对我国常见肿瘤食管癌、肺癌、乳腺癌、结直肠癌、胃癌、甲状腺癌、原发性肝癌、胰腺癌，以及胃肠道肿瘤的腹腔镜治疗等问题进行了热烈的讨论。是一届务实、求真、成功的大会。

中央电视台第一频道和新闻频道于2009年5月31日联合对本次大会的成功举行给予了关注和报道。

（中国医学科学院肿瘤医院腹部外科　孙跃民　张建伟）

全国第一届肿瘤麻醉论坛在京召开

三月的北京，春意盎然，由中国医学科学院肿瘤医院麻醉科承办的“全国第一届肿瘤麻醉论坛”于2009年3月20~23日在北京隆重召开。

本次论坛由中国医学科学院肿瘤医院麻醉科孙莉主任倡导并主持，得到了全国各省市级肿瘤专科医院麻醉科的积极响应，来自全国各地的几十家肿瘤专科医院及本市各大医院的麻醉科医生300余人参加了本次会议。这是新中国成立以来第一次肿瘤麻醉与镇痛专业的全国性学术交流活动。

会议讲座精彩纷呈，会场气氛极其热烈。主要就目前我国肿瘤麻醉的现状、临床肿瘤麻醉、癌痛治疗及肿瘤麻醉学科管理等若干问题进行了深入的研讨，代表们还进行了异常热烈的讨论，大家各抒己见、受益匪浅。除了专题讲座和讨论，代表们还到中国医学科学院肿瘤医院手术室和麻醉科进行了两天的临床观摩学习，进行现场交流和讨论，热烈的气氛让人流连忘返。本次会议学术气氛浓厚，通过参会代表们对临床工作经验的交流，对工作中遇到问题的讨论以及各麻醉科主任、专家们的学术研讨，为全国的肿瘤麻醉医生提供了一个良好的学术交流的平台，也为肿瘤麻醉事业的进一步发展明确了方向。经过四天的会议，代表们对我国肿瘤麻醉事业的发展充满了信心和期待。并一致表示：希望今后能够继续举办此类会议，以提供更多的交流机会并不断提高我国肿瘤麻醉与镇痛学术的整体水平。

（中国医学科学院肿瘤医院麻醉科　承耀中　刘晓艳）

第二届全球乳腺癌及淋巴瘤学术研讨会在津隆重召开

2009 年 5 月 7 日 ~8 日，“第二届全球乳腺癌及淋巴瘤学术研讨会”在天津医科大学附属肿瘤医院召开。会议由欧洲肿瘤学院（ESO）主办，中国抗癌协会协办，天津医科大学附属肿瘤医院承办，是欧洲肿瘤学院继 2008 年在印度孟买成功举办以白血病为主题的国际研讨会之后首次在中国举办具有国际水平的盛会，是欧洲肿瘤学院与中国肿瘤界的第一次合作。

此次大会吸引了 300 余名国内外专家学者参会。中国抗癌协会理事长郝希山院士致开幕辞，秘书长张广超教授出席了大会。美国得克萨斯大学 M. D. 安德森癌症中心 F. Symmans 教授、意大利国立肿瘤治疗研究所 L. Gianni 教授、斯洛文尼亚肿瘤研究所 J. Zgajnar 教授、法国古斯塔夫鲁西研究所 H. Marsiglia 教授、英国圣玛丽医学院 T. A. Lister 教授、美国哥伦比亚大学赫博 · 艾文综合癌症中心 R. Dalla Favera 教授、荷兰伊拉兹马斯大学医学中心 B. Lowenberg 教授，以及上海复旦大学乳腺肿瘤研究所邵志敏教授，中国医学科学院中国协和医科大学肿瘤研究所肿瘤医院余子豪教授，天津医科大学附属肿瘤医院顾林教授、任秀宝教授、王华庆教授等国内外著名肿瘤专家出席大会并作精彩报告。中国抗癌协会副秘书长王瑛教授致大会闭幕词。

欧洲肿瘤学院在国际癌症教育领域久负盛誉，该学院成立于 1982 年，多年来一直致力于医务人员的教育培训。每年都在世界各地举办高水平的培训班及国际研讨会，提高各国专业医务人员治疗癌症的水平，从而为癌症患者提供先进的诊疗服务。

此次会议学术气氛浓厚，学者反响热烈，为中国与欧洲的学术界的专家创造了合作的平台，得到了广泛好评。

（稿源：中国抗癌协会 2009-05-13）

第十届全国乳腺癌会议暨第四届上海国际乳腺癌论坛会议纪要

由中国抗癌协会乳腺癌专业委员会和复旦大学附属肿瘤医院主办的第十届全国乳腺癌会议暨第四届上海国际乳腺癌论坛于2009年9月24~27日在美丽的上海松江世茂佘山艾美酒店顺利召开并圆满结束。这场一年一度的乳腺癌会议已经成为国内该领域规模最大的学术盛会，吸引了来自全国各地的1200多名教授、医师参加。

这次会议汇聚了国内外知名的乳腺病内外科以及基础研究的专家学者，是目前国内乳腺癌诊治领域规模最大、最具影响力的学术会议，体现了国际医学界对近年来中国医疗学术水平迅速提高的积极肯定。为更好地追踪当前世界乳腺癌诊治的前沿动态，全面准确地反映当前乳腺癌领域的新观念、新进展和新讯息。本次大会为国内学者提供了学术交流平台，分享科研成果和交流实践经验，还邀请到了数位乳腺癌诊疗领域的国际知名专家做精彩的专题报告，如美国德州贝勒医学院的华裔医学专家Jenny C Chang教授、英国弗农山医院肿瘤中心David Miles、美国M. D. Anderson癌症中心乳腺影像科主任Wei Tse Yang、美国华盛顿大学肿瘤外科Benjamin O Anderson教授、德国基尔大学妇科临床中心首席内科专家Walter Jonat教授和美国阿肯色州立大学医学院Steven E Harms教授。此外还邀请了中国大陆和港、台地区乳腺癌诊治领域的著名学者，如广州中山大学第二附属医院宋尔卫教授、香港大学外科学系乳腺外科主任Ava Kwong、台湾乳房医学会理事长陳训徹、台湾高雄医科大学医院外科教授侯明鋒。海内外的专家学者济济一堂，共同交流和分享最新的临床研究成果，探讨乳腺癌诊治领域的学术难题。

会议开幕式由中国抗癌协会乳腺癌专业委员会主任委员、复旦大学附属肿瘤医院乳腺外科邵志敏教授主持，复旦大学校长杨玉良、上海市卫生局局长徐建光以及复旦大学附属肿瘤医院院长蒋国梁教授分别致开幕词。

大会的第一个主题是日趋得到国内医学界关注的乳腺癌靶向治疗，它被认为是未来乳腺癌治疗新的希望。乳腺癌中有一类肿瘤组织中会高表达一种Her-2蛋白，此类肿瘤的预后较差，如何规范这类肿瘤的治疗是当前亟待解决的问题。因此，会上由中国人民解放军307医院江泽飞教授代表中国抗癌协会乳腺癌专业委员会对新出炉的“中国抗癌协会Her-2阳性乳腺癌诊疗的专家共识”作了详细解读，其中指出抗Her-2蛋白的靶向抗体Herceptin是治疗这类乳腺癌的首选药物。而特邀讲演者Jenny C Chang教授则重点和我们探讨了Herceptin治疗失败的机理及失败后的治疗选择，指出了一种新近研制并正在进行临床试验的小分子靶向治疗药物Lappatinib有望解决这一难题。肿瘤在人体内生长蔓延需要血供滋养，把治疗靶点放在肿瘤新生血管上是多年来肿瘤基础研究的热点，肿瘤内科专家David Miles教授目前担任抗血管生成靶向治疗药物贝伐单抗相关临床试验的主要研究者，他的大会报告“贝伐单抗在转移性乳腺癌中的应用”得到了与会者广泛关注，而报告中所传达出的信息是将抗新生血管生成的靶向治疗应用于临床已经进入冲刺阶段，未来更多病人将看到治愈的希望。

第一天下午的会议是外科专场，先是举行庆祝我国著名乳腺外科专家李树玲教授 90 岁大寿的仪式，李老由于年事已高不能亲临会场，但是通过视频，他老人家送来了对本次会议的关注和对大家诚挚的问候。目前乳腺癌外科领域已经从以往盲目求大，而变为目前的更为人性化的改良的治疗手段。肿瘤外科学家 Benjamin Anderson 的“乳腺肿瘤—整形外科学”的报告给在场所有人以耳目一新的感觉。保乳手术再配以精巧切口设计和整形技术，使得乳腺癌手术后不再给人以满目疮痍的感觉。而天津肿瘤医院乳腺病理科主任付丽的报告则给在场所有外科医生上了一堂生动的乳腺癌病理诊断课，让大家充分了解了现代乳腺病理诊断新技术和新动向。“乳腺癌前哨淋巴结活检是可以替代腋窝清扫的”，山东省肿瘤医院乳腺外科主任王永胜教授带领 CBCSG001 试验的其他负责人一道与大家共同分享这项迄今为止我国最早、也是最大的一项有关前哨淋巴结活检的结果，并就如何诊断和处理前哨淋巴结微转移问题与现场听众互动讨论。随着早期诊断水平的提高，越来越多的乳腺原位癌被发现，而其中半数在诊断时伴有微小浸润，而它究竟应当按照原位癌来处理还是应当按照浸润性癌来处理呢？复旦大学附属肿瘤医院乳腺外科陆劲松教授提出了以上命题，而针对治疗不足和治疗过度，现场的专家展开了激烈的争论，讨论结果虽然争议很大，但需要开展一项临床试验来解决这一问题则是在场专家的共识。

9 月 26 日上午，大中华区乳腺癌专家论坛拉开了第二天会议的帷幕。首先由复旦大学附属肿瘤医院乳腺外科主任邵志敏教授作“中国乳腺癌辅助治疗现状调查”的报告。通过该调查报告，反应出了我国在乳腺癌辅助治疗方面已经和国际接轨，但仍然存在一些问题有待今后改进。随后，由来自大陆和港、台地区的多名专家报告了各自研究领域的新进展。内容涵盖了乳腺癌的遗传学标志物筛查、乳腺外科治疗在局部区域复发中的应用价值、乳腺癌基因多态性的研究以及 MircoRNA 调节乳腺癌起源细胞的干细胞特性。这些体现我们中国人智慧的原创性研究得到了国际学术界的广泛认可，有的成果还在知名的《Science》和《Nature》杂志上发表过。第二天的大会投稿论文报告也是精彩纷呈，而通过大会组织者巧妙的编排，使这些报告的内容与结果相互呼应，充分体现了我国医学界年轻一代的科研热情和探索精神。本次大会共收到投稿 200 多篇，无论从数量、还是质量上都较历届有所提高，其中有 20 篇被选为大会发言。

9 月 26 日下午讨论的议题是“局部晚期乳腺癌新辅助治疗”，讨论的主持人是来自上海瑞金医院乳腺中心的沈坤炜教授，这已经是他第三次在全国乳腺癌大会上主持类似的专题讨论了，但对于这个传统的议题，他仍然充满了激情。虽然相同的题目，但相比以前单纯凭个人经验的讨论，这次的讨论更有证可依，因为从大会投稿的报告中我们已经看到国内许多单位已经开始了相关的临床试验，并获得了初步的结果。而这是一个台上台下互动更为活跃的讨论，而大家对临床研究设计的讨论也是本届会议的新看点。

会议的最后一天，Walter Jonat 教授和复旦大学附属肿瘤医院终身教授沈镇宙教授分别就“年轻性乳腺癌”和“老年性乳腺癌”两个主题进行了精彩的演讲，随后，就两个颇具争议的病例，分别进行了讨论。年轻患者的保乳问题、生育问题以及老年患者化疗的问题是讨论的重点。专家主持的幽默点评、台上专家的犀利言辞和激烈争辩，以及台下听众的互动交流以及阵阵掌声，给整场会议带来了严肃又不失轻松的热烈氛围。会议在一片充满学术气息的讨论声中逐渐步入尾声。此外，中国抗癌协会乳腺癌专业委员会也在本届会议上进行了换届投票选举。闭幕式上，邵志敏教授宣读了新一届（第6届）中国抗癌协会乳腺癌专业委员会常委的名单以及此次会议的优秀论文获得者名单。

这次会议充分体现了科学、创新与和谐，为国内学者介绍了国际最前沿的乳腺癌诊治和研究动态，同时也为其提供展示各自工作成绩、拓展研究合作的平台。参加本次会议的除了医药卫生和科研工作者外，还有来自各大新闻传媒的记者，还有病人及其家属，因此它不仅是一堂规模宏大而且生动的医学继续教育课，又是一次向全社会宣传和推广乳腺癌科普教育的活动。获得新一届连任的中国抗癌协会乳腺癌专业委员会主任委员邵志敏教授介绍，新一届委员会成立后，我们将继续主办这样的会议，而且要越办越好，越办越热闹，使之成为我国乳腺癌诊治和研究领域的一个世博会！

（稿源：中国抗癌协会乳腺癌专业委员会）

第十届全国乳腺癌规范治疗及新进展学习班

由中国医学科学院肿瘤医院/肿瘤研究所乳腺疾病诊治中心主办，中华医学会肿瘤学分会乳腺癌学组、全国肿瘤防治研究办公室、《中华肿瘤杂志》编辑部、中国女医师协会、好医生网站协办的“第十届全国乳腺癌规范化治疗及新进展学习班”于2009年8月13日～16日在北京市朝阳区广渠门路百环和一大酒店举办。大会名誉主席为孙燕院士，执行主席由张保宁、李波担任。来自全国各地的100余名学员参加了本届学习班，中国医学科学院肿瘤医院赫捷副院长出席了学习班开班仪式并讲话。

本届学习班邀请了10余名国内著名的乳腺癌诊断与治疗领域的专家参加授课，系统讲授了乳腺癌在国内外的发病概况；乳腺癌的早期诊断（影像学诊断、细胞病理学诊断、同位素检查）及乳腺癌的筛查；乳头溢液的乳管镜检查；微小肿瘤的定向辅助活检；乳腺癌的综合治疗（外科治疗、内科治疗、放射治疗、内分泌治疗、靶向治疗、乳房的修复重建等）方面的规范化治疗和国内最新治疗进展，以及欧美、澳大利亚、日本等国家的研究进展。与会专家张保宁、徐兵河、李晔雄、宋三泰、张斌、江泽飞、王翔等做了精彩发言。

会议为全国广大乳腺癌诊疗研究者提供了良好的学习与交流的平台。通过全面、系统、规范的专题培训与研讨，有助于临床医师迅速更新专业知识，了解最新动态，提高乳腺癌诊治的整体水平。学员们普遍反映这届学习班讲授的内容丰富，实用性强，对他们今后的临床工作有很大的帮助。

全国乳腺癌规范化治疗与技术进展继续教育学习班已经成功举办了九届，不断改进与成熟，现已经成为国内规模较大、颇具影响力的乳腺癌诊治领域的重要学术交流平台；参会人员遍布全国各个省（区、市），对提高基层医院乳腺癌的诊断和治疗水平、促进乳腺癌的诊疗及新技术的开展、提高我国的乳腺癌整体诊治水平做出了贡献。

（综合：中国医学科学院肿瘤医院腹部外科陈国际、好医生网站、首席医学会议频道等的报道，本刊编辑部整理）

乳腺 X 线摄影系统质量控制高峰论坛在北京举行

由中华医学会放射学分会乳腺学组、GE 医疗集团联合举办，中国医学科学院肿瘤医院影像诊断科承办的“乳腺 X 线摄影系统质量控制高峰论坛”于 2009 年 9 月 29 日在中国医学科学院肿瘤医院举行。来自中华医学会、国内外放射学界及北京市疾病预防控制中心的多位领导和专家出席了此次论坛。该论坛旨在探讨、关注、推动乳腺 X 线摄影系统质量控制工作的开展，提升医疗界对乳腺早期检查和诊断过程中所存在的潜在风险的认识，借此推动国内乳腺 X 线检测设备质量控制标准及管理机制的建立。

中华医学会放射学分会乳腺学组组长、中国医学科学院肿瘤医院影像诊断科主任周纯武教授主持会议并做重要发言，他指出：近年来，我国乳腺癌的发病率和死亡率均有上升的趋势，因此进行乳腺癌普查，早期防治乳腺癌已成为大家的共识，大力推广适龄妇女的乳腺 X 线摄影筛查才能够做到乳腺癌的“早检出，早治疗”。乳腺 X 线摄影作为一种被证实可有效筛查早期乳腺癌的方法，对图像质量和系统稳定性有非常高的要求，使用不当的乳腺检测设备不但不能准确地检出乳腺疾病，还可能因为 X 线剂量的过量使用而诱发乳腺疾病，因此相关设备的质量控制尤为重要。

目前我国和发达国家在质量安全方面存在一定的差距，国际上有许多成熟、先进的质量控制规范和制度可以供我们借鉴和吸收。在乳腺 X 线摄影系统质量控制方面，美国 FDA 制定的《乳房 X 线造影术质量标准法》（Mammography quality standards act，MQSA）规范就是一个非常严格和成熟的质量控制体系。

会议上来自全国各地的专家纷纷发言，介绍了在乳腺 X 线摄影质量控制方面的体会和经验。中华医学会放射学分会主任委员郭启勇院长指出：“乳腺摄影质量控制是‘早检出，早治疗’的基石。我们完全可以参照国际上有关乳腺 X 线摄影质量控制的先进规范，加以改造和吸收，结合我国的国情制定出我们自己的国家标准。”来自我国台湾省三军总医院的许居诚主任认为，人员资历、设备管理、摄像技术及诊断质量是乳腺 X 线摄影质量控制中不可或缺的四个方面，并以此为基础设计了相应的评分体系，对担任乳腺癌筛查工作的医院进行评估审核，得到了满意的效果。其他与会专家分别介绍了各自医院在日常乳腺 X 线筛查及机器维护、检测方面的经验；来自北京疾病预防控制中心及中华医学会医学工程分会的专家们则从中国乳腺 X 线摄影质量控制现状和立法的角度讨论了质量控制的必要性和可行性，并大力倡导将由美国 FDA 制定的、目前国际医疗界公认的最严格的乳腺摄影质量控制标准 MQSA 引入国内。

本次会议向南京东南大学中大医院、广东省人民医院、中国医学科学院肿瘤医院三家医院颁发了乳腺 X 线摄影质量控制示范医院证书及 GE 医疗 MQSA 检测报告书。

我们相信随着公众健康意识的提高、专家的呼吁、政府的推动和媒体的宣传，将会有越来越多的医院加入到MQSA标准的行列中来，为两癌普查、为妇女健康事业做出更大贡献！

（中国医学科学院肿瘤医院影像诊断科 王 勇 张 丽）

第19届国际外科、消化道和肿瘤科医师协会年会在北京圆满举办

2009年9月23日~26日，第19届国际外科、消化道和肿瘤科医师协会（IASGO）年会在北京国际会议中心成功举行。这是我国举办的第一个大型外科国际学术会议，也是IASGO协会自成立来首次在中国召开。来自70多个国家和地区的1000多名外国学者、百余名国内学者参加了会议。

IASGO是国际消化外科领域最权威的学术组织之一，其前身是1988年由希腊的N. Lygidakis和美国的Stazle（国际“肝脏移植之父”）等倡导并创立的国际外科俱乐部（International Surgical Club）。该协会的宗旨是医学知识的全球化，使每位医学专家都能获得同等的继续医学教育机会及最先进的医学知识，以造福人类。

本届年会历时3天，共设7个分会场，举办学术报告700余次，内容涉及肝、胆、胰腺和消化道疾病治疗的各个方面。包括肝转移癌、原发性肝癌、结直肠癌、食管和胃的恶性肿瘤、胆道疾病、胰腺炎和胰腺癌等外科治疗的新观念、新技术；肝脏移植的新进展；更有大量胃肠、肝脏、胰腺的腹腔镜手术和机器人手术演示；以及针对热点、难点问题的病例讨论。肝、胆、胰腺及消化道外科领域的知名学者，如法国的H. Bismuth、J. Belghiti、D. Jaeck和P. Bachellier，希腊的N. Lygidakis，日本的M. Makuuchi、A. Nakao和M. Miyazaki，德国的D. Henne-Bruns，韩国的NJ Lee，以及我国的彭淑牖教授、香港的范尚达等悉数到场，并发表了精彩演讲。

会议展示了当前肝、胆、胰腺和消化道外科领域的最高水平。北京肿瘤医院季加孚、顾晋和郝纯毅三位教授分别就胃癌、大肠癌及结直肠癌肝转移的外科治疗进展及医院的经验作了发言，郝纯毅教授还担任了两个分会场的主持人。

此次大会是2007年12月，由北京肿瘤医院季加孚和郝纯毅两位教授在希腊雅典代表中华外科协会，将中国北京介绍给IASGO。通过陈述答辩，从意大利城市米兰手中争得了大会的主办权，方促成这次IASGO的中国之行。

会议期间的换届选举全委会上，北京肿瘤医院郝纯毅教授被一致推选为协会副秘书长。

（综合：北京卫生信息网，北京肿瘤医院网站的会议报道，本刊编辑部整理）

2009 国际暨第十届全国头颈肿瘤大会在津召开

由中国抗癌协会头颈肿瘤外科专业委员会主办，天津医科大学附属肿瘤医院与香港中文大学共同承办的“2009 国际暨第十届全国头颈肿瘤大会”（2009 International & The 10th National Head & Neck Tumor Conference）于 2009 年 9 月 18 ~ 20 日在天津滨海新区万丽泰达会议展览中心隆重召开。大会主题为“功能性外科与疗效”，副题为“头颈部肿瘤综合治疗与基础研究”。会议口号为：“One field One heart”。

据介绍，随着头颈部肿瘤外科手术保留、修复、重建技术结合综合治疗的不断发展，一些头颈部肿瘤的患者不但可以去除肿瘤，更可以保留患病部位的功能。“功能性外科与疗效”将成为全球头颈部肿瘤医学追逐的焦点，头颈部肿瘤的治疗将更多的关注患者身心感受，使肿瘤对患者的社交生活和心理伤害程度减至最低。

中国抗癌协会理事长、天津医科大学附属肿瘤医院院长郝希山院士，上海交通大学附属第九人民医院邱蔚六院士，天津医科大学副校长姚智教授，著名肿瘤学专家、天津医科大学附属肿瘤医院李树玲教授等出席了开幕式并讲话。中国抗癌协会头颈外科委员会副主任委员兼秘书长、天津医科大学附属肿瘤医院副院长高明教授主持了会议，来自国内（包括港、澳及台湾地区）及美国、日本、欧洲、澳洲、非洲等国家的 500 余名该领域的专家学者、医护人员参加了此次大会。会议形式包括大会专题演讲、分会发言以及论文提交。

本届大会得到了全国肿瘤界头颈肿瘤领域各位专家、同仁的大力支持，共收 400 余篇学术论文；会议议题就头颈外科、耳鼻咽喉科、口腔颌面外科、头颈部肿瘤的放化疗、生物治疗、基础研究、流行病学研究及护理学研究等领域展开了广泛的交流，共同总结经验并探讨头颈肿瘤诊治新思路。

中国抗癌协会头颈外科委员会副主任委员兼秘书长、天津医科大学附属肿瘤医院副院长高明教授向采访大会的记者介绍：头颈部肿瘤包括颈部肿瘤、耳鼻咽喉科肿瘤以及口腔颌面部肿瘤三大部分。头颈部肿瘤作为全身肿瘤的一部分，恶性肿瘤比例较高，其原发部位和病理类型之多，居全身肿瘤之首。我国头颈部肿瘤的年发病率为 15. 22/10 万。头颈部肿瘤的发生率在人体肿瘤中占 5% ~7% ，虽然所占比例不高，但是头面部的各大器官掌管着人体的视觉、听觉、嗅觉、味觉和发声，以及保持身体平衡等功能，这些感官肿瘤的发生会直接影响到患者的日常的生活及心理状态。

高明教授介绍说，头颈部肿瘤的目前仍以外科治疗为主，由于头颈部重要器官比较集中，肿瘤种类繁多，解剖关系复杂，常常因根治性手术造成一个或多个器官的切除，严重影响患者的生命质量。因此，如何提高患者的生存质量成为衡量头颈部肿瘤治疗结果的重要指标。近几年，随着技术的不断发展，出现了在不影响根治的前提下，以保留功能手术为主的治疗手段。对于以往认为不可能切除的局部晚期肿瘤，由于采用根治性切除合并立即修复组织缺损的手术，不仅彻底切除肿瘤，扩大外科治疗的适应证，而且提高了患者的生存质量。为了进一步提高一些肿瘤的远期疗效，多采取外科、放射、内科、生物及分子靶向的综合治疗手段。多种治疗手段的应用，使得一部分患者的患病器官功能得以全部或部分保留，通过功能再造的患者也可以获得较高的生活质量，一改以往患上头颈部肿瘤就要切除器官，失掉功能的做法，使患者不再“谈癌色变”。

高明教授介绍说，头颈部肿瘤有其独特的致病因素。头颈部肿瘤的病因和生活环境及个体的饮食习惯、嗜好密切相关的，如甲状腺肿瘤在沿海和内陆缺碘地区发病率较高。另外，甲状腺肿瘤女性患者居多，有研究表明可能与女性激素有关；喉部肿瘤的发生与吸烟和空气污染有关；而口腔肿瘤的发病与不良饮食、口腔卫生有关。所以改变不良嗜好、饮食习惯，有些肿瘤是可以预防的。

高明教授提醒说，如有以下症状时，应及时到肿瘤专科医院就诊，以免延误病情：口腔溃疡超过两周不愈；口腔黏膜上有异常的白色（黏膜白斑病）或红色斑块；咀嚼困难或吞咽疼痛；持续鼻塞或鼻出血；颈部或颌面部无痛性肿块；持续声嘶或声音改变；耳痛或听力下降；伸舌受限；面部或上颌疼痛有异味等。

此次会议的召开对于促进头颈肿瘤学科的发展、加强国际间头颈肿瘤领域的学术交流起到了积极的推动作用。

（综合：中国抗癌协会，人民网，天津市肿瘤医院李运红、胡颜等的会议报道，本刊编辑部整理）

第六届华北地区疼痛论坛成功举办
——倡导开展疼痛全面评估及个体化治疗

张立峰

2009 年 8 月 23 日下午，由北京肿瘤医院和北京萌蒂制药有限公司联合举办的“第六届萌蒂·华北地区疼痛论坛——北京肿瘤医院站”在该院科学报告厅成功举办，本次论坛的主题是“疼痛全面评估及个体化治疗”，100 余位来自华北地区的肿瘤界专家、临床医务工作者参加了论坛。

论坛由北京肿瘤医院中西医结合科主任、北京中医药学会肿瘤专业委员会主任委员、北京市抗癌协会副理事长李萍萍教授主持，北京大学临床肿瘤学院/北京市肿瘤防治研究所/北京肿瘤医院院所长游伟程教授莅临论坛并致开幕辞。

出席论坛的国内肿瘤领域的著名专家还有：中国医学科学院肿瘤医院副院长兼内科主任石远凯教授，北京肿瘤医院副院长兼医学影像科主任张晓鹏教授，北京军区总医院肿瘤科/全军肿瘤诊疗中心刘端祺教授，军事医学科学院附属医院（307 医院）全军肿瘤诊治中心主任宋三泰教授等。

目前，我国的恶性肿瘤发病率依然呈上升的趋势，而疼痛是严重影响肿瘤患者生存质量的重要原因之一，因为疼痛在癌症患者中普遍存在，有资料统计，30% 的癌症患者在确诊时便面临着疼痛的威胁；尤其在晚期癌症患者中，70% ~90% 的人每天都在剧烈的疼痛中苦苦挣扎，他们的生活质量被大幅度降低。而且疼痛还包含了多方面的成分，涉及生理、感觉、情感、认识、行为和社会文化等诸多方面，并且具有高度的主观性和独特的个人经历。癌症患者自确诊后，惧怕疼痛等心理作用在其生活中起着重要作用。随着疾病的进展与身体状况的恶化，对治疗失去信心、脱离社会活动等均会进一步加重疼痛。

疼痛治疗已经成为癌症治疗中不可或缺的重要部分。如何更好地减轻患者的痛苦，提高他们的生存质量，同时推动疼痛多学科领域治疗的学术发展与交流，成为了众多肿瘤临床工作者关注的问题。

主办方通过论坛这一形式，目的旨在提高医护人员对疼痛治疗的重视，规范疼痛治疗，以提高癌痛患者的生活质量。

中国抗癌协会常务理事、副秘书长，北京抗癌协会副理事长、癌症及姑息治疗专业委员会主任委员，北京军区总医院肿瘤科/全军肿瘤诊疗中心刘端祺教授；以及北京肿瘤医院中西医结合科副主任医师孙红、肿瘤内科副主任医师聂鋆、胸外科副主任医师吴楠、放疗科主任医师蔡勇、宁养院负责人陈钒等来自肿瘤疼痛诊疗一线的专家同与会者分享了各学科疼痛治疗中的相关问题，包括：癌症止痛治疗中的技巧、观念、情怀，强阿片药物转换及大剂量用药，肿瘤术后的疼痛控制，放疗在骨转移癌的止痛作用，疼痛的全面评估及灵性关照等。

专家们提出的“控制癌痛应个体化”的治疗理念，得到了与会者的共识。如报告中提到：即便是同等程度的疼痛，女性一般比男性更能忍受，所需的吗啡药物剂量也比较少。原因之一是女性体重轻于男性；二是女性脂肪/水比值较高，止痛药吗啡（水溶性药物）的分布容积小，血浆浓度高，止痛效果明显。另外，女性的疼痛阈值也比男性高，相比男性更能忍痛。曾有研究对242例临终患者使用的止痛药进行了研究：结果日均吗啡的口服剂量，男性明显高于女性。

据专家介绍，癌症疼痛的治疗方法可分为两大类：一为抗癌治疗消除产生疼痛的病理生理机制，二为针对疼痛进行治疗改变疼痛的感受。对于癌症及伴发的疼痛应尽量以手术、放疗和化疗等抗癌方法，去除肿瘤，消除疼痛。如果疼痛已成为主要病痛时，应积极治疗癌痛，减轻患者痛苦、维护癌症患者的人格及改善他们的生活质量。

因此，对待癌痛不仅要规范化治疗，还要个性化，性别、年龄、疾病状态、心理因素等都会影响到疼痛治疗效果。

目前，判断癌症引起的疼痛是否被控制有个“三三”标准，即睡眠不受疼痛影响、白天安睡时间无疼痛、站立活动时无疼痛，如果已达到此标准即可表明癌痛治疗成功。

与以往论坛不同的是，本次论坛以病例讨论为重点，并增加了现场模拟演练的“工作坊”形式，由一名医生扮演癌痛患者，在台上以痛苦的表情讲述他由于惧怕阿片药物的成瘾而拒绝服用止痛药，并向在座的大夫们求助。然后，主持人邀请与会者上台给这位“患者”做“思想”工作，动员他配合医生的治疗。“患者”的“顽固”使得劝说结果均“无功而返”。最后，由北京肿瘤医院康复科主任唐丽丽副研究员结合该“病例”讲解了医护人员应该如何与癌痛患者进行有效沟通，使患者消除顾虑，正确理解止痛药物的作用。类似“小品”的表演形式引起了与会者的极大兴趣，在欢笑声中“寓教于乐”，大家学到了为癌痛患者“排忧解难”的办法。

第十二届全国肝癌学术会议纪要

由中国抗癌协会肝癌专业委员会主办、中国医科大学盛京医院和复旦大学肝癌研究所承办的“第十二届全国肝癌学术会议”于2009年9月16日~19日在辽宁省沈阳市召开。汤钊猷、吴孟超、顾健人、范上达、刘允怡、郑树森院士应邀到会做报告。近30位来自国内主要研究中心的专家做了专题报告。报告内容涉及肝癌的基础研究、外科治疗、局部微创治疗、非手术治疗，以及肝癌的综合治疗、规范化研究等专题，充分展示了近年来我国肝癌研究的重要进展。本次大会从来稿中精选了部分论文做了大会交流。本次大会汇集了来自全国各地400余名专家，就肝癌的各个领域进行了充分的交流。

肝癌的主要发病因素是乙型和丙型病毒性肝炎，疫苗的接种和有效地抗病毒治疗有望降低肝癌的发病率。不过，随着人们生活方式的改变，与生活方式有关的病因受到重视，例如，非酒精性脂肪肝在人群中的发病率近年来有明显的升高，其中的部分患者可发生隐匿性肝硬化，进而增加发生肝癌的风险。

在肝癌的发生及发展过程中，当前充分认识到癌周微环境和炎症因素的作用，认识到肝癌是一种表现为局部异常增殖的全身性疾病。这些认识改变了肝癌的治疗模式。在肝癌的治疗中不仅要重视抗肿瘤的治疗，同时应该注意到调节机体自身抗肿瘤能力。近年来，也注意到目前常用的抗肿瘤治疗对肿瘤生物学特性的影响，例如，有基础研究显示姑息性切除及放射治疗对肝癌潜能的影响。

肝癌的治疗近年来有长足的进步，如外科手术切除、肝脏移植、局部消融、动脉栓塞化疗、放射治疗等作为常用的治疗方法已在全国各地开展。然而，以循证医学为依据的规范化治疗是当前亟待解决的问题。本次大会上，叶胜龙教授介绍了中国抗癌协会肝癌专业委员会、中国抗癌协会临床肿瘤学协作委员会、中华医学会肝病学组组织制定的“原发性肝癌诊疗共识”，其他一些专家也从外科治疗、局部消融等方面的规范化治疗做了专题报告。

肝癌外科治疗仍然是肝癌的主要治疗方法，本次会议上，有多位专家就肝癌切除的新技术、肝癌手术切除的规范化、肝癌外科治疗模式的改变等多个专题做了大会发言。当前，已经重视到了循证医学在肝癌外科中的指导作用，强调了多模式的治疗在提高肝癌疗效中的重大意义。

无论是肝癌手术切除或是肝脏移植，术后复发是影响疗效的最主要因素。转移、复发的干预宜从早做起。仅从肿瘤的大小、数目等解剖学因素不能够完全预测转移、复发的风险。从分子水平建立更为准确的预测模型对于术后复发的干预有重要的意义。本次会议上多位专家介绍了重要的分子预测模型，如钙蛋白酶小亚基1、$CD45^-CD90^+CD44^+$、Th1细胞因子等在肝癌术后复发的早期预测价值。

肝癌的微创治疗，特别是射频消融治疗受到重视，可获得根治性的治疗效果，特别是在小肝癌的治疗地位得到了充分肯定，但如何降低射频术后的复发是当前面临的主要挑战。本次大会上，一些专家就肝癌射频治疗的适应证、复杂部位的消融治疗、当前射频治疗的现状和挑战做了专题报告。

肝动脉栓塞化疗是肝癌的主要非手术治疗方法，当前强调多模式的综合治疗，例如，缩小后的外科切除、结合射频消融等局部治疗。肝动脉栓塞化疗对肝功能的影响已经受到广泛的关注，在抗癌治疗的同时，应注意减少对肝功能的损害，如适当延长多次栓塞化疗的间隔等。

分子靶向治疗是当前肝癌治疗的热点，但作为一种新的治疗方法，如何合理地应用分子靶向治疗对提高疗效有重要意义。在本次会议上，一些专家就分子靶向治疗的治疗时机及疗效的评估做了大会报告。例如，索拉非尼联合肝动脉栓塞化疗是值得探索的治疗模式，由于分子靶向治疗的治疗机理不同于传统的化疗药物，对其治疗效果的评价则着重于患者生存期的延长，而不是肿瘤的反应。针对肿瘤血管形成的新的多靶点分子靶向药物苏尼替尼治疗肝癌的初步经验体会也在大会上作了介绍。放射治疗作为传统的肝癌治疗方法，随着放射治疗新技术、新设备的应用，将会提高放射治疗的效果。如立体定向放疗、呼吸控制技术、螺旋断层放疗系统等的应用将使放疗效果提高、副作用降低。不过，放射治疗的效果评价尚需要更高级别的循证医学证据。

本次会议期间进行了中国抗癌协会肝癌专业委员会的换届改选，成立了第四届中国抗癌协会肝癌专业委员会。

（稿源：中国抗癌协会肝癌专业委员会 2009-12-16）

第四届全国肿瘤诊疗新进展及新技术学术会议暨首届陕西肿瘤学术大会胜利召开

2009 年 10 月 29 日至 11 月 1 日，由陕西省抗癌协会主办，陕西省肿瘤医院承办的“第四届全国肿瘤诊疗新进展及新技术学术会议暨首届陕西肿瘤学术大会”在西安宾馆隆重召开，本次会议受到陕西省政府、省卫生厅、省科协的高度关注。原陕西省人大李溪溥主任、原陕西省政协周亚光主席、陕西省政协李金权副主席、陕西省卫生厅刘少明厅长、黄立勋副厅长、陕西省科协纪检组长任建斌同志、中国抗癌协会秘书长张广超教授亲临参加并指导会议召开，中国抗癌协会理事长、本次会议名誉主席郝希山院士、副理事长樊代明院士都特别委托代表参会。

陕西省卫生厅刘少明厅长发表了重要讲话，回顾了我省肿瘤防治工作的历史、现状和任务，强调了加强肿瘤防治工作的重要性和必要性。中国抗癌协会秘书长张广超教授宣读了中国抗癌协会的贺信并致词，高度评价了我省在肿瘤科学防治、学术交流、科普宣传和组织建设等方面取得的成绩，肯定了召开此次全国性会议和首届省肿瘤学术大会的重要意义。省肿瘤医院王安平院长主持大会开幕式。

来自北京、天津、广东、江西、山西、湖北、湖南、甘肃、安徽、浙江、辽宁、陕西等全国和省内的近 110 家医疗科研单位的近 500 名代表参加了大会，大会共收到学术论文

251篇，均收录在《现代肿瘤医学》杂志2009增刊会议专辑专刊中。

本届大会呈现三个显著的特点，一是高规格的学术水平，参加专家都是在肿瘤学界有极高造诣的专家学者；二是专题突出，报告内容都突出了相关领域的热点和焦点问题；三是老中青专家在会议中都有感动的表现，充分显示了我省从事肿瘤防治事业的成就和希望。

大会期间，受郝希山院士委托，天津医科大学任秀宝教授做了“生物治疗疗效评价体系的建立”的报告，受樊代明院士的委托，第四军医大学西京医院消化病医院时秀全副教授做了“胃癌的研究与思考”的报告，中国抗癌协会肺癌专业委员会主任委员、广东省人民医院副院长吴一龙教授做了“循证医学与临床实践”的报告，中国抗癌协会肝胆肿瘤专业委员会主任委员、天津肿瘤医院副院长李强教授做了“肝癌的诊疗新进展”的报告，中国医学科学院肿瘤医院徐国镇教授做了“肿瘤放疗进展”的报告，中国抗癌协会肿瘤介入学专业委员会主任委员、北京大学临床肿瘤学院杨仁杰教授做了“肿瘤合并症的介入治疗”的报告。来自省内的46位肿瘤专家就肿瘤的基础研究、流行病学、预防、早期诊断、综合治疗、现状进展等方面进行了学术报告。

本次大会是陕西省举办的首个高层次、大规模、跨专业的综合性肿瘤学术盛会，代表着我省肿瘤防治的最新进展和最高水平，充分体现了我省肿瘤学界的团结和发展，必将为推进我省肿瘤学科的快速进步、肿瘤防治事业的飞速发展做出积极的贡献。

（稿源：中国抗癌协会）

第九届全国食管癌学术会议在蓉召开

由中国抗癌协会食管癌专业委员会主办，四川省肿瘤医院、四川省抗癌协会食管癌专业委员会承办的“第九届全国食管癌学术会议”于2009年10月23~25日在四川省成都市召开。由第三届食管癌专业委员会主任委员高宗人任大会主席，专业委员会常委陈利华任执行主席。

定期按届召开的全国食管癌学术会议是食管癌防治专业领域内最高档次的学术活动，备受全国同道们的支持和关怀。来自全国29个省（区、市）280名代表参加会议，会议收到论文140多篇，无论从参会人员数量和论文水平的程度都是一次较为成功的会议。中国抗癌协会张静部长莅临大会，宣读了中国抗癌协会理事长郝希山院士给大会的贺信，使与会代表深受鼓舞。大家一致表示向中国抗癌协会多年来对食管癌专业委员会的关怀和支持给予衷心的感谢。

会议安排了在全国食管癌防治方面有着较深造诣的专家王国清、平育敏、戎铁华、樊青霞、王立东、赫捷、于振涛等教授分别在食管癌的早期诊断、早期治疗，食管癌的外科、内科、放疗等综合治疗研究和食管癌的基础理论研究等方面做了专题讲座，涉及范围全面广泛，所讲内容丰富多彩，使大家受益匪浅。同时安排了中青年同道们的会议交流，从交流内容中可以看出我国食管癌防治事业，日益进步，后继有人。对第九届会议《论文集》，大家也认为内容丰富、是一本有价值的参考资料。

在大会期间，食管癌专业委员会按照中国抗癌协会的要求进行了换届选举工作，由于第三届专业委员会常委会在组织部的关怀和指导下，事前已做了充分准备工作，因而换届工作符合文件要求、进行顺利。于10月24日组建了第四届食管癌专业委员会，高宗人为名誉主任委员，赫捷为主任委员，戎铁华为常务副主任委员，对因年龄原因不再参加专业委员会工作的老同志们进行了慰问，他们也都表示要一如既往地支持专业委员会的工作。

（稿源：中国抗癌协会食管癌专业委员会 2009－12－16）

北京地区食管癌综合治疗学术研讨会

支修益

由北京大学临床肿瘤学院北京肿瘤医院消化内科主办的“北京地区食管癌综合治疗学术研讨会”于2009年11月19号在北京金域万豪酒店召开，来自全市近20家医院的胸外科、肿瘤内科及放疗科100多名医生出席了会议，并共同参与了讨论。

会议由北京医学会胸外科专业委员会主任委员、首都医科大学宣武医院胸外科主任支修益教授和北京肿瘤医院消化内科主任沈琳教授主持。大会特邀演讲专家同与会的专家从多角度对食管癌综合治疗进行全面的讨论和交流，内容涵盖食管癌的外科手术、内科药物治疗及放射治疗。

食管癌发病率呈现逐年上升的趋势，严重威胁人类健康，无论发病率还是死亡率都居恶性肿瘤的前10位。我国的食管癌患者几乎占全球病例的50%以上，因此，如何通过加强多学科的合作与交流为患者提供更加合理的个体化治疗是我们共同关注的问题。

中国医学科学院肿瘤医院放疗科主任王绿化教授首先介绍了国际上关于食管癌放射治疗的最新进展，并将该院放疗科近年来进行的研究工作逐一介绍和分析，使参会学者和专家对食管癌放疗有了更深入的了解。

在我国，食管癌患者中95%以上为鳞癌，对放疗敏感。但常规放疗在过去的20～30年中临床疗效基本没有改善，5年生存率一直在10%左右。后程加速超分割放疗使食管癌放疗后5年生存率有了明显提高。中国医学科学院肿瘤医院的随机研究和国际大样本的随机研究都证实术前放疗可显著改善食管癌的局部控制和长期生存、降低肿瘤分期、增加手术切除率，且并未明显增加手术死亡率。王绿化教授强调，今后食管癌术前放疗的研究要结合化疗，力争进一步提高生存率。

王绿化教授重点介绍了他们所进行的一项关于食管癌术后辅助放疗的随机研究，结论是术后放疗不推荐作为食管癌的常规辅助治疗，对伴有淋巴结转移或Ⅲ期患者能够从术后放疗中获益。对术后淋巴结阳性及Ⅲ期患者，辅助放疗或辅助放、化疗，特别是联合靶向治疗是今后的研究方向。

北京大学临床肿瘤学院/北京肿瘤医院消化内科张晓东教授从肿瘤内科化疗的角度，详细介绍了国际的最新临床研究，并将她们研究小组对食管癌化疗的临床研究和临床经验介绍给与会学者。由于近几年新药的临床应用和介入，食管鳞癌由原来的化疗不敏感肿瘤成为敏感的肿瘤，化疗的地位大大提高，参与了食管癌各个不同阶段的治疗，成为综合治疗重要的组成部分。

关于食管癌术前新辅助化疗的临床研究很多，可有限改善无病生存和总生存，但还没有标准的治疗方案。在西方和美国，食管腺癌的发病率高，占食管癌60%以上，因此研究结果不一定适用于亚洲人群以食管鳞癌为主的治疗。另外，研究中的化疗方案均为顺铂和5-FU，没有新一代化疗药的参与，也使得研究结果不显著。食管癌术后辅助化疗的临床研究甚少，目前还没有可延长生存的证据。

晚期食管癌以化疗为主，近几年新药的临床研究很多，紫杉类和伊立替康联合顺铂的方案在近期疗效上有很好的表现，但仍然处在临床研究阶段，很多Ⅲ期临床研究正在进行中。晚期食管癌的治疗以内科化疗为主，要适时结合放疗或手术，以保证最大程度的改善患者的生活质量和延长生存时间。

靶向治疗在食管癌的研究处在探索阶段，虽然爱必妥等靶向药物初步显示出疗效，但仍然只推荐临床研究，疗效有待进一步确定。张晓东教授特别强调今后对于食管癌的临床研究要加强多中心、多学科的合作，区分不同病理类型和不同部位的食管癌的临床研究，力争在不久的将来拿出我们自己关于食管鳞癌的研究结果，更好的指导食管鳞癌的临床治疗。

中国医学科学院肿瘤医院副院长兼胸外科主任赫捷教授因工作原因临时未能参加会议，委托邵康教授给大家详细介绍了外科在食管癌中的应用进展，明确了外科手术的绝对适应证，同时充分肯定了术前放、化疗的意义。

北京协和医院肿瘤科主任白春梅教授和北京肿瘤医院胸外二科主任杨跃教授分别给大家介绍了他们各自在食管癌治疗中的病例和分析，给大家分享他们治疗经验的同时也带给大家更多的思考。他们介绍的病例都是食管癌综合治疗的经典，使大家更加明确多学科综合治疗的意义。首都医科大学附属北京朝阳医院胸外科主任李辉教授等点评专家，分别对病例分析做了精彩的点评，从不同的视角提出了他们各自的学术观点和他们治疗食管癌的临床经验，使得与会者获得了更多的临床经验。

支修益教授和沈琳教授在最后的总结发言时肯定了多学科合作是今后的研究方向，强调了综合治疗的重要性。有了本次大会成功的经验，今后这样的学术交流会延续下去，多中心的合作也将成为食管癌治疗的方向，相信在不久的将来，我们中国的学者将在食管鳞癌的治疗中有我们自己的经验和治疗规范。

2009年全国儿童肿瘤研究会在赣州市举行

2009年12月19日，“中国抗癌协会儿童肿瘤专业青年委员会（筹委会）第三次工作会议暨2009年全国儿童肿瘤研究会”在江西省赣州市赣南医学院第一附属医院举行。中国抗癌协会秘书长张广超、小儿肿瘤专业委员会主任委员施诚仁，中华医学会小儿外科学会副主任委员、肿瘤学组组长金先庆，赣南医学院副院长刘潜出席会议。

会议期间，国内多位著名专家就儿童常见实体肿瘤的诊治做精彩讲座，同时，来自全国儿童实体肿瘤工作开展基础较好单位的专家提供了临床病例进行展开讨论。这次会议对于进一步推动我国儿童实体肿瘤多学科规范诊治工作的开展，培养青年医师对儿童实体肿瘤诊治的正确认识，以及进一步提高肿瘤患儿的长期无病生存率具有重要意义。

（稿源：中国抗癌协会 2009－12－23）

2009 年北京胸外科学术年会隆重召开

支修益

2009 年 12 月 13 日，“2009 年北京胸外科学术年会”在北京裕龙国际酒店隆重召开。来自北京地区各系统近 80 家医院的近 800 名胸外科医生和护士长出席了首都胸外科领域的学术盛会，在京的胸外科老前辈徐乐天、李曰民、赵志文、孙玉鹗、李泽坚、王天佑、仇欣荪、张汝刚教授等几十位老教授出席了会议。来自上海、天津、河北、黑龙江、吉林、山西、广东和江苏省等十几个省、市胸心血管外科学会的几十位著名胸外科专家应邀出席了会议。

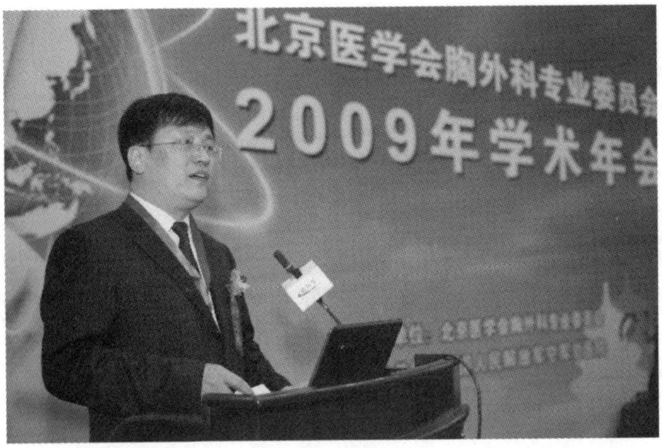

北京医学会胸外科专业委员会主任委员支修益教授、北京医学会会长金大鹏教授、中华医学会副秘书长杨民教授、中华医学会胸心血管外科学分会主任委员胡胜寿教授、中国医师协会胸外科医师分会会长王天佑教授、天津市胸心血管外科学会主任委员张逊教授和空军总医院马中立院长分别在开幕式上发表了热情洋溢的讲话。

金大鹏教授、支修益教授为北京医学会胸外科专业委员会名誉主任委员徐乐天教授和王天佑教授颁发了“学会杰出贡献奖”。

金大鹏教授、杨民教授、胡胜寿教授和北京医学会项晓培秘书长为李曰民教授、赵志文教授、张大为教授、孙玉鹗教授、张汝刚教授、董宗俊教授、李泽坚教授、陈鸿义教授、张志庸教授和臧德安教授颁发了获奖证书，以表彰他们为北京胸外科事业所做出的突出贡献。

徐乐天教授和孙玉鹗教授代表获奖老专家即兴发言，对北京胸外科学会成立以来所做的各项工作给予了充分的肯定，对学会今后的工作提出了希望，希望团结北京地区胸外科学科带头人和广大胸外科医生，共同推进北京胸外科事业的进步与发展。

北京协和医院徐乐天教授、中国医学科学院肿瘤医院张汝刚教授、解放军总医院周乃康教授、北京友谊医院王天佑教授、北京胸科医院许绍发教授、北京大学第一医院李简教授和北京医学会胸外科专业委员会副主任委员李辉教授用珍贵的历史资料和图片分别回顾了北京协和医院、中国医学科学院肿瘤医院、驻京部队系统医院、首都医科大学系统医院、北京大学系统医院和北京胸科医院的胸外科发展历史和北京医学会胸外科专业委员会的发展史。

北京是我国胸外科的发源地，从1937年北京协和医院胸外科王大同教授完成的第一例肺切除手术到今天，北京胸外科已有70多年的历史，王大同、张纪正、吴英恺、张天民、范秉哲、辛育龄、黄国俊、黄孝迈、李曰民、古钰之、傅尧萁、孙衍庆、杨俊、朱大雷、蔡廉甫等胸外科老前辈为为胸外科学科建设和人才培养、为北京胸外科事业的进步与发展作出了卓越的贡献。

目前北京有三级甲等医院60余家，包括卫生部、中国医学科学院、北京大学、清华大学、首都医科大学、北京市属、国家各部委和驻京部队系统医院，共有区县二级以上医疗机构200余家。其中开展胸外科手术的医院有70余家，胸外科从业医生1000多人。我国胸外科史上几乎所有的第一例手术均发生在北京，如第一例肺切除手术、第一例食管癌切除手术、第一例肺移植手术和第一例胸腔镜手术等。中华胸心血管外科学会和中国胸外科医师协会均设在北京。北京的胸外科技术水平代表了中国的胸外科技术水平。

首都医科大学宣武医院胸外科主任支修益教授就肺癌国际新分期和早期肺癌外科治疗新策略进行了专题演讲，介绍了在2009年7月在美国旧金山召开的第十三届世界肺癌大会上公布的“第七版国际肺癌TNM分期系统”及其对早期肺癌外科治疗策略的影响。

中国医学科学院肿瘤医院副院长赫捷教授介绍了新世纪中国食管癌流行病学状况与外科治疗新策略。北京协和医院胸外科主任李单青教授介绍了纵隔肿瘤尤其是胸腺肿瘤现代外科诊疗新技术和新方法。中国人民解放军总医院胸外科主任初向阳教授就微创外科新技术和达芬奇机器人在胸外科领域的应用进行了演讲和手术演示，提出了单操作孔胸腔镜肺癌切除手术的新概念。北京大学肺癌专业学组组长张力健教授就肺癌规范化诊疗和卫生部即将颁布的肺癌临床诊疗路径进行了专题介绍，呼吁胸外科医生规范肺癌临床诊疗行为。卫生部北京中日友好医院胸外科主任刘德若教授介绍了肺减容手术治疗肺气肿的最新进展，特别是电视胸腔镜肺减容手术的技术要点。首都医科大学附属北京朝阳医院副院长候生才教授回顾了我国肺移植发展史和目前肺移植现状及进展，就积极推进和开展肺移植工作提出了很好的建设性意见。首都医科大学附属北京胸科医院院长许绍发教授就现代肺结核外科治疗策略和临床诊疗路径进行了专题演讲，明确指出我国肺结核的流行趋势不甚乐观、原发耐多药肺结核发病率逐年增高，目前仍有2%～5%的肺结核患者需要外科手术治疗。中国人民解放军空军总医院胸外科主任朱彦君教授在年会上报告了胸腔镜交感链切断术治疗手汗症的临床结果，初步的结果令人振奋。北京大学肿瘤医院胸外二科主任杨跃教授和首都医科大学宣武医院胸外科副主任张毅教授分别就非小细胞肺癌术前新辅助化疗、术后辅助化疗和分子靶向治疗专题进行了专题演讲。

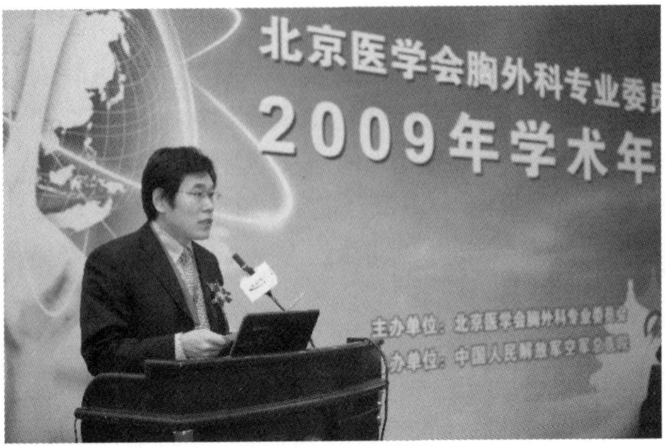

与会代表围绕会议演讲主题进行了热烈讨论。

各位特邀专家的专题演讲中都突出了一个“新”字，新思维、新技术、新方法、新进展是各位特邀专家演讲时使用的最多的词语。专题演讲涵盖了胸外科领域的各个专题，充分展示了北京地区胸外科作为全国的排头兵在胸外科各个领域的技术水平、学术成果和学科经营理念。

2009 年北京胸外科学术年会同期举办了北京地区胸外科护士长学术沙龙暨首届胸外科护理学术研讨会，共有来自北京地区各系统、各医院胸外科的 70 多名护士长和 240 余名胸外科护士出席了本届胸外科护理研讨会，就胸外科护理领域新技术、新进展进行了充分讨论。

第十二届 CSCO 大会
肾癌黑色素瘤专题论坛报道

由中国抗癌协会临床肿瘤学协作专业委员会（CSCO）与北京市希思科临床肿瘤学研究基金会共同主办的“第十二届全国临床肿瘤学大会暨 2009 年 CSCO 学术年会”于 2009 年 10 月 14 日 ~18 日在厦门国际会议展览中心举行。活跃在各个肿瘤研究领域的专家、教授和学者参加了这一肿瘤学界规模最大、档次最高、内容最全的年度盛会。

“CSCO 恶性黑色素瘤专题论坛”今年已经是第三届召开，参会人数以及关注度均达到历史最高水平。由于黑色素瘤发病逐年增加，国人关注度日渐增高，但相应的疾病认知和诊治水平却参差不齐，因此，作为 CSCO 黑色素瘤专家委员会主任委员的北京肿瘤医院肾癌黑色素瘤内科主任郭军教授义不容辞地带领委员会各位成员积极撰写了《中国黑色素瘤诊治指南》，在今年的黑色素瘤论坛中提出了该《指南》的征求意见稿。相信不久后，《中国黑色素瘤诊治指南》将成为黑色素瘤专业领域内的标准性指导和参考资料，并将进一步规范国内黑色素瘤的诊治水平。

同时，北京肿瘤医院肾癌黑色素瘤内科作为全国唯一一家专业治疗黑色素瘤的科室，还就其在基础研究和临床治疗领域取得的新进展在本次恶性黑色素瘤专题论坛中做了详尽的介绍。科室领军人物郭军教授在论坛中做了“黑色素瘤个体化治疗时代已经来临?”的专题报告，承前启后地分析了当前黑色素瘤治疗的历史、发展过程及现状，介绍了当前国际上黑色素瘤治疗的最前沿进展，并进行热点追踪，阐述了黑色素瘤个体化治疗的选择和发展方向。郭军教授带领的团队报告了“不同亚型的中国恶性黑色素瘤患者 KIT、BRAF

和 NRAS 基因变异分析”，指出中国恶性黑色素瘤患者与西方患者基因突变的异同及其与黑色素瘤发病部位、病理分型的关系，提出不同基因突变的患者选择性接受不同的药物治疗可能得到更大的临床获益。该篇论文获得了2009 年中国临床肿瘤学优秀论文二等奖。来自北京肿瘤医院的斯璐大夫做了“伊马替尼治疗 KIT 基因变异的转移性黑色素瘤的Ⅱ期临床研究”的初期结果报告，该研究在 KIT 基因突变的晚期黑色素瘤患者中获得了33.3%的肿瘤缓解率和77.7%的疾病控制率，使伊马替尼有望成为亚洲晚期黑色素瘤患者中针对特定靶点的首个靶向药物。虽然这只是近期疗效的报道，但却突破传统治疗的疗效，为黑色素瘤个体化治疗指出了方向。该结果在今年的 CSCO 年会以及国际黑色素瘤年会中进行报道时，均获得轰动全场的反响，也是目前国际上针对 KIT 基因突变黑色素瘤患者接受特异性靶向药物治疗入组最多、影响最大的一项研究，使得该科在黑色素瘤治疗领域迈进了国际先进水平的行列。该研究目前已在 Clinical trial 网站上申报备案，受到国际上的密切关注。正如郭军教授所说：“我在代表中国进行该项研究结果的报告并获得国际黑色素瘤学界的强烈反响和一致好评的时候，感到无比的骄傲和自豪，这证明我们中国人也能为世界黑色素瘤研究事业做出自己应有的贡献。”

此外，郭军教授团队还对索拉非尼、舒尼替尼、恩度等靶向药物治疗黑色素瘤做了很好的尝试，尤其是舒尼替尼作为伊马替尼一线治疗转移性黑色素瘤失败后的二线治疗方案仍能取得一定的肿瘤控制率和无进展生存时间的进一步延长，为患者的个体化后续治疗提供了更多的选择。作为一家专业治疗黑色素瘤的团队，北京肿瘤医院肾癌黑色素瘤内科还在不遗余力地为中国人群黑色素瘤事业贡献自己应尽的力量。来自该团队的迟志宏副主任医师总结了“522 例中国恶性黑色素瘤临床预后与生存分析”。研究汇集了自2006 年来至该科就诊的来自全国29 个省、市的522 例黑色素瘤患者的大样本临床资料，详尽分析了患者临床特点与生存预后的关系，指出患者的临床分期、部分病理类型、溃疡状态均与生存有一定的相关性。在此之前，西方国家和亚洲的日本、韩国以及台湾地区等均有相关的流行病学报道，而由于黑色素瘤在中国的总体发病率尚低，受关注度较少，因此中国一直缺乏类似的大宗流行病学资料。本研究结果的出现填补了该项目上的国内空白，使得中国黑色素瘤流行病学的参考资料有据可依，为进一步了解中国黑色素瘤的发病特点打下了坚实的基础。

在 CSCO 的支持和推动下，今年的 CSCO 年会还首次增设了肾癌专题论坛，为从事肾癌领域研究的广大学者提供了一个高质量的交流平台，同时也吸引了众多对肾癌诊治感兴趣的肿瘤学者前来参会。郭军教授同时也是首届 CSCO 肾癌专家委员会的主任委员，为本次论坛的主办倾尽了热情和努力。本次肾癌论坛一如既往地由靶向治疗独当一面，各种靶向药物的使用经验在大会中得到充分交流。北京肿瘤医院崔传亮大夫做了“多吉美联合化疗一线治疗转移性肾癌多中心Ⅱ期临床研究”的初步报告，报告表明多吉美联合化疗获得较高的肿瘤缓解率和疾病控制率，且毒副反应可以耐受或良好控制。北京肿瘤医院李思明大夫报道了“索拉非尼剂量递增治疗晚期肾细胞癌的Ⅱ期临床研究”，结果显示索拉非尼标准剂量（400mg 2/日）治疗失败后加量至600mg 2/日，甚至800mg 2/日时，仍能获得86.4%和58.3%的疾病控制率，进一步延缓了肿瘤进展的趋势，使得患者在索拉非尼剂量递增过程中获得了潜在的无进展生存时间的延长，总的中位生存时间达到了21.4 个月，对晚期肾癌患者的后续治疗选择起到了一定的可借鉴作用。北京肿瘤医院韩梅大夫报道了该科正在进行的“依维莫司治疗晚期肾癌的全球扩大试验”的中国病例总结结果，认为依维莫司可能对中国复发难治性晚期肾癌有一定的疗效，目前观察到的药物相关毒副反应的耐受性良好；对既往靶向治疗缓解时间长的患者的效果可能优于既往靶向治疗缓解时间短的患者。该科正在进行的另外一项“舒尼替尼一线治疗中国转移性肾细胞癌单臂、开放、多中心、Ⅳ期临床研究”的单中心初步结果由李思明大夫在大会进行发言，结果显示舒尼替尼在中国人群单中心研究中获得了42.1%的肿瘤缓解率和94.7%的疾病控制率，与西方人群结果基本相似，虽然尚未获得生存数据，但从初步结果看，生存预期良好，而且舒尼替尼治疗的耐受性较好，中国人群值得注意的副反应是中性粒细胞和血小板减少，发生率明显高于西方人群，需要定期监测。该科目前对于晚期肾癌患者有一系列的临床研究，可以提供给患者国际上最好的治疗，并且均为免费供药，如索坦或 pazopanib 一线治疗、阿昔替尼、CCI－779 以及依维莫司二线治疗等，这些国际临床研究将使患者得到最大化的获益。

北京肿瘤医院肾癌黑色素瘤内科在肾癌基础研究领域同样做了较多的工作。该团队所做的“CXCR4 高表达与多吉美或索坦一线或二线治疗转移性肾癌临床获益”论文由李旭大夫汇报，结果显示 CXCR4 在肾癌组织中有较高表达，CXCR4 中高表达的患者在应用多吉美或索坦靶向治疗后 PFS 有延长的趋势，CXCR4 的表达水平有可能可以作为预测靶向治疗疗效的生物标志物之一。该研究涉及了目前国际上肾癌研究最热点的领域，有可能是今后肾癌靶向治疗的又一个新的靶点，对肾癌尤其是中国人群肾癌患者的靶向治疗研究起到重要的意义，因此该篇论文被今年的 CSCO 大会评为“2009 年度‘CSCO－丽珠’中医药临床肿瘤学基金优秀论文”。

郭军教授在辉瑞卫星会中做了题为“靶向治疗的现状与展望”的专题报告，介绍了当前肾癌术后治疗、晚期或转移性肾癌的治疗流程，引经据典地分析了这些治疗的循证医学证据以及在种类繁多的靶向药物中如何选择最合适的用药进行治疗，并给出相应的依据，同时对靶向药物序贯治疗和联合治疗的选择进行剖析并提出展望，使与会者受益匪浅。

另外，北京肿瘤医院肾癌黑色素瘤内科还报道了原发灶不明黑色素瘤、老年黑色素瘤的临床特点分析，隔离肢体热灌注治疗以及黑色素瘤术后辅助治疗 1 个月和 1 年的治疗结果比较，以及索拉菲尼为主治疗转移性肾癌的临床研究等，涉及多种类型黑色素瘤及其治疗方式、肾癌诊治经验等，在 2009 年 CSCO 年会中的论文数量达到近 20 篇，会议发言 10 余次，体现了北京肿瘤医院肾癌黑色素瘤内科在肾癌和黑色素瘤两个肿瘤单病种的研究和诊治水平达到国内领先水平，部分研究达到了国际先进水平。

（来源：北京肿瘤医院网站 2009－11－24）

CSCO 肾癌专家委员会成立，郭军、马建辉当选为主任委员

为推动与实践肾癌规范化治疗及多学科临床协作研究，中国抗癌协会临床肿瘤学协作

专业委员会（CSCO）于2009年8月2日在北京成立CSCO肾癌专家委员会，中华医学会泌尿外科分会主任委员那彦群教授、CSCO秘书长/候任主任委员秦叔逵教授以及国内数十家医院肿瘤内科、泌尿外科专家出席了本次大会。北京肿瘤医院肾癌黑色素瘤内科主任郭军教授和中国医学科学院肿瘤医院泌尿外科马建辉教授共同当选为主任委员，北京肿瘤医院泌尿外科李鸣教授当选为委员、肾内科盛锡楠任委员会秘书。

肾癌是泌尿系统常见恶性肿瘤，发病率近年来呈逐年上升趋势。近年来随着分子靶向药物的发展，晚期肾癌治疗得到迅速发展，其治疗模式发展成泌尿外科、肿瘤内科等多学科综合治疗。正是基于此背景，CSCO成立了肾癌专家委员会。北京肿瘤医院肾癌黑色素瘤内科作为国内最早专门从事肾癌，尤其是晚期肾癌的临床诊治与研究中心，无论是病例规模、临床研究以及探讨多学科协作方面，都处于国内领先地位。

这次北京肿瘤医院有三位医师入选CSCO肾癌专家委员会，说明我院肾癌临床与研究工作得到了国内肾癌界的认可，并借助于该平台，推动我院肾癌诊治与研究进入一个新阶段。

（来源：北京肿瘤医院网站，肾内科盛锡楠 供稿 2009-08-20）

亚太黑色素瘤专家研讨会在北京召开

2009年6月28日，亚太黑色素瘤专家委员会在北京金融街洲际国际酒店顺利召开。北京肿瘤医院肾癌黑色素瘤内科主任郭军教授作为大会主席主持了全天的学术会议，来自中国、荷兰、德国、澳大利亚、韩国等国的十余名专家就黑色素瘤的治疗现状和近期研究热点进行了热烈的讨论和积极的学术交流。

中国医学科学院肿瘤医院孙燕院士首先介绍了中国肿瘤内科数十年来的发展进程和目前现状；郭军教授介绍了中国黑色素瘤的流行病学、发病特点、诊治现状和临床试验，其中中国KIT基因突变患者的筛查及格列卫治疗KIT突变的Ⅱ期临床研究引起了各位专家的极大兴趣；来自荷兰的全球黑色素瘤联盟主席Alexander M. M. Eggermont教授介绍了欧洲黑色素瘤的外科治疗，如原发灶的切除、前哨淋巴结活检和隔离肢体热灌注治疗等；来自德国的全球黑色素瘤联盟副主席Axel Hauschild教授则介绍了该国的黑色素瘤诊治指南和近年来黑色素瘤治疗领域的新进展，如抗CTLA-4单抗、C-Kit突变等热点问题；来自澳大利亚的黑色素瘤委员会副主席Rechard Kefford教授全面介绍了晚期黑色素瘤的治疗现状和进展。最后各位专家就加强国际黑色素瘤临床试验多中心协作达成了初步共识，同时针对我国黑色素瘤发病特点，提出了一些治疗建议以及研究思路。

会议结束后，郭军主任邀请国外专家参观了北京肿瘤医院及黑色素瘤内科病房，并介绍了该科的临床与科研工作。国外专家们高度肯定了该科的工作，对黑色素瘤患者都能够得到国际规范化的治疗表示赞同，同时表示此次交流必能推动各自学科的发展。

（来源：北京肿瘤医院网站 2009-07-10）

第三届“CSCO－南方”肿瘤生物治疗与分子靶向治疗论坛在广州召开

广州市抗癌协会

2009年8月14日至8月17日，第三届“CSCO－南方”肿瘤生物治疗与分子靶向治疗论坛暨第八届全国肿瘤综合诊疗新进展研讨会在广州市华钜君悦酒店隆重召开。

这次会议由广州市抗癌协会（GACA）、广州市科学技术协会、中国抗癌协会临床肿瘤学协作专业委员会（CSCO）主办，广东省中西医结合学会肿瘤专业委员会协办，南方医科大学南方医院肿瘤中心承办。本次大会主席由中国抗癌协会（CACA）理事兼肿瘤标志专业委员会副主任委员、CACA临床肿瘤学协作专业委员会（CSCO）副秘书长、GACA理事长、南方医院副院长兼肿瘤中心主任罗荣城教授，CACA常务理事兼CSCO主任委员马军教授和CACA理事兼CSCO秘书长秦叔逵教授共同担任。

大会主席罗荣城教授主持了会议开幕式。南方医科大学胡炜副校长，CACA副理事长、中山大学肿瘤医院院长曾益新院士等分别在开幕式上发表了热情洋溢的讲话。出席本次大会共计1300余人。GACA副秘书长李春海教授，CACA肺癌专业委员会主任委员吴一龙教授、副主任委员周清华教授，CACA癌症康复与姑息治疗专业委员主任委员于世英教授，CSCO主任委员马军教授、副主任委员于丁教授，CACA肿瘤微创治疗专业委员会主任委员、GACA肿瘤微创治疗专业委员会主任委员吴沛宏教授，中华医学会放射肿瘤学会主任委员、CACA肿瘤放射治疗专业委员主任委员余子豪教授，CACA神经肿瘤专业委员会主任委员、GACA神经肿瘤专业委员会主任委员陈忠平教授，GACA名誉理事长陈尊器教授、常务副理事长兼秘书长陈运贤教授、常务副理事长王远东教授、副理事长郭坤元教授、林丽珠教授、陈继跃教授以及GACA名誉理事、常务理事、理事、委员和会员代表出席了会议。CSCO派出的强大阵容：除上述外，还包括指导委员会委员姚开泰院士、宋恕平教授、张嘉庆教授、何友兼教授，执行委员会常委和委员李金瀚、林桐榆、傅剑华、陆舜、郭军、韩宝惠、于益芝、王慧敏、徐瑞华、陈敏山等教授也参加了会议。

本次大会的主题是：肿瘤多学科综合治疗与个体化治疗。大会荣幸地邀请到来自美国和国内在分子肿瘤学、肿瘤生物学和临床肿瘤学方面享有国际声誉的著名科学家为大会做肿瘤基础和临床研究方面的最新进展的专题讲座。包括上述专家和姚开泰院士、曹雪涛院士（于益芝教授）、周岱翰、廖宁、杨衿记、李小梅、徐丽艳、盛信秀、杨洋、廖旺军、张军一、李黎波、尤长宣和来自美国的Paul L. Hermenet、杨义力、刘勇、卢洋等60多位国内外著名肿瘤学专家出席了本次大会。专家们报告了肿瘤基础和临床研究的最新成果与发展趋势，尤其是肿瘤生物治疗与分子靶向治疗领域的前沿动态。大会的演讲内容涉及肿瘤生物学基础研究和临床应用的多个领域，反映了近年肿瘤生物学及分子靶向治疗的最新进展动态，反映了近年肿瘤生物学和临床应用的最新进展动态，紧跟国际先进水平和紧密结合我国实际情况，与会代表普遍反映对肿瘤基础研究和临床工作有积极的指导意义，获益匪浅，为与会代表带来了肿瘤诊疗的新思路、新理念。

本次大会专门安排了多家新闻媒体对南方医院副院长兼肿瘤中心主任罗荣城教授的专访，并请其就本次大会的主题发表见解。罗教授强调，目前肿瘤治疗已逐步进入个体化治疗的时代，随着肿瘤分子生物学取得了长足的进步和分子靶向药物的不断出现，肿瘤分子生物标志已在肿瘤的个体化治疗中凸现出重要的临床意义。

会议历时3天，分2个主会场和5个专题会场进行，共有2场大会报告，10场专题会议，还安排6场卫星会议，2个学会工作会议。本次大会自始至终都洋溢着浓厚的学术气氛，交流活跃而深入，为国内同行和国外专家提供了一个良好的交流机会，深受与会同行专家的热烈欢迎和高度赞扬。

（稿源：中国抗癌协会2009－08－19）

第八届海峡两岸肿瘤学术会议在台北市召开

“第八届海峡两岸肿瘤学术会议”于2009年5月2日在台北市隆重召开，本次会议的主题为“分子肿瘤学－推动癌症事业向前发展”。会议由台湾临床肿瘤医学会承办，台湾临床肿瘤医学会理事长、第八届海峡两岸肿瘤学术会议主席陈育民主持会议。会议邀请到彭汪嘉康院士、彭瑞鹏教授等台湾著名肿瘤学者。由中国抗癌协会副理事长高国兰教授为团长，秘书长张广超教授为副团长的一行20人出席了此次会议。在本次会议上中国抗癌协会专家学者与台湾肿瘤学者进行了广泛的学术交流。中国抗癌协会肿瘤专家李强、詹启敏、姜文奇教授先后做了“高位胆管癌的外科治疗”、“肿瘤抑癌基因BRCA1在调节中心稳定性中的作用”、“国家GCP中心的抗肿瘤新药临床试验研究概况”的学术报告。本次会议学术氛围浓郁，讨论热烈，出席会议200余人，收到了非常好的效果，会议圆满成功。

（稿源：中国抗癌协会2009－05－13）

携手共议真知，并肩再谱辉煌

——第二届NCCN亚洲学术会议暨2009 NCCN指南中国版修订会暨NCCN指南亚洲学术共识制订会报道

2008年第一届NCCN（National Comprehensive Cancer Network®，美国国家综合癌症网络）亚洲学术会议的成功召开，将NCCN指南在中国以及亚太区的推广带上了一个新的高度。2009年3月28～29日，由NCCN与其亚洲代表EMD公司策划、组织的“第二届NCCN亚洲学术会议暨2009 NCCN指南中国版修订会暨NCCN指南亚洲学术共识制订会”在北京 JW 万豪酒店隆重召开。本届会议的参会人数、涉及瘤种、会议形式等都较第一届会议有了很大的提高，为 NCCN 指南的亚洲行翻开了崭新的一页。

本届会议由 NCCN 的 CEO William T. McGivney 先生以及 NCCN 临床资讯与出版部高级副总裁 Joan S. McClure 女士携 10 位各肿瘤领域的权威专家来华，为亚洲肿瘤医生现场解读 10 大常见肿瘤的最新版指南更新情况以及 NCCN 年会的精华内容，此外还有 2 位专家进行了远程手术演示，可谓阵容豪华。会议期间他们不仅就上述内容作了精彩的报告，更就指南修订所依循的临床证据与亚洲的同行进行了零距离的交流。

除了拥有如此豪华的讲者阵容外，本次会议的形式也有极大创新。外科专家的远程手术演示、放疗专家对如何使放疗在肿瘤综合治疗中发挥最佳作用的演讲、来自 NCCN 专家和中国一线临床的病例、亚洲专家对肿瘤学发展前沿的介绍，都是本次大会华彩的篇章。

本次会议的成功，广大医生的积极参与功不可没。早在半年前筹备之初，本次会议就受到了各界的关注，踊跃提交病例是广大一线医生对大会最直接的支持。比如来自厦门第一医院的叶煌阳医生很早就提供了一个非常有讨论价值的淋巴瘤病例，北京肿瘤医院朱军教授肯定了该病例的价值，并提出了进一步完善资料的指导。由于本院条件限制，为了检测几个有重要意义的标记物，叶医生将活检标本先后寄至四川华西医院和广州中山肿瘤防治中心，终于在会议前补齐了这些指标。

亚洲同道对会议同样非常支持。目前国际泌尿外科领域机器人手术的权威之一、韩国延世大学校医学院泌尿外科机器人及微创手术中心副教授罗君镐博士在得知会议信息后，主动通过网络联系大会主办方并请国内同道代为推荐，请求参会进行学术交流。会上，他精湛的手术演示与美国专家的远程手术演示相映成辉，受到参会医生的热烈欢迎。

为了使更多医生可以分享会议的精彩内容，今年的会议除了继续采取北京举办大会、上海/广州举办专家研讨会的形式之外，还增加了网络直播平台，许多无法来到现场的医生通过收看网络直播，同样聆听了专家们精彩的介绍，这使得本次所有参会人数达到了空前的近 4000 人。

本次会议的一个重要内容是中国肿瘤界专家与美国 NCCN 专家就中国版指南的修订内容进行讨论。在中国版修订活动进入第 4 年的今天，中国专家对指南修订的愿望越来越高、和美国同道的讨论也越来越深入。过去几年乳腺癌、胃癌、直肠癌、淋巴瘤指南的修订中，中国专家提出的修订意见受到 NCCN 专家的积极评价，部分观点也被吸收进入原版指南；也就是说，中国专家的真知灼见不仅造福于中国肿瘤患者，也同时造福于全球肿瘤患者。中国版修订活动也已成为中国专家向国际同道展示高超学术水平的平台。

在中国版修订活动成功的鼓舞下，亚洲其他国家的专家也开始了 NCCN 指南本地化的工作。借本届会议之机，亚洲专家首次开展了制订 NCCN 指南亚洲学术共识的活动，这一共识将成为亚洲还没有本地版 NCCN 指南的国家/地区参考指南时的辅助工具，也将成为这些国家/地区未来制订本地版指南的基础。中国版活动也成为共识活动的范本，亚洲同道更是邀请中国专家亲自参与，分享经验、资料和学术观点。最终，来自中国大陆、日本、韩国、香港、台湾、新加坡、马来西亚、印度、泰国、菲律宾、印度尼西亚等 11 个亚洲国家与地区的肿瘤权威与 NCCN 专家就非小细胞肺癌、乳腺癌、肾癌和慢性髓细胞性白血病进行了深入的讨论，这 4 项肿瘤的 NCCN 指南亚洲学术共识草稿已在拟订之中，不日即将交 NCCN 最后审定。我们相信，这些共识的成功制订，将成为 NCCN 指南造福更多亚洲肿瘤患者的良好开端。

此次 NCCN 亚洲学术会议只是 NCCN 在亚洲推广活动的一个部分，要使 NCCN 宗旨——倡导最佳的循证肿瘤实践——得到更切实的落实，还有许多工作要做。孙燕院士高瞻远瞩地指出，为了使 NCCN 指南中国版修订活动踏实、长久地进行下去，有必要考虑在国内开展高质量的临床研究以获得有说服力的数据来支持指南修订活动的可行性，他专门提请各专家组就此进行讨论。亚洲共识专家组也多次表示，非常希望与 NCCN 合作，开展临床研究以解答亚洲特有的问题。

开展广泛深入的指南解读是将中国版指南修订的成果落到实处的重要环节。孙院士在多个场合都强调了解读的重要性。他亲自参加了多个修订讨论会并在会上指出，指南修订只是专家组的工作之一，解读则是专家们另一项重要的责任。他提请每个专家组委派几位专家撰写解读幻灯作为统一的解读材料，而所有专家组成员都有责任和义务使用这些幻灯利用各种场合进行解读和推广。这一倡议得到许多专家的积极响应。

让更多亚洲肿瘤医生熟悉和了解 NCCN 系列指南的精华内容、提高亚洲肿瘤诊治水平、以使更多肿瘤患者获益，这是 NCCN 与其亚洲代表 EMD 在亚洲推行 NCCN 指南的终极目标。我们有理由相信，通过 NCCN 亚洲学术会议、中国版指南修订以及亚洲学术共识制订活动的展开和深入，经过各国专家的努力，这一崇高的目标一定会实现！

采访实录（节选）

问渠哪得清如许？唯有源头活水来——优秀的指南本身就是品质的保证，在结合了地方特色修订成不同的地区版后，其在客观、公正、科学、创新的基础上更增添了实用、全面等特点。利用各种平台和方法，使更多一线医生熟悉、理解和参考这些指南，是贯彻 NCCN 宗旨的重要环节。

第二届 NCCN 亚洲学术会议主席、NCCN 指南中国版修订专家组召集人孙燕院士：进入 21 世纪以来，循证医学已成为医学研究的基础，根据循证医学制订标准化的诊疗指南很重要。从 2006 年起，我们开始将 NCCN 指南本土化，制订中国版指南，并逐渐地增加中国版指南的数量，大概速度是一年增加 2～3 种。很高兴地看到中国最有威望的专家都参加了中国版指南的修订活动。修订指南的意义主要有 2 个：首先，中国同行有机会站在最先进的诊疗水平上，结合自身情况制订中国版，供国内同行参考；其次是希望 NCCN 指南可以成为我国肿瘤专科医师准入的参考之一。

NCCN CEO Dr. William T. McGivney：NCCN 的指南、继续医学教育项目和与 Discovery 频道合作的健康节目等对于全球所有的医生和患者都是免费获取的；每年有来自全球各地，包括亚洲的医生参加 NCCN 的各类会议。感谢孙教授的倡导、EMD 公司的合作以及广大医药企业的支持，使得 NCCN 指南在亚洲的推广顺利开展。

横看成岭侧成峰，远近高低各不同——指南的修订是建立在高质量的大规模、多中心、随机对照临床试验上的。对当今中国乃至亚洲区开展这类试验研究的情况，专家学者们从各自的角度表达了看法。

NCCN 肾癌指南中国版专家组成员、北京肿瘤医院肾癌黑色素瘤内科郭军教授： 需要改变目前患者对于参与临床试验的错误想法，告诉他们这是最新的、最有可能比目前的标准治疗更有效的方法。如果有更多的患者参与到临床试验中，那就能获得更高级别的证据；如果这些证据能获得国际同行的认可，那我们的患者和医生也对医学事业尽了一份力。

NCCN 结、直肠癌指南中国版专家组组长、中山大学附属肿瘤医院腹科万德森教授： 孙燕教授建议我们开展一些临床试验，基于先前参与了很多国际临床试验的经验，中山大学最近推出了自己的临床研究计划。希望在不久的将来能够将研究结果写入指南。

莫道今年春将尽，明年春色倍还人—— 虽然第二届 NCCN 亚洲学术会议已落下帷幕，但是指南中国版以及亚洲学术共识的新一轮修订工作才刚刚启动。无论是何种形式的学术交流活动，都是“倡导最佳的循证肿瘤实践”这一宗旨的具体体现，都是向“提高肿瘤诊治水平、让更多患者受益”这一终极目标的迈进。

亚洲医学传播有限公司（EMD）Howard Ho 先生： 明年我们计划增加亚洲学术共识、中国版指南覆盖的肿瘤种类，并推动亚洲其他地区版的制订。大会的部分视频剪辑将在会后上传至 www. nccn - asia. org 供广大医生收看、学习。2009 年其他的新项目还包括引进 NCCN 的患者指导、处方模板等，未来还将推行更多的地区版 NCCN 项目与资源的制作、组织中国的医院管理人员参观 NCCN 以及其成员机构。总之，希望通过与 NCCN 的合作，将 NCCN 指南及其衍生的项目与资源介绍给亚洲的医学人士，通过他们让广大肿瘤患者接受到最佳的规范化治疗。

（稿源：NCCN 网站——《肿瘤时讯》独家报道）

第二届 NCCN 亚洲学术会议报道

一、结直肠癌

NCCN 理事会主席、美国西北大学本森（Benson）教授和美国加利福尼亚大学韦诺克（Venook）教授为与会者阐述了 2009 年《NCCN 结直肠癌临床实践指南》（以下简称《指南》）的更新要点。

（一）KRAS 基因检测

《指南》强调，结肠癌患者的个体化治疗应基于既往的辅助治疗、切除的可能性、联合靶向治疗药物和患者状态（并发症、生活质量）等。在 Benson 教授看来，KRAS 基因检测可能将成为结直肠癌个体化治疗的开端。《指南》再度强调了只有 KRAS 野生型患者才适宜接受表皮生长因子受体（EGFR）抑制剂治疗的原则。但 Benson 教授同时提醒，临床上约有 40% ~45% 的患者为 KRAS 突变型，虽然这部分患者不推荐 EGFR 靶向治疗，但应告之的重要信息是，目前的化疗方案仍是有效的。

《指南》首次提出了针对 KRAS 突变检测的结直肠癌病理评估原则：KRAS 基因编码区第 2 外显子的 12 和 13 密码子突变检测可预测肿瘤对 EGFR 靶向治疗抗体缺乏反应；其具

体的检测方法不限，采用基因测序或杂交等方法均可；检验所用的标本可用甲醛固定，石蜡包埋；所取组织可以是原发结直肠癌组织和/或转移灶，有文献报道这两种标本的 KRAS 突变情况相似。

（二）转移性结直肠癌的治疗

Enook 教授介绍，在直肠癌推荐中的最大变化，是对于任何 T、任何 N、可同时切除转移灶的 M1 患者，可将联合化疗作为主要治疗，在分期或同期切除转移灶和原发灶后，再进行辅助治疗。这一建议强调的理念是，对此类患者不推荐放化疗作为初始治疗，以免延误治愈疾病的时机。

对于结直肠癌肝转移者，在可切除原发病灶和转移病灶的情况下应行根治性切除。当肝转移灶由于残肝体积不足而不能被切除时，可考虑术前门静脉栓塞或分期肝切除等方法。对于结直肠癌肺转移者，当肿瘤不可切除但可用消融技术完全处理时可考虑消融治疗。《指南》还建议，对起始为不能切除的转移性结直肠癌患者，可在化疗后每两个月进行 1 次重新评估，因为有研究提示，术前化疗有将部分患者转化为可切除状态的潜能。

此外，《指南》还针对疾病及治疗的远期后遗症，如慢性腹泻或失禁、奥沙利铂相关神经病变、盆腔放疗后骨质病变及性功能障碍等，给出了具体的处理建议。对于结直肠癌患者的长期随诊原则，亦有新增章节明确指出：病史、体检和癌胚抗原（CEA）监测应每 3 ~6 个月进行 1 次，共 2 年，随后每 6 个月进行 1 次，共 3 年；腹部、盆腔 CT 检查应每年进行 1 次，共 3 年；术后 1 年时应行肠镜检查，以后根据临床需要而定。

（王　斓）

二、肾癌

NCCN 肾癌/睾丸癌/膀胱癌指南专家组成员、美国西北大学范伯格医学院库泽尔（Kuzel）教授介绍了 2009 年《NCCN 肾癌临床实践指南》的更新要点。

（一）治疗

1. 手术治疗原则

新增“当前一些专家认为，新出现的冷冻或射频消融治疗是某些小肿瘤的治疗选择之一，尽管目前尚未开展与手术切除（通过腹腔镜或开放性手术进行的部分或根治性肾切除术）比较的严格对照研究。”

2. 一线治疗

（1）透明细胞为主型：舒尼替尼（1 类）或 mTOR 抑制剂 temsirolimus［预后差者为 1 类，其他（预后中等或好者）为 2B 类（新增）］或贝伐单抗 + 干扰素（IFN，由 2A 类改为 1 类）或大剂量 IL－2 用于选择性患者或索拉非尼用于选择性患者。

（2）非透明细胞为主型：temsirolimus（预后差者为 1 类，预后中等或好者为 2A 类）或索拉非尼或舒尼替尼或化疗［3 类，吉西他滨或卡培他滨或脱氧氟尿苷或 5－氟尿嘧啶或多柔比星（仅肉瘤样癌）］。

3. 一线进展后续治疗

索拉非尼［用于细胞因子治疗以后为 1 类，用于酪氨酸激酶抑制剂（TKI）以后为 2A 类］或舒尼替尼（用于细胞因子治疗以后为 1 类，用于 TKI 以后为 2A 类）或 temsirolimus

（用于细胞因子治疗后为 2A 类，用于 TKI 治疗后为 2B 类）或 IFN（2B 类）或大剂量 IL－2（2B 类）或贝伐单抗（2B 类）或小剂量 IL－2 ± IFN（由 2B 类改为 3 类）。

（二）预后因素

肾癌的预后预测因素包括以下 6 方面：

（1）乳酸脱氢酶 >1.5 倍正常值上限（ULN）；

（2）血红蛋白 < 正常值下限（LLN）；

（3）校正后血清钙 >10 mg/dl（2.5 mmol/L）；

（4）从初始诊断到开始全身治疗的时间间隔 <1 年；

（5）卡氏（Karnofsky）体能状态评分≤70；

（6）≥2 个转移灶。

《指南》指出，预后差被定义为具有≥3 个上述不良预测因素。

（廖莉莉）

三、乳腺癌

美国伯明翰亚拉巴马大学综合癌症中心纳贝勒（Nabell）副教授介绍了 2009 年《NCCN 乳腺癌临床实践指南》（以下简称《指南》）的更新要点。

（一）辅助治疗

应根据激素受体（HR）与人表皮生长因子受体 2（Her－2）状态将乳腺癌分为不同的生物学亚组，并进行不同的解剖和组织学危险分层。

（二）21 基因复发评分

在腋淋巴结阴性、雌激素受体（ER）或孕激素受体（PR）阳性、Her－2 阴性的乳腺癌患者中，原发肿瘤为 0.6～1.0cm 的中/低分化（或伴不良预后因素）者或肿瘤 >1.0cm 者，可通过 21 基因复发评分（RS）进行复发危险的评估，RS <18、18≤RS≤30、RS≥31 分别为低、中、高危组，对低危患者可不给予辅助化疗。

在此基础上，新的研究数据使 21 基因 RS 系统应用范围扩大至内分泌治疗［芳香化酶抑制剂（AI）］领域。在 2008 年圣安东尼奥乳腺癌会议（SABCS）上，有研究报告采用 21 基因 RS 系统评估了一项研究（ATAC）中他莫昔芬或阿那曲唑单药治疗者的复发危险，提示其对于淋巴结阴性、ER 阳性患者内分泌治疗后的复发转移危险也有预测作用。

（三）抗 Her－2 靶向治疗的应用

曲妥珠单抗辅助治疗的重要参考依据是来自 5 项大型随机对照临床研究（NSABP B31、NCCTG N9831、HERA、BCIRG 006、FinHer）的结果。对于 Her－2 阳性乳腺癌患者的治疗，准确的 Her－2 检测必不可少，无论是采用免疫组化（IHC）还是荧光原位杂交（FISH），均强调实验室应符合开展这些 Her－2 检测方法的质量认证标准。此外，大多数针对 Her－2 靶向治疗的大型临床研究并未入组原发肿瘤小、淋巴结阴性的患者，因此有关肿瘤直径≤1.0cm（T1a/b）Her－2 阳性患者复发危险的信息有限。在 2008 年 SABCS 上，有研究提示，在 T1a/ bN0M0 患者中，Her－2 阳性者的 5 年无复发生存和 5 年无远处复发生存均劣于 Her－2 阴性者。《指南》指出，在 HR 阳性、Her－2 阳性乳腺癌患者的全身辅助治疗中，对于原发肿瘤为 0.6～1.0 cm 的中/低分化或伴不良预后因素者，在辅助内分泌

治疗 ± 辅助化疗（1 类）基础上新增“ ± 曲妥珠单抗治疗（3 类）”。

总之，曲妥珠单抗辅助治疗可显著改善无病生存；但不含蒽环类化疗药物的方案较为合适，尤其是对于心脏毒性危险较大者；探讨曲妥珠单抗治疗时间（9 周对 52 周）的研究正在进行中；较小的 Her－2 阳性肿瘤也呈现出一定的危险，因此也应当考虑给予患者曲妥珠单抗治疗。

（四）转移性乳腺癌的治疗

《指南》指出，对于接受过曲妥珠单抗治疗的 Her－2 阳性转移性患者，优选拉帕替尼＋卡培他滨、曲妥珠单抗＋其他一线药物、曲妥珠单抗＋卡培他滨或曲妥珠单抗＋拉帕替尼（不使用细胞毒药物）方案。 （廖莉莉）

（稿源：中国医学论坛报网络版）

2009 年度中华医学科技奖颁奖典礼在上海举行共 83 项成果获奖

2010 年 1 月 24 日，由中华医学会主办的 2009 年度“中华医学科技奖”颁奖典礼在上海国际会议中心隆重举行，中共中央政治局委员、上海市委书记俞正声，全国人大常委会副委员长桑国卫，卫生部部长陈竺、副部长刘谦，科技部副部长曹健林，中华医学会会长钟南山以及上海市有关领导殷一璀、丁薛祥、沈晓明等出席大会并为获奖代表颁奖。

陈竺部长在颁奖典礼上讲话，向荣获中华医学科技奖的单位和个人表示祝贺，向广大医学科技工作者表示崇高敬意。中华医学会会长、中华医学科技奖评审委员会常务副主任委员钟南山院士等也发表了讲话。

有 83 项医学成果获此大奖，其中来自中国人民解放军总医院、北京大学基础医学院、中国科学院动物研究所、中国医学科学院基础医学研究所、中国医科大学、北京师范大学等单位的“细胞、器官衰老的分子机制研究与个体化衰老评价的建立及应用”等 7 项科研成果荣获一等奖；中国医学科学院药物研究所的“人参皂苷 Rg1 的多靶点作用和机制分析”等 26 项科研成果荣获二等奖；浙江大学医学院的“胃癌前病变癌变准确监测和有效阻断技术体系的建立”等 47 项科研成果荣获三等奖。同时首次对卫生管理学项目和医学科普项目进行了奖励，评选出了“卫生管理奖”和“医学科普奖”。

获得“卫生管理奖”的有 2 项研究成果，分别为南京医科大学附属无锡第二医院的“转型时期公立医院管理体系的创新研究与实践运用”和华中科技大学同济医学院的“我国公立医院法人治理及其路径研究”。安徽医科大学第一附属医院完成的《我是如何战胜疾病的》病人谈病丛书，获得唯一的“医学科普奖”。

中华医学会会长钟南山院士认为，今年的“中华医学科技奖”有两方面特点，一是覆盖面更广，由基础医学、临床医学、药学、中医学等领域，拓展到卫生管理和科普领域，这些方面也是搞好医疗预防工作的重要环节。二是更加体现了为生产实践服务、为提高医疗质量服务的宗旨，以前重视高水平论文在医疗杂志发表，而今年医学成果奖绝大部分产生了良好的社会效益。

由卫生部、科技部批准设立的“中华医学科技奖”是我国医药卫生行业的最高科技奖项，旨在为具有杰出医学贡献的个人和集体提供奖励，从而促进中国医学科技的创新与发展。该奖项每年评选、授奖一次，迄今已成功举办了9届。此次颁奖大会首次由北京移师上海，将借助上海在中国医学领域的优势地位，加快创新型医学技术的普及和应用，让更多的患者尽快享受到医疗进步带来的治疗效果。

据介绍，2009年度“中华医学科技奖”共有233项科研成果进行申报，经中华医学会审查并组织全国95名中华医学科技奖评审委员会委员初审，共有104项成果初审通过，并在《健康报》和中华医学会网站同时公示30天。依据《中华医学科技奖奖励条例》确立的公开、公正、公平的评审原则，最终在104项初审通过项目中评出83项获奖成果。

吉林大学白求恩医学院赵雪俭教授等完成的“前列腺癌早期诊断与诊治基础研究”项目获中华医学科技二等奖。

北京大学医学部主要完成的科研成果共有7项获奖。其中肿瘤领域的项目“骨盆环肿瘤的切除及功能重建”荣获2009年中华医学科技奖三等奖，该项目由北京大学人民医院郭卫、杨荣利、汤小东、杨毅、姬涛、燕太强、唐顺、曲华毅、李大森、董森、李晓等完成。

参会的医学界专家指出：作为我国医药卫生行业的最高科技奖项，中华医学科技奖代表了卫生科技领域的科学技术研究成果，营造了尊重科学、创新科技的良好行业氛围，将有助于激励广大卫生科技工作者的积极性和创造性，对于推动医学科技进步具有重要的促进作用。

作为协办单位，扬子江药业集团与“中华医学科技奖”共同走过了9年，集团董事长徐镜人在此间表示：“每年都有大批医学工作者在各自的研究领域取得重大突破，我们为他们感到骄傲。作为民族医药企业，我们有这样的责任和使命，要与医学工作者一起促进我国医学科学技术的发展。进取求索，以先进的科技成果，护佑众生。”

据统计，自2001年“中华医学科技奖”设立以来，9年时间，共有超过600项医学成果获此殊荣，其中，许多医学成果已经实现普及和应用，为我国医学事业的快速发展做出了重大贡献，展现了我国医学科技工作者在自主创新方面的能力和水平。随着“中华医学科技奖”的持续推进，将有更多的医学成果不断涌现，进一步推动中国卫生科技领域的持续发展与创新。

（本文综合新华网王蔚、科技日报、上海新闻网、北京大学医学部网站、吉大妇女网站、新民晚报施捷、医库网等报道）

【编者按】 以下内容摘自中华医学会网站，本刊仅收录其中与肿瘤专业相关的24项。（排列顺序按原文）

2009年中华医学科技奖初审通过项目公示

2009年中华医学科技奖初审工作已经结束。经单位推荐，中华医学会进行形式审查并组织全国95名中华医学科技奖评审委员会委员对233项科技成果进行了初审，初审通过项目共104项。

根据《中华医学科技奖奖励条例》确立的公开、公正、公平原则，初审通过项目在《健康报》（第四版）和中华医学会网站 http://www.cma.org.cn 同时公示。任何单位或个人对公示项目有实质性异议的，或发现有文字错漏，需要更正的，请在公示之日起30日内，以真实身份书面形式向中华医学会科技评审部（北京市东城区东四西大街42号，邮政编码：100710）提出。

2009年8月31日

2009026　肿瘤趋化抗原核酸疫苗平台技术的研究　中国医学科学院肿瘤研究所　张叔人、林晨、周春霞、孙文欣、覃汉军、刘容枝、林晓燕、李宁、梁萧、马文波、王冬梅、郭素娟、张雪燕、马飞、付明

2009130　前列腺癌早期诊断与诊治基础研究　吉林大学白求恩医学院　赵雪俭、张灵、高洪文、高丽芳、计国义、赵丽娟、王伟华、李晓萌、李扬、赵丹、孔祥波、刘艳波、潘玉琢、孟艳、梁作文

2009147　分子核医学技术在神经精神疾病和抗肿瘤药物研发中的创新研究　江苏省原子医学研究所、中国药科大学　杨敏、王广基、徐宇平、蒋孟军、潘栋辉、郝海平、叶万忠、范益军

2009137　腺相关病毒载体的优化及其在肺癌基因治疗研究中的应用　南京医科大学第一附属医院　吴剑卿、赵卫红、殷凯生、王虹、黄茂、陈波、许伟、李燕

2009153　胃癌前病变癌变准确监测和有效阻断技术体系的建立　浙江大学医学院　姒健敏、王良静、周天华、陈淑洁、方燕飞、吴加国、赵岚、赵渊、杜颖、王建国、戴宁

2009200　非细胞毒性药物治疗胃恶性肿瘤的科学理论及临床前期研究　四川大学华西医院、华中科技大学同济医学院附属协和医院、重庆医科大学附属第一医院　唐承薇、王春晖、侯晓华、伍晓汀、郑丽端、黄丽彬、闵鹏秋、胡建昆、黄茂涛、刘纯伦、欧阳钦、李甘地、周永宁、易粹琼、朱良如

2009189　提高肝癌治疗效果的系列研究　中山大学肿瘤防治中心　李锦清、陈敏山、石明、李升平、张耀军、劳向明、郭荣平、元云飞、徐立、梁惠宏、郑云、林小军、张亚奇

2009058　造血干细胞移植并发症的防治研究　中国人民解放军军事医学科学院附属医院　陈虎、胡亮钉、江岷、曹履先、宁红梅、李渤涛、李欲航、俞志勇、徐晨、秦茂权、冯凯、刘娜、周振山

2009081　多发性骨髓瘤的靶向治疗　上海长征医院、上海交通大学附属第六人民医院　侯健、石军、姜华、王利华、李勇华、傅卫军、袁振刚、周莉莉、黄红铭、朱蓉、屈

晓燕

2009202 白血病/肝癌多药耐药机理及耐药逆转的研究 四川大学华西医院、上海交通大学医学院附属仁济医院、重庆医科大学附属第二医院 龚玉萍、陈芳源、欧阳仁荣、王婷、龚建平、刘霆、吴谨绪、石毓君、顾玲、钟济华、钟华、李波、沈莉菁、万海霞、王海嵘

2009234 髓母细胞瘤分化和凋亡的化学诱导及其分子机制 大连医科大学 刘佳、李宏、王茜、孙媛、孔庆友、吴茉莉、马景昕、张开立、张朋、王晓炜、陈晓燕、刘铭、文姝、于丽君、舒晓宏

2009136 一种新型细胞移植技术在肿瘤致瘤性研究领域的应用 南京医科大学第一附属医院 孙倍成、王学浩、李国强、成峰、张峰、李相成、王科、邓蕾、高云

2009120 胃癌转移规律及亚临床转移诊治的系列研究 中国医科大学附属第一医院 徐惠绵、王振宁、辛彦、吴云飞、孙哲、黄宝俊、路平、邢承忠、鲁翀、郭澎涛、李凯、陈波、侯滨

2009142 实体肿瘤射频原位灭活的实验和临床研究 南京医科大学第一附属医院 苗毅、徐泽宽、钱祝银、戴存才、蒋奎荣、郭峰、吴峻立、胡建群、俞同福、高文涛、李强、陈建敏、奚春华、褚朝顺

2009187 腹腔镜膀胱根治性切除及原位新膀胱术的系列研究 中山大学附属第二医院 黄健、林天歆、许可慰、江春、黄海、韩金利、张彩霞、姚友生、谢文练、郭正辉、尹心宝、董文

2009046 骨盆环肿瘤的切除及功能重建 北京大学人民医院 郭卫、杨荣利、汤小东、杨毅、姬涛、燕太强、唐顺、曲华毅、李大森、董森、李晓

2009079 CT 引导下经皮介入治疗新技术的建立、临床应用和相关研究 上海长海医院、中日友好医院、同济大学附属同济医院 田建明、王培军、左长京、崔恒武、邵成伟、辛育龄、王敏杰、萧毅、郝强、张火俊、李晓明、生晶

2009091 原发性肝癌精确放疗技术的建立和临床应用 复旦大学附属肿瘤医院、广西医科大学附属肿瘤医院 蒋国梁、梁世雄、赵建东、周振华、朱小东、朱骥、徐志勇、任志刚、陈龙、刘鲁明、陈震、胡伟刚、谢立簃、傅小龙、张小建

2009155 上皮性卵巢癌腹腔免疫缺陷的基础和临床研究 浙江大学医学院附属妇产科医院 谢幸、吕卫国、叶枫、李晓、陈怀增、程蓓、潘子旻、陈丽莉、毛愉燕、万小云、程琪

2009124 子宫颈癌的早期防治与病因学研究 中国医科大学附属盛京医院 张淑兰、林蓓、王敏、姜涛、程大丽、刘岿然、陆春雪、张瑶、鲁艳明、王诗卓、张晶、杜丽敏、王冬冬、齐跃

2009172 宫颈癌发病分子机制及靶向防治策略研究 华中科技大学同济医学院附属同济医院 马丁、王世宣、周剑锋、冯作化、王薇、徐钢、高庆蕾、奚玲、王常玉、李伟、吴明富、吴鹏、黄晓园、廖书杰、翁丹卉

2009204 子宫颈癌 RNA 干扰及基因治疗研究 四川大学华西第二医院 彭芝兰、牛晓宇、王丹青、楼江燕、郑莹、陈悦悦、王赞宏、潘小玲、张家文、范余娟、官立丽、李

大可

2009135 *原发性肺癌发病和预后的遗传易感性研究* 南京医科大学、南京医科大学第一附属医院、江苏省肿瘤医院、国家人类基因组南方研究中心、复旦大学 沈洪兵、胡志斌、陈亦江、许林、黄薇、卢大儒、马红霞、陈峰、钱吉、陈佳萍、靳光付

2009015 *人参皂苷Rg1的多靶点作用和机制分析* 中国医学科学院药物研究所 张均田、申丽红、刘忞、王晓英、屈志炜、胡金凤、楚世峰、王玉珠、李君庆、陈霁、薛燕、张东明、刘云

首届中国抗癌协会科技奖专业组评审会议在津召开

中国抗癌协会

2009年度首届中国抗癌协会科技奖专业组评审会议于1月15日~17日在天津召开。国家科技奖励工作办公室刘凤霞处长、中国科协学会学术部朱雪芬副部长、中国抗癌协会张广超秘书长出席会议并讲话。中国抗癌协会科技奖励工作办公室赵文华主任做了“2009年度中国抗癌协会科技奖专业评审组初评工作报告”，奖励工作办公室还介绍了“中国抗癌协会科技奖评审系统”。

本次评审会议分为基础医学、临床内科学、临床外科学三个专业评审组分别进行。会议评审提交的参评项目共69项。

评审会议上，全体评审委员根据《中国抗癌协会科技奖励办法》的有关规定，遵循公开、公平、公正的原则，在对推荐项目进行认真地审阅、评议的基础上，按照评价指标体系进行打分投票，最后通过了42项初评项目。以上入选项目已在协会网站上进行公告，向社会各界征求异议。

相关背景：中国抗癌协会科技奖是经国家科学技术部批准的肿瘤医学领域的科学技术奖励，共设有一等奖、二等奖、三等奖三个等级，每两年评审一次。奖励那些应用先进科学技术成果，在肿瘤医学研究领域、临床应用、技术开发等方面做出突出贡献的医学科技工作者和单位。

（稿源：中国科学技术协会网站2010年1月25日）

2009年度中国抗癌协会科技奖获奖项目目录（30项）

一等奖

编号：K－0901－1－1

项目名称： 肿瘤相关分子 HAb18G/CD147 在肿瘤诊断及侵袭转移研究中的应用
完成单位： 中国人民解放军第四军医大学
完成人： 陈志南，边惠洁，邢金良，蒋建利，李郁，米力，张阳，唐娟，吴亚妹，戴竞耀
推荐单位： 肿瘤标志专业委员会

编号： K－0901－1－2
项目名称： 乳腺癌个性化病理诊断的研究及应用
完成单位： 天津医科大学附属肿瘤医院，北京协和医院
完成人： 付丽，牛昀，郎荣刚，范宇，谷峰，郭晓静，杨壹羚，曾瑄，梁智勇，赵晶
推荐单位： 天津市肿瘤研究所

编号： K－0903－1－3
项目名称： 涎腺肿瘤治疗新技术的研究及应用
完成单位： 北京大学口腔医学院
完成人： 俞光岩，马大权，高岩，彭歆，郭传瑸，黄敏娴，孙开华，吴奇光，毛驰
推荐单位： 头颈肿瘤外科专业委员会

编号： K－0901－1－4
项目名称： 胶质瘤血管生成的细胞与分子机制研究
完成单位： 中国人民解放军第三军医大学第一附属医院
完成人： 卞修武，平轶芳，蒋雪峰，黄缄，王清良，姚小红，余时沧，陈剑鸿，周志华，肖华亮
推荐单位： 神经肿瘤专业委员会

二等奖

编号： K－0902－2－1
项目名称： 恶性肿瘤分子靶向治疗与化疗联合应用的策略研究
完成单位： 军事医学科学院附属医院，大连医科大学附属第二医院
完成人： 徐建明，宋三泰，张阳，韩宇，刘晓晴，王岩，赵传华
推荐单位： 北京市抗癌协会

编号： K－0903－2－2
项目名称： 小肝癌经皮射频微创治疗的临床研究
完成单位： 中山大学附属肿瘤医院
完成人： 陈敏山，石明，张耀军，彭振维，梁惠宏，徐立，李锦清
推荐单位： 中山大学附属肿瘤医院

编号： K－0902－2－3
项目名称： 肺癌早期诊断与治疗的基础和临床系列研究及应用
完成单位： 解放军总医院，香港养和医院
完成人： 陈良安，韩为东，田庆，林冰，梁志欣，肖越勇，刘又宁
推荐单位： 解放军总医院

编号： K－0903－2－4

项目名称：结直肠癌社区预防与综合治疗应用研究
完成单位：中山大学肿瘤防治中心，广州市越秀区卫生局
完成人：万德森，潘志忠，李力人，陈功，伍小军，柳青，曾楚华
推荐单位：大肠癌专业委员会

编号：K-0902-2-5
项目名称：恶性肿瘤热化疗与热靶向治疗的临床基础研究
完成单位：南京大学医学院附属鼓楼医院
完成人：刘宝瑞，钱晓萍，杨觅，杨阳，丁义涛
推荐单位：江苏省抗癌协会

编号：K-0902-2-6
项目名称：磁共振功能成像在恶性肿瘤诊断及疗效评价中的应用研究
完成单位：北京肿瘤医院
完成人：张晓鹏，孙应实，唐磊，李洁，曹崑，崔湧，齐丽萍
推荐单位：北京肿瘤医院

编号：K-0901-2-7
项目名称：恶性肿瘤发生和转移分子机制及肿瘤组织特异性基因治疗基础研究
完成单位：中国人民解放军第二军医大学
完成人：曹广文，谭晓洁，殷建华，刘世建，常文军，张宏伟，王国萍
推荐单位：上海市抗癌协会

编号：K-0901-2-8
项目名称：胃肠癌发病相关性病因“饮不洁水和幽门螺杆菌感染”的研究
完成单位：浙江大学医学院附属二院
完成人：朱永良，郑树，毛建山，钟献，张苏展，周伦
推荐单位：浙江大学肿瘤研究所

编号：K-0903-2-9
项目名称：前列腺癌临床和基础研究
完成单位：复旦大学附属肿瘤医院
完成人：叶定伟，李慧，戴波，张海梁，朱一平，林国文，马春光
推荐单位：复旦大学附属肿瘤医院

编号：K-0902-2-10
项目名称：乳腺癌靶向治疗策略的研究
完成单位：哈尔滨医科大学附属肿瘤医院
完成人：张清媛，康欣梅，王静萱，赵文辉，孙文洲，耿敬姝，张玉宝
推荐单位：哈尔滨医科大学附属肿瘤医院

编号：K-0901-2-11
项目名称：重组 hIFN-α-2b-BCG 的研制及其抗膀胱肿瘤作用机制的实验研究
完成单位：天津市泌尿外科研究所
完成人：韩瑞发，刘春雨，孙二琳，姚智，畅继武，范晓东，赵杰

推荐单位： 天津市抗癌协会

三等奖

编号： K－0902－3－1
项目名称： 儿童恶性实体瘤规范性诊断治疗临床及实验研究系列
完成单位： 上海交通大学医学院附属上海儿童医学中心
完成人： 汤静燕，潘慈，陈静，徐敏，殷敏智
推荐单位： 小儿肿瘤专业委员会

编号： K－0902－3－2
项目名称： 多发性骨髓瘤新疗法的作用机制及临床应用研究
完成单位： 浙江大学附属第一医院
完成人： 金洁，娄引军，杨敏，童茵，潘含章
推荐单位： 浙江省抗癌协会

编号： K－0903－3－3
项目名称： NET－1EMST在癌细胞运动中作用的新发现及其对肝癌进展和预后影响的研究
完成单位： 南通大学，南通大学附属医院，南通市肿瘤医院，百奥迈科生物技术有限公司
完成人： 陈莉，朱建伟，王建力，王桂兰，张一心
推荐单位： 肝癌专业委员会

编号： K－0903－3－4
项目名称： 恶性肿瘤病人营养支持的基础与临床研究
完成单位： 中国人民解放军南京军区南京总医院
完成人： 江志伟，汪志明，彭南海，黄琦，佴永军
推荐单位： 中国人民解放军南京军区南京总医院

编号： K－0902－3－5
项目名称： 树突细胞源肿瘤疫苗抗肿瘤系列研究
完成单位： 福建省肿瘤医院
完成人： 应敏刚，郑秋红，陈路川，杨建伟，谢云青
推荐单位： 福建省抗癌协会

编号： K－0903－3－6
项目名称： 肝癌肝移植术后肿瘤复发的机制及对策研究
完成单位： 天津市第一中心医院
完成人： 沈中阳，郑虹，王政禄，吴迪，蔡金贞
推荐单位： 天津市抗癌协会

编号： K－0903－3－7
项目名称： 前列腺癌规范化诊断与治疗的研究
完成单位： 天津医科大学第二医院
完成人： 徐勇，张志宏，刘冉录，杨阔，赵耀瑞
推荐单位： 天津市抗癌协会

编号： K－0902－3－8
项目名称： 以树突状细胞为基础的恶性肿瘤生物免疫治疗
完成单位： 中国人民解放军第四军医大学第一附属医院
完成人： 刘文超，张红梅，杨静悦，张利旺，斯晓明
推荐单位： 陕西省抗癌协会

编号： K－0901－3－9
项目名称： 免疫相关分子 Syk 等在恶性肿瘤诊断、治疗中的作用及其机理研究
完成单位： 河北医科大学第四医院，河北医科大学
完成人： 单保恩，齐义新，史健，胡洁，张正茂
推荐单位： 肿瘤生物治疗专业委员会

编号： K－0903－3－10
项目名称： 直肠癌选择性扩大根治术及保留肛门手术的理论依据
完成单位： 哈尔滨医科大学附属肿瘤医院
完成人： 王锡山，董新舒，赵家宏，王贵玉，姜世雄
推荐单位： 黑龙江省抗癌协会

编号： K－0903－3－11
项目名称： 胃肠道间质瘤外科及靶向治疗与基因突变的研究
完成单位： 复旦大学附属肿瘤医院
完成人： 师英强，杜春燕，周烨，朱雄增，侯英勇
推荐单位： 复旦大学附属肿瘤医院

编号： K－0902－3－12
项目名称： 肺瘤平膏调节肺癌患者树突状细胞功能作用及分子机制研究
完成单位： 中国中医科学院广安门医院
完成人： 朴炳奎，花宝金，熊露，郑红刚，周雍明
推荐单位： 肿瘤传统医学专业委员会

编号： K－0903－3－13
项目名称： 食管癌外科综合治疗的临床研究
完成单位： 天津市胸科医院
完成人： 张逊，韩兴鹏，韩洪利，徐医军，石珍亮
推荐单位： 天津市医学会

编号： K－0901－3－14
项目名称： 广西扶绥县肝癌病因学和高危人群现场防治的措施及其效果研究
完成单位： 广西壮族自治区肿瘤防治研究所，广西扶绥县肿瘤防治研究所
完成人： 黄天壬，张振权，唐步坚，黎丹戎，余家华
推荐单位： 广西抗癌协会

编号： K－0901－3－15
项目名称： 宫颈癌 HPV 感染、病毒基因突变以及 DNA 疫苗的非病毒载体构建
完成单位： 四川省肿瘤医院，吉林大学疫苗研究中心

完成人：查晓，孔维，于湘晖，张国楠，乌恩齐
推荐单位：四川省抗癌协会

抗击癌症　重在行动
——2009 年肿瘤防治宣传周活动成功举办

据全国第三次死因调查显示，我国城乡居民癌症死亡率为 135. 88/10 万，在城市死亡原因中居首位，在农村死亡原因中位于第二，而且癌症死亡率呈现持续增长趋势。癌症给全国人民带来了沉重的经济负担和社会负担。面对如此顽固不化的“敌人”，我们能做什么？——抗击癌症　重在行动！

2009 年 4 月 13～18 日，由中国医学科学院肿瘤医院、中国癌症基金会、全国肿瘤防治研究办公室、中华预防医学会、中国生命关怀协会、中国老年学学会老年肿瘤专业委员会共同主办的“2009 年肿瘤防治宣传周活动”隆重举行，本届活动主题为“抗击癌症　重在行动”，旨在通过“行动”响应世界卫生组织提出的“全球抗癌计划”，通过“宣传周”帮助健康人群了解癌症、帮助癌症患者更科学地防癌治癌，动员全社会更加关注中国癌症防治事业的发展。

4 月 18 日，卫生部疾病预防控制局局长齐小秋、中国癌症基金会理事长彭玉、北京市卫生局常务副局长梁万年参加了中国医学科学院肿瘤医院举办的媒体见面会，三位领导就政府在肿瘤防治方面的系列举措、中国癌症基金会对癌症防控的支持以及“五星级”的医生如何做好健康管理等方面给予了最新解读。齐小秋局长指出，目前我国已经将肺癌、胃癌、肝癌、食管癌、结直肠癌、乳腺癌、子宫颈癌和鼻咽癌列为八大重点预防的癌症，全国多个防治示范点的专家们正在寻找控制肿瘤疾病的适宜技术手段。赵平等院所全体领导以及各专业肿瘤专家一同出席了媒体见面会，并回答了记者的提问。活动当天，有 30 余家媒体参与互动并对活动进行报道，其中中央电视台、北京电视台、搜狐健康频道、39 健康网及《抗癌之窗》杂志等都进行了全方位的深度报道和专家在线咨询等多项活动。

4 月 18 日全天在中国医学科学院肿瘤医院西广场举办了百名专家大型咨询活动，孙燕院士、首都健康卫士屠归益和余子豪教授，以及北京医院、北京大学第六医院、中日友好医院、中国中医科学院广安门医院、积水潭医院、北京中医医院、中国中医科学院西苑医院的名医、首席专家、肿瘤专家现场咨询，内容涉及各类肿瘤、中医及心理辅导、营养辅助等方面。当天的免费班车，更加方便群众参加活动，据统计，共有 3300 余人次现场咨询。防癌健康查体提高了广大群众的健康意识“早发现、早诊断、早治疗”，据统计共有 620 人参加防癌健康查体。当天还举办了 5 场集大众化、科普化、趣味化为一体的“健康大课堂”，约有 1020 人次听课。20 位抗癌明星也到现场，与癌症患者和家属交流，共同鼓起战胜疾病的勇气，扬起生命的风帆。今年中国医学科学院肿瘤医院为参加北京人民广播电台交通广播《百姓 TAXI》栏目的 23 位的哥的姐们进行免费查体，是活动的又一亮点。

活动当天，防癌科开展了肿瘤高危人群高危因素的登记、筛查、评估工作，当日就有

330 人次进行咨询，并有 268 人进行了城市防癌体系高危人群登记。这是中国医学科学院肿瘤医院正在尝试构建的城市防癌体系的重要内容，通过密切监测—风险评估—早期干预的方式，筛查并主动监测高危人群，加大干预力度，将防癌的重点放到高危人群以及亚健康人群中。

此项大型公益活动已连续举办十年，得到了社会各界的广泛关注和大力支持，每年都会吸引大批的患者及家属参与其中，获得了广大群众的赞誉。“抗击癌症，落实到行动”，2009 年的全国肿瘤防治宣传周将成为我们向癌症宣战的新起点。

（中国医学科学院肿瘤医院 院办）

爱心传递生命希望

——第十一届 2009 年北京希望马拉松成功举办

2009 年 10 月 24 日上午，由中国医学科学院肿瘤医院主办，加拿大驻华使馆、中国癌症基金会、北京市红十字会等多家单位协办的第十一届“北京希望马拉松——为癌症防治研究募捐义跑”活动在朝阳公园礼花广场鸣枪起跑。社会各界爱心人士、北京各大高校学生、国际友人、医务工作者、抗癌明星和爱心市民组成的 3000 余人方阵一起为爱起跑，一同用爱心传递生命的希望。活动当天有电视台、报纸、网络等近 50 家媒体进行了全程跟踪报道。

加拿大驻华使馆马大维大使、卫生部刘谦副部长、中国医学科学院刘德培院长、中国癌症基金会余瑶琴常务副秘书长和北京市红十字会韩陆书记等领导应邀出席了起跑仪式。活动当天正值第三届亚洲国家癌症中心联盟会议在京开幕，来自亚洲 15 个国家的国家癌症中心主任也来到活动现场，共同呼吁为癌症防治事业募捐，并献上自己的爱心。

北京残奥会冠军张立新先生、表演艺术家刘亚津先生、青年歌唱家吕薇女士、青年演员刘和刚先生、曾在电影《小兵张嘎》中饰演“嘎子”的谢孟伟先生和青年影视演员马浴柯先生出任本次“北京希望马拉松”的希望大使。他们积极主动的宣传和健康乐观的人生态度让更多的人们关注此项为癌症患者募捐的公益活动。

随着卫生部刘谦副部长和中国医学科学院刘德培院长宣布义跑开始并鸣枪起跑，整个现场顿时沸腾起来，健康教育专家赵之心老师和希望大使张立新先生共同为大家领跑。大家热情高涨，为了共同的抗癌心愿而迈步奔跑。

为帮助市民正确了解与癌症相关的健康知识，本次活动首次加入健康主题公园活动。通过生动活泼的可参与方式，为参加义跑募捐的爱心市民提供一个休闲场所，让耄耋之年的老人、活泼可爱的孩子、身体健康的青年和意志顽强的癌症康复者在感到轻松愉快的同时，还能领悟到生命健康的真谛。

起跑仪式结束后，一场由众多演艺明星激情澎湃、活力四射的现场义演为活动增色不少。中央电视台节目主持人刘芳菲倾情加盟，“青歌大赛”冠军刘和刚、超级女生何洁、青年歌唱家泽旺多吉、情歌王子王子鸣等爱心艺人的演唱在主会场内掀起一阵又一阵欢呼的热浪。热心公益的激情给这个金秋的季节增添了无限的暖意。

爱心传递生命希望，支持中国癌症防治研究事业的无私奉献之举净化了每一个参与者的心灵。本届活动募捐的善款超过200余万元，这些爱心捐款将都用于癌症的研究事业。举社会之力、兴公益大业，是我们所有人义不容辞的责任。我们相信，在政府支持、企业配合、公众广泛参与下，一定能使更多的癌症患者从中受益，使生命之火永远延续。

（中国医学科学院肿瘤医院 院所办公室）

2009年“三八”活动总结

2009年3月8日，在欢度“三八国际劳动妇女节”之际，在卫生部疾病预防控制局、妇幼保健和社区卫生司的大力支持下，由中国癌症基金会主办、毕晓琼女士、雅芳（中国）有限公司等协办，全国30所省、市医院承办，在我国25个城市，同时举办了“为了姐妹们的健康与幸福”大型公益活动。

这次公益活动的启动仪式在北京的主会场宣武医院举行。原卫生部副部长、中国癌症基金会理事长彭玉女士出席启动仪式并致辞，卫生部系统的领导以及接受义诊检查妇女代表分别在启动仪式上讲话。来自美国的NBCC（美国乳腺癌联合会）的代表也参加了活动的启动仪式。

启动仪式后，各单位分别举行了乳腺癌和子宫颈癌防治科普知识讲座和义诊咨询活动，特别为3000多名城市下岗女工及进城务工的妇女姐妹免费提供乳腺和子宫颈检查，使得这些低收入的姐妹享受到了（HPV DNA检测和液基细胞检测等）最新技术的服务（每人费用近500元人民币）。

本次公益活动的宗旨是落实卫生部《中国癌症预防与控制规划纲要（2004－2010年）》。在这次公益活动的健康课堂和咨询义诊活动中，各承办单位发放了科普宣传资料，让更多的人了解人乳头瘤病毒（HPV）是引起子宫颈癌的病因，了解乳腺癌和子宫颈癌对妇女健康的威胁，增强病因预防及癌症早诊早治的意识，从而保护自身、远离癌症肆意对人类的侵蚀。同时向社会公众普及乳腺癌和子宫颈癌预防与早诊早治的知识，提高广大妇女对乳腺癌和子宫颈癌防治知识的知晓率。使她们能够及早发现乳腺癌和子宫颈癌的早期病变，做到早发现、早诊断、早治疗。

本次活动得到了中国癌症基金会乳腺健康专项基金主任委员毕晓琼女士、雅芳（中国）有限公司、德国凯杰生物技术（上海）有限公司、葛兰素史克（中国）投资有限公司、默沙东（中国）有限公司、北京英硕力新柏科技有限公司、爱可信国际咨询有限公司北京代表处、海南碧凯药业有限公司的捐助。

（中国癌症基金会网站）

索坦患者援助项目新闻发布会在北京召开

2009年5月25日，中国癌症基金会在北京国际饭店会议中心召开了“索坦患者援助项目”新闻发布会。索坦患者援助项目（Sutent Patient Assistance Program，SPAP）是辉瑞公司在全球发起的，旨在帮助那些需要“索坦”这一创新药物，但由于经济能力有限而无法获得治疗的晚期肾细胞癌和胃肠间质瘤患者。爱可信（Axios）基金会负责该项目在全球范围内的实施。在中国，爱可信基金会委托中国癌症基金会负责该项目的执行。一年来，已有近300名患者从该项目获益，重新点燃了生命的希望。

这是该项目自2008年5月在中国启动以来的首次新闻发布会，中国癌症基金会副秘书长乔友林教授主持了本次新闻发布会。中国癌症基金会理事长、原卫生部副部长彭玉女士，中国癌症基金会常务副秘书长余瑶琴女士，中国癌症基金会副秘书长、索坦患者援助项目办公室主任史安俐女士，美国爱可信基金会代表张爱丽，辉瑞公司代表钱江总监等出席了此次发布会。

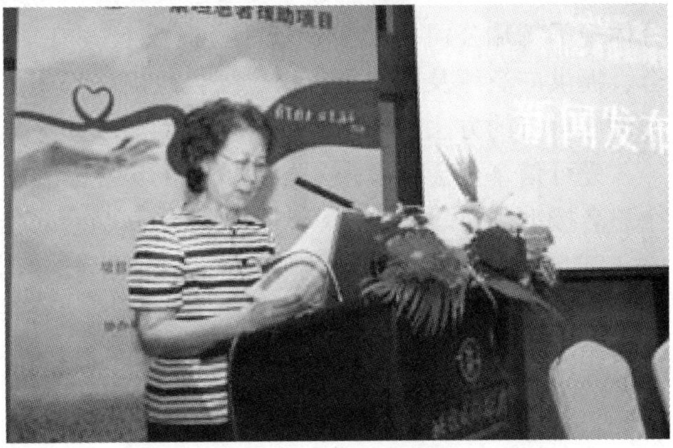

肾细胞癌（RCC）是起源于肾实质泌尿小管上皮系统的恶性肿瘤，又称肾腺癌，简称肾癌。胃肠间质瘤（GIST），是起源于消化道的间叶组织来源肿瘤。乔友林教授认为，晚期肾癌和胃肠间质瘤在过去是治疗手段极为有限的难治癌症，新型靶向药物已显露出了突破性的疗效，延长患者的生存期，并改善其生活质量。

“索坦”（化学通用名：舒尼替尼）属于新型口服抗肿瘤多靶点药物，2007年经国家食品药品监督管理局（SFDA）批准在中国上市。目前的适应证包括不能手术的晚期肾细胞癌和甲磺酸伊马替尼治疗失败或不能耐受的胃肠间质瘤。

索坦患者援助项目自去年5月份启动以来，中国癌症基金会已经获得价值超过1亿元人民币的索坦药物捐赠。一年来共收到324例患者的申请，已经批准了274名患者进入该项目，其中全部捐赠60名、部分捐赠214名；晚期肾细胞癌患者142名、胃肠间质瘤患者132名。项目至今已经覆盖20个省（自治区、直辖市），共有26个城市的89家医院、156名指定医生参与索坦患者援助项目的实施。2009年下半年，将覆盖全国30个省（区、市）的41个城市。在项目实施过程中，项目指定医生提供了无偿医学技术支持，保证了项目的顺利实施。在新闻发布会上，中国癌症基金会、爱可信基金会也表达了对于项目指定医生的特别感谢。

索坦患者援助项目分为“全部捐赠”和“部分捐赠”。患者首先须符合项目规定的医学标准，即经过本项目指定医生评估需要索坦治疗；其次，根据患者的社会和经济条件来决定可以给予患者部分捐赠还是全部捐赠。有经济来源、能支付得起服用索坦费用的患者不在该项目考虑之内。患者一旦被批准进入该项目，即可以得到免费的索坦捐赠，直至治疗结束。

中国癌症基金会理事长彭玉在发布会上指出：“肿瘤的死亡率在世界范围内已超过其他传染病所造成的死亡率。我们国家在肿瘤方面的治疗费用逐年上升。患者经济负担沉重。开展索坦患者援助项目的目的就是帮助那些需要索坦治疗的贫困肿瘤患者。通过中国癌症基金会和爱可信基金会、辉瑞公司的密切合作，使这个项目在中国得以顺利实施。使更多的贫困患者受益于“索坦”这些先进药物，延长生命，提高生活质量，享受社会温暖。”

辉瑞公司代表钱江说：“索坦进入中国市场的同时启动了‘索坦’患者援助项目，充分体现了辉瑞公司的社会责任感。辉瑞公司在中国将继续致力于通过丰富的创新药物组合，提供广泛可及的产品，积极配合政府、医务工作者、专业学术组织、慈善机构，寻求独创而可行的方法，来满足更多患者的需求。”

爱可信基金会代表张爱丽说：“索坦患者援助项目是爱可信基金会在中国开展的第一个患者援助项目。非常荣幸和中国癌症基金会合作，也感谢辉瑞公司的大力支持。”

三方代表均表示，项目在医务工作者、国际国内慈善机构以及企业的通力合作下在中国运行顺利，社会反应良好，未来各方会继续合作，以帮助更多的肿瘤患者，努力减轻患者负担，造福科技进步和人类健康。

（稿源：中国癌症基金会网站）

中国癌症基金会向日照贫困癌症病人捐赠抗癌药品

在举国欢庆祖国六十华诞的金秋十月，中国癌症基金会来到了美丽的海滨城市日照，向日照地区的贫困癌症患者无偿捐赠抗癌药品。

2009 年 10 月 19 日，捐赠仪式在日照市人民医院举行。中国癌症基金会常务副秘书长余瑶琴女士、项目部主任张伟教授、办公室主任高翠巧女士、财务部主任张金萍女士等出席了这次捐赠仪式。日照人民医院陈希平院长、王茂桂副院长及康辰医药股份有限公司赵勇总监也出席了捐赠仪式。

余瑶琴副秘书长在捐赠仪式的讲话中说，在康辰医药股份有限公司的支持下，基金会决定向日照地区的贫困癌症患者捐赠抗癌药物——消癌平 20 件（每件 120 盒，总计价值 32.64 万元），希望这份爱心能给患者们带来战胜病痛的信心和勇气。陈希平院长致答谢词。随后，余瑶琴副秘书长与陈希平院长签署了捐赠协议，并向陈希平院长颁发战癌女神像。

在药品发放现场，医院做了充分的准备。2 名主治医师、2 名护理人员、2 名药房药师负责现场药品的发放。十余位护士负责维持现场秩序。患者领药须持医师开具的处方，并且需要出示身份证明。现场登记人员详细向患者说明了药物的使用方法及注意事项。百余位领药的贫困患者秩序井然，在护士的指导下，排队登记并领取药品。

希望得到捐赠药品的癌症患者朋友早日康复，共同迎接灿烂美好的明天。

（稿源：中国癌症基金会网站）

“远离乳癌，健康一生”公益活动在日照市人民医院举行

2009 年 10 月 19 日，“远离乳癌，健康一生”公益活动在山东省日照市人民医院举行。中国癌症基金会常务副秘书长余瑶琴女士、项目部主任张伟教授出席了健康讲座活动。日照地区的癌症患者和家属、参加乳腺普查的妇女和医院部分医护人员共 120 余人参加了健康讲座活动。

余瑶琴副秘书长向参加讲座的群众介绍了中国癌症基金会和中国癌症基金会雅芳爱心专项基金，并在讲座活动的讲话中说，10 月份是“世界乳癌防治月”，10 月 18 日是防乳癌宣传日，所以基金会举办此次公益活动，具有特别的意义。随后，张伟教授讲授了乳腺癌的预防与早期诊断，受到了热烈欢迎。讲座后，部分患者向张伟教授仔细的请教了乳腺癌的防治和治疗知识。

随后，部分贫困妇女参加了乳腺健康义诊。医院的专家免费为参加活动的姐妹们进行乳腺健康检查，并发放了有关乳腺癌防治知识的小册子，受到了姐妹们的热烈欢迎。

本次活动的目的是在于广泛提高广大妇女同胞对乳腺癌防治的认知能力，普及乳癌的防治常识，特别提醒女性朋友在关注自身美丽的同时，更要关心乳腺的健康，特别是弱势群体的女性朋友。此次活动专门为她们举办，希望她们美丽与健康同在。

（稿源：中国癌症基金会网站）

粉红丝带关爱日　美丽与健康同在

每年 10 月的第三个星期五为“粉红丝带关爱日”，在这一天我们都将隆重集会，开展关爱乳腺癌生存者的康复活动。

由中国癌症基金会乳腺健康专项基金主办，中国医学科学院肿瘤医院护理部心语新生健康辅导园地协办，2009 年 10 月 16 日在中国医学科学院肿瘤医院成功地举办了主题为“美丽与健康同在”的城市健康大课堂。中国癌症基金会副理事长兼秘书长、中国医学科学

院肿瘤医院/肿瘤研究所院所长赵平教授主持了这次公益活动，原卫生部副部长、中国癌症基金会理事长彭玉女士出席活动并致辞，参加活动的还有中国癌症基金会常务副秘书长余瑶琴女士、乳腺健康专项基金主任委员毕晓琼女士，以及国务院有关机关的领导干部。共有50余位乳腺癌患者应邀参加了此次活动。

大课堂首先由中国医学科学院肿瘤医院腹部外科王靖教授拉开序幕，她为大家普及了乳腺癌的预防知识与筛查方法，介绍了外科治疗的进展，帮助大家走出保乳治疗的误区；肿瘤内科张频教授随后详细讲解了乳腺癌的内科治疗方法、可能产生的不良反应以及应对的方式，缓解了大家对化学治疗的恐惧与紧张；防癌科袁凤兰教授则为大家分析了情绪与预后的关系，还慷慨的奉送给大家“五千万”——千万要快乐、千万要开心、千万要健康、千万要平安、千万要知足；护理部心语新生健康辅导园地王珊珊护士为大家指导了术后患肢的康复，提示大家在生活中的注意要点，帮助建立自我管理行为。大课堂最后在乳腺癌术后康复训练操的互动中落下帷幕。

随后大家参观了“心语新生健康辅导园地”，一行人浩浩荡荡来到了河南大厦，一场联谊午餐喜庆上演。联谊会由护理部薛岚副主任主持，期间美妙高亢的歌声、悠扬悦耳的演奏、不可思议的魔术表演，多名文艺工作者为我们带来了精彩绝伦的演出，而压轴的三位乳腺癌抗癌明星光鲜靓丽的出场，为我们带来了感动与震撼，那优美的歌声唱到了每个人的心灵深处，坚定地向世人证明，只要人的精神不垮，任何疾病都不能征服我们，我们一样可以美丽与健康同在！

金秋的十月，收获的季节；无论是知识，还是心灵，每一位参加活动的乳腺癌生存者都收获颇丰。看着她们脸上个个洋溢着释然的笑容，我们志愿者也被感动着、感染着。“粉红丝带”作为乳腺癌防治活动的一个标识，已成为全球乳腺癌防治活动的公认标志，她是一场关爱乳房的运动，更是人们对健康和美丽的一种追求。我们已经进入了一个全新的“粉红时代”，希望更多的爱心人士加入到我们的行列中来，为乳腺癌生存者更好的生活而不断努力！

（王珊珊）

（稿源：中国医学科学院肿瘤医院网站）

乳腺健康专项基金公益活动走进万庄镇

2009年5月24日，中国癌症基金会乳腺健康专项基金“走进万庄镇—关爱女性大型公益活动”在河北省廊坊市万庄镇举行。

万庄镇副镇长出席公益活动并致辞。廊坊市妇幼保健院的领导以及中国癌症基金会全体工作人员也参加了此次公益活动。

活动安排了科普知识讲座，分组乳腺检查。200余名来自万庄镇各个乡村的农民姐妹们参加了义诊活动。来自中国医学科学院肿瘤医院的高纪东教授为参加活动的姐妹们进行了乳腺癌防治科普知识讲座；王靖教授、赵龙妹教授以及两名来自基层的医生为姐妹们提供了专业化、规范化的咨询服务及乳腺癌筛查。在活动中，中国癌症基金会工作人员还向姐妹们赠送了有关乳腺癌防治的科普材料和纪念品。

乳腺健康专项基金的此次活动遵照党的“十七大”提出的“坚持预防为主，以农村为重点”的工作方针。这次公益活动受到了万庄镇领导和乡亲们的欢迎和好评。

（稿源：中国癌症基金会网站）

关注肺癌患者生活质量主题活动日在宣武医院举行

2009年11月5日下午，在首都医科大学宣武医院门诊楼11层会议室举行了以“深化‘易’分钟行动”为主题的健康教育活动。“直击肺癌——‘易’分钟行动”是由中国癌症基金会控烟与肺癌防治工作部与阿斯利康（中国）共同开展的项目，是我国第一次以广大从事肺癌防治工作的医务工作者为主体、以医患沟通为主题的全国性宣教项目，已在北京、上海、广州、哈尔滨、西安、济南和成都等地陆续开展一系列的科普宣传及患者教育活动。

该行动旨在呼吁全国从事肺癌防治工作的医务工作者能在临床工作中为每位患者多抽出一分钟的时间：

◆与患者及其家属沟通，进行肺癌疾病的科普宣传。

◆帮助患者及家属了解疾病和治疗手段，了解最适合每个肺癌患者的个体化治疗方案。

◆给予多一份关怀，协助患者树立信心，增添希望，争取更好的生活质量，实现从“带癌生存”到“带癌生活”的跨越。

首都医科大学肺癌诊疗中心各位专家，《抗癌之窗》杂志、《北京晚报》、搜狐健康频道等多家媒体及100多位肺癌患者参加了此次主题日活动。首都医科大学肺癌诊疗中心主任、宣武医院胸外科主任支修益教授介绍了肺癌诊疗中心成立6年来开展肺癌防治领域的各项学术和公益活动，重点介绍了近30年我国肺癌临床治疗领域在早期诊断、外科手术、化学治疗、放射治疗和多学科综合治疗模式的变革和新进展，特别是在肺癌治疗前临床分期手段、微创胸外科手术技术、新一代化疗药物和辅助用药、新一代适形调强放疗设备等给肺癌患者带来延长生存期的同时，也带来了更好的生活质量。在我国上市6年多的肺癌分子靶向治疗药物——吉非替尼（易瑞沙）给许多晚期非小细胞肺癌患者带来了新的希望，使肺癌患者长期生存、带癌生存成为可能。首都医科大学肺癌诊疗中心成立6周年来，收治了来自全国各地的肺癌患者6000余名，通过提供规范化的微创外科手术、个体化多学科综合治疗、温馨优质的医疗护理服务，得到了肺癌患者和社会的好评。成立仅一年的肺癌诊疗中心化疗病房，建立健全了各项临床诊疗常规和规章制度，承担了全国肺癌临床多中心研究项目和中美肺癌临床研究项目。支修益主任向到会的肺癌患者、社会群众和新闻媒体郑重承诺：宣武医院胸外科、首都医科大学肺癌诊疗中心将会用规范的、先进的诊疗技术和手段为来自全国各地的肺癌患者提供优质服务，给更多的中晚期肺癌患者更长的生存时间和更好的生活质量。肺癌诊疗中心副主任张毅教授则重点介绍了分子靶向治疗药物在晚期非小细胞肺癌的作用价值和最新的循证医学证据、靶向治疗副作用的防治，以及中国慈善总会易瑞沙赠药项目相关的注意事项。

3 位长期带瘤生存的肺癌患者代表讲述了自己多年来治疗的心路历程，他们简朴、真挚的语言、乐观豁达的心态和坦然说癌的演讲感动了在场的所有来宾，肺癌诊疗中心化疗病房的医护人员为他们献上了美丽的鲜花和衷心的祝福。祝愿首都肺癌防治事业取得更快、更大的发展，为广大肺癌患者带来新的希望！

（稿源：中国癌症基金会网站）

“第三只眼睛看肿瘤”系列活动启动

2009 年 11 月 5 日下午 3 时，卫生部办公厅副主任、卫生部新闻发言人、新闻宣传中心毛群安主任来到北京肿瘤医院学术报告厅参加了“第三只眼睛看肿瘤”系列活动启动仪式暨首场报告会活动。他在参加完活动全程后表示：近年来，肿瘤发病率不断攀升，国际抗癌联盟在《2008 世界癌症宣言》指出：全社会的关注是人类战胜癌症的关键所在。肿瘤不等于死亡，但是肿瘤患者需要全社会的关注。毛主任表示今后一定用关爱的“第三只眼睛”关注肿瘤这个特殊的群体，并呼吁全社会都来关心和帮助肿瘤患者，支持肿瘤防治事业。

“第三只眼睛看肿瘤”系列活动是由北京抗癌协会癌症与姑息治疗专业委员会、北京癌症康复会、北京肿瘤医院共同发起的，活动旨在呼吁全社会都来关注肿瘤，呼唤关心肿瘤事业的媒体记者、医生、护士、卫生管理人员、志愿者及患者家属加入到爱心行列中。

“要识庐山真面目，须得身在此山外”。所谓“第三只眼睛”就是社会对癌症以及癌症患者关注的眼睛。如果说肿瘤患者本人和肿瘤工作者是观察肿瘤的第一、二只眼睛，那么社会上的其他人（肿瘤患者的亲友、非肿瘤科医务人员、关心肿瘤患者生存状态的一切有识人士等）便是“第三只眼睛”。这只眼睛往往能站在更客观的立场上对肿瘤医患双方评头品足，他们的声音可能振聋发聩，他们的见解可能使人茅塞顿开，这些正是以前被肿瘤医患双方所忽略而现在又急需重视的问题。

“第三只眼睛看肿瘤”系列活动启动仪式暨首场报告会上，一位优秀已故肿瘤患者的母亲柳红女士做了“怎样做好患者和患者家属”的爱心报告。她的儿子不幸患癌症去世，在整个治疗过程中，母亲和儿子一起坚强面对，她的儿子去世时只有 16 岁，著有《谁的青春有我狂》。这位优秀的妈妈收起悲伤，娓娓道出儿子坚强面对癌魔的每一个细节经过，鼓励在场的肿瘤患者和家属：树立信心，勇敢面对！

启动仪式上，肿瘤康复患者还进行了精彩的文艺表演，舞台上肿瘤康复患者的神情格外专注和投入；在他们的眼睛里，我们看到了对生活的热爱、对生命的热爱；他们的真诚与热情、从容面对疾病的勇气深深感动了在场的每一个人，吸引并感动了无数关注的“第三只眼睛”。

“偶尔治愈，常解痛苦，永赐安慰。”这是著名医师特鲁迪的墓志铭，也是众多医务工作者秉承的医疗服务理念，社会的关怀和帮助能够为千百万肿瘤患者驱除身心的病痛，树立战胜疾病的信心。

在此，我们呼吁更多的爱心人士关注肿瘤患者，让我们献出自己的一份贴心关爱，用我们关注的“第三只眼睛”，帮助肿瘤患者走出生活的阴霾！我们也希望广大患者通过这一活动对疾病、对自己有一个全新的认识：生活更多彩，治疗更有效，生命更有价值。

“第三只眼睛看肿瘤”活动得到《北京日报》、《北京青年报》、《北京晚报》、《法制晚报》、《中国医药报》、《健康时报》、《生命时报》、人民网、SOHU 网、中央人民广播电台、北京 3 台“健康北京”等众多媒体以及中国医药对外贸易公司的支持与帮助，在此表示感谢。

（北京肿瘤医院　管九苹）

（北京肿瘤医院网站 2009 - 11 - 09）

《CELL》发表尚永丰教授实验室揭示乳腺癌转移分子机理的研究成果

2009 年 8 月 21 日，《CELL》发表北京大学医学部生物化学与分子生物学系尚永丰教授实验室的研究论文。论文题目为“LSD1 is a Subunit of the NuRD Complex and Targets the Metastasis Programs in Breast Cancer”（Wang et al，CELL 138：660 - 672，2009. IF 31.253）。王艳博士为第一作者，尚永丰教授为责任作者。

乳腺癌是女性最常见的恶性肿瘤之一，而乳腺癌转移是导致患者死亡的主要原因。乳腺癌转移的分子机理目前还不完全清楚。LSD1 是第一个被发现的组蛋白去甲基化酶，理论上对基因转录起广泛调控作用，但近期研究却表明 LSD1 只参与一些特异的细胞信号通路的调控，而且与多种肿瘤的发生、发展高度相关，提示这一看似简单的酶在生理病理上有着复杂的作用机制。尚永丰教授研究小组利用生物化学、分子生物学、细胞生物学、遗传学、基因组学、临床标本实验和动物实验等综合技术手段，发现：LSD1 是 Mi - 2/NuRD 复合体的一个内在亚基；LSD1/NuRD 复合体在乳腺癌细胞调控一系列在上皮 - 间质细胞转换（epithelial - to - mesenchymal transition）中起关键作用的基因，包括 TGFβ1；乳腺癌病例样本中 LSD1 表达水平下调且与 TGFβ1 的表达水平呈负相关。上皮 - 间质细胞转换是癌症发生转移的关键步骤。尚永丰教授课题组进一步实验证明 LSD1 能抑制乳腺癌的侵袭和转移，从而揭示了 LSD1 这一表观调控因子在抑制乳腺癌转移中有着非常重要的作用。

该研究证明 NuRD 复合体除具有染色质重塑 ATP 酶和组蛋白去乙酰化酶活性外，还具有组蛋白去甲基化酶的活性，揭示了组蛋白去乙酰化和组蛋白去甲基化这两种重要的组蛋白修饰在染色质重塑中相互协调作用的机理，对认识表观遗传调控的分子机制具有开创性的理论意义。此外，尚永丰教授实验室的研究显示 LSD1 能够抑制乳腺癌的转移，为乳腺癌转移的干预提供了新的可能的分子靶点。

该研究成果得到《CELL》审稿专家、国际同行的高度评价。认为尚永丰教授实验室的发现“意义重大”，“令人激动”。研究项目得到国家自然科学基金“创新研究群体”、科技部“863”及“973”计划等科学基金资助。

该论文的发表依赖于该课题组对乳腺癌发生发展的分子机制长期深入系统的研究。尚永丰教授课题组多年来以肿瘤发生发展相关的基因转录调控为主线，以表观遗传学调控为侧重点，深入研究了雌激素受体及其相关基因、表观遗传因素特别是组蛋白修饰在乳腺癌和子宫内膜癌发生和发展中的作用及分子机制，并在基因转录调控和肿瘤分子生物学领域取得了突出的理论创新和技术突破。（北京大学基础医学院）

（稿源：北京大学医学部网站 2009－08－27）

风雨兼程五十载　热血丹心为人民

——林州食管癌防治现场建设50周年研讨会召开

2008 年 9 月 12 日至 13 日，由卫生部疾病预防控制局、中国医学科学院肿瘤医院和河南省林州市政府主办的“林州食管癌防治现场建设 50 周年研讨会”顺利召开。中国医学科学院肿瘤医院赵平院所长、董碧莎书记亲自带队，该院部分科室主任、科研人员代表，以及党办、医务处、科研处等职能部门 30 多人参加了研讨会。中国癌症基金会理事长、卫生部原副部长彭玉，卫生部疾病预防控制局副局长孔灵芝、医政司副司长宇飞和农村卫生管理司、医疗服务监管司、政策法规司的领导，以及河南省卫生厅、安阳市领导等出席了研讨会。

林州（原林县）是我国食管癌高发区，也是中国医学科学院肿瘤医院多年坚持开展基层癌症防治研究工作的高发现场之一。1957 年，林县食管癌高发的问题受到周恩来总理高度关注，并指示“摸清情况，研究出对策”。1958 年秋，我国肿瘤防治工作杰出的组织领导者、中国医科院肿瘤研究所/肿瘤医院党委书记李冰同志，首赴林县开展调查，拉开了林县食管癌防治的序幕，之后按照周总理指示派出专家医疗队，长驻林县，开展食管癌现场综合防治研究工作，从 1959 年医疗队进驻林县，至今已经持续 50 年，先后参加食管癌防治研究的医疗队员有 340 多人。以李冰同志为代表的医疗队员长期坚持在林县开展食管癌防治研究工作，被林州人民亲切地称为“北京医疗队”。

中国医学科学院肿瘤医院的历届领导班子，都将林州肿瘤防治事业的发展，作为本院工作的一个重要部分，一直通过领导互访、现场指导、人员培训、现场教育，以及国内、国际项目合作等多种形式，对林州肿瘤防治工作给予极大的关注和支持。50 年来，该院恪守周总理嘱托，充分发挥人才、技术的优势，帮助建立了县、乡、村三级防癌网络，开展了大范围的食管癌普查和基础研究工作。与林州同仁共同面对当地“食管不通”这一严重影响老百姓健康的问题，协同攻关，相互促进，密切协作，共同发展。

经过 50 年的不懈努力，当年缺医少药、技术匮乏的林县，变成全国乃至世界闻名的食管癌防治研究和早诊早治示范基地，林州的三级防癌网络模式，以及连续 50 年坚持开展的肿瘤登记工作，为我国的肿瘤防治提供了宝贵经验。近年来，林州市每年收治来自全国各地的食管癌住院患者5000多人次，林州食管癌的发病率和死亡率也分别从20世纪70年代的122.27/10万和102.58/10万下降到了2006年的84.20/10万和61.35/10万。食管早期病变的发现率由原来的5%，提高到现在的90%以上。

与会领导和代表还参观了中国医学科学院肿瘤医院设在姚村镇的食管癌防治研究基地，以及该院多年扶持的姚村乡卫生院。该院医务工作者50年扎根林州、薪火相传的食管癌防治研究工作，以及默默无闻、无私奉献的高尚医德给与会同志留下深刻印象，50年来该院培养了一大批林州自己的预防控制、临床诊治的肿瘤专家和专业技术人员，给林州留下了一支不走的医疗队，探索出了一条中国自己的防癌抗癌之路，得到各级领导的一致肯定。

在癌症高发现场工作暨新形势下我国癌症防治工作研讨会上，赵平院长作了“我国基层肿瘤防治模式及机制”主题报告，会议邀请了来自不同方面的专家、基层代表，就新形势下我国癌症高发现场防治工作可持续发展、基层医生培训、肿瘤登记、癌症早诊早治等工作开展了广泛研讨。研讨会系统回顾了林州食管癌综合防治工作，科学总结了林州食管癌现场建设50年的经验，与会代表充分肯定了林州食管癌的综合防治工作采取的领导、专家、群众相结合，现场、实验室、临床相结合，早诊、早治、预防相结合，从现场实际情况出发等方法，高度评价了中国医学科学院肿瘤医院多年坚持开展的现场综合防治工作，一致认为林州模式是符合中国特色的肿瘤预防控制之路，林州经验为现阶段城市扶助农村，尤其是扶助高发区癌症防治工作提供了新的思路。

会议期间，与会人员还出席了林州市政府为李冰、沈琼塑像揭幕仪式和北京医疗队、河南省医疗队纪念碑揭幕仪式。

（中国医学科学院肿瘤医院 党办、科研处）

庆祝黄国俊教授从医70年暨90岁寿辰

张立峰

2009年11月7日，正值第二届北京国际胸部肿瘤学术研讨会期间，中国医学科学院肿瘤医院胸外科特别为我国胸部肿瘤外科的奠基人之一黄国俊教授学、行、传医70年暨90寿辰举办了庆祝活动和祝寿晚宴。

黄国俊生于1920年，广东省丰顺县人，1939年毕业于广州最好的教会学校培正中学后，被保送入学北平燕京大学医预科，开始了他艰难的学医生涯。在那个战火纷飞的年代，他抱定“读书不忘救国”的信念，曾辗转跋涉，1941年寄读于上海圣约翰大学医学院，1943年获燕京大学理学士学位，后到成都，就读于华西协和大学医学院，直至1948年毕业，先后获得华西协和大学医学院和美国纽约州大学医学院医学博士（M. D）学位。1948年受聘担任北京协和医院外科实习及住院医师，1949年开始在名师吴英恺教授指导下从事胸外科专业，1953年任主治医师。以后历任中国人民解放军胸科医院主治军医（1956－1958）、中国医学科学院阜外胸心血管医院外科副主任（1958－1964）、中国医学科学院

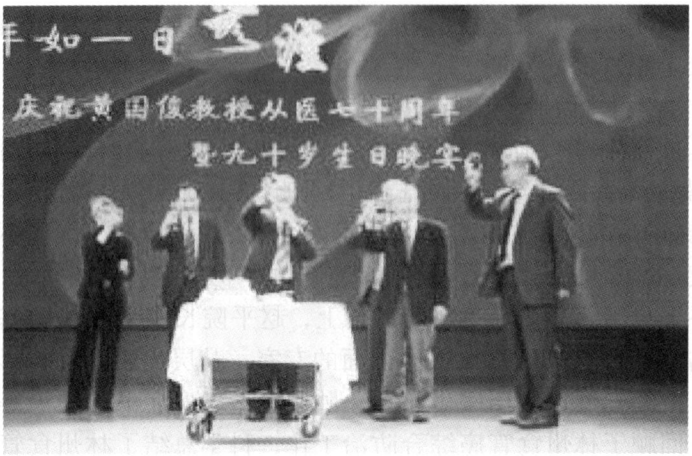

肿瘤研究所肿瘤医院大外科主任（1964 – 1986）、中国医学科学院研究员、中国协和医科大学外科教授及博士生导师（1974 – ），现任中国医学科学院肿瘤医院专家顾问组成员。同时还长期义务兼任多家医院的名誉院长或胸外科技术顾问，直至 1991 年退休。

黄国俊教授曾长期担任中华医学会外科学会委员和中华胸心血管外科学会主任委员。1979 – 1989 年期间一直连任世界卫生组织癌症专家顾问；曾是国际食管疾病学会（I. S. D. E）学术委员、国际肺癌学会会员、亚洲外科医师协会（A. S. A）会员、美国国际胸科医师学院（F. A. C. C. P）院士、澳大利亚皇家外科学院（R. A. C. S）心胸外科荣誉会员、德国外科学会永久会员。1988 年 1 月，他作为亚洲第一人被英国皇家外科学院接纳为荣誉院士（Hon. F. R. C. S. Eng）。1995 年 9 月，国际食管疾病学会在意大利米兰召开的国际学术大会上，宣布接纳他为永久荣誉会员。

黄国俊教授在 60 年的胸外科工作中，特别在食管癌和肺癌的早期诊断、早期治疗、手术技术和多学科综合治疗、食管癌的临床病理分型分期等方面做出了重要贡献。

自 1955 年以来，黄国俊教授在国内外发表的著作或论文达 209 篇，其中第一作者 148 篇，在国际上发表 40 篇；特别值得一提的是，其中有 23 篇是在他退休后发表的。他还长期担任《中华医学杂志英文版》和《中华外科杂志》的副总编辑，以及多家国内外学术刊物的编委、学术顾问。

上世纪 60 年代起至 1991 年退休，黄国俊教授一直是中央领导保健小组的重要成员，先后为党和国家领导人、专家、学者、国际友人、劳动模范等进行过胸部大手术治疗。

自 1974 年起，黄国俊教授应邀作为专家学者、客座教授等先后到日本、美国、中国香港、泰国、新加坡、澳大利亚、德国、法国、意大利、西班牙、比利时等国家及地区讲学 30 余次。他的严谨的科学态度、丰富的临床经验和出色的治疗效果，受到了国际医学界的好评和尊重。

上世纪 70 年代起，他相继担任胸部肿瘤外科硕士、博士研究生导师。他治学严谨，一丝不苟，博学多才；对青年学子谆谆教导，诲人不倦，将毕生所学都传授给了他的学生们；如今已是桃李满天下，为我国的胸外科事业培育了大批优秀人才。他待人谦恭有礼，颇有一派儒医风范；他关心患者疾苦，深受患者们的信任和爱戴。

他的斐然成绩，得到了社会的承认和褒扬，1991 年 12 月 3 日《中国科学报》以“权威”为题，整版报道他的事迹；中央电视台“大家”栏目也于 2004 年 10 月 9 日起，以 45 分钟的时长多次播出他的“大家风范”。1992 年起，黄国俊教授享受国务院政府特殊津贴；

1993 年被授予中国医学科学院中国协和医科大学“名医”称号，2008 年 10 月荣获中华医学会胸心血管外科学会“中国胸心血管外科学杰出贡献奖”，同年 12 月荣获北京医学会胸外科专业委员会“中国胸外科杰出成就奖”，又于 2009 年初荣获中国医师协会胸外科医师分会“杰出贡献奖”。

在庆祝黄国俊教授学、行、传医 70 年暨 90 寿辰的晚宴上，全国政协常委、北京医院名誉院长吴蔚然教授，中国工程院院士、中国医学科学院肿瘤医院国家新药临床研究中心主任孙燕教授，中国医学科学院肿瘤医院赵平院长（并代表肿瘤医院党委董碧莎书记）先后致辞，他们回顾了黄国俊教授学、行、传医 70 年的光辉历程及多年来与黄教授交往的经历与得到的教诲，颂扬了黄老精湛的医术与高尚的医德，表达了对黄老执著追求、奋斗不息的精神的由衷赞叹，并祝愿他福寿安康！期盼着 10 年后以更加隆重的仪式，庆祝黄国俊教授百岁寿辰。赵平院长在致辞中特别指出：“黄国俊教授 70 年艰苦奋斗与铸造辉煌的历程，堪称中国医界的楷模，我不仅要以他为榜样鞭策自己，同时我也希望今天的医生能够从黄国俊教授的成长历程和成为人杰人瑞中领悟到应该如何做人？如何行医？如何成为一个人民爱戴的好医生？如何成为一个国内外景仰的医学大家？这是每一个人应该认真思索的问题。”“医者要有仁爱之心，要有精湛之术，厚德载医才能造福百姓。愿中国能有更多更好的医生，追随我们的前辈，再创中国医界的辉煌！”并鼓励年轻医生要学习黄老仁爱之心、精湛医术。

黄国俊教授用中、英文致答词，感谢出席他生日庆典的领导、同道，以及海内外的亲朋好友，黄老的二儿子黄力群代表亲属致辞答谢。与会人员举杯共祝黄国俊教授和夫人郭淑如福如东海、寿比南山。

莅临庆祝活动和祝寿晚宴的著名专家还有：董炳琨、石远凯、马玉林、于金明、张汝刚、高宗人、平育敏、储大同、王天佑、支修益、戎铁华、傅建华等，中国医学科学院肿瘤医院各职能处室领导及科主任、第二届北京国际胸部肿瘤学术研讨会的代表参加了此次活动。

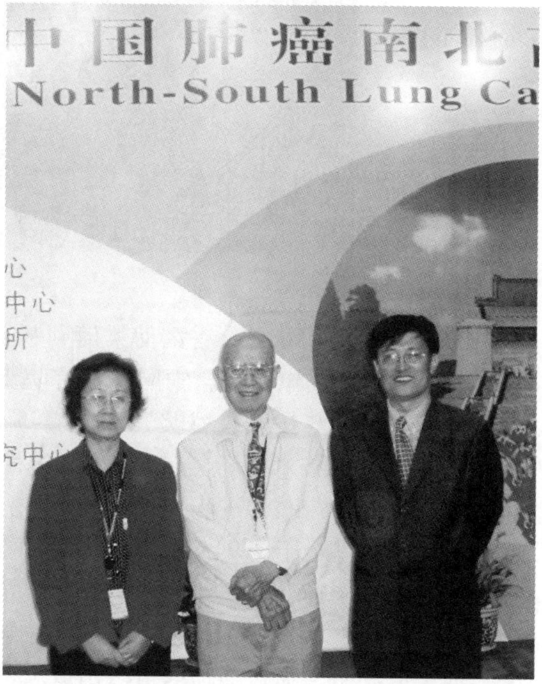

2004 年 9 月 23 日，黄国俊教授出席在南京举办的“首届中国肺癌南北高峰论坛”，与国家卫生部副部长、中国癌症基金会理事长彭玉，首都医科大学宣武医院胸外科主任支修益教授合影（支修益提供）

在这个喜庆的日子里，中国医学科学院肿瘤医院胸外科的全体同仁一起回顾了在黄国俊教授的带领下艰苦创业的历程，上世纪 50 年代末，该科创立初期，仅有几十张病床、年手术量不足百台，发展到今天拥有 3 个病区、1 个肺癌中心临床研究病房和 1 个胸外科实验室，总床位 150 张，年手术达 2500 台次。黄国俊教授 1964－1986 年出任该院大外科主任兼胸外科主任期间，为我国肿瘤外科事业的发展做出了杰出贡献，使我国食管癌和贲门癌的外科及综合治疗水平蜚声国际，更为该院胸外科的发展奠定了坚实的基础。

通过庆祝活动，旨在号召全体医务人员以黄国俊教授为楷模，将他的精神与事业继续发扬光大。

程书钧院士荣获2009年度何梁何利基金“科学与技术进步奖”

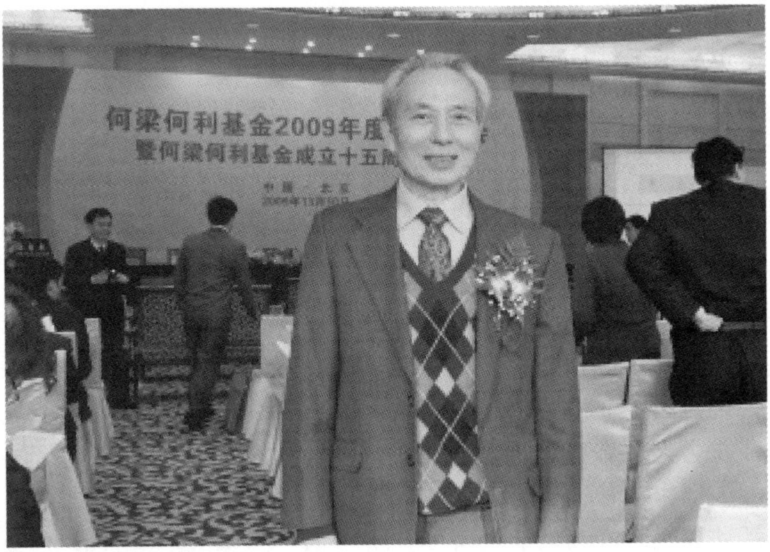

2009年11月10日，香港何梁何利基金2009年度颁奖大会暨该基金成立15周年庆典在北京钓鱼台国宾馆举行。中国工程院院士、中国杰出的油田开发专家王德民荣获本年度何梁何利“科学与技术成就奖”，另有45位科学家分获何梁何利基金“科学与技术进步奖”和“科学与技术创新奖”。中国医学科学院肿瘤医院/肿瘤研究所程书钧院士喜获何梁何利基金“科学与技术进步奖”。

何梁何利基金于1994年3月30日由香港爱国人士何善衡、梁銶琚博士、何添博士、利国伟博士共同捐款成立。秉承倡导和尊重知识、表扬科技才隽的宗旨，成立15年来，基金会严格评审、不断耕耘，累计奖励为中国的科技事业做出杰出贡献的科技工作者约850名，何梁何利基金通过奖励取得杰出成就的我国科技工作者，极大地激励了科技工作者不断攀登科学技术高峰，促进了我国的科学与技术发展，倡导尊重知识、尊重人才、崇尚科学的良好社会风尚，推进了我国现代化建设的进程。

中共中央政治局委员、国务委员刘延东，全国政协副主席、科学技术部部长万钢、中科院党组副书记方新等出席颁奖大会，并向获奖者颁奖。

（稿源：中国医学科学院肿瘤医院网站）

吴令英教授荣获首届中国女医师协会五洲女子科技奖

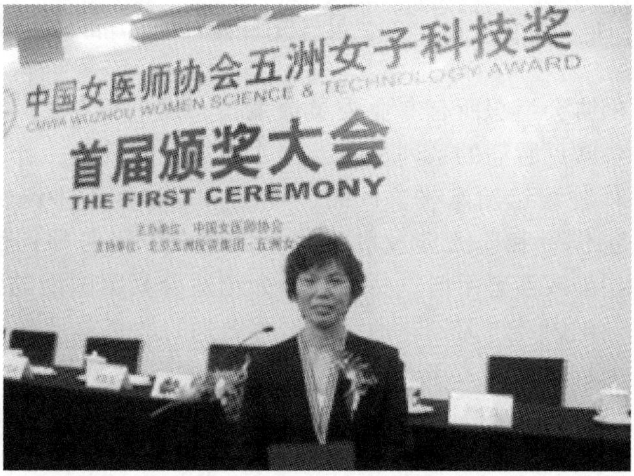

2009年3月17日上午，“中国女医师协会五洲女子科技奖”首届颁奖大会在北京人民大会堂隆重举行，全国卫生系统的200余名代表参加了颁奖大会。全国人大常委会副委员长、全国妇联主席陈至立，全国人大常委会副委员长周铁农，全国妇联副主席、书记处第一书记黄晴宜，卫生部副部长马晓伟，总后卫生部部长张雁灵，中国女医师协会荣誉会长林佳楣、会长何界生等领导出席大会并为获此殊荣的全国24名巾帼英才颁发证书和奖杯。

中国医学科学院肿瘤医院妇瘤科吴令英教授，以对临床、科研和教学工作的贡献，荣获首届“中国女医师协会五洲女子科技奖－临床医学科研创新奖”。在她身上体现了自强不息、勇于创新、勇攀科学高峰的精神风貌。

中国女医师协会五洲女子科技奖是经国家科学技术部审核批准，2008年正式设立的，是面向全国女医务工作者的终身荣誉科学奖。旨在充分调动广大医学科学技术女医务工作者的积极性和创造性，加强医学学术研究，提高女医务工作者的业务和学术水平，鼓励在学术领域的创新，弘扬良好的医德、医风，促进医学科学技术的发展，为提高人民健康水平做出应有的贡献。该奖每两年评选一次，特设三个奖项：基础医学科研创新奖；临床医学科研创新奖、医务（卫生）管理科研创新奖。

（中国医学科学院肿瘤医院 科研处　周　红）

书　讯（2008～2009 年）

国家“十一五”重点图书·中国肿瘤医师临床实践指南丛书

本丛书由中国抗癌协会组织所有专业委员会编写，是一套专业、实用、规范和具有指导意义的，内容涉及各常见肿瘤的系列丛书，旨在指导肿瘤诊治工作、规范各种癌症的诊治方案，提高我国整体肿瘤诊治水平。同时，该丛书也将作为中国抗癌协会继续教育教材，为全国基层医务工作者和广大涉及肿瘤领域的初、中级医师提供一套具有权威、规范、临床实用性强的指南或参考手册。丛书主要介绍适合我国国情的肿瘤诊疗方案、国外肿瘤研究的新进展以及国内经济欠发达地区应努力做到的最基本要求。

本套丛书包括《乳腺癌》、《结直肠癌》、《小儿肿瘤》、《食管癌》、《鼻咽癌》、《神经肿瘤》、《肺癌》、《胃癌》、《妇科肿瘤》、《肝癌》、《骨肉瘤》、《胰腺癌》、《头颈肿瘤》、《淋巴癌》、《肿瘤标志》、《肿瘤介入治疗》、《肿瘤化疗》、《肿瘤放疗》、《肿瘤微创治疗》和《肿瘤的传统医学治疗》等 20 余个分册。

国家重大出版工程项目·中国常见癌症丛书

《中国常见癌症丛书》是由中国抗癌协会临床肿瘤学专业委员会（CSCO）组织全国权威肿瘤专家共同完成的一套大型恶性肿瘤系列丛书，代表了我国恶性肿瘤学术发展的最高水平，对于肿瘤科专科医师、防治人员、普通科室非专科医师的继续教育以及研究生教学将成为一套具有权威性、实用性的教材和参考书。《中国常见癌症丛书》以我国恶性肿瘤死亡率、构成比所占位次居前 10～15 位的胃癌、肝癌、肺癌及食管癌等 10 余种肿瘤为主，单独针对每一种肿瘤，从基础到临床全面介绍流行病学、病因学、发病机制、普查与预防、细胞学与病理学、良性与恶性的诊断与鉴别诊断，以及各种治疗方法，特别是收入了肿瘤领域近年来的最新进展和研究结果。

本套丛书共 15 个分册，目前已出版 10 册：《肺癌》、《食管癌》、《结直肠肛管癌》、《白血病》、《鼻咽癌》、《乳腺癌》、《膀胱癌》、《淋巴癌》、《胰腺癌》和《子宫内膜癌》，其余的 5 册：《胃癌》、《肝癌》、《宫颈癌》、《卵巢癌》和《肿瘤的介入治疗》，将陆续出版。

本套丛书的特点：

★针对我国最常见的恶性肿瘤，集中展示了国内外肿瘤领域中从基础到临床的最新研究成果。

★作者为国内肿瘤基础与临床方面的权威专家，在国际相关研究领域也享有盛誉。

★以循证医学为基础的评判推荐标准。介绍了各类癌症国际公认的综合治疗方法和标准治疗方法。

★规范并提高我国肿瘤预防和诊疗水平。

★指导肿瘤研究的深化发展。

★突出了“全、新、实用”的编写原则。

★全国肿瘤医师的培训教材和重要参考书。

以上图书由北京大学医学出版社出版

中国肿瘤医师临床实践指南丛书——《食管癌》

主编：高宗人（河南省肿瘤医院主任医师）

赫　捷（中国医学科学院肿瘤医院副院长兼胸外科主任，教授）

北京大学医学出版社 2008 年 4 月出版，ISBN 978-7-81116-358-2

42.8 万字，大 16 开，258 页 + 彩图 5 页，定价：48 元

食管癌是世界上最常见的六大恶性肿瘤之一，中国是世界上食管癌发病率和死亡率最高的国家，因而食管癌是我国重点防治的疾病之一。目前，国内食管癌的诊治水平在不同地区和不同医院有着较大的差距，食管癌发病地区在全国分布较广，大多数患者首诊时多在基层医院，且就诊时多为中、晚期。

为了提高全国基层医务工作者和广大涉及肿瘤领域的医师对食管癌的诊断和治疗水平，进一步提高食管癌的治疗效果，由中国抗癌协会食管癌专业委员会组织全国在食管癌防治及研究方面有较深造诣和丰富经验的专家、教授及有关专业人员编写了此专册。本书内容涉及食管癌的流行病学、基础研究、临床诊断和治疗、预防和康复等各个方面，尤其在诊治技术方面既有丰富的经验总结，又有国内外较新颖的研究进展。全书侧重于临床实践，内容新颖、实用性强。

中国肿瘤医师临床实践指南丛书——《结直肠癌》

主编：万德森（中山大学肿瘤防治中心教授）

北京大学医学出版社 2008 年 7 月出版，ISBN 978-7-81116-355-1

95.6 万字，大 16 开，558 页 + 彩图 8 页，定价：98 元

本书由中国抗癌协会大肠癌专业委员会从事结直肠癌临床和基础研究的资深专家、教授合作，总结多年临床经验并结合最新国内外研究成果编撰而成。内容涉及结直肠癌临床、基础研究的诸多领域，侧重临床诊治，突出了规范性、实用性和实效性，对多学科综合治疗及其新观点、新理论、新技术和新药物进行了详尽阐述，内容丰富翔实、观点新颖、技术方法详尽实用。

本书共 18 章，专门围绕结直肠癌的流行病学、发病机制、临床病理学、临床表现、诊断和各种治疗方法进行深入浅出的阐述，紧密结合临床实际，力求全面系统，突出规范性、实用性和实效性。并特别注重多学科综合治疗。对于临床上经常遇到的大量术后复发和转移、手术并发症和伴发病、特殊类型的结直肠肿瘤、康复治疗、术后随访以及二级预防（“三早”），本书也做了详细论述。最后一章讨论了目前结直肠癌临床研究的几个热点问题。

中国肿瘤医师临床实践指南丛书——《神经系统肿瘤》

主编：陈忠平（中山大学肿瘤防治中心神经外科教授）

北京大学医学出版社 2009 年 1 月出版，ISBN 978 – 7 – 81116 – 601 – 9

129.5 万字，大 16 开，745 页 + 彩图 26 页，定价：135 元

本书由中国抗癌协会神经肿瘤专业委员会组织国内神经肿瘤相关领域的专家撰写而成，是一本从肿瘤学的角度详细阐述神经系统肿瘤的基础和临床的专业参考书。

本书包括总论部分（1 ~ 15 章）和各论部分（16 ~ 60 章）。总论部分介绍了神经系统肿瘤的流行病学、分子生物学、病理学、神经内分泌学、细胞培养、动物模型等神经肿瘤学基础内容，还系统阐述了影像诊断、手术治疗、放射治疗、化学治疗以及近年来发展迅速的光动力治疗、免疫治疗、基因治疗、患者生活质量等神经肿瘤学的临床内容。各论部分按肿瘤的常见病理类型，具体阐述各种肿瘤的特点、诊断和治疗，还对最新的研究进展和动态进行了介绍。

本书内容丰富，注重细节，兼顾了实用性和研究性，具有规范性和可操作性。书中提供了丰富的病理和影像学图片，有助于于读者更加直观地理解本书内容。

中国肿瘤医师临床实践指南丛书——《妇科恶性肿瘤诊疗纲要》

主编：孙建衡（中国医学科学院肿瘤医院主任医师）

北京大学医学出版社 2009 年 6 月出版，ISBN 978 – 7 – 81116 – 789 – 4

13.5 万字，32 开，151 页，定价：15.5 元

本书包括外阴癌、阴道癌、子宫颈癌、子宫内膜癌、卵巢恶性肿瘤和妊娠滋养细胞肿瘤等 6 章，分别介绍了每种妇科恶性肿瘤的概述、诊治流程、诊断、治疗、治疗后随诊及预后等。内容中贯彻了多学科、多手段认识和合理处理肿瘤的原则，并反映了当今临床强调的规范化、个体化和循证医学的理念。书中既继承传统，又与时俱进；既有作者自己的经验和新技术运用，又有国外主流观点和成果。书后附有“从子宫颈癌诊治规范到妇科恶性肿瘤诊治指南”。是一本妇科肿瘤临床工作者实用的参考书。

中国常见癌症丛书——《子宫内膜癌》

主编：王建六（北京大学妇产科学系副主任，北京大学人民医院妇产科副主任、研究室主任，教授）

北京大学医学出版社 2009 年 12 月出版，ISBN 978 – 7 – 81116 – 801 – 3

63.5 万字，大 16 开，325 页，精装、铜版纸、彩色印刷，定价：118 元

子宫内膜癌是妇科常见恶性肿瘤之一，严重危害女性健康。本书对子宫内膜癌的基础研究、流行病学、病因学、发病机制、病理学、临床表现、诊断方法、治疗方法以及预后进行了比较系统和全面的阐述，特别对子宫内膜癌的规范化治疗、多学科综合治疗、中医学辨证治疗及饮食疗法、新的治疗技术及药物应用、子宫内膜癌终末期处理等进行了详细介绍，反映了当前子宫内膜癌的研究成果。

本书的特点是临床实用性强，用大量的图片展示了子宫内膜癌不同途径手术的步骤及

注意事项，论述了子宫内膜内分泌治疗、子宫内膜癌合并其他系统恶性肿瘤的诊断和处理，以及复发后的处理等。本书还体现了国内外的新进展，如论述了子宫内膜癌保留生育（生理）功能问题、子宫内膜癌治疗后激素替代治疗问题等。

《子宫颈癌综合防治基本实践指南》
Comprehensive Cervical Cancer Control
A guide to essential practice

原著：世界卫生组织

组译：中国癌症基金会

北京大学医学出版社 2008 年 9 月出版，ISBN 978－7－81116－511－1

24.7 万字，32 开，272 页，双色印刷，定价：39 元

子宫颈癌是危害妇女健康的第二大常见恶性肿瘤，2005 年全世界死于该病的人数超过 25 万，其中 80% 发生在发展中国家。世界卫生组织（WHO）组织包括中国学者在内的众多专家，总结了许多国家在子宫颈癌防治方面的成功经验，结合子宫颈癌防治的最新进展和发展中国家的实际情况，制定并出版了该《指南》的英文版。该《指南》被翻译成多国文字，用以指导各国的子宫颈癌预防与控制，并赢得了一致好评。该《指南》图文并茂，深入浅出，从综合防治的角度出发，详尽介绍了子宫颈癌的病因、预防、筛查、诊断和治疗，以及各级医院和卫生工作者之间的协调与配合，为我国进一步开展子宫颈癌防治提供了丰富的科学依据和实践经验。

本《指南》由 WHO 生殖健康与研究部、慢性疾病与健康促进部、国际癌症研究中心（IARC）和泛美卫生组织（PAHO）联合推出，国际子宫颈癌防治联盟（ACCP）、国际原子能机构（IAEA）、国际妇产科联盟（FIGO）、国际妇科肿瘤协会（IGCS）、欧洲姑息疗法学会（EAPC）参与协作。

《AJCC 肿瘤分期手册》（第六版）
AJCC Cancer Staging Handbook

主编：（美）F. L. Greene，D. L. Page，I. D. Fleming 等

主译：戈　伟　吴耀贵

中国医药科技出版社 2009 年 1 月出版，ISBN 978－7－5067－4019－7

41.3 万字，小 32 开，520 页，定价：35 元

本书集合了不同解剖部位癌症的目前所有可用的分期资料，在美国癌症学会、美国外科医师学会、美国临床肿瘤学会、国际抗癌联盟等机构的鼎力支持下，由美国肿瘤研究联合会（AJCC）制定并编录，使其成为一个世界通用的分期方法。

对癌症适当的分类和分期将使肿瘤科医师、外科医师等医学专业人员可以确定更加恰当的治疗方案，评价治疗结果更加可靠；并且使各地的研究机构及肿瘤登记工作人员报道的统计数字更具可比性，也更加可信。

第六版《肿瘤分期手册》为了使全球的医务人员能够容易、规范地描述肿瘤疾病，对此前的描述进行了全面的校正，并新加入了最新、最可靠的不同解剖部位的癌症、肿瘤的

病理分期、分类情况；增加了肿瘤在病原学、病理学的新发现。最大程度上满足了传统的医疗原则：医生制定的医疗方案尽可能地适合于患者，分析病因时尽可能地深入、具体，用药时尽可能地做到让人安全放心。

本书共 12 章 48 节，第一章为“肿瘤分期和最终结果报告通则”；第 2 ~ 12 章分别为：头颈部、消化系统、胸部、肌肉骨骼、皮肤、乳腺、妇科、泌尿生殖系统、眼部、中枢神经系统和淋巴肿瘤。

与第五版相比，书中新加入了大量的图片、注解，增加的内容主要有：

- 与以前版本相比，在每节的开始处附有 TNM 分期变动的简明摘要。
- 两章之间标记以便于查找。
- 附有一个综合性索引。
- 肿瘤分期程序标记在本书每个章节的末尾。

该书制作成袖珍版本，使其具有便携性——即可放入工作服内。

《肺癌诊断治疗学》

主编：石远凯（中国医学科学院肿瘤医院副院长兼内科主任，教授）

人民卫生出版社 2008 年 7 月出版，ISBN 978 - 7 - 117 - 10354 - 1

106.9 万字，大 16 开，547 页，精装，定价：149 元

由石远凯教授组织中国医学科学院肿瘤医院中青年业务骨干编写的本书，是一本系统介绍肺癌诊断以及综合治疗原则和进展的学术专著。该书具有如下特点：

首先，该书注重实用性，对诊断、治疗的各种方法及其选择做了详尽的论述，在第一篇中有关基础知识的介绍中，强调其与临床应用的联系，并设置转化性研究一章，作为沟通基础与临床部分的桥梁。该书的内容涉及肺癌的流行病学、病因学、遗传学、分子生物学、转化性研究以及肺癌预防、筛查、诊断、治疗、随访、临床研究等各个方面，是近年来肺癌领域较为全面的一部专著。该书大量引用了近年来的最新资料，如治疗部分介绍了 2008 年美国临床肿瘤学会（American Society of Clinical Oncology，ASCO）年会的最新临床研究结果，诊断部分阐述了 2007 年发表的国际肺癌研究协会（International Association for the Study of Lung Cancer，IASLC）肺癌分期计划，该项目是制定 2009 年美国癌症联合会（American Joint Committee on Cancer，AJCC）第 7 版肺癌分期的主要依据。

其次，体现综合治疗的原则是该书的另一特点。综合治疗的原则如今已经得到了广泛的接受，该书沿袭了这一优良传统，不仅设专门章节结合我国的相关经验阐释非小细胞肺癌和小细胞肺癌的综合治疗，包括肺癌并发症这样较小的章节，也是由多个科室的专家联合完成，使内容更为全面和准确。在有较多争议的部分，如局限性非小细胞肺癌的综合治疗，将外科、放射治疗科、内科专家的意见相对独立地平行排列，使读者形成更全面的认识。这些努力能为临床医生的综合治疗实践提供有价值的参考。

该书结合国际权威机构的诊断治疗指南，对诊疗原则的循证医学证据做了系统介绍。同时，在提倡个体化治疗方面做了有益的尝试。例如，将肺癌的预后指标与疗效预测指标分开阐述，作为个体化治疗的参考，还介绍了在肺癌治疗过程中的各种特殊问题，以及提高临床决策水平的方法。

生理-心理-社会医学模式和我国持业环境的变化要求临床医师对患者的心理、社会问题给予更多的关注、对患者倾注更多的人文关怀。该书介绍了肺癌患者的社会心理问题（包括医师如何与患者沟通）和生活质量、肺癌相关的社会问题，有助于广大医师对疾病、治疗、患者三方面的关系有更全面和深入的认识。

总之，该书结构全面、内容翔实、特色鲜明，反映了国际和国内肺癌的规范化多学科综合诊断治疗和个体化治疗的最新进展，有较高的学术水平和实用价值。该书能对我国从事肺癌诊断和治疗的医师提高学术和实践水平有所裨益。

（摘自：中国工程院院士、中国医学科学院肿瘤医院国家新药临床研究中心主任孙燕教授为本书所作《序》）

《肺癌标准化手术图谱》

主编：杨　跃（北京大学临床肿瘤学院暨北京肿瘤医院胸部肿瘤外科二病区主任，主任医师）

北京大学医学出版社 2009 年 6 月出版，ISBN 978-7-81116-638-5

21.8 万字，16 开，213 页，铜版纸、彩色印刷（附光盘），定价：158 元

目前，越来越多的证据显示规范化的肺切除联合纵隔淋巴结清扫术可以提高肺癌患者的远期生存率。通过肺癌规范化外科治疗也可以最大限度地切除肿瘤及相关组织或减少体内的肿瘤负荷，为进一步的辅助放、化疗创造最佳的体内环境。通过外科质量控制达到手术标准化和规范化的观点得到越来越多国内外学者的支持。

本书作者通过对 AJCC 肺癌分期标准和 Mountain 纵隔淋巴结分布图谱等国际标准的理解，并严格参照肺脏解剖学及生理学特性，结合多年的胸外科和肿瘤外科的临床实践，总结出自己的经验，将肺癌的主要手术方式通过影像逐一进行介绍，即：将手术按照肿瘤部位不同分别进行手术摄影和拍照，通过实体照片及多媒体的形式详细讲解手术步骤和技术要点，以期达到肺癌手术规范化的目的。

全书共 16 章，前 4 章提纲挈领地总结了目前胸部肿瘤外科医生所面临的艰巨的医疗任务和国际上日臻成熟的肺癌治疗模式；后 12 章介绍了各种肺癌根治术式操作步骤，归纳总结了编著者多年的肺癌外科实践经验，详尽地描述、诠释了肺癌外科治疗原则、手术的操作要点和注意事项。全书共收录了 400 余幅手术图片，并附赠手术录像光盘，翔实地记录了肺癌标准化手术过程，尤其是详尽地介绍了支气管袖状切除术、肺动脉成形术等手术步骤。

该书适合胸外科住院医师、主治医师作为手术学参考资料。

《纵隔肿瘤病理学》

主编：孙保存（天津市肿瘤研究所副所长、天津医科大学病理学教研室主任、天津医科大学附属肿瘤医院病理科主任，教授）

张熙曾（天津医科大学附属肿瘤医院胸科名誉主任、中国癌症基金会理事、中国抗癌协会理事，教授）

中国医药科技出版社 2008 年 3 月出版，ISBN 978-7-5067-3783-8

34.4 万字，A4，228 页，精装、铜版纸、彩色印刷，定价：98 元

本书为纵隔肿瘤病理学方面的专著，由多位临床与病理学专家编写。全书共 17 章，内容分两大部分：第一部分为总论（第 1 ~6 章），主要对原发纵隔肿瘤现状作全面介绍，包括纵隔肿瘤概况、解剖分区、影像学诊断、有创诊断技术、有关化验检查、纵隔肿瘤与囊肿的分类等；第二部分为各论（第 7 ~17 章），主要叙述各种纵隔肿瘤的病理学诊断（光镜、电镜、免疫诊断），并结合天津医科大学附属肿瘤医院临床及研究所半个世纪以来积累的大量资料、图片，参阅近十年国内外相关文献，充分反映有关纵隔肿瘤的最新进展。目前国内尚无此类书籍，此部《纵隔肿瘤病理学》为从事胸部肿瘤及相关专业的临床、病理医师和研究人员提供了一本不可多得的专业参考书。

《消化道恶性肿瘤化学治疗》

主编：金懋林（北京大学临床肿瘤学院暨北京肿瘤医院教授）

北京大学医学出版社 2008 年 1 月出版，ISBN 978 －7 －81116 －283 －7

99.1 万字，大 16 开，494 页，定价：115 元

我国消化道恶性肿瘤发病率及死亡率均高居各系统肿瘤之首。对于局部进展及转移期（晚期）消化道恶性肿瘤而言，全身化学治疗是主要的治疗方法。本书以求新、求专、求实的宗旨，重点介绍国内消化道恶性肿瘤化学治疗的现状、国际动态以及作者的一些临床实践经验与心得。读者结合临床实际能从本书中得到有益的启迪，以求更为正确、规范地运用化学治疗手段，使我国众多消化道恶性肿瘤患者得到高水平的化学治疗和综合治疗，并从中获得最大受益。

本书内容包括消化道的食管、食管与胃结合部（贲门部）、胃、小肠、结直肠（含肛门部）、胰腺、胆囊胆道以及腹腔恶性肿瘤（不含肝脏肿瘤）。上篇是总论部分，介绍消化道恶性肿瘤化学治疗历史、作用与地位、研究进展、发展方向、常用药物、规范合理用药、不良反应等，还阐述了化学治疗与其他疗法包括手术治疗、放射治疗、分子靶向药物治疗、免疫治疗、中医药治疗以及介入治疗、局部药物治疗等的联合应用。下篇为各论，叙述各部位常见肿瘤及少见的非上皮性肿瘤。每种肿瘤均介绍概况与治疗现状，点评传统化疗方案，并重点介绍新药新方案，以及对新化疗方案的循证医学随机对照试验（RCT）的高水平证据结果。

《骨盆肿瘤外科学》

主编：郭　卫（北京大学人民医院骨与软组织肿瘤治疗中心教授）

北京大学医学出版社 2008 年 12 月出版，ISBN 978 －7 －81116 －534 －0

50.2 万字，大 16 开，269 页，精装、铜版纸，定价：79 元

本书以北京大学人民医院骨与软组织肿瘤治疗中心 1997 年以来收治的近 500 例骨盆环部位肿瘤的临床资料为基础，结合近期这一领域的新进展，系统及详细地介绍了骨盆的应用解剖，骨盆肿瘤的组织学分类、诊断与鉴别诊断、治疗方法及预后，恶性肿瘤的化疗，骨盆环肿瘤手术前后的处理、各个部位的手术入路、按照 Enneking 对骨盆的划分进行切除的原则和重建方法、手术并发症的防治，复杂病例的处理意见等。使用插图描述的手术

技术，易于理解。并对骨盆肿瘤的影像学及组织学诊断过程等方面做了详细阐述，介绍了该部位肿瘤的诊治要点和最新进展。还以骨盆、骶骨的原发肿瘤和转移瘤为重点，介绍了该中心在诊断、治疗过程中的经验、体会和疗效。最后介绍全组病例的肿瘤学与功能结果及其评估方法。

本书是国内外关于骨盆肿瘤不可多得的专著，适用于肿瘤科及骨科医生。

《PET/CT 肿瘤诊断学》

主编：王荣福（北京大学医学部核医学系主任，北京大学第一临床医学院核医学科兼研究室主任，教授）

北京大学医学出版社 2008 年 7 月出版，ISBN 978 - 7 - 81116 - 279 - 0

66.2 万字，大 16 开，308 页 + 彩图 15 页，定价：79 元

全书包括两大部分，共 17 章，图像 152 幅。第一部分为总论，含 8 章，主要介绍了 PET/CT 成像原理、核射线与防护、探测仪器、正电子放射性药物、临床质量控制、结果判断与定量分析；并介绍了生产正电子核素的医用回旋加速器和制备正电子放射性药物的合成模块装置，以及建立 PET/CT 中心的条件、管理与规划。第二部分共 9 章，详细介绍 PET/CT 在肿瘤诊断、治疗决策、预后判断和临床上的应用。

书中引用了近年来国内外学者的大量研究成果和最新文献资料及作者自己临床实践中的工作经验体会，较完整、系统地介绍了 PET/CT 成像原理、条件和肿瘤临床应用，基础理论与实际临床应用紧密结合，重点突出 PET/CT 肿瘤临床应用研究及相关技术新进展。

《老年肿瘤学》

主编：储大同（中国医学科学院肿瘤医院教授）

人民卫生出版社 2009 年 3 月出版，ISBN 978 - 7 - 117 - 11303 - 8

32 万字，16 开，200 页，定价：34 元

本书是国内第一本老年肿瘤专业的学术著作，填补了该领域缺乏专著的空白。本书的作者均为我国肿瘤防治领域的资深专家，著作中凝聚了他们对老年肿瘤学的深刻理解和丰富临床工作经验，并在撰写过程中参考了大量国内外老年肿瘤领域的最新资料，最终汇集为这本专业书籍。

全书共分 23 章，详细介绍了老年肿瘤的各个方面，包括老年肿瘤学的现状和发展、衰老与肿瘤发生的关系、抗肿瘤药物在老年人群的代谢特点、老年肿瘤患者的综合评估和综合治疗。并分别介绍了老年人常见的肿瘤，如肺癌、胃癌、结直肠癌、乳腺癌、淋巴癌、肾癌、恶性黑色素瘤、妇科肿瘤、恶性血液病等的疾病特点和标准诊断等，还涉及老年肿瘤患者的癌痛治疗和心理康复。

全书内容全面、资料新颖、实用性强，不失为一本认识和诊治老年肿瘤的经典专著，适用于肿瘤科医师及内科、妇产科等科医师参阅。该书的出版必将对广大医务工作者更好地认知和重视老年人肿瘤，逐步建立起老年肿瘤的诊治规范，提高我国老年肿瘤防治工作水平，起到积极的促进作用。

《肿瘤热疗技术与临床实践》

主编：刘　珈（湖南省肿瘤医院主任医师，放疗科主热疗室主任）

中国医药科技出版社 2009 年 8 月出版，ISBN 978 -7 -5067 -4255 -9

58. 9 万字，16 开，432 页，定价：68 元《肿瘤热疗技术与临床实践》

本书是国家“863”现代数字医疗核心装备和关键技术研究课题系列丛书中的一本，在系统介绍各种不同热疗技术的工作原理及学科进展的基础上，着重从临床实际应用角度，对热疗技术及其临床应用做了较为深入的研讨。

热疗作为一种古老的治疗方式，近 30 年的科技发展与进步赋予了它新的活力，其所具有的多学科的交叉结合、多温度段的治疗模式、可供特性选择的临床应用等特点，使这种历史悠久的治疗方法焕发出崭新的现代化技术面貌，并已在临床疗效上获得令人振奋的结果。

热疗临床是研究整个肿瘤热疗问题的核心，研究和探索如何通过合理使用不同的热疗技术、应用所获得的热生物方面的研究成果、不断进行科学而细致的临床观察，总结出一套适合肿瘤热疗自身特色的治疗标准，并使之逐步完善形成一个有效的治疗手段，用以攻克肿瘤，造福人类。

全书分 3 篇共 26 章，基本上包含了目前国内外最新的热疗技术和临床应用的概况。第一篇是热疗的工程技术部分，重点介绍肿瘤热疗所涉及的系统技术和工程系统；第二篇介绍与临床密切结合的医工技术知识，以及在临床治疗中的热生物学问题；第三篇为临床应用部分，对目前热疗中使用较多的肿瘤病种分别作了论述，详述了热疗的各种临床应用，以及与其他疗法相互配合的综合治疗状况和效果，具有较强的临床实用性。

参与本书编著的作者大都是国内直接从事相关领域技术研发的理、工学界知名专家和具有多年丰富临床工作经验的医学专家。在书中，他们不仅对热疗技术的介绍深入浅出、对热疗在临床中的应用颇有独到经验，而且对热疗技术和临床应用的发展前景、方向、技术关键也都有较深刻见解。

本书对从事热疗产品制造、开发与研制，以及各级医院从事肿瘤热疗临床工作的医务人员和相关领域的研究人员，均有参考价值。

《抗肿瘤抗病毒药物与核酸相互作用的分子机制》

主编：杨　铭（教授）

北京大学医学出版社 2009 年 4 月出版，ISBN 978 -7 -81116 -595 -1

74. 6 万字，16 开，492 页，定价：99 元

本书分为专论篇、方法与技术篇两大部分。以核酸（DNA 和 RNA）与抗肿瘤抗病毒药物小分子的相互作用中的分子识别为主线，按照药物小分子与核酸作用方式的不同，分专题介绍该领域中最新的研究工作进展，论述几大类以 DNA 及 RNA 为靶的抗肿瘤药物发挥功效的分子机制。并对研究核酸与小分子的相互作用时所采用的新的理论和技术包括生物芯片技术、生物传感技术、生物微量热技术、细胞高内涵分析技术及计算机分子对接技术，结合常规的、传统的分子生物学技术、波谱学技术如多维核磁共振和激光拉曼谱学技

术进行系统的介绍。本书无论从研究内容上还是方法学上都力求反映当代这一领域最新研究进展，突出特点是体现了学科间的深层次交叉。

《中国癌症研究进展⑨——中医药防治肿瘤》

主编：林洪生（中国中医科学院广安门医院肿瘤科主任，教授）

北京大学医学出版社 2008 年 8 月出版，ISBN 978－7－81116－597－5

63.2 万字，16 开，399 页＋彩图 7 页，定价：89 元

本书是中国癌症基金会自 1993 年 4 月起组编《中国癌症研究进展》以来出版的第九卷。收入该丛书的论文均基本反映了当时我国肿瘤研究与防治工作的最新进展。

中医药防治肿瘤已有数千年的历史，近半个多世纪以来，在众多中医及中西医结合肿瘤防治工作者的努力下，有了新的发展和众多成果，在肿瘤防治中起到了积极的作用。为了展现 50 余年中医药防治肿瘤所取得的成绩，促进中医药防治肿瘤工作的进行，引导这方面临床及科学研究的健康发展，中国癌症基金会组织有关专家编写了本书。

全书分为概述、基础研究和临床研究三个部分。概述为中医药防治肿瘤工作的回顾与展望。第二部分主要论述在中医药防治肿瘤基础研究方面取得的成果、存在的问题及以后的发展方向，包括证型、治则研究，及中医药防治肿瘤机制研究所取得的成绩。第三部分着重于临床，除将中医药对各种常见恶性肿瘤的防治研究进行总结和分析外，还就中医药防治肿瘤的临床研究方法学上的进展和取得的成绩进行了总结，此外还就防治肿瘤的中药新药研究进行了客观的评价和整理，并提供了几种新药研究成功的范例。

该书不仅系统总结了新中国成立以来在中医、中西医结合肿瘤防治领域所作的工作，而且论述了在该领域国内外的研究进展；不仅是各位编写专家的学术成果，而且广泛吸收了同行的意见；不仅可以作为指导中医药防治肿瘤工作的重要工具，也对中医药防治肿瘤的发展方向具有重要的学术参考价值。

《基层医生肿瘤诊治手册》

中国癌症基金会编著，主编：柏 和（辽宁省肿瘤医院主任医师）

北京大学医学出版社 2008 年 8 月出版，ISBN 978－7－81116－599－9

30.2 万字，32 开，365 页，定价：32 元

为贯彻《中国癌症预防控制规划纲要》（2004—2010 年），中国癌症基金会多次组织“健康下乡”活动。在组织专家给县级医务人员讲课及技术培训时，大家都希望有一本教材，这就是《基层医生肿瘤诊治手册》的由来。本书由中国癌症基金会委托本会理事柏和教授组织有关专家编写而成。全书分 19 章，第一章为肿瘤的基础知识，包括 33 个临床上常见的问题或概念；第二至第十九章为肿瘤临床诊治各论，简要地介绍了常见恶性肿瘤的规范化诊治，包括诊治基本流程、临床分期、治疗原则、常用治疗方案等。本书的出版能对基层医生的肿瘤诊治工作有所帮助。

《2008 中国肿瘤登记年报——中国肿瘤登记地区 2005 年发病死亡》

全国肿瘤防治研究办公室、全国肿瘤登记中心、卫生部疾病预防控制局编著

名誉主编：齐小秋（卫生部疾病预防控制局局长）
孔灵芝（卫生部疾病预防控制局副局长）
主编：赵　平（中国医学科学院肿瘤医院肿瘤研究所院所长）
陈万青（全国肿瘤防治研究办公室/全国肿瘤登记中心副主任）
军事医学科学出版社 2009 年 9 月出版，ISBN 978－7－80245－351－7
29 万字，16 开，152 页，铜版纸，全彩印刷，定价：65 元

全面、准确和及时掌握人群恶性肿瘤发病与死亡及其相关影响因素是肿瘤预防和控制的基础工作。2002 年，卫生部责成由中国医学科学院肿瘤研究所肿瘤医院和全国肿瘤防治研究办公室建立“全国肿瘤登记中心”，建立起了中国肿瘤登记年报制度，于 2008 年采用国际通用的癌症统计方法，首次编撰出版了《中国肿瘤登记年报 2004》。2008 年，登记中心开始收集全国各登记处 2005 年登记数据，共收到 45 个肿瘤登记处上报的资料。通过对上报数据质量的综合审核，有 34 个登记处的数据入选为本报告的资料来源，以反映 2005 年我国肿瘤登记覆盖地区癌症的发病与死亡水平。入选本报告的资料覆盖 2005 年人口 5490 余万，包括 16 个城市（约 4067 万人口）和 18 个农村县（约 1425 万人口）。

年报内容共分 7 个部分，第一部分是我国肿瘤登记工作的基本情况；第二部分介绍肿瘤登记工作流程；第三部分是统计方法和指标；第四部分是数据质量评价；第五部分和第六部分列出主要分析结果；第七部分是附表。

《2008 中国肿瘤登记年报》的出版，标志着我国肿瘤登记工作已迈入常规化和制度化的进程。本年报提供的数据将为我国肿瘤预防与控制各项政策的制定、病因学研究、早诊早治干预措施的实施及预防效果的评估提供科学依据。

《中国肿瘤登记年报 2004》

全国肿瘤防治研究办公室、全国肿瘤登记中心、卫生部疾病预防控制局编
名誉主编：齐小秋（卫生部疾病预防控制局局长）
孔灵芝（卫生部疾病预防控制局副局长）
主编：赵　平（中国医学科学院肿瘤医院肿瘤研究所院所长）
陈万青（全国肿瘤防治研究办公室/全国肿瘤登记中心副主任）
中国协和医科大学出版社 2008 年 10 月出版，ISBN 978－7－81136－079－0
100 万字，16 开，488 页，定价：75 元

全国肿瘤登记中心应用国际上通用的癌症统计方法，将全国 20 个省、市、自治区 43 个县（市、区）7190 万人口（其中，城市覆盖人口 5352.9 万；农村覆盖人口 1837.8 万）2004 年的肿瘤登记资料进行系统汇总整理和分析，编撰了本书。这是新中国成立以来我国自下而上逐步将肿瘤登记纳入常规工作，反映城乡人口的发病与死亡情况的第一部肿瘤年度报告。

年报分 8 章，第 1 章是概述，第 2～3 章扼要介绍了登记方法与统计指标、分类与编码，第 4 章为数据上报要求和审核流程，第 5 章为数据审核与评价，第 6 章为全国肿瘤登记地区主要恶性肿瘤的发病与死亡报告，第 7～8 章分别列出了各登记处恶性肿瘤发病和死亡主要统计表、主要恶性肿瘤发病与死亡的统计数据。本报告的统计数据能够反映我国城

乡人口肿瘤发病和死亡的水平、分布规律等总体基本特征，能够为确定肿瘤防治的目标、制定工作规划和进行预防效果的评定提供丰富可靠的基础信息、科学依据和评价指标。

《食物、营养、身体活动和癌症预防》（第二份专家报告）

世界癌症研究基金会的项目

主译：陈君石（中国疾病预防控制中心营养与食品安全所研究员，中国工程院院士）

中国协和医科大学出版社 2008 年 10 月出版，ISBN 978 - 7 - 81136 - 077 - 6

116 万字，16 开，566 页，铜版纸，全彩印刷，定价：160 元

本书是世界癌症研究基金会（香港）与中国癌症基金会公开发布的由世界癌症研究基金会（WCRF）与美国癌症研究所（AICR）共同完成的第二份专家报告（中文版）。（该报告的英文版已于 2007 年 11 月出版。）这是继 1997 年首份《膳食、营养与癌症预防》报告出版后，所有此类出版物中规模最大、最权威和最有影响的研究报告，它对癌症预防所得出的结论和阐述的 10 项建议，是建立在对以往文献进行全面综合分析的基础上，同时报告也是对未来研究方向的建议。专家们认为：如果遵循这些建议，就有可能降低癌症发生率。

在过去的 5 年里，世界癌症研究基金会/美国癌症研究所组织来自全球各大学和研究中心的营养、癌症、实验研究和公共卫生领域的科学家，组成 9 个独立的研究小组，对涉及 17 种癌症的文献以及膳食、身体活动、肥胖与癌症风险和癌症生存者方面的研究证据进行了系统的综述和分析，以确保所得出的结论及建议具有科学依据。科学家们起初共检索到 50 万项研究，然后筛选出 2.2 万项，最终选取 7000 项有关联的顶级研究；再由 21 名世界知名科学家组成专家组，通过对癌症的病因和预防做出最确定的结论，产生出这份“癌症预防的指南”。该报告已成为世界范围内各级政府政策制定者、学术团体和卫生专业组织及教学和研究中心的标准教材；并为从事癌症预防、慢性病、食品与营养、运动、超重和肥胖等领域的研究人员、教育工作者、公共卫生专业人员，提供了一份“指南”。

本报告的特点：

目前最具代表性的综合科学评估报告，全球范围内预防癌症最权威的行动基础。

★根据全球文献进行系统综述所获得的专家评价提出的建议

★由世界上顶尖科学家组成的专家组 5 年工作的结晶

★包括关于生命早期、肥胖、身体活动和癌症幸存者等方面的新发现

★所提出的建议与其他疾病的预防及健康促进相协调一致

★适用于每个人的重要指南，政策制定者和研究者不可或缺的参考书

《中国临床肿瘤学教育专辑》（2008）

主编：蒋国樑（复旦大学附属肿瘤医院院长，教授）

　　　李　进（复旦大学附属肿瘤医院内科主任，教授）

　　　马　军（哈尔滨血液病肿瘤研究所所长，教授）

中国协和医科大学出版社 2008 年 8 月出版，ISBN 978 - 7 - 81136 - 064 - 6

170 万字，大 16 开，854 页，定价：128 元

2008 年 8 月 27 – 31 日，在上海光大国际会展中心隆重召开了“第十一届全国临床肿瘤学大会暨 2008 年 CSCO 学术年会”，大会得到了广大 CSCO 会员的响应和支持，共收到个人投稿和约稿 1200 多篇，内容涉及临床肿瘤学的各个领域以及与临床密切相关的转化性研究，从不同角度反映了肿瘤学的最新进展和实践经验，展示了我国在肿瘤规范化多学科综合诊治和个体化治疗方面的长足进步。经过大会学术委员会认真审查讨论，特约和精选了部分著名专家学者撰写的 134 篇高水平的学术报告和讲座稿，整理和编辑成为本《教育专辑》，正式出版发行，它将对广大肿瘤界医务工作者了解临床肿瘤学的现状和发展、实践规范化治疗和研究有所帮助。

《中国临床肿瘤学教育专辑》（2009）

主编：马　军（哈尔滨血液病肿瘤研究所所长，教授）

秦叔逵（南京八一医院全军肿瘤中心，教授）

中国协和医科大学出版社 2009 年 10 月出版，ISBN 978 – 7 – 81136 – 243 – 5

150 万字，大 16 开，808 页，定价：120 元

第十二届全国临床肿瘤学大会暨 2009 年 CSCO 学术年会于 2009 年 10 月 14 – 18 日在厦门国际会展中心隆重举行。本届大会延续了 CSCO 鲜明的专业特色和学术风格，紧密围绕“解析靶向治疗新策略，共议合理应用和科学评价”的主题，十分注意拓展学术交流的深度和广度。会前广泛征求会员投稿，交流实践经验，分享科研成果。组委会共收到 1100 多篇稿件，内容涉及临床肿瘤学的各个领域及转化性研究，充分反映了有关新进展和宝贵经验，展示我国在肿瘤规范化多学科综合诊治和个体化治疗方面的长足进步。学术委员会经过认真审查讨论，精选出 170 多篇高水平的学术报告和讲座材料，编辑成为本《教育专辑》正式出版发行，希望对广大肿瘤界医务工作者了解临床肿瘤学的现状和发展、实践规范化治疗和研究有所帮助。

《肿瘤患者寻医问药指南》

主编：刘　炬（中国医学科学院肿瘤医院防癌科副主任医师）

人民军医出版社 2009 年 9 月出版，ISBN 978 – 7 – 5091 – 2970 – 8

12.4 万字，32 开，233 页，定价：19.8 元

本书以一位初次发现肿瘤的患者求医过程为轴线，介绍了患者求医过程中需要了解的基本知识，包括各种诊断、治疗手段的特点和治疗过程中的注意事项，详细阐述了某些患者最容易忽略和最容易出现的认识误区，以及情绪、饮食和中医药治疗等方面的问题，重点介绍了如何从中医药治疗中受益，如何避免上当受骗，家属如何配合患者的治疗，以及怎样远离癌症威胁等实用知识。

书中采用了 81 个真实的故事，寓相关求医知识于故事之中，形式鲜活，通俗易懂，适合广大肿瘤患者和家属阅读，可以为您答疑解惑，避免在诊治过程中走弯路。

CSCO 肿瘤频道及栏目介绍

一、CSCO 肿瘤频道简介

CSCO 肿瘤频道是中国抗癌协会临床肿瘤学协作专业委员会（CSCO）与战略合作伙伴 24 小时医学频道联合打造的临床肿瘤领域的专业频道。

该频道以 CSCO 丰富的学术资源和教学资源为基础，聘请国内权威肿瘤专家和医学博士担任编委，以 24 小时医学频道数字卫星平台为依托，覆盖全国 31 个省市的 700 家三级医院，面向 CSCO 8200 多名个人会员和 55 个团体会员，以服务广大临床肿瘤工作者、提高我国临床肿瘤诊治水平，传播国内外最新临床进展，促进国际国内学术交流，宣传肿瘤的标准化和规范化治疗为目的，致力于打造一个全国范围内具有较大影响力的、真正面向专业人士的权威肿瘤频道！

CSCO 肿瘤频道已于 2009 年 2 月正式开播！CSCO 指导委员会主任委员、中国工程院院士孙燕从北京通过视频对 CSCO 频道的开播表示祝贺。

二、CSCO 肿瘤频道栏目介绍

CSCO 肿瘤频道目前下设《一周资讯》、《名家专访》、《会员风采》、《病例分析》、《手术直播室》、《会议直播厅》、《药械展播》、《规范治疗》 八大栏目：

1. 《一周资讯》

ø 栏目描述：通过主持人/嘉宾主持（权威专家）以介绍和播报本周内临床肿瘤领域的国际国内最新的资讯、医疗新进展等。可加入背景分析、事件解析、意义阐述等相关内容。

ø 栏目形态：主持人/主持嘉宾（权威专家）播报

ø 播出规律：周播（周一首播）

ø 播出时间：首播：周一 13∶00

重播：周一 17∶00/21∶00 周二 1∶00/5∶00/9∶00

ø 节目时长：10 分钟/期

ø 内容设定： – CSCO 临床肿瘤领域的最新科研和临床进展

– CSCO 临床肿瘤领域的新技术、新药物和新器械

– CSCO 临床肿瘤领域的重大活动和新闻事件

2. 《名家专访》

ø 栏目描述：邀请临床肿瘤领域的权威专家或名院名企领导就时下临床肿瘤领域备受关注的热点话题和医学、医疗事件做主题性访谈，突出学术性。

ø 栏目形态：①嘉宾专访 ②2 ~3 位嘉宾讨论

ø 播出规律：双周播（单周三首播）

ø 播出时间：首播：周三 15：00
　　　　　　重播：周三 19：00/23：00 周四 3：00/7：00/11：00

ø 节目时长：50 分钟/期

ø 内容设定：– CSCO 临床肿瘤领域重大学术和科研成果介绍
　　　　　　– CSCO 临床肿瘤领域的热点话题等

3.《会员风采》

ø 栏目描述：展示 CSCO 知名专家的成长之路，展示 CSCO 会员单位（医院、企业）历史发展、科室发展、文化建设为主要内容的专栏节目，进一步提升 CSCO 会员的良好形象和品牌价值。

ø 栏目形态：宣传片，包括形象宣传片、活动纪实片、人物事迹、专访片等

ø 播出规律：双周播（双周三首播）

ø 播出时间：首播：周三 15：00
　　　　　　重播：周三 19：00/23：00 周四 3：00/7：00/11：00

ø 节目时长：15 分钟/期

ø 内容设定：– CSCO 专家的成长之路
　　　　　　– CSCO 会员所在的医院发展历程、科室发展、文化建设
　　　　　　– CSCO 团体会员发展历程、企业形象宣传

4.《病例分析》

ø 栏目描述：由权威专家以临床肿瘤领域各种典型案例、特殊案例和罕见案例教学的方式，在诊断、治疗等方面全面地介绍肿瘤领域的最新诊治进展。

ø 栏目形态：①嘉宾讲座　②主持人 + 嘉宾 + 观众

ø 播出规律：双周播（周三、周五首播）

ø 播出时间：首播：周三/周五 13：00
　　　　　　重播：周三/周五 17：00/21：00
　　　　　　　　　周四/周六 1：00/5：00/9：00

ø 节目时长：50 分钟/期

ø 内容设定：临床肿瘤领域各种典型案例、特殊案例和罕见案例

5.《手术直播室》

ø 栏目描述：著名三甲医院与肿瘤领域有关的外科、肿瘤专科医院知名专家的经典手术关键步骤的视频记录，同时，也记录常规手术标准化手术操作、罕见手术、疑难手术、新技术手术，为临床医生提供手术视频观摩的机会。

ø 栏目形态：手术实况记录 + 专家演播室点评

ø 播出规律：双周播（周二首播）

ø 播出时间：首播：周二 14：00
　　　　　　重播：周二 18：00/22：00 周三 2：00/6：00/10：00

ø 节目时长：50 分钟/期

ø 内容设定：临床肿瘤领域内各类型肿瘤的治疗手术录播

6.《会议直播厅》

ø 栏目描述：全方位介绍和展播全国临床肿瘤学大会暨 CSCO 学术年会，进一步提升其在临床肿瘤学领域的地位和影响力。

ø 栏目形态：会议现场直播或会议专题演讲现场录像、新闻预告、新闻追踪

ø 播出规律：日播（仅限学术内容部分；新闻预告和追踪视计划播出）

ø 播出时间：首播：每天 16:00

重播：每天 20:00/24:00 第二天 4:00/8:00/12:00

ø 节目时长：30 分钟/期

ø 内容设定：－CSCO 学术年会与会议会务有关的直播和录播

－CSCO 学术年会往届各学术论坛现场录像

－CSCO 学术年会会议信息预告

7.《药械展播》

ø 栏目描述：介绍临床肿瘤领域的药物应用和器械的临床使用知识，打造临床肿瘤领域医药及器械厂家产品展示的第一平台。

ø 栏目形态： ①医疗器械新产品学术研讨交流会 ②企业及企业家风采展示专题片 ③医疗器械新技术应用推广会 ④专家讲座

ø 节目时长：30 分钟/期

ø 内容设定：－介绍临床肿瘤领域的新药/新器械/新技术

－临床肿瘤类常用药物应用和产品知识讲座

－临床肿瘤类器械产品说明和临床使用培训

8.《规范治疗》

ø 栏目描述：邀请不同肿瘤领域不同学科的专家针对各学科规范化治疗进展、规范化手术操作、国内外规范化标准指南等内容进行解读与示范操作。

ø 栏目形态：－手术视频＋专家点评

－规范化治疗讲座

－专题片

ø 播出规律：周播

ø 播出时间：首播：周四 16:00

重播：周四 20:00/24:00 周五 4:00/8:00/12:00

ø 节目时长：30 分钟/期

ø 内容设定：－CSCO 规范化治疗进展讲座或培训

－CSCO 规范化手术演示

－CSCO 规范化治疗专题

欢迎 CSCO 频道通讯员以及所有从事与肿瘤医疗相关工作的朋友们共同投入到 CSCO 肿瘤频道的建设中来，积极组稿或撰写稿件，为 CSCO 频道的发展献计献策！

CSCO 肿瘤频道通讯员联系方式：

地址：上海市南京西路 1486 号东海广场三号楼 1－2 楼 邮编：200040

Tel：021－52003061/021－52003152 Fax：021－52003100

Email：sundan@24hmb.com;linli@24hmb.com

肿瘤频道开播三个月　收看人数突破万人

CSCO 肿瘤频道作为国内第一家专业肿瘤频道自 2009 年 2 月正式开播以来，受到了全国临床肿瘤工作者的广泛关注，节目在线收看人数已突破 10 000 人次，在 Google 的点击率排名每月以 6 位数的速度上升，回头率达 99%，成为国内临床肿瘤工作者很好的学习交流平台。

频道开播以来，得到了众多肿瘤频道编委的热情参与和大力支持，秦叔逵、马军、廖美琳、李进、陆舜、蔡三军等多名教授专家积极为肿瘤频道策划选题并参与讲座录制，目前在肺癌、胃癌、肠癌等领域的规范化治疗学术讲座已陆续制作播出，目前已经制作完成学术讲座近百集。

为方便医生在院外学习交流，CSCO 肿瘤频道网站（http://24hmb. com/csco/）于 2009 年 2 月正式开通，经初步扩容后，目前已与卫视频道（卫星网）同步播出肿瘤频道所有节目。通过卫星网可使医生在医院的办公电脑前以高清晰快速点播收看，互联网可使医生在家收看，真正做到了 24 小时随时收看。

CSCO 肿瘤频道网站 4 月份开始向业界推广，两周以来已近 1000 人注册（留下通讯方式），平均每周注册增长量超过 500 人。目前频道编辑部已经与 50 余家 CSCO 会员单位取得了联系，已发展 CSCO 肿瘤频道通讯员单位 24 家，通讯员每周积极投稿，来稿内容经专家委员会认可后在《一周资讯》栏目播出。目前 CSCO 肿瘤频道网站正在进一步的扩容改版中，预计今年 6 月份开通节目下载功能及 BBS 讨论区，以满足临床肿瘤医生的学习和交流的需求。

目前，CSCO 频道是国内第一家专业肿瘤频道，以服务广大临床肿瘤工作者、提高我国临床肿瘤诊治水平为目的，传播国内外最新临床进展，促进国际国内学术交流，宣传肿瘤的标准化和规范化治疗；以 CSCO 丰富的学术资源和教学资源为基础，下设《一周资讯》、《名家专访》、《会员风采》、《病例分析》、《手术直播室》、《会议直播厅》、《药械展播》、《规范治疗》等栏目，同时聘请国内知名肿瘤学领域专家担任编委确保节目的专业性、科学性和指导性。

（24HMB/CSCO 2009 - 05 - 20）

❖ 国际交流 ❖

陈竺部长会见国际抗癌联盟主席

2009年9月29日下午，卫生部部长陈竺在卫生部会见了国际抗癌联盟主席大卫·希尔先生（David Hill），就我国癌症防治状况交换了意见。

陈竺简要介绍了我国癌症防控工作的情况，并对2010年世界癌症大会在中国召开表示关注和支持。他表示，癌症防控工作的开展离不开社会团体和学术机构的帮助。他希望国际抗癌联盟与中国相关机构广泛接触，进一步加强合作，开展癌症预防和控制的宣传教育和学术交流，为我国和全球癌症防治策略作出贡献。

卫生部疾控局和国际合作司有关负责人陪同会见。中华医学会、中国抗癌协会和中国医学科学院肿瘤医院代表参加了会见。

（原载卫生部网站 www.moh.gov.cn 2009-09-30）

刘谦副部长出席中美肿瘤研究合作30年高层论坛

2009年11月6日上午，卫生部副部长刘谦出席了在京举行的“中美肿瘤研究合作30年高层论坛——迈向肿瘤个体化医学”并致词。

刘谦在致词中指出，随着环境污染的加剧和生活方式的改变，癌症严重威胁着人们的生命和健康。中国在专注于癌症基础研究和临床治疗的同时，有针对性地实施一批基本公共卫生服务项目和重大公共卫生专项，为包括癌症防治在内的疾病防治作出应有的贡献。中美肿瘤研究合作是双赢、有利于提高两国人民健康的重要举措，中国卫生部将积极支持和推动这一合作及整体中美卫生合作。

该会议由中国医学科学院和美国国立卫生研究院癌症研究主办，中国医学科学院肿瘤医院承办，会期两天，参会代表约120人，来自中美两国知名肿瘤专家将就中美肿瘤研究合作和肿瘤研究发展方向等进行交流。

（原载卫生部网站 www.moh.gov.cn 2009-11-13）

第三届亚洲国家癌症中心联盟会议成功召开

2009年10月24日-25日，第三届亚洲国家癌症中心联盟会议（ANCCA）在中国医学科学院肿瘤医院成功召开。参加此次会议的有：中国、日本、韩国、印度、泰国、新加坡、蒙古、巴基斯坦、不丹、尼泊尔、澳大利亚、土耳其、斯里兰卡、印度尼西亚等国家的代表。陈竺部长、任明辉司长、李明柱处长、赵平院长、董碧莎书记、石远凯副院长以及一些国家驻中国大使馆公使出席了10月24日举行的欢迎晚宴。

会议由中国医学科学院肿瘤医院赵平院长担任主席，中国医学科学院肿瘤医院国际交流处马洁处长主持。与会代表积极讨论了亚洲各国癌症预防、临床研究、肿瘤培训等方面的协作问题，对于促进亚洲国家在癌症研究方面的合作、增进了解和友谊有着重大意义。各国国家癌症中心的通力合作将对亚洲地区的癌症防控做出积极贡献。

赵平院长代表我国国家癌症中心发言，讲述了中国由于经济快速增长造成的人口及环境问题，癌症发病率呈上升趋势。当前，各地的肿瘤诊治水平存在明显差异，肿瘤防控更需深入开展。建立国家级癌症中心，以加强国际交流与合作，对于提高我国整体肿瘤防治水平意义重大。

此次会议共有成员国8个，6个观察员国家派代表参加。经过各成员国代表的投票选举，会议决定接纳印度尼西亚、澳大利亚、尼泊尔和土耳其为新会员。

我国作为亚洲最大的国家，在亚洲地区的肿瘤防控工作中起着重要作用。经过激烈的讨论，最终由成员国投票选举决定将ANCCA总部设立在中国医学科学院肿瘤医院。赵平院长当选为总部秘书长。

此次会议的召开，进一步加强了亚洲各国癌症中心之间的交流与合作。作为年轻的国际组织，ANCCA吸收了新成员，设立了总部，得到了进一步的发展。同时，中国医学科学院肿瘤医院成为ANCCA总部所在地，对于我国肿瘤防治事业的发展具有里程碑意义，从此，我院的国际交流与合作也必将在“互动”、“双赢”两大主旋律下加快步伐。

（中国医学科学院肿瘤医院国际交流处　冯　萍）

第十三届国际黑色素瘤大会报道

2009年10月8日－10日在美国马里兰州的巴尔的摩召开了第十三届国际黑色素瘤大会，来自美国匹兹堡大学的Kirkwood教授与荷兰鹿特丹Erasmu大学的Eggermont教授共同担任大会主席，全球从事黑色素瘤基础与临床研究的各国专家数千人参加了本次大会。作为国际黑色素瘤界一年一度的盛会，大会就黑色素瘤的生物病理及流行病学、生物标记物、手术与分期进展、内科治疗，以及新药临床等热点进行了广泛交流。

北京肿瘤医院肾癌黑色素瘤内科主任郭军教授作为中国的唯一代表，也是亚洲为数不多的参会代表之一，全程参与了本次大会，并首次作为亚洲的代表进行大会论文口头报告交流，与全球黑色素瘤界共同分享了中国黑色素瘤研究的部分成果，其报告的题目分别为：中国黑色素瘤患者KIT、BRAF与NRAS突变分析，以及伊马替尼治疗KIT突变的进展期黑色素瘤的Ⅱ期临床研究。报告反响强烈，众多国际黑色素瘤专家对中国黑色素瘤的临床研究表现了浓厚的兴趣，会后与郭军教授进行了热烈的交流，并就部分临床研究达成合作的意向。

北京肿瘤医院肾癌黑色素瘤内科病房自成立之际，不仅成为了国内首个黑色素瘤病房，并有志于成为国际一流的黑色素瘤中心。每年的国际黑色素瘤大会召开之际，都会派出医生全程参与大会，与国外黑色素瘤权威不断进行学习与学术交流。从学习开始，以保持该科黑色素瘤医疗与科研水平与国际上同步，直至参与到国际黑色素瘤研究的大家庭，并能够拥有自己独立的研究视角，不断与国际前沿靠近，同时也不断提高了我们的学术地位与国际影响力。

（来源：北京肿瘤医院网站 2009－11－02）

第四届中日韩肺癌专题研讨会纪要

2009 年 10 月 21 日，“第四届中日韩肺癌专题研讨会”在韩国首尔会议中心举行。会议前于亚洲第 19 届胸心血管外科医师协会年会举行。来自 20 多个国家和地区的胸外科和肺癌防治领域的专家学者 200 余人参加了会议。是历届中日韩肺癌专题研讨会参会人数最多、讨论话题最广的一次会议。

会议的主题分为两个单元，在“早期肺癌的诊断”单元，由日本国立癌研中心医院院长 Ryosuke Tsuchiya 教授和韩国三星医学中心 Young Mog Shim 教授主持。日本 Masahiro Tsuboi 教授报告了痰和自体荧光支气管镜在肺癌筛查中的作用，韩国 Kyung Soo Lee 教授报告了 CT 在肺癌筛查中的作用，德国的 Juegen Hetzel 教授交流了虚拟气管镜在早期肺癌诊断中的作用，日本的 Masayuki Noguchi 教授对细支气管肺泡癌的病理和分期进行了交流。

在“早期肺癌的治疗”单元，由首都医科大学肺癌诊疗中心主任支修益教授和日本日本国立癌研中心医院胸外科主任 Hisao Asamura 教授共同主持。中国的吴一龙教授汇报了早期肺癌的辅助治疗经验，韩国的 San hoon Jheon 教授就有关 GGO 的目前研究结果进行了交流，日本的 Shun－ichi Watanabe 教授报告了在期肺癌的局限性切除价值，韩国的 Kwhan-mien Kim 也报告了早期肺癌的电视胸腔镜肺叶切除。

参会人员对每一个题目进行了热烈的讨论，促进了各国间的交流与学习，同时促成了肺叶切除与局限性切除的多中心协作。

会后，中日韩三个国家的发起人经过讨论商定：第五届中日韩肺癌专题研讨会于 2010 年 9 月在中国举行。

回顾前三届研讨会的沿革，首届中日韩肺癌专题研讨会于 2006 年 7 月 29 日在北京国际饭店召开，与会的 100 余名中外肺癌领域专家就肺癌的外科、化疗、靶向治疗等主题进行了讨论与交流。第二届中日韩肺癌专题研讨会 2007 年 6 月 30 日在北京大成大厦举行，200 多名肺癌专家主要就肺癌领域的新技术、新进展进行了广泛的交流。2008 年 6 月 19～22 日在日本东京都市中心酒店举行了第三届日中韩肺癌专题研讨会，会议由土屋了介教授和铃木健司教授担任共同主席，支修益教授和 Joo Hyun Kim 教授担任副主席。会议有 50 余人参加，支修益教授代表中国癌症基金会率领我国 10 人代表团参会。

（综合：首都医科大学肺癌诊疗中心网站、支修益教授博客）

首届中德肺癌论坛在上海举行

经过近一年半的精心酝酿与筹备，首届中德肺癌论坛（CGLCF）暨肺癌个体化与综合治疗学习班于2009年12月12日~13日在上海举行。

中德肺癌论坛将自2009年起，每年在中国上海和德国的德累斯顿两个城市间轮流主办。本论坛由中国同济大学附属上海市肺科医院、德国海德堡大学和中国抗癌协会肺癌专业委员会共同主办，旨在充分展示中德两国在肺癌治疗领域取得的学术成果，进一步增进双方的沟通与友谊，为中德两国间建立一个定期、定点的学术交流平台，深入分享与探讨全球肺癌领域的研究进展，开创更多的科研协作机会。

本届论坛的主题是"Customized Therapy for Lung Cancer"，特邀孙燕院士、廖美琳教授和丁嘉安教授任名誉主席，由吴一龙教授和高文教授以及德国的Christian Manegold教授担任论坛的共同主席，国内外近500位专家参与了本届论坛。

（稿源：同济大学附属上海市肺科医院肿瘤科网站）

Fogarty国际中心"肿瘤流行病学和卫生统计学"研究培训项目在中国医学科学院肿瘤医院启动

由中国医学科学院肿瘤医院与美国耶鲁大学合作申请的"肿瘤流行病学和卫生统计学"研究培训项目于2009年7月获得美国NIH Fogarty国际中心的资助。项目启动会于2009年11月11日在中国医学科学院肿瘤医院举行。参加启动会的美方代表有美国NIH Fogarty国际中心的主任Roger Glass博士和亚太区项目官员Tina Chung博士、美国NCI生物标本库和生物标本研究办公室主任Carolyn Compton博士和肿瘤流行病学系高级研究员Ann Hsing博士、美国耶鲁大学的合作伙伴（公共卫生学院Brian Leaderer博士、卫生统计系主任Theodore Holford、环境医学系主任郑同章教授和张亚薇教授）。中方代表有副院校长詹启敏教授、赫捷副院所长、国际交流处马洁处长、科研处钟梅处长、教育处周彩虹副处长和防癌科徐志坚主任。

赵平院所长作为中方项目负责人，首先致欢迎辞，并做了《癌症在中国》的重要报告，突出强调了癌症在中国的严峻形势以及中国迫切需要培养大量肿瘤流行病学和卫生统计学人才的重要性。美国耶鲁大学项目负责人郑同章教授就该培训项目的必要性及紧迫性做了进一步说明。Theodore Holford博士就培训项目的五年计划做了具体安排。肿瘤医院研究员代敏博士和耶鲁大学张亚薇博士就培训项目依托的两个科研项目"大庆市城市肿瘤防控体系建设项目"和"中国多中心的出生队列前瞻性研究"做了详细介绍。最后，Roger

Glass 博士就该培训项目以及依托的研究项目给予了高度评价。

目前，该培训项目获得来自 Fogarty 国际中心的 110 万美元资助，将历时五年（2009－2014 年）。中国医学科学院肿瘤医院/肿瘤研究所及其合作伙伴近 30 位致力于肿瘤流行病学和卫生统计学研究的年轻学者或博士生都将有机会前往耶鲁大学接受相关课程和技术培训；同时，耶鲁大学的教授还将在我国举办三场肿瘤流行病学和卫生统计学的培训班。该培训项目将为该院/所以及中国培养一批与世界接轨的肿瘤流行病学和卫生统计学人才，大大加强中国国家癌症中心的肿瘤预防的力量。

（全国肿瘤防治研究办公室　代　敏　李　霓）

国际肿瘤登记培训班在北京举办

金秋时节，在举国上下喜迎新中国成立 60 周年之际，由世界卫生组织国际癌症研究机构（WHO/IARC）、中国医学科学院肿瘤医院/肿瘤研究所联合举办，全国肿瘤防治研究办公室承办的国际肿瘤登记培训班于 2009 年 9 月 14～18 日在中国医学科学院肿瘤医院开班。本次培训班特邀的国际讲师有：IARC 培训部主任 Paolo Boffetta、国际癌症研究机构《五大洲癌症发病率》（CI5）主编 Maria Paula Curado、亚洲肿瘤登记负责人 Hai－Rim Shin、日本国家癌症中心高级讲师 Tomohiro Matsuda 和 IARC 高级讲师 Morten Ervik；国内教师有北京协和医院世界卫生组织疾病分类中心主任董景五教授、上海肿瘤研究所副所长项永兵教授、中国医学科学院肿瘤医院病理科孙耘田教授、中国医学科学院基础所佟伟民教授和全国肿瘤防治研究办公室邹小农教授。来自越南、蒙古、菲律宾 3 个国家的 10 位学员及我国 24 位学员参加了本次培训班。开幕式由全国肿瘤防治研究办公室副主任陈万青主持，全国肿瘤防治研究办公室及全国肿瘤登记中心主任赵平院所长致欢迎辞。期间，中国医学科学院肿瘤医院党委书记董碧莎代表院所向 Hai－Rim Shin 博士颁发了中国国家肿瘤登记中心顾问的聘书。

培训班期间，授课教师分别就国际疾病分类肿瘤学部分、病例摘录与编码、质量控制措施与分析、肿瘤登记数据录入软件简介、肿瘤登记在癌症流行病学中的应用、描述流行病学研究方法、《五大洲癌症发病率》报告数据、年龄标化、肿瘤的分期等内容进行了系统而深入的讲解。讲课内容丰富、新颖，既有理论又有实践，并列举了大量翔实的事例。为了切实提高本次培训班的质量，教师授课后即出练习题，辅导帮助学员掌握授课内容，学员认真听讲、做作业，查看辅助教材，相互交流，讨论气氛热烈，使学员在较短的时间里获得了较全面的、系统的肿瘤登记的知识，受益匪浅。此外，承办方还特为每一学员提供了有关肿瘤登记和疾病分类的教材及登记软件（CanReg5），以便今后更加有利地开展肿瘤登记工作。

本次学习班时间虽短，但大家收获颇丰，不管是中国学员还是外籍学员，大家的目的只有一个，那就是为提高肿瘤登记质量，为有更多的国家及更多的肿瘤登记点进入《五大洲癌症发病率》一书，为世界肿瘤登记事业的发展，做出我们应有的贡献。让我们共同努力吧！

（全国肿瘤防治研究办公室　皇甫小梅）

国际原子能机构PET临床应用质量管理培训班在京成功举办

根据国际原子能机构（IAEA）技术合作项目的安排并与中国国家原子能机构商定，IAEA正电子发射断层（PET）临床应用质量管理培训班（Quality management of Clinical Practice of PET）于2009年8月31日至9月4日在北京长安大酒店举办。中国医学科学院肿瘤医院为IAEA及中国国家原子能机构确定的承办单位，该院核医学科陈盛祖教授为培训班班主任。

培训班教师及学员分别来自13个国家，共30余人；培训班历时5天，授课24节，参观4家医院及工厂。中国医学科学院肿瘤医院赵平院长在开班仪式上致欢迎辞，PET－CT中心顾问陈盛祖、副主任吴宁、郑容教授参与了授课。授课内容集中在PET/CT在肿瘤中的应用、病例阅读及讨论、质量管理及PET/CT检查的规范化。

学员对日程安排、授课内容及老师的演讲给予了充分的肯定和赞扬，表示收获很大。

（中国医学科学院肿瘤医院 国际交流处、核医学科、PET－CT中心）

欧洲放射肿瘤学会（ESTRO）期待与中国进行更多的交流

——ESTRO候任主席Vincenzo Valentini教授访谈录

2009年10月15～17日，欧洲放射肿瘤学会（ESTRO）直肠癌诊断和综合治疗培训班在北京成功举办。在课程即将结束之时，笔者荣幸地受CSCO和CSTRO委托，对本次课程的负责人——ESTRO候任主席（President－elect）、国际术中放疗秘书长、国际知名放射治疗专家Vincenzo Valentini教授进行了专访。

Valentini教授1979年毕业于历史悠久的意大利天主教圣心大学罗马医学院，现任该医院放射治疗科主任。他是《Radiotherapy and Oncology》、《Journal of Oncology》、《Ratio Juris》等杂志的编委，ESTRO教育和培训委员会核心组成员，同时也是欧洲直肠癌治疗规范（EURECA）的积极倡导者，在欧洲和世界范围内享有很高的声誉。

一、关于中国

记者：本次培训班是ESTRO与中华医学会放射肿瘤专业委员会（CSTRO）及中国医学科学院肿瘤医院放射治疗科的第四次合作。我们知道，传统的ESTRO课程授课地点一直在欧洲各国，是什么原因使得ESTRO选择中国作为系列课程的一站？

Valentini：ESTRO课程是一系列具有优良传统的培训课程，至今已有23年的历史。23

年来，ESTRO课程的规模不断增加，目前已发展到每年超过30个培训项目。ESTRO课程的一个重要目标是与全世界的同道共同分享我们的知识、经验以及现有的循证医学证据。中国对于欧洲来说具有极其重要的意义。随着中国经济的飞速发展，带来了科学技术领域的进步，当然也包括医学领域及肿瘤治疗学领域。ESTRO希望通过培训课程可以更好地与中国的肿瘤专科医师进行交流，帮助他们了解最新的、与欧洲同步的肿瘤学理论知识、针对不同肿瘤患者的最佳治疗原则及最先进的放射治疗方法，同时这种交流也是双向的，有助于我们对中国更加深入的了解。

记者：通过此次培训课程使您有机会接触到了一些中国的放疗医生，能谈谈您对他们的印象吗?

Valentini：首先第一个最直接的印象，是我觉得我所接触到的中国放疗医师都非常希望、并非常努力地对临床工作加以改进。这种期待改进的意愿是非常重要的，因为没有动力就不会发生任何的进步，满足现状只会导致停滞不前。第二，通过与来自中国各城市的同道交流，我了解到他们各自所在的医院都配备有非常好的放疗设备，这是一个非常好的机遇。众所周知，中国在某种意义上不仅仅是一个国家，她的国土面积比整个欧洲还要大三倍。在中国有很多规模很大的医院，这一点是任何一个欧洲国家都无法比拟的。这些医院拥有先进的设备、丰富的病人来源等很好的内部因素，正如我们在课程中反复强调的那样，我想每个医院应当每周定期组织院内的多学科会诊，并制定各医院都能统一遵循的临床指南，这样才能更好地提升自己，真正意义上体现现代的肿瘤治疗理念。第三，我了解到在中国很多大医院的放射治疗科，每年治疗的患者数目都很多。中国的放疗医生应该充分利用这个很好的平台来进行临床研究，在我看来这是非常重要的机遇，对中国人民和世界人民都具有重大的意义。当然，正如你所说，以上三点都是我个人的一些初步印象，我非常愿意与中国同道进行更加深入的接触，通过充分地了解随时补充修正这些印象。

记者：您对广大中国青年放疗医生有什么建议?

Valentini：第一个建议是不要害羞，要尽量多地参加国际性的学术交流，要利用各种机会提高自己的英语听说能力；第二个建议是不要墨守成规，要勇于革新、迎难而上；第三个建议是要认识到做放射治疗医生是个非常正确的选择。放射治疗是非常有效的肿瘤治疗手段，可以治愈很多肿瘤患者。并且通过与肿瘤外科和肿瘤内科进行很好的合作，能够进一步提高疗效。随着放疗技术的迅速发展，我们可以更加准确地实施照射，更加有效地将剂量给予到肿瘤的关键部位，从而进一步改善局部控制，因此放射治疗将在未来的肿瘤治疗领域继续发挥重要的不可替代的作用。

二、关于本次培训班

记者：请您对此次培训班做出评价?

Valentini：说实话现在让我准确地回答这个问题确实有些困难，你知道这是我第一次负责在中国的课程，同时也是我第一次负责在亚洲的课程；所以我现在无法准确地评价学员们对此次课程的感受；但可以与你分享的是我本人目前的感觉非常好，因为我注意到所有的学员都在非常专心地听课，包括所有的讲座和讨论，没有人出去，甚至没有人在下面小声说话，这些对我来说都是非常重要的指标，说明课程可能是比较成功的。但毕竟我不是学员，我很期待看到学员们上交的课程反馈调查表的统计结果，我们可以从中学到很多东西，只有他们对课程良好的评价才能真正地令我满意。

记者：就您个人而言，您对本次课程的哪个部分最感兴趣?

Valentini：我个人希望通过本次培训向每个学员传递的最重要的信息是：直肠癌治疗需要标准化。标准化包括手术过程、放射治疗过程、病理标本的评价、诊断性检查以及同步放化疗等。应建立起全国范围内统一的“治疗指南”以指导标准化的直肠癌治疗，而这一点也是我们在课程和讨论中反复强调的重点。另一点，我认为非常重要的信息是不能依靠单一的某种手段来治疗直肠癌，而应该采取综合治疗的策略，并且要根据患者的分期及其他临床特点进行个体化治疗。

记者：您认为过去10年来关于直肠癌的治疗最大的进展是什么？　请您预测一下未来直肠癌治疗的最大进展又将会发生在哪个方面?

Valentini：我个人认为近10年来关于直肠癌治疗的最大进步有以下两方面：首先是确立了术前新辅助放疗的地位，对于某些特定的患者，还需要进行术前同步放化疗；第二，诊断技术的发展使我们可以更加准确地进行术前分期。而未来发展的方向和重点我想还是如何进行个体化治疗。尽量避免过度治疗，也许有些患者仅通过手术或放（化）疗这样单一的治疗手段就可以治愈，因此需要选择出这部分合适的人群以降低治疗相关并发症是非常必要的；而另外一部分患者，其肿瘤生物学行为更加具有侵袭性，因此需要接受更强的综合治疗。正如我在课上所介绍的：直肠癌具有异质性。未来临床决策的最大变革可能来自于能够根据患者在临床表现、生物学行为以及实验室检测等方面的不同特点来选择相应的治疗策略。

三、关于 ESTRO

记者：作为ESTRO的候任主席，您一定已经有了一些具体的规划。请问您工作上的近期目标和远期目标分别是什么?

Valentini：我的远期工作目标主要有两个：其一，要提高放射治疗在整个肿瘤治疗领域的地位；其二，要进一步促进欧洲与世界其他国家在放射治疗领域的交流与合作。而近期目标就是希望通过ESTRO为年轻人提供更多的学习机会、通过与社会各界及公司的合作搭建一个很好的平台，以便进行科学研究，同时也为实现远期目标奠定基础。

（**注**：本次直肠癌诊断和综合治疗培训班同时邀请了来自北京协和医院、上海复旦大学肿瘤医院、北京肿瘤医院、解放军总医院的直肠癌治疗专家，以及来自中国医学科学院肿瘤医院的周志祥、吕宁、李晔雄、蒋立明、周爱萍、郑朝旭教授，与国外专家一起对直肠癌病例进行了讨论分析。国内外专家对不同分期的直肠癌就术前诊断分期、综合治疗等进行了探讨和交流。我们希望，通过这次学习班和中外专家的交流，对我国直肠癌的术前诊断分期、规范的手术术式和病理报告、术前同步放化疗地位的确立和推动有一个推波助澜的作用，更好地造福于患者!）

（中国医学科学院肿瘤医院放疗科　毕　楠　张江鹄　金　晶）

❖ 2010 年下半年肿瘤会议会讯 ❖

2010 年第四届中国肿瘤内科大会

主办单位：中国癌症基金会
承办单位：中国医学科学院肿瘤医院
协办单位：中国抗癌协会肿瘤临床化疗专业委员会、《中华肿瘤杂志》编辑部
会议时间：2010 年 7 月 22 日 ~25 日
会议地点：北京国际会议中心

欢迎辞

各位同道：

我们热情邀请您参加第四届中国肿瘤内科大会和第五届全国抗肿瘤药物临床研究 GCP 培训班！

内科治疗是恶性肿瘤综合治疗的重要手段之一，如今肿瘤内科已经发展成为一门独立的学科，是临床肿瘤学中最活跃的研究领域，每年都有大量新的研究成果问世。为检阅和交流我国内科肿瘤学及相关领域的最新研究成果，了解国际上相关领域的最新进展，经卫生部批准，国家癌症中心、中国癌症基金会、中国抗癌协会肿瘤临床化疗专业委员会和中国医学科学院肿瘤医院决定共同主办第四届中国肿瘤内科大会（The 4th Chinese Conference on Medical Oncology，CCMO)，会议由中国医学科学院肿瘤医院承办，《中华肿瘤杂志》协办。

会议定于 2010 年 7 月 22 日至 25 日在北京国际会议中心举行，7 月 22 日全天报到。作为我国唯一的全国性肿瘤内科专业学术会议，第四届中国肿瘤内科大会将延续其鲜明的专业特色和学术风格，并对大会的内容做进一步的充实和完善，力争将会议办得更好。会议将邀请国内外著名肿瘤学家进行精彩的学术报告和交流，众多从事肿瘤内科及其相关领域临床和研究工作的专业人士将参加此次会议。会议将把演讲专家的专题报告和征集的论文共同编辑，出版《第四届中国肿瘤内科大会教育集暨论文集》。大会还将评选优秀论文，并给予表彰和奖励，参会者均可获得国家级医学继续教育 I 类学分，这将是我国肿瘤内科界的一次盛会。

为了提高我国抗肿瘤药物的临床研究水平，我们还将在 2010 年 7 月 20 日 ~22 日在北京国际会议中心举行第五届全国抗肿瘤药物临床研究 GCP 培训班。

大会的网址为：www. csmo. org，欢迎各位同道登录网站进行会议注册和征文投稿，并及时了解会议动态和学术进展。

相信本次学术大会一定会使各位在第一时间获得国内外本专业研究的最新进展，不虚此行。我们热切期待与各位新老朋友在首都相聚！

报到时间：第四届中国肿瘤内科大会 2010 年 7 月 22 日

第四届 GCP 培训班 2010 年 7 月 20 日

开会时间： 第四届中国肿瘤内科大会 2010 年 7 月 22 日 ~25 日

第四届 GCP 培训班 2009 年 7 月 21 日 ~22 日

联系方式： 大会秘书处

办公室电话：010－87788701；传真：010－67705068；移动电话：13439920975

网上投稿技术支持热线电话：13439920975

第十三届全国临床肿瘤学大会暨 2010 年 CSCO 学术年会

中国抗癌协会

由中国抗癌协会临床肿瘤学协作专业委员会（CSCO）、北京大学临床肿瘤学院和北京市希思科临床肿瘤学研究基金会共同主办的“第十三届全国临床肿瘤学大会暨 2010 年 CSCO 学术年会”拟定于 2010 年 9 月 16 日 ~19 日在北京市九华山庄举行。本届大会的主题为“关注分子靶标，优化治疗策略”。《临床肿瘤学杂志》社、《中国医学论坛报》社、《医师报》社、24 小时医学频道、万正医网、丁香园网和上海捷信医药传媒等专业媒体将给予通力合作。

本届大会将继承发扬 CSCO 的专业特色和学术风格，围绕“关注分子靶标，优化治疗策略”的主题，高度关注分子靶标对于恶性肿瘤的诊断、规范化和个体化治疗的重要意义，积极开展继续教育，推动学术交流和临床研究。在征求广大会员和其他临床肿瘤学工作者交流实践经验和分享科研成果的基础上，组委会将特别邀请国内、外著名的肿瘤学专家进行精彩的报告讲座，继续主办一系列的专题论坛，力求全面、准确地反映临床肿瘤学领域的新观念、新知识和新进展，努力将年会办成一场高规格、高质量和高水平的学术盛会。

本届大会已向有关部门申报并被确定为国家级继续教育项目；凡积极投稿录用并参加会议交流者，均可获得论文证书；正式报名注册并全程参会的代表，可以获得国家级Ⅰ类继续教育学分。

热情欢迎广大 CSCO 会员和其他医师学者踊跃投稿和参会。大会组委会和学术委员会将征集优秀的教育报告编辑成为《教育专辑》正式出版，对于高质量的论文将收入“论文摘要汇编”，按照惯例将评选大会优秀论文，并以“中国临床肿瘤学科学基金”给予奖励。

查看征文详细通知：http://meeting.dxy.cn/news/i9924.html

会议时间：2010 年 9 月 16 日 ~19 日

联系人：CSCO 办公室

电话：010－67726451，67726873，67726876 传真：010－67726421

联系地址：北京市朝阳区东三环南路甲 52 号顺迈金钻 20－C，邮编：100022

会议网址：www.CSCO.org.cn

（稿源：中国抗癌协会网站 2010－02－20）

第21届世界癌症大会将于2010年8月18日在深圳召开

国际抗癌联盟（UICC）主办的“第21届世界癌症大会”将于2010年8月18~21日在深圳会展中心举行。2010年世界癌症大会的重点议题是初级预防、癌症筛查和早期检测、治疗和管理、支持性护理、临终照护以及各项计划、基础设施和资源与已有递药系统的整合情况。行业优良规范以及各种资源配置下使治疗效果、效率和外展最大化的挑战也将是对话和辩论的重要内容。

中国抗癌协会理事长郝希山院士将担任2010年世界癌症大会主席，UICC主席、澳大利亚的大卫·希尔（David Hill）博士出任组委会主席。

国际抗癌联盟是世界上最大的癌症预防、宣传和治疗方面的国际专业组织，是世界卫生组织（WHO）有关癌症问题的最主要合作伙伴。联盟现有来自100多个国家和地区的300多家会员组织。中华医学会于1973年加入该联盟，后来又有中国抗癌协会加入。

该联盟又是全球最有影响力的肿瘤防治学术机构，其举办的最主要学术活动是世界抗癌大会（WCC），自2006年起，由原来的每4年举办一届改为每2年举办一届，至今已举办了20届。2006年，郝希山院士作为中华医学会肿瘤学分会主任委员和中国抗癌协会理事长，赴美国华盛顿参选UICC常务理事，成功当选，并为中国申请到第21届WCC的主办权。

郝希山院士在介绍这次大会的相关情况时说：本届大会的主题是“预防可预防的，治疗可治疗的，为实现此目标建立一个有效工作系统（preventing the preventable，treating the treatable，systems to make it happen）。”实践证明，改变我们的社会行为和习惯，可使1/3的肿瘤得到预防，我们希望通过肿瘤的早诊早治，实现其治愈率的提高。

与往届大会相比，本届大会的规模会比较大、参会人数会更多、影响也会更深远。中国卫生部部长陈竺和WHO总干事陈冯富珍等将应邀出席大会开幕式，并发表重要讲话。世界各地专家来中国参会的热情很高，例如去年9月，在都柏林举行的“国际肿瘤高峰会议”期间，就有几个南美国家的抗癌组织表示，准备联合组团参会。国内的专家更是为大会做好了积极的准备。

大会学术会议共3天，有大会发言、专场发言、分会发言、研讨会、培训班和卫星会等形式。为了更好地体现中国在肿瘤基础研究和防治工作方面所取得的成果，UICC主席团批准设立了9个中国专场，其中大专场3个（肺癌、乳腺癌和消化道肿瘤）、小专场6个（支持治疗、基础研究、头颈部癌、淋巴瘤及血液系统肿瘤、微创治疗、肝癌），会议将以全英文进行。届时，汤钊猷院士、孙燕院士和郝希山院士也在大会上作学术报告或主持专场。

中华医学会会长钟南山院士在接受记者采访时介绍说，世界癌症大会包括两个部分，一部分是会展和学术会议，另一部分是高层领导人会议，或者叫“高层领导人高峰论坛”，一些国家元首、政府首脑和各国卫生部门相关高层人员将出席大会，就各国抗癌工作交流看法，并提出建议。亚洲开发银行行长、世界经济论坛的专家们也会出席会议。可见，肿瘤防治已经成为了整个社会，包括管理者、专家学者和技术人员等义不容辞的责任。

本届大会与会代表预计为4000～6000人，其中UICC国际成员代表预计3000～4000人，我国代表约2000人。

本届大会的学术主题是癌症的宣传、预防、治疗、患者支持和控烟。大会将邀请来自世界各地的480名学者在119场学术讨论会发言。

根据惯例，大会将形成最终文件。鉴于目前国际上使用的抗癌标准已经需要更新，此次大会将制定《深圳宣言》或《深圳原则》，供国际和世界各国在今后若干年使用。

这样一个有影响力的大会，无论在哪个国家举办，都会推动该国肿瘤防治事业的发展，促进其肿瘤防治水平的提高。WCC的内容丰富，涉及肿瘤学各个学科；届时，全球专家齐聚中国，汇报世界各地在肿瘤防治各领域所取得的成就、突破和进展，这无疑是一次宝贵的相互学习的好机会。同时，中国学者也将在大会上报告我国在肿瘤领域的基础研究工作和临床工作进展，让世界各地的同行了解中国肿瘤防治的情况。

在主办方UICC、中华医学会和中国抗癌协会支持下，第21届世界癌症大会将为与会者提供结交癌症防治领域的亚洲和国际同行并相互学习、交流相关知识和优良规范的绝佳机会。

另据郝院士介绍：经中国抗癌协会提交申请，UICC于2008年12月正式批准在天津成立国际抗癌联盟中国联络处，这是继印度之后，UICC在全球设立的第二个联络机构。

UICC中国联络处是一个信息交流的窗口，通过这个窗口，中国和世界各地的肿瘤防治信息都传到总部，再由总部通过网络或媒体将最新的数据和技术传播开来，我们可以根据收到的前沿资料，结合自身特点，运用到国内的防癌治癌实践中。

对于抗癌防癌工作，中国联络处积极响应UICC定期发布的宣教主题，根据主题的精神开展系列宣传活动，第一时间向国内传播国际最前沿、最先进的理念，推进我国抗癌事业的发展。

（综合：中国抗癌协会、中华医学会、《中国医学论坛报》、人民网、《深圳特区报》的报道）

2010年2月23日中国癌症基金会理事长办公会讨论决定：

第五届中国肺癌南北高峰论坛
将于2010年10月下旬在京举行

主办单位：中国癌症基金会。

承办单位：中国医学科学院肿瘤医院、首都医科大学肺癌诊疗中心、首都医科大学宣武医院、中国抗癌协会肺癌专业委员会。

协办单位：中国控制吸烟协会、中国预防医学会、北京胸外科学会。

会议时间：2010年10月21～24日

第九届全国介入放射学学术大会

由中华医学会、中华医学会放射学分会主办，广东省医师协会和广东省医学会承办，中山大学附属第三医院、南方医科大学南方医院和广东省人民医院协办的“第九届全国介入放射学学术大会”定于2010年9月8日~12日在广州市举行。

届时国内著名的介入放射学、影像学、外周血管病、心血管病、护理学、肿瘤学和神经病学专家将受邀参加本次会议，美国和欧洲的SIR和CIRSE两大介入放射学协会也将派专家团参会交流，大会还将邀请日本、韩国等国的专家作学术报告。预计与会代表人数在1800~2000人，其中海外代表超100人。欢迎同道踊跃撰写学术论文，参会交流，与会者将获得国家级Ⅰ类继续教育学分10分。

联系人：黄明声020-85252066，13600004855；朱康顺020-85253183。

大会主席：徐克教授、滕皋军教授

大会执行主席：单鸿教授

（稿源：首席医学会议频道 conference. shouxi. net 2009-12-30）

第20届全国肿瘤医院管理学术研讨会将于2010年10月举行

主办单位： 中国医院协会肿瘤医院管理分会、全国肿瘤防治研究办公室

承办单位： 湖南省肿瘤医院

会议时间： 2010年10月（具体时间待定）

会议地点： 湖南省长沙市

联系方式： 孙杰010-87788470

第五届中日韩肺癌研讨会将于2010年第三季度在北京举行

由中国癌症基金会控烟与肺癌防治工作部、首都医科大学肺癌诊疗中心和北京医学会胸外科专业委员会共同主办，首都医科大学肿瘤学系肺癌学组和首都医科大学宣武医院承办的第五届中日韩肺癌研讨会将于2010年9月下旬或10月上旬在北京举行。会议前夕将举办全国肺癌诊疗新技术新进展学习班。

2010 年 8～12 月肿瘤学术会议、培训、学习班信息

1．**胃癌外科治疗的新进展**
会议时间：2010 年 8 月 1～4 日
会议地点：黑龙江省哈尔滨市
主办单位：哈尔滨医科大学第三临床医学院
联系方式：薛英威 0451－86298375

2．**结直肠癌规范化综合治疗学习班**
会议时间：2010 年 8 月 1～5 日
会议地点：黑龙江省哈尔滨市
主办单位：哈尔滨医科大学第三临床医学院
联系方式：王锡山 0451－86298307

3．**肝肿瘤射频治疗及超声造影在射频治疗中的应用**
会议时间：2010 年 8 月 1～7 日
会议地点：黑龙江省哈尔滨市
主办单位：哈尔滨医科大学第三临床医学院
联系方式：程文 0451－86298227

4．**乳腺肿瘤微创诊断与治疗学习班**
会议时间：2010 年 8 月 1～25 日
会议地点：广东省广州市
主办单位：广东省人民医院肿瘤中心乳腺科
联系方式：廖宁 13903054106

5．**妇科恶性肿瘤诊治新进展培训班**
会议时间：2010 年年 8 月 2～5 日
会议地点：安徽省合肥市
主办单位：安徽省立医院
联系方式：赵卫东 13955105591

6．**脑肿瘤诊治新进展**
会议时间：2010 年 8 月 5～8 日
会议地点：湖北省武汉市
主办单位：华中科技大学同济医院神经外科
联系方式：雷霆 027－83662687

7．**乳腺癌分子病理和综合治疗进展学习班**
会议时间：2010 年 8 月 6～8 日

会议地点：北京市
主办单位：北京大学第三医院
联系方式：李惠平 13621095333

8. **全国《膀胱癌诊断治疗指南》培训班**
会议时间：2010年8月6~8日
会议地点：北京市
主办单位：浙江医科大学附属第一医院
联系方式：那彦群 010-68875731

9. **第六届临床泌尿外科杂志国际学术会议暨泌尿系肿瘤学与临床研讨会**
会议时间：2010年8月6~8日
会议地点：甘肃省兰州市
主办单位：中华泌尿外科学会甘肃省分会，《临床泌尿外科杂志》编委会
联系方式：胡荣、张鸣，027-85726126、027-85496745（含传真）

10. **恶性血液病诊治暨并发症研究新进展**
会议时间：2010年8月6~8日
会议地点：广东省广州市
主办单位：南方医科大学南方医院血液科
联系方式：孟凡义 020-61641611

11. **分子生物学技术在肿瘤研究中的应用进展**
会议时间：2010年8月6~9日
会议地点：山东省青岛市
主办单位：青岛大学医学院附属医院
联系方式：刘相萍 13969894598

12. **肺癌诊治新进展学习班**
会议时间：2010年8月6~10日
会议地点：陕西省西安市
主办单位：西安交通大学医学院第一附属医院呼吸科
联系方式：陈明伟 13088988001

13. **核素诊疗肿瘤技术与进展**
会议时间：2010年8月8~12日
会议地点：山东省青岛市
主办单位：青岛大学医学院附属医院
联系方式：左书耀 0532-82911547

14. **骨与软组织肿瘤疑难病例北京积水潭医院讨论会**
会议时间：2010年8月10日
会议地点：北京市
主办单位：北京积水潭医院骨肿瘤科
联系方式：牛晓辉 58516688-6830

15. **非小细胞肺癌个体化治疗**
会议时间：2010 年 8 月 11 ~ 15 日
会议地点：山东省青岛市
主办单位：山东省肿瘤防治研究院
联系方式：李宝生 0531 - 67626161

16. **恶性肿瘤的分子分型与个体化治疗学习班**
会议时间：2010 年 8 月 12 ~ 15 日
会议地点：广东省广州市
主办单位：中山大学肿瘤防治中心
联系方式：张晓实 020 - 87343382

17. **消化系统肿瘤治疗新进展**
会议时间：2010 年 8 月 12 ~ 15 日
会议地点：新疆维吾尔自治区乌鲁木齐市
主办单位：新疆维吾尔自治区肿瘤医院
联系方式：唐勇 13899880718

18. **癌症疼痛规范化治疗研讨会**
会议时间：2010 年 8 月 12 ~ 16 日
会议地点：湖北省武汉市
主办单位：《中华肿瘤杂志》编辑部
联系方式：张中鲁 0411 - 82713281

19. **中华临床肿瘤学 2009 年度讲坛**
会议时间：2010 年 8 月 13 ~ 15 日
会议地点：辽宁省沈阳市
主办单位：中华医学电子音像出版社
联系方式：孙燕 010 - 87788519

20. **乳腺癌综合治疗及进展研讨会**
会议时间：2010 年 8 月 13 ~ 15 日
会议地点：吉林省长春市
主办单位：吉林大学第二医院
联系方式：房学东 13504309469

21. **全国妇科肿瘤规范化治疗及新进展学术研讨会**
会议时间：2010 年 8 月 13 ~ 16 日
会议地点：吉林省长春市
主办单位：《中华妇产科杂志》编委会
联系方式：郎景和 010 - 65296201

22. **放疗设备质量保证讲习班**
会议时间：2010 年 8 月 13 ~ 16 日
会议地点：辽宁省大连市

主办单位： 中国生物医学工程学会

联系方式： 胡逸民 010 - 67737011

23. **第二届中美双边国际研讨会：癌症预防与治疗**

会议时间： 2010 年 8 月 15 ~ 17 日

会议地点： 广东省广州市 嘉鸿华美达酒店

主办单位： 中国科学院广州生物医药与健康研究院，美国明尼苏达大学

24. **早期肝癌 CAD 诊断新技术临床应用**

会议时间： 2010 年 8 月 15 ~ 22 日

会议地点： 广东省广州市

主办单位： 广州军区广州总医院

联系方式： 欧陕兴 02036653472

25. **吉林省乳腺癌诊治新进展研讨会**

会议时间： 2010 年 8 月 16 ~ 17 日

会议地点： 吉林省长春市

主办单位： 吉林省肿瘤医院

联系方式： 王长青 0431 - 85873150

26. **肺癌的个体化治疗和维持治疗的新进展**

会议时间： 2010 年 8 月 16 ~ 20 日

会议地点： 黑龙江省哈尔滨市

主办单位： 哈尔滨医科大学第三临床医学院

联系方式： 陈公琰 13633668886

27. **第 21 届世界癌症大会**

会议时间： 2010 年 8 月 18 ~ 21 日

会议地点： 广东省深圳市 深圳会展中心

主办单位： 国际抗癌联盟（UICC），中华医学会，中国抗癌协会

28. **2010 年全国头颈肿瘤功能重建与综合治疗专题学术会议**

会议时间： 2010 年 8 月 18 ~ 21 日

会议地点： 云南省昆明市

主办单位：《中华耳鼻咽喉头颈外科杂志》编委会，中华医学会耳鼻咽喉头颈外科学分会头颈组

联系方式： 何膺远 85158188

29. **第四届中日国际介入治疗学术大会**

会议时间： 2010 年 8 月 18 ~ 22 日

会议地点： 北京市

主办单位： 中国抗癌协会肿瘤介入专业委员会、《中华放射学杂志》编辑部、《磁共振成像杂志》编辑部、北京大学临床肿瘤学院

联系方式： Email：zhanglinlin@cma.org.cn 或 cjr.zhanglinlin@vip.163.com

30. **肺癌综合防治研讨会**

会议时间： 2010 年 8 月 18 ~ 22 日
会议地点： 云南省昆明市
主办单位： 云南省肿瘤医院（昆明医学院第三附属医院）
联系方式： 黄云超 13708476546

31. **子宫颈癌及癌前病变诊治学习班**
会议时间： 2010 年 8 月 18 ~ 22 日
会议地点： 广东省广州市
主办单位： 中山大学肿瘤防治中心
联系方式： 刘继红 020 - 87343102

32. **头颈肿瘤手术技术学习班**
会议时间： 2010 年 8 月 19 ~ 22 日
会议地点： 湖北省武汉市
主办单位： 武汉大学人民医院
联系方式： 华清泉 13971076710

33. **消化系统肿瘤综合诊治学习班**
会议时间： 2010 年 8 月 20 ~ 22 日
会议地点： 北京市
主办单位： 海军总医院
联系方式： 孙涛 010 - 66958008

34. **2010 年河北省医学会妇科肿瘤分会第三次学术研讨会**
会议时间： 2010 年 8 月 20 ~ 22 日
会议地点： 河北省秦皇岛市
主办单位： 河北省医学会妇科肿瘤学分会
联系方式： 程建新 13803332629

35. **吉林省首届肿瘤微创及综合治疗研讨会**
会议时间： 2010 年 8 月 20 ~ 22 日
会议地点： 吉林省长春市
主办单位： 吉林省肿瘤医院
联系方式： 王徽 0431 - 8587733，13304317806

36. **第二届安徽肿瘤内科大会**
会议时间： 2010 年 8 月 20 ~ 22 日
会议地点： 安徽省蚌埠市 东海大道锦江国际大酒店
主办单位： 安徽省医学会肿瘤内科学分会

37. **全国食道癌诊疗新技术高研班**
会议时间： 2010 年 8 月 20 ~ 23 日
会议地点： 上海市
主办单位： 中国医师协会事业发展部，东南大学附属中大医院
联系方式： 滕皋军 025 - 83272111

38. **恶性肿瘤分子靶向治疗的理论及实践**
会议时间：2010 年 8 月 20 ~ 24 日
会议地点：陕西省西安市
主办单位：西安交通大学医学院第一附属医院
联系方式：李恩孝 029 – 85274038

39. **肺癌的多学科综合治疗**
会议时间：2010 年 8 月 21 ~ 22 日
会议地点：北京市
主办单位：北京肿瘤医院
联系方式：王洁 010 – 88196456

40. **消化道肿瘤内镜诊疗新进展学习班**
会议时间：2010 年 8 月 21 ~ 22 日
会议地点：吉林省长春市
主办单位：吉林大学第一医院
联系方式：徐红 13756661648

41. **肺癌治疗新进展学习班**
会议时间：2010 年 8 月 21 ~ 24 日
会议地点：新疆维吾尔自治区乌鲁木齐市
主办单位：新疆维吾尔自治区肿瘤医院
联系方式：单莉 13609989394

42. **早期乳腺癌最小有效治疗理念学习班**
会议时间：2010 年 8 月 22 ~ 26 日
会议地点：浙江省杭州市
主办单位：浙江省肿瘤医院，浙江省肿瘤防办
联系方式：杨红健 0571 – 88122058

43. **乳腺肿瘤研究进展与规范化诊疗**
会议时间：2010 年 8 月 25 ~ 29 日
会议地点：广东省广州市
主办单位：广东省妇幼保健院
联系方式：王颀 13609738647

44. **全国《妇科肿瘤诊治规范》研讨班**
会议时间：2010 年 8 月 26 ~ 29 日
会议地点：黑龙江省哈尔滨市
主办单位：中华医学会妇科肿瘤学分会
联系方式：高国兰 13970052039

45. **肿瘤免疫基因治疗新进展**
会议时间：2010 年 8 月 27 ~ 29 日
会议地点：浙江省杭州市

主办单位：浙江省抗癌协会生物治疗专业委员会

联系方式：余海 0571－88208060

46. **结直肠癌外科治疗新进展专题研讨会暨重庆市中西医结合学会肛肠专委会年会**

会议时间：2010 年 8 月 27～29 日

会议地点：重庆市

主办单位：第三军医大学新桥医院普外科

联系方式：杨桦 023－68755705

47. **乳腺癌综合治疗新进展**

会议时间：2010 年 9 月 1～3 日

会议地点：辽宁省沈阳市

主办单位：中国医科大学附属第一医院乳腺外科

联系方式：金锋 15904025211

48. **胰腺癌规范化治疗培训班**

会议时间：2010 年 9 月 1～4 日

会议地点：天津市

主办单位：天津医科大学附属肿瘤医院

联系方式：郝继辉 022－23340123－3022

49. **第六届上海国际放射肿瘤学会议**

会议时间：2010 年 9 月 1～5 日

会议地点：上海市

主办单位：复旦大学附属肿瘤医院

联系方式：蒋国梁 021－64439052

50. **肝癌外科的新进展和新技术应用**

会议时间：2010 年 9 月 1～5 日

会议地点：广东省广州市

主办单位：中山大学附属第一医院

联系方式：梁力建 020－87755766－8096

51. **湖北省专科肿瘤护士培训**

会议时间：2010 年 9 月 1～5 日

会议地点：湖北省武汉市

主办单位：武汉大学中南医院

联系方式：熊斌 13886029351

52. **肿瘤靶向治疗新进展继续教育学习班——金陵肿瘤学高层论坛**

会议时间：2010 年 9 月 2～6 日

会议地点：江苏省南京市

主办单位：江苏省人民医院肿瘤科

联系方式：束永前 13951017570

53. **肿瘤生物与靶向治疗的基础与临床新进展**

会议时间： 2010 年 9 月 3 ~5 日
会议地点： 辽宁省沈阳市
主办单位： 中国医科大学附属第一医院
联系方式： 刘云鹏 024 -83282546

54. **《胃肠肿瘤诊治进展》研讨班**
会议时间： 2010 年 9 月 4 ~6 日
会议地点： 安徽省合肥市
主办单位： 安徽省医学会
联系方式： 孟翔凌 13705516597

55. **2010 食管癌外科进展及实用技术学习班**
会议时间： 2010 年 9 月 6 ~9 日
会议地点： 四川省成都市
主办单位： 华西医院胸心外科
联系方式： 陈龙奇 028 -81812850

56. **口腔肿瘤规范化治疗及头颈部缺损的修复重建**
会议时间： 2010 年 9 月 6 ~10 日
会议地点： 广东省广州市
主办单位： 中山大学附属口腔医院
联系方式： 廖贵清 020 -83862531

57. **放射性粒子植入治疗肺癌**
会议时间： 2010 年 9 月 8 ~11 日
会议地点： 天津市
主办单位： 天津医科大学第二医院
联系方式： 柴树德 022 -88328530

58. **第九届全国介入放射学学术大会**
会议时间： 2010 年 9 月 8 ~12 日
会议地点： 广东省广州市
主办单位： 中华医学会、中华医学会放射学分会，广东省医师协会、广东省医学会
联系方式： 黄明声 020 -85252066 13600004855 邮件：csir2010@163.com

59. **北京淋巴造血系统疾病病理学研讨学习班**
会议时间： 2010 年 9 月 9 ~12 日
会议地点： 北京市
主办单位： 北京大学第一医院病理科

60. **第三届乳腺癌内科治疗新进展**
会议时间： 2010 年 9 月 9 ~12 日
会议地点： 浙江省杭州市
主办单位： 浙江省肿瘤医院

联系方式：王晓稼 0571－88122511

61. **肿瘤药物规范化治疗肿瘤药物规范化治疗**

会议时间：2010 年 9 月 9～12 日

会议地点：广西壮族自治区南宁市

主办单位：广西壮族自治区肿瘤医院

联系方式：胡晓桦 13507719316

62. **2010 年中华放射学会第十届全国磁共振学术年会**

会议时间：2010 年 9 月 9～13 日

会议地点：新疆维吾尔自治区乌鲁木齐市

主办单位：新疆医科大学

联系方式：贾文霄 0991－4609002

63. **胶质瘤诊治新进展**

会议时间：2010 年 9 月 10～12 日

会议地点：浙江省杭州市

主办单位：浙江省抗癌协会神经肿瘤专业委员会

联系方式：刘伟国 13606504517

64. **全国食道癌诊疗新技术高研班**

会议时间：2010 年 9 月 10～13 日

会议地点：山西省太原市

主办单位：中国医师协会事业发展部，东南大学附属中大医院

联系方式：滕皋军 025－83272111

65. **肿瘤放射治疗新进展及质量控制学习班**

会议时间：2010 年 9 月 10～13 日

会议地点：江苏省南通市

主办单位：南通市肿瘤医院

联系方式：蔡晶 0513－86712135

66. **肝癌综合治疗新进展专题讨论会**

会议时间：2010 年 9 月 10～14 日

会议地点：广东省广州市

主办单位：中山大学肿瘤防治中心

联系方式：李锦清 020－87343585

67. **耳鼻咽喉肿瘤外科新进展**

会议时间：2010 年 9 月 10～14 日

会议地点：广东省广州市

主办单位：中山大学附属第一医院

联系方式：文卫平 020－87333733

68. **乳腺癌早期诊断与治疗**

会议时间：2010 年 9 月 10～14 日

会议地点：广西壮族自治区南宁市
主办单位：广西医科大学第一附属医院
联系方式：陆云飞 0771－5350100

69. **2010年脊柱骨盆肿瘤外科治疗学习班**
会议时间：2010年9月11～12日
会议地点：北京市 北京大学人民医院科研楼三层多功能厅
主办单位：北京大学人民医院骨与软组织肿瘤治疗中心
联系方式：孙馨 010－88326150

70. **2010年全国肺癌诊疗新技术新进展学习班**
会议时间：2010年9月11～13日
会议地点：北京市
主办单位：首都医科大学宣武医院
联系方式：支修益 13911311485

71. **肿瘤标志物的临床应用与质量控制技术学习班**
会议时间：2010年9月11～15日
会议地点：上海市
主办单位：上海市临床检验中心
联系方式：张健 021－68316300－2309

72. **第一届西南地区消化道肿瘤论坛**
会议时间：2010年9月11～16日
会议地点：云南省昆明市
主办单位：昆明医学院第一附属医院肿瘤治疗中心
联系方式：陈明清 0871－5324888－2640

73. **妇科肿瘤新进展学习班**
会议时间：2010年9月15～18日
会议地点：辽宁省大连市
主办单位：大连医科大学附属第一医院
联系方式：石红 0411－83635963－3151

74. **子宫颈癌及癌前病变诊治学习班**
会议时间：2010年9月15～19日
会议地点：广东省广州市
主办单位：中山大学肿瘤防治中心
联系方式：刘继红 87332112

75. **喉癌、下咽癌的基础与临床治疗**
会议时间：2010年9月15～20日
会议地点：辽宁省沈阳市
主办单位：中国医科大学附属一院耳鼻咽喉科
联系方式：郭星 13504995609

76. **肿瘤外科规范化手术操作高级培训班**
会议时间：2010 年 9 月 15 ~ 20 日
会议地点：湖南省长沙市
主办单位：湖南省医学会肿瘤外科专业学组
联系方式：吴飞跃 0731 - 88651815

77. **2010 年浙江省医学会肿瘤外科学分会学术年会暨肿瘤外科规范化诊治学习班**
会议时间：2010 年 9 月 16 ~ 18 日
会议地点：浙江省台州市
主办单位：浙江省医学会肿瘤外科学分会

78. **全国肿瘤影像学术会议**
会议时间：2010 年 9 月 16 ~ 19 日
会议地点：陕西省西安市
主办单位：中国抗癌协会肿瘤影像专业委员会
联系方式：张晓鹏 010 - 88121122

79. **2010 年全国乳腺癌诊治重庆论坛**
会议时间：2010 年 9 月 17 ~ 20 日
会议地点：重庆市
主办单位：中华医学会肿瘤学分会乳腺癌学组，《中华乳腺病杂志（电子版）》编辑部
联系方式：姜军 023 - 68754160

80. **医学影像诊断与肿瘤介入治疗技术新进展临床应用学习班**
会议时间：2010 年 9 月 17 ~ 23 日
会议地点：广东省深圳市
主办单位：深圳市第九人民医院
联系方式：娄明武 0755 - 84809409

81. **姑息治疗与肿瘤心理学习班**
会议时间：2010 年 9 月 18 ~ 19 日
会议地点：北京市
主办单位：北京肿瘤医院
联系方式：唐丽丽 010 - 88196019

82. **妇科恶性肿瘤的生殖功能温存治疗及不孕治疗**
会议时间：2010 年 9 月 19 ~ 21 日
会议地点：辽宁省大连市
主办单位：大连市妇产医院，大连市医学会
联系方式：邵小光 0411 - 84641064

83. **晚期非小细胞肺癌规范治疗进展**
会议时间：2010 年 9 月 20 ~ 23 日
会议地点：吉林省长春市

主办单位： 吉林省肿瘤医院
联系方式： 庄庆媛 13134449155

84. **大肠癌临床诊治高级研讨班**
会议时间： 2010 年 9 月 20 ~ 24 日
会议地点： 上海市
主办单位： 复旦大学附属肿瘤医院
联系方式： 蔡三军 021 - 64175590 - 1208

85. **泌尿系常见肿瘤诊治及基础研究新进展**
会议时间： 2010 年 9 月 20 ~ 24 日
会议地点： 陕西省西安市
主办单位： 西安交通大学医学院第一附属医院泌尿外科
联系方式： 贺大林 029 - 85323203

86. **第三届全国消化道肿瘤高级论坛**
会议时间： 2010 年 9 月下旬
会议地点： 浙江省杭州市
主办单位： 浙江省人民医院，《中华胃肠外科杂志》编辑部

87. **肺癌的多学科治疗进展学习班**
会议时间： 2010 年 9 月 21 ~ 25 日
会议地点： 湖北省武汉市
主办单位： 湖北省人民医院
联系方式： 宋启斌 13517281931

88. **肺癌新理论新技术进展**
会议时间： 2010 年 9 月 23 ~ 29 日
会议地点： 天津市
主办单位： 天津医科大学总医院
联系方式： 周清华 022 - 60363013

89. **中晚期食管癌及其并发症的介入治疗**
会议时间： 2010 年 9 月 24 ~ 27 日
会议地点： 河南省新乡市
主办单位： 新乡医学院第一附属医院
联系方式： 杨瑞民 13903805978

90. **消化道恶性肿瘤内科诊治进展学习班**
会议时间： 2010 年 9 月 25 ~ 28 日
会议地点： 安徽省合肥市
主办单位： 安徽省立医院
联系方式： 胡冰 13515517331

91. **恶性肿瘤治疗新进展学习班**
会议时间： 2010 年 9 月 26 ~ 30 日

会议地点： 重庆市
主办单位： 第三军医大学新桥医院肿瘤科
联系方式： 陈正堂 023－68755626

92. **第二届北京肿瘤标志新论坛**
会议时间： 2010 年 10 月 8～10 日
会议地点： 北京市
主办单位： 首都医科大学附属北京友谊医院
联系方式： 谷俊朝 010－63138570

93. **骨肿瘤的综合治疗**
会议时间： 2010 年 10 月 8～11 日
会议地点： 上海市
主办单位： 上海交通大学附属第六人民医院
联系方式： 姚阳 021－64369181－8408

94. **肺癌综合诊疗研讨班**
会议时间： 2010 年 10 月 10～12 日
会议地点： 广西省南宁市
主办单位： 广西中医学院第一附属医院肿瘤血液科
联系方式： 韦艾凌 0771－5850693

95. **局部消融治疗在肝癌综合治疗中的应用**
会议时间： 2010 年 10 月 10～13 日
会议地点： 广东省广州市
主办单位： 广东省医师协会肿瘤专科医师分会
联系方式： 陈敏山 020－87343117/ 87343115

96. **儿童血液/肿瘤疾病临床研究热点及难点**
会议时间： 2010 年 10 月 10～14 日
会议地点： 上海市
主办单位： 上海交通大学医学院附属新华医院
联系方式： 袁晓军 021－65790000

97. **恶性肿瘤生物学治疗进展学习班**
会议时间： 2010 年 10 月 10～15 日
会议地点： 江苏省南京市
主办单位： 南京医科大学附属南京第一医院
联系方式： 陈锦飞 18951670922

98. **骨与软组织肿瘤疑难病例北京积水潭医院讨论会**
会议时间： 2010 年 10 月 12 日
会议地点： 北京市
主办单位： 北京积水潭医院骨肿瘤科
联系方式： 牛晓辉 010－58516688－6830

99. **神经外科新技术在脑肿瘤诊治中应用进展**
会议时间： 2010年10月12～15日
会议地点： 浙江省杭州市
主办单位： 浙江大学医学院附属第一医院
联系方式： 詹仁雅 0571－87236803

100. **肿瘤专业护士培训基地培训肿瘤专科护士学习班**
会议时间： 2010年10月12日～16日
会议地点： 新疆维吾尔自治区乌鲁木齐市
主办单位： 新疆医科大学附属肿瘤医院
联系方式： 张翠萍 0991－7968030

101. **贵州省肿瘤综合治疗规范学习及新进展研讨班**
会议时间： 2010年10月12～19日
会议地点： 贵州省贵阳市
主办单位： 中国抗癌协会放射肿瘤专业委员会
联系方式： 卢冰 6503205

102. **肺癌的规范化综合诊治技术及进展**
会议时间： 2010年10月13～17日
会议地点： 江苏省南京市
主办单位： 江苏省肿瘤医院
联系方式： 许林 13605168383

103. **恶性肿瘤内科治疗的策略与临床实践**
会议时间： 2010年10月14～16日
会议地点： 吉林省长春市
主办单位： 吉林大学第二医院
联系方式： 夏大文 13904325492

104. **CSCO分子靶向治疗论坛暨肿瘤化疗进展学习班**
会议时间： 2010年10月14～18日
会议地点： 上海市
主办单位： 复旦大学附属肿瘤医院
联系方式： 李进 021－64175590－8218

105. **乳腺癌规范治疗及新进展学习班**
会议时间： 2010年10月15～17日
会议地点： 北京市
主办单位： 中华医学会网络信息部
联系方式： 徐兵河 010－67781331

106. **四肢良恶性骨肿瘤的保肢技术**
会议时间： 2010年10月15～17日
会议地点： 四川省成都市

主办单位： 四川省医学会骨科分会骨肿瘤组
联系方式： 屠重棋 13308039590

107. **肿瘤内科治疗进展高峰论坛**
会议时间： 2010 年 10 月 15 ~ 18 日
会议地点： 上海市
主办单位： 第二军医大学附属长海医院肿瘤科
联系方式： 王雅杰 13386273639

108. **结直肠癌治疗高峰论坛**
会议时间： 2010 年 10 月 15 ~ 18 日
会议地点： 浙江省杭州市
主办单位： 浙江省抗癌协会，浙江省肿瘤医院
联系方式： 李德川 0571 － 8812028

109. **肿瘤放射治疗诊治规范**
会议时间： 2010 年 10 月 15 ~ 18 日
会议地点： 新疆维吾尔自治区乌鲁木齐市
主办单位： 新疆维吾尔自治区肿瘤医院
联系方式： 王若峥 13899988780

110. **血液系统恶性肿瘤的实验和临床研究进展**
会议时间： 2010 年 10 月 15 ~ 19 日
会议地点： 浙江省杭州市
主办单位： 浙江大学医学院附属第一医院血液科
联系方式： 金洁 0571 － 87236896

111. **全国第四届甲状腺肿瘤及颈淋巴结清扫学术大会**
会议时间： 2010 年 10 月 15 ~ 19 日
会议地点： 四川省成都市
主办单位： 中国抗癌协会头颈肿瘤专业委员会
承办单位： 四川省抗癌协会，四川省肿瘤医院

112. **肿瘤介入新技术学习班**
会议时间： 2010 年 10 月 15 ~ 19 日
会议地点： 甘肃省兰州市
主办单位： 甘肃省人民医院
联系方式： 车明 0931 － 8281701

113. **食管癌综合治疗及放射性粒子临床应用**
会议时间： 2010 年 10 月 16 ~ 20 日
会议地点： 江苏省南京市
主办单位： 南京市第一医院
联系方式： 曹秀峰 025 － 52887060

114. **肿瘤放射治疗先进技术培训班**

会议时间：2010 年 10 月 17 ~ 21 日
会议地点：北京市
主办单位：中华医学会放射肿瘤治疗学分会
联系方式：李晔雄 13801103877

115. **国际妇科肿瘤学术大会**
会议时间：2010 年 10 月 20 ~ 24 日
会议地点：北京市
主办单位：中华医学会妇科肿瘤学分会
联系方式：曹泽毅 010 – 88257362

116. **消化系统肿瘤的综合影像学诊断与介入治疗**
会议时间：2010 年 10 月 20 ~ 25 日
会议地点：黑龙江省哈尔滨市
主办单位：哈尔滨医科大学第三临床医学院
联系方式：张修石 0451 – 86298126

117. **首都国际癌症论坛（第二届）**
会议时间：2010 年 10 月 21 ~ 23 日
会议地点：北京市
主办单位：北京世纪坛医院教育处
联系方式：封国生 010 – 63926617

118. **全国肿瘤影像学术会议**
会议时间：2010 年 10 月 21 ~ 24 日
会议地点：湖北省武汉市
主办单位：中国抗癌协会肿瘤影像专业委员会
联系方式：张晓鹏 010 – 88121122

119. **妇科肿瘤的规范化诊治**
会议时间：2010 年 10 月 21 ~ 24 日
会议地点：重庆市
主办单位：重庆医科大学附属第一医院
联系方式：唐良萏 023 – 89011092

120. **食管癌规范化治疗学习研讨班**
会议时间：2010 年 10 月 22 ~ 24 日
会议地点：北京市
主办单位：中国医学科学院肿瘤医院
联系方式：赫捷 010 – 87787122

121. **子宫颈癌前病变及子宫颈癌热点问题国际研讨会**
会议时间：2010 年 10 月 22 ~ 24 日
会议地点：北京市
主办单位：北京大学深圳医院

联系方式：吴瑞芳 83923333 －5635

122. **全国《前列腺癌临床诊治指南》培训班**

会议时间：2010 年 10 月 22 ~24 日

会议地点：北京市

主办单位：北京肿瘤医院

联系方式：李鸣 010 －88196508

123. **胃癌的基础与临床进展学习班**

会议时间：2010 年 10 月 22 ~24 日

会议地点：江西省南昌市

主办单位：南昌大学第一附属医院

联系方式：吕农华 13707086809

124. **颅底肿瘤显微外科治疗学习班**

会议时间：2010 年 10 月 22 ~25 日

会议地点：江苏省南京市

主办单位：南京军区南京总医院

联系方式：王汉东 13705165229

125. **第六届全国鼻咽癌治疗进展学习班**

会议时间：2010 年 10 月 22 ~25 日

会议地点：福建省福州市

主办单位：福建省肿瘤医院，中华医学会放射肿瘤治疗学分会

联系方式：潘建基 13600889160

126. **放疗设备质量保证讲习班**

会议时间：2010 年 10 月 22 ~25 日

会议地点：浙江省杭州市

主办单位：中国生物医学工程学会

联系方式：胡逸民 010 －67737011

127. **腹盆部恶性肿瘤的放射综合治疗**

会议时间：2010 年 10 月 22 ~26 日

会议地点：上海市

主办单位：复旦大学附属中山医院放疗科

联系方式：曾昭冲 021 －64041990 转 2763

128. **第二届全国肿瘤核医学新技术研讨会**

会议时间：2010 年 10 月 22 ~26 日

会议地点：上海市

主办单位：中华医学会核医学分会

联系方式：章英剑 021 －54520250

129. **肺癌早期诊断——社区医生研习班**

会议时间：2010 年 10 月 23 ~25 日

会议地点： 北京市
主办单位： 北京友谊医院/胸外科医师分会
联系方式： 龚民 010－63138767

130. **肺癌外科综合治疗进展**
会议时间： 2010 年 10 月 23～26 日
会议地点： 重庆市
主办单位： 重庆第三军医大学新桥医院
联系方式： 闵家新 023－68755616

131. **第十届早期大肠癌及结肠镜单人操作高级研修班**
会议时间： 2010 年 10 月 25～31 日
会议地点： 广东省广州市
主办单位： 广东省医学会消化内镜学分会
联系方式： 刘思德 020－61641537

132. **乳腺癌切除一期乳房修复与再造**
会议时间： 2010 年 10 月 26～30 日
会议地点： 上海市
主办单位： 上海交通大学医学院附属第九人民医院
联系方式： 顾岩 021－63131855

133. **肿瘤并发症诊断与治疗新进展**
会议时间： 2010 年 10 月 27～31 日
会议地点： 安徽省合肥市
主办单位： 安徽医科大学第一附属医院肿瘤科
联系方式： 陈振东 13805519892

134. **肿瘤放疗新技术和放化疗规范培训**
会议时间： 2010 年 10 月 28～30 日
会议地点： 北京市
主办单位： 北京大学临床肿瘤学院
联系方式： 朱广迎 010－88196120

135. **中华医学会妇科肿瘤分会第十二次妇科肿瘤学术大会（GOC 2010）**
会议时间： 2010 年 10 月 29～31 日
会议地点： 上海市 上海广大会议中心
主办单位： 中华医学会、中华医学会妇科肿瘤分会，国际妇产科联盟（FIGO）
承办单位： 上海市医学会

136. **骨肿瘤穿刺活检学习班**
会议时间： 2010 年 10 月 30 日
会议地点： 北京市
主办单位： 北京积水潭医院骨肿瘤科
联系方式： 郝林 010－58516688－6830

137. **妇科肿瘤与微创技术学习班**

会议时间： 2010 年 11 月 1 ~5 日

会议地点： 广东省广州市

主办单位： 广州市医学会妇产科分会

联系方式： 王沂峰 020 -81292187

138. **最新妇科肿瘤诊治规范及其微创技术进展研讨班**

会议时间： 2010 年 11 月 1 ~7 日

会议地点： 黑龙江省哈尔滨市

主办单位： 哈尔滨医科大学第三临床医学院

联系方式： 娄阁 13303604488

139. **放射性粒子植入治疗肿瘤的理论及临床规范化应用**

会议时间： 2010 年 11 月 2 ~6 日

会议地点： 上海市

主办单位： 上海市医学会核医学分会

联系方式： 吕中伟 021 -66301009

140. **第五次湖北省生物医学工程学会肿瘤靶向治疗专业委员会学术年会暨第二次湖北省抗癌协会肿瘤生物分子靶向治疗专业委员会学术年会**

会议时间： 2010 年 11 月 4 ~7 日

会议地点： 湖北省武汉市

主办单位： 武汉大学人民医院

联系方式： 戈伟 13871144399

141. **妇科肿瘤手术讲习班**

会议时间： 2010 年 11 月 4 ~7 日

会议地点： 北京市

主办单位： 解放军总医院妇产科

联系方式： 姚元庆 010 -66938043

142. **全国腹腔镜胃癌手术学习班**

会议时间： 2010 年 11 月 5 ~7 日

会议地点： 重庆市

主办单位： 第三军医大学西南医院

联系方式： 余佩武 023 -68754161

143. **第六届全国消化系统中晚期恶性肿瘤治疗学术交流年会**

会议时间： 2010 年 11 月 5 ~8 日

会议地点： 广东省深圳市

主办单位： 中国医促会胃病专业委员会

联系方式： 罗珠林 028 -86570700

144. **胃癌诊治进展**

会议时间： 2010 年 11 月 5 ~8 日

会议地点：浙江省杭州市
主办单位：浙江省抗癌协会胃癌专业委员会
联系方式：姒健敏 0571－85171361

145. 肿瘤多学科综合诊治新概念学术研讨会
会议时间：2010年11月8～13日
会议地点：海南省
主办单位：《中华肿瘤杂志》编辑部
联系方式：孙燕 010－67762118

146. 颅底肿瘤显微外科治疗学习班
会议时间：2010年11月8～16日
会议地点：湖南省长沙市
主办单位：中南大学湘雅医院
联系方式：袁贤瑞 13687324268

147. 骨关节肿瘤和瘤样病变的病理诊断
会议时间：2010年11月10～16日
会议地点：上海市
主办单位：上海交通大学附属第六人民医院病理科
联系方式：蒋智铭 021－64821593

148. 恶性肿瘤骨转移新进展
会议时间：2010年11月12～14日
会议地点：上海市
主办单位：同济大学附属第十人民医院
联系方式：许青 13761325567

149. 前列腺癌的病理诊断和鉴别诊断
会议时间：2010年11月15～19日
会议地点：上海市
主办单位：上海交通大学附属第六人民医院
联系方式：蒋智铭 021－64821593

150. 口腔肿瘤诊治新进展
会议时间：2010年11月16～18日
会议地点：浙江省杭州市
主办单位：浙江省抗癌协会口腔颌面肿瘤专业委员会
联系方式：赵士芳 0571－87217388

151. 肿瘤放射治疗学新进展学习班
会议时间：2010年11月17～19日
会议地点：重庆市
主办单位：重庆市肿瘤医院
联系方式：吴永忠 023－65359274

152. **恶性肿瘤靶向治疗新进展**
会议时间：2010 年 11 月 17 ~21 日
会议地点：江苏省常州市
主办单位：苏州大学附属常州肿瘤医院
联系方式：凌扬 13901503732

153. **超声内镜在胃肠道良恶性肿瘤中的诊疗新进展**
会议时间：2010 年 11 月 18 ~21 日
会议地点：江苏省无锡市
主办单位：无锡市第四人民医院
联系方式：屠惠明 13358108581

154. **肿瘤生物治疗**
会议时间：2010 年 11 月 18 ~22 日
会议地点：江苏省苏州市
主办单位：苏州大学附属第三医院
联系方式：吴昌平 0519 -86180978

155. **进展期胃癌规范治疗学习班**
会议时间：2010 年 11 月 18 ~22 日
会议地点：广东省广州市
主办单位：中山大学肿瘤防治中心
联系方式：詹友庆 020 -87343123，13802933575

156. **全国《肾癌诊断治疗指南》培训班**
会议时间：2010 年 11 月 19 ~21 日
会议地点：广东省广州市
主办单位：北京大学临床肿瘤学院/北京肿瘤医院暨北京市肿瘤防治研究所
联系方式：李鸣 010 -88196508

157. **血液系统恶性疾病诊治新进展**
会议时间：2010 年 11 月 19 ~21 日
会议地点：浙江省舟山市
主办单位：浙江省抗癌协会
联系方式：黄河 0571 -56734707

158. **乳腺癌的内科治疗新进展及新方法**
会议时间：2010 年 11 月 23 ~25 日
会议地点：河北省唐山市
主办单位：唐山市人民医院
联系方式：刘卫东 13333299761

159. **全国《妇科肿瘤诊治规范》研讨班**
会议时间：2010 年 11 月 25 ~28 日
会议地点：广东省广州市

主办单位：中华医学会妇科肿瘤学分会
联系方式：高国兰 13970052039

160. **头颈肿瘤诊治新进展学习班**
会议时间：2010 年 12 月 2 ~6 日
会议地点：广东省广州市
主办单位：中山大学肿瘤防治中心
联系方式：郭朱明 13802999705

161. **骨与软组织肿瘤疑难病例北京积水潭医院讨论会**
会议时间：2010 年 12 月 7 日
会议地点：北京市
主办单位：北京积水潭医院骨肿瘤科
联系方式：牛晓辉 010 –58516688 –6830

162. **全国肿瘤影像学术会议**
会议时间：2010 年 12 月 9 ~12 日
会议地点：江苏省南京市
主办单位：中国抗癌协会肿瘤影像专业委员会
联系方式：张晓鹏 010 –88121122

163. **妇科肿瘤青年医师热点论坛**
会议时间：2010 年 12 月 17 ~19 日
会议地点：北京市
主办单位：中华医学会妇科肿瘤学分会
联系方式：陈春玲 010 –88257755 –6320

（摘自：医聚 www. Yeeju. com、比美特中国医护服务网 www. bimtdoctor. com 等网站）

作 者 简 介

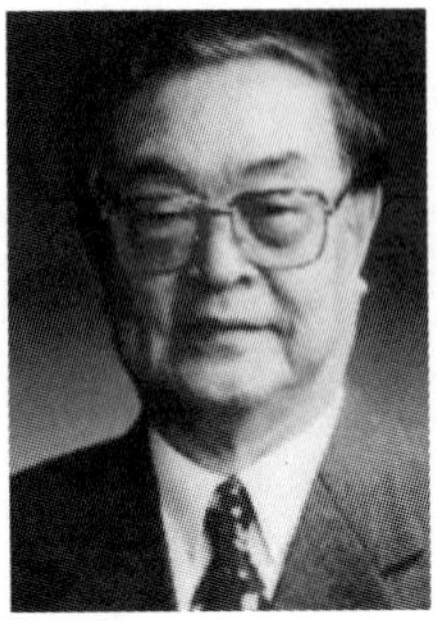

孙燕，1929 年 2 月出生。医学博士、教授、中国工程院院士，中国医学科学院北京协和医学院肿瘤医院国家新药（抗肿瘤）临床研究中心主任。

1956 年毕业于北京协和医学院医学系。从 1959 年起在中国医学科学院肿瘤医院工作，曾任内科主任多年。1979—1981 年间曾以客座教授身份在美国 M. D. Anderson 肿瘤中心从事研究。现任亚洲临床肿瘤学会（ACOS）主席、中国癌症基金会副主席、中国抗癌协会临床肿瘤学协作专业委员会（CSCO）指导委员会主任。曾荣获中国协和医科大学名医、全国卫生系统先进工作者、北京市医德楷模、中央保健委员会杰出保健专家等称号。

研究领域为：内科肿瘤学、新抗肿瘤药的临床研究、中西医结合防治肿瘤等。是我国肿瘤内科学的开拓者和学科带头人，在开发新抗肿瘤药、常见肿瘤综合治疗和扶正中药促进免疫作用以及学科的普及、提高等方面卓有贡献。

40 多年来从事肿瘤内科治疗的临床及实验研究工作，主持我国和国外开发的抗肿瘤新药的临床试验曾多次在国内外获奖。通过现代科学技术将祖国医学中“扶正培本”的治则和现代临床免疫学结合，证实了传统中药黄芪、女贞子、芦笋、仙灵脾等可促进患者免疫功能的恢复，辅助放疗、化疗应用可提高远期生存率。在他研究的基础上研制的贞芪扶正冲剂/胶囊、扶正女贞素、固原颗粒均正式投产，并在国内外畅销。

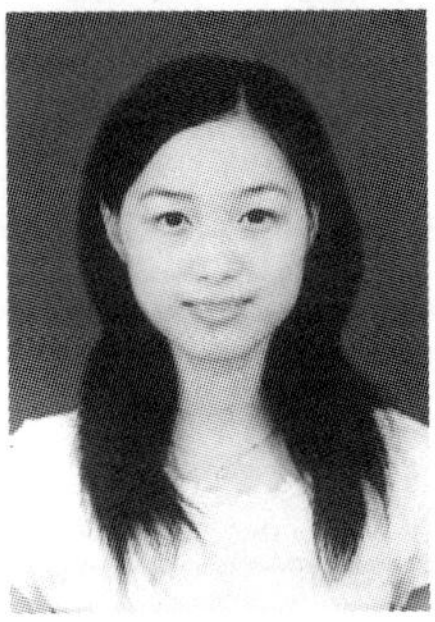

陈悦，女，25 岁，南昌大学 2007 级在读研究生，师从邓觐云教授。

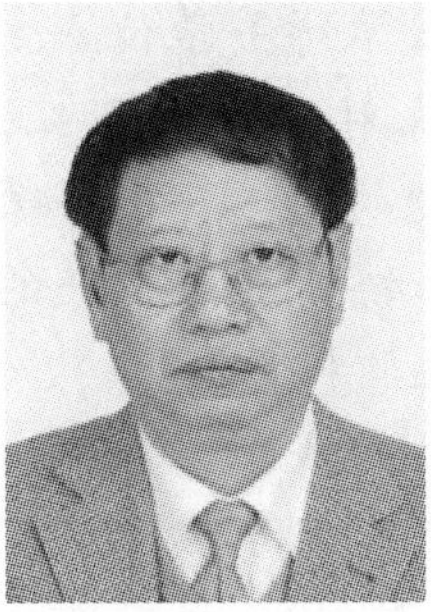

邓觐云，南昌人，主任医师、教授、硕士生导师。1949 年 1 月出生于江西省上饶市。1982 年 12 月毕业于南昌大学医学院，获学士学位，同期分配至江西省肿瘤医院，历任普内科住院医师、肿瘤内科主治医师、副主任医师、急诊科主任、门诊部主任、江西省肿瘤化疗中心主任、主任医师、南昌大学医学院教授、硕士生导师、院长助理。同时担任中国抗癌协会临床肿瘤学协作专业委员会执行委员会委员，中国抗癌协会淋巴瘤专业委员会委员，中国老年学学会老年肿瘤专业委员会执行委员，江西省抗癌协会常务理事，江西医学、生物、工程协会常务理事，江西省肿瘤介入学专业委员会副主任委员，江西医学会疼痛学专业委员会副主任委员，江西医院管理学会药事专业委员会常委，《临床肿瘤学杂志》编委。被评为江西省百名优秀医生之一。擅长乳腺癌、胃肠道癌、肺癌、恶性淋巴瘤等各类恶性肿瘤的内科治疗（含化疗、内分泌治疗、免疫治疗、分子靶向治疗）及综合治疗，主持完成多项省、厅级科研课题，撰写论著多篇。

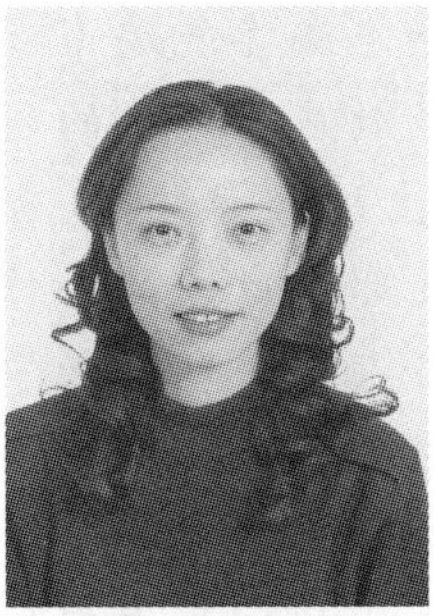

李小梅，女，北京军区总医院肿瘤中心副主任医师。任中国抗癌协会临床肿瘤学协作专业委员会（CSCO）委员、中国抗癌协会姑息与康复专业委员会委员、中华医学会疼痛分会青年委员、世界疼痛医师协会中国分会委员、《中国疼痛医学杂志》编委等职。擅长晚期癌症的症状控制，尤其是癌性疼痛的综合治疗。于 2007 年公派赴澳大利亚悉尼大学和新南威尔士大学附属医院访问学习，进修晚期癌症的症状控制及恶性肿瘤的综合治疗。回国后积极开展癌痛的规范化、个体化治疗。主要研究方向为癌性神经痛的临床治疗和机制研究。

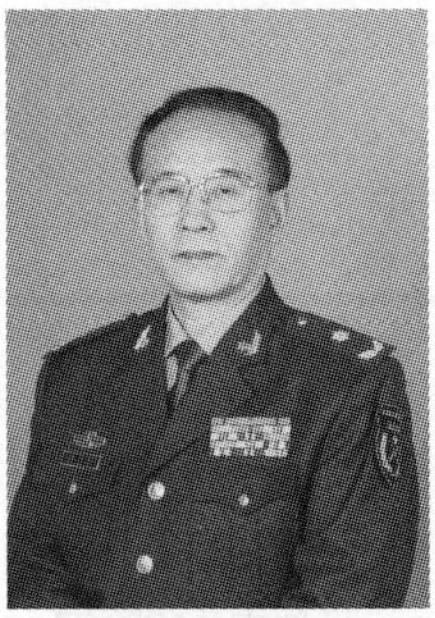

刘端祺，1944 年生于天津市，毕业于第四军医大学医疗系，医学硕士。北京军区总医院主任医师、教授，中国抗癌协会副秘书长、康复部主任，中华医学会肿瘤专业委员会常委，全军肿瘤专业委员会副主任委员，北京抗癌协会副理事长，

北京市肿瘤专业委员会副主任委员，北京抗癌协会康复与姑息专业委员会主任委员，第二军医大学北京临床学院教授。

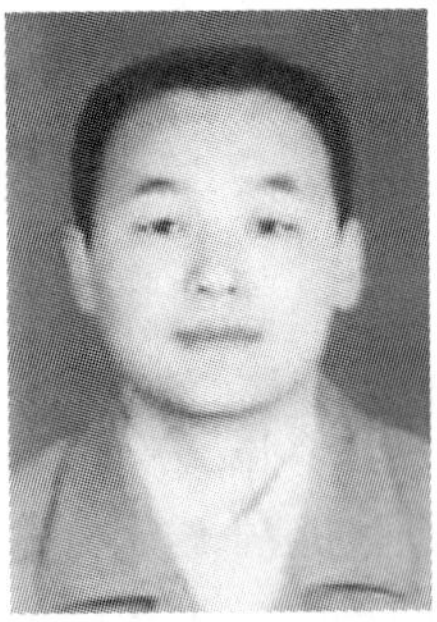

王志成，博士，讲师。1996—2001年就读于吉林大学预防医学专业，2001年6月获得学士学位，2009年获得放射医学博士学位。主要从事“电离辐射生物效应”和“肿瘤基因－放射治疗”研究，2006年受聘为讲师。主持和参加了10余项科研课题研究，其中4项国家自然科学基金资助项目，发表论文30余篇，系统掌握了相关的分子生物学、免疫学、放射生物学和病理学理论及实验技术。

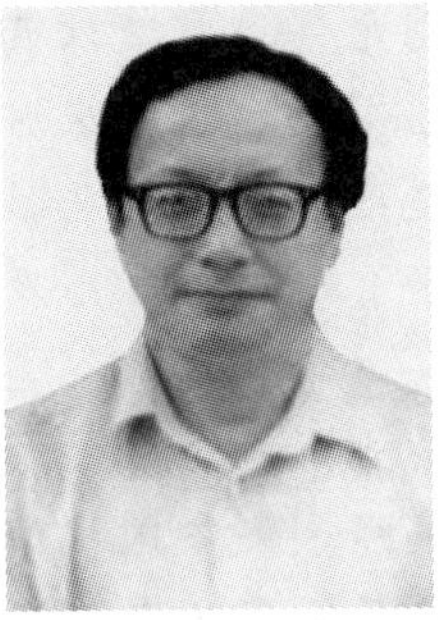

龚守良，1969年毕业于白求恩医科大学，1982和1988年在该校分别获得硕士和博士学位，1994年破格晋升教授。1991—1992年赴英国北威尔士大学做访问学者，1997年赴美国旧金山加利福尼亚大学做高访学者。现为吉林大学卫生部放射生物学重点实验室教授、博士生导师，兼任吉林省核学会名誉理事长、吉林省科协委员会委员、中华预防医学会放射卫生专业委员会常委、国家自然科学基金委和中华医学科技奖评审专家及其他多家学会的职务，担任《中华放射医学与防护杂志》和《吉林大学学报（医学版）》等6家杂志编委或编审专家。近年主要从事肿瘤放射基因治疗及电离辐射生物效应等领域的研究，已在国内外公开发表320余篇论文；主编、副主编和参编13部专著；负责和参加国家“863”项目、国家自然科学基金课题、国家科技部中奥国际合作课题及部省级和横向课题20余项的研究，获国家教育部科技进步三等奖1项、吉林省教学成果三等奖1项、吉林省自然科学优秀学术论文一等奖1项。享受国务院政府特殊津贴。

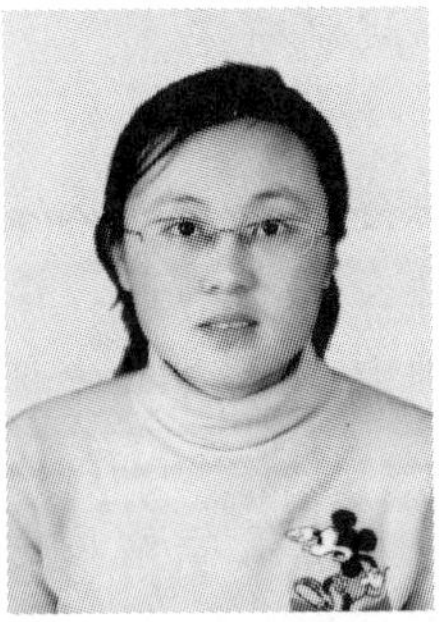

郭彩霞，女，讲师。1981年12月出生。2004年7月毕业于吉林大学白求恩医学部，获医学学士学位。2004年9月在吉林大学公共卫生学院卫生毒理学教研室卫生毒理学专业硕、博连读，于2009年7月毕业，获医学博士学位。毕业后到首都医科大学公共卫生学院工作，主要从事肿瘤治疗、纳米材料毒性及安全性评价方面的实验研究。

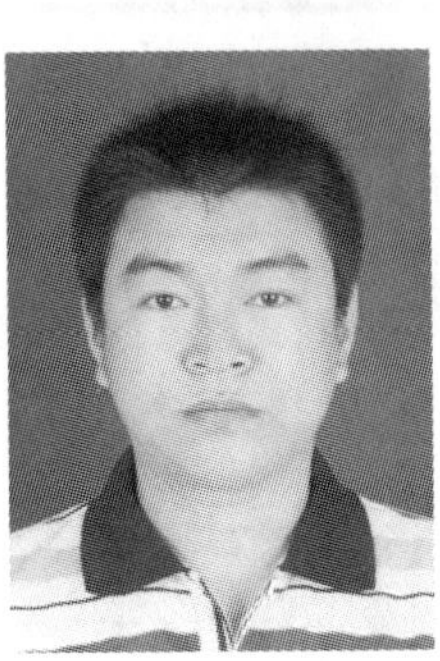

李艳博，讲师，1981年2月出生。2004年7月毕业于吉林大学白求恩医学部，获医学学士学位。2004年9月，在吉林大学公共卫生学院卫生部放射生物学重点实验室放射医学专业硕、博连读，于2009年7月毕业，获医学博士学位。毕业后到首都医科大学公共卫生学院工作，主要从事肿瘤基因治疗、纳米材料毒性及安全性评价方面的实验研究。

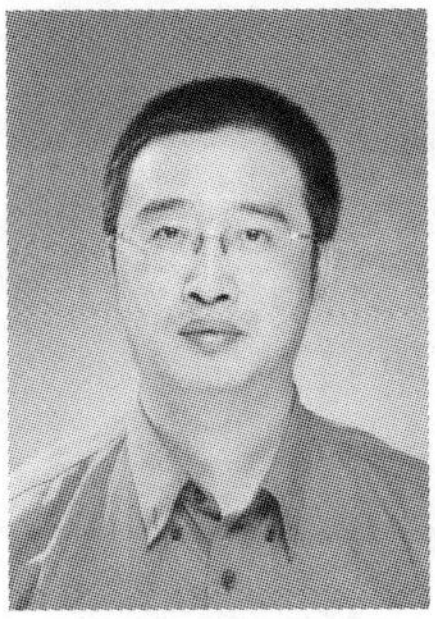

赵刚，博士，副教授。1989—1995年就读于原白求恩医科大学，1995年6月获得学士学位。2000年和2003年在吉林大学分别获得硕士和博士学位。主要从事“电离辐射生物效应”和“肿瘤基因－放射治疗”研究，2008年受聘为副教授职务。2003—2004年以访问学者身份，赴波兰国际分子生物学与细胞生物学研究所工作，主要从事神经退行性疾病研究，期间参加了欧洲生物化学年会（FEBS），研究成果在大会上以板报形式发表。2008年，以博士后身份在奥地利因斯布鲁克医科大学临床基因组学和药理学教研室工作，主要从事基因组学方面的研究。现任吉林省医学会放射医学与防护学分会秘书，中华医学会放射医学与防护学分会青年委员。主持和参加了5项科研课题，其中第一负责人2项，国家自然科学基金资助项目1项；发表论文20余篇，SCI收录2篇。系统掌握了相关的分子生物学、免疫学、放射生物学和病理学理论及实验技术。

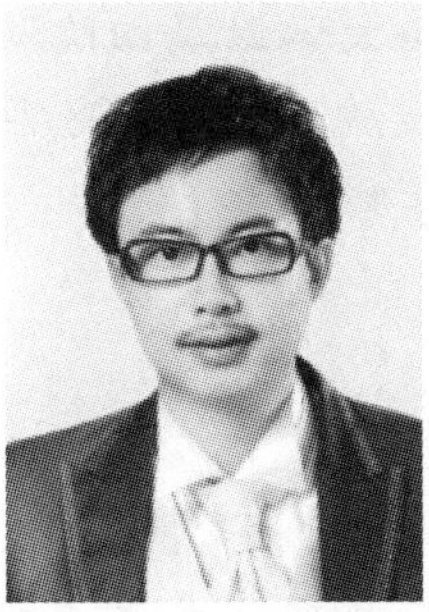

龚平生，博士，讲师。2002年毕业于吉林大学生命科学学院生物技术专业并获得学士学位，同年在该院攻读生物化学与分子生物学硕士学位研究生；2004年留本校分子酶学工程教育部重点实验室工作，并直接转为攻读博士学位研究生，于2008年获博士学位。近年，主要从事肿瘤基因放射治疗的研究，主持1项吉林大学基础科研业务费项目，参加6项国家自然科学基金课题的研究，公开发表27篇论文，参与编写3部专著。

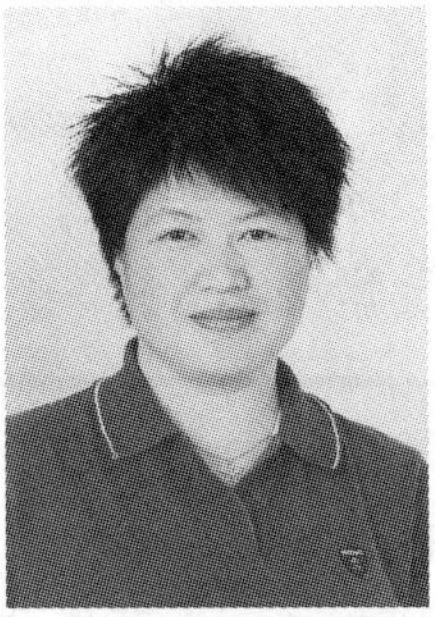

孙秀华，女，39岁，1993年毕业于大连医科大学，获学士学位，1993年9月始于大连医科大学附属第二医院肿瘤科工作至今。2002年于大连医科大学获肿瘤学硕士学位，2005年被遴选为大连医科大学肿瘤学硕士研究生导师，辽宁省抗癌协会化疗专业委员会委员。2008年晋升为肿瘤科主任医师。2005年于中国医学科学院肿瘤医院进修，主要从事晚期肺癌及消化道肿瘤的治疗，主要研究方向是肿瘤的生物靶向治疗。发表论文10余篇。2003年、2004年分别获辽宁省政府科技进步三等奖1项。主持辽宁省教育厅课题1项，2004年、2006年分别负责大连市新技术1项。2007年立项大连市科委课题1项。负责多项新药的临床试验研究，参与多项新药的临床试验研究。2007年被英国阿斯利康公司评选为研究者明星（ZD6474国际多中心临床试验研究）。2006—2008年度大连医科大学“三育人”标兵。

1997年成为中国抗癌协会会员，多次在CSCO大会上发表文章，部分文章以壁报形式进行交流。2004年始被聘为辽宁省抗癌协会化疗专业委员会委员，2008年被聘为中国生物医学工程学会肿瘤分子靶向治疗分会委员。

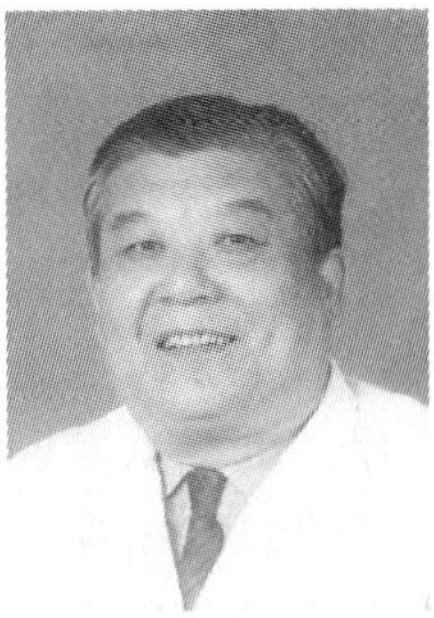

申文江，教授、主任医师。放射治疗专家，多年来从事肿瘤及放射肿瘤专业的治疗、教学、科研工作，有丰富的临床工作经验。对各种恶性肿瘤实行综合治疗及放射治疗，均获良好效果，尤其擅长食管癌、肺癌、乳腺癌、恶性淋巴瘤、泌尿系统肿瘤（膀胱癌、前列腺癌）、直肠癌及儿童所患各种肿瘤的治疗和辅助治疗，在这些方面具有丰富的经验及较好的临床疗效，对良性瘤的放射治疗亦有较深造诣。

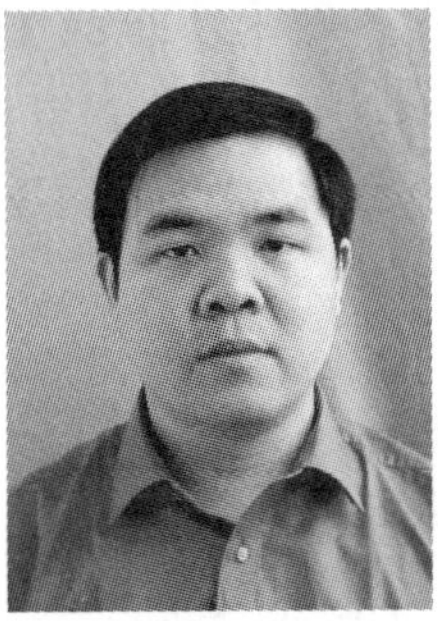

陈东红，42岁，河北定州人；博士，副主任医师。工作单位：首都医科大学宣武医院胸外科。

教育背景：1985年9月~1990年7月，河北医科大学学士；1995年8月~1998年7月，解放军总医院硕士；2004年9月~2007年7月，北京大学医学部博士。

工作经历：1990年7月~1995年7月，河北医科大学附属四院胸外科；1998年8月~2007年12月，解放军第305医院胸外科；2008年1月起，首都医科大学宣武医院胸外科、首都医科大学肺癌诊疗中心。

学会任职：中国医师协会胸外科医师分会委员，中国医院协会医疗技术应用管理专业委员会委员，卫生部临床路径审核专家委员会胸外科专家组秘书。

研究方向：胸部肿瘤的外科治疗和多学科综合治疗。

胸外科技术特色：应用保留胸壁肌肉及神经的小切口完成各类胸外科手术，创伤小，疼痛轻，恢复快；改进了胸部肿瘤外科手术方法，明显降低了肺癌手术后局部复发率。肺癌外科治疗系列研究2007年获解放军科技进步二等奖。

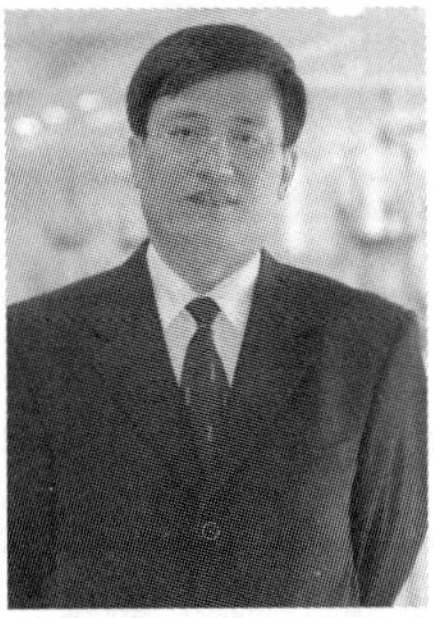

支修益，教授。1978年考入首都医科大学医疗系。毕业后在北京胸科医院胸外科工作近20年。2003年从美国迈阿密回国后调入首都医科大学宣武医院任胸外科主任。现任首都医科大学肿瘤学系副主任兼肺癌学组组长、首都医科大学第一临床医学院胸外科教研室主任、首都医科大学心胸外科学系学术委员会副主任和首都医科大学肺癌诊疗中心主任。兼任卫生部临床路径专家委员会胸外科专家组组长、卫生部内镜专业技术考评委员会专科内镜专家委员会副主席、北京医师协会副会长、北京医学会胸外科专业委员会主任委员，中华医学会胸心血管外科学分会常委兼副秘书长、中国医师协会胸外科医师分会常务副会长兼总干事、中国癌症基金会控烟与肺癌防治工作部主任、中国抗癌协会科普工作部部长、中国医院协会医疗技术应用管理分会副主任委员、中国老年学学会老年肿瘤专业委员会常务理事、中国控烟协会常务理事兼吸烟与疾病控制专业委员会副主任委员、北京健康教育协会常务副会长、北京医学奖励基金会副理事长等职。中华医学会《肿瘤研究与临床杂志》副主编、《中国肺癌杂志》等十余种核心期刊常务编委和编委。

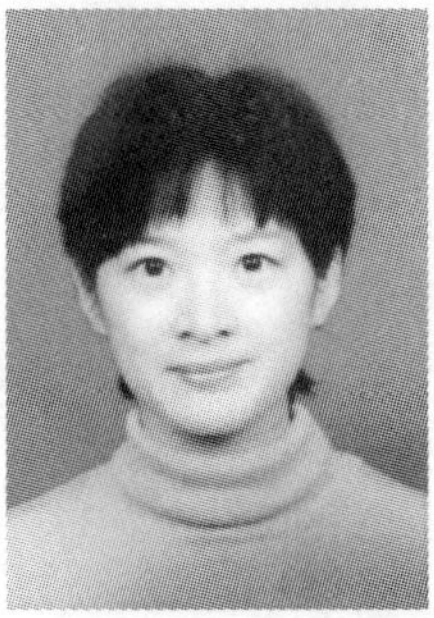

刘瑛，女，1975年出生。主治医师。1999年毕业于北京医科大学（现北京大学医学部）医疗系临床专业，获医学学士学位。2009年毕业于北京协和医学院，获博士学位。1999年开始在中国医学科学院肿瘤医院影像诊断科工作，2006年至今在中国医学科学院肿瘤医院PET－CT中心工作。研究方向：胸部肿瘤的综合影像诊断。擅长运用综合影像手段对肿瘤进行诊断，尤其是胸部肿瘤的影像诊断。曾参与“十一五”国家科技支撑计划课题、首都医学发展科研基金、高等学校博士学科点专项科研基金等多项科研工作。

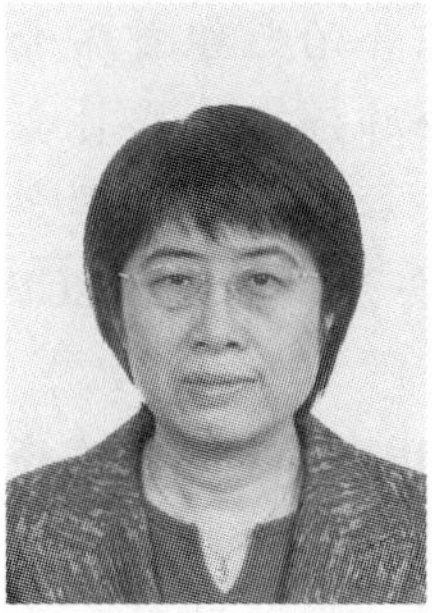

吴宁，女，主任医师、教授、博士生导师。1982年毕业于湖南医学院（现中南大学湘雅医学院）。现任中国医学科学院肿瘤医院影像诊断科副主任、PET－CT中心副主任。

一直从事肿瘤影像诊断，近年来亦从事PET－CT工作。善于综合运用多种影像诊断方法对肿瘤和疑难病例作出诊断与鉴别诊断。

目前正在进行的重要研究项目，包括“十一五”国家科技支撑计划、首都医学发展科研基金、教育部博士点基金等项目。研究内容涉及肺癌诊断的难点与热点、肿瘤的功能影像诊断等，主要包括肺癌的早期诊断与筛查、肺结节的计算机辅助诊断、肺癌放化疗前后的疗效评价、肿瘤的PET－CT应用与研究等。

多次出国研修交流，近期作为高级访问学者在著名的“肺癌早期行动计划项目（International－Early Lung Cancer Program，I－ELCAP）”进行研究工作。

学术任职主要包括中华放射学会胸部学组委员、《中华放射学杂志》等6种杂志编委。

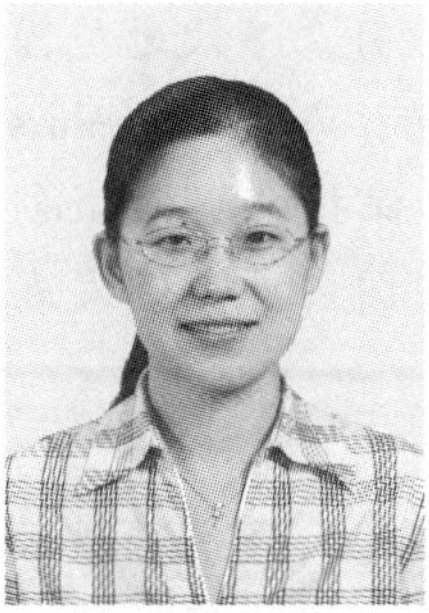

常青，女，1977年出生。主治医师。2001年毕业于华中科技大学同济医学院（原同济医科大学）临床医疗专业，获医学硕士学位。2008年毕业于北京协和医学院，获博士学位。2001—2005在华中科技大学同济医学院附属同济医院工作，2008年至今在中国医学科学院肿瘤医院影像诊断科工作。研究方向：肿瘤的综合影像诊断。擅长运用综合影像手段对肿瘤进行诊断。

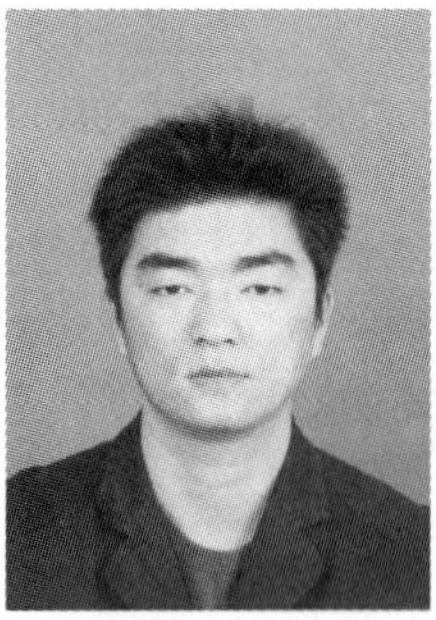

李张云，男，28 岁，南昌大学 2007 级在读研究生，师从邓觐云教授。

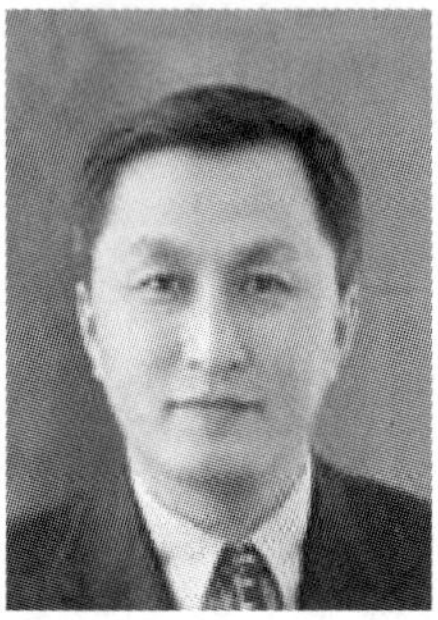

陈海泉，主任医师、教授、博士研究生导师。现任复旦大学附属肿瘤医院胸外科主任、ICU 主任、胸部肿瘤多学科综合治疗组首席专家，复旦大学肺癌防治中心主任。担任中国抗癌协会肺癌专业委员会委员、中国医师协会胸心血管外科分会委员、上海胸心血管外科学会委员、美国 STS（The Society of Thoracic Surgeons）会员、美国 ACCP（American College of Chest Physicians）资深会员（F. C. C. P.）。《Disease of Esophagus》、《CHEST》中文版、《中华医学杂志》、《癌症》、《肿瘤》等多家学术期刊编委。

长期从事胸心外科临床工作，胸心外科技术全面，擅长肺癌、食管癌等胸部肿瘤的早期诊断和以微创手术为主的多学科综合治疗。

1997—1999 年在美国波特兰 St. Vicent 医学中心工作，接受了完整的美国胸心外科医师临床专科培训，掌握了世界先进的微创手术技术，回国后在国内领先开展“微创肌肉非损伤性开胸术治疗肺癌、食管癌等胸部肿瘤”，“胸腔镜下肺癌根治术”，“胸腔镜下食管癌根治术”，“全腔镜下食管癌根治术”，“胸腔镜下纵隔肿瘤切除术”等微创手术，并领先开展了经气管镜超声引导针吸活检术（EBUS－TBNA）、HookWire 定位辅助胸腔镜下孤立性肺小结节切除等多项新技术。参加早期肺癌筛查国际行动（I－ELCAP）项目。多次赴美国休斯顿 MD. Anderson 肿瘤中心、纽约 MSKCC 肿瘤中心、纽约长老会医院、洛杉矶 Cedars Sennai 医学中心、斯坦福大学医学中心、匹兹堡大学医学中心交流学习，保持与世界微创外科技术发展同步。2008 年 6 月应邀赴美国匹兹堡大学医学中心授课。在国内外期刊发表论文近百篇，其中被 SCI 收录文章 20 余篇。

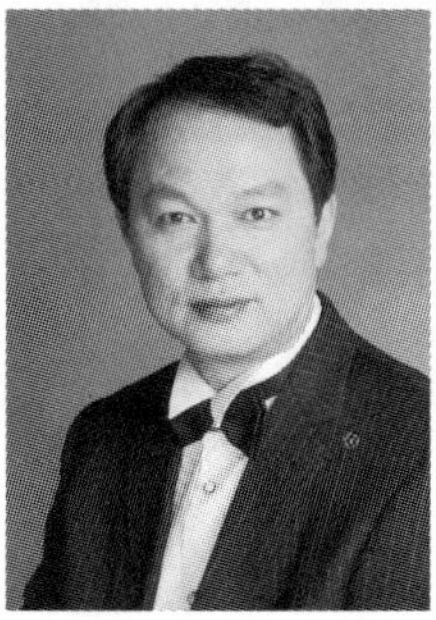

韩宝惠，博士后，博士生导师，上海交通大学附属上海市胸科医院呼吸内科主任，院长助理，兼任中国癌症基金会控烟与肺癌防治工作部副主任，中国抗癌协会肺癌专业委员会委员，ASCO、IASLC 会员，CSCO 执委，中华医学会上海肺科学会委员肺癌组组长，医院药物临床试验机构常务副主任，呼吸内镜及呼吸专科医师培训基地主任，上海市欧美同学会医学部理事兼副秘书长。担任《中华呼吸和结核杂志》、《中华临床医学杂志》、《肺癌》、《肿瘤》、《上海交大学报医学版》、《上海医学》、《循证医学》等 10 余家杂志编委，《中国肿瘤临床年鉴》肺癌专题编辑专家委员会编委。

从事肺部肿瘤临床及转化研究20余年，具有丰富的肺部肿瘤（肺癌）诊断及治疗经验，擅长生物免疫靶向治疗及抗肿瘤新药临床研究。曾2次获上海市科技进步三等奖，先后在美国匹兹堡大学、MD. ANDENSON医院，哈佛大学及香港学习和进修。目前为国家科技支撑“十一五”攻关“非小细胞肺癌规范化治疗多中心协作研究”子课题负责人，上海市科委“登山计划”“肺癌早期诊断与治疗技术研究”课题负责人，获上海市优秀学科带头人资助。参加国际多中心课题IPASS、EAP、Lifenox、MOK－806、CCTC等多项药物临床试验研究。发表有关肺癌研究文章130余篇，并在国际著名刊物《NEW ENGLANG JOUNAL MEDICINE》、《CLINIC CANCER RECERARCH》、《EUROPEAN ONCOLOGY JOURNAL》发表多篇论文，主编《肿瘤生物免疫靶向治疗》专著，主译《抗肿瘤新生血管治疗》，参编专著10余部。2009年在第十三届世界肺癌大会上大会发言介绍中国肺癌多学科临床研究的最新成果。带教博士后、博士、硕士生20余名。目前致力于肺癌的多学科诊断、治疗，肿瘤生物免疫靶向治疗的临床和转化性研究。享受国务院政府特殊津贴。

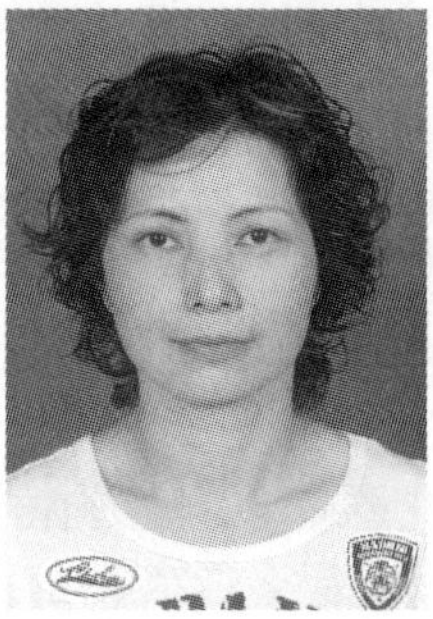

施春雷，女，硕士学历。上海交通大学附属胸科医院肺内科副主任医师，肺内科教研室学术秘书，中华医学会会员。致力于肺部疾病的诊断和治疗，尤其是肺部肿瘤。发表相关论文十余篇。

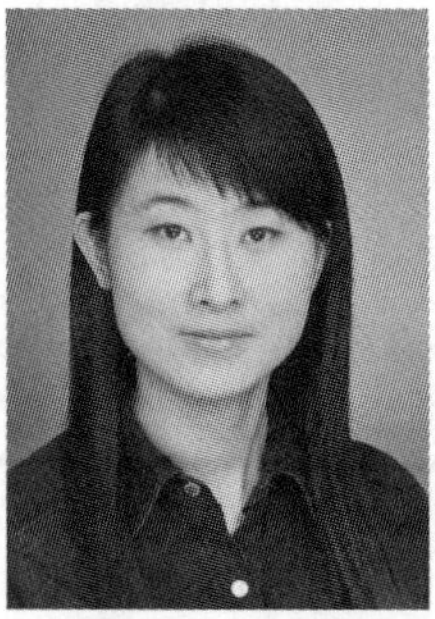

乔荣，女，1983年8月出生，上海交通大学临床医学硕士，师从韩宝惠教授，现就职于上海市胸科医院肺内科，主要从事肺部肿瘤的诊断和治疗。

攻读学位期间发表的学术论文：

[1] 乔荣，韩宝惠. 支气管肺癌干细胞的研究进展. 临床肿瘤学杂志，2008，13(6):569－572.

[2] 乔荣，韩宝惠. 晚期非小细胞肺癌一线化疗的变迁. 中国肺癌杂志，2008，11 (2):206－211.

[3] 乔荣，韩宝惠. 非吸烟者非小细胞肺癌的生物学特征与治疗. 中国肺癌杂志，2009，12 (2):156－161

论文《ABC转运蛋白基因多态性与肺癌含铂方案化疗的关系》荣获第三届中国肿瘤内科大会优秀论文二等奖。

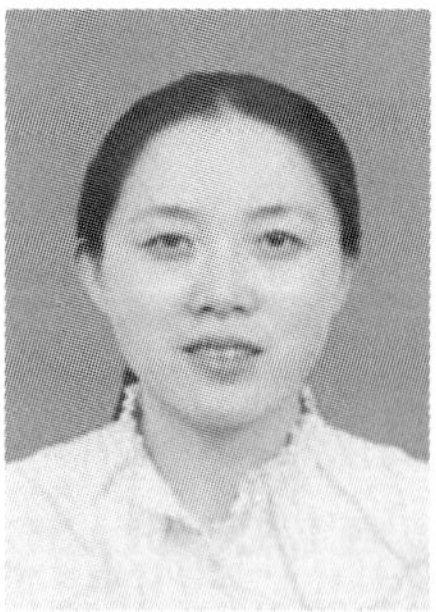

胡赛男，女，主治医师。江苏省肿瘤医院/江苏省肿瘤防治研究所肿瘤内科主治医师。

从事肿瘤的基础和临床研究工作 13 年。在常见恶性肿瘤的诊断和内科治疗上具有比较丰富的临床经验，特别是在肺癌、乳腺癌的化学治疗和生物靶向治疗中有较深入的研究。

工作期间参与了多项国内和国际多中心的临床试验，包括：

（1）口服和静滴长春瑞滨联合表柔比星作为一线化疗治疗转移性乳腺癌的Ⅱ期随机对照临床研究；

（2）注射用重组抗 Her－2 人源化单克隆抗体治疗转移性乳腺癌的开放、多中心、前瞻性临床研究；

（3）随机、双盲、多中心羧胺三唑胶丸联合长春瑞滨和顺铂对照安慰剂联合 NP 治疗ⅢB 期或Ⅳ期非小细胞肺癌；肺癌患者疗效和安全性的Ⅱb 期临床研究；

（4）比较 Neratinib 联合紫杉醇与曲妥珠单抗联合紫杉醇一线治疗 ErbB－2 阳性局部复发或转移性乳腺癌的随机、开放、2 组对照、Ⅲ期临床研究。

作为第一作者发表的论文有：

［1］胡赛男，冯继锋，吴建中，等. RRM1 基因多态性与非小细胞肺癌患者血清铂类化疗敏感的相关性分析. 中华肿瘤防治杂志，2009，16（19）：1477－1481.

［2］胡赛男，孙蔚莉，史美祺. 奈达铂联合多西他赛治疗晚期复治非小细胞肺癌的临床研究. 肿瘤预防与治疗，2009，12（4）：388－391

［3］胡赛男，陈嘉，陈凌翔. 周剂量乐沙定联合低剂量 5－氟尿嘧啶持续输注治疗消化道恶性肿瘤. 河南肿瘤学，2002，15（2）：94－95.

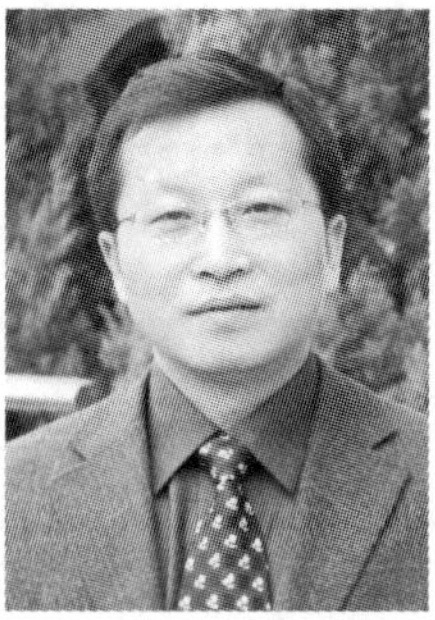

冯继锋，副教授、主任医师、硕士研究生导师。江苏省肿瘤医院/江苏省肿瘤防治研究所副院（所）长、副书记，江苏省肿瘤医院国家药物临床试验机构主任，江苏省抗肿瘤药物临床试验服务中心主任。现担任中华医学会理事、中华医学会肿瘤分会委员，中国抗癌协会临床肿瘤学协作专业委员会（CSCO）常务执委，中国抗癌协会化疗专业委员会副主委、淋巴瘤专业委员会委员、乳腺癌专业委员会委员，江苏省医学会化疗与生物治疗分会主任委员，江苏省抗癌协会化疗专业委员会常务副主委。

从事肿瘤的基础和临床研究工作 25 年。在常见恶性肿瘤的诊断和内科治疗上具有丰富的临床经验，特别是在乳腺癌、肺癌、恶性淋巴瘤治疗中细胞毒药物的剂量与疗效和毒性关系、生物靶向治疗等方面有较深的研究。

作为课题第一负责人主持了 2006 年江苏省科技厅重点课题“江苏省抗肿瘤药物临床试验服务中心”，并主持和参加了十多项省厅级其他课题的研究，如“EGFR 甲基化对肺癌分子靶向治疗疗效的影响及机制分析”、“UGTIAI、MTHFR 基因多态性与结直肠癌化疗的敏感性关系的研究”、“雌激素受体通路与乳腺癌内分泌治疗疗效关系的研究”、“代谢酶和 DNA 修复酶基因多态与非小细胞肺癌化疗敏感性关系的研究”、“内抑素在肿瘤治疗中的实验研究和临床应用”和“防治肺癌的规范综合诊治技术方案研究及其临床应用示范”等。

作为江苏省抗肿瘤药物临床试验服务中心主任，还主持和参加了几十项国内外抗癌新药的临床试验研究。近年来共发表论文95篇，其中SCI收录6篇，主编或参编著作6部。兼任《临床肿瘤学杂志》、《中华肿瘤防治杂志》、《肿瘤学杂志》、《癌症进展》、《医学研究生学报》等编委。

主要发表文章

[1] Feng Ji - Feng, Jian - zhong Wu, Sai - nan Hu, et al. Polymorphisms of the Ribonucleotide Reductase M1 Gene and Sensitivity to Platin - Based Chemotherapy in Non - Small Cell Lung Cancer. Lung Cancer, 2009, 66 (3): 344 - 349.

[2] Feng Jifeng, Sun Xinchen, Sun Ning, et al. XPA A23G polymorphism is Associated with the Elevated Response to Platinum - Based Chemotherapy in Advanced Non - Small Cell Lung Cancer. Acta Biochimica et Biophysica Sinica, 2009, 41 (5): 429 - 435.

[3] Lu JW, Gao CM, Wu JZ, Cao HX, Tajima K, Feng JF*. Polymorphism in the 3`untranslated region of the thymidylate synthase gene and sensitivity of stomach cancer to fluoropyimidine - based chemotherapy. J Hum Genet, 2006, 51: 155 - 160.

[4] 冯继锋，朱梁军，胡洁. 血管内皮抑素基因转染人脐带血 $CD34^+$ 造血干细胞的实验研究. 医学研究生学报，2005，18 (2): 101 - 103.

[5] 冯继锋，吴剑秋，尹必俭，等. 乳腺癌组织中雌激素受体与 C - erbB - 2 基因、多药耐药基因 MDR1 表达. 实用临床医药杂志，2005，9 (11): 8 - 11.

[6] 冯继锋，庄民，朱梁军，等. IL - 6SIL - 6R 对人脐血 $CD34^+$ 细胞体外扩增的作用. 癌症，2004，23 (6): 715 - 718.

[7] 冯继锋，陆建伟，张彤，等. TS、p53 基因产物表达水平与直肠癌预后的关系. 临床肿瘤学杂志，2004，9 (6): 591 - 594.

[8] 冯继锋，陆建伟，孙小峰. 氟尿嘧啶/亚叶酸钙 + 紫杉醇联合化疗双周方案治疗晚期胃癌. 癌症，2004，23 (12): 1704 - 1706.

[9] 陆建伟，高长明，吴建中，冯继锋，等. 亚甲基四氢叶酸还原酶基因 C677T 多态性与胃癌患者对 5 - FU 化疗敏感性的关系. 癌症，2004，23 (8): 958 - 962.

[10] 史美祺，高长明，吴建中，冯继锋，等. 亚甲基四氢叶酸还原酶基因多态性与非小细胞肺癌化疗敏感性的关系. 中国肺癌杂志，2006，9 (6): 519 - 524.

[11] 高长明，史美祺，吴建中，冯继锋，等. DNA 修复酶 XRCC1 基因多态与非小细胞肺癌对 GP 方案化疗的敏感性. 实用癌症杂志，2006，21 (4): 351 - 353.

[12] 孙燕，林洪生，朱允中，冯继锋，等. 长春瑞滨合并顺铂（NP）加参一胶囊或安慰剂治疗晚期非小细胞肺癌的多中心双盲随机临床研究报告. 中国肺癌杂志，2006，9 (3): 254 - 258.

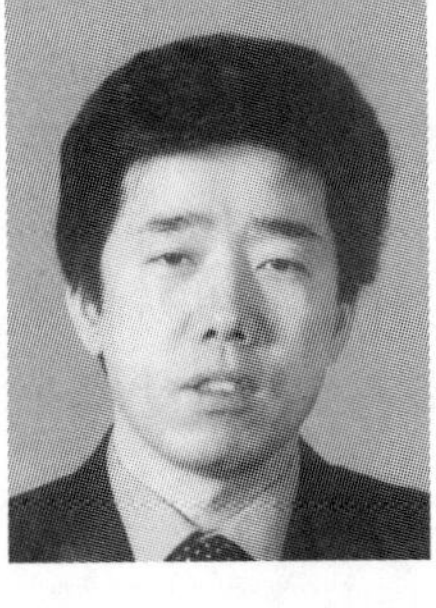

王长利，主任医师、教授，天津医科大学附属肿瘤医院肺部肿瘤科主任，天津市肺癌诊治中心主任。中国抗癌协会理事，中国抗癌协会肺癌专业委员会候任主任委员，中国医师学会胸外科分会常委，《中国肿瘤临床年鉴》肺癌专题编辑专家委员会成员，天津市抗癌协会肺癌专业委员会主任委员。

1982年毕业于哈尔滨医科大学。一直从事胸部肿瘤临床外科工作，主要从事肺癌早期诊断、外科治疗、综合治疗及肺癌相关基础研究与临床研究。尤其擅长肺癌的各种疑难手术及肺癌手术的系统性淋巴结清扫术，每年行肺癌手术300余例；开展了纵隔镜手术，提高了肺癌诊断及分期的准确性；熟练开展并积极推广完全胸腔镜下肺癌切除术，手术创伤小，恢复快，尤其对一些年老体弱患者，使他们获得了手术治疗的机会。依据不同的病情及患者身体情况，施行复杂的扩大手术、微创手术及常规手术，并全部联合行系统性淋巴结清扫术，显著提高了肺癌手术的治愈率。对中晚期肺癌的综合治疗有深入研究，因病施治，治疗规范、恰当，积极开展个体化治疗，提高了肺癌总体治愈率。主持、参加10余项国内外多中心临床研究，在国内外重要期刊发表论文30余篇，部分论文被SCI收录。承担国家自然科学基金及市局级等课题8项。获得2项国内领先的科研成果。主编、参与编著多部专著。

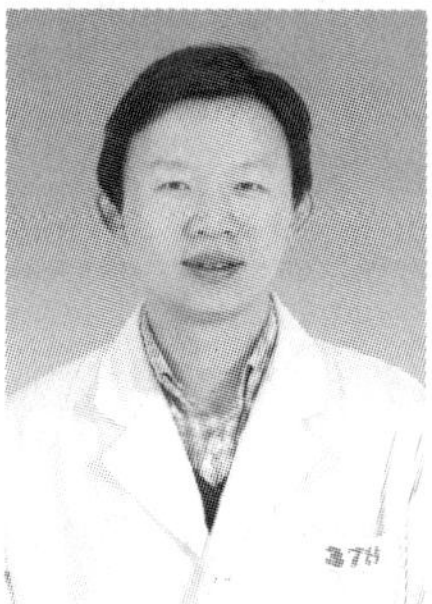

吕嘉林，1972年出生，1997年毕业于白求恩医科大学（今吉林大学白求恩医学部）。1997年9月开始在首都医科大学附属北京胸科医院（原北京结核病胸部肿瘤研究所/北京胸部肿瘤结核病医院）工作，2002年8月～2003年2月于北京朝阳医院呼吸ICU进修，2007年6月～2008年6月，作为北京市第五批援藏干部，在拉萨市堆龙德庆县医院内科工作一年。2009年11月晋升为副主任医师。参与各级各类科研课题10余项。目前研究方向为胸部肿瘤的诊断、鉴别诊断及内科治疗。

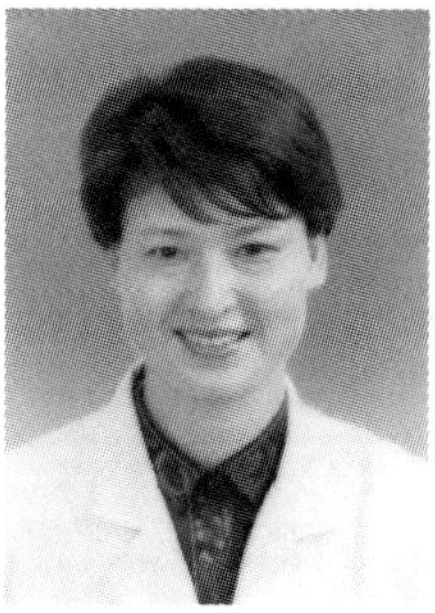

李宝兰，女，内科学博士，内科主任医师、博士研究生导师，现任北京胸科医院综合科主任。1983年毕业于北京医学院分院临床医疗系，2006年在美国M. D. Anderson癌症中心进行为期半年的进修学习。现兼任中国老年学学会老年肿瘤专业委员会执行委员，首都医科大学肿瘤学系肺癌学组委员，北京市职业病鉴定、北京市医疗事故鉴定专家库成员，北京市劳动能力鉴定委员会医疗卫生专家，国家级继续教育项目评审专家、首发基金项目评审专家，《中国肺癌杂志》审稿专家。

同时，作为北京胸科医院胸部肿瘤多学科协作中心副主任委员，北京胸科医院临床试验专家委员会委员，北京胸科医院临床试验伦理委员会委员，美国临床肿瘤学会（ASCO）会员，中国抗癌协会临床肿瘤学协作专业委员会（CSCO）会员，始终从事内科临床工作。1989年以来，从事专科疾病——胸部内科疾病的临床诊疗和科研，对胸部疾病尤其是肺癌、结核的诊断、鉴别诊断、治疗及相关科研具有丰富的经验。主要研究方向为肺癌的基础与临床、肺癌的多学科综合治疗、肺癌的个体化治疗及肺癌的靶向治疗。自2001年以来，开展对肺癌血管生成及抗血管治疗的相关性研究。参与“十一五”国家科技支撑项目——非小细胞肺癌规范化多学科综合治疗、863计划重大项目——肿瘤标本库的建立、肺癌的分子分型和个体化诊疗分题：基于EGFR基因突变分析预测EGFR靶向药物Gefitinib对肺癌疗效的研究，民政部项目：多西他赛单药与每周方案的临床研究及国内多中心临床试验等多项研究。2002年以来，作为硕士研究生导师培养硕士研究生6名，现为博士研究生导师。在《中华医学杂志》、《中华结核呼吸杂志》、《中国肺癌杂志》等核心期刊共发表论文40余篇。

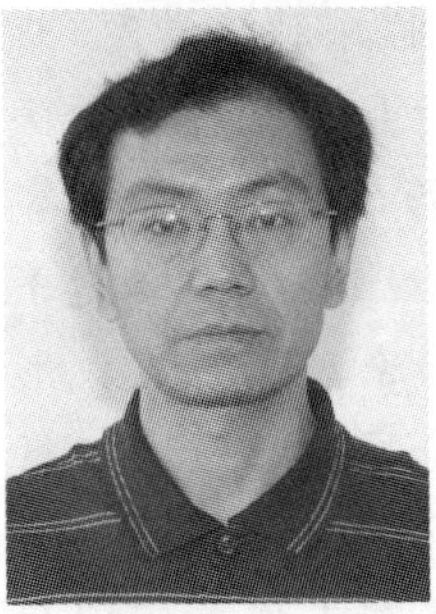

刘宝东，1965年4月出生，1996年获得中国医科大学胸外科博士学位。

首都医科大学宣武医院胸外科病区主任、主任医师、副教授。国际肺癌研究协会会员，首都医科大学肿瘤学系肺癌学组委员，北京胸外科专业委员会微创外科专业学组委员，国家自然科学基金项目评议人，北京市科委生物医药和医疗卫生领域评审专家。从事胸外科临床20年，擅长胸部肿瘤如肺癌、食管癌、纵隔肿瘤和胸部创伤的诊断与外科手术；在微创胸外科方面如电视胸腔镜下肺叶切除、肺大疱切除，重症肌无力胸腺扩大切除，胸腔积液的诊治，电视纵隔镜下纵隔淋巴结活检和CT引导下肺癌诊断与治疗方面有独到之处。科研方向为肺癌临床分期、早期诊断、微创外科手术和射频消融治疗等。发表学术论文30余篇。

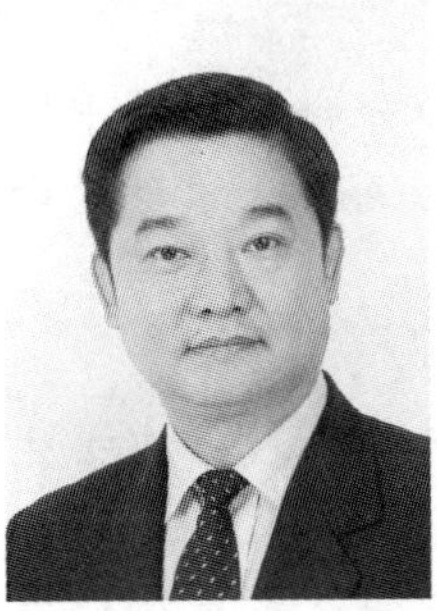

冯威健，首都医科大学附属复兴医院肿瘤微创介入中心主任，首都医科大学肿瘤学系教授、主任医师，首都医科大学肺癌诊疗中心副主任，日本东邦大学医学博士、日本金泽大学博士后，硕士研究生导师。世界疼痛医师协会癌痛专业委员会副主委，中国抗癌协会临床肿瘤协作专业委员会（CSCO）执委、肿瘤微创治疗专业委员会和抗癌药物专业委员会、中国老年学学会老年肿瘤专业委员会全国委员，日本癌局部疗法研究会特别会员。研究方向：肿瘤联合化疗与微创介入治疗。主要业绩：抗肿瘤新药的临床研究和实体肿瘤的影像介入局部微创诊疗技术的开发应用，擅长CT介入治疗、射频消融、化学消融、肿瘤介入。著作：《CT介入诊疗学》、《肿瘤微创治疗技术》、《肿瘤靶向治疗技术》，发明CT穿刺导向支架、套管微米注射技术、化学刀化学消融技术，在治疗肺癌、肝癌方面具有独到的方法和疗效。Email：13910579666@139.com

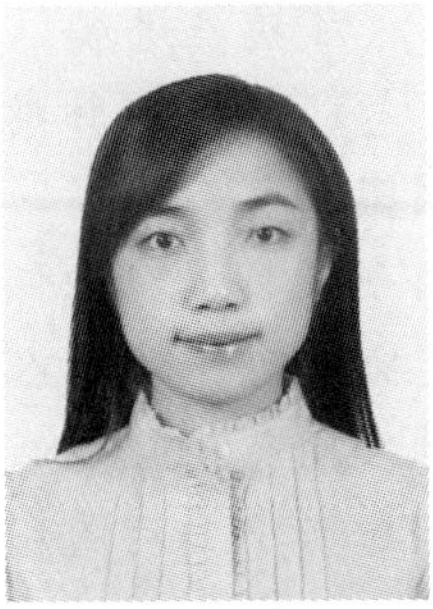

王鑫，女，肿瘤学硕士。华西医科大学获得临床专业学士学位，硕士毕业于北京医科大学临床肿瘤学院。现任职于首都医科大学肺癌诊疗中心，致力于晚期肺癌个体化治疗的研究。参与中美肺癌临床研究项目——非小细胞肺癌术后多西他赛联合卡铂辅助化疗的安全性和疗效的多中心探索性研究（CCTC）；参与首都医学发展科研基金联合攻关项目（多学科联合治疗非小细胞肺癌合理模式的探讨及以此为基础的多中心研究），“国家高技术研究发展计划肺癌的分子分型和个体化诊疗”分课题“基于EGFR变异分析预测EGFR靶向药物吉非替尼（Gefitinib）对肺癌疗效的研究”等课题的相关研究。

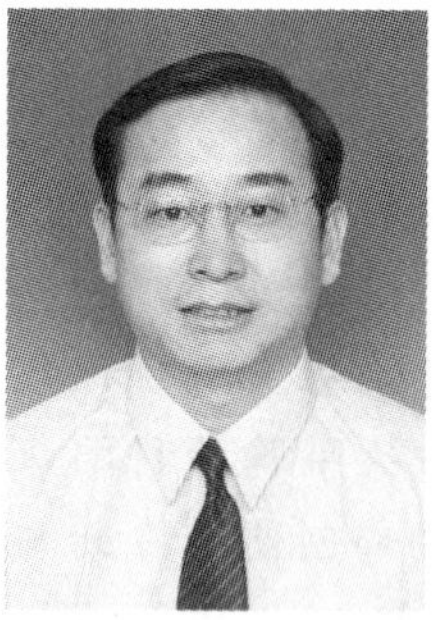

杨跃，1958年12月出生，主任医师，北京大学临床肿瘤学院/北京肿瘤医院胸部肿瘤外科二病区主任。1983年毕业于北京医科大学医疗系，从事胸部外科20余年，特色专长是肺癌治疗的规范化手术、气管及支气管袖状成形手术、肺血管成形手术以及隆凸癌切除重建手术，食管癌根治及消化道重建手术，纵隔巨大肿瘤切除术及血管成形术，以及胸壁肿瘤切除及成形术。自1997年开展腋下微创伤切口行食管、肺及纵隔手术，并发表论文多篇。2000—2003年曾在美国Rochester大学病理系肿瘤细胞分子生物学实验室从事研究工作。回国后致力于与肺癌相关的致癌基因及抑癌基因的研究工作，以及与肺癌相关的激素受体和相关蛋白的分子生物学研究工作。先后发表学术论文20余篇，主编《肺癌标准化手术图谱》一部，并参与编译及编写肿瘤相关专著及科普书籍多部。

已经完成和正在承担国家自然科学基金课题，教育部“985”课题肺癌部分，科技部“863”课题子课题，北京市教委课题，北京大学临床肿瘤学院科研课题等。

中国抗癌协会肿瘤介入学专业委员会委员、中国医师协会胸外科医师分会委员、中国医师协会循证医学营养专业委员会委员、中国系统仿真学会理事、中国系统仿真学会生命系统建模仿真专业委员会副主任委员、北京医学会胸外科分会委员。

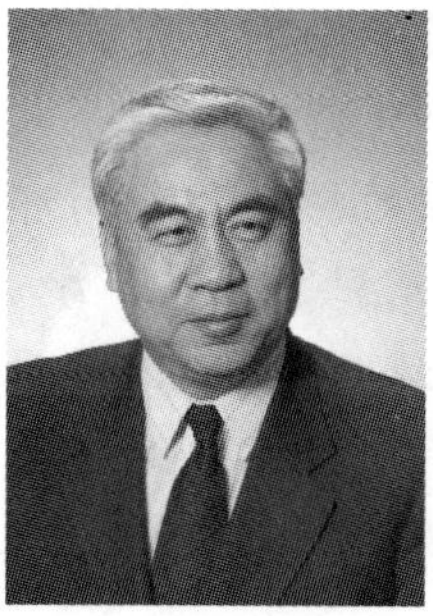

赵平，比利时鲁汶大学医学博士，外科主任医师、教授、博士生导师。现任中国医学科学院肿瘤医院院长、肿瘤研究所所长、腹部外科主任、院所学术委员会主任委员，中国医学科学院学术委员会执委会副主任委员。兼任中国医院协会肿瘤医院管理分会主任委员、中国癌症基金会副理事长兼秘书长、世界卫生组织合作中心主任、全国肿瘤防治研究办公室主任、全国肿瘤登记中心主任、中国老年学学会老年肿瘤专业委员会副主任委员，第十一届全国政协委员，全国政协教科文卫体委员会委员，北京市第十二、十三届人大代表，《中国肿瘤临床年鉴》主编，《中华肿瘤杂志》、《中国肿瘤杂志》、《癌症进展》、《抗癌之窗》等杂志主编，以及《中国医院院长杂志》、《中华普通外科杂志》、《中国肿瘤外科杂志》等多种杂志副主编、编委。2009年当选为亚洲国家癌症中心联盟秘书长。

曾主持国家科技部“十五”攻关课题及多项有关胰腺癌诊治的重大科研项目，现担任“十一五”支撑计划重点项目及国家科技重大专项课题总负责人。近年成功申请了“国人重大疾病（癌症）预警指标体系研究与模型开发”、“抗肿瘤、糖尿病、神经退行性疾病新药临床前药效学评价技术平台的建立”等重大课题，并任课题总负责人。担任中美两国在河南省林州市食管癌早诊早治项目、中央补助地方淮河流域癌症早诊早治以及中央补助地方肿瘤随访登记项目负责人。

发表学术论文180余篇，参加编译出版了30余部学术著作。主编出版了《胰腺癌》、《临床肿瘤学进展》等，参与编写《胰腺外科学》、《胰腺外科手术学》等，组织翻译《外科疾病的治疗效果》、《AJCC癌症分期手册（第6版）》、《胰腺癌》、《上消化道肿瘤》、《肝胆肿瘤》、《结直肠癌》等译著。作为全国肿瘤登记中心主任、全国第三次全死因调查执行办公室主任，承担了国家第三次全死因调查任务，发表了“中国部分市县恶性肿瘤发病与死亡（1998～2002）”、“中国部分市县2003年恶性肿瘤发病年度报告”、“中国肿瘤登记年报2004”、“全国第三次死因回顾抽样调查报告”、“中国肿瘤登记工作任重道远”等文章，为中国肿瘤登记事业做出了积极的贡献。

2003年被中组部等六部委授予全国留学回国人员成就奖；2004年荣获中华医院管理学会全国百名“先声杯”优秀院长称号，同年起享受国务院政府特殊津贴；2005年获得卫生部授予的“有突出贡献中青年专家”称号；2007年获得北京市教育工会授予的“北京市医德楷模”称号、全国总工会教科文卫委员会授予的“全国医德标兵”称号、39健康网评选的中国健康年底总评榜“十大健康卫士”称号；2008年参与获得“中华医学科技奖二等奖”和“中华医学科技奖获奖项目完成人”荣誉称号；2009年获得《中国医院院长》杂志评选的“2008—2009年度最具领导力的中国医院院长·卓越成就奖”。

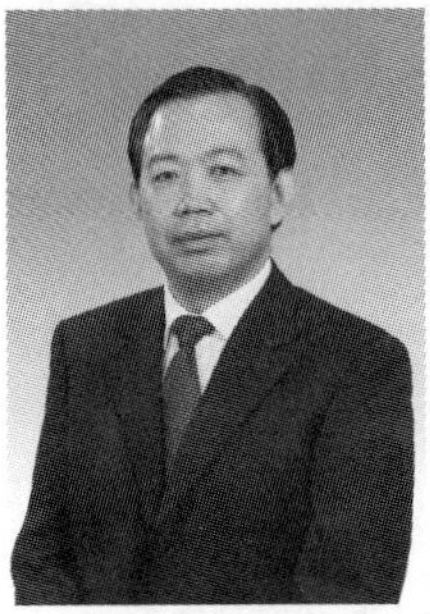

王成锋，主任医师、教授、硕士生导师。1984年毕业于山东医科大学医疗系并分配到现单位至今。现任中国医学科学院肿瘤医院腹部肿瘤外科轮值主任、腹三病区主任、胰腺肿瘤中心执行主任，《中华医学杂志》、《中华普通外科杂志》等13种专业期刊的审稿专家、编委和常务编委。“十一五”国家科技支撑课题、国家自然科学基金、国家863课题、教育部出国留学人员启动科研基金、教育部高校博士点基金、中华医学科技奖、卫生部和中国医师协会专科医师培训基地等评审专家。

主要从事腹部肿瘤的诊断、外科治疗及相关基础理论研究，尤其擅长胰腺肿瘤、胆系、肝脏、早期乳腺癌和低位直肠癌的诊断和治疗工作。可以独立完成腹部肿瘤的各种手术，包括直肠癌、结肠癌、乳腺癌、胃癌、胆囊癌等，以及肝切除、胰十二指肠切除术（Whipple's术）等疑难复杂手术，年完成Whipple's术40例。在国内率先参与了乳腺癌小手术大放疗、保留乳腺形态的研究，并在《中华外科杂志》上发表了论文《早期乳腺癌的保守性手术治疗》、首次提出了该种手术后美容效果的评定标准，为国内进行该项研究提供了标准。开展了低位直肠癌腹会阴联合根治会阴部造口、股薄肌成形的研究。开展了大网膜在直肠癌腹会阴联合根治会阴部伤口应用的研究、使术后会阴部伤口Ⅰ期愈合率明显升高（10.5% vs 91.7%），该研究获院所科技成果二等奖。开展了对Ⅳa期肝癌以外科治疗为主、辅以以药敏为基础的经门静脉化疗的研究，该研究获院所科技成果二等奖。开展了胰腺癌术中细胞学穿刺、局部进展期胰腺癌术中间质放化疗、术中放疗等研究，对局部进展期胰腺癌的诊治进行了有益的尝试，并取得了良好的效果。

承担并完成国家科委“十五”攻关基金资助的“胰腺癌诊断和治疗新技术的研究”，卫生部资助的“Ⅳa期肝癌的外科治疗及相关研究”、“胰腺癌复发转移的早期诊断和治疗”，国家教委高等学校博士点基金资助的“胰腺癌细胞药敏、多药耐药及逆转的相关研究”等课题。承担了诺华公司资助的“全球GISTs复发转移的诊断和治疗”研究课题。参加（课题第二负责人）国家教委高校博士点基金资助的“前瞻性评价胰腺癌的可切除性”、“局部进展期胰腺癌缩小后切除治疗模式的基础与临床研究”课题。参加国家科委“十五”

科技攻关基金资助的“胰腺癌介入治疗新技术的研究”课题、国家“十一五”科技支撑课题“常见恶性肿瘤早期影像学诊断的综合研究”，863“肿瘤基因治疗新技术开发与治疗产品研发”课题等。

以第一作者或通讯作者身份在国家级主要学术期刊发表专业论文86篇、合作发表论文70篇。主编或参编专著9部。

获各种临床、科研奖励8项。获2006年度北京市卫生局、北京市医师协会联合授予的北京地区百名优秀青年医师称号和2006年度北京市人事局、北京市卫生局联合授予的北京地区卫生系统先进工作者。

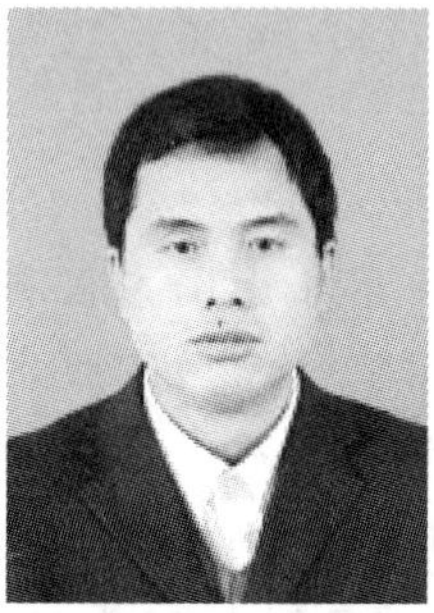

贺文兴，男，江西省永新县人，生于1974年9月。硕士，中级职称。2008年毕业于南昌大学肿瘤学专业硕士研究生。主要从事肿瘤化疗研究（药物遗传学/基因组学指导下的个体化疗）。

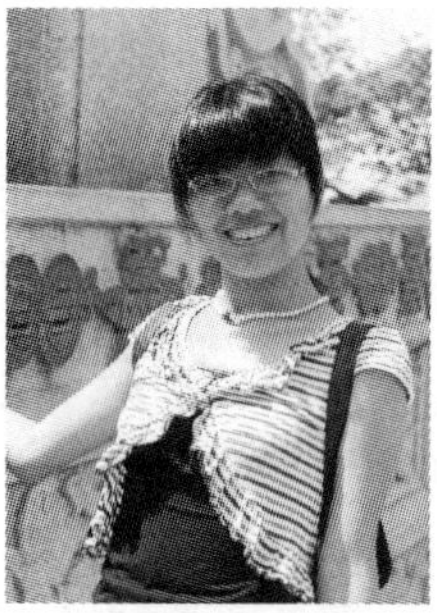

邱妙珍，医学硕士，中山大学中山医学院2001级七年制本硕连读学生，中山大学肿瘤医院内科培训医生。已发表SCI论文两篇，在国内核心杂志发表论文多篇。论文摘要曾在ASCO会议上作为poster展出，并在2009年欧亚肠癌会议上做论文汇报。

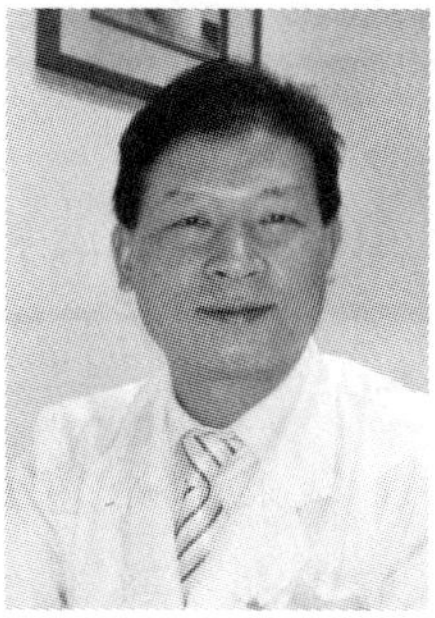

徐瑞华，医学博士（M. D.，Ph. D.），教授、主任医师、博士生导师。中山大学肿瘤防治中心中心副主任、副院长，国家新药临床试验中心办公室副主任；美国德州安德森癌症中心（M. D. Anderson Cancer Center）客座副教授；入选2007年教育部新世纪优秀人才计划。

学术兼职：中国抗癌协会CSCO委员，中国抗癌协会大肠癌专业委员会化疗学组委员兼秘书，广东省抗癌协会大肠癌专业委员会常委，广东省抗癌协会淋巴瘤专业委员会委员，美国临床肿瘤学会（ASCO）会员，美国癌症研究协会（AACR）会员；《临床肿瘤学杂志》编委。

长期从事肿瘤化学治疗、靶向治疗的临床工作及抗癌药物的基础、临床研究。近年来主要从事消化道肿瘤（肠癌、胃癌、食管癌、胰腺癌、肝癌）、恶性淋巴瘤的治疗及研究。2002 年前往美国 M. D. Anderson 癌症中心工作，2005 年回国。在美国期间，与 M. D. Anderson 癌症中心胃肠肿瘤内科医生及淋巴瘤科医生共同进行临床工作，参与制定患者的治疗策略，参与多学科病例讨论（Multidisciplinary conference），参与临床试验研究。在临床工作的同时，也从事了抗癌靶点药物的开发及作用机制的基础研究。回国后，继续从事肿瘤化学治疗、靶向治疗的临床工作及如何提高肿瘤治疗疗效的应用基础研究工作，在消化道肿瘤、淋巴瘤等方面有深入的研究。负责执笔撰写《NCCN 结肠癌临床指导原则》（中国版）和《NCCN 直肠癌临床指导原则》临床共识，并参与制定《NCCN 胃癌临床指导原则》（中国版），负责、参与了多项国际及国内抗肿瘤新药（细胞毒性药物及靶向治疗药物）的临床试验。

在国内外重要期刊共发表文章 60 余篇，其中第一作者（或通讯作者）30 余篇，近年来有多篇文章发表在国际重要学术期刊上，如《Journal of National Cancer Institute》、《Journal of Cell Biology》、《Cancer Research》、《Oncogene》、《Leukemia》和《Cancer》等，这些高水平的论文引起了国外同行的高度关注。在国际上率先阐明了肿瘤细胞能量代谢（糖酵解，Glycolysis）异常与细胞耐药的内在关系，并设计了特异性抑制肿瘤细胞 Glycolysis 的药物，在实验领域取得了成功，该药物已获得美国专利。负责及参与了 20 余项国家、省部级科研课题，并参加了一项美国国立卫生院的重大研究。

联系电话：020－87343351，Fax：020－87343468，Email：ruihxu@163. com

通讯地址：广州市东风东路 651 号　中山大学肿瘤防治中心内科　邮编 510060

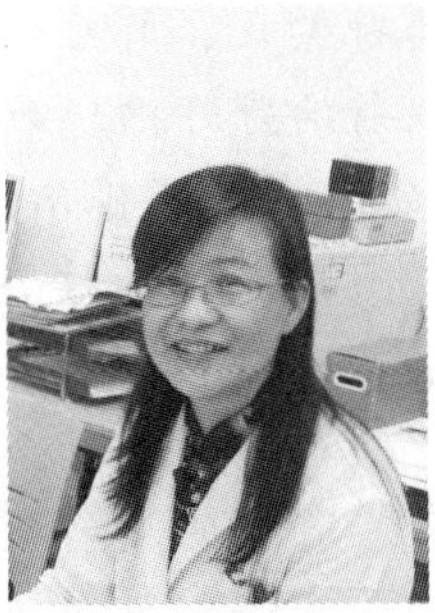

王亚兰，女，医学硕士，主任医师、教授，包头市肿瘤医院肿瘤内科副主任。1990 年毕业于内蒙古医学院临床医学专业，毕业后一直在包头市肿瘤医院肿瘤内科从事临床工作。1999 年及 2006 年分别在上海医科大学肿瘤医院肿瘤内科学习，2000 年在中国医学科学院肿瘤医院内科进修学习，2002 年 9 月就读于内蒙古医学院医学硕士研究生，获医学硕士学位，2008 年留学日本山黎大学附属病院肿瘤内科。现担任中国肿瘤生物免疫治疗专业委员会委员、中国临床肿瘤协会会员、中国抗癌协会会员。

主要专业特长：恶性淋巴瘤、乳腺癌、肺癌、胃肠道肿瘤、肾癌、恶性黑色素瘤及生殖细胞肿瘤等的化疗及生物治疗、靶向治疗等。多次参加全国肿瘤学术大会以及国际淋巴瘤学术会议等，并进行学术交流，主要学术论文有 26 篇。完成科研项目 6 项，并有 3 项获省市级科技进步奖。

联系电话：13664875172，13847298812

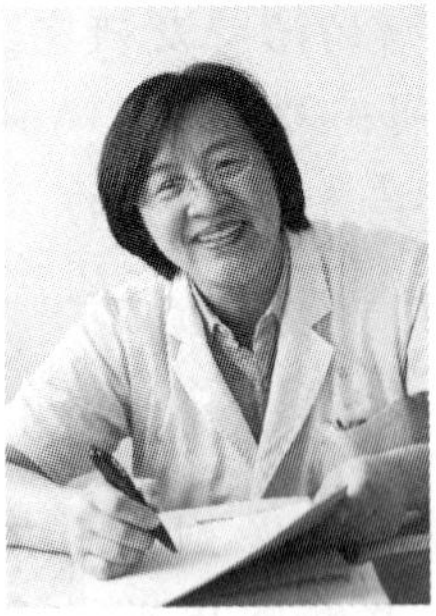

杨宇飞，女，医学博士，主任医师、博士研究生导师，中国中医科学院西苑医院肿瘤科主任。从事中西医结合血液肿瘤临床工作20余年，国内核心期刊发表学术论文30余篇，主编人民卫生出版社出版的肿瘤医学专著5部，承担国家和省部级课题10余项，获奖6项。目前承担科技部“十一五”国际合作课题：“中西医结合治疗减少Ⅱ、Ⅲ期结直肠癌根治术后复发转移的国际多中心临床研究”；所在科室为国家中医药管理局“十一五”结直肠癌专病建设组长单位。

目前主要社会兼职：世界中医药联合会肿瘤专业委员会常务理事，中国老年学学会老年肿瘤专业委员会（CGOS）总干事，中国中西医结合学会肿瘤学专业委员会常委，中国抗癌协会临床肿瘤学协作专业委员会（CSCO）执委会常委，中国抗癌协会北京中西医结合分会副主任委员。

Tel：010－86683701，E－mail：yyf93@ vip. sina. com

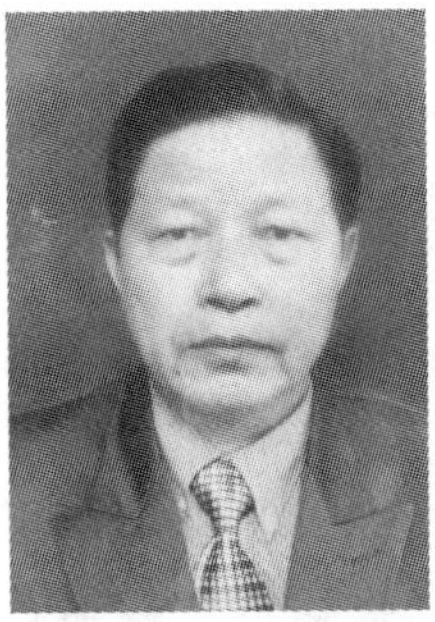

郑作深，主任医师，1965年毕业于中南大学湘雅医学院医疗系，广东省江门市首届名医，中山大学附属江门医院/江门市中心医院肿瘤科奠基人和学科带头人。长期致力于肝癌放射综合治疗研究，颇有建树，学术造诣颇深。发表论文20余篇，代表作有《460例巨大肝癌放射治疗的技术改进》、《移动条野技术的放射生物学和剂量学基础及改进》、《从临床实践看移动条野放射治疗肝癌的价值》和《肝癌转移复发的研究进展》等。

主要贡献：长期临床研究提示：肝脏并非放射治疗禁区，肝癌放射治疗并非无效。总结提出分阶段缩野靶区高剂量放射治疗肝癌（改良移动条野放射治疗）新技术治疗肝癌安全、有效，临床受益率高，部分患者可获根治；发现改良移动条野放射治疗技术能够有效控制和射杀肝内转移子瘤的优点为目前仅针对小肝癌主体瘤毁损的诸多局部消融疗法所不及的价值（肝内转移子瘤是肝癌治疗后导致高复发率的主要原因和难题），对肝癌转移、复发的防治具有重要临床意义；并对移动条野杀癌基础理论进行了阐明；解决了现代肝癌放射治疗技术有关的照射野设计、肝脏的放射耐受量与靶区高剂量照射三者之间长期存在的临床难题。此系列研究在关键技术和疑难问题解决中作出重大技术创新，在总体学术水平和主要技术指标已经达到国际先进水平的评价出自权威机构【中国医学科学院医学信息研究所查新报告（报告编号2006114）；广东省科学技术成果鉴定证书（粤科鉴字［2006］290号）；广东省科学技术成果登记证书（粤科成登字20070036）和中国科技成果（2008，02：60. 成果推广）】。首次指出当前《原发性肝癌规范化诊疗的专家共识》诸多肝癌局部治疗目标仅聚焦肝癌的主体瘤治疗，而对多中心发生和肝内侵袭转移的治疗依然被忽视的认识误区，导致“肝癌根治性治疗”后转移、复发和高病死率的科学难题无法解决。首次提出现代肝癌治疗路线图重视观念的转变，由病理学基础向病理生物学基础转变，要符合抑制肝癌生物学特性的要求，不仅考虑主体肿瘤的治疗，也应顾及多中心发生和肝内侵袭转移的治疗，还应保存机体功能的综合治疗方案，可能是较为合理的治疗策略。

单位：中山大学附属江门医院/广东省江门市中心医院肿瘤科
通讯地址：广东省江门市北街学校路28号之二501 邮编：529070
电话：0750－3398963，13709619968 传真：0750－3375441
E－mail：zhzsh33@yahoo.com.cn 网址：http://www.bjch.com

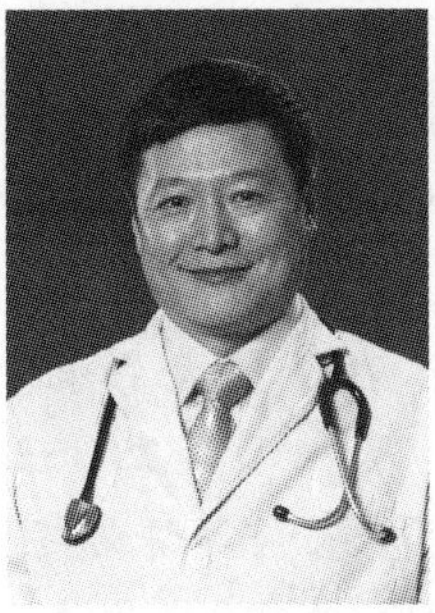

马军，主任医师、研究员。现任哈尔滨血液病肿瘤研究所所长，兼任中国抗癌协会临床肿瘤学协作专业委员会（CSCO）基金委员会主任委员、中华医学会血液学分会常委、中国医师协会血液科医师分会副会长等职。

一直致力于血液系统的良恶性疾病的诊疗，特别以治疗淋巴瘤和白血病享誉业内。1984年首先建立体外多能造血祖细胞培养体系，填补了国内空白。自1986年至今，应用维A酸和三氧化二砷序贯疗法治疗急性早幼粒细胞白血病1200余例，5年无病生存率72%，达到了国际先进水平。从1982年起至今，曾先后在《国际实验血液学杂志》、《中华医学杂志》、《中华内科学杂志》、《中华血液学杂志》上发表了有影响的论著。出版专著20余部，国内外刊物上发表论文200余篇。承担国家863重大科研项目2项，省、市级科研课题13项，开展了7项临床试验，并获得国家、省、市科技奖20余项。先后培养了博士、硕士研究生20余人。领导的哈尔滨血液病肿瘤研究所已成为融临床、科研、教学为一体，门类齐全，设备先进的血液病研究基地，受到国内外血液学术界的瞩目。

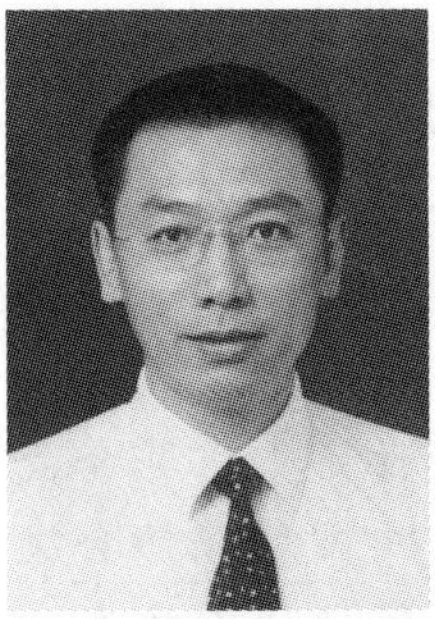

邱林，研究员，现任哈尔滨血液病肿瘤研究所副所长，中国抗癌学会临床肿瘤学协作专业委员会委员。1987年获白求恩医科大学实验血液专业医学硕士学位，1995年获日本东京大学医学博士学位，1999—2005年在德克萨斯大学MD安德森癌症中心从事博士后和血液病研究工作。2005年开始在哈尔滨血液病肿瘤研究所主持科研工作。主要开展白血病靶向治疗的研究。先后主持和参与8项国家、省和市级科研课题，参与编写专著6部，在国内外杂志发表论文20余篇。

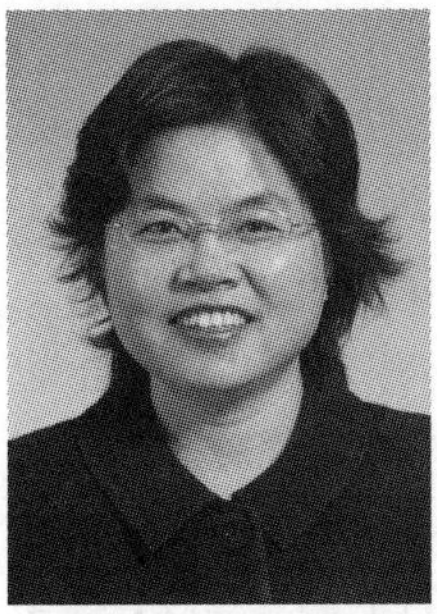

何小慧，女，1963年出生。主任医师、教授、硕士生导师。1986年毕业于湘雅医科大学，毕业后一直在中国医学科学院肿瘤医院从事肿瘤内科临床治疗、科研和教学工作。2007年美国M.D.Anderson癌症中心访问学者。

在化疗、生物和内分泌治疗恶性淋巴瘤、乳腺癌、肺癌、胃肠道肿瘤、生殖系统肿瘤和头颈部肿瘤方面积累了丰富的临床经验，尤其擅长于骨髓/外周血干细胞移植治疗恶性淋巴瘤、乳腺癌和生殖系统等肿瘤，为中国医学科学院肿瘤医院淋巴瘤综合治疗组和头颈部癌综合治疗组主要负责人之一。为NCCN指南中国版淋巴瘤组专家组成员和头颈部癌专家组成员、中国女医师协会肿瘤分会常委、中国肿瘤内科大会（CCMO）学术委员、《临床药物治疗杂志》编委。承担和完成了多项国家级和院所级科研课题，负责和参加了多项国际和国内的新药临床研究。发表论文40余篇，其中第一作者20余篇，参与多本著作的编写。培养和协助培养了十余位研究生。

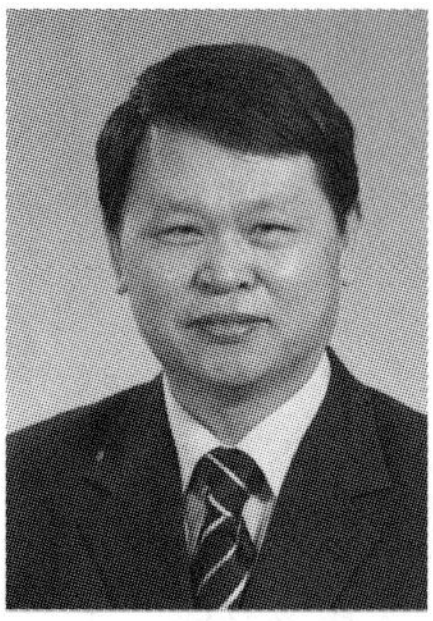

徐兵河，中国医学科学院肿瘤医院内科主任医师、教授、博士生导师；兼任国家药典委员会委员、国家食品和药品监督管理局新药审评专家、中国抗癌协会乳腺癌专业委员会副主任委员等职。《癌症》等十多家杂志的责任编委或编委。于国内率先开展乳腺癌个体化治疗的研究，研究成果对乳腺癌个体化治疗方案的选择产生了较大影响。在多项国际多中心临床研究中担任专家委员会委员。承担了国家863重大科技专项、国家“十五”攻关课题、国家自然科学基金等课题项目。参编和主编专著14本。在国内外杂志发表文章180余篇。

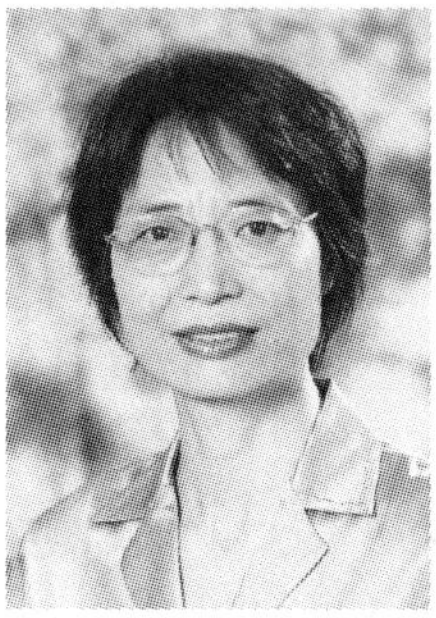

李萍萍，女，北京大学肿瘤学院/北京肿瘤医院/北京市肿瘤防治研究所中西医结合科主任，主任医师、教授、博士生研究导师。主要从事中西医结合肿瘤治疗的临床和科研工作，在中药配合化疗等方法提高疗效、减轻毒副作用、改善生活质量、延长生存期方面进行了系统的临床观察和实验研究。同时积极探索中医症状评估和疗效判定的科学方法。

曾承担北京市重大科技项目、北京大学985研究课题、国家自然科学基金、北京市自然科学基金和北京市中医局等多项课题。参与国家中医药管理局“十五”，“十一五”等项目。发表论文30余篇，其中数篇发表在具有SCI影响杂志，并有数篇被美国NIH权威杂志INDEX MEDICUS、美国MEDLINE数据库和美国全球信息网络收录。

现任国家药典委员会委员，CSCO常委、北京市抗癌协会副理事长、世界中医联合会肿瘤专业委员会副会长，中国抗癌协会肿瘤传统医学委员会副主任委员、中国抗癌协会康复与姑息专业委员会委员、美国临床肿瘤学会（ASCO）会员等。在本学科领域有较高的学术水平及学术地位。

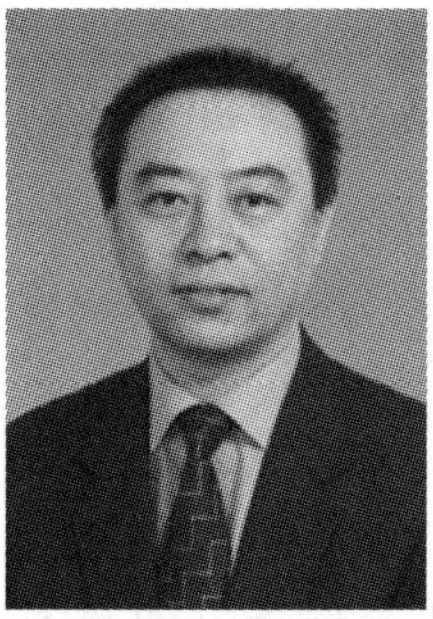

马建辉，50岁，中国医学科学院肿瘤医院泌尿外科主任医师、硕士生导师。1983年毕业于白求恩医科大学医疗系，2000年5月起任《中华泌尿外科杂志》第六届、第七届常务编委，2000年12月起受聘为中央保健局会诊专家，2003年1月起任教育部归国人员科研启动基金评审专家，2004年9月任中国医学科学院肿瘤研究所第五届党委委员，2005年7月起任中国《肾癌诊治指南》编写组组长，2006年1月起任《抗癌之窗》杂志编委，2006年11月起任中国老年学学会老年肿瘤专业委员会常委，2009年4月起任《肿瘤研究与临床》第五

届编委，2009年8月起任《现代泌尿生殖系肿瘤杂志》第一届编委，2009年8月起任CSCO肾癌专家委员会主任，2009年8月起任《中华肿瘤杂志》第六届编委。

研究方向：泌尿及男性生殖系统肿瘤的诊断及治疗。结合现代肿瘤学理论，开展新治疗方法的研究。

熟练掌握泌尿及男性生殖系肿瘤理论和外科技能，如保留性神经的前列腺癌根治术和全膀胱切除术、保留肾单位的肾癌手术以及下腔静脉瘤栓取出术等泌尿外科高难度手术。

主持和参与多项课题研究。先后在《中华医学杂志》、《中华肿瘤杂志》、《肿瘤学杂志》、《中华泌尿外科杂志》、《现代泌尿外科杂志》、《中华临床实践与研究》等多种期刊发表论文80余篇。参与了《临床肿瘤学》、《肿瘤综合治疗》、《现代肿瘤外科学·泌尿外科分册》、《家庭保健全典·肿瘤防治卷》、《吴阶平泌尿外科》第2版、《黄家驷外科学》第7版等10余本专著的编写。

近5年发表文章：

[1] 马建辉，余子豪，等. 内分泌治疗联合放疗治疗前列腺癌. 中华临床实践与研究，2003 (2):37-38.

[2] 马建辉. 借鉴国际研究进展提高肾癌诊治水平. 中华泌尿外科杂志，2003，24 (4):221-222

[3] 马建辉，鲍镇美. 干扰素治疗肾癌. 中华泌尿外科杂志，2003，24 (6):429-431.

[4] 马建辉. 肾癌的外科诊治现状. 中华泌尿外科杂志，2003，24 (8):569-571.

[5] 马建辉. 肾癌相关临床报道荟萃. 中华医学信息导报，2005，(19):8-9.

[6] 马建辉. 重视实体瘤疗效评价标准的变革——RECIST概要，中华泌尿外科杂志，2006，27:77-79.

[7] 马建辉，周爱萍，孙燕. 以VEGF为基础的肾癌分子靶向治疗的新进展. 中华泌尿外科杂志，2006，27:797-799.

[8] 马建辉. 肾癌免疫治疗的历史、研究现状及展望. 现代泌尿外科杂志，2007，12:71-73.

[9] 马建辉，关有彦，郑闪，等. 肾细胞癌病理分类的新进展. 肿瘤学杂志，2008，14:334-336.

[10] 马建辉. 局限性肾癌根治性肾切除术观念的演变. 肿瘤学杂志，2008，14:341-344.

[11] 马建辉. 局部进展性和转移性肾癌外科治疗现状. 肿瘤学杂志，2008，14:347-351.

[12] 马建辉，郑闪，吕宁，等. 2004年WHO肾细胞癌的病理分类和诊断标准. 现代泌尿外科杂志，2008，13:65-69.

[13] 马建辉，关友彦. 简析我国肾癌诊治指南与欧美国家的异同. 中华泌尿外科杂志，2009，30 (1):5-6.

[14] 马建辉，田军. 如何看待干扰素α在晚期肾细胞癌治疗中的作用. 中华泌尿外科杂志，2009，30 (1):7-9.

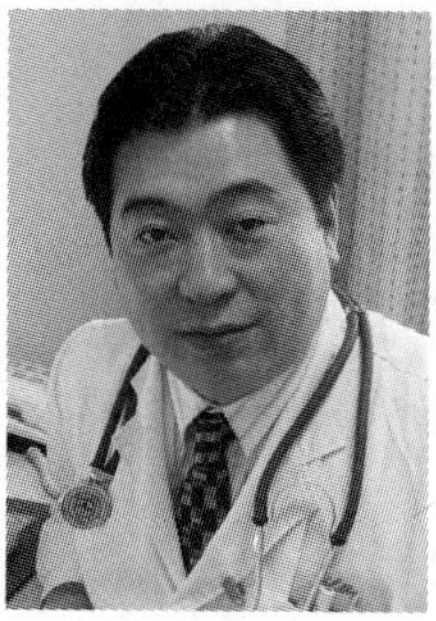

郭军，现任北京肿瘤医院肾癌黑色素瘤内科主任，医学博士，主任医师、教授、博士生导师。中国抗癌协会临床肿瘤学协作专业委员会（CSCO）执委会委员，CSCO黑色素瘤专家委员会主任委员，CSCO肾癌专家委员会主任委员，国际黑色素瘤研究联盟（Society for Melanoma Research）委员，全球黑色素瘤专家委员会（Golbal Melanoma Task Force，GMTF）常务委员，国际黑色素瘤基金会（MIF）海外咨询顾问。中国抗癌协会泌尿肿瘤分会常务委员，中华医学会《中国肾癌诊治指南》编写组成员，《NCCN肾癌诊治指南中国版》执笔人，《中国黑色素瘤诊治共识》及《中国黑色素瘤诊治指南》编写组执笔人。国家教育部“新世纪优秀人才支持计划”入选者，北京市“十百千”卫生优秀人才基金获得者，新世纪“百千万”人才工程北京市级人选。

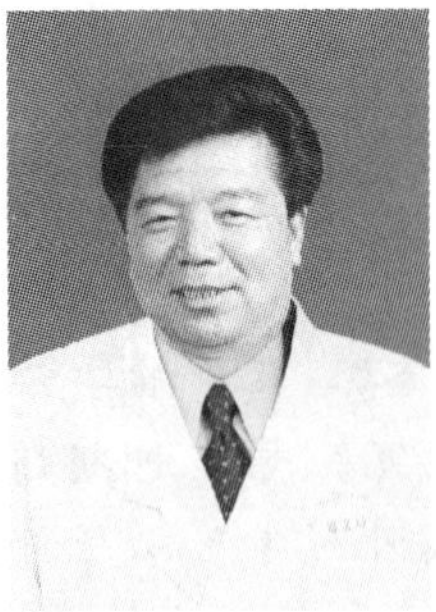

李建生，1940年10月生于河北省安国县，1958年入伍，1966年毕业于公安医学专科学校，在团卫生队先后担任调剂员、司药、军医。在中国中医研究院（现中国中医科学院）研究生班学习时，拜谢海洲、朱良春为师，潜心于鲜动物药研究，研制成功了现代抗癌鲜药——金龙胶囊和金水鲜胶囊，被国家药政部门批准为国药准字号药品。现任北京鲜动物药研制中心主任，北京建生药业有限公司董事长，北京五棵松中医门诊部主任，中国癌症基金会理事，中国癌症基金会鲜药学术委员会主任委员，中国中西医结合协会肿瘤专业委员会理事。发表学术论文20余篇，编著有《鲜动物中药治疗癌症的探索》、《癌症的治疗与康复》、《现代中西医结合肿瘤学》、《现代中医内科学》、《鲜药图谱》、《鲜动物药图谱》等书籍。

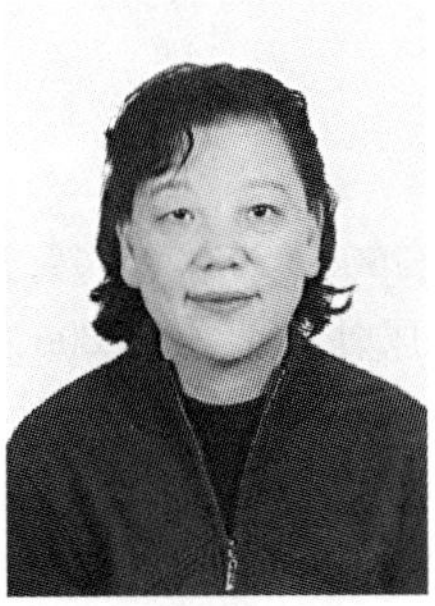

林洪生，女，1949年5月出生，中国中医科学院广安门医院肿瘤科主任，长期从事中西医结合肿瘤临床与实验研究工作，先后参与了国家“六五”、“七五”、“八五”、“九五”科技支撑计划项目，主持完成了国家“十五”科技支撑项目“中药治疗晚期非小细胞肺癌的临床研究”，现正负责实施国家“十一五”科技支撑计划“非小细胞肺癌中医综合治疗方案的研究”。担任多项国家自然科学基金项目及国家中医药管理局项目。特长是中西医结合治疗肺癌、乳腺癌、淋巴瘤。

张金兰，女，1969年2月出生，籍贯：内蒙古，博士，研究员、博士研究生导师，1992年至今一直从事药物分析及药物代谢的研究工作，2005年开始从事药物毒代动力学的研究工作，1995年以来作为课题负责人承担和完成了多项国家、省部级研究课题。目前兼任《中国药学》（英文版）第三届编委，《药物分析杂志》第七届编委，第一届全国生物计量技术委员会委员，中国实验室合格评定委员会（CNAS）及国际反兴奋剂组织（WADA）实验室认可评审员。

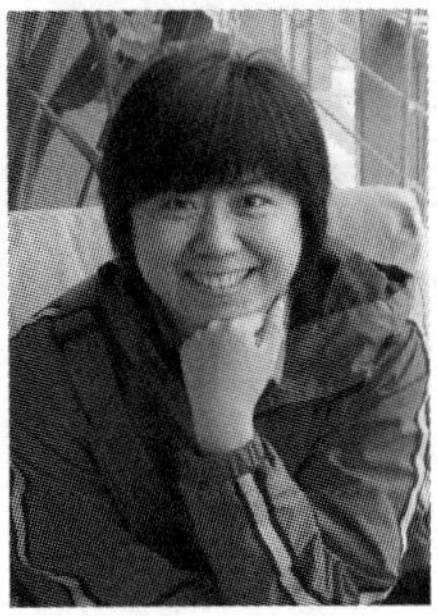

王薇，女，1975年出生，北京人。1999年毕业于北京大学医学部，获得临床医学学士学位。同年进入北京大学临床肿瘤学院，师从于李萍萍教授，进行抗肿瘤药物的研究。2002年获得肿瘤学硕士学位。毕业后在北京大学临床肿瘤学院中西医结合科从事临床工作，先后参与多项临床研究，发表多篇综述及论文。作为西医医生，通过李萍萍教授多年的教导，学习了中医，可以灵活运用中西医两种手段，擅长于晚期肿瘤姑息治疗，目前的主要研究方向是老年肿瘤治疗。

（**说明：**以文章先后为序，部分作者的简介或照片未收到，故未列入其中。）

《中国肿瘤临床年鉴》编辑委员会

2010 年卷征稿函

《中国肿瘤临床年鉴》(以下简称《年鉴》)是中国癌症基金会主办的肿瘤医学专业方面的科技情报刊物，兼具学术性、科技性和情报性。《年鉴》创办于 1993 年，每年出版 1 卷。主要读者对象为肿瘤防治专业的临床、科研、流行病学、药品生产及经营、医药院校师生等相关方面人员；并可为领导层提供卫生工作决策的依据。本《年鉴》在国内外公开发行，它将成为肿瘤防治领域信息沟通的“桥梁”。

一年一度的《中国肿瘤临床年鉴》作为汇集肿瘤医学领域一年中发生的大事、进展、成果等资料的集大成者，本刊的宗旨是：报道当年癌症防治领域最新消息，反映当年癌症科研最新进展。因此，本卷《年鉴》征稿的内容包括：

1. 2010 年内您及您单位在肿瘤防治工作中取得的成果、进展、经验、总结。例如：有关肿瘤治疗的中、西医及中西医结合的成就；临床多中心协作研究的疾病报告；具有治疗有效率、生存时间等的临床资料；基于循证医学的肿瘤临床总结；肿瘤早诊早治暨肿瘤标志物的研究；肿瘤高发现场研究；肿瘤流行病学调查研究结果等。

2. 对 2010 年国内外肿瘤专业领域的现状、进展、发展趋势、展望等的综述、评述。

3. 推荐与评价 2010 年度内值得一读的肿瘤专业文献。肿瘤临床工作的探索与评述。

4. 2010 年度内的重要信息，包括您单位（个人）承办的全国性、地区性的重大肿瘤学科的活动报道（纪要）（请附照片）；获奖、创新、专利项目；新单位成立；新书出版等。

5. 与肿瘤防治工作相关的单位、团体的 2010 年大事记。

6. 本《年鉴》还可为各地肿瘤医院、肿瘤研究及防治机构、肿瘤药品及提高免疫力产品生产企业、与肿瘤相关的专利发明等提供介绍单位现状及发展、产品状况等的有偿服务。具体需求，如在《年鉴》中设立专栏等，请来编辑部面商。

鉴于您在肿瘤医学学术领域的造诣，现编辑委员会特向您、并通过您向您所在的单位特邀征集《年鉴》2010 年卷稿件。敬请在百忙之中拨冗命笔。您的大作将为本卷《年鉴》蓬荜增辉，同时也为中国的肿瘤防治事业“添砖加瓦”，在人类攻克癌魔的道路上留下您的“足迹”。如能赐稿，本编辑部将不胜感激之至！

来稿请发送电子邮件至：gaocq@ 126. com 或 zhanglf1952@ 126. com。

《中国肿瘤临床年鉴》编辑部地址：北京市朝阳区潘家园南里 17 号中国医学科学院肿瘤医院内公寓楼 203 号，邮政编码：100021。

本征稿函可以复印，并请协助转告您的同行。谢谢！

截稿日期：2011 年 3 月 31 日。(稿件要求请见附件)

中国癌症基金会《中国肿瘤临床年鉴》编辑委员会

2010 年 6 月　于北京

附件：

《中国肿瘤临床年鉴》2010 年卷

稿件要求及注意事项

1. 稿件要求：来稿应具有科学性、逻辑性、实用性和概括性；论点鲜明，层次清楚，资料可靠，数据正确，文字精练通顺，打印工整。

2. 打印要求：使用 Microsoft Word 软件（建议用 Word 2000 及以上版本）。

（1）纸型：A4。

（2）字体：中文字体：宋体；英文字体：Times New Roman；正文字号：小四号。

（3）行间距：1.2 倍行距。

3. 标题：文章标题三号，居中；一级标题（BT1）四号加粗；二级标题（BT2）小四号黑体；三、四级标题（BT3、BT4）小四号。

编排法示例：

××××××（文章标题，居中）

作　者

BT1：一、××××（靠左，前面空 2 格，占一行）

BT2：（一）××××（靠左，前面空 2 格，占一行）

BT3：1. ××××（靠左，前面空 2 格；题名后空一格接正文。如下面还有 BT4，则可占一行）

BT4：（1）××××：（靠左，前面空 2 格；冒号后接正文）

夹在文内的序号用①；②；③……

4. 作者：作者应限于主要参加本文的写作、实验数据的采集，并能对文稿内容负责、解答有关问题的人员。署名一般不超过 8 人，对本文做出贡献的其他人员可在致谢栏或脚注内列出。多名作者的排列顺序应由供稿者自行商定。

作者姓名排在文章标题的下行，居中；多名作者姓名之间空一格，单字名者在姓与名之间空一格。

再下行居中排作者的单位、所在城市、邮政编码。

在该文首页的下方应加注：通讯作者：×××，通信地址、邮政编码、联系电话、E－mail。

5. 摘要与关键词：论述、综述、临床、研究性质的文章要有中文摘要和关键词，排在文章首页作者单位之下。摘要一般不超过 500 字，内容包括本文的目的、方法、结果、主要数据和结论。关键词 3～10 个，应从文题、摘要、正文中选取与本文研究或讨论的中心问题相关的和必要的词，应尽可能使用医学词表上的规范词。

6. 医学名词与药名：文章中的医学名词（含疾病名称）、术语应使用全国自然科学名词审定委员会公布的标准医学名词，未公布的名词应参照有关专业学会制定的标准；如某些标准医学名词现时尚未被广泛应用的，可仍沿用相应的旧名词。

文中的药品名称应使用《中华人民共和国药典》和药典委员会《药名词汇》中的标准药名（亦可参照《新编药物学》第16版中的药名）；药典中未收入的中药名以部颁标准为准。对于众所周知，并已习惯使用多年的药品商品名，可在第一次出现时，加括号附在标准药名之后，如地西泮（安定）。

药物的剂量、单位、用法应确保准确无误。

医药名词和机构名称应采用标准的全称，避免使用仅在本单位流通的和易混淆的简称。如采用公认的通用简称或外文缩写，应在第一次出现时使用全称，并用括号附上简称或缩写。

7. 计量单位和单位符号：文章中的计量单位一律采用国家法定计量单位。

物质的量和人体体液检验数据一律以升（L）作为基准单位（即分母），避免使用过去的 mm^3、dl、ml、μl 等作为分母。

物质的量浓度应采用国际制单位——摩尔（mol）及其分数单位毫摩尔（mmol）、微摩尔（μmol），不再使用过去的“克原子”、“克分子”、“当量”、“克当量”等术语。

时间单位可使用英文名称的标准缩写，如 min（分）、s（秒）、h（小时）、d（天）等。

个别的非法定计量单位，如 mmHg、mmH_2O 依然在临床上被公众习惯使用，故在文中可沿用。

对于其他计量数值的单位，在最后定稿前将由编辑部编审进行全书统一。

8. 数字的用法：按照中华人民共和国国家标准 GB/T 15835—1995《出版物上数字用法的规定》执行。定稿时将由编辑部编审进行统一校正。

9. 表和图：图表随文，图表的位置应与正文中所述相对应，一般应在同一页上。同一篇文章中的图、表，应按顺序编号。

（1）表格是正文的一种辅助形式，可以使文字表达繁复的内容起到一目了然的作用。表格一般采用三线表，表题在表上方，居中。表格的设计要科学合理，表内文字要简洁明了，数字准确无误。表与正文、图的内容应相符。

（2）图稿大小要合适，设计要美观，线条应光滑。图与正文间留一行空白。图题在图下居中。

图表力求少而精，凡是用文字已能说明的问题，则尽量不用表和图；反之，如使用表和图，文中就不要再重复其中的数据，只需阐述其主要发现即可。

（3）照片用黑白片，必须反差鲜明、清晰易辨。照片需提供电子版文档，像素不应低于 1200×1600；并要注明“上”“下”方向。显微照片内应画长度标尺，如 1μm。

10. 统计学符号按照中华人民共和国国家标准 GB 3358/82 中的有关规定书写。计数资料与计量资料使用的显著性检验方法应正确。统计学处理结果一般用 $*P>0.05$，$**P<0.05$，$***P<0.01$ 三档表示。

11. 参考文献：所列参考文献必须是作者在撰写该文时引用和参阅过的文献，且以近几年的为主。一般只列公开出版的，而不列尚未出版或内部资料。

参考文献全部列于文章之后。按文中出现的次序编号，在右上角用方括号注明，如[1,2~5]。参考文献不得出错，作者须认真核对原文作者、题目、书刊名、年、卷、期、页码等。

参考文献的编排格式按有关出版社的要求。引用的文献有多位作者时，只列出前三位的姓名，其后加“等”（中文）、“他”（日文）、“et al.”（西文）。

参考文献编排法示例：

[书籍和专著] 编著者. 书名（全名）. 版次（第一版略）. 出版地：出版者，出版年. 起止页码.

[刊物] 作者. 文章题目. 期刊名，出版年，卷（期）：起止页码.

[论文集] 作者. 文章题目. 见：（或 In:）论文集编者，ed（或 eds）. 论文集名. 出版地：出版者，出版年. 起止页码.

参考文献中，下一条与上一条的出处相同时，应重复列出，不能用“同上”、“同一出处”或类似的词。

12. 来稿请附第一作者和通讯作者的简介和近期照片，作者简介内容：女性写性别、出生年月、最高学历、学位、职称、职务、专业、主要成就或业绩、今后研究方向等。

交稿时请提供存有全部文稿内容的电子文档。

13. 文责自负，请留底不退稿。编辑部收到稿件后，将发送回复邮件。稿件若不符合“稿件要求”或编委提出修改意见的，退回作者修改。作者必须在规定的时间内完成修改。编辑部对来稿有删改权。经编委审稿讨论后有可能淘汰不合格的稿件。稿件刊登后赠每位作者本期《年鉴》一本，编辑部将根据经费状况酌付作者稿酬。

《中国肿瘤临床年鉴》编辑部

2010 年 6 月

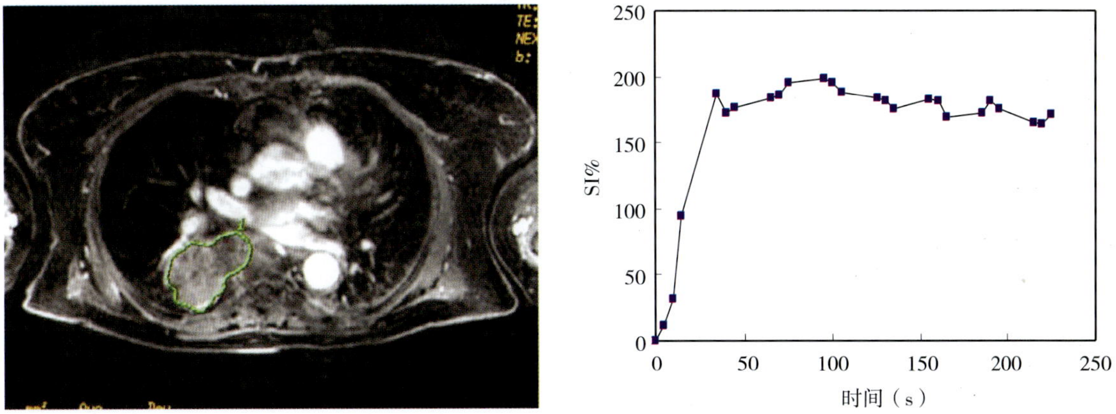

A　　　　B

图1　右肺下叶腺癌的增强 LAVA 图像（A）和时间-相对强化度曲线（B）

Fig 1 Enhanced-LAVA sequence image (A) and time-SI% curve (B) of a 74-year-old woman with adenocarcinoma in right lower lobe of lung

肝脏加速容积采集（liver acquisition with volume acceleration, LAVA）；相对强化度（relative enhancing percentage, SI%）

A. 肿瘤呈略不均匀强化，绿色环线区域为感兴趣区；

B. 时间-相对强化度曲线呈 B 型，$SI_{EP}\%$ 为 186.7%，$SI_{peak}\%$ 为 198.0%

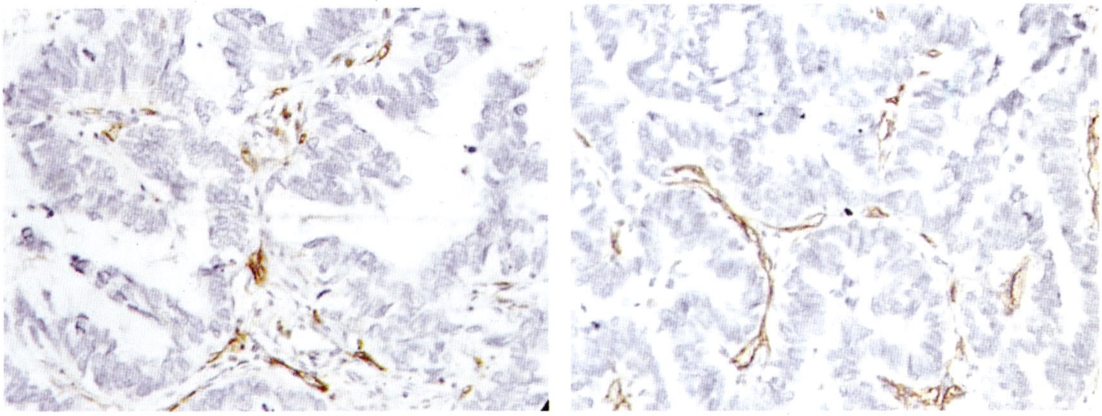

A　　　　B

图2　与图 1 同一患者的右肺下叶腺癌的病理图

A. CD31 染色（×400）；B. CD34 染色（×400）

CD31 及 CD34 染色见少许微血管染色（棕色）

（正文见 115 页）

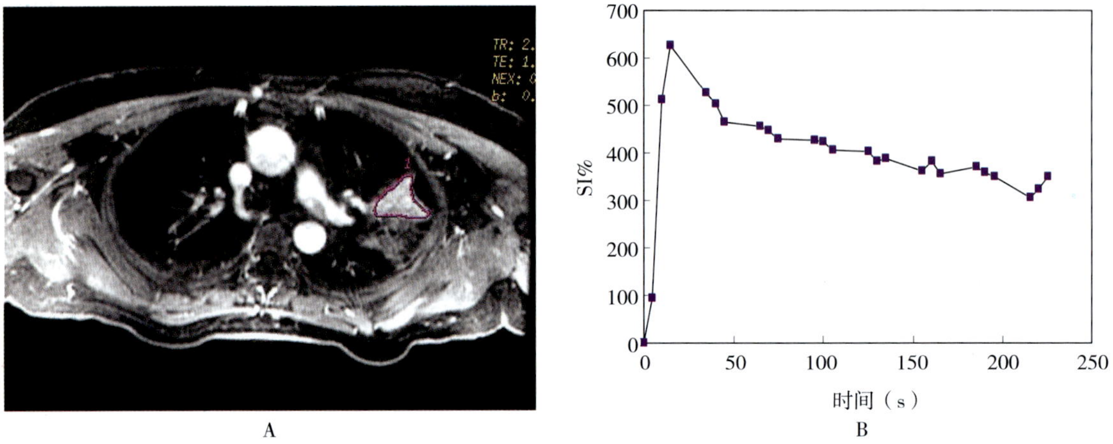

图 3　左肺上叶腺癌的增强 LAVA 图像（A）和时间-相对强化度曲线（B）

Fig 3 Enhanced-LAVA sequence image （A） and time-SI% curve （B） of a 50-year-old woman with adenocarcinoma in left upper lobe of lung

A. 肿瘤前部实性区域明显强化，红色环线区域为感兴趣区；

B. 时间-相对强化度曲线呈 A 型，SI_{EP}% 及 SI_{peak}% 均为 625.6%

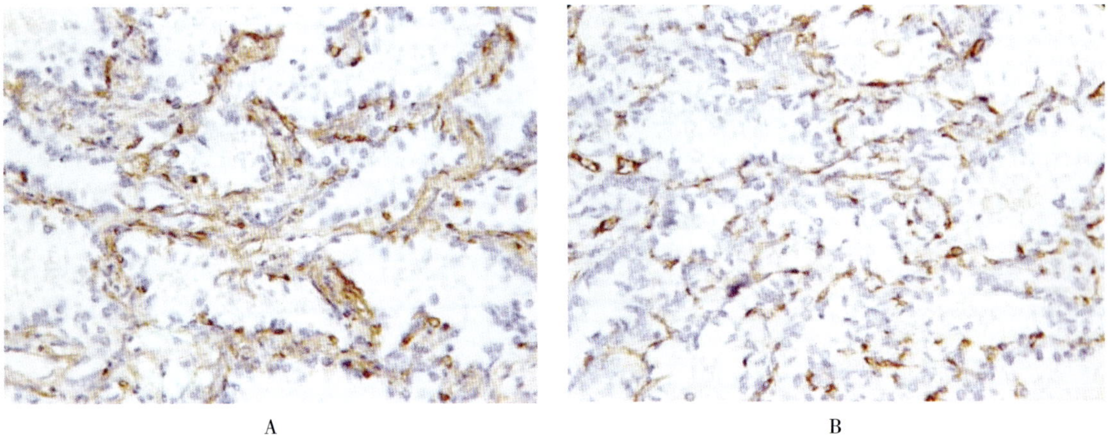

图 4　与图 3 同一患者的左肺上叶腺癌的病理图（×400）

A. CD31 染色；B. CD34 染色

CD31 及 CD34 染色见大量微血管染色（棕色）

（正文见 115 页）

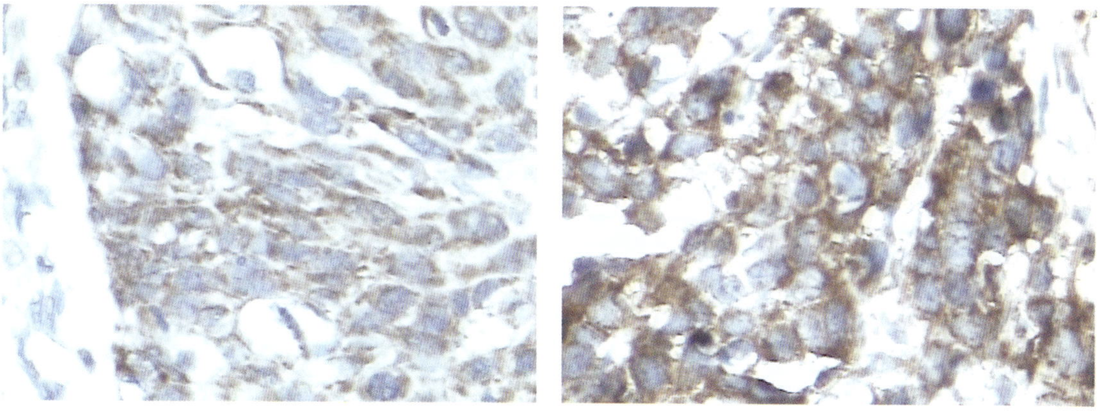

A (++) B (+++)

图 1A、B 非小细胞肺癌中 RRM1 高表达（SP×400）

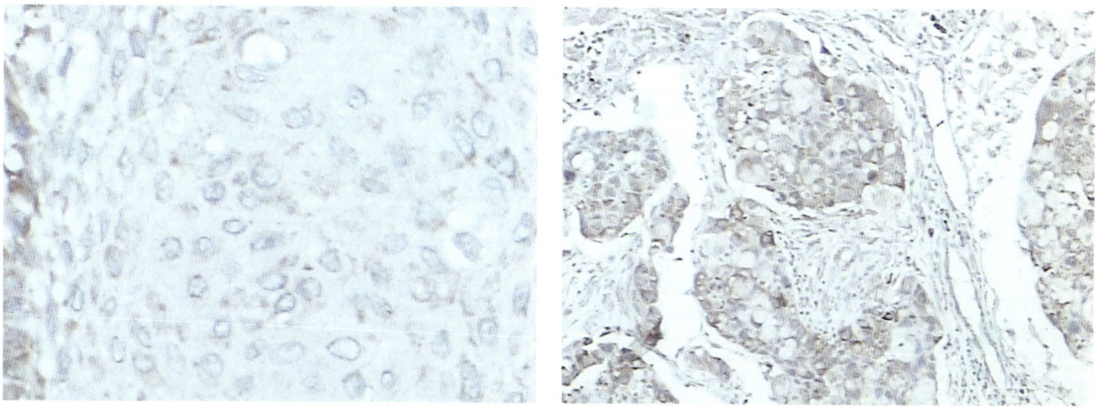

C (−) D (+)

图 2C、D 非小细胞肺癌中 RRM1 低表达（SP×400）

（正文见 120 页）

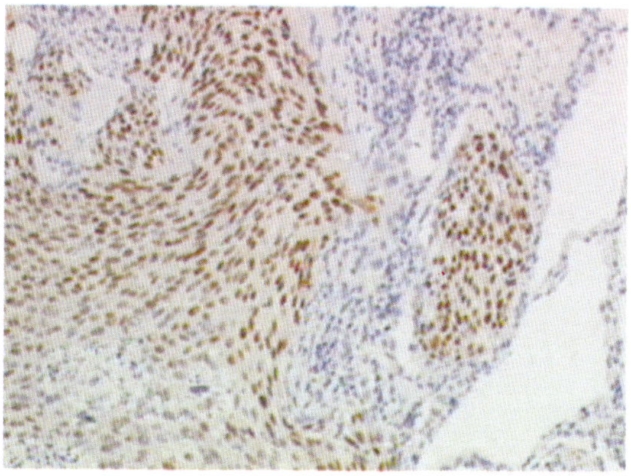

图3　p53 的阳性表达（两步法 ×100）

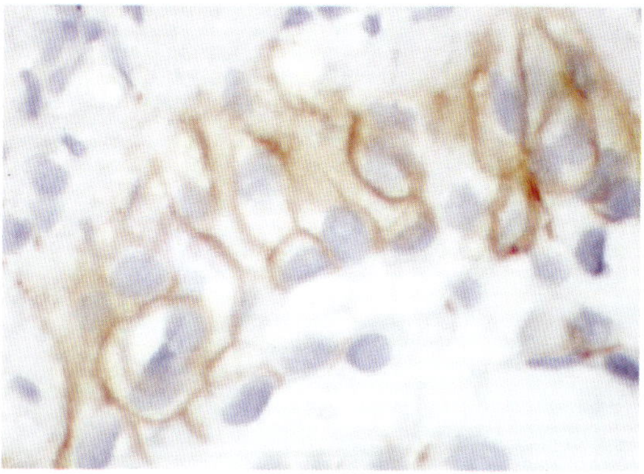

图4　Her-2/neu 的阳性表达（两步法 ×100）

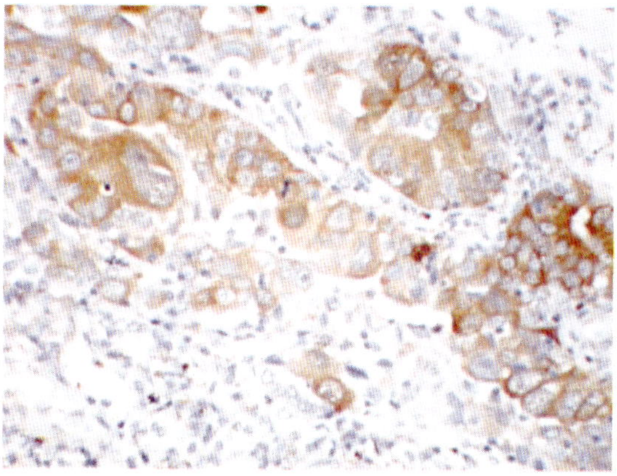

图5　VEGF 的阳性表达（两步法 ×100）

（正文见 140 页）